NOUVELLE BIBLIOTHÈQUE

DE

L'ÉTUDIANT EN MÉDECINE

PUBLIÉE SOUS LA DIRECTION

DE

L. TESTUT

Professeur à la Faculté de médecine de Lyon.

PAR MM. LES PROFESSEURS ET AGRÉGÉS

ABADIE (de Bordeaux), ANCEL (de Lyon), ARNOZAN (de Bordeaux),
AUGAGNEUR (de Lyon), BOISSON (de Lyon),
BORDIER (de Lyon), BOULUD (de Lyon), BOURSIER (de Bordeaux),
CADE (de Lyon), CARLE (de Lyon), J. CARLES (de Bordeaux),
CASSAET (de Bordeaux), CAVAILLON (de Lyon), CAVALIÉ (de Bordeaux),
CAUSSE (de Lyon), COLLET (de Lyon), J. COURMONT (de Lyon),
Paul COURMONT (de Lyon), DENUCÉ (de Bordeaux), DUBREUILH (de Bordeaux),
FLORENCE (de Lyon), FORGUE (de Montpellier), GALLAVARDIN (de Lyon),
GANGOLPHE (de Lyon), HÉDON (de Montpellier),
HERRMANN (de Toulouse), HUGOUNENQ (de Lyon), L. IMBERT (de Marseille),
O. JACOB (du Val-de-Grâce), JEANBRAU (de Montpellier), LAGRANGE (de Bordeaux),
LANDE (de Bordeaux), LANGLOIS (de Paris), LANNOIS (de Lyon),
LE DANTEC (de Bordeaux), LESIEUR (de Lyon), LYONNET (de Lyon),
MAYGRIER (de Paris), MONGOUR (de Bordeaux), A. MOREL (de Lyon),
NOVÉ-JOSSERAND (de Lyon), PAPILLAULT (de Paris), PAVIOT (de Lyon),
PIC (de Lyon), PIÉCHAUD (de Bordeaux),
M. POLLOSSON (de Lyon), POUSSON (de Bordeaux), RÉGIS (de Bordeaux),
TESTUT (de Lyon), THOINOT (de Paris), TOUBERT (de Paris),
TOURNEUX (de Toulouse), VERDUN (de Lille),
VIALLETON (de Montpellier), WEILL (de Lyon).

Cette bibliothèque est destinée avant tout, comme son nom l'indique, aux étudiants en médecine : elle renferme toutes les matières qui, au point de vue théorique et pratique, font l'objet de nos cinq examens de doctorat.

Les volumes sont publiés dans le format in-18 colombier (grand in-18), avec cartonnage toile et tranches de couleur. Ils comporteront de 400 à 1.300 pages et seront

illustrés de nombreuses figures en noir ou en couleurs.
Le prix des volumes variera de 6 à 12 francs.

La Nouvelle Bibliothèque de l'Étudiant en Médecine comprend actuellement (le nombre pourra en être augmenté dans la suite) soixante-cinq volumes, qui se répartissent comme suit :

PREMIER ET DEUXIÈME EXAMENS

Précis d'Anatomie descriptive, par L. TESTUT, professeur d'anatomie à la Faculté de médecine de Lyon. 5e édit., 1 vol. de 820 pages. 9 fr.

Précis de Dissection (Guide de l'étudiant aux travaux pratiques d'Anatomie), par P. ANCEL, professeur agrégé et chef des travaux anatomiques à la Faculté de médecine de Lyon, 1 volume de 330 pages avec 71 figures dans le texte, dont 47 en couleurs . . . . . . 6 fr.

Précis d'Histologie, par F. TOURNEUX, professeur d'histologie à la Faculté de médecine de Toulouse. 1 volume de 1.000 pages avec 489 figures dont 87 en couleurs dans le texte. . . . . . . 12 fr.

Précis d'Embryologie, par F. TOURNEUX, professeur d'histologie à la Faculté de médecine de Toulouse, 1 volume de 430 pages, avec 156 figures dans le texte, dont 35 tirées en couleurs (*2e édition, sous presse*).

Précis de Technique histologique et embryologique (Guide de l'étudiant aux travaux pratiques d'histologie), par L. VIALLETON, professeur d'histologie à la Faculté de médecine de Montpellier, 1 vol. de 440 p., avec 118 fig. dans le texte, dont 35 tirées en couleurs. 8 fr.

Précis de Physiologie, par E. HÉDON, professeur de physiologie à la Faculté de médecine de Montpellier, 5e édition. 1 volume de 708 pages, avec 196 figures dans le texte. . . . . 8 fr.

Précis de Chimie physiologique et pathologique, par L. HUGOUNENQ, professeur de chimie à la Faculté de médecine de Lyon, 2e édit. 1 volume de 612 pages, avec 111 figures dans le texte, dont 14 tirées en couleurs, et 6 planches chromolithographiques hors texte. 9 fr.

Précis de Technique chimique (Guide de l'étudiant aux laboratoires de chimie, de physiologie et de clinique), par A. MOREL, professeur agrégé à la Faculté de médecine de Lyon (*sous presse*). 1 vol.

Précis de Physique biologique, par H. BORDIER, professeur agrégé à la Faculté de médecine de Lyon, 2e édit. 1 volume de 650 pages avec 288 figures dans le texte, dont 29 tirées en couleurs, et une planche chromolithographique hors texte. . . . . 8 fr.

Précis de Manipulations de physique biologique (Guide de l'étudiant aux travaux pratiques de physique biologique), par H. Bordier. 1 volume de 325 pages, avec 82 figures dans le texte . . . . 5 fr.

TROISIÈME ET CINQUIÈME EXAMENS

Précis de Pathologie générale, par Paul Courmont, professeur agrégé à la Faculté de médecine de Lyon, médecin des hôpitaux. 1 volume de 1100 pages, avec 121 figures dans le texte . . . . . 12 fr.

Précis de Pathologie interne, par F.-J. Collet, professeur agrégé à la Faculté de médecine de Lyon, médecin des hôpitaux. 5e édition, 2 volumes formant 1.700 pages, avec 202 figures dans le texte, dont 34 tirées en couleurs et 4 planches chromolithographiques hors texte . . . . 16 fr.

Précis de Pathologie externe, par E. Forgue, professeur de clinique chirurgicale à la Faculté de médecine de Montpellier (4e édition, *sous presse*).

Précis de Pathologie chirurgicale générale, par Cavaillon, professeur agrégé à la Faculté de Médecine de Lyon. . . . . . . 1 vol.

Précis d'Anatomie topographique, par L. Testut, professeur d'anatomie à la Faculté de médecine de Lyon, et O. Jacob, médecin-major de l'Armée, professeur agrégé au Val-de-Grâce. 1 vol. de 550 pages. 7 fr.

Précis de Pathologie exotique, par A. Le Dantec, professeur de pathologie exotique à la Faculté de médecine de Bordeaux. 2e édition entièrement revisée. 1 volume de 1.300 pages, avec 162 figures dont une partie en couleurs dans le texte, et 2 planches en chromolithographie hors texte . . . . 12 fr.

Précis de Chirurgie d'armée, par J. Toubert, professeur agrégé au Val-de-Grâce. 1 volume de 550 pages, avec 234 graphiques ou figures dans le texte, dont 104 tirés en couleurs . . . . 8 fr.

Précis des Opérations d'urgence, par M. Gangolphe, professeur agrégé à la Faculté de médecine de Lyon, chirurgien en chef de l'Hôtel-Dieu. 1 volume de 450 pages, avec 138 figures en noir et en couleurs dans le texte . . . . 7 fr.

Précis de Médecine opératoire (Manuel de l'Amphithéâtre), par M. Pollosson, professeur de médecine opératoire à la Faculté de médecine de Lyon. 2e édition, 1 volume de 410 pages, avec 144 figures dans le texte . . . . 6 fr.

Précis de Chirurgie opératoire, par T. Jeanbrau, professeur agrégé à la Faculté de médecine de Montpellier. . . . . 1 vol.

Précis de Thérapeutique chirurgicale, par L. Imbert, professeur de clinique chirurgicale à la Faculté de médecine de Marseille. 1 volume de 950 pages avec 292 figures dans le texte . . . 10 fr.

Précis de Consultations médicales, par X. Arnozan, professeur de thérapeutique à la Faculté de médecine de Bordeaux, médecin des hôpitaux. . . . . 1 vol.

Précis de Consultations chirurgicales, par E. Forgue, professeur de clinique chirurgicale à la Faculté de médecine de Montpellier . . . . 1 vol.

Précis de Consultations gynécologiques, par X. . . . . 1 vol.

QUATRIÈME EXAMEN

Précis de Thérapeutique, par X. Arnozan, professeur de thérapeutique à la Faculté de médecine de Bordeaux, médecin des hôpitaux. 3ᵉ édit., 2 vol. formant 1.250 pages, avec figures dans le texte. 15 fr.

Précis de Thérapeutique clinique, par X. . . . . 1 vol.

Précis de l'Art de formuler, par B. Lyonnet, médecin des hôpitaux de Lyon et B. Bocleo, pharmacien en chef de l'hôpital de l'Antiquaille, à Lyon. . . . . 1 vol.

Précis d'Hygiène publique et privée, par J.-P. Langlois, professeur agrégé à la Faculté de médecine de Paris, 3ᵉ édition, 1 volume de 650 pages, avec 78 figures dans le texte . . . . 8 fr.

Précis de Médecine légale, par L. Lande, professeur agrégé et chef des travaux de médecine légale à la Faculté de médecine de Bordeaux, médecin expert des tribunaux . . . . 1 vol.

Précis de Déontologie médicale, par L. Thoinot, professeur agrégé à la Faculté de médecine de Paris . . . . 1 vol.

Précis de Matière médicale, par Causse, professeur agrégé à la Faculté de médecine de Lyon. 1 vol. de 800 pages avec 150 figures dans le texte et 4 planches en couleurs hors texte. . . . . . 9 fr.

Précis d'Anthropologie, par G. Papillault, professeur à l'École d'anthropologie de Paris. . . . . 1 vol.

Précis de Législation et d'Administration militaires, par le docteur A. Boisson, médecin major à l'École du service de santé militaire à Lyon. 1 volume de 672 pages, avec 26 figures dans le texte et une planche chromolithographique hors texte. . . 8 fr.

Les volumes pour lesquels il n'y a pas d'indication de prix ne sont pas parus, mais sont en cours de rédaction ou d'impression (mars 1908).

GYNÉCOLOGIE

PRÉCIS

DE

GYNÉCOLOGIE

PAR

ANDRÉ BOURSIER

Professeur de Gynécologie à la Faculté de Médecine
de Bordeaux,
Chirurgien des hôpitaux.

DEUXIÈME ÉDITION, REVUE, CORRIGÉE ET AUGMENTÉE

Avec 311 figures dans le texte

PARIS

OCTAVE DOIN, ÉDITEUR

8, PLACE DE L'ODÉON, 8

1908

PRÉFACE

DE LA SECONDE ÉDITION

En présentant à nos lecteurs la seconde édition de notre *Précis de Gynécologie*, nous ne pouvons mieux faire que de rappeler ce que nous disions dans la Préface de notre première édition, car nous n'avons cru devoir en rien changer ni l'esprit, ni le plan général de notre ouvrage.

« Nous n'avons jamais perdu de vue, disions-nous dans
« cette première édition, que notre livre était destiné princi-
« palement à l'instruction des élèves. Nous l'avons écrit
« avec la préoccupation constante d'y apporter toute la
« clarté et toute la précision dont nous étions capables.
« Nous avons cherché à mettre au point toutes les ques-
« tions importantes ou controversées, sans nous attarder,
« outre mesure, à des discussions de doctrine qui auraient
« pu paraître ici exagérées ou déplacées, exposant aussi
« fidèlement que possible les diverses théories ou opinions
« en présence, mais n'hésitant pas parfois à donner notre
« avis personnel résultant d'une pratique et d'un ensei-
« gnement déjà vieux d'une dizaine d'années. »

En faisant remarquer que notre expérience est plus

vieille de quelques années, nous pouvions répéter aujourd'hui exactement les mêmes paroles. Nous avons cru devoir conserver le même plan, c'est-à-dire la description des affections gynécologiques basée sur l'ordre anatomique des organes.

Comme précédemment, nous avons consacré le premier livre à la description un peu détaillée de la technique gynécologique comprenant l'étude des divers modes d'examen et d'exploration usités dans la pratique des maladies des femmes.

Dans la série des livres suivants, nous avons successivement étudié : les affections des organes génitaux externes (vulve et vagin ; les maladies de l'utérus, celles des annexes (ovaires, trompes, ligaments, etc.).

Enfin, le livre V comprend certaines affections qui n'avaient pas trouvé leur place dans l'ordre anatomique, ou qui ne sont pas localisées à un segment isolé de l'appareil génital : ce sont : les tuberculoses génitales, les troubles fonctionnels, les malformations congénitales.

Nous nous sommes efforcés surtout, dans cette seconde édition, de mettre nos descriptions au courant des travaux publiés dans ces dernières années, et de faire une mise au point exacte des notions récemment acquises. C'est ainsi que nous avons ajouté et refondu entièrement certains chapitres et en particulier : l'ulcère rond du vagin, les tumeurs malignes du vagin de l'enfant et de l'adulte, les adéno-myomes de l'utérus, l'endothéliome utérin, etc.

Nous avons aussi légèrement modifié, pour les augmenter un peu, les parties consacrées à la description des interventions chirurgicales, si importantes dans la gynécologie

actuelle. Étant données les dimensions purement restreintes d'un simple *Précis*, nous n'avons pas cru devoir
donner en détail tous les innombrables procédés opératoires. Cependant, tout en cherchant toujours à établir
aussi complétement que possible les indications et contre-
indications des interventions, nous avons cru devoir
augmenter dans certains cas l'étude des méthodes opératoires. Ainsi, nous avons décrit avec plus de détails les procédés multiples d'hystérectomie récemment mis en œuvre
pour la cure des fibromes utérins, et donné un développe-
pement nouveau à l'étude de la chirurgie abdominale
dans les cas de cancers de l'utérus. Il existe, dans ces deux
grandes questions, un effort très important de la chirurgie
contemporaine, qui nous a paru mériter une étude un peu
plus détaillée que dans l'édition précédente.

Nous avons cependant cherché à grouper les principales
méthodes, et à décrire surtout des procédés types. Car, ainsi
que nous le disions autrefois, « nous pensons que l'élève et
le praticien se trouveront ainsi plus sûrement guidés et
pourront se rendre mieux compte des points les plus
importants de chacun de ces actes chirurgicaux. »

En terminant, il nous reste un devoir agréable à remplir
en adressant nos remercîments à tous nos collaborateurs,
d'abord à ceux de la première heure, qui, après avoir été
les aides de la première édition ont bien voulu encore
collaborer à la seconde, en particulier : M. le Dr ANDRÉ
VENOT, professeur agrégé et chirurgien des hôpitaux de
Bordeaux, M. le Dr M. LACONCHE, ancien aide de clinique
gynécologique, ainsi que M. le Dr MURATET qui a bien
voulu dessiner si habilement pour nous la plupart des
figures originales histologiques nouvelles que l'on trouvera

dans cette seconde édition. Mais nous devons remercier, en outre, notre ancien interne, M. le Dr H. Lefèvre, qui nous a aidé avec tant de bonne grâce, et notre ami et chef de clinique, le Dr J. Reeus, dont la collaboration intime de tous les instants nous a été particulièrement précieuse, et auquel nous sommes heureux d'exprimer ici toute notre gratitude.

André Bourcier.

Bordeaux, le 2 février 1903.

PRÉCIS DE GYNÉCOLOGIE

LIVRE PREMIER

PRÉLIMINAIRES, TECHNIQUE GYNÉCOLOGIQUE

La gynécologie est la partie de la pathologie qui traite des affections des organes génitaux de la femme. Elle a pris, dans la seconde moitié du xixe siècle, un développement considérable, non seulement grâce aux bienfaits de l'application de l'antisepsie, mais peut-être aussi grâce à la méthodisation de plus en plus complète de ses procédés spéciaux d'examen et d'exploration des malades. Aussi, nous paraît-il nécessaire, pour aborder avec fruit l'étude des maladies des femmes, de commencer par la description détaillée des méthodes spéciales d'examen et d'exploration, constituant ce que l'on est en droit d'appeler la *Technique gynécologique*.

CHAPITRE PREMIER

INTERROGATOIRE

L'interrogatoire d'une femme atteinte d'affection génitale ne doit pas se borner uniquement aux faits d'ordre génital. Les organes génitaux ne vivent pas isolés dans l'organisme ; il faut donc, à cause de leurs rapports avec les autres appareils, posséder et utiliser des notions générales de médecine et de chirurgie.

1° Antécédents héréditaires. — Les antécédents héréditaires ne seront utiles à connaître qu'en présence de certaines lésions, malformations congénitales, tumeurs, lésions cancéreuses ou tuberculeuses, névrose, manifestations diathésiques (arthritisme, herpétisme, etc.), en un mot, dans les cas où l'hérédité est possible. Il est avantageux aussi de connaître parfois certaines hérédités physiologiques, l'âge ordinaire de la première menstruation, dans la lignée féminine, celui de la ménopause, etc.

2° Antécédents personnels. — En dehors des renseignements ordinaires, d'âge, de profession, etc., toujours utiles à savoir, les antécédents personnels sont ici importants ; ils se divisent en *physiologiques* et *pathologiques*.

a. *Physiologiques*. — Il faut placer au premier rang l'histoire de la *menstruation* et arriver à connaître l'âge de son apparition, sa modalité, les conditions régulières ou irrégulières de son installation, puis savoir si, depuis, les règles sont régulières comme date, durée, abondance, si elles sont précédées ou suivies d'autres écoulements, ou bien de douleurs, dont il est utile d'apprécier l'intensité, les formes ou la durée. Dans les cas d'irrégularités, celles-ci devront être étudiées en détail. Enfin, chez les femmes âgées, il est nécessaire de s'enquérir de l'âge de la ménopause, des circonstances qui l'ont accompagnée, de la durée de la période critique.

L'histoire des premiers rapports sexuels, et des phénomènes qui en ont résulté, constitue une confidence souvent difficile à obtenir, mais qui peut aussi être utile.

Il sera encore plus nécessaire de connaître l'*histoire obstétricale* de la patiente, l'existence et le nombre de ses accouchements à terme, à quel âge et comment ils se sont passés, l'évolution régulière ou irrégulière des grossesses et la nature de leurs irrégularités. On devra demander encore des détails sur chaque accouchement, les conditions du travail, l'évolution naturelle ou artificielle de la parturition, et, dans ce cas, la nature de l'intervention (forceps, version, etc.), les conditions et les accidents de la délivrance.

Les fausses couches doivent être aussi étudiées dans tous leurs détails, avec une grande minutie ; il faut demander leur nombre, leurs conditions, l'âge de la grossesse, etc.

L'interrogatoire devra porter également sur les *suites de couches* aussi bien dans les cas d'accouchement à terme que de fausses couches. Il devra apprendre au chirurgien quelle a été la durée du séjour au lit et des soins, à quelle date et comment s'est produit le retour des règles, lui faire connaître si les suites de couches ont été physiologiques ou pathologiques. Il faudra alors reconstituer, aussi nettement que possible, l'histoire de ces accidents puerpéraux. Il peut être utile enfin, dans certains cas, de savoir si la malade a allaité, et de demander la durée et les conditions de ces allaitements.

b. *Pathologiques*. — La recherche des antécédents pathologiques ne doit pas être bornée à l'étude des maladies génitales.

On devra interroger la malade sur les affections infantiles, troubles de développement, traumatisme, manifestations diathésiques ; savoir si, dans cette période, ou même après la puberté, elle n'a pas eu de maladies infectieuses susceptibles de retentir sur les organes génitaux, fièvre typhoïde, variole, oreillons, etc., rechercher l'existence des altérations de l'intestin ou de la vessie. Mais, surtout, il faudra reconnaître la présence des affections telles que la syphilis, la tuberculose, la chlorose, les névroses, susceptibles, même en dehors de leurs localisations génitales, d'affaiblir tout l'organisme.

Il faudra rechercher, en outre, s'il n'y a pas eu, avant la maladie actuelle, d'anciennes affections des organes génitaux dont il sera nécessaire d'élucider avec soin toutes les particularités.

3° Histoire de la maladie actuelle. — On arrivera ainsi à l'historique de la maladie pour laquelle la malade vient réclamer des soins. Elle devra raconter le mode de début, l'âge, la marche et l'évolution des accidents ; l'état de sa fonction menstruelle, ses modifications, ses troubles ; la nature et l'aspect des autres écoulements vaginaux s'ils existent, leur abondance, leurs variations.

On l'interrogera ensuite sur ses troubles fonctionnels : *douleurs*, avec leur siège primitif, leurs irradiations, leurs caractères, leur durée, leurs paroxysmes, leurs crises ; *troubles de voisinage*, c'est-à-dire les troubles des organes avoisinant l'utérus ; *accidents urinaires*, vésicaux, urétraux ou rénaux, rétention ou incontinence ; troubles du côté de l'*intestin*, constipation, diarrhée, entérites, et en particulier l'entérite pseudo-membraneuse. On recherchera aussi, surtout dans les cas de tumeur, s'il n'y a pas de phénomènes de compressions viscérales, nerveuses (névralgies) ou vasculaires (œdèmes, etc.), s'il existe des lésions de propagation ou de généralisation. On s'inquiétera aussi de l'existence des *troubles réflexes a distance* si fréquents dans les affections gynécologiques : troubles gastriques (dyspepsies, gastralgies, dilatation de l'estomac), troubles circulatoires ou respiratoires (cardialgies, palpitations, troubles nerveux du cœur, oppression respiratoire, toux utérine, etc.). De même devra-t-on rechercher aussi les phénomènes purement nerveux (hystérie, neurasthénie, etc.), auxquels on devra rattacher les troubles sensoriels et même les troubles psychiques rares, mais qui existent dans certaines circonstances.

Mais, quel que soit le résultat de cet interrogatoire, on ne devra jamais, en gynécologie, porter un diagnostic sans avoir pratiqué l'examen direct de la malade.

CHAPITRE II

EXPLORATION PHYSIQUE

Les divers modes d'examen employés pour faire une exploration gynécologique complète ont une importance de premier ordre : leur connaissance est indispensable, et leur valeur est beaucoup plus grande que celle de l'interrogatoire.

ARTICLE PREMIER

DE LA POSITION EN GYNÉCOLOGIE

L'examen direct des malades peut se faire dans diverses positions qu'il est nécessaire de bien préciser afin de savoir choisir celle qui sera préférable pour telle ou telle exploration. Ce sont : 1° la position verticale, 2° le décubitus latéral, 3° le décubitus dorsal simple ou plus ou moins modifié, et 4° la position genu pectorale.

1° La station verticale est une mauvaise position. Elle doit être réservée à certains cas particuliers, par exemple, les abaissements ou déviations utérines ; elle ne peut jamais permettre un examen complet. Celui-ci doit toujours être complété par une exploration faite dans une autre position.

2° Le décubitus latéral, désigné encore sous le nom de position de Sims, est plus usité en Angleterre et en Amérique qu'en France et en Allemagne. La malade se couche sur le côté, plus spécialement sur le côté gauche, tournant le dos à son examinateur, les cuisses légèrement fléchies sur le bassin, les jambes demi-fléchies sur les cuisses. D'ordinaire, on exagère la flexion de la cuisse et de la jambe supérieures. Le haut du corps exécute un mouvement de demi-torsion qui applique d'ordinaire la poitrine sur la table, que souvent la malade embrasse entre ses bras si elle n'est pas trop large. Cette position, qui convient surtout à l'emploi du spéculum univalve, permet l'exploration facile du vagin, qui se laisse plus aisément ainsi distendre par l'air ; elle aide à bien explorer la paroi anté-

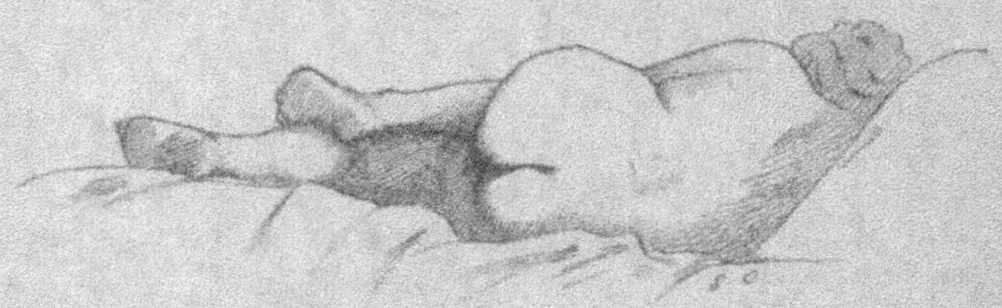

Fig. 1.
Décubitus latéral.

rieure du vagin et le cul-de-sac antérieur. Cependant, elle offre quelques inconvénients : elle ne permet pas la palpation de l'abdomen, rend difficile le cathétérisme utérin, ainsi que l'exploration complète du vagin par le doigt, la courbure du vagin se trouvant ainsi former une courbe inverse de celle que forme le doigt explorateur. C'est donc une position un peu exceptionnelle, réservée à certains cas particuliers.

3° C'est surtout dans le décubitus dorsal, soit simple, soit avec des modifications, que se fait, en France, presque tout l'examen gynécologique.

Le décubitus *dorsal simple* est la position ordinaire de la malade au lit, que l'on doit examiner, la tête un peu basse et le corps au repos. D'ordinaire, l'explorateur se met à côté de la malade ; il peut, dans cette position, explorer et palper à peu près complètement l'abdomen, et pratiquer les différents touchers. Seulement, le décubitus dorsal simple ne permet pas toujours un relâchement suffisant des parois abdominales, et il rend impossible l'examen au spéculum. Aussi, le plus souvent, l'examen gynécologique se fait dans la position *dorsale modifiée*, c'est-à-dire dans un décubitus dans lequel les cuisses et les

jambes sont à demi fléchies et écartées. L'explorateur se place
alors entre les jambes de sa malade et peut, non seulement
faire la palpation méthodique et complète de l'abdomen, mais
pratiquer tous les touchers et l'examen au spéculum. C'est la
position que prennent les malades sur les fauteuils et tables
à spéculum, dont les modèles sont si nombreux, mais qui,
pour être utiles et suffisants, doivent réaliser la position sui-

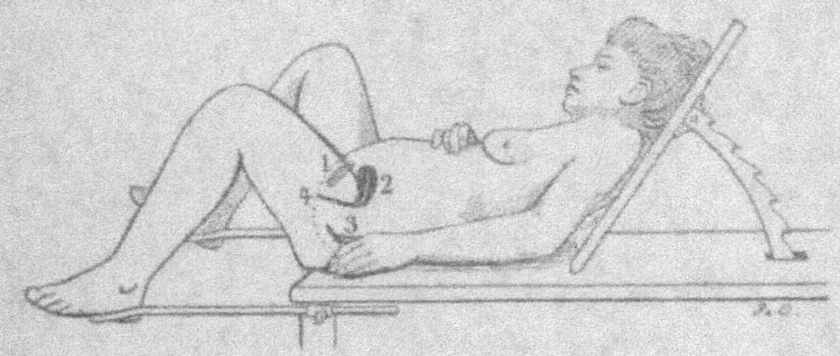

Fig. 2.
Position dorsale modifiée.
1, symphyse du pubis. — 2, utérus. — 3, sacrum. — 4, vagin.

vante. Le plan, qui supporte la malade, est légèrement relevé
vers la tête, afin de lui rendre la position agréable ; le siège
affleure le bord de la tablette d'appui, qui doit déborder légèrement ; les pieds sont soutenus par des étriers disposés sur deux
bras divergents qui sont au moins au même niveau que le plan
de la table, ou légèrement plus haut, afin de présenter en avant
et un peu en haut l'ouverture vulvaire et d'assurer le relâchement des parois abdominales.

Lorsque cette position dorsale modifiée est insuffisante pour
permettre un examen complet des parties profondes de la cavité
pelvienne, on peut, en exagérant le relèvement et la flexion
des cuisses sur le bassin, obtenir la *position dorso-sacrée*. Dans
cette situation, les cuisses sont complètement fléchies sur
l'abdomen et les jambes sur les cuisses, le bassin exécute
un mouvement de rotation d'arrière en avant qui porte en
haut et en avant l'orifice externe du conduit génital et facilite

certaines explorations et surtout les actes opératoires qui
s'exécutent par le vagin. Seulement, comme cette position est
trop exagérée pour être maintenue facilement par les malades,
il faut faire soutenir les cuisses ainsi fléchies par deux aides,
un de chaque côté, ou bien assurer la position à l'aide d'appareils spéciaux, tels que la béquille de Clover, ou celle de Ott
de Saint-Pétersbourg qui n'est qu'une modification de la première, ou bien à l'aide de porte-jambes, fixés au côté de la

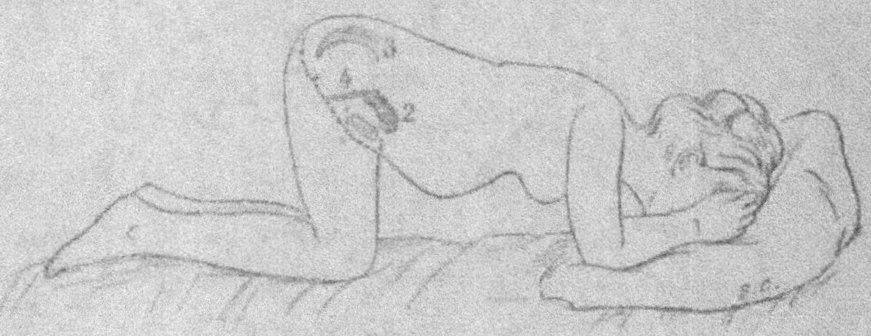

Fig. 3.
Position génu-pectorale.
1, pubis. — 2, utérus. — 3, sacrum. — vagin.

table d'examen, sur lesquels s'appuient les jarrets de la
malade et qui peuvent être fixées à des hauteurs différentes et
à des écartements variables.

Pour terminer l'étude de ces divers décubitus, il faudrait
encore parler de la *position renversée*, dite de Trendelenburg,
appelée aussi par Pozzi *position dorso-sacrée déclive*, dans laquelle le tronc est tout à fait renversé, le bassin restant la partie la plus élevée, position qui tend à dégager complètement la
cavité pelvienne, la masse intestinale tombant par son propre
poids vers le diaphragme. Mais cette position de Trendelenburg
est plutôt utilisée pendant les opérations abdominales que pour
une simple exploration. Cependant, depuis 1897, Beutner conseille de pratiquer l'examen gynécologique dans la position déclive.
D'autre part Jayle, pour obtenir la véritable position dorso-
sacrée déclive, a imaginé une table dans laquelle la malade renversée est uniquement retenue par les épaules, ce qui permet de

combiner à la position déclive la position du spéculum et la position de la taille. En exagérant cette position, PROUST a créé la position *périnéale inversée*.

4° Position genu-pectorale. Enfin on doit aussi, dans certaines circonstances, assez peu nombreuses, avoir recours à la *position genu-pectorale* dans laquelle la malade se place *à quatre pattes* sur les coudes et les genoux, projetant fortement le siège et les fesses en arrière, cambrant énergiquement les reins, les cuisses écartées. Cette position répugne tout particulièrement aux malades, qui ont tendance à refuser de s'y soumettre ; elle est, de plus, assez fatigante. Elle rend impossible toute palpation de l'abdomen, et ne peut que difficilement permettre l'anesthésie chloroformique. Cependant, dans quelques cas, elle présente certains avantages : elle neutralise complètement la pression abdominale, la masse intestinale tombant tout entière du côté du diaphragme, elle permet plus facilement la béance et la pénétration de l'air dans le vagin, dont elle facilite l'examen et en particulier celui de sa paroi antérieure ; de là, son utilisation dans l'examen des fistules vésico-vaginales. Elle peut être utile pour remédier à certaines déviations, pour permettre la réduction de certains déplacements tels que les rétrodéviations mobiles et certains prolapsus génitaux. Dans certaines déviations utérines en arrière, elle a même été conseillée comme un moyen thérapeutique.

ARTICLE II

EXAMEN DE L'ABDOMEN

Le chirurgien doit débuter par l'exploration du ventre, avant d'aborder l'examen direct des organes génitaux.

1° Inspection. — L'inspection de l'abdomen indique sa forme, ses dimensions, l'aspect particulier de la peau, son état de tension, ses vergetures, les taches ou décolorations, et surtout l'état de la vascularisation sous-cutanée. Enfin, il est permis de voir ainsi les déformations partielles et localisées.

2° Palpation. — La palpation abdominale est une manœuvre beaucoup plus importante. Elle se pratique dans le décubitus dorsal, et surtout dans le décubitus dorsal modifié, car la flexion légère des jambes et des cuisses a l'avantage de réaliser les conditions nécessaires à une bonne palpation ; le relâchement des muscles des parois abdominales, et le jeu facile de cette paroi sous l'influence des mouvements respiratoires.

Cette palpation doit être douce, progressive, et faite avec des mains tièdes ou du moins pas trop froides afin d'éviter que ce contact froid ne provoque une brusque réaction des muscles abdominaux. La palpation se fait avec les deux mains appliquées à plat sur l'abdomen, la main agissant surtout par la face palmaire des doigts étendus et réunis à côté les uns des autres. Cette exploration doit se faire par régions ; on débutera par la palpation très attentive de l'hypogastre et des fosses iliaques, la plus importante, puis successivement on palpera tout le reste de l'abdomen. L'examen de toute la région abdominale est surtout utile dans l'étude des inflammations diffuses et des tumeurs. Un peu d'habitude apprendra vite à connaître l'élasticité et la souplesse spéciales que doit donner l'examen du ventre normal et ses altérations de consistance. Cette manœuvre doit toujours être pratiquée avec la plus grande douceur et la plus grande délicatesse. Il faudra encore exagérer ces précautions quand on soupçonnera l'existence de lésions inflammatoires, ou de collections enkystées, douloureuses et fragiles ; une pression trop forte provoquerait alors une douleur excessive, risquerait d'aggraver les lésions ou d'amener la rupture nuisible de certaines poches kystiques.

Cette manœuvre n'est pas toujours d'une exécution très facile, et on peut rencontrer certains obstacles qui gênent son exécution. Le premier est la distension de la vessie par l'urine qui peut en imposer pour une tumeur abdominale. Il faudra s'assurer, avant la palpation, que la vessie est vide, et, dans le cas contraire, l'évacuer.

La surcharge graisseuse, qui, chez certaines femmes obèses, augmente d'une manière parfois considérable l'épaisseur des parois abdominales, constitue un autre obstacle. Légère, elle rend la palpation difficile ; considérable, elle peut la rendre impossible. Dans ce dernier cas, quand elle s'accompagne de ptose de la paroi abdominale, on peut tourner la difficulté en faisant la palpation à travers le sillon qui limite inférieurement cette ptose, mais on ne peut ainsi explorer, et encore mal, que l'étage inférieur de l'abdomen, l'hypogastre et une partie des fosses iliaques.

Le météorisme intestinal rend parfois l'abdomen si résistant que la palpation ne devient possible que lorsque la tension de l'intestin a été diminuée à l'aide d'un ou de plusieurs purgatifs.

Enfin, parmi les obstacles de la palpation, il faut encore citer l'hyperesthésie cutanée et les contractions réflexes des muscles abdominaux, qui quelquefois n'en sont que la conséquence. Chez certaines femmes la sensibilité de la peau du ventre est telle que le moindre contact y provoque des douleurs vives parfois insurmontables. Cette sensibilité est une indication quand elle résulte d'une lésion inflammatoire superficielle ou profonde, d'autres fois elle n'est que la preuve d'un nervosisme exagéré. On peut alors en venir à bout, dans certains cas, à force de patience et de douceur.

Tantôt par suite de l'hyperesthésie cutanée, tantôt à cause de la crainte de l'exploration, il est certaines femmes dont on ne peut toucher le ventre sans provoquer une contraction soudaine et brusque de leurs muscles abdominaux. Avec beaucoup de patience, en forçant les malades à respirer largement et la bouche ouverte, en les rassurant à chaque instant, on arrive à vaincre cette résistance. Cependant, chez certaines personnes très nerveuses, ces moyens ne réussissent jamais, et, soit à cause de la sensibilité, soit à cause des contractions musculaires, on ne peut faire la palpation qu'avec le secours de l'anesthésie chloroformique.

Lorsque cette manœuvre est bien faite, elle doit donner les résultats suivants :

Elle fait connaître l'état des parois abdominales, leur épaisseur, leur consistance, leur tension, leur mobilité, la sensibilité cutanée. Elle permet d'explorer certains organes, d'en apprécier la forme, le volume, la situation, par exemple le fond de l'utérus au moins dans certains cas, surtout quand il est développé par une grossesse ou toute autre cause. Elle laisse percevoir, au moins en partie, l'état des annexes, quand elles sont développées par une inflammation ou une tumeur. On peut aussi, par ce moyen, apprécier en partie les inflammations pelviennes, les empâtements plus ou moins profonds, les indurations phlegmasiques du bassin et surtout de l'abdomen.

Mais la palpation abdominale est surtout indispensable dans l'étude des tumeurs abdomino-pelviennes, quelle qu'en soit la nature ou la provenance. Elle permet d'apprécier à peu près tous leurs caractères physiques : forme, volume, consistance, surface lisse ou bosselée, leur mobilité, etc.

C'est à l'aide de l'action des deux mains que l'on peut encore rechercher avec fruit certains symptômes, tels que : la fluctuation, qu'elle siège dans une tumeur, ou dans la cavité abdominale elle-même, le ballottement, les crépitations péritonéales ou sanguines. On percevra aussi l'existence des adhérences, en faisant glisser la paroi abdominale plus ou moins facilement saisie à pleines mains sur les tumeurs et sur les plans profonds.

D'ailleurs, quelle que soit l'importance des signes fournis par la palpation, il est pour ainsi dire toujours nécessaire de compléter ce mode d'examen par certains autres isolés ou combinés avec lui.

3° Percussion. — La percussion de l'abdomen doit ensuite être pratiquée. Elle se fait surtout dans la position couchée, dans le décubitus dorsal et quelquefois dans le décubitus latéral. Elle permet, étant connus les caractères normaux de sonorité d'un abdomen sain, contenant une masse intestinale saine, de pouvoir déterminer certains organes physiologiquement développés, tels qu'une vessie distendue ou un utérus gravide, et surtout de compléter l'étude des néoplasmes et des épanchements abdominaux.

4° Mensuration et auscultation. — La mensuration et l'auscultation de l'abdomen ne sont utiles que dans des circonstances tout à fait spéciales.

La mensuration n'est usitée que pour étudier et suivre le développement de certaines tumeurs susceptibles d'acquérir de grandes dimensions tels que les fibromes utérins, par exemple. Cependant elle ne donne que des renseignements peu précis, car elle est très difficile à bien faire.

On compare alors les résultats acquis par des mensurations successives, soit la mensuration de la circonférence au niveau de l'ombilic, la dimension pubio-ombilicale, le diamètre bisiliaque, etc. Mais les changements de position font varier ces mensurations.

Enfin, l'auscultation abdominale est très rarement employée en dehors de la grossesse. Elle peut cependant être utilisée pour rechercher, dans certains cas de tumeurs, des bruits spéciaux et en particulier le souffle utérin dans les fibromes ; ou, pour percevoir des frottements péritonéaux qui échappent à la palpation.

On a même quelquefois signalé du tintement métallique dans certains cas de kystes ovariques à contenu mélangé de gaz (DUPLAY).

ARTICLE III

EXAMEN DES ORGANES GÉNITAUX

Divisés en externes et internes, les organes génitaux de la femme peuvent être examinés à l'aide du *toucher* et à l'aide de la *vue*. Le toucher s'adresse surtout aux parties profondes, la vue aux appareils externes, et à une portion des organes internes.

§ 1. — EXAMEN PAR LE TOUCHER

Les organes génitaux internes, placés dans la profondeur de la cavité pelvienne, incomplètement explorés par la palpation abdominale qui ne permet pas de pénétrer assez profondément dans l'intérieur du bassin, doivent être examinés à l'aide du doigt introduit dans les orifices naturels. Cette exploration s'appelle le *toucher*, elle se fait ordinairement par la cavité vaginale ; mais, à côté du toucher *vaginal*, de beaucoup le plus important, on peut employer le *toucher rectal* ou le *toucher vésical*. Enfin, on a souvent recours à des touchers combinés, en associant entre elles deux de ces explorations, ou en combinant l'une quelconque et surtout le toucher vaginal avec la palpation abdominale.

A) Toucher vaginal

Le toucher vaginal, ou exploration génitale à l'aide du doigt introduit dans le vagin, constitue un mode d'examen d'une importance exceptionnelle.

1° Technique. — Il se pratique en obéissant aux soins les plus minutieux de l'antisepsie soit avant, soit après le toucher. Il est nécessaire, dit Pozzi, que le toucher soit encadré par des manœuvres antiseptiques.

Le toucher vaginal peut se faire quelquefois dans la position verticale, mais surtout et plus utilement dans l'un quelconque des décubitus.

Le toucher debout est exceptionnel. On peut y avoir recours pour explorer certaines déviations utérines ou certains abaissements qui se produisent au maximum pendant la station debout, lorsque l'on veut étudier certains déplacements produits quelquefois par des tumeurs pelviennes ou bien quand on veut examiner des femmes extrêmement grasses, dont la vulve très surchargée de graisse est, par son épaisseur même, un obstacle à l'exploration digitale. Il semble que, dans ce dernier cas, le toucher dans la station verticale permette de pénétrer plus profondément dans le canal génital. Le plus souvent, le toucher debout ne fait que compléter les notions fournies par un toucher déjà fait dans la position couchée. Pour le pratiquer, le chirurgien se place un genou à terre devant la malade, et, appuyant le coude droit sur son genou demi-fléchi, il fait pénétrer l'index dans l'intérieur de la cavité vaginale de la femme placée devant lui, le corps légèrement infléchi en avant et les jambes entr'ouvertes.

Le toucher vaginal se pratique surtout dans la position couchée, aussi bien dans le décubitus dorsal simple, que dans un quelconque des décubitus modifiés ; il peut aussi être mis en ouvre dans les décubitus latéraux et dans la position genu-pectorale. La malade peut être examinée soit dans son lit, soit sur un de ces nombreux meubles, lits, tables ou fauteuils inventés pour pratiquer l'examen gynécologique, et dont la hauteur est calculée pour la commodité de l'explorateur. Le siège peut être laissé sur le plan du meuble choisi, ou légèrement surélevé pour faciliter l'exploration de l'excavation pelvienne. Dans les tables et lits à spéculum, parfois la partie du meuble où repose le siège de la malade peut être légèrement exhaussée à l'aide d'un mécanisme spécial. Quand on examine la malade au lit, on peut élever le siège en le mettant sur un coussin ou en faisant asseoir la patiente sur ses deux poings fermés placés sous les fesses. Suivant les cas, le chirurgien se place à côté ou entre les jambes de la malade à examiner.

Faut-il pratiquer le toucher vaginal avec la main gauche ou avec la droite ? La plupart du temps, il semble plus commode de faire usage de l'index droit. Le professeur DUPLAY, dans son manuel, semble préférer l'emploi de la main gauche. En réalité, il faut arriver à faire l'éducation de ses deux mains et à pratiquer le toucher aussi bien et aussi aisément de la main gauche que de la droite. Il arrive en effet, dans la clientèle, que les lits des malades sont placés de telle sorte qu'il faut pouvoir se servir tantôt d'une main, tantôt de l'autre. D'autre part, dans le toucher combiné avec le palper abdominal, le changement de main est presque nécessaire pour pouvoir explorer les culs-de-sac latéraux d'une manière complète.

Quelle que soit d'ailleurs la main choisie, le chirurgien doit faire une antisepsie très complète de cette main, lavage et brossage bien faits, nettoyage tout particulier de l'ongle, etc., puis il enduit le doigt ou les doigts choisis, d'un corps gras antiseptique, huile phéniquée, vaseline boriquée, etc., etc. L'onction du doigt explorateur est en effet indispensable, d'abord pour faciliter la pénétration de ce doigt le long des parois vaginales, en évitant à la femme des frottements plus ou moins pénibles et ensuite, en cas d'accidents infectieux ou transmissibles, syphilitiques ou autres, pour éviter toute chance de contagion en empêchant le contact direct des liquides infectants avec l'épiderme parfois peut-être un peu entamé du doigt chirurgical.

L'index ainsi préparé, placé en extension, les autres doigts repliés dans la main, et le pouce relevé et écarté, le chirurgien dirige son doigt, en bas et en arrière, dans le sillon interfessier. Puis, le relevant progressivement, d'arrière en avant, il pénètre dans la fente vulvaire au niveau de la fourchette et s'engage profondément dans le vagin en suivant une de ses parois, de préférence l'antérieure qui est la plus courte et qui le conduira plus facilement sur le col utérin. Pour faciliter cette pénétration complète, les trois derniers doigts repliés déprimeront le périnée, tandis que le pouce relevé et écarté se placera dans un des sillons génito-cruraux, afin d'éviter le clitoris. Le toucher, comme toutes les manœuvres d'exploration, doit être pratiqué avec beaucoup de douceur, mais très franchement afin d'éviter à la malade des tâtonnements toujours désagréables.

Parfois l'index seul sera insuffisant, et le chirurgien devra introduire dans le vagin deux doigts, c'est-à-dire l'index et le médius. Cette manœuvre ne doit pas être habituelle, elle sera réservée à certains cas exceptionnels où l'utérus est très élevé et difficile à atteindre avec un seul doigt, lorsqu'il faudra délimiter exactement certaines tumeurs pelviennes, ou bien encore pour rechercher la fluctuation dans certains exsudats inflammatoires ou au niveau d'une hématocèle.

2° Obstacles au toucher vaginal. — Le toucher vaginal peut être parfois empêché par certains obstacles qu'il faudra savoir éviter ou reconnaître. En premier lieu, il peut exister dans le vagin ou dans la cavité pelvienne des tumeurs volumineuses qui empêcheront absolument la pénétration du doigt. Ce sont là des cas très rares heureusement, mais insurmontables. Il faut essayer alors de remplacer le toucher vaginal par un autre, si cet autre est possible. On peut se trouver en face d'une atrésie vaginale, congénitale ou acquise, plus ou moins complète, oblitérant plus ou moins le canal vaginal. Bien que ces cas soient exceptionnels, ils existent et imposent alors le remplacement du toucher vaginal par le toucher rectal ou vésical. L'examen vaginal peut encore être rendu très difficile par un embonpoint excessif de la malade, qui donnant à toute la région vulvaire un volume et une épaisseur excessifs, rend difficile la pénétration du doigt à un degré suffisant pour atteindre le col. On peut en partie surmonter cet obstacle, ainsi que nous l'avons déjà dit, en pratiquant le toucher dans la position verticale.

L'intégrité de l'hymen doit-elle être regardée comme un obstacle à la pratique du toucher vaginal ? D'une manière absolue, non ; mais, il vaut mieux n'y avoir recours que si cette exploration doit donner au chirurgien des renseignements indispensables. Ordinairement, en agissant avec beaucoup de douceur et de précautions, on pourra, sans danger de défloraison, pratiquer le toucher avec l'index comme dans les cas ordinaires. Si cette manœuvre devenait trop difficile ou trop douloureuse, on pourrait substituer le petit doigt à l'index, ou bien atténuer la douleur à l'aide de badigeonnages de la région vulvaire avec une solution de cocaïne. Certains chirurgiens ont eu recours, dans ce cas, à l'anesthésie chloroformique, pour éviter des résistances trop accentuées. Enfin on peut, chez quelques malades trop rebelles, suppléer au toucher vaginal par l'emploi du toucher rectal.

Le vaginisme, quand il existe, sera parfois un véritable obstacle à l'exploration digitale. Si la cocaïne, la belladone, etc. ne parviennent pas, par leur usage local, à faciliter la manœuvre, il faudra, sans hésiter, avoir recours à l'anesthésie chloroformique qui devra aussi être employée pour surmonter certaines hyperesthésies et certaines excitations réflexes exagérées.

3° Renseignements fournis par le toucher vaginal — Le toucher vaginal, avons-nous dit, présente une importance exceptionnelle, car c'est un mode d'examen qui doit donner au chirurgien tous les renseignements suivants.

A. ÉTAT DU COL UTÉRIN. — Le doigt introduit dans le vagin doit faire connaître les caractères physiques suivants du col utérin :

a. *Situation du col.* — Le col utérin à l'état normal est placé au fond de la cavité vaginale, à sa partie médiane, et à 8 à

10 centimètres au-dessus de l'anneau valvulaire. Il faudra donc rechercher s'il est à sa place, ou bien s'il est déplacé soit en travers ou latéralement, soit verticalement, c'est-à-dire élevé ou abaissé. Chacun de ces déplacements peut avoir une signification particulière.

b. *Direction du col.* — Le col est dirigé de haut en bas, il regarde légèrement en avant, son axe se confondant pour ainsi dire avec celui du vagin. Toutes les fois que l'axe cervical sera dévié de telle façon qu'il soit dirigé à droite ou à gauche, en avant ou en arrière, ce changement dans la direction du col pourra être l'indice d'un déplacement utérin primitif ou secondaire.

c. *Forme et volume du col.* — La forme et le volume du col seront très utiles à connaître, car ces caractères présentent des variations répondant aux divers états physiologiques ou pathologiques de la femme. La conicité et la petitesse du col, sa forme cylindrique ou hémisphérique, etc., indiqueront les divers états de virginité, de maternité antérieure, etc., et seront mieux étudiées à propos du spéculum. L'allongement exagéré de tout le museau de tanche, ou d'une des lèvres, la forme en massue du col, l'exagération de tous les diamètres sans changement de forme, etc., sont autant de transformations pathologiques ayant chacune une valeur réelle au point de vue clinique.

d. *Consistance du col.* — La consistance du col est aussi utile à connaître. Le col normal a une fermeté élastique bien caractéristique. Son induration générale ou partielle, son ramollissement, sa friabilité au contact, se rencontrent dans une série de lésions et servent à les reconnaître.

B. ORIFICE DU COL. — L'orifice cervical externe présente aussi, suivant les cas, des caractères importants. À l'état normal, il se présente tantôt sous la forme d'un orifice circulaire et petit, chez les vierges, tantôt sous la forme d'une fente transversale, ayant deux lèvres une antérieure et l'autre postérieure et deux commissures, chez la femme ayant enfanté. Aussi, le degré d'ouverture et de béance de l'orifice, l'état de chaque lèvre, leur volume, leur renversement en dehors ou *ectropion*, l'état des commissures, leur induration ou leurs déchirures plus ou moins étendues constituent des signes physiques intéressants dans l'étude des maladies utérines.

C. Degré de mobilité utérine. — L'utérus, suspendu à l'aide de son système ligamentaire particulier, présente une certaine mobilité dans tous les sens, que l'on peut diviser en mobilité latérale ou verticale. Il est bon que le doigt introduit dans le vagin cherche à apprécier cette mobilité, et se rende compte si elle est augmentée comme dans certains cas d'utérus flottants, état qui précède certaines déviations permanentes ; ou bien, au contraire, si la matrice est plus ou moins immobilisée, comme cela se rencontre dans un grand nombre de lésions inflammatoires péri-utérines et dans certains cas de tumeurs volumineuses utérines ou abdomino-pelviennes.

D. Poids de l'utérus. — Bien qu'il soit difficile d'apprécier exactement par le doigt le poids de l'utérus, il est cependant bon de reconnaître si cet organe présente un poids notablement augmenté, ce qui se mesure assez facilement en examinant sa mobilité. En effet, une grande augmentation de poids indique presque toujours un très gros accroissement de volume dû ordinairement à un néoplasme. De même, une légèreté trop grande annonce, le plus souvent, un état d'atrophie plus ou moins accentué, signe ordinaire d'une sénilité plus ou moins avancée.

Ce sont là, du reste, les seuls renseignements que peut donner le toucher vaginal isolé, sur le corps utérin ; en effet, si ce toucher n'est pas associé à d'autres manœuvres, il ne permet au doigt explorateur que d'atteindre seulement la partie la plus inférieure de ce corps utérin et cela en déprimant assez fortement les culs-de-sac vaginaux.

E. Examen des culs-de-sac vaginaux. — L'examen approfondi des culs-de-sac vaginaux est au contraire presque absolument du domaine du toucher vaginal. L'insertion annulaire du vagin autour du col forme, autour de cet organe, un cul-de-sac circulaire plus profond en arrière qu'en avant, qui a été artificiellement divisé pour la commodité du langage chirurgical en quatre parties : culs-de-sac antérieur, postérieur et latéraux droit et gauche. A l'état normal, tous ces culs-de-sac sont d'une profondeur assez marquée, souples et élastiques ; c'est à peine si parfois en déprimant les culs-de-sac latéraux on peut, par le toucher seul, percevoir l'ovaire ou la trompe.

Par leur examen détaillé, on en perçoit les variétés de consistance, de résistance, d'induration, de sensibilité et de chaleur, qui sont ordinairement causées par des lésions pathologiques, inflammatoires ou néoplasiques, siégeant soit dans les annexes, soit dans le tissu cellulaire péri-utérin et au niveau du péritoine pelvien. On peut aussi, par le toucher attentif du cul-de-sac postérieur, reconnaître et explorer les ovaires et les trompes sains ou malades prolabés dans la cavité de Douglas. Cette exploration minutieuse est donc très utile.

F. ÉTAT DU VAGIN. — Enfin, le toucher vaginal permet l'exploration complète du vagin qui donne, à l'état normal, la sensation d'un conduit musculo-membraneux souple et élastique, se moulant sur le doigt qui le pénètre, au niveau duquel on sent un certain nombre de replis transversaux, et surtout dans les parties inférieures, les colonnes antérieure et postérieure.

Aussi, son état de souplesse, ses rugosités anormales, son induration, son ramollissement exagéré, une température vaginale élevée, etc., constituent une série de signes physiques importants.

C. EXAMEN DES TUMEURS MALIGNES. — Enfin le toucher vaginal permet d'apprécier les caractères physiques de la plupart des tumeurs pelviennes. En première ligne, il faut placer celles qui siègent dans le vagin ; ensuite, celles qui nées et développées en dehors de lui, tenant aux parties molles ou même à la ceinture osseuse du bassin, peuvent être atteintes et parcourues en partie par le doigt vaginal. Quelques-unes peuvent comprimer le vagin et même le dévier plus ou moins complètement. Cependant, les renseignements fournis sur les tumeurs par le toucher vaginal sont souvent incomplets, et seront perfectionnés par l'association de ce toucher avec d'autres modes d'exploration et en particulier avec la palpation abdominale, parfois aussi avec les autres touchers.

B) Toucher rectal.

Le toucher rectal, complément souvent indispensable du précédent, est cependant, en gynécologie, d'une importance limitée. Il est capital dans l'étude des tuméfactions et tumeurs rétro-utérines, surtout quand le toucher vaginal est impossible, par suite de malformations congénitales ou acquises, ou à cause du vaginisme, et des hyperesthésies inflammatoires ou réflexes.

On peut le pratiquer dans toutes les positions. Le plus souvent, on le fait dans la même attitude que le toucher vaginal et immédiatement après lui, en avertissant doucement la malade afin qu'elle ne refuse pas cette exploration qui lui répugne toujours. Il est bon d'avoir obtenu au préalable l'évacuation de l'intestin.

Le doigt choisi, index droit ou gauche suivant la position de la malade, aseptisé et enduit d'un corps gras antiseptique, est glissé en arrière vers l'anus dans lequel il s'engage doucement et dirigé en arrière et légèrement en bas si la patiente est dans le décubitus dorsal. On conseille d'ordinaire à la malade un léger effort de défécation, qui déplisse l'anus, rend la pénétration du doigt plus facile et permet de l'introduire dans l'ampoule rectale. Quelquefois, on fait le toucher rectal avec deux doigts, mais cette manœuvre est un peu pénible et doit être réservée à certains cas.

Je n'en dirai pas autant du procédé de Simon de Heidelberg qui consiste à introduire successivement toute la main et même une partie de l'avant-bras dans le rectum, pour explorer non seulement les organes génitaux, mais la plupart des viscères abdominaux. Cette manœuvre très douloureuse nécessite l'anesthésie du sujet et la dilatation préalable du sphincter anal. Elle est loin d'être inoffensive, et, malgré toutes les précautions, elle a occasionné, dans certains cas, des fissures et des déchirures anales ou intestinales et aussi une incontinence plus ou moins prolongée des matières fécales. Cette manœuvre, à cause de ses dangers, ne peut être que tout à fait exceptionnelle. Pozzi l'a pratiquée deux fois sans inconvénients, mais S. Duplay conseille de la rejeter absolument.

Le toucher rectal permet d'explorer la face postérieure du col utérin qui souvent déprime la paroi antérieure du rectum, de telle manière qu'un explorateur inexpérimenté pourrait le prendre pour une tumeur, et aussi la face postérieure du corps utérin que le toucher vaginal ne peut pas atteindre. Pour faciliter cet examen, Hegar conseille de faire abaisser l'utérus, par un aide, avec une pince fixatrice saisissant le col par le vagin. On amène ainsi la face postérieure de l'organe au-devant du doigt introduit dans le rectum, car sans cela le doigt n'atteint pas toujours la partie supérieure de cette face. Ce toucher permet la palpation complète des tumeurs et tuméfactions contenues dans la cavité de Douglas, et aussi l'exploration de la face postérieure des ligaments larges, souples et élastiques à l'état normal. Les ovaires sont souvent aisément accessibles par le toucher rectal.

On combine avantageusement ce mode d'exploration avec le toucher vaginal et avec la palpation abdominale.

C) TOUCHER VÉSICAL

Cette manœuvre déjà ancienne a été préconisée pour la première fois par Horstippe en 1765 et remise en honneur par Huguier en 1860, Pippingskiold en 1874, Noeggerath et Simon en 1875. On ne l'utilise que dans un but de diagnostic.

Le toucher vésical doit rester un moyen exceptionnel, car il expose à des accidents fâcheux tels que l'incontinence d'urine et la cystite quand il n'est pas fait avec une antisepsie suffisante.

Il se compose en réalité de deux manœuvres : la dilatation urétrale préalable et le toucher lui-même.

La dilatation urétrale se fait avec le doigt ou avec des instruments spéciaux. La dilatation digitale, souvent difficile, demande plusieurs séances à cause des résistances de l'orifice externe et de l'orifice interne du canal de l'urètre. On a même pratiqué des incisions de l'urètre pour la faciliter : il faut absolument rejeter ce procédé.

La dilatation instrumentale est tantôt progressive et se fait alors en plusieurs séances, avec les bougies d'HEGAR par exemple ; tantôt extemporanée en employant les dilatateurs usités au cours de certaines tailles vésicales : dilatateurs de SIMON, de BISCHOFF, de DUPLAY, de GUYON. Cette dilatation est pénible, douloureuse, souvent dangereuse. Quelquefois elle est inutile ; on trouve en effet, dans certains cas de malformations congénitales et d'absence de vagin, un canal urétral anormalement développé, et facilement accessible au doigt sans dilatation. J'ai observé un cas de ce genre, dans lequel j'ai fait le toucher vésical, croyant mettre le doigt dans un vagin.

La dilatation faite, la main et le doigt explorateur soigneusement aseptisés, et enduits d'un corps gras antiseptique, on introduit le doigt dans la vessie, dont on sent vite la muqueuse douce et veloutée. Il est nécessaire de faire une antisepsie complète de la vessie avant et après le toucher.

Cette manœuvre n'est pas très utile. Pour l'exploration vésicale, le cathétérisme bien fait, par quelqu'un d'habitué, la remplace avantageusement, car, ainsi que le dit le professeur GUYON, le cathéter est un doigt prolongé.

Pour le gynécologiste, le toucher vésical donne peu de renseignements. Il permet d'étudier certaines indurations inflammatoires ou néoplasiques du col de la vessie et facilite l'exploration des inflammations et des tumeurs du cul-de-sac vésico-utérin, déjà bien étudiées par le toucher vaginal. Il est surtout utile dans les cas d'absence ou d'atrésie complète du vagin. Il complète alors les renseignements fournis par le toucher rectal seul ou combiné avec la palpation abdominale, dans la recherche d'un utérus plus ou moins rudimentaire.

Nous n'insisterons pas ici sur la description d'un cathétérisme vésical, qui ne présente rien de particulier, et qui se fera en obéissant aux préceptes ordinaires de cette manœuvre chez la femme.

Nous ne décrirons pas davantage certaines manœuvres telles que le *cathétérisme des uretères*, la *division des urines*, les divers procédés d'*exploration des fonctions* rénales à l'aide du bleu de méthylène, de la phloryzine, etc., qui peuvent, dans certains cas de diagnostic difficile, constituer une ressource avantageuse à connaître. Nous nous réservons d'en signaler chemin faisant les indications et les avantages, mais, pour la description de leur technique, nous croyons devoir renvoyer le lecteur à l'excellent *Précis des affections des voies urinaires* de notre collègue et ami Pousson qui les a étudiés d'une manière très détaillée.

D) Des touchers combinés

Pour compléter les renseignements fournis par un toucher quelconque, il est souvent nécessaire de combiner ensemble plusieurs manœuvres manuelles ; tantôt de combiner ensemble deux touchers, ce qui constitue le *double toucher*, tantôt au contraire d'associer à l'un des touchers, et le plus souvent au toucher vaginal, la palpation abdominale faisant ainsi la *palpation bimanuelle*.

1° **Double toucher**. — Les touchers peuvent tous être combinés deux à deux, mais, le plus souvent, on pratique ensemble le toucher vaginal et le toucher rectal. Quelques auteurs ont conseillé d'employer, dans ce but, les deux index introduits, l'un dans le rectum, l'autre dans le vagin. Cette manière de faire a le tort d'immobiliser les deux mains ; tandis qu'au contraire, en introduisant deux doigts de la même main, par exemple l'index dans le vagin et le médius dans le rectum, on peut réserver l'autre main pour soulever la malade ou bien faire en même temps la palpation abdominale. D'autres auteurs ont employé le pouce pour le vagin et l'index pour le rectum ; le principe important est d'employer deux doigts de la même main.

Ce double toucher se pratique ordinairement dans le décubitus dorsal et mieux encore dans le décubitus dorsal modifié ; le chirurgien se place tantôt à côté de la malade, tantôt au contraire entre ses jambes.

Il a surtout pour résultat de permettre l'étude complète de la cloison recto-vaginale, et par conséquent, d'explorer les lésions

et les tumeurs primitives de cette cloison et les lésions du cul-
de-sac de Douglas. C'est par ce moyen que l'on trouve la fluctuation de l'hématocèle rétro-utérine récente, et c'est NÉLATON

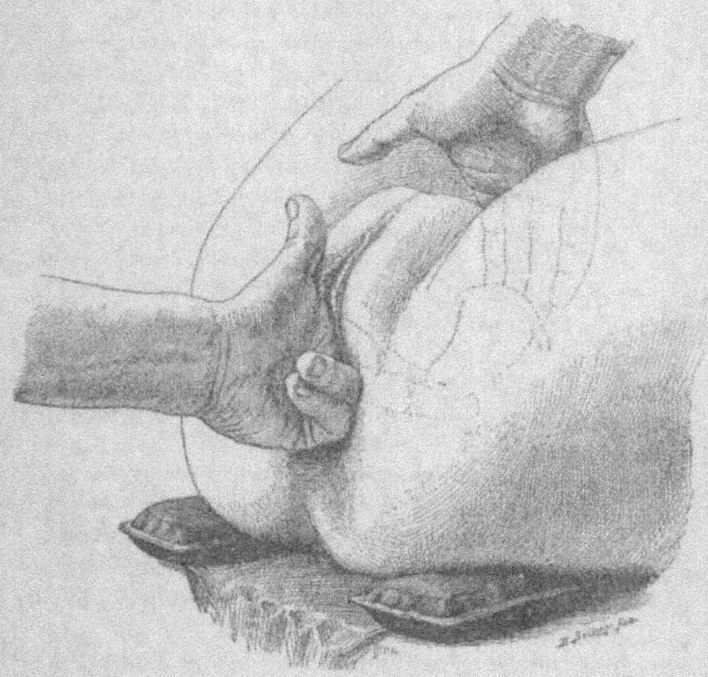

Fig. 4.
Palpation bi-manuelle.

qui a indiqué ce procédé. Enfin, il permet de délimiter les
ovaro-salpingites du cul-de-sac de Douglas, etc.

Cependant cette exploration n'est pas toujours très facile à
pratiquer et elle peut être gênée par deux obstacles quelquefois insurmontables : la longueur exagérée du vagin, d'une part,
et la brièveté des doigts de l'explorateur de l'autre.

2° Palpation bi-manuelle. — La palpation bi-manuelle est,
comme nous l'avons déjà dit, l'association d'un toucher (vaginal,

rectal ou vésical) avec la palpation de l'abdomen. Les palpations recto et vésico-abdominales sont rares, tandis qu'au contraire, le toucher vagino-abdominal est une manœuvre habituelle, courante, et d'une importance de premier ordre.

Quoi qu'en aient dit les auteurs allemands contemporains qui attribuent la découverte de cette manœuvre à leurs compatriotes et en particulier à Schultze 1864, Holst 1865, Ve 1876, etc., la palpation bi-manuelle était déjà préconisée par les accoucheurs français du xviii° siècle. On la trouve, en particulier, décrite dans Puzos (*Traité des accouchements*, 1739), Foubert (*Acad. de chirurgie*, 1743), Levret, Baudeloque, etc., et dans le xix° siècle, Giraud, dans sa thèse, en 1831, et Velpeau, dans son *Traité d'accouchements*, en 1835, en avaient fait valoir toute l'importance. Peut-être que la grande vogue du spéculum avait un peu détourné les chirurgiens français de ce mode d'exploration et que les Allemands ont eu le mérite de le rappeler à l'attention des chirurgiens, mais ce n'est là tout au plus qu'une rénovation et non une découverte.

Dans la palpation bi-manuelle ou plus spécialement dans le toucher vagino-abdominal, la femme doit être placée dans le décubitus dorsal simple ou mieux encore dans la position dorso-sacrée. Le chirurgien peut se mettre à côté de sa malade; mais il sera beaucoup plus à son aise entre les jambes de la patiente mise dans la position du spéculum.

Supposons le chirurgien ainsi placé. Il introduira l'index seul ou l'index accompagné du médius de la main vaginale, après avoir pris au préalable toutes les précautions antiseptiques indiquées à l'étude du toucher, et en suivant la même technique : il n'y a pas lieu d'y insister à nouveau. Le seul point à examiner est de savoir quelle est la main qu'il faut choisir. Cela est variable, et tout gynécologue doit pouvoir pratiquer aussi bien le toucher avec la main gauche qu'avec la droite ; il est nécessaire d'acquérir par l'usage et l'éducation une habileté égale des deux mains. Il sera en effet préférable, pour examiner les annexes, de mettre dans le vagin la main de même nom que le côté à examiner, c'est-à-dire la main droite pour les annexes droites, la main gauche pour les annexes gauches. L'exploration des culs-de-sac vaginaux sera ainsi plus commodément et mieux faite et la palpation abdominale avec l'autre main plus aisée.

La main abdominale, propre, sèche et pas trop froide, sera appliquée à plat sur le bas-ventre au-dessus du pubis, et successivement au niveau des deux régions iliaques en les déprimant doucement et méthodiquement, en suivant les règles données à l'étude de la palpation.

Dans la palpation bi-manuelle, le doigt vaginal a pour rôle de saisir le col de l'utérus ou les autres organes pelviens à examiner, de les soulever et les porter en haut et en avant, ou mieux encore de les fixer par en bas, pendant que la main abdominale déprime tout doucement les parois du ventre. Elle peut facilement arriver à saisir, à délimiter, à explorer doucement et à parcourir toute la surface des organes pelviens déjà fixés par le doigt vaginal et qui ne sont plus exposés à fuir sous la pression et à s'enfoncer sous l'effort de la main qui les contourne et les palpe.

Aussi, cette exploration sera facile, en général, chez les femmes maigres, ou bien chez celles qui ont des parois abdominales molles et flasques. Elle peut, au contraire, rencontrer, dans bien des cas, des obstacles plus ou moins difficiles à surmonter ou à tourner. Ce sont, d'une part, tous les obstacles que nous avons décrits pour le toucher vaginal, et, d'autre part, tous ceux que nous avons signalés dans l'étude du palper abdominal : obstacles au toucher, obstacles au palper.

Pour venir à bout de la sensibilité exagérée, de l'hyperesthésie cutanée, de la contraction réflexe exagérée des muscles abdominaux, de l'hyperesthésie vulvaire, du vaginisme, etc., on pourra avoir recours à l'anesthésie, tantôt localisée, tantôt et, le plus souvent, générale. Pour surmonter chacun des autres obstacles, on aura recours aux moyens que nous avons déjà indiqués et qu'il nous paraît superflu de répéter ici.

Nous préférons insister sur l'importance extrême de ce mode d'exploration qui seul permet d'examiner complètement et de localiser exactement tous les organes pelviens, tous les organes génitaux internes. Certainement cette manœuvre nécessite une main exercée ; il faudra, pour qu'elle donne tous les résultats

qu'on est en droit de lui demander, avoir acquis une certaine
habileté manuelle que peut seule donner l'habitude et l'exercice
fréquent. Mais, ce qu'il faut proclamer surtout, c'est que, même
dans les essais les plus incomplets comme dans les manœuvres
les plus minutieuses, le chirurgien doit toujours agir avec la plus
grande douceur, aussi bien pour éviter les contractions réflexes
que pour empêcher la malade de se mettre en état de défense
à cause de la brusquerie du geste ou de la douleur de l'examen.

La palpation bi-manuelle permet l'exploration de l'*utérus*.
Pour la faire, le doigt vaginal s'appuie sur la face postérieure
du col qu'il soulève en le portant légèrement en avant. Pendant
ce temps, la main abdominale glisse derrière le pubis, déprime
verticalement la partie inférieure de la paroi du ventre et va à
la recherche de l'utérus qui se présente sous la forme d'une
sorte de petit dôme arrondi lisse et élastique. Ordinairement,
le fond de l'utérus est légèrement penché en avant vers le pubis
dans une légère antéflexion qui est la position normale et naturelle de l'organe sain, parfois légèrement incliné à droite, et
caché derrière le pubis qui le déborde assez largement. Il est très
facile pour la main abdominale, si l'abdomen est un peu souple,
non seulement d'explorer le fond de l'utérus, mais aussi la plus
grande partie de ses faces antérieure et postérieure. Il est alors
possible de reconnaître la direction exacte du corps en lui-
même et par rapport à celle du col, c'est-à-dire d'étudier les
versions et flexions de ce corps, d'en apprécier les dimensions, la
forme, le degré de consistance, et même la mobilité en faisant
légèrement mouvoir les deux mains ensemble ou alternativement. Il est donc possible d'explorer presque complètement
l'organe utérin par ce moyen.

Si, au lieu de se poser sur le col, le doigt vaginal se fixe sur
l'un des culs-de-sac antérieur ou postérieur, la main abdominale
pourra tour à tour explorer le *cul-de-sac vésico-utérin* et la vessie
d'une part, le *cul-de-sac de Douglas* d'autre part. Il sera alors
possible d'étudier, d'un côté, les infiltrations de la paroi vaginale
interne et de la paroi vésicale, les tumeurs et les corps étrangers
de la vessie, les lésions et les tuméfactions du tissu cellulaire

situé entre le col utérin et la vessie, ainsi que les tumeurs de toute
cette région anté-utérine. D'un autre côté, l'exploration bi-manuelle du cul-de-sac de Douglas donnera des renseignements de
la plus haute importance sur les caractères physiques des exsudats, des épanchements et des tumeurs situés dans le cul-de-sac
recto-utérin. Enfin, par ce mode d'exploration, il sera surtout
possible d'examiner l'*état des annexes*, qui échappent au simple
toucher et dont l'étude n'est pas possible avec la palpation abdominale seule. Pour cela, il faut déplacer simultanément les
deux mains en les glissant parallèlement à droite ou à gauche
sur les parties latérales de l'utérus, où l'on doit arriver à saisir
entre les deux mains les trompes et les ovaires.

La première question qui se pose est de savoir si l'on peut
saisir et explorer les annexes à l'état sain, chez une femme bien
portante. Certains chirurgiens soutiennent, avec GALLARD, que
la chose est impossible. Les autres, avec ARAN, C. SCHROEDER,
SCHULTZE, VALLEIX, S. DUPLAY, pensent le contraire, et leur opinion est aujourd'hui universellement acceptée. On peut et on
doit arriver à saisir les annexes, à l'état sain, chez les femmes
jeunes ou vieilles, ayant des parois abdominales souples et
d'épaisseur moyenne. Cette manœuvre deviendra impossible
quand la malade présentera les obstacles au toucher vaginal, et
surtout à la palpation abdominale qui ont été précédemment
décrits. Mais alors, sauf les cas d'adipose exagérée et d'épaisseur
trop grande des parois abdominales, on pourra rendre cette
exploration possible et même facile à l'aide de l'anesthésie chloroformique qui permet l'examen si complet de la cavité pelvienne et des organes qu'elle contient.

Pour découvrir les annexes, le doigt vaginal, après avoir
reconnu le col et la partie inférieure du corps utérin, se place sur
les régions latérales de sa face antérieure au voisinage des cornes
utérines, tandis que la main abdominale, après avoir exploré
le fond utérin, va rechercher sur les bords du détroit supérieur
le bord interne du psoas, ordinairement facile à atteindre en
faisant fléchir légèrement la cuisse du même côté. On trouve
alors sur ce bord interne du psoas, à trois centimètres environ
de la corne utérine, un petit corps lisse, ovoïde, mobile, sensible

à la pression, d'une sensibilité spéciale : c'est l'ovaire. Les deux ovaires ne sont pas absolument symétriques, le plus souvent l'ovaire gauche est un peu plus en avant que le droit, et par suite plus facile à trouver. Pendant les règles, les ovaires sont plus volumineux et plus sensibles que pendant les périodes intermenstruelles. Les déplacements et déviations permanentes de l'utérus entraînent des déplacements analogues des ovaires. Dans les déviations en avant, les ovaires sont ramenés en avant et se trouvent parfois immédiatement en arrière de la paroi abdominale. Dans les rétro-déviations, au contraire, ils sont souvent déplacés en arrière et quelquefois prolabés dans le cul-de-sac de Douglas, même en restant absolument sains.

La trompe est, à son tour, facile à saisir quand on tient l'ovaire. On ne la trouve pas toujours, comme on l'a dit, sous la forme d'une corde tendue transversalement entre l'ovaire et la corne utérine, mais elle a l'aspect d'un cordon plus ou moins flottant, souple et mou, du volume d'une plume d'oie environ, glissant facilement entre les doigts, et donnant un peu la sensation du cordon spermatique. Sa pression n'est pas très sensible. Il est nécessaire de suivre ce cordon jusqu'à son insertion sur la corne utérine pour être certain qu'il s'agit de la trompe. E. MARTIN insiste beaucoup sur ce moyen de diagnostic.

S'il est, ainsi que nous venons de le voir, presque toujours possible de saisir et de reconnaître les annexes à l'état sain, à plus forte raison sera-t-il aisé de les explorer à l'état pathologique. En effet, leur palpation est alors facilitée par leur augmentation de volume, soit qu'ils aient gardé leur forme primitive, soit qu'ils constituent de véritables tumeurs libres ou perdues dans des masses d'adhérences. Dans le premier cas, leur mobilité facilite quelquefois leur examen.

Lorsque l'intensité des phénomènes inflammatoires, l'étendue des lésions, la douleur, les contractures réflexes douloureuses, empêchent de faire une exploration complète, nécessaire cependant pour assurer un diagnostic précis, ou faire juger de la nécessité d'une intervention, il est formellement indiqué de rendre possibles les recherches par l'anesthésie générale, qui permettra seule un examen suffisant pour pouvoir devenir utile à la malade.

La palpation bimanuelle constitue encore une manœuvre indispensable dans l'étude des *tumeurs abdomino-pelviennes*, et donne à ce sujet des renseignements très complets. Le doigt vaginal délimite très exactement la portion pelvienne de la tumeur pendant que la main abdominale en parcourt exactement les contours supérieurs, et les deux mains réunies permettent d'en apprécier sur tous les points la consistance et ses variations, la fluctuation ou la rénitence. On peut aussi, par ce moyen, bien étudier les connexions de ces tumeurs avec tous les organes du petit bassin, en particulier avec l'utérus et ses annexes et aussi avec les parois osseuses du pelvis. La palpation bimannuelle permet encore de rechercher si les mouvements imprimés à la tumeur se transmettent à l'utérus et réciproquement. C'est, dans bien des cas, un signe de la plus haute importance, mais qui n'est pas toujours facile à apprécier. Aussi, dans les cas rendus difficiles par certaines dispositions, ou par le volume de la tumeur, on peut employer quelques artifices utiles. On peut faire déplacer la partie abdominale par un aide toutes les fois que la main abdominale seule paraît insuffisante dans ce but. On peut aussi, comme l'a justement recommandé HEGAR, faire abaisser l'utérus par un aide pendant l'examen, ce qui permet, avec une exploration plus complète, de mieux apprécier les connexions de l'utérus et de la tumeur. Enfin, il est possible, par ce moyen, de diagnostiquer parfois la présence des adhérences entre le néoplasme et les organes voisins, à condition toutefois que ces adhérences soient serrées et étendues; quand elles sont lâches et longues, elles sont ordinairement impossibles à reconnaître.

§ 2. — EXAMEN PAR LA VUE : SPÉCULUMS

On peut explorer de *visu* plusieurs portions de l'appareil génital; tout d'abord, naturellement, les organes génitaux externes, puis les profondeurs du conduit vaginal, à l'aide d'instruments particuliers appelés spéculums.

Pour examiner les organes génitaux externes, le meilleur moyen est de placer la femme dans la position dorsale modifiée, ou dans la position dorso-sacrée, et alors, avant de procéder à l'exploration par le spéculum, on doit passer en revue rapidement les organes externes en écartant légèrement les grandes lèvres.

D'un coup d'œil, le gynécologue regardera rapidement les grandes et les petites lèvres, il verra si leur conformation est normale ou anormale, si leur contour et leurs caractères physiques sont normaux, si elles portent, sur un point quelconque, des plaies, des ulcérations, des cicatrices, des lésions inflammatoires ou des néoplasmes qui méritent un examen spécial. Il se rendra compte, en même temps, de la forme et de la conformation de l'orifice vulvaire, de son état possible de béance, des écoulements qui en sortent. Il devra aussi examiner le méat urinaire, afin de voir s'il n'y a pas des écoulements, des rougeurs, des ulcérations, des tumeurs, des malformations susceptibles de retenir l'attention. Enfin, le périnée mérite un examen spécial : il sera très important de rechercher son intégrité, ses lésions, sa situation, ses cicatrices, toutes lésions qui jouent un rôle parfois important dans la pathologie gynécologique.

L'examen au spéculum, qui se pratique après la rapide inspection des parties génitales externes que nous venons de décrire, est peut-être encore plus employé dans un but thérapeutique qu'au point de vue d'une exploration simple.

1° Spéculum en général, mode d'application. — On désigne sous le nom de *spéculum*, un instrument permettant de découvrir et d'éclairer les parties profondes du conduit vaginal et, en particulier, la portion sous-vaginale du col utérin.

Le spéculum peut être employé dans diverses positions. Le plus souvent, la malade est placée dans le décubitus dorsal modifié ou en position dorso-sacrée. C'est la meilleure de toutes les positions, pour l'examen, de plus elle est accessible à toutes les variétés de spéculum. Elle peut être aussi employée pour la plupart des opérations que l'on pratique sur le col utérin et sur le vagin : enfin, elle permet l'anesthésie générale. On peut encore examiner une malade au spéculum dans la position génu-pectorale, mais cette attitude, spéciale à certaines explorations et à certaines opérations, est surtout favorable à l'emploi du spéculum à une seule valve, elle permet un éclairage facile et complet de la cavité vaginale et elle a pour but de mettre à la disposition du chirurgien la paroi vaginale elle-même, soit au point de vue de l'exploration, soit au point de vue opératoire. Mais elle a contre elle la fatigue rapide des malades ; elle ne permet pas l'anesthésie, et, de plus, la plupart des malades répugnent absolument à la laisser employer. Enfin on peut encore, surtout avec le spéculum à une valve, examiner les malades dans le décubitus latéral ou position de Sims, usitée principalement en Angleterre et en Amérique. Cette position, fort peu employée en France et en Allemagne, est commode pour certains examens, elle facilite l'inspection des parties latérales du vagin et rend très aisé et peu douloureux l'abaissement de l'utérus.

Les malades à examiner peuvent être placées dans une quelconque des positions que nous venons d'énumérer soit sur le bord de leur lit, soit sur le rebord d'une table, soit encore sur un des appareils construits exprès : fauteuils, tables et lits à spéculum. La forme et les variétés de ces tables et fauteuils sont extrêmement nombreuses et leur description détaillée nous entraînerait trop loin. Ces appareils sont tous disposés de manière à permettre à la malade de se placer dans le décubitus dorsal modifié, les jambes écartées et légèrement fléchies, ce qui s'obtient, tantôt en mettant les pieds sur des étriers situés sur le même plan que le lit ou légèrement au-dessus, tantôt en soutenant les jarrets à l'aide de béquilles ou de porte-cuisses dont on peut faire varier la hauteur et le degré d'écartement. Enfin, dans certains cas, les jambes sont maintenues séparées et fléchies à l'aide d'appareils spéciaux tels que la béquille de Glover, ou celle de Orr (de Pétersbourg) qui n'est qu'une modification de la première. Enfin, la plupart de ces tables spéciales, permettent d'élever isolément le bassin pour transformer plus ou moins complètement la position dorsale modifiée en position dorso-sacrée.

Dans la clientèle civile on est souvent obligé d'examiner la malade sur son lit : on la fait alors coucher en travers, le siège débordant légèrement le bord du lit, et les jambes demi-fléchies et écartées, placées sur deux chaises entre lesquelles se place le chirurgien. .

Lorsqu'on examine une malade sur une table à spéculum, il est facile de placer l'appareil de manière à éclairer le fond du spéculum avec la lumière du jour. Mais, au contraire, si l'on est obligé d'examiner les malades chez elles, il faut souvent recourir à la lumière artificielle pour éclairer la profondeur du vagin. On se sert alors ou bien de petites lampes électriques, ou bien de petites lampes à réflecteurs, analogues à celles qu'emploient les laryngologistes et les ophtalmologistes. Parfois aussi, on n'a à sa disposition qu'une simple bougie, en arrière de laquelle on peut placer une cuillère d'argent dont la cavité sert de réflecteur.

2° Diverses formes de spéculum. — Le spéculum dont les anciens s'étaient servis, et qui, pendant si longtemps a été à peu près complètement oublié et ignoré, a été, au commencement du XIXᵉ siècle, inventé à nouveau par RECAMIER, 1816, et rapidement modifié par RICORD. Depuis, les modèles inventés ont été extrêmement nombreux et il serait puéril de vouloir tous les décrire, mais, quel que soit leur nombre, on peut les ramener à trois variétés qui sont : les *spéculums pleins ou cylindriques*, les *spéculums à deux ou plusieurs valves*, et les *spéculums univalves*.

A. *Spéculums cylindriques*. — Ceux-ci, qui sont plus ou moins calqués sur celui de RECAMIER, sont des tubes cylindriques ou plus souvent cylindro-coniques, en bois, en verre, en métal ou en ivoire, de volume et de calibre variables, que l'on fait pénétrer d'ordinaire à l'aide d'un embout en bois ou en ivoire, qui permet l'introduction vaginale en déplissant les parois du vagin sans les blesser. Les cylindro-coniques ont l'inconvénient de présenter leur partie la plus large au point le plus étroit du conduit vaginal, l'orifice vulvaire, et de ne permettre que l'examen du col, en masquant complètement les parois vaginales et les culs-de-sac. Il faut faire une place à part cependant au spéculum en verre étamé, cylindrique, de FERGUSSON, dont l'extrémité est coupée obliquement, de façon à permettre la pénétration de la partie oblique dans le cul-de-sac postérieur qui est le plus profond. Il a l'avantage d'éclairer complétement les parties profondes.

b. *Spéculums à deux ou plusieurs valves.* — Le spéculum à plusieurs valves était à deux, trois ou quatre valves d'ordinaire.

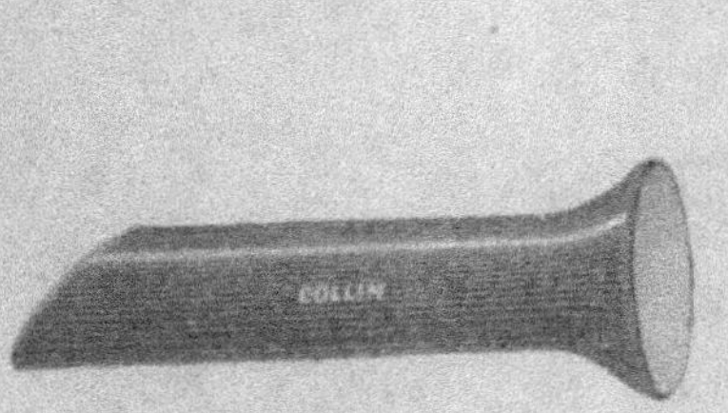

Fig. 5.

Spéculum de FERGUSSON.

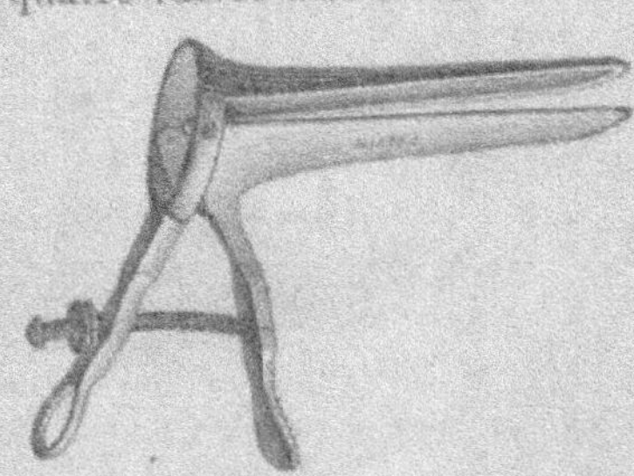

Fig. 6.

Spéculum de CUSCO.

Il s'introduisait tantôt seul, tantôt à l'aide d'un embout. Les plus usités de ces spéculums sont ceux de CUSCO, ainsi que les derniers spéculums de BOUVERET, etc., et celui de RICORD. Dans

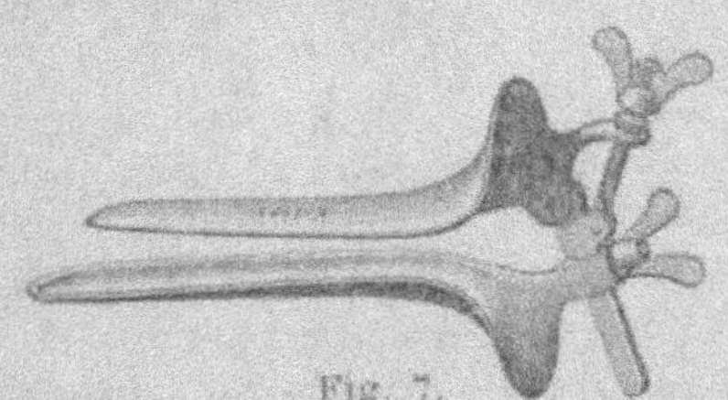

Fig. 7.

Spéculum de Collin.

ces deux variétés d'instruments, l'ouverture de l'instrument est telle que le fond du vagin est dilaté et déplissé au maximum, tandis que la portion qui correspond à l'anneau valvulaire est d'un volume fixe, qui ne force jamais ce point normalement rétréci des voies génitales de la femme. Cependant, on a construit aussi un certain nombre d'instruments un peu différents ayant pour but de permettre une très large dilatation du vagin. Parmi eux il faut citer le spéculum à double mouvement de COLLIN permettant en même temps et isolément d'écarter paral-

lèlement les valves et de les faire basculer l'une sur l'autre. Ils
permettent d'obtenir, avec un peu d'attention et de douceur, le
maximum d'écartement sans douleur trop marquée. Presque
tous ces spéculums tiennent tout seuls à l'aide d'un curseur qui

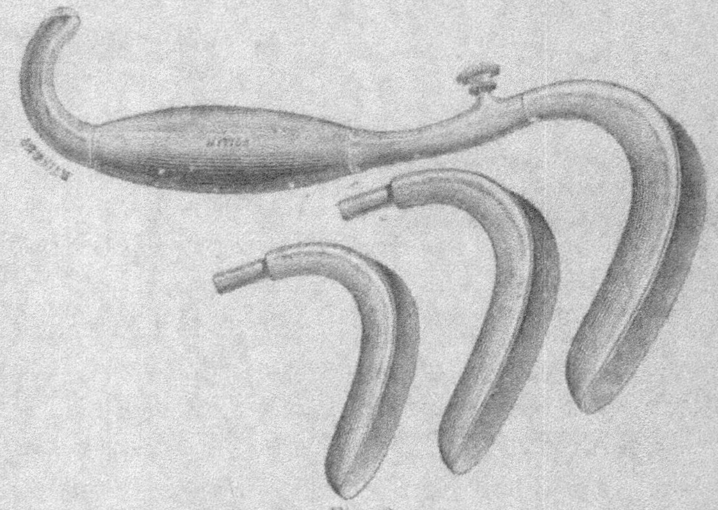

Fig. 8.
Valves concaves de Simon.

maintient l'instrument ouvert et en place, ce qui laisse au chirurgien la liberté de ses deux mains.

c. *Spéculums univalves*. — Enfin les spéculums univalves, dont
les plus utilisés sont ceux de Sims et de Simon, sans oublier celui
de Bozeman, sont des valves à manche, que l'on fait pénétrer
doucement dans le vagin en les appliquant, tantôt sur la face
antérieure, tantôt le long de la face postérieure. Ils sont particulièrement commodes pour l'exploration détaillée du conduit
vaginal. D'ordinaire, un seul manche peut s'adapter à un jeu de
trois ou quatre valves de grandeurs différentes et proportion-
nelles avec la dimension variable des organes génitaux.

On peut rapprocher de ces spéculums univalves, les valves
vaginales plus ou moins pleines qui servent à en écarter les
parois, surtout dans un but opératoire.

Enfin, pour faire un examen au spéculum, il faut être muni d'un certain nombre d'instruments accessoires, qui sont : *une longue pince à pansement*, dite encore pince à polypes, qui sert à nettoyer le col et le vagin à l'aide de tampons de ouate aseptique ou antiseptique, des *pinces fixatrices* dont nous aurons à reparler à propos de l'abaissement utérin, etc.

Quel que soit le modèle de spéculum choisi, avant d'étudier la technique de son application, on ne saurait trop insister sur la nécessité d'une antisepsie complète de l'instrument qui doit être toujours d'une propreté absolue. Le plus souvent, si surtout on emploie un spéculum métallique, après l'avoir soigneusement nettoyé dans une solution antiseptique, il sera prudent de la flamber à la lampe à alcool pour être absolument certain de son asepsie. La méthode d'introduction de l'instrument est variable suivant que l'on emploie un spéculum plein ou un bivalve, ou bien un spéculum univalve. De là, deux techniques légèrement différentes.

3° Mode d'introduction des spéculums pleins et bivalves. — L'instrument est saisi à pleine main et de la main droite, de telle façon que son extrémité externe repose dans le milieu de la face palmaire, tandis que les doigts sont allongés le long de l'instrument. Puis, tandis qu'à l'aide des doigts de la main gauche, l'opérateur écarte légèrement les grandes et les petites lèvres, de la droite, il présente l'extrémité du spéculum sur l'orifice vulvaire, en appuyant légèrement sur la commissure vulvaire postérieure. L'instrument, ainsi engagé dans l'anneau vulvaire, est d'abord dirigé en arrière et en bas, la malade étant placée dans le décubitus normal modifié; puis, lorsqu'il a pénétré dans cette direction sur une longueur de 3 à 4 centimètres, on lui fait exécuter un léger mouvement de bascule qui porte son extrémité un peu plus haut et en avant et qui a pour but de lui faire parcourir plus facilement toute la courbe vaginale.

Les spéculums cylindriques, avec ou sans embout, sont enfoncés directement au milieu d'une sorte de rosace des plis vaginaux qu'ils déplissent à mesurent qu'ils pénètrent plus profondément. Les spéculums plurivalves dont l'extrémité est ovalaire sont présentés de façon à ce que le grand axe de l'ovale soit dans le grand axe vulvaire, et à mesure qu'ils pénètrent, on leur fait exécuter une rotation d'un quart de cercle. Enfin, les spéculums de Cusco et ses dérivés, dont l'extrémité est aplatie, sont présentés, les valves verticales dans la fente vulvaire et ramenés doucement à la position horizontale à mesure qu'ils s'enfoncent.

Quand le spéculum a parcouru tout le conduit vaginal, il reste encore à saisir et à fixer le col dans son orifice profond. Avec le spéculum cylindrique, la saisie est directe et facile, le spéculum ne pouvant être dirigé ailleurs que sur le col. Mais, avec les spéculums plurivalves, cette manœuvre est quelquefois difficile, et l'on peut très bien manquer le col en dirigeant et en ouvrant son instrument dans un des culs-de-sac antérieur ou postérieur. Avec le spéculum de Cusco, on peut même ne saisir qu'une seule des lèvres du col, la valve venant se placer juste sur l'orifice cervical. C'est pour cela que Bouveret a imaginé le modèle qui porte son nom et dont la valve antérieure est plus courte que la postérieure, ce qui évite d'accrocher le col. D'ailleurs, il faut toujours, pour bien se diriger sur le col, se souvenir des renseignements qui doivent avoir été donnés, sur sa situation exacte, par un toucher bimanuel préliminaire.

4° Mode d'introduction du spéculum univalve. — Le spéculum univalve est plus commode à introduire, dans la position genu-pectorale, ou dans le décubitus latéral gauche. Il est encore applicable dans le décubitus dorsal; mais, pour cela, il est nécessaire que le siège de la malade déborde assez nettement le plan de la table ou du lit.

Après avoir enduit d'un corps gras antiseptique sa face convexe qui doit être en rapport avec la paroi vaginale, on l'introduit en le faisant glisser directement, et d'arrière en avant, le long de la paroi vaginale postérieure. Il faut avoir soin, en même temps, d'abaisser fortement la commissure postérieure afin de faciliter la pénétration de l'air dans le vagin, ce qui a pour effet d'en écarter complètement les deux parois. En même temps, il est nécessaire de faire exécuter à l'instrument un mouvement de bascule qui permette à son extrémité profonde de déprimer largement le cul-de-sac postérieur où elle se glisse, pour faciliter la vue du col. Dans ce mouvement, on doit éviter d'enfoncer trop rapidement et trop profondément l'instrument, parce qu'il pourrait passer au-devant du col et le masquer aux regards.

5° Obstacles à l'introduction du spéculum. — Comme toutes les manœuvres que nous avons déjà décrites, l'introduction du spéculum peut être gênée par un certain nombre d'obstacles physiologiques ou pathologiques, dont quelques-uns sont parfois insurmontables.

Parmi les obstacles physiologiques, il faut noter surtout les malformations congénitales de la vulve et du vagin, et en particulier les atrésies qui empêchent absolument l'usage de cet instrument.

Les obstacles pathologiques sont le vaginisme, dont on peut triompher à l'aide de l'anesthésie ; les inflammations aiguës de la vulve, du vagin ou des régions péri-utérines, qui, par la douleur qu'elles provoquent, rendent souvent impossible ou dangereux l'usage de l'instrument ; les tumeurs de la vulve, du vagin ou des organes voisins qui peuvent former des obstacles matériels et insurmontables à la pénétration du spéculum ; enfin les rétrécissements et vices de conformation acquis du vagin, brides vaginales, cicatrices, atrésies, etc., qui oblitèrent plus ou moins le calibre du conduit génital.

Le spéculum introduit, il peut y avoir des difficultés particulières à saisir le col, tantôt à cause de la conformation particulière des organes, tantôt à cause de positions vicieuses de l'utérus et cela surtout dans les déviations pathologiques de l'organe. C'est pour surmonter ces difficultés qu'il faut souvent, après un toucher soigneusement fait, qui permettra de bien étudier le cas particulier, savoir choisir tel ou tel modèle de spéculum, plus commode que d'autres dans certaines circonstances. Mais, dans tous les cas, il faudra toujours agir avec la plus grande douceur, pour ne pas effrayer la malade et ne pas augmenter les difficultés par des résistances intempestives.

Faut-il employer le spéculum chez les vierges et la présence de l'hymen doit-elle être regardée comme un obstacle à l'examen au spéculum? Ici, les avis sont partagés; cependant, la présence de l'hymen ne peut pas être regardée comme un obstacle absolu à l'emploi de cet instrument. Pourtant, sauf utilité de premier ordre, il sera bon d'éviter l'usage du spéculum qui risque de produire des déchirures de l'hymen, et, d'ailleurs, il faut toujours avoir soin de choisir les modèles réduits dits *spéculum virginis* qui, par leur petit volume, sont d'un danger moindre.

Enfin, il est un certain nombre de circonstances dans lesquelles l'usage du spéculum peut être dangereux et n'est pas nécessaire pour compléter le diagnostic. Ce sont les cancers ulcérés du col à hémorragie facile, les phlegmasies péri-utérines à l'état aigu ou subaigu, les hématocèles péri-utérines, et certaines tumeurs pelviennes. Dans ces cas, le spéculum risque, par sa rigidité et en produisant la contusion des parties malades, d'augmenter les lésions existantes ou de provoquer des accidents nouveaux. Il faudra donc en limiter le plus possible l'emploi ou ne s'en servir qu'avec des précautions tout à fait spéciales.

6° Résultats fournis par l'emploi du spéculum. — L'emploi du spéculum permet d'étudier, par la vue, le *col utérin* et les *parois vaginales*; il est indispensable aussi pour l'exécution de tous les pansements vaginaux et intra-utérins.

A. ASPECT DU COL. — Le col utérin, ou plutôt le museau de tanche, c'est-à-dire la partie du col située au-dessous de l'insertion vaginale, présente des caractères différents, suivant qu'on l'examine chez une vierge, chez une femme ayant eu des rapports, mais pas de grossesse, chez une femme ayant enfanté, ou chez une vieille femme. Il est différent aussi pendant les règles ou pendant la grossesse.

a. *Col de vierge*. — Chez la femme vierge, le col est petit, conique, d'un rouge vif qui tranche d'ordinaire sur la couleur rose du vagin; il fait dans ce conduit une petite saillie ordinairement de moins d'un centimètre. La lèvre postérieure est d'habitude plus longue que l'antérieure, aussi l'orifice externe du canal cervical, qui est punctiforme et arrondi, a-t-il l'air de ne pas être situé à l'extrémité exacte de ce cône.

b. *Col de femme ayant eu des rapports, mais pas d'enfants*. — Le col a un aspect qui se rapproche de celui que nous venons de décrire chez la vierge. Il est encore conique, mais un peu plus volumineux et moins rouge. La saillie qu'il fait dans le fond du vagin est plus considérable. Son orifice est circulaire, mais un peu plus large, et en général légèrement entr'ouvert.

c. *Col de femme-mère*. — Le col des femmes qui ont accouché, et surtout quand elles sont multipares, est très différent des précédents. Il est en général beaucoup plus volumineux, cylindrique, plus ou moins aplati, quelquefois même excavé, au niveau de son orifice. Il est rose pâle, de la même couleur que la muqueuse du vagin. L'orifice cervical se présente sous la forme d'une fente transversale, horizontale, quelquefois irrégulière et sinueuse. Cette fente est limitée par deux lèvres, épaisses, charnues et inégales d'ordinaire : une lèvre antérieure plus courte, une lèvre postérieure plus longue, qui sont réunies par deux commissures, une droite et une gauche. Chez les femmes qui ont eu plusieurs enfants, les lèvres et souvent les commissures présentent des incisures, des petites échancrures, traces du travail de la dilatation obstétricale. Cet orifice est plus ou moins entr'ouvert, et son ouverture est souvent exagérée par la mise en place et l'ouverture du spéculum bivalve qui permet d'apercevoir le début de la muqueuse cervicale, faisant ainsi une sorte d'ectropion artificiel. Le col des multipares mesure ordinairement de 22 à 25 millimètres de diamètre transversal.

Les femmes qui n'ont eu que des avortements ont un col présentant des caractères intermédiaires entre les deux dernières variétés que nous venons de décrire.

d. *Col de vieille femme*. — Chez les femmes qui ont dépassé la ménopause et dont l'utérus a subi, plus ou moins complètement, l'involution sénile, le col est atrophié dans toutes ses dimensions. Il devient très effacé, fait une petite saillie dans le vagin, son orifice est plus ou moins rétréci et sa muqueuse prend une coloration grisâtre et anémiée particulière.

e. Col des règles. — Pendant les règles, c'est-à-dire pendant la période d'activité congestive, le col revêt tous les signes d'une congestion intense. Il est plus volumineux qu'à l'état de repos, très turgescent, très rouge, et son orifice laisse couler, goutte à goutte et continuellement, du sang pur et ordinairement sans caillots.

f. Col de grossesse. — Enfin, l'état de grossesse imprime au col des modifications dont la connaissance et la constatation peuvent aider à préciser le diagnostic de gravidité. Il est en général volumineux, mais très ramolli, et d'autant plus que la grossesse est plus avancée. En même temps, il devient d'un rouge violacé, prenant parfois une coloration vineuse, parfois une teinte ardoisée. Son orifice est ordinairement rempli par un bouchon gélatineux assez adhérent. D'ailleurs, la vulve et le vagin présentent, d'habitude, une coloration qui se rapproche beaucoup de celle du col.

B. Lésions du col. — En dehors de ces modifications liées aux divers états physiologiques du col, le spéculum permet d'étudier toutes les altérations pathologiques de cet organe.

Il fera, en particulier, reconnaître toutes les lésions physiques du col dont l'énumération détaillée serait ici trop longue, mais que l'on peut ainsi résumer :

1° En premier lieu : La *situation* et la *direction exacte* du col, qui varient dans toutes les déviations et tous les changements de position de l'organe ;

2° Les *altérations de forme et de dimensions*, déformations, hypertrophies, atrophies partielles ou généralisées portant tantôt sur une seule lèvre, tantôt sur tout le museau de tanche ;

3° Les *altérations et malformations de la muqueuse et des tissus sous-jacents*, colorations diverses, congestions, plaies, ulcérations, granulations, végétations, kystes glandulaires, tumeurs avec ou sans ulcérations à leur niveau ;

4° Les *déformations et les altérations de l'orifice cervical*, déchirure des lèvres et des commissures, éversions des tissus, ectropion, etc., atrésie congénitale ou acquise, oblitération;

5° Les *sécrétions cervicales*, dont on devra étudier l'abondance, la couleur, la consistance, l'odeur, savoir si elles sont glaireuses, puriformes, sanguinolentes, ichoreuses, etc.

C. ÉTAT DU VAGIN. — Enfin, pendant l'introduction du spéculum, ou avec l'emploi particulier de certains modèles, cet instrument devra servir aussi à l'étude du vagin. A l'état normal, la muqueuse du vagin est rosée, à peu près lisse, et présentant une série de plis et de sillons transversaux, qui disparaissent, par suite du déplissement de la muqueuse, pendant l'introduction du spéculum, surtout avec les spéculums plurivalves dont l'écartement profond dilate tout à fait le vagin. En avant et en arrière, sur la ligne médiane, on trouve un épaississement longitudinal plus marqué dans la partie inférieure du conduit qu'au voisinage du col. Ce sont les colonnes antérieure et postérieure. En dehors des règles, le vagin, légèrement lubrifié et humide comme toutes les muqueuses, ne présente pas cependant de sécrétion appréciable, chose facile à concevoir, puisque la muqueuse n'a pas de glandes propres. Chez quelques personnes seulement, et à titre exceptionnel, en dehors de toute maladie on peut observer une muqueuse vaginale tout à fait sèche.

Enfin, pendant les règles, le vagin très congestionné a une teinte rouge spéciale, la muqueuse est turgide et chaude, elle est beaucoup plus humide, et la sécrétion vaginale paraît chez la plupart des femmes avoir une odeur spéciale. Pendant la grossesse, cette muqueuse devient violacée, vineuse, comme le col utérin. Les écoulements leucorrhéiques, dont on peut reconnaître la présence pendant l'examen au spéculum, sont différents suivant qu'ils proviennent de l'utérus ou du vagin. La leucorrhée utérine se montre sous la forme d'un mucus épais, filant, transparent, ordinairement non miscible à l'eau où il surnage; il est alcalin à l'état normal et renferme un certain nombre de cellules épithéliales cylindriques provenant de la muqueuse de la cavité utérine. Le mucus vaginal, au contraire, est blanc laiteux, de consistance aqueuse, sans viscosité et miscible à l'eau.

Il est acide, et contient en suspension des cellules pavimenteuses, débris de la muqueuse vaginale. Connaissant ainsi les différents aspects physiologiques du vagin, il sera facile, pendant l'examen au spéculum, d'en apprécier les altérations de couleur, les ulcérations et les plaies, les tumeurs ulcérées ou non, d'étudier les variations des écoulements leucorrhéiques utérins ou vaginaux.

§ 2. — MANŒUVRES ACCESSOIRES

Dans certains cas, l'examen au spéculum doit être complété par certaines manœuvres accessoires dont la pratique mérite d'être très complétement connue et dont les plus utiles sont : le *cathétérisme utérin*, la *dilatation utérine* et l'*abaissement utérin*.

A) DU CATHÉTÉRISME UTÉRIN

On désigne sous ce nom l'exploration de la cavité utérine à l'aide d'une sonde particulière ou cathéter, introduite dans son intérieur.

1° Cathétérisme explorateur. — L'exploration intérieure de l'utérus avait été conçue, au XVIIᵉ siècle, par LEVRET qui, le premier, après HIPPOCRATE, eut l'idée d'introduire un instrument dans la cavité utérine. Elle a été pratiquement inventée, à la fois, par SIMPSON à Édimbourg, KIWISCH, en Allemagne et HUGUIER en France en 1843, qui ont imaginé, presque en même temps, le cathéter et le cathétérisme. Ce mode d'exploration fut si rapidement adopté que, dès 1854, SCANZONI s'élevait avec raison contre ses abus. Aujourd'hui, on considère le cathétérisme utérin comme un mode d'exploration important et utile à bien connaître.

A. PRATIQUE DU CATHÉTÉRISME. — Les instruments employés sont tantôt *souples*, cathéters en baleine, en ébonite, en gomme, etc., tantôt *rigides*, cathéters ordinaires en métal ; tantôt *mixtes*. Ces derniers sont faits avec un métal malléable qui permet de varier la courbe primitive de l'instrument en l'adaptant à la forme présumée de l'organe. Les cathéters métalliques rigides ou mixtes sont presque tous d'un modèle unique, sauf certains détails, et l'instrument le plus simple est ici le meilleur. Il se compose d'une tige cylindrique de 2 millimètres de diamètre environ, longue d'une quinzaine de centimètres, terminée à son extrémité libre par un bouton olivaire et lisse, avec un col rétréci, et légèrement incurvée en avant. L'autre extrémité est formée par un manche fixe, bien en main, ordinairement métallique. La face antérieure est graduée en centimètres. Pour mesurer exactement la dimension de la cavité explorée, presque tous ces instruments sont munis d'un anneau curseur, qui glisse à frottement dur ou bien est relié à une tige métallique qui se déplace le long de l'instrument, et parfois aboutit à un cadran le long duquel se meut une aiguille indicatrice. Tous ces curseurs sont à rejeter; ils compliquent l'instrument et en rendent la désinfection difficile. La tige et son extrémité libre doivent être assez fortes, car il est bon que l'instrument soit résistant, et une extrémité trop fine risquerait de blesser les replis de la muqueuse cervicale, et traverserait moins facilement le canal cervical.

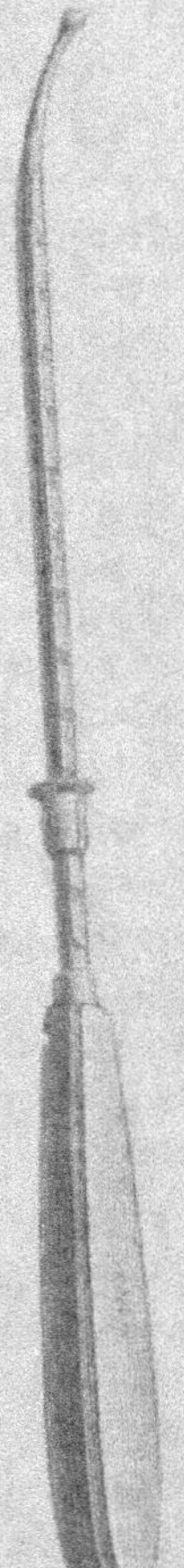

Nous avons souvent insisté sur la nécessité d'une minutieuse antisepsie dans les explorations gynécologiques. Ces précautions ne sont nulle part aussi indispensables que pour faire le cathétérisme utérin dans lequel la moindre négligence risque de faire porter par la sonde, dans l'utérus, les germes pathogènes si nombreux, à l'état normal, dans le vagin. Aussi, avant tout cathétérisme, le chirurgien doit désinfecter, soigneusement, le vagin de la malade, ses mains, et spécialement son cathéter. Il sera bon à ce sujet, même après les lavages les mieux faits, de flamber l'instrument avec une lampe à alcool, avant de l'enduire d'un corps gras antiseptique et de le faire pénétrer dans l'utérus.

Fig. 9.
Hystéromètre de VALLEIX.

3.

Le cathétérisme utérin se pratique avec ou sans spéculum : il vaut mieux se servir du spéculum, comme le conseille S. Duplay, pour éviter les tâtonnements parfois nuisibles, toujours douloureux. Quand on introduit la sonde sans spéculum, il faut, après avoir fait le toucher vaginal, glisser le cathéter le long du doigt vaginal fixé sur le col, qui dirige le bec de la sonde dans l'orifice externe du canal cervical.

Lorsque, ce qui vaut mieux, on se sert du spéculum, la malade est placée dans la position dorsale modifiée ou dorso-sacrée, et on doit avoir, au préalable, déterminé par la palpation bimanuelle la position exacte et la direction du col et du corps.

Ceci fait, l'utérus étant supposé normal, on présente le cathéter à l'orifice cervical en tournant sa concavité vers le pubis, le manche de l'instrument légèrement relevé. La pénétration se fait par une pression douce et continue. Lorsqu'on a pénétré à 2 centimètres et demi environ, on abaissera un peu et doucement le manche de l'instrument pour traverser l'isthme, point habituellement un peu rétréci et résistant. Ce point franchi, l'instrument ne rencontre plus de difficulté, il vient bientôt heurter le fond de l'utérus, très sensible au contact, et facilement reconnaissable. La sensibilité de l'organe devient une douleur vive au choc de la sonde, quand l'utérus présente le plus léger degré d'inflammation.

Pour retirer l'instrument, on exécute en sens inverse les mouvements que nous venons de décrire.

Lorsque la sonde touche le fond de l'utérus, on apprécie le degré de pénétration du cathéter, soit en faisant glisser le curseur jusqu'au contact du museau de tanche, soit, et mieux, en saisissant à ce niveau sa tige avec une pince à pansement utérin. Il ne reste plus qu'à lire sur la face graduée le nombre de centimètres introduits.

B. OBSTACLES. — Cette manœuvre demande pour être bien faite, une certaine habitude et une grande légèreté de main. Elle peut rencontrer un certain nombre d'obstacles physiologiques ou pathologiques.

a. *Obstacles physiologiques.* — Les obstacles physiologiques siègent soit à l'orifice externe du canal cervical, soit dans sa cavité, soit au niveau de l'isthme.

A l'*orifice externe*, on rencontre des *sténoses* congénitales, liées à un développement incomplet des organes génitaux et que l'on n'observe naturellement que chez des nullipares. Souvent, à l'aide de sondes plus fines que le cathéter ordinaire et avec une dilatation progressive, on vient à bout de ces atrésies. Certains cas nécessitent un débridement de l'orifice, soit avec des ciseaux ordinaires, soit avec les ciseaux de KUCHENMEISTER ; parfois même il faut pratiquer une véritable opération (Pozzi).

Dans la *cavité cervicale* l'instrument peut buter contre les replis de l'arbre de vie. Il faut éviter de forcer, retirer la sonde, la réintroduire en modifiant légèrement sa direction, et rejeter les instruments à extrémité trop fine.

L'*orifice supérieur du canal cervical* ou *isthme* est le point qui présente les plus grandes difficultés. Il peut être, comme l'externe, le siège d'une sténose congénitale ou bien même d'un rétrécissement acquis, comme cela s'observe chez les vieilles femmes chez lesquelles l'involution sénile occasionne parfois une oblitération presque complète des orifices du canal cervical. Dans les deux cas, l'emploi de sondes fines et la dilatation progressive permettent souvent de surmonter l'obstacle. D'autres fois, la sonde est arrêtée au niveau de l'isthme par un spasme musculaire. Comme cet accident n'est pas de longue durée, il suffit d'appuyer légèrement le bec de la sonde sur l'obstacle et d'attendre quelques instants. Le relâchement se produit et la sonde passe. Si ce moyen ne réussit pas, on peut tenter de nouveau le cathétérisme dans les jours qui suivent les règles, et on a alors plus de chance de passer.

Quelquefois, on peut croire à un obstacle alors que l'instrument touche le fond de l'utérus. Pour lever les doutes, il suffit de mesurer le degré de pénétration. Au delà de 4 centimètres on est sûrement au fond de l'utérus.

b. *Obstacles pathologiques.* — Parmi les obstacles *pathologiques* au cathétérisme utérin, il faut placer en première ligne les déviations utérines et en particulier les *flexions*.

Du reste, cette flexion ne doit pas être une surprise pour le chirurgien qui a dû déjà en reconnaître et en diagnostiquer l'existence à l'aide du toucher et de la palpation bi-manuelle. On peut triompher de cette difficulté en employant des tiges fines et flexibles comme le cathéter en baleine, ou bien des cathéters métalliques malléables auxquels on imprime d'avance les courbures nécessaires. On peut aussi, avec un peu d'habitude, et sauf les cas de flexion extrême, pénétrer à l'aide de la manœuvre de GALLARD, qui consiste à décrire avec le manche du cathéter un arc de cercle plus ou moins accentué avec le bec de la sonde appuyée sur l'obstacle pris pour centre. On abaisse ou on élève l'instrument suivant que l'on a affaire à une antéflexion ou à une rétroflexion. Dans les latéro-déviations il faut donner à l'instrument des inclinaisons latérales.

Dans les *versions utérines* le cathétérisme peut devenir impossible, quand la déviation est très accentuée, à moins d'une réduction partielle du déplacement avant la tentative de pénétration. Il est, en effet, impossible autrement de faire pénétrer le bec du cathéter dans la direction du canal utérin.

En seconde ligne, il faut placer les rétrécissements pathologiques du canal utérin qui peuvent se montrer sur un point quelconque de la cavité et principalement aux deux orifices du canal cervical. Ils sont presque toujours dus à des cicatrisations vicieuses de plaies ou de déchirures, qui sont, le plus souvent consécutives à des cautérisations intra-utérines intempestives, par des caustiques liquides ou solides parmi lesquels le crayon de nitrate d'argent, le crayon de chlorure de zinc (DUMONTPALLIER), etc. On les observe encore après certaines amputations du col. Si la dilatation progressive ne suffit pas à triompher de cet obstacle, parfois très résistant, on peut avoir recours à la discision dont le résultat est quelquefois difficile à maintenir.

Enfin, on trouve un dernier obstacle au cathétérisme dans la présence de certaines tumeurs du col ou du corps, susceptibles d'oblitérer plus ou moins complétement le canal utérin, et en particulier de fibromes cavitaires pédiculés ou non. Dans ce cas, le cathéter vient buter sur l'obstacle et ne peut le contourner. Il ne faut pas essayer de le vaincre par la force, car on risque de déchirer le tissu néoplasique et d'occasionner des hémorragies qui peuvent être redoutables. Dans ces circonstances, on peut quelquefois contourner la tumeur avec une sonde fine et souple, mais ordinairement le cathétérisme devient impossible et le chirurgien doit savoir s'en passer.

En dehors de ces obstacles insurmontables et lorsque le passage est simplement difficile, on peut faciliter la pénétration de la sonde en immobilisant le col avec une pince fixatrice et même en l'abaissant un peu vers la vulve. On évite ainsi que l'utérus ne fuie sous la pression de la sonde, et on a un point d'appui solide qui évite les tâtonnements. De plus, l'abaissement du col redresse l'axe utérin et rend plus aisé le parcours de la sonde. Cette manœuvre est surtout avantageuse dans les flexions utérines, à moins que la flexion ne soit solidement maintenue en place par des adhérences. Enfin, quand les tentatives d'un cathétérisme jugé nécessaire seront par trop douloureuses, on peut, avec profit, recourir au chloroforme pour faciliter cette exploration.

C. Renseignements fournis par le cathétérisme. — La valeur du cathétérisme au point de vue de son importance et des résultats qu'on est en droit d'en attendre a été diversement interprétée. Il est légitime de penser que certains auteurs en ont exagéré la valeur réelle ; il est cependant très sérieusement utile dans bien des cas.

a. *Dimensions verticales de l'utérus.* — Il donne des renseignements précis sur les *dimensions verticales* de la cavité utérine qu'il permet de mesurer exactement. Le diamètre vertical d'un utérus normal varie entre 5 centimètres et 6 centimètres et demi ; il est de 5 à 5 et demi chez une nullipare, de 6 à 6 et demi chez une multipare. Il est même possible, à l'aide du cathétérisme, de faire des mensurations spéciales et isolées du corps et du col, en utilisant le point d'arrêt de l'extrémité de la sonde au niveau de l'isthme, pour juger de la hauteur du col, et en cherchant ensuite la longueur de pénétration totale. Il faut pour cela deux lectures successives ; la différence entre les deux donne la hauteur du corps. A l'état normal, chez une nullipare, le col est environ de 2 centimètres et demi, et le corps de 3 à

3 centimètres et demi : ces dimensions sont un peu plus grandes chez les multipares.

Les diamètres verticaux peuvent être augmentés dans certains cas : 1° dans certaines *métrites chroniques* où la cavité utérine atteint facilement 7 et demi à 8 centimètres. Quelques auteurs ont même prétendu que, dans ces cas, on avait trouvé jusqu'à 10 centimètres ; ce sont là des dimensions absolument exceptionnelles ; 2° dans l'état de *subinvolution post-puerpérale* où l'utérus, mal revenu sur lui-même, peut garder pendant longtemps des dimensions de 8 et 10 centimètres ; 3° dans certains cas de *néoplasmes utérins*, surtout dans les fibromes et en particulier dans les gros fibromes interstitiels, où la cavité utérine a pu atteindre jusqu'à 15 et 20 centimètres. Il est classique de considérer ces grandes augmentations de dimensions comme un signe important et à peu près constant dans le diagnostic des tumeurs fibreuses.

Les diminutions véritables du diamètre vertical n'existent pas. Elles sont toujours le résultat d'une pénétration incomplète du cathéter dans la cavité utérine, soit par atrésie sur un point quelconque, soit à cause d'une flexion utérine, soit encore à cause de l'existence d'une tumeur cavitaire pédiculée ou non, ou bien à la suite d'amputations du col.

Certains auteurs avaient pensé que le cathétérisme pouvait donner des renseignements sur le diamètre transversal de la cavité utérine. Richet estime que la largeur équivaut à la moitié de la dimension verticale, c'est là un résultat approximatif qui n'a rien de réel ni de précis. Nous n'avons pas d'instruments qui puissent donner le moindre renseignement à ce sujet. Tout au plus, peut-on soupçonner un certain agrandissement de ce diamètre transversal quand il est possible d'imprimer à la sonde, introduite jusqu'au fond, des mouvements latéraux assez faciles.

b. *Changements de direction de l'utérus*. — Le cathétérisme peut encore renseigner sur les *changements de direction de l'utérus*. Nous avons vu la valeur de la pénétration incomplète dans les flexions utérines. L'inclinaison du manche de la sonde, dans telle ou telle direction, le degré même de cette inclinaison donnent autant de notions précises sur ces déviations de l'axe. Celles-ci peuvent-être dues à des flexions légères, ou à des versions utérines, soit encore à des déplacements de l'organe par des tumeurs : déplacements en masse par des tumeurs extra-utérines; déviations de l'axe par des tumeurs interstitielles ou intra-utérines.

c. *Mobilité utérine.* — On peut encore, par des mouvements imprimés à l'utérus à l'aide du cathéter introduit dans sa cavité, juger de la *mobilité utérine.* GAILLARD-THOMAS a insisté sur ce mode d'exploration que, de son côté, HEGAR juge dangereux, car, d'après lui, le bec de la sonde peut contondre et même déchirer les tissus utérins. Cependant, en usant de grandes précautions, c'est un signe important à rechercher dans les cas de tumeurs abdomino-pelviennes pour savoir si la tumeur et l'utérus sont indépendants l'un de l'autre, et si les mouvements imprimés à la première ne se transmettent pas au second. On peut aussi, pour diminuer les dangers de cette manœuvre, immobiliser l'utérus avec la sonde, et faire mobiliser la tumeur par un aide. D'ailleurs, il est toujours bon alors de combiner le cathétérisme avec le toucher vaginal, le toucher rectal et aussi avec la palpation abdominale, car ces diagnostics sont souvent fort difficiles et il est avantageux de ne négliger aucun renseignement.

d. *Atrésie du col.* — Le cathétérisme permet encore de reconnaître et d'étudier l'*atrésie du col* et ses degrés, soit au niveau de l'orifice externe, soit à l'isthme.

e. *Sensibilité utérine* — Il renseigne aussi sur le degré de *sensibilité* de la muqueuse du fond de l'utérus. A l'état normal, le contact de la sonde avec la muqueuse est un peu sensible d'ordinaire, mais d'une sensibilité assez modérée. Cette sensation devient une douleur plus ou moins aiguë, mais toujours très accusée, dans les lésions de la muqueuse et en particulier dans les endométrites.

f. *Épaisseur de la paroi utérine.* — Le cathétérisme peut aussi servir à faire connaître l'épaisseur de la paroi utérine, mais à condition qu'il soit combiné avec d'autres modes d'explorations. Associé au toucher rectal il permet de connaître l'épaisseur de la paroi postérieure de l'utérus ; combiné à la palpation abdominale il aide à mesurer assez exactement l'épaisseur du fond de l'organe et parfois même celle de la paroi antérieure. D'ailleurs, les variations de cette épaisseur sont assez malaisées à observer d'une manière précise, et ne sont guère utiles à étudier que si l'on soupçonne l'existence de tumeurs interstitielles et, en particulier, de certains petits fibromes très difficiles à reconnaître.

g. État de la muqueuse utérine. — Enfin, certains auteurs ont dit que le cathétérisme permettait d'apprécier exactement les lésions de la muqueuse utérine, l'état des tissus sous-jacents et certaines tumeurs à développement cavitaire, surtout les polypes fibreux. Il est bien évident que le cathétérisme est incapable de faire connaître les lésions spéciales à la muqueuse, à part la congestion exagérée, parce qu'alors la moindre contusion provoque un écoulement de sang qui pourra avoir, suivant les cas, une certaine importance.

Quant aux tumeurs pédiculées, les renseignements fournis à leur égard par le cathétérisme seront souvent incomplets, et même nuls. En effet, la sonde peut passer facilement à côté des petites tumeurs sans les déceler, ou être complètement arrêtée par les grosses. Cependant, quand les tumeurs soupçonnées à cause des signes fonctionnels auront été vues à la suite de la dilatation du col, naturelle ou artificielle, la sonde maniée avec soin pourra aider à délimiter d'une manière approximative leur pédicule et même renseigner parfois exactement sur le siège précis de leur implantation. Mais, les notions que la sonde peut donner à ce sujet seront la plupart du temps très insuffisantes et devront toujours être complétées par d'autres modes d'exploration et surtout par la dilatation utérine et le toucher intra-utérin.

2° Cathétérisme thérapeutique. — Le cathétérisme pourra aussi parfois jouer un rôle thérapeutique. Dans certaines déviations utérines mobiles, flexions ou versions, il pourra servir à obtenir la *réduction du déplacement.* Pour cela, après avoir introduit le cathéter dans l'utérus, on le retournera dans la cavité pour redresser l'organe infléchi à l'aide de sa partie convexe, ce qui fournira un point d'appui inoffensif, de grande surface, et évitera de faire servir la pointe de l'instrument susceptible parfois de déchirer le tissu utérin, souvent altéré et ramolli. Dans quelques cas de *sténose*, le cathétérisme fait avec des sondes spéciales, à calibre régulièrement croissant, pourra être un agent de dilatation progressive. Enfin, dans certaines *aménorrhées*, on a prétendu que le cathétérisme répété pouvait amener, par l'excitation de la muqueuse ainsi que par le contact de la sonde, une sorte d'irritation locale favorable à la nutrition de cette muqueuse.

Mais il ne faut pas oublier non plus, quels que soient les avantages du cathétérisme utérin, que c'est une manœuvre souvent difficile, toujours délicate et susceptible de produire certains accidents.

3° **Accidents du cathétérisme**. — En premier lieu, il est chez certaines femmes, en dehors des douleurs pathologiques, tellement *douloureux* que l'intensité de la souffrance qu'il provoque peut forcer le chirurgien à y renoncer.

A. Accidents infectieux. — Il peut aussi quelquefois être une cause d'*infection*. Cet accident est toujours imputable au chirurgien, et résulte d'une faute d'asepsie ou d'antisepsie ; il devrait donc toujours être évité. Avant la période antiseptique, on a même publié des cas d'infection mortelle dus au cathétérisme, ce qui a occasionné les justes critiques de Scanzoni.

D'autres fois, un cathétérisme intempestif a pu exagérer des lésions déjà existantes, surtout dans les cas *subaigus et aigus de phlegmasie péri-utérine*. Ces accidents résultent alors, d'un défaut d'asepsie, et peut-être aussi de contusions, de traumatismes susceptibles d'exagérer les lésions antérieures. Il faut donc toujours agir avec la plus grande prudence, et même considérer l'existence de ces affections comme une véritable contre-indication à l'emploi de la sonde utérine.

B. Avortement. — On doit encore regarder comme une contre-indication absolue, l'*existence d'une grossesse*. En effet, le passage d'une sonde utérine dans un utérus gravide ne peut se faire que grâce à un décollement ou une perforation des membranes de l'œuf et il doit amener d'une manière certaine, ou à peu près, un *avortement*. Le diagnostic de la grossesse au début est toujours difficile. Il faut, par conséquent, toujours songer à la possibilité d'une grossesse, interroger la malade avec soin à ce sujet, vérifier si possible les renseignements qu'elle fournit, car certaines malades ont tout intérêt à nous tromper. Toutes ces précautions prises, si l'on a le moindre doute, il faudra absolument s'abstenir de pratiquer le cathétérisme.

C. PERFORATION UTÉRINE. — Enfin, dans certains cas de tumeurs ramollies et ulcérées, donnant naissance à de grandes hémorragies : cancer du col et du corps, fibromes ramollis et gangrenés, etc., on devra aussi éviter l'introduction de la sonde qui pourrait provoquer des hémorragies, ou bien faire des perforations utérines.

C'est, en effet, un accident parfois très grave, et dû souvent à des cathétérismes imprudents ou mal faits, que la *perforation utérine*. Cet accident est très rare quand le tissu de l'organe est normal, car le muscle utérin est épais et résistant, et il faudrait, pour le traverser, employer une véritable violence. Aussi la perforation utérine n'est-elle à redouter que lorsque l'utérus est le siège d'altérations pouvant entraîner un ramollissement marqué. Les causes du ramollissement utérin assez multiples sont :

1° *La subinvolution post-puerpérale.* — La grossesse imprime à l'utérus des modifications profondes et un ramollissement considérable. Lorsque l'involution utérine, par suite d'infection ou de toute autre cause, ne suit pas son cours normal, l'utérus en état de *subinvolution* reste gros et très ramolli : il est alors facile de le perforer avec la sonde sans grande violence.

2° *Ramollissements partiels dans certaines déviations.* — Dans certaines déviations et en particulier dans les flexions, l'utérus subit, au niveau du point fléchi, une sorte d'atrophie qui diminue, à cet endroit, son épaisseur et sa consistance. Ces lésions sont plus marquées dans les déviations adhérentes. Dans ces cas, la perforation est rendue possible, non seulement par cette lésion

limitée, mais aussi par ce fait que la déviation rend aussi la
pénétration plus difficile et nécessite une certaine pression.

3° *Ramollissements par néoplasie.* — Au niveau et autour des
néoplasmes utérins, surtout dans les fibromes et dans les cancers, le tissu utérin est altéré, envahi parfois par le néoplasme,
et ramolli au point que les perforations deviennent très faciles
et se produisent sans qu'on développe aucune force.

4° *Ramollissements à la suite d'opérations.* — A la suite de certaines opérations, ovariotomie avec adhérences utérines, myomectomie, ablation de polypes fibreux, applications de forceps,
l'utérus reste un certain temps moins consistant, véritablement
ramolli et le cathétérisme devient alors dangereux s'il n'est pas
pratiqué avec la plus grande prudence.

La peur de la perforation n'est pas en effet une crainte purement théorique. Il existe un certain nombre d'observations
connues de cet accident depuis celles de Hildebrand, Noeggerath,
Lawson-Tait, etc., etc. Elle a été constatée souvent à l'autopsie
(Noeggerath, E. Martin), d'autres fois au cours d'une laparotomie (C. Schroeder).

Le plus souvent, grâce au ramollissement utérin, la perforation se fait sans grand effort, presque sans être sentie. Au cours
d'un cathétérisme, après avoir surmonté une résistance parfois
insignifiante, le chirurgien est tout surpris de voir sa sonde
pénétrer librement à une profondeur inusitée et tout à fait hors
de proportions avec les dimensions de l'utérus constatées auparavant par le palper bi-manuel. Rien n'arrête l'instrument, et,
si l'on pratique alors la palpation abdominale, on trouve le bec
de la sonde très élevée au voisinage de la région ombilicale,
et absolument sous la paroi; de plus, cette sonde est facilement
mobile dans tous les sens.

Cet accident peut être considéré comme très grave, car le
plus souvent, la perforation a amené la pénétration de germes
septiques dans la cavité péritonéale, d'où une péritonite plus ou
moins généralisée, plus ou moins rapide et souvent mortelle.
Cependant, quelquefois, ces perforations ont été d'une bénignité
extraordinaire, n'ont eu aucune conséquence ultérieure, comme
par exemple dans les faits de Schroeder, et, dans certains cas de

LAWSON-TAIT. Néanmoins, il faut toujours craindre la péritonite, et éviter, autant que possible, toute chance de perforation.

Il se peut que certaines de ces perforations donnent naissance à des fistules métro-périnéales, silencieuses et bénignes, dont l'existence est aujourd'hui absolument démontrée, mais qui, il faut bien le reconnaître, succèdent le plus souvent à d'autres opérations qu'un cathétérisme malheureux. On les a signalées à la suite de certaines opérations pour l'inversion utérine, après des arrachements de gros polypes, des applications de forceps laborieuses, etc. Ce n'est pas ici le lieu de tracer l'histoire de ces lésions.

D. CATHÉTÉRISME TUBAIRE. — Resterait encore, avant de quitter l'étude du cathétérisme utérin, une question à étudier, c'est celle du *cathétérisme possible des trompes* qui pourrait en imposer pour une perforation utérine. Le cathétérisme des trompes a été fait dans certains cas très rares. Il en existe un certain nombre d'observations indiscutables : j'en ai moi-même publié un cas certain, mais c'est un fait absolument exceptionnel et qui ne peut se produire que s'il existe une dilatation pathologique anormale du conduit tubaire.

B) DE LA DILATATION UTÉRINE

Le cathétérisme utérin ne permettant pas un examen complet de la cavité utérine, on a cherché les moyens d'arriver à l'explorer entièrement soit par la vue, soit par le toucher.

On a essayé d'ouvrir la cavité, en incisant ou en dilatant mécaniquement ses orifices. Les premières tentatives, avant la période antiseptique, ont souvent entraîné des accidents infectieux si graves que cette manœuvre était naturellement tombée en désuétude.

Aujourd'hui, grâce à une asepsie minutieuse et à la désinfection bien faite du vagin et de l'utérus, on peut arriver, sans danger, à pratiquer une dilatation suffisante pour permettre la pénétration facile du doigt et l'exploration de la cavité de la matrice. Seulement cette dilatation, quelquefois très importante,

n'est jamais que temporaire, car, par suite de sa nature musculaire, le tissu utérin a constamment tendance à reprendre sa
forme et à revenir sur lui-même.

1° **Pratique de la dilatation utérine**. — La dilatation se
fait de plusieurs manières : 1° par incisions et débridements ;
2° rapide, extemporanée avec des dilatateurs mécaniques ; 3° par
méthode lente avec des sondes graduées ; 4° progressivement
avec des tiges spontanément dilatables.

a. *Incision et débridements*. — Pratiqués dans un simple but
d'exploration, ce sont de mauvais procédés qu'il faut absolument
rejeter, car ces incisions sont susceptibles de donner naissance
à des hémorragies, et de devenir des surfaces d'absorption de
germes infectieux.

On ne peut s'en servir qu'à titre d'opération préliminaire pour
enlever certaines tumeurs intra-utérines, en particulier certains
polypes fibreux.

b. *Dilatation mécanique rapide extemporanée (divulsion)*. — On
désigne ainsi la dilatation faite à l'aide d'instruments plus ou
moins compliqués, agissant par pression excentrique et composés de deux ou plusieurs valves à action parallèle et diver-
gente, mises en mouvement par des leviers plus ou moins longs.

Tantôt ces dilatateurs sont à deux branches comme ceux d'Eh-
linger et de Collin (fig. 10, A et B), Pajot, Schultze, Siredey ;
ou bien à valves comme celui de Leblond, etc.

Ces instruments, qui agissent par divulsion, ont tous le même
inconvénient. Ils exercent une action un peu brutale et leur emploi
est très douloureux. De plus, comme le maximum de leur action
a lieu au niveau du point d'appui des branches, la dilatation est
inégale, et ils produisent des éraillures et de véritables déchirures de la muqueuse avec un certain degré de contusion. Leur
action est donc limitée. De plus, ces instruments sont de structure compliquée et d'une désinfection difficile.

Ils présentent cependant certains avantages. Leur emploi est
facile, rapide et permet d'obtenir immédiatement un petit degré
de dilatation, suffisant pour l'hystérométrie et même pour le curettage. Pozzi les emploie souvent dans ce but. Ils peuvent encore

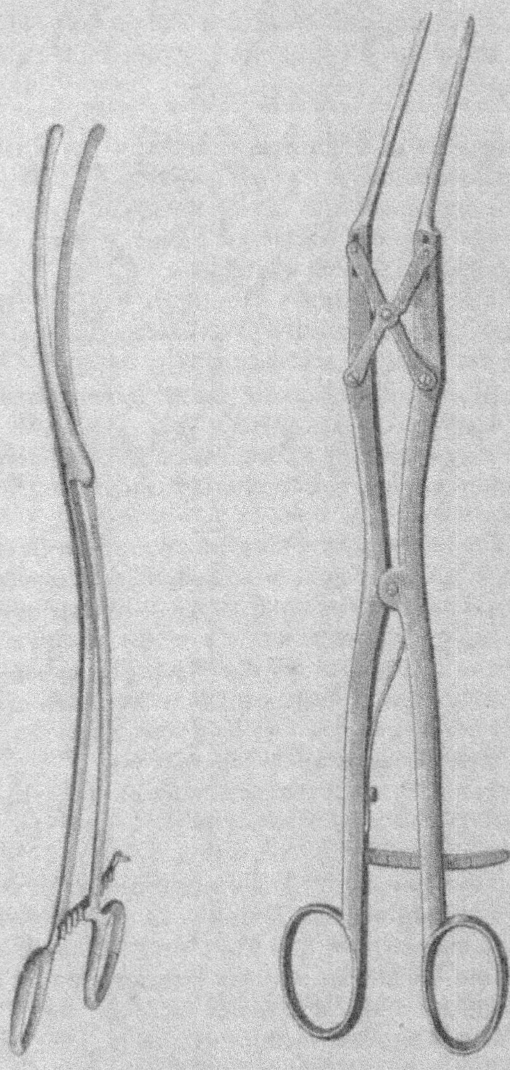

Fig. 10.

Dilatateurs utérins à 2 branches.

A. dilatateur de Collin. — B. dilatateur d'Ellinger.

être utiles pour terminer une dilatation presque achevée, quand le col induré et résistant par places cède inégalement.

c. *Dilatation immédiate progressive (bougies graduées)*. — Cette méthode n'est que l'application à l'utérus de la dilatation progressive si heureusement employée pour certains canaux musculaires, tels que l'œsophage, l'urètre, etc.

Pour le début de cette opération, certains chirurgiens se sont servis de bougies urétrales en gomme. Mais celles-ci, à cause de leur calibre restreint, ne permettent qu'un faible degré de dilatation. Le plus souvent, on emploie des sondes de courbures et de formes spéciales inventées pour la dilatation utérine. Ce sont tantôt des sondes métalliques comme les bougies de PEASLEE, et celles de LAWSON-TAIT au nombre de quatre et coniques, tantôt des bougies en gomme durcies. Celles-ci peuvent être de divers modèles. Celles de HANK sont ovoïdes, au nombre de deux, celles de FRITSCH ressemblent à de longs cautères en roseau, etc. Mais les plus usitées de toutes sont les sondes de HEGAR (fig. 12). Ce sont des sondes en gomme durcie, cylindriques, légèrement coniques à leur extrémité, et un peu incurvées sur leur axe, ayant chacune une longueur de 12 à 14 centimètres. Il y en a une série complète, dont le n° 1 a un diamètre de 2 millimètres et le n° 25 un diamètre de 26 millimètres. On a fait la même série en métal, ce qui est plus commode encore, et d'une désinfection très facile par la simple ébullition.

Pour se servir de ces bougies, après les avoir complètement désinfectées, on les enduit d'un corps gras antiseptique et on les introduit dans la cavité utérine en obéissant aux préceptes donnés plus haut pour le cathétérisme utérin. On rencontre ordinairement une résistance variable, mais presque toujours assez marquée, au niveau des orifices externe et interne du canal cervical ; mais, en appuyant légèrement, tout en donnant à l'instrument les inclinaisons nécessitées par la direction exacte de l'utérus contrôlée par le toucher bimanuel préalable, on arrive à les faire successivement pénétrer.

Cependant, à mesure que la résistance est plus forte, la manœuvre devient très douloureuse, et il est, à cause de cela, souvent difficile de passer un grand nombre de bougies dans une seule séance. Aussi, lorsqu'il est utile de faire rapidement

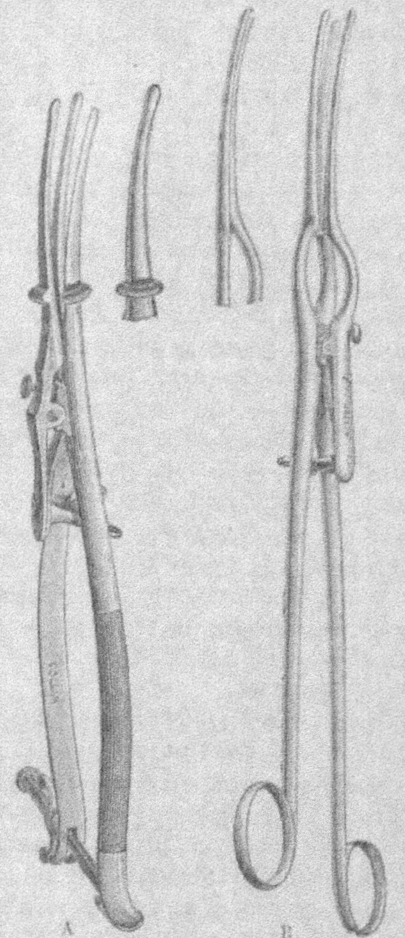

Fig. 11.

Dilatateurs utérins à 3 branches.

A, dilatateur de Sims. — B, dilatateur de Boozius.

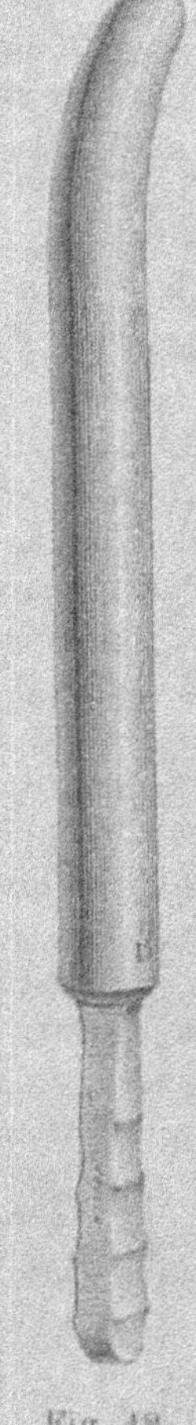

Fig. 12.

Sonde de Hegar en
métal nickelé.

une dilatation assez considérable, il est absolument nécessaire d'administrer du chloroforme à la malade pour pouvoir pousser la manœuvre assez loin.

Ce procédé a l'avantage de faire une dilatation très régulière, très exacte, et il est ordinairement très convenable pour obtenir un élargissement limité comme celui qui est nécessaire pour compléter un diagnostic. Il est encore très avantageux pour compléter et régulariser une dilatation commencée par d'autres moyens, surtout par les corps turgescents, qui, en ramollissant le tissu utérin, commencent le travail, et rendent facile sa terminaison par les bougies graduées.

4. *Dilatation lente par les corps turgescents.* — Les corps employés dans ce but sont des cônes d'éponge préparée ou des corps végétaux capables de se dilater spontanément dans un milieu humide et chaud : tiges de laminaire, racines de gentiane, tiges de tupelo, etc.

L'éponge préparée, introduite dans la pratique par SIMPSON, en 1844, est aujourd'hui presque complètement abandonnée à cause de la difficulté de sa désinfection.

Les tiges de laminaire, provenant de l'algue dite *laminaria digitata*, ont été préconisées par SLOAN, d'Ayr, en 1862. On les prépare sous forme de tiges cylindriques et lisses à bout arrondi de 5 à 6 centimètres de long. Elles sont graduées suivant le calibre de la filière Charrière ; une anse de soie, qui sert à les retirer de l'utérus, traverse une de leurs extrémités. On les conserve d'ordinaire, après désinfection rigoureuse, dans des tubes de verre aseptisés ou remplis d'éther iodoformé et soigneusement fermés.

On prépare de la même manière des racines de gentiane employées par WINCKEL, en 1857, des tiges de tupelo recommandées par SUSSDORFF et par PORACK, en 1877. Ces substances, moins facilement dilatables que la laminaire, sont presque abandonnées de nos jours.

Pour les placer, après avoir désinfecté le vagin et l'utérus, et mis la malade en position dorso-sacrée, avec un spéculum en place, on fixe le col à l'aide d'une pince fixatrice et on introduit avec l'autre main la tige choisie, d'un calibre convenable, enduite d'un corps gras antiseptique, et tenue par une grande pince à pansement, en suivant tous les préceptes du cathétérisme utérin.

L'introduction de ces tiges peut rencontrer les mêmes obstacles que le cathétérisme utérin. Ce sont : l'*atrésie de l'orifice externe du col* dont on vient à bout par un sondage préparatoire, ou à l'aide d'un léger débridement ; l'*atrésie de l'orifice interne* parfois difficile à franchir malgré les tâtonnements et l'incurvation de la tige de laminaire. Il ne faut jamais forcer, on doit préparer le passage par une dilatation préalable. On trouve enfin des *obstacles sur le trajet du canal utérin*, flexion et courbures anormales, replis hypertrophiés de l'arbre de vie, etc. On vient à bout de ces difficultés en incurvant la tige, et en faisant des tentatives réitérées.

Quand on ne parvient pas à vaincre l'obstacle, il peut être avantageux de maintenir en place une tige incomplètement introduite, dont le gonflement amènera la dilatation partielle des points résistants et permettra, les jours suivants, la pénétration complète d'une nouvelle tige.

La tige introduite peut être chassée par les contractions utérines, par les efforts naturels, la toux, le rire, etc. Aussi, il est prudent de la maintenir en place à l'aide de tampons de ouate antiseptique introduits au fond du vagin contre le col.

La laminaire atteint sa dilatation complète en huit ou dix heures environ, elle prend alors un volume double ou triple de sa grosseur initiale. Rarement, la tige dilatée reste cylindrique dans l'utérus ; en effet, certaines parties, l'isthme utérin entre autres, résistant plus que d'autres à la dilatation, la laminaire garde souvent à ce niveau un point rétréci, et prend dans l'ensemble une forme de sablier. Les tiges sont laissées en place ordinairement vingt-quatre heures ; il serait mauvais de les laisser davantage, car leur tissu, dilaté, se ramollit, se laisse facilement pénétrer par les microbes de la cavité vaginale et pourrait devenir à son tour une source d'infection utérine ; de plus, lorsqu'elle est trop ramollie, elle peut devenir difficile à retirer.

Il n'est pas toujours extrêmement facile de sortir la tige après sa dilatation. D'ordinaire, il suffit de saisir avec une pince utérine, avec ou sans l'aide du spéculum, l'extrémité de la tige qui dépasse l'orifice cervical pour la retirer très facilement. Il est

bon de ne pas saisir l'anse de soie, car la soie coupe souvent le
tissu ramolli, en le laissant en place. Cependant, dans certains
cas, lorsque l'utérus a, pour ainsi dire, entièrement avalé la laminaire, le cordon de soie peut être très utile pour ramener hors
de l'utérus un bout de la tige qu'on peut alors saisir avec une
pince. Mais, quand l'utérus l'a avalée, son extraction est parfois difficile et très douloureuse, car son extrémité vient souvent s'implanter dans une des lèvres du col, la postérieure de
préférence. Parfois alors, il a été nécessaire d'endormir les
malades pour pouvoir aller chercher les tiges perdues dans la
cavité utérine. D'autres fois, l'inégalité de la dilatation, la forme
en sablier trop accentuée, est un obstacle à l'extraction. En effet,
l'isthme contracté sur le point rétréci permet difficilement la
sortie de la tige : avec des soins et de la patience on arrive
d'ordinaire à surmonter cette résistance. Mais il est prudent de
faire suivre l'extraction des laminaires de nettoyages répétés
pour éviter l'infection par l'intermédiaire de la tige, surtout
quand celle-ci est restée longtemps en place.

Enfin, dans les cas où la dilatation paraît insuffisante et
incomplète, il peut être nécessaire de faire des séances répétées et
d'employer des faisceaux de petites tiges à la place d'une grosse
pour obtenir un résultat plus complet.

D'ailleurs, quelle que soit la réussite d'une dilatation, il faut
bien savoir que l'on n'obtient qu'un résultat très peu durable,
absolument momentané.

Aussi, pour obvier à cet inconvénient, VUILLIER, de Genève,
inventa, en 1886, un procédé nouveau qu'il désigna sous le nom
de dilatation *permanente*. Il dilate l'utérus à l'aide de boulettes
de coton de volume variable, munies chacune d'un fil qui permet de les retirer et qui étaient conservées dans un flacon sec
après avoir été d'avance trempées dans de l'éther iodoformé.

Pour obtenir la dilatation par ce procédé, VUILLIER recommande de placer la femme dans la position genu-pectorale et
de procéder avec ces tampons au bourrage complet de l'utérus,
en mettant d'abord au fond les tampons les plus petits. Ces
premiers tampons, maintenus en place pendant quarante-huit
heures, étaient retirés, puis remplacés par d'autres plus gros et

plus nombreux, auxquels en succédaient encore de nouveaux. La dilatation complète était obtenue en huit ou dix pansements.

Cette méthode produisait, d'après l'auteur, un ramollissement des parois internes, un effacement et un amincissement graduels du col, et rapprochait le fond de l'utérus de l'orifice externe, d'où une exploration très facile et devenue très complète.

On lui a fait cependant un certain nombre d'objections. D'abord, le début est souvent très malaisé. Ensuite, c'est une méthode parfois très douloureuse et difficile à exécuter, mais surtout d'une longueur telle qu'elle lasse patiente et médecin. Enfin elle est souvent inefficace, ainsi que l'a montré SABAR.

Il faut reconnaître cependant que la dilatation par la méthode de VEILLIER peut être maintenue un peu plus longtemps que les autres, et qu'elle peut être alors très utile pour des opérations qu'il faut répéter, comme certains raclages et certaines cautérisations.

Quel que soit le procédé employé, quand la dilatation est aseptique, elle ne donne lieu à aucun accident. Mais c'est une manœuvre douloureuse. Les douleurs deviennent parfois très fortes, s'irradient à l'hypogastre et aux reins, et se produisent sous forme de coliques, de pesanteurs, de tiraillements. Elles se calment d'habitude par le repos, par l'emploi de cataplasmes et de lavement laudanisés. Elles sont cependant quelquefois assez exagérées pour *rendre nécessaires* des injections de morphine.

Chez certaines femmes nerveuses, ces douleurs peuvent provoquer de la fièvre et des crises nerveuses telles qu'on est obligé d'enlever les tiges et de cesser la dilatation.

Les accidents de *métro-péritonites*, de *périmétrites*, etc., si fréquents autrefois avant la période antiseptique, peuvent se montrer si l'on n'a pas été parfaitement aseptique; de là l'obligation étroite de ne rien négliger à ce sujet.

Il est contre-indiqué d'employer la dilatation dans les cas d'inflammation aiguë ou subaiguë des annexes, du péritoine et des tissus péri-utérins, de peur d'exagérer les lésions. Elle est aussi absolument défendue dans le cas de grossesse où elle provoquerait un avortement, ou bien pendant les règles.

Certaines hémorragies, et en particulier celles qui sont dues

à des fibromes, ne constituent pas une contre-indication absolue, car dans quelques cas la dilatation peut réussir à arrêter
des pertes de sang rebelles.

2° But de la dilatation utérine. — La dilatation est tantôt
un acte préparatoire à certaines opérations, curettage, ablation
de polypes, etc., tantôt une manœuvre destinée à permettre l'exploration utérine par le *toucher* et la *vue*.

a. *Toucher utérin*. — Le toucher utérin, rendu ainsi possible,
se fait sur l'utérus *en place* ou *abaissé*. Nous décrirons le toucher
de l'utérus en place.

Il est nécessaire de fixer l'utérus à sa place en l'empêchant de
fuir sous la pression du doigt. On le maintient par la main
gauche appliquée sur son fond au niveau de l'hypogastre ou bien
en saisissant une lèvre du col avec une pince fixatrice, moyen
préférable, car il produit toujours un léger abaissement et porte
le fond de l'utérus au-devant du doigt. Puis, on introduit doucement l'index désinfecté et graissé, en franchissant avec douceur
les orifices interne et externe du col, et, peu à peu, on parvient
jusqu'au fond de la cavité utérine.

A l'état normal, la muqueuse corporéale est lisse et ne
présente ni saillies, ni dépressions, elle est partout d'une résistance et d'une souplesse égales. Aussi, ceci connu, il devient
très facile de reconnaître et d'apprécier, par le toucher, les épaississements, ramollissements, indurations et même les ulcérations
de cette muqueuse, les néoplasmes muqueux et sous-muqueux,
ainsi que les tumeurs intra-utérines dont le doigt saura étudier
les caractères physiques ou les points d'implantation si elles
sont pédiculées.

On peut d'ailleurs, dans ces divers cas d'altérations de la
muqueuse utérine, compléter les notions fournies par le toucher
par un *curettage explorateur*, qui permettra d'examiner histologiquement les fragments de la muqueuse obtenus par la curette
et de préciser le diagnostic de la lésion.

b. *Examen de l'utérus par la vue.* — L'examen de l'utérus
par la vue au moyen d'instruments spéciaux, calqués sur l'en-
doscope vésical, et permettant d'examiner l'intérieur de la

cavité utérine, a été essayé dans ces dernières années. Il existe un certain nombre d'appareils spéciaux dont la description a été faite par M. PROUTIÈRE (Paris, 1898), dans sa thèse inaugurale inspirée par le Dr CLADO. La métroscopie n'a pas encore donné de résultats certains et importants, et, peut-être à cause de l'imperfection des instruments employés, cette méthode nouvelle n'a pas encore été employée par tous les gynécologistes.

A côté de ces avantages au point de vue explorateur, la dilatation utérine peut être aussi très largement utilisée dans un but thérapeutique. Comme on peut, à la rigueur, la maintenir pendant quelques jours, elle peut faciliter les pansements répétés intra-utérins ou servir à assurer un large drainage de cette cavité. Elle rend possibles un certain nombre d'interventions et même d'actions opératoires sur la muqueuse utérine telles que les écouvillonnages et surtout le curettage utérin. Enfin, elle est parfois très avantageuse pour faciliter le traitement des tumeurs intra-utérines, les poypes fibreux par exemple. Mais, dans plusieurs de ces cas, elle n'a toute son utilité que si elle est aidée par l'abaissement de l'utérus qu'il nous reste à examiner.

C) DE L'ABAISSEMENT ARTIFICIEL DE L'UTÉRUS

L'utérus est maintenu en place, à peu près au centre de la cavité pelvienne, par une série d'organes, dont l'ensemble forme un appareil suspenseur, et qui sont d'abord les ligaments de l'utérus, c'est-à-dire les ligaments ronds, les ligaments larges, les ligaments utéro-sacrés, et accessoirement le péritoine pelvien et le vagin. Or, la plupart de ces organes suspenseurs sont presque exclusivement formés de tissu musculaire, dont l'élasticité est une des qualités principales. Aussi est-il possible de pratiquer une élongation passagère de tous ces liens, sans compromettre leur solidité.

C'est ce que l'on fait, en abaissant plus ou moins complètement l'utérus vers la vulve, dans l'intérieur du conduit vaginal. Puis, l'organe abandonné à lui-même remonte à sa place grâce à l'élasticité de cet appareil suspenseur, et cela sans compromettre en rien, si l'on agit avec précaution, son équilibre physiologique.

Il faut bien se hâter de déclarer que cette manœuvre n'est pas

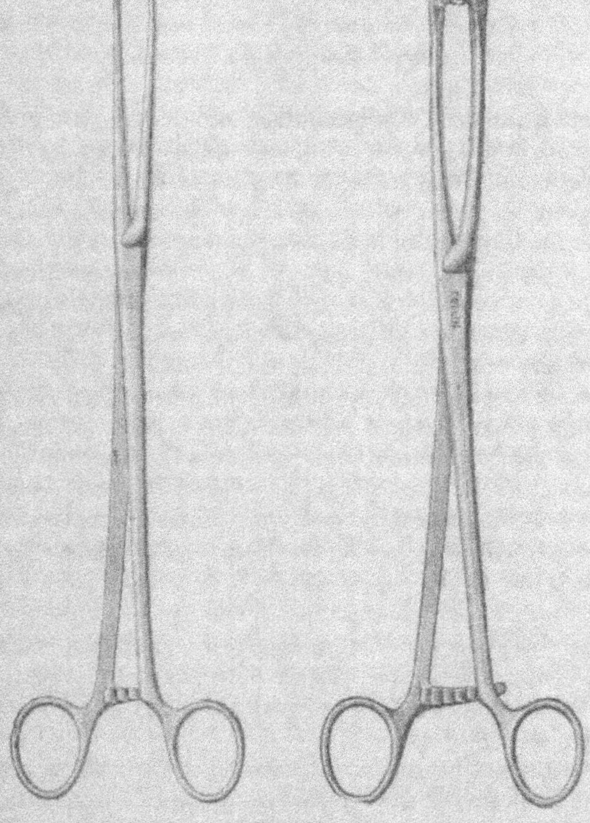

Fig. 13.

A, pince fixatrice du col utérin. — B, pince de Museux.

toujours inoffensive, dans tous les cas, et chez tous les malades. Elle peut être rendue impraticable par la présence de tumeurs volumineuses, ou bien chez les malades ayant une brièveté individuelle exagérée des ligaments utérins, et, en particulier, des ligaments utéro-sacrés, qui opposent alors à l'abaissement une résistance qu'il serait dangereux de surmonter. L'existence d'adhérences même anciennes, et surtout récentes et douloureuses, la présence de phlegmasies péri-utérines subaiguës doivent aussi être regardées comme des contre-indications absolues à l'emploi de l'abaissement artificiel de l'utérus.

1° Pratique de l'abaissement. — Pour pratiquer cette manœuvre, il faut se munir d'un instrument propre à saisir et à accrocher solidement les lèvres du museau de tanche.

On peut employer à cet effet un ténaculum, des érignes simples ou doubles, un fil passé à travers les lèvres du col, des pinces à griffes, etc. Quel que soit l'instrument choisi, il doit remplir deux conditions essentielles : tenir solidement le tissu utérin afin de ne pas glisser, ou lâcher prise, et d'autre part ne pas déchirer ce tissu.

Aussi on emploie de préférence, pour jouer ce rôle, les pinces fixatrices, pinces longues à crans d'arrêt, dont les mors sont tantôt à plusieurs dents s'entrecroisant, et rappelant plus ou moins la pince de Museux (fig. 12), tantôt à une seule dent aiguë, chaque branche présentant une sorte d'érigne simple s'implantant solidement dans le col. La pince de Duplay paraît être le modèle le meilleur, le plus simple et le plus facile à désinfecter.

On peut abaisser l'utérus dans toutes les positions; cependant, comme pour cette manœuvre on se sert le plus souvent d'une valve vaginale, la position la meilleure est la position dorsale modifiée ou dorso-sacrée.

L'abaissement moyen ou modéré est facile à faire, peu douloureux et ne mérite pas l'emploi des anesthésiques. Cependant, chez les femmes un peu sensibles, on peut employer dans ce but une solution à la cocaïne à 4 p. 100, ou mieux une pommade cocaïnée dont on enduit fortement le col et la portion profonde du vagin. Mais, si l'on a besoin de faire un abaissement total et très prolongé, ou même avec un abaissement moyen, s'il faut agir chez une femme très nerveuse, il peut être indiqué d'avoir recours à la narcose chloroformique.

D'ailleurs, dans tous les cas, il faut avoir soin de faire une asepsie aussi complète que possible du vagin à l'aide d'injections et de lavages bien faits. On ne saurait trop insister sur ce point, car l'asepsie vaginale est très difficile à obtenir. Les injections les mieux administrées sont insuffisantes et doivent être complétées par un lavage très attentif fait avec les doigts introduits dans le vagin et parcourant tous les replis soigneusement étalés de cette cavité. Si l'utérus n'est pas dilaté et qu'il soit le siège d'écoulements suspects, il sera nécessaire de faire une injection intra-utérine antiseptique. Il va sans dire que tous les instruments : valves vaginales, pinces fixatrices, sondes intra-utérines, etc., seront, grâce à une désinfection très complète, rendus parfaitement aseptiques.

Ceci fait, on ouvre la cavité du vagin à l'aide d'une valve de Sims ou d'une valve vaginale placée sur la paroi postérieure de ce conduit. Cette valve doit être assez large, pour permettre d'ouvrir largement le vagin et d'apercevoir aisément le col ; et pas très longue afin de ne pas empêcher la descente de l'utérus et du vagin. Alors, avec une pince fixatrice, on saisit largement et solidement la lèvre antérieure du col. Parfois, si l'on croit le col peu solide, ou l'abaissement difficile, il peut être bon de placer deux pinces fixatrices, une sur chaque lèvre. Alors le col ainsi saisi, est attiré doucement, lentement et sans secousse, en suivant l'axe du vagin, de manière à se rapprocher plus ou moins de l'orifice vulvaire. En général, à mesure que l'abaissement se produit, il est bon de retirer la valve vaginale afin de ne pas gêner ou limiter le mouvement de descente de l'organe. Il est indiqué de ne déployer que fort peu de force pour amener l'utérus jusqu'à la vulve.

Si, dans ce mouvement, on éprouve une résistance marquée, il ne faut pas essayer de la surmonter. Au contraire, en maintenant l'utérus au point de l'abaissement où se manifeste cette résistance, il faut pratiquer une exploration attentive pour bien en diagnostiquer les causes.

Lorsque l'on rencontre alors des brides cicatricielles ou des adhérences anormales solides, des ligaments utéro-sacrés en état de tension exagérée, ou même une résistance absolue, il est formellement indiqué d'en rester là et de ne pas pousser plus loin l'abaissement.

D'ailleurs, d'ordinaire, un abaissement partiel est suffisant quand on ne pratique cette manœuvre que dans un but d'examen et de diagnostic.

Sous l'influence de l'abaissement, l'utérus se redresse, son axe devient rectiligne, les déviations non adhérentes s'effacent. Le redressement se traduit aussi au niveau de la cavité dont les courbures s'effacent, ce qui, d'ordinaire, en facilite le cathétérisme et l'exploration interne. Enfin, cette manœuvre permet aussi d'isoler plus complètement l'utérus des tumeurs pelviennes qui ne lui appartiennent pas ; il facilite l'étude de leurs rapports réciproques et de la transmission des mouvements des néoplasmes à la matrice et réciproquement.

2° But de l'abaissement artificiel. — Comme la dilatation, l'abaissement utérin peut être étudié sous deux aspects : 1° comme procédé d'exploration ; 2° comme manœuvre opératoire.

Comme moyen d'exploration, il est surtout utile en le combinant avec d'autres procédés, par exemple avec le toucher rectal seul, ou bien avec la palpation abdominale. On peut aussi faire utilement la palpation bi-manuelle vagino-abdominale sur un utérus abaissé. On arrive ainsi à pratiquer une palpation très détaillée et très complète de la face postérieure et du fond de l'organe. D'autre part, le degré et la facilité de l'abaissement utérin permettront de préciser la limitation à l'organe utérin des épithéliomas du col, ou de reconnaître la propagation du néoplasme aux tissus voisins. Enfin, l'utérus entraînant avec lui les annexes quand elles ne sont pas maintenues par des adhérences, on peut, grâce à cette manœuvre, bien mieux explorer les annexes qu'avec n'importe quel autre procédé.

En combinant l'abaissement avec la dilatation utérine il est possible d'arriver à pratiquer un toucher utérin très complet. L'abaissement utérin ne fait que faciliter le toucher que l'on pratiquera ainsi que nous l'avons déjà indiqué.

Dans ce cas, le toucher utérin combiné avec le toucher rectal ou la palpation abdominale permettra d'étudier très complètement l'épaisseur et la consistance de l'utérus au niveau des faces antérieure et postérieure et du fond de cet organe.

Mais, en dehors de ces explorations détaillées, l'abaissement est employé comme manœuvre préliminaire d'un assez grand nombre d'opérations portant sur l'utérus comme le curettage, ou l'hystérectomie vaginale, ou bien sur le vagin, colporraphie antérieure, certains procédés d'opération des fistules vésico-vaginales (procédé de RICARD, etc.). Dans quelques-uns de ces actes opératoires, l'abaissement est associé à la dilatation utérine.

LIVRE II

MALADIES DES ORGANES GÉNITAUX EXTERNES

Les organes génitaux externes comprennent la vulve et le
vagin. Aussi nous décrirons successivement les maladies de la
vulve, celles qui sont communes à la vulve et au vagin, et enfin
les affections du vagin.

SECTION PREMIÈRE
MALADIES DE LA VULVE

On peut diviser les maladies de la vulve en trois groupes : les
inflammations, les *lésions trophiques* et les *néoplasmes*.

CHAPITRE PREMIER
LÉSIONS INFLAMMATOIRES DE LA VULVE

Nous avons réuni dans ce chapitre des lésions inflammatoires
simples : les vulvites, les bartholinites, l'érysipèle, l'eczéma et
l'herpès de la vulve, et certaines autres plus complexes telles que
les diabétides, la leucoplasie et le kraurosis, dont on peut peut-
être discuter la nature purement inflammatoire, mais qui nous
ont paru mériter d'être rangées plutôt parmi les lésions irrita-
tives que parmi les troubles trophiques.

ARTICLE PREMIER
VULVITES

La vulve, orifice externe des parties génitales, est formée
de replis cutanés, tels que les grandes lèvres et de replis mu-

queux, tels que les petites lèvres et l'hymen. Elle présente l'ouverture de canaux muqueux, le vagin, l'urètre, le canal excréteur de la glande de Bartholin.

Aussi l'inflammation vulvaire peut présenter des aspects différents suivant qu'elle se localise à l'une ou l'autre de ces parties. Limitée à la peau, elle a été décrite sous le nom de *vulvite sébacée*, à la muqueuse sous le nom de *vulvite muqueuse*. Le plus souvent cependant, la vulvite, d'une manière diffuse, s'étend à toute la vulve.

Lorsqu'elle débute par la peau, la lésion initiale est souvent une pustule d'acné, un furoncle, une folliculite pilo-sébacée, ou bien des intertrigo et des érythèmes dus à la malpropreté, siégeant dans le repli qui sépare les grandes et les petites lèvres et dans le sillon génito-crural, surtout chez les femmes grasses. Dans la forme primitive muqueuse, les foyers inflammatoires s'observent souvent au niveau des cryptes muqueuses péri-urétrales de l'urètre ou du canal de la glande de Bartholin (macule gonorrhéique de SÄNGER).

Très souvent, les lésions inflammatoires de la vulve provoquent de l'adénite inguinale.

1° Étiologie. — La vulvite peut être traumatique, elle succède alors à des excès de coït ou à la défloration avec ou sans viol. Mais, le plus souvent, elle est de nature infectieuse. Le microbe qui paraît de beaucoup le plus fréquemment incriminé est le gonocoque de Neisser. La présence presque constante de ce microbe dans la plupart des vulvites, et en particulier dans les vulvo-vaginites des petites filles, est aujourd'hui parfaitement démontrée (DUBÉ 1889, SKUTSH 1891, EPSTEIN, 1891, WIDMARK, ISRAEL, SUCHARD, PROCHNOWICK, etc.). C'est là l'origine de ces épidémies particulières dans une même famille, dans une pension, dans un hôpital, etc. (Voy. *vaginites*.)

Cependant, à côté de la vulvite gonococcique, il y a des inflammations produites par les microbes saprophytes, entretenues par le manque de soin et la saleté, chez les femmes aussi bien que chez certaines petites filles. Elles constituent le groupe désigné par Pozzi sous le nom de *vulvites sordides*. Le tempérament lympha-

tique, l'excès d'embonpoint sont alors des causes prédisposantes.
La présence des oxyures peut aussi produire de l'inflammation
vulvaire. Il faut rapprocher des vulvites, l'érythème des parties
génitales et de la partie interne des cuisses dû à l'écoulement
constant de l'urine dans les fistules vésico-vaginales, érythème
dont une propreté scrupuleuse et des soins minutieux peuvent
protéger les malades.

2° Symptômes — *La vulvite des petites filles* se révèle par une
rougeur très vive de toute la région vulvaire avec gonflement
de la muqueuse et des grandes et petites lèvres, par un écoulement purulent jaunâtre très abondant, des démangeaisons très
pénibles et un érythème qui envahit la face interne des cuisses
et le sillon interfessier.

Cette période aiguë disparaît en général en quelques
semaines. La rougeur diminue, mais l'écoulement peut persister longtemps et devenir chronique avec des alternatives
d'augmentation et de diminution. Pendant cette longue période, il peut survenir des complications qui sont cependant
assez rares.

Chez *les femmes*, les symptômes sont analogues, la rougeur vive
envahit toute la vulve. Les petites lèvres, la muqueuse du vestibule, le capuchon clitoridien sont tuméfiés et indurés. La
région urétrale est très rouge, il y a ordinairement de l'urétrite.
Souvent les orifices des glandes de Bartholin, des glandules péri-
urétrales sont d'un rouge plus vif que le reste de la muqueuse.
Dans les cas très intenses, on peut voir survenir des érosions
irrégulières à fond grisâtre qui peuvent simuler des ulcérations
syphilitiques. Les grandes lèvres sont rouges, tuméfiées, souvent
couvertes sur leur bord libre de croûtes formées par du pus des-
séché. Sur leur face cutanée on a noté des folliculites, des furoncles, même de petits abcès.

Toutes ces parties sont baignées par un écoulement purulent
ou séro-purulent très abondant, souvent fétide, toujours très irritant et qui produit un érythème douloureux à la face interne
des cuisses et dans le sillon interfessier.

Ces lésions provoquent des démangeaisons et des cuissons très douloureuses, surtout au contact de l'urine. L'irritation des parties rend souvent la marche très pénible, quelquefois presque impossible.

3° Formes spéciales. — A côté de cette vulvite commune, presque toujours blennorrhagique, il existe quelques formes spéciales :

1° La *vulvite aphteuse* de PARROT, qui succède à la rougeole, et qui est caractérisée par une éruption de vésicules laissant des ulcérations arrondies en cupules, parfois des plaques gangréneuses.

2° La *vulvite saprophytique* (MARFAN), qui se montre chez les petites filles, et qui est due surtout à la malpropreté. Elle est caractérisée par un magma blanchâtre sans gonocoques dans les plis génito-cruraux.

3° La *vulvite folliculaire* de HUGUIER (1860) qui est la forme cutanée de l'affection. Elle présente une période d'éruption, une période de suppuration, une période de cicatrisation et de dessiccation. Ces petites saillies rouges et larges, disséminées sur toute la peau de la région vulvaire, peuvent aussi se terminer par une induration. Elles ressemblent alors à l'acné sébacé, ou à l'acné varioliforme de BAZIN. Dans l'intervalle des follicules la peau est entièrement saine.

4° Marche. — La marche de la vulvite est variable. Souvent, la forme aiguë disparaît en quelques semaines, la maladie peut alors guérir complètement, ou passer à l'état chronique. Dans les cas très aigus, il peut y avoir de la fièvre, de la lymphangite et même de l'adénite inguinale. Cette lymphangite peut produire la *vulvite phlegmoneuse* ou abcès de la grande lèvre.

Quand la vulvite devient chronique, la rougeur diminue, la sécrétion persiste, et l'inflammation peut envahir toutes les glandes de la région, glandes de Bartholin, glandes vestibulaires, glandes péri-urétrales, glandes de la face interne des lèvres. Les orifices glandulaires forment alors des taches rouges, les glandules sont tuméfiées et produisent de petites nodosités. — Les abcès de la glande de Bartholin seront décrits plus loin.

Dans cette forme chronique, toute fatigue, toute cause d'irritation, en particulier la marche et les excès de coït, peuvent amener de nouvelles poussées et des séries de petits abcès glandulaires.

5° Diagnostic. — Le diagnostic est ordinairement facile, au moins dans les cas aigus. Avec un peu d'attention, il sera aisé aussi de faire le diagnostic des formes chroniques. Dans la vulvite des petites filles, le diagnostic étiologique sera facile à faire par l'examen bactériologique. Mais, malgré la présence du gonocoque, il ne faudra pas se hâter de conclure, au point de vue médico-légal, au viol ou à la contagion directe, car les modes de contagion sont multiples, et la saleté peut engendrer des vulvites saprophytiques que le gonocoque envahit fréquemment.

Les complications glandulaires, vaginales, urétrales, utérines, etc., doivent être recherchées avec soin. Dans les cas d'abcès de la grande lèvre, il faudra diagnostiquer l'abcès simple de la bartholinite suppurée.

6° Traitement. — Pendant la période aiguë, on ordonnera des lotions abondantes, des bains nombreux, une propreté minutieuse, l'interposition entre les lèvres de tampons de ouate, imbibée de solutions antiseptiques faibles, et le repos.

Les lotions seront faites avec soin, avec de l'eau blanche, de l'eau boriquée, du sublimé à 1/5000, du permanganate de potasse 1/4000 ou 1/3000 (VASSAL, Thèse de Bordeaux, 1894).

On utilisera aussi, avec succès, la solution de nitrate d'argent à 1/50. Ces traitements apaisent rapidement la douleur et diminuent les sécrétions.

On pourra saupoudrer la vulve avec de la poudre de talc, additionnée de 1/10 d'iodoforme, avec des poudres inertes, nitrate de bismuth, amidon, etc.

Quand les phénomènes aigus sont passés, on peut faire, avec succès, des badigeonnages de sulfate de zinc, d'alun, de tannin, etc.

Si la vulvite devient chronique et si les follicules glandulaires sont pris, il faut les désinfecter directement par des cautérisa-

tions, soit avec une fine pointe de thermo-cautère, soit au nitrate
d'argent, soit au galvano-cautère (Martineau). Verchère conseille même l'excision des follicules hypertrophiques.

ARTICLE II

ABCÈS DE LA GLANDE DE BARTHOLIN, BARTHOLINITE

L'abcès de la glande de Bartholin est une conséquence ordinaire de la vulvite. L'inflammation vulvaire envahit les canaux
excréteurs et la glande.

1° Étiologie. — La plupart du temps, cette inflammation est
de nature blennorrhagique. Cependant les auteurs ne sont pas
unanimes sur ce point. Langer et Gersheim admettent une infection mixte. Hraust reconnaît aussi plusieurs formes.

Eraud, Legrain (Thèse de Nancy, 1888-89), Koestle, Alaby
(Thèse de Paris, 1892), Finger, ont trouvé dans le pus de la bartholinite, le gonocoque de Neisser pur et en font une affection
purement blennorrhagique. Leblanc, sur sept observations, a
trouvé une fois le gonocoque, cinq fois le staphylocoque doré et
blanc, deux fois le micrococcus lacteus faviformis. Enfin Dujon,
qui a examiné le pus de la bartholinite, a observé, dans neuf cas
d'inflammation primitive, du gonocoque pur (six fois) ou associé
à du staphylocoque (deux fois). Dans un de ces neuf cas, où la
suppuration était due à une infection puerpérale, il y avait du
staphylocoque blanc. Sur les cinq autres cas, plus anciens de
bartholinites récidivantes, il a observé une fois du gonocoque,
une fois du bactérium coli commune et trois fois du streptocoque
pur ou associé à d'autres microbes.

Dans un travail récent, Doleris, tout en affirmant à son tour
la fréquence considérable de la bartholinite blennorrhagique,
admet l'existence d'inflammations saprophytiques s'observant
à la suite de vulvites banales, ou de dermatoses locales fournissant des suintements irritants. Il décrit aussi une bartholinite
puerpérale due à une infection locale vulvaire, produite et ali-

mentée, comme la précédente, par le streptocoque. Enfin certains abcès de la glande de Bartholin seraient pour lui consécutifs à l'infection secondaire des kystes de cette glande [1].

Il est donc permis de conclure que le plus souvent l'abcès de la glande de Bartholin est d'origine blennorrhagique. L'inflammation est ascendante et gagne la glande par l'intermédiaire du canal excréteur.

D'après HUBER, les lésions sont plus intenses dans les conduits excréteurs. L'épithélium détaché se mélange aux globules de pus et au gonocoque.

2° Symptômes. — L'inflammation de la glande de Bartholin est aiguë ou chronique et a été très bien décrite par HUGUIER.

Dans la forme aiguë, la malade sent survenir à la base d'une petite lèvre, au tiers postérieur des grandes lèvres, une démangeaison avec cuisson. Puis, en quelques jours, la grande lèvre se tuméfie, et, autour d'une tuméfaction arrondie, du volume d'une amande environ, glissant sous le doigt, plus près de la muqueuse que de la peau, se fait un œdème périphérique qui peut, en avant, envahir toute la grande lèvre ; en arrière, gagner la région de la fourchette et même aller jusqu'à l'anus.

La douleur devient vive et lancinante ; il se montre un peu de fièvre ; on a même, exceptionnellement, constaté de la rétention d'urine. En quelques jours, la petite tumeur devient fluctuante ; la fluctuation apparaît surtout du côté de la muqueuse et c'est là que se fait l'ouverture spontanée, ordinairement au-dessous de l'orifice du conduit excréteur de la glande. Le pus qui s'écoule est abondant, verdâtre et fétide, et contient parfois des débris de sphacèle.

Quelquefois, après l'ouverture spontanée ou chirurgicale de l'abcès, il peut se créer et persister un trajet fistuleux dû ordinairement à un défaut de cicatrisation. Signalées par HUGUIER ces fistules ont été bien étudiées par M. Duc-Donox en 1903 [2].

[1] DOLÉRIS, *De la Bartholinite et de son traitement*. La Gynécologie, 1905, p. 1.

[2] Duc-Donox, *Des fistules de la glande de Bartholin*. Th. de Paris, 1903.

Elles sont simples ou multiples, incomplètes ou complètes. Les fistules incomplètes ou borgnes font communiquer le foyer de l'abcès avec un point quelconque du revêtement muqueux ou cutané : elles sont *vulvaires, vaginales*, quelquefois *rectales*, rarement *cutanées*. Si la guérison tarde beaucoup, il peut se former un second trajet à direction variable ; la fistule devient alors complète, ayant deux orifices et deux trajets aboutissant à un foyer commun. Ces fistules complètes peuvent être *vulvo-vulvaires, vulvo-vaginales, vulvo-anales, vulvo-rectales, vulvo-cutanées*. Ces dernières sont le plus souvent *vulvo-périnéales* et · l'orifice cutané se voit surtout sur les côtés de l'anus rarement en arrière.

La bartholinite chronique peut succéder à l'aiguë ou être chronique d'emblée (Hamonic, R. Fauvel). Huguier a décrit cette forme chronique d'emblée sous le nom d'*hypersecrétion purulente*.

Dans cette forme chronique il n'y a pas de vraie tumeur, mais une sorte d'induration hypertrophique de la glande. Au pourtour de l'orifice du conduit excréteur, la muqueuse est un peu rouge (macule gonorrhéique de Sänger) ; et, soit par cet orifice, soit par les trajets fistuleux s'il en persiste, la pression fait sourdre un pus verdâtre et lactescent.

Cette forme est très tenace, et on peut observer une série de petites poussées aiguës séparées par des périodes de calme et de guérison apparente (Bartholinites à répétition). Elle constitue une forme pour ainsi dire latente de la blennorrhagie chez la femme, difficile à détruire, dont le pus reste contagieux, ce qui sert à expliquer certaines contaminations dues à des femmes qui, au premier abord, paraissent saines.

3° **Diagnostic**. — L'*abcès phlegmoneux de la grande lèvre*, qui présente des symptômes analogues, et une évolution aussi rapide, est plus diffus, ne forme pas une tumeur circonscrite et limitée au tiers postérieur de cette lèvre. Il s'ouvre souvent à la peau, tandis que la bartholinite s'ouvre à peu près toujours du côté de la muqueuse.

Les *furoncles* siègent à la peau et ont un aspect particulier.

L'*abcès stercoral* de la marge de l'anus avec œdème de la grande lèvre se distingue facilement par l'examen direct, et l'intensité des phénomènes du côté de l'anus.

4° Traitement. — Dans la *forme aiguë*, on prescrira le repos, des cataplasmes ou des compresses antiseptiques froides. Dès que le pus est collecté, il faut faire une large incision permettant une grande ouverture du foyer et le débridement de tous les clapiers, avec lavages au sublimé et désinfection de tout le foyer.

A cause de la difficulté de cette désinfection et du peu de tendance à la guérison, quelques auteurs ont préconisé l'excision directe et primitive de la glande (VENEURER).

Dans les cas chroniques, on a cherché à obtenir la guérison par des injections antiseptiques à travers le canal excréteur toujours dilaté. Si ce moyen échoue, si des fistules rebelles persistent, il faudra inciser le canal sur la sonde cannelée et ouvrir la glande. Dans bien des cas, l'extirpation totale de la glande et de la fistule sera le traitement le plus sûr et le plus rapide. Certaines fistules complexes peuvent exiger de véritables autoplasties par dédoublement (voy. fistules recto-vaginales).

ARTICLE III

ÉRYSIPÈLE DE LA VULVE

L'érysipèle traumatique de la vulve se présente avec les caractères ordinaires de l'érysipèle et ne mérite pas une description spéciale. Mais il est deux variétés particulières de cette infection vulvaire qu'il faut signaler.

La première est l'*érysipèle primitif de la vulve* qui survient chez les nouveau-nés et qui entraîne le plus souvent une péritonite mortelle.

La seconde est l'*érysipèle à répétition* de la vulve, que certaines femmes présentent au moment des règles, qui revient même en l'absence de l'écoulement sanguin et a été regardé alors comme supplémentaire. D'après POZZI, il serait dû à un microbisme

5.

latent réveillé chaque mois par la congestion génitale de l'époque cataméniale.

ARTICLE IV

ECZÉMA VULVAIRE

On a observé à la vulve de l'eczéma aigu et de l'eczéma chronique.

La *forme aiguë* se présente avec les caractères ordinaires de l'eczéma, et s'accompagne parfois de fièvre légère.

La *forme chronique* revêt ordinairement l'aspect *d'eczéma rubrum*. Très souvent, cette lésion dépasse la région vulvaire et gagne le mont de Vénus et la face interne des cuisses. Les lèvres sont gonflées, rouges, et baignées de muco-pus ; ce qui peut faire croire à une vulvite blennorrhagique. Cette lésion, très douloureuse, s'accompagne, dans plus de la moitié des cas, de *troubles menstruels* (HEBRA). L'arthritisme et le diabète jouent un rôle dans sa production.

Le traitement général et local est celui de l'eczéma ordinaire.

ARTICLE V

HERPÈS DE LA VULVE

L'éruption herpétique de la vulve est tantôt purement accidentelle et résulte d'irritations locales aux premiers rangs desquelles il faut placer le manque de propreté et la blennorrhagie ; tantôt elle est essentiellement *récidivante* et survient à la suite de la moindre irritation, chez les femmes à tempérament arthritique ou mieux herpétique.

L'éruption vésiculeuse est discrète ou confluente et semblable à l'herpès des autres régions comme signes physiques. Elle s'accompagne d'embarras gastrique fébrile, dans certains cas, et les ulcérations qui lui succèdent varient d'aspect suivant leurs dimensions et sont parfois d'un diagnostic assez délicat.

Certains herpès reviennent périodiquement au moment des règles et sont connus sous le nom de *bouton de règles*; la forme très discrète ou *herpès solitaire* a été étudiée par FOURNIER.

Signalons enfin la possibilité d'herpès névralgique, qui avait été décrit par MAURIAC sur les organes génitaux de l'homme et dont SERVIÈRES[1] a rapporté quelques exemples dans sa thèse (Bordeaux, 1892). Ce sont les observations de LANDE et de DIDAY et DOYON.

Le diagnostic avec certaines lésions vénériennes est parfois difficile. FOURNIER a insisté sur le diagnostic du *chancre* et de l'*herpès solitaire*, des plaques muqueuses et des ulcérations qui succèdent à l'herpès. Le chancre infectant se distingue par sa surface lisse vernissée, son exsudation moindre, l'absence de démangeaison et de douleur, la forme et la consistance de son induration, différente de la petite induration diffuse qui accompagne certains herpès irrités et enflammés, sa pléiade ganglionnaire indolente, et surtout sa durée beaucoup plus longue, car l'herpès évolue presque toujours en moins de quinze jours.

Le chancre simple pourrait être confondu avec l'herpès multiple. Il s'en différencie par ses bords décollés, taillés à pic, son fond anfractueux et grisâtre, la fréquence de l'adénite suppurée, et, dans les cas douteux, par l'inoculation : l'herpès, en effet, n'a jamais pu être inoculé.

Les syphilides secondaires papuleuses, érosives et ulcéreuses seront assez faciles à distinguer par leur abondance et leur dissémination sur d'autres régions, leur coexistence avec d'autres manifestations syphilitiques, leur couleur cuivrée ordinaire, etc.

On viendra facilement à bout de l'herpès, avec de la propreté et des lotions légèrement antiseptiques, eau blanche, acide phénique à 1/100, eau boriquée, et des pansements avec des poudres inertes ou astringentes, amidon, sous-nitrate de bismuth, tannin, oxyde de zinc, etc.

Dans les cas où la cicatrisation se fait attendre, on emploiera utilement des attouchements avec une solution de nitrate d'ar-

<hr>

[1] SERVIÈRES, *De l'herpès génital chez la femme*. Thèse de doctorat, Bordeaux, 30 juillet 1892.

gent au 1/50 ou au 1/30 (FEULARD). Chez les malades arthritiques, il sera bon de faire, en même temps, un traitement général, arsenic, soufre, saison thermale à Uriage ou à la Bourboule.

ARTICLE VI

DIABÉTIDES VULVAIRES

L'influence du diabète sur l'appareil génital de la femme découverte en 1857 par LAMBRON sur une malade d'HERVEZ de CHÉGOIN, signalée par TROUSSEAU, a été étudiée par de nombreux auteurs (MARTIN HICKS 1874, WINCKEL 1876, MONTGOMMERY 1878, BOULTON 1878, GRELLETY 1880, LOEB 1881, HOFMEIER 1884, FOURNIER 1864, BLANCHET 1883, LECORCHÉ 1886, KLEINWACHTER 1898, et dans la thèse de CAISCEAU, Montpellier, 1901 nov.). En dehors de lésions plus ou moins discutables portant sur l'utérus ou les ovaires, il paraît prouvé que le diabète sucré donne naissance à un certain nombre de lésions portant principalement sur la vulve, auxquelles FOURNIER a donné le nom de *diabétides génitales*.

Les diabétides vulvaires sont aiguës ou chroniques.

a. Les *diabétides aiguës* sont caractérisées par une rougeur intense avec gonflement de la peau et des muqueuses, avec des fissures et des gerçures et un suintement permanent séreux ou séro-sanguinolent. Parfois, il y a de véritables plaques eczématoïdes, avec des pustules, des furoncles, même des abcès sous-cutanés, dus au grattage dont les malades ne peuvent s'empêcher à cause du prurit intense, intolérable de ces irritations.

b. Les *diabétides chroniques* constituent d'ordinaire une sorte d'œdème induré, avec teinte ardoisée grisâtre. Elles s'accompagnent de démangeaisons très intenses avec un peu de suintement ou bien, par places, de la desquamation sèche. De temps en temps, on voit de l'eczéma vrai, du lichen, des folliculites, des furoncles.

Le *traitement* est surtout le traitement général du diabète.

auquel il faut joindre des lotions locales alcalines faibles, qui d'ordinaire amènent une guérison assez rapide.

ARTICLE VII

LEUCOPLASIE VULVAIRE

L'existence, au niveau de la vulve, et parfois aussi du vagin, de plaques blanches, opalines, analogues à celles qui ont été décrites sur la langue sous le nom de leucoplasie linguale, constitue une affection spéciale que l'on désigne, par analogie, du nom de *leucoplasie* ou *leucokératose vulvaire*.

1° **Historique**. — Cette affection est de connaissance récente. Les premières observations connues appartiennent à Rob. Weyr (1875), Jouin (1882), Rousseau Saint-Philippe (1882), Reclus (1887) et ont été réunies dans la thèse de Bex, élève de Reclus en 1887. Depuis, en dehors de l'observation publiée par Pennix, de Marseille en 1891, il faut signaler le mémoire de Eug. Monod (Congrès de gynécologie de Bordeaux, 1893), le travail très complet de Pichevin et P. Petit (Congrès international de Genève 1896), publié dans la *Semaine gynécologique* 1897, et la thèse de Mme Puiffe de Magondeau (Paris, mai 1907). Labadie-Lagrave et Legueu ont décrit cette affection dans leur Traité médico-chirurgical de gynécologie 1898.

En 1901, Pennix publie deux nouveaux cas accompagnés de kraurosis avec examen histologique fait par Letulle. Il faut ajouter un travail de Noto en 1899, les mémoires de Butlin en 1901, d'Hugo Szasz en 1903, un nouveau fait bien étudié de Perruchet en 1904, et enfin un très important travail de Jayle et Bender en 1905 [1].

2° **Étiologie et pathologie**. — La leucoplasie s'observe ordinairement sur des femmes ayant dépassé la ménopause ou fort

[1] F. Jayle et X. Bender, *La leucoplasie de la vulve, du vagin et de l'utérus*, Revue de Gynécologie et de Chirurgie abdominale, 1905, p. 963.

peu avant ; si quelques malades ont au-dessous de quarante-cinq ans, la plupart ont de cinquante-cinq à soixante-dix ans. Exceptionnellement trois malades observées par Noto et par Perruchet avaient moins de trente ans. On l'a observée indistinctement sur des malades n'ayant jamais eu de grossesses et chez des femmes multipares.

Parmi les causes prédisposantes, on a invoqué la syphilis par analogie avec la leucoplasie buccale, mais cette diathèse n'est signalée presque dans aucune observation. Il en est à peu près de même de l'arthritisme dont on a cependant trouvé des traces indiscutables chez quelques malades (Perrin, Perruchet). Il faudrait, peut-être, faire une part plus certaine au diabète qui a été très expressément constaté chez une malade de Besnier et dans le cas d'Eug. Monod.

Il serait plus utile, peut-être, d'essayer d'établir un rapport étiologique précis entre les inflammations et irritations génitales antérieures et la leucoplasie. Bien qu'il soit certain que la leucoplasie est indépendante des vaginites et des vulvites, il paraît cependant probable que des irritations prolongées et répétées jouent un certain rôle dans le développement des plaques leucoplasiques. Il s'agit probablement d'une lésion irritative particulière, sans rien de spécifique, et pouvant être considérée comme le stade ultime d'une lésion inflammatoire quelconque, capable à son tour de conduire insensiblement à la dégénérescence épithéliomateuse.

3° Anatomie pathologique. — Le *siège* de la leucoplasie est surtout vulvaire, l'envahissement du vagin est secondaire et très limité. Exceptionnellement, on a observé des leucoplasies vaginales d'emblée (cas d'Horman de Villiers et de Therese, muqueuse vagino-cervicale ; cas de Pichevin et Petit, cul-de-sac postérieur).

Les plaques blanchâtre, opalines, plus ou moins mates, qui constituent la leucoplasie, ont une structure différente suivant que l'examen porte sur une plaque récente, ou du moins n'ayant aucune tendance à la dégénérescence épithéliale, ou bien sur une lésion ancienne en voie de transformation.

Dans le premier cas, ainsi que l'ont démontré surtout Picae-

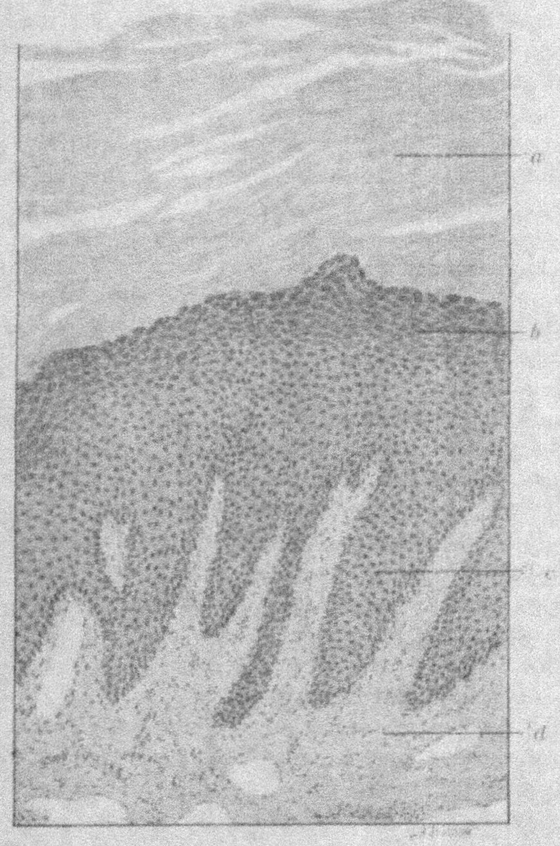

Fig. 44.
Coupe histologique d'une plaque de leucoplasie vulvaire
(F. Jayle et X. Bender).

a, couche cornée très épaissie. — b, couche granuleuse. — c, bourgeons interpapillaires. — d, derme sclérosé.

vin et Petit, la leucoplasie est caractérisée par les modifications
suivantes : 1° feutrage du derme ; 2° multiplication des cellules

de la couche à éléidine ; 3° hypertrophie de la couche cornée ; 4° diffusion de l'éléidine dans les couches sous-jacentes.

Le tissu conjonctif du derme est nettement enflammé, mais les lésions principales sont celles de l'épiderme. En outre de la multiplication considérable des cellules à éléidine hypertrophiées, toutes les cellules sous-jacentes à ces dernières sont kératinisées et leur épaisseur est sensiblement égale à la moitié de la hauteur de l'épiderme. Les éléments sous-jacents aux cellules à éléidine ont un noyau souvent altéré et une forme irrégulière ; on constate, sur certains points, la présence d'éléidine diffuse. Les examens histologiques récents de PERRIN, PILLIET, LETULLE, NOTO, HUGO SZASZ et BENDER n'ont fait que confirmer la description ci-dessus, mais en insistant un peu plus sur l'état inflammatoire du derme et sur l'abondance de l'infiltration embryonnaire dont il est le siège.

L'examen d'une lésion leucoplasique ancienne, au moment de sa dégénérescence, montre que la couche à éléidine a presque totalement disparu ; presque tout l'épiderme a subi une kératinisation marquée. Les cellules épidermiques profondes ont un noyau altéré, et, dans les couches superficielles, elles ne sont représentées que par une capsule de kératine pourvue ou non d'un noyau ratatiné. Le derme est enflammé et sclérosé. Mais, fait très important, au sein des éléments kératinisés, on trouve en certains endroits des globes épidermiques cornés identiques à ceux de l'épithélioma. A partir de ce moment, l'épithélioma va envahir les parties centrales des plaques leucoplasiques.

On avait cru, à la suite du travail de PICARVIX et PETIT, que les rapports de la leucoplasie et du cancer étaient comme pour la leucoplasie buccale (LE DENTU, Congrès de Chirurgie, Lyon 1894) tellement étroits qu'on pouvait considérer ces deux affections comme deux stades évolutifs d'un même processus. Cette affirmation est peut-être un peu exagérée. JAYLE et BENDER n'ont observé que 7 cas de transformations cancéreuses sur 32 de leucoplasie vulvaire. La dégénérescence épithéliomateuse reste donc fréquente, mais non fatale.

4° Symptômes. — La leucoplasie vulvaire ou plutôt vulvo-vaginale, est caractérisée par l'apparition de plaques blanches opalines. Transparentes au début, elles deviennent peu à peu plus épaisses, d'un blanc plus mat, parfois d'un aspect crasseux, et tout autour la muqueuse garde ses caractères normaux. Sur les plaques anciennes la surface devient chagrinée et rugueuse.

À leur apparition, ces taches sont petites, isolées, de formes variées, tantôt très circonscrites, tantôt au contraire devenant rapidement confluentes et pouvant occuper une portion plus ou moins étendue de l'anneau vulvaire. Au début, elles peuvent se montrer, sans prédilection spéciale, sur tous les points de la vulve.

D'abord la muqueuse a sa souplesse et son épaisseur normales. Au niveau des plaques mates elle est un peu épaissie, et donne la sensation d'une peau de chevreau. Plus tard, la plaque fait une saillie marquée, appréciable au toucher et à la vue. Dans les cas anciens, les tissus deviennent plus durs, moins souples, parcheminés, la muqueuse semble augmentée d'épaisseur. Les portions saines de cette muqueuse paraissent un peu plus pâles et plus sèches ; leur coloration tranche moins avec la teinte des plaques. Enfin, certaines d'entre elles deviennent squameuses, recouvertes de pellicules, de lambeaux nacrés, blanchâtres. Elles se fissurent et se détachent, laissant à nu des papilles hypertrophiées et très rouges.

Le début est véritablement indolent. Plus tard, il existe du prurit, des démangeaisons, qui suivent l'apparition des plaques et attirent l'attention de la malade. Ce prurit d'abord modéré, peu gênant, ne trouble pas le sommeil ; mais il se développe peu à peu, résiste aux remèdes ordinaires. Tardivement, les malades éprouvent des élancements et de véritables douleurs, mais celles-ci, intenses et pénibles, coïncident ordinairement avec la transformation épithéliomateuse.

5° Marche — La maladie n'a que très exceptionnellement (2 cas) tendance à la rétrocession. Elle peut rester localisée et stationnaire, mais, le plus souvent, les plaques primitivement localisées se développent et deviennent confluentes. L'évolution est, dans tous les cas, très lente, elle peut durer de nombreuses années (10, 15, 20 ans) sans subir aucune transformation.

La plus intéressante est la transformation en épithélioma, qui, sans être fatale, s'observe souvent. Elle est très insidieuse, très difficile à saisir, mais une fois constituée, elle se révèle par certains signes. La plaque devient dure, exulcérée, fendillée ; il existe de véritables douleurs, des sensations de brûlure au contact de l'urine. Une fois formé, cet épithélioma évolue avec une marche ordinairement insidieuse et lente, mais quelquefois il s'accroît rapidement. Il débute souvent au niveau des fissurations, se développe fréquemment en surface et ne végète guère. Les ganglions sont tardivement atteints, et, d'ordinaire, quelle que soit la lenteur de l'évolution, la lésion s'étend et la malade succombe à la cachexie cancéreuse.

6° Diagnostic. — Ce diagnostic de la leucoplasie vulvaire est ordinairement très facile. Les plaques muqueuses, les plaques de la diphtérie ne peuvent prêter à aucune confusion.

Avec un peu d'attention, il sera très facile d'en distinguer les *diabétides vulvaires* qui amènent un certain épaississement de la muqueuse blanche et décolorée, mais sans plaques nettes, et pouvant donner naissance à de vives démangeaisons. L'existence de la glycosurie servira au diagnostic. Il ne faut pas oublier cependant, qu'on a observé la leucoplasie chez quelques diabétiques.

Le kraurosis de la vulve sera facile aussi à distinguer de la leucoplasie. La peau est d'un blanc mat, d'aspect cicatriciel, mais ne présente pas des plaques isolées, opalines ou mates. De plus, tous les tissus sont indurés, infiltrés, ce qui produit un rétrécissement très résistant de la vulve admettant parfois à peine l'extrémité du doigt, fait qui n'existe jamais dans la leucoplasie.

Bien que l'aspect clinique de ces deux maladies soit ordinairement différent, il peut exister entre elles un certain rapport. Quelques malades, celles de BESNIER et celles de PEANIN, paraissent avoir présenté simultanément ou successivement des lésions de leucoplasie et de kraurosis. NORO croit que le kraurosis est un des aboutissants naturels de la leucoplasie. HUGO SZASZ, qui a longuement étudié la question, pense que la leucoplasie est une affection très longue dont l'évolution comporte deux voies : l'une conduit au cancer, l'autre au kraurosis. JAYLE et BESNER, tout en tendant à croire à l'indépendance des deux affections, avouent cependant que la question est encore à l'étude.

7° Pronostic — En elle-même, la leucoplasie n'est pas grave. C'est une lésion chronique qui, à la vérité, ne rétrocède jamais, dont toute l'importance provient de la dégénérescence toujours possible en épithélioma. Il est, cependant, aujourd'hui démontré que cette dégénérescence n'est pas fatale. Aussi le pronostic, sans être grave, doit-il être toujours réservé. Toute plaque doit être surveillée et enlevée à la moindre menace de transformation.

8° Traitement. — Le seul traitement véritablement curatif est l'ablation des plaques de leucoplasie. C'est une opération préventive s'adressant à une lésion susceptible de dégénérer, et qui paraît légitime chez les femmes âgées, chez lesquelles la transformation épithéliale est plus à craindre.

Si l'on attend le début de la dégénérescence pour opérer, on risque de voir survenir des récidives qui ont, d'ailleurs, été plusieurs fois signalées, et qui deviennent parfois mortelles. MONOD et RECLUS ont eu à opérer de ces récidives.

Dans les cas où la lésion est très étendue, sans tendance à transformation et que l'opération serait trop considérable, ou si la malade la refuse, il faut se borner à un traitement palliatif. Il est indiqué alors d'employer des lotions et des injections antiseptiques très diluées et par conséquent très peu irritantes (acide borique à 1 p. 100, acide salicylique au 20°, etc.). Il faut obtenir une propreté très minutieuse et éviter toute cause d'irritation locale.

ARTICLE VIII

KRAUROSIS DE LA VULVE

Le kraurosis de la vulve (de κραυρόω, je rétrécis) est une affection, décrite pour la première fois par BREISKY, en 1885, qui consiste en une sorte de sclérose atrophique de la peau et des muqueuses des organes génitaux externes, déterminant une régression et un rétrécissement progressif du vestibule du vagin.

Cette maladie, inconnue auparavant, est bien une entité morbide, ainsi que le démontrent les travaux publiés, et les nombreux cas observés en peu d'années par FLEISCHMANN (1886), IANOWSKI (1888), ORTHMANN (1889), HALLOWILL, BARTELS, READ, MARTIN, PETER, GORDES (1892), NEWMANN, JOHNSTONE, HERMANN, PICHEVIN et PETIT, VEIT (1898), HELLER (1900), PERRIN (1901), KREIS (1902), par H. SZASZ qui étudie les rapports de la leucoplasie et du kraurosis, par STEVEN, en 1903, qui essaye de combattre la maladie par les rayons X. ALLEGRINI, JUNG, 1904. Enfin, signalons la thèse de MONIQUE (Paris, juillet 1905) et l'excellente étude de JAYLE (Paris, juillet 1906).

1° Étiologie. — Le kraurosis s'observe à tous les âges, depuis la jeunesse jusqu'à la vieillesse; il se rencontre également chez les vierges et les multipares.

Dans les antécédents des malades, on a noté les écoulements vaginaux, et en particulier les gonorrhées de longue durée (IANOWSKI). D'autres ont incriminé la syphilis signalée dans quelques cas ; chez quelques malades on a invoqué aussi la scrofule.

BARTELS croit, au contraire, qu'il faut faire jouer un rôle étiologique au prurit vulvaire qui, en occasionnant des lésions de grattage, pourrait jouer un certain rôle pathogénique. Cette idée est reprise par VEIT, qui considère le prurit vulvaire comme une maladie initiale, de nature variable, dont le kraurosis serait souvent la conséquence, soit par le grattage, soit comme résultat spontané d'une cause inflammatoire primitive.

2° Symptômes. — Le *début* de l'affection est insidieux. Les malades ne s'en aperçoivent, d'ordinaire, que fortuitement au moment d'un accouchement, ou d'un examen gynécologique motivé par une autre cause. Cependant, dans quelques cas, la maladie cause des douleurs assez fortes et une gêne assez marquée pour amener la malade à se faire soigner. Un des premiers symptômes fonctionnels est un *prurit vulvaire* violent et tenace, quelquefois accompagné de brûlure, de chaleur, et souvent de tension pénible de la peau. Ces sensations, à peine marquées parfois, peuvent prendre le caractère de névralgie douloureuse. La miction et même la défécation peuvent devenir pénibles et produisent au maximum la sensation de tension. Les crevasses et les déchirures exagèrent la douleur.

Le coït devient rapidement douloureux et impossible : de même, le toucher vaginal occasionne parfois des douleurs atroces.

Physiquement, la maladie se manifeste par des modifications dans la *forme*, la *couleur* et la *consistance des parties*.

Au point de vue de la *forme*, les grandes et surtout les petites lèvres sont rétractées, ratatinées, réduites à deux bourrelets minces. Le gland du clitoris est atrophié, il se rétracte et s'efface. Les dimensions de la vulve sont diminuées dans tous les sens ; l'urètre se rapproche du clitoris, la fourchette se rapproche du tubercule urinaire. L'orifice vulvaire est rétréci circulairement, parfois le doigt a la plus grande peine à le franchir.

La *couleur* des parties est très modifiée. Les poils deviennent minces, secs et cassants. Au début, la muqueuse est parsemée de taches irrégulières, de forme variable, de coloration gris ardoisé, ou brun rougeâtre, et s'arrêtant brusquement à l'entrée du vagin. Plus tard, les taches ont disparu, la muqueuse et la peau de la vulve ont un aspect blanc, grisâtre, lisse, vernissé, cicatriciel. Les plaques paraissent se concentrer de préférence au voisinage du clitoris. A leur limite, la peau et la muqueuse reprennent brusquement leurs caractères normaux. Dans quelques cas, on observe des ulcérations fissurées ou arrondies sans caractères bien particuliers. Enfin, parfois le kraurosis s'accompagne de lésions inflammatoires et JAYLE propose de lui donner alors le nom de kraurosis rouge en opposition avec le kraurosis ordinaire dit kraurosis blanc.

Au point de vue de la *consistance*, la peau est sèche, rugueuse, l'épiderme épaissi, rugueux aussi. Tout l'anneau vulvaire est induré, de consistance fibreuse. A l'introduction du doigt, on sent comme une bride fibreuse très résistante qui est difficile à déprimer et défend l'entrée du vagin. Fleischman a signalé un cas où l'atrophie vulvaire était unilatérale.

3° Anatomie pathologique. — Les lésions du kraurosis siègent dans le derme et l'épiderme de la peau et de la muqueuse des organes génitaux externes, sans jamais atteindre les tissus sous-jacents.

Le *derme* est d'abord envahi par des cellules embryonnaires ; puis, bientôt, il présente une sclérose totale, qui s'étend à tous ses éléments et le transforme en une couche dure, feutrée, comparable à du tissu cicatriciel parsemé de rares cellules embryonnaires. Les papilles qui s'étaient sclérosées ont totalement disparu. Le tissu élastique s'atrophie, et c'est à cette atrophie que serait due, d'après Peter, la fragilité extrême de la peau atteinte de kraurosis. Les parois vasculaires sont fortement épaissies. Les nerfs restés intacts pour quelques auteurs (Ohrmann, Peter), sont bientôt complètement sclérosés, et d'après Sanger, Webster, etc., c'est à cette lésion nerveuse que serait dû le prurit.

L'*épiderme* présente des lésions très importantes portant sur tous ses éléments. La couche de Malpighi n'est plus nettement différenciée du derme, et sa partie profonde présente de l'infiltration embryonnaire. Dans les couches superficielles, les cellules malpighiennes sont souvent volumineuses et montrent un noyau dans lequel la chromatine forme une masse compacte. Ce noyau, très considérable, paraît lui-même malade. Les cellules sont séparées par des espaces plus considérables qu'à l'état normal.

Les couches superficielles de l'épiderme hypertrophiées au début, et infiltrées de cellules embryonnaires, présentent, fait principal, une hyperkératinisation complète, cause de la coloration brunâtre des plaques, pour Baersky. Cette lésion est souvent telle que les cellules superficielles se transforment en lames cornées dans lesquelles il n'y a plus de noyau. Parfois il y a une dégénérescence particulière du noyau dont la chromatine se

condense en masses irrégulières. On trouve aussi dans ces cellules superficielles un exsudat hyalin.

PETER a signalé, entre le derme et l'épiderme, une sorte
d'œdème, d'exsudat, qui serait produit par une transsudation
vasculaire. Les glandes sébacées et sudoripares ont disparu. Les

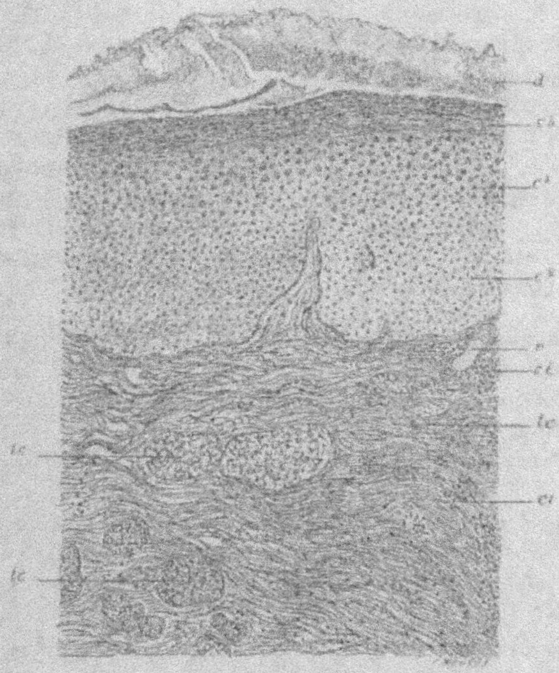

Fig. 15.

Kraurosis de la vulve (d'après PICHEVIN et PETIT).

d, masse hyaline kératinisée. — *ck*, cellules épidermiques superficielles très kératinisées. — *c¹*, cellules intermédiaires à noyau très développé. — *c²*, cellules profondes normales. — *b*, vaisseaux. — *ci*, cellules inflammatoires. — *tc*, tissu conjonctif infiltré de cellules inflammatoires.

follicules pileux sont atrophiés. Sur le bord des plaques, la transition entre les tissus sains et malades est insensible. Dans cette
zone, l'hypertrophie des éléments est constante : épaississement
de la couche cornée, multiplication du corps de MALPIGHI. Les

papilles y sont fort larges et infiltrées d'éléments embryonnaires.

Aussi, certains auteurs admettent, avec Orthmann, que le stade atrophique définitif de ces lésions est précédé d'une période hypertrophique.

En résumé, le kraurosis est caractérisé par une métamorphose régressive secondaire du chorion et des couches épidermiques, avec dégénérescence des faisceaux élastiques, atrophie des nerfs et des glandes.

Il rentre dans la classe des hypertrophies consécutives diffuses de la peau. Parmi celles-ci, la *leucoplasie* s'en distingue, par la disparition primitive des papilles, par l'hypertrophie de la couche à éléidine, par l'importance plus grande de l'hyperkératinisation ; la *sclérodermie* par l'envahissement du tissu conjonctif sous-cutané ; l'*éléphantiasis* par l'hypertrophie en masse de tous les éléments de la peau et du tissu sous-cutané.

4° **Marche et complications**. — La marche est essentiellement lente et la maladie dure des années. Elle peut longtemps rester stationnaire, parfois dégénérer en épithélioma avec globes épidermiques (cas de Martin, Mars, Czemen, Pichevin et Petit, Jung). Veit admet la possibilité très rare d'une guérison spontanée.

En outre d'un obstacle très sérieux au coït, le kraurosis peut amener une difficulté extrême du travail obstétrical, avec production parfois de déchirures graves au moment de l'expulsion du fœtus.

Kreiss de (Bâle)[1] a signalé, en 1902, la coexistence possible du kraurosis et de l'ulcus rodens de la vulve. Il en a observé un cas et en rapporte cinq autres dus à Breisky, Peters, Martin, Orthmann et Van Mars. — Dans le cas de Kreiss l'ulcération était de nature épithéliomateuse. Dans ce cas, le traitement devrait consister en une large ablation.

5° **Diagnostic**. — Il est en général facile. Les sténoses cicatricielles seront facilement éliminées, de même que l'esthiomène

[1] Kreiss (de Bâle), *Kraurosis et ulcus rodens de la vulve* (Corresp. Blatt für Schweiz. Ærst. 1902, n° 1, p. 41.

de la vulve, par l'étude des commémoratifs et l'examen attentif de la malade.

La leucoplasie vulvaire, qui s'accompagne souvent aussi de prurit, se distinguera par le caractère et la douleur particulière des plaques et par l'absence d'induration et de sténose. Nous avons déjà vu que les deux affections peuvent coexister (BESNIER, PERRIN) et pour quelques auteurs auraient entre elles des rapports étroits. JAYLE décrit, dans le mémoire déjà cité, un kraurosis leucoplasique.

6° Pronostic. — Le pronostic n'est pas grave en lui-même, sauf le danger possible de dégénérescence épithéliomateuse ; mais il doit être réservé à cause des conséquences graves de la lésion au point de vue du coït et de l'accouchement.

7° Traitement. — On combattra le prurit par les bains de siège, les lotions locales, etc. On a pu guérir le kraurosis par le grattage à la curette suivi d'attouchements avec l'acide acétique, la sesquioxyde de fer, l'acide salicylique ou l'acide pyrogallique à 5 p. 100 (HEITZMANN).

ORTHMANN et d'autres auteurs, MARTIN, GORDES, PFANNENSTIEL préconisent l'excision avec suture au catgut des surfaces avivées. C'est, pour eux, le traitement de choix, mais on a observé des récidives. Parfois, la dilatation brusque, suivie de bains de siège chauds avec pommades au tannin et à l'acide salicylique a été aussi employée. Enfin STOWER, en 1903, aurait, dans un cas, obtenu de bons effets de l'emploi des rayons X.

CHAPITRE II

LÉSIONS NERVEUSES ET TROPHIQUES DE LA VULVE

Nous désignerons sous ce titre le *prurit de la vulve*, la *coccygo-dynie* et l'*esthiomène*.

ARTICLE PREMIER

PRURIT VULVAIRE

Le prurit vulvaire est une affection qui se traduit par une démangeaison, avec cuisson intolérable de la région de la vulve.

1° Étiologie. — Le prurit est tantôt *symptomatique* d'une lésion vulvaire, tantôt *idiopathique*.

Le prurit *symptomatique* dépend de causes *locales* ou *générales*.

Parmi les causes locales, on peut citer : les lésions cutanées ou muqueuses de la vulve, l'eczéma, le lichen, l'urticaire ; certains parasites, oxyures et pediculi pubis ; quelques lésions inflammatoires, les leucorrhées irritantes, de la vulvite, de la vaginite, la blennorrhagie, la cystite, et les irritations produites par la malpropreté. Il peut coexister avec certaines maladies locales telles que la leucoplasie et être le premier symptôme de certains autres (kraurosis, épithélioma de la vulve).

Il peut succéder à des causes locales plus éloignées, le cancer du col utérin (Barnes), des métrites, certaines affections de l'ovaire, et quelquefois des calculs vésicaux.

Les causes générales les plus invoquées sont : le diabète surtout, la goutte, l'hystérie, l'arthritisme, le brightisme, l'alcoolisme. La grossesse le produit quelquefois ; on a aussi décrit un prurit sénile. D'après quelques auteurs, certains troubles digestifs et hépatiques peuvent l'amener.

Le *prurit idiopathique* est celui dans lequel on ne relève aucune des affections précédentes, qui se manifeste simplement par les phénomènes de démangeaison sans lésion locale.

2° Symptômes. — Ce prurit sans lésion survient souvent au voisinage de la ménopause. Il se localise surtout sur la région clitoridienne, sur les petites et les grandes lèvres ; il s'étend souvent vers le périnée et vers l'anus. Dans un cas, le clitoris était seul atteint.

Les démangeaisons sont rarement continues. Elles présentent des exacerbations marquées, pendant la marche, à la suite de la fatigue, après l'usage de la machine à coudre, sous l'action de la chaufferette et très souvent sous l'influence de la chaleur du lit. C'est, en effet, ordinairement au lit, le soir, au moment du sommeil, que les malades sont prises de démangeaisons insupportables auxquelles elles deviennent incapables de résister. Elles se livrent à des grattages amenant bientôt des excoriations et des écorchures qui exaspèrent les sensations de cuisson douloureuse et de brûlure.

Ce grattage conduit souvent à l'onanisme et peut même amener de véritables crises nerveuses et des troubles profonds du système nerveux, parfois même des troubles mentaux.

3° Diagnostic. — Il est très facile, et doit surtout s'attacher à la recherche des causes possibles qui seules font varier le *pronostic* de l'affection.

4° Traitement. — Si le prurit se rattache à une maladie générale (diabète, arthritisme, neurasthénie, albuminurie, etc.), il faut d'abord en faire le traitement par les moyens appropriés.

Localement, dans les cas où le prurit est dû à une affection locale (eczéma, lichen, vulvite, vaginite, cancer du col, etc.), il sera nécessaire de pratiquer le traitement local de cette lésion étiologique.

Nous n'insisterons ici que sur le traitement du prurit essentiel idiopathique. On a recommandé les topiques les plus divers : cautérisations avec une solution légère de nitrate d'argent, avec une solution phéniquée forte ; lotions et compresses d'eau chlo-

reformée, d'eau blanche, de sublimé à 1 p. 1000 et à 4 p. 1000,
solutions de menthol, décoction de feuilles de noyer, lotions
d'eau chloralée, solutions faibles d'acides lactique, salicylique,
acétique, etc. Les lotions et les compresses sont employées tantôt très chaudes (45 à 50°), tantôt très froides (5°). Il faut ajouter
aussi de nombreuses pommades à la cocaïne, à la belladone, à
la morphine, au salicylate de bismuth, à l'oxyde de zinc, au
borax et au biborate de soude, etc. LABADIE-LAGRAVE et
LEGUEU conseillent une pommade au menthol, ou l'emploi d'une
poudre composée d'orthoforme, de diiodoforme et de talc en
parties égales, et LEREDDE a préconisé l'usage d'une pommade de
salicylate de méthyle à 1/20.

Ces moyens sont souvent accompagnés de grands bains émollients ou alcalins, et de l'emploi à l'intérieur de médicaments
antispasmodiques parmi lesquels le bromure de potassium.

BROE a préconisé, en 1897, un traitement spécial qui lui a
donné de nombreux succès. Tout en admettant l'existence du
prurit d'ordre nerveux, il accorde la plus grande importance aux
excitations locales, et croit ici à une irritation chimique ou bactériologique. Aussi, il fait brosser, savonner, désinfecter à *fond*
avec les doigts, à l'aide d'une solution de sublimé à 4 p. 1000,
vulve, vagin et col. Le lavage extrêmement complet doit être
pratiqué par le médecin et guérit la maladie en quelques séances
au plus. En terminant, on enduit la vulve de vaseline phéniquée
à 4 p. 100.

Dans les cas très rebelles, on a été obligé de recourir à des
opérations. CARNARA, en 1874, a enlevé le clitoris avec succès.
CHROBAK, SIMPSON, SCHROEDER, OLSHAUSEN, SANGER ont enlevé
aussi le clitoris et même les petites lèvres. Ces opérations ont
été ordinairement suivies de succès.

ARTICLE II

COCCYGODYNIE

On désigne, sous ce nom, une affection douloureuse du coccyx,
véritable névralgie, qui est tantôt essentielle, tantôt reliée à une

autre affection des organes génitaux. Cette maladie a été surtout décrite par Nott, Simpson et Scanzoni.

1° Étiologie. — Dans un grand nombre de cas, la maladie est primitive et ne s'accompagne d'aucune lésion visible susceptible de l'expliquer ; c'est une véritable *névralgie*.

Souvent, au contraire, elle paraît amenée par des lésions préexistantes de l'*utérus* et des *ovaires* et semble n'en être qu'un signe réflexe. On l'observe dans les métrites, les déviations et en particulier la rétroflexion. L'accouchement, surtout quand il est difficile, a été signalé par Scanzoni comme une cause importante ; dans cinq cas, elle a été consécutive à une application de forceps. On pourrait se demander s'il n'y a pas eu dans ces cas de lésions directe du coccyx. Mais Grafe a observé six fois cette affection à la suite d'accouchements faciles ; sur deux malades elle s'était même montrée pendant la fin de la grossesse. Il croit à une névrite causée par la pression de la tête sur le plexus sacré.

Dans un troisième groupe de faits, il existe des *lésions du coccyx ou de ses ligaments* : mobilité anormale de l'os, entorse ou luxation, ankylose, longueur exagérée, ostéite.

L'équitation a pu parfois causer la coccygodynie, ainsi que le rhumatisme ou un refroidissement. Zweifel l'a observée, chez une jeune fille après une chute. Bergel l'a exceptionnellement rencontré chez des enfants.

2° Symptômes. — La douleur spontanée siège au niveau du coccyx et à son voisinage immédiat. Elle est très intense, peut même troubler l'état mental, et porter au suicide. Elle est réveillée ou exagérée par la pression, par les mouvements, par l'action de s'asseoir, de se lever, par les efforts de défécation, de coït, de marche, etc. La maladie est durable, persiste pendant des années avec alternatives d'amélioration et d'aggravation. Elle peut cependant s'atténuer à la longue.

Il faudra saisir le coccyx avec un doigt introduit dans le rectum, l'autre à la peau pour explorer son état anatomique et ses lésions possibles.

3° Traitement. — Le traitement et la guérison des maladies concomitantes utéro-ovariennes et, en particulier, des rétrodéviations, amène parfois la guérison de la coccygodynie.

La douleur peut être calmée par des injections hypodermiques de cocaïne ou de morphine. On a employé aussi les vésicatoires morphinés, les pulvérisations d'éther, les pointes de feu (MACNAUGHTON), accompagnés souvent des antispasmodiques à l'intérieur. GRAEFE a réussi dans plusieurs cas à guérir cette douleur par la faradisation, en plaçant un pôle sur le sacrum, l'autre sur le coccyx.

Dans les cas rebelles, on peut avoir recours à un traitement chirurgical. Ce sont surtout des sections sous-cutanées, *myotomies*, *ténotomies*, ayant pour but d'isoler le coccyx (SIMPSON). On a même pratiqué, avec succès, l'extirpation du coccyx. (NOTT, POZZI).

ARTICLE III

ESTHIOMÈNE DE LA VULVE

L'esthiomène est une ulcération chronique de la vulve due ordinairement à des causes banales, et se compliquant d'un élément hypertrophique dû à un processus éléphantiasique.

1° Historique. — HUGUIER l'a décrite le premier, en 1849, lui a donné son nom, et en faisait un lupus vulvaire. Cette doctrine a été soutenue par BERNUTZ en 1874, par FIQUET dans sa thèse (1876), par DESCHAMPS. Quelques auteurs, parmi lesquels POZZI, admettent encore sa nature tuberculeuse. Celle-ci n'a jamais été bactériologiquement démontrée. Il est vrai que l'on a souvent décrit sous le nom d'esthiomène des lésions diverses, ulcérations syphilitiques, épithéliomateuses, tuberculeuses, etc. Il résulte des travaux modernes d'ANGUS MAC DONALD 1883-1884, de MATHEWS DUNCAN (1886), de R.-W. TAYLOR, 1891, en Angleterre, et de ceux de W. DUBREUILH et son élève BRAU (thèse de Bordeaux (1894), que l'esthiomène est une ulcération chronique, ne présentant rien de spécifique.

2° Étiologie. — L'esthiomène, qui se développe surtout entre vingt et quarante ans, s'observe souvent chez les prostituées de bas étage, chez les jeunes misérables qui sont malpropres et ne se soignent pas. Les grossesses multiples, les écorchures internes, les varices vulvaires, les excès et la misère physiologique doivent être placés au premier rang des causes prédisposantes.

Le traumatisme, le chancre mou doivent être considérés comme des causes occasionnelles.

3° Symptômes. — L'affection comprend deux formes : la forme *ulcéreuse* et la forme *hypertrophique*.

Dans la forme *ulcéreuse*, forme de début, la maladie peut affecter trois sièges primordiaux : le voisinage de l'urètre, la fourchette, l'anus. De là, l'ulcération se développant en fer à cheval ou en croissant, gagne peu à peu tout le pourtour vulvaire. L'ulcère a un fond rouge, blafard, violacé, couvert par places d'un léger enduit opalin. Sa surface est anfractueuse et irrégulière. Il est atonique, ne saigne pas facilement et laisse suinter un ichor visqueux et roussâtre. Les bords sont indurés, épaissis, pâteux, parfois élastiques et de couleur blanchâtre. Cette forme, très lente d'évolution, aboutit souvent à la suivante.

Dans la forme *hypertrophique*, qui succède souvent à la précédente, l'ulcération atteint son maximum, mais ce qui domine, c'est l'hypertrophie. Celle-ci semble résulter de véritables poussées d'œdème chronique, changeant tout à fait l'aspect vulvaire. Les grandes lèvres, énormément hypertrophiées, attirent d'abord la vue. Elles sont d'un gris sale et deviennent le siège d'une foule de productions arrondies, surélevées, d'aspect verruqueux.

Dans l'intervalle de ces grandes lèvres, les petites lèvres montrent leur bord épaissi, mamelonné et festonné. Le capuchon clitoridien hypertrophié forme une véritable tumeur allongée. En écartant les grandes lèvres, on aperçoit la vaste ulcération vulvaire sécrétant un pus abondant, et au fond de laquelle il est parfois difficile de distinguer l'urètre. Elle peut même, mais plus rarement, atteindre l'anus.

En même temps, l'état général s'altère, la malade se cachectise lentement, et tombe dans un état d'épuisement physique et d'abattement moral, dans lequel, parfois, elle finit par succomber.

4° Anatomie pathologique. — Des quelques examens histologiques, ceux de Ch. Robin pour le malade d'Huguier, de Cornil

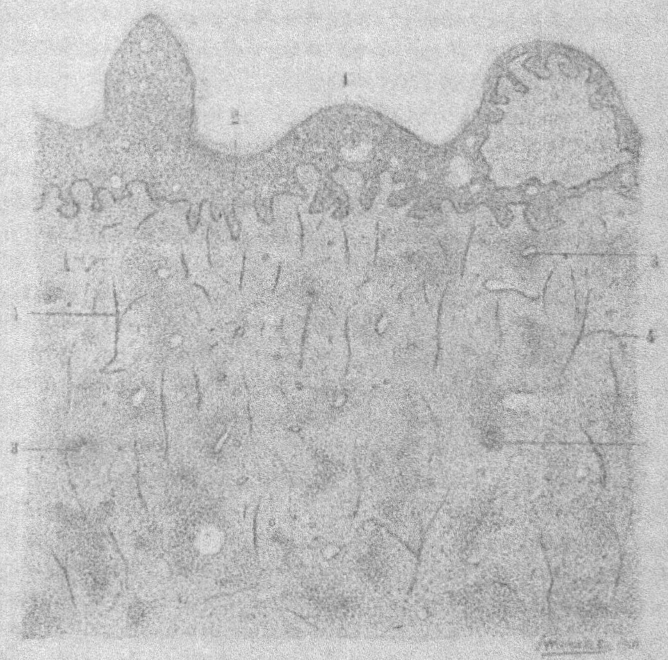

Fig. 16.

Esthiomène du clitoris.

1, couche cornée. — 2, corps de Malpighi. — 3, vaisseaux entourés d'une zone inflammatoire embryonnaire. — 4, capillaires sanguins. — 5, accumulation de cellules embryonnaires inflammatoires.

pour Bernutz, de Chapman pour Angus Mac Donald, de Troister pour Fiquet, de G. Thin pour Duncan, de W. Dubreuilh pour Brau, on peut conclure que les lésions rappellent celles de l'éléphantiasis consécutif à un ulcère.

L'épiderme, très épaissi, envoie dans le derme des prolongements épidermiques interpapillaires. Le derme est, lui aussi, épaissi. La masse de la tumeur est formée par un tissu conjonctif délié, à fibres ondulées, contenant une grande quantité de cellules en général groupées en amas ou en traînées le long des vaisseaux. Ceux-ci sont très dilatés, les sanguins aussi bien que les lymphatiques, et sont gorgés de globules blancs et rouges. Les vaisseaux sont parfois si élargis que le tissu prend un aspect caverneux. Dans une observation, on a même signalé l'existence de véritables lymphangiomes des radicules lymphatiques de la peau[1]. Le tissu élastique, modérément accru, ne semble pas suivre le développement conjonctif. Dans le tissu cellulaire sous-dermique, on trouve aussi de nombreux vaisseaux dilatés.

5° Diagnostic. — La forme lente, la durée, l'aspect de l'ulcération, l'hypertrophie, permettent ordinairement de distinguer l'esthiomène des manifestations syphilitiques, aussi bien du chancre infectant que des ulcérations secondaires et surtout tertiaires. Il sera parfois plus difficile de différencier l'esthiomène de certaines formes d'épithélioma vulvaire, du lupus et surtout de la tuberculose vulvaire encore si mal connue. Quant à l'éléphantiasis simple, l'absence d'ulcération permet ordinairement de le séparer de l'esthiomène.

6° Traitement. — Il sera d'abord nécessaire de donner aux malades un traitement général tonique et reconstituant, dont le quinquina, l'huile de foie de morue, le phosphate de chaux formeront la base.

Localement, il faudra prescrire des soins minutieux de propreté, une antisepsie rigoureuse de l'ulcère : pansement à l'iodoforme ou au salol, badigeonnage avec une solution faible de nitrate d'argent ou de chlorure de zinc, avec de la teinture d'iode. Enfin, dans les cas rebelles, on pourra cautériser violemment les ulcères avec le fer rouge ou des caustiques potentiels (potasse caustique, acide nitrique fumant, etc.), et même parfois exciser au bistouri ou au thermo-cautère les parties hypertrophiées.

[1] Loiseau-Lagrange, *Esthiomène et lymphangiome*. Th. de doctorat, Toulouse, décembre 1902.

CHAPITRE III

TUMEURS DE LA VULVE

Nous décrirons, en premier lieu, les tumeurs communes à toutes les parties de la vulve, nous réservant d'étudier ensuite celles qui sont particulières à chacun des organes de cette région.

ARTICLE PREMIER

TUMEURS VARIQUEUSES DE LA VULVE

Les varices de la vulve sont très fréquentes, et d'ordinaire prennent un grand développement pendant la grossesse.

En dehors des dilatations veineuses qui peuvent siéger sur toutes les parties de la vulve, petite lèvre, clitoris, grande lèvre, avec les caractères ordinaires des varices, il faut signaler de véritables tumeurs variqueuses se présentant sous l'aspect de grosses masses molles bleuâtres ou violacées au niveau de la muqueuse, pouvant prendre un développement considérable jusqu'à égaler une tête fœtale (HOLDEN).

Ces tumeurs veineuses, en partie réductibles par une pression méthodique, ne donnent lieu qu'à une sensation de pesanteur ou de gêne pendant la marche et sont souvent le siège d'un prurit désagréable.

Elles peuvent, pendant la grossesse, pendant ou après l'accouchement, occasionner des hémorragies graves quand elles se rompent sous l'influence d'un effort. BUDIN a noté 7 morts, VARNIER 11 morts sur 18 ruptures. Si la déchirure est sous-cutanée il se produit un thrombus.

Pour éviter la rupture on devra faire porter un bandage légèrement compressif dans les tumeurs variqueuses volumineuses et calmer le prurit par des lotions cocaïnées et des bains d'amidon. Le traitement des ruptures a été étudié au chapitre des thrombus et des traumatismes de la vulve et du vagin.

ARTICLE II

PAPILLOMES DE LA VULVE

Les papillomes vulvaires, désignés aussi sous le nom de *condylomes* et de *végétations simples*, ont été longtemps considérés

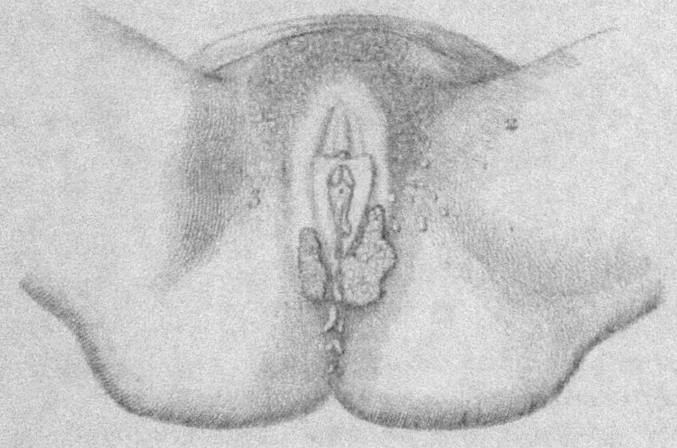

Fig. 17.
Papillomes vulvaires.
1, 1, masses de papillomes. — 2, grandes lèvres. — 3, petites lèvres.

comme une affection syphilitique ou blennorrhagique, mais dépendant d'une affection vénérienne. DIDAY a démontré le contraire. Cette erreur provenait de ce que les lésions sont souvent observées chez les femmes syphilitiques ou blennorrhagiques, chez lesquelles elles sont causées par l'action irritante des écoulements vaginaux.

Les papillomes sont dus, le plus souvent, à des irritations locales : leucorrhée et sécrétions irritantes, absence de soins de propreté, misère, etc. Tuffier a démontré leur fréquence pendant la grossesse (1856). Ils sont dus alors aux leucorrhées spéciales reliées à la vascularisation exagérée des organes géni-

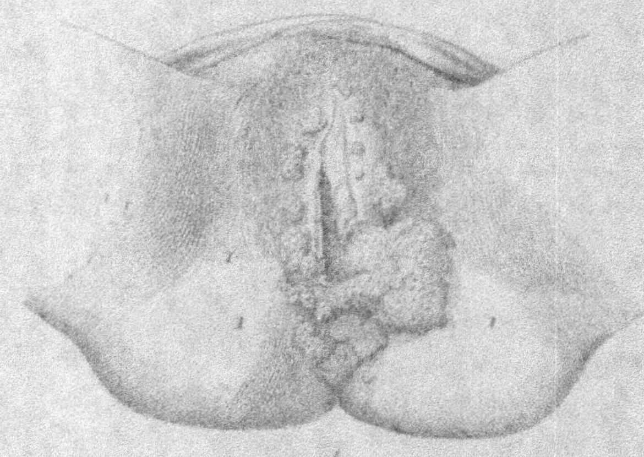

Fig. 18.
Papillomes de la vulve.
1, 1, 1, masses papillomateuses.

taux chez les femmes enceintes. Dans ce cas, ils disparaissent souvent spontanément après l'accouchement.

On les a souvent regardés comme contagieux. Il résulte d'expériences nombreuses (Melchior, Robert, Kranz, 1867, Petters 1875, Genz 1876, etc.) que leur transmission par contagion ou par inoculation n'est pas démontrée.

Le papillomes vulvaires sont constitués par l'hypertrophie de la peau et des muqueuses de la vulve, et appartiennent aux papillomes du type malpighien. Leur structure histologique ne présente rien de particulier : leur pédicule est ordinairement très vasculaire.

Ils peuvent siéger sur toute la région vulvaire, envahissent souvent le périnée, et même pénètrent dans le vagin.

Ces tumeurs sont tantôt isolées, tantôt agminées et consti-

tuent des excroissances plus ou moins volumineuses, désignées
du nom de condylomes plats, choux-fleurs, crêtes de coq, dénominations qui disent leur
forme et leur aspect. La
végétation isolée peut
être grosse comme une
tête d'épingle ; d'autre
part, les masses agmi-
nées peuvent atteindre
parfois le volume d'une
tête de fœtus. On trouve
souvent plusieurs groupes
de végétations chez la
même malade. Les gros-
ses tumeurs présentent
fréquemment des lobes
isolés, ayant chacun leur
pédicule, et séparés par
des sillons profonds.

Leur surface, parfois
ulcérée, laisse écouler un
suintement sanieux, sé-
reux ou séro-sanguino-
lent, souvent fétide.

Ces papillomes sont
d'un blanc rosé, ou d'un
rouge veineux, souvent
excoriés, parfois partiellement recouverts de
croûtes.

Les tumeurs, indolen-
tes au début, quand elles
sont petites, s'enflam-
ment par la marche et
par le frottement, ce qui
les rend sensibles. Les
fissures qu'elles présentent deviennent souvent très douloureuses.

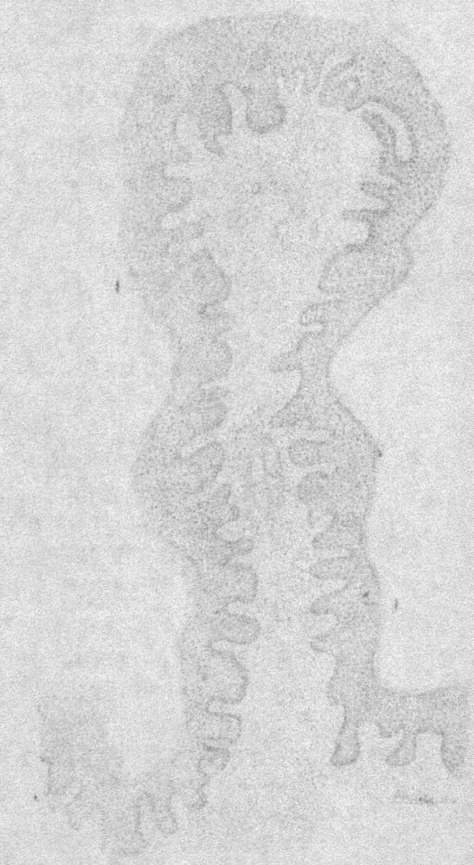

Fig. 19.

Coupe d'un papillome vulvaire.

1, 1, tissu épithélial hypertrophié. La papille hypertrophiée a été coupée perpendiculaire-
ment.

Le diagnostic en est ordinairement très facile. C'est à peine si, quelquefois, on pourrait les confondre avec certains épithéliomas. Un examen attentif permettra toujours la distinction. Ces tumeurs sont bénignes. Elles disparaissent parfois spontanément, surtout chez les malades propres et bien tenues. Elles peuvent se reproduire après l'ablation, mais les récidives restent ordinairement bénignes.

Le traitement consiste essentiellement dans la destruction de ces petites tumeurs. On a employé, parfois, les caustiques chimiques ; le nitrate d'argent, la sabine, l'alun ont une action illusoire. Les acides énergiques, acide acétique cristallisable, acide chlorhydrique fumant, acide chromique, réussissent à les détruire, mais au prix d'un traitement long et douloureux.

Il vaut mieux en pratiquer l'excision, soit avec les ciseaux en faisant suivre la section du pédicule d'une cautérisation hémostatique, soit à l'aide du thermo-cautère. Lorsqu'on les enlève au bistouri, on pourra, selon le conseil de Pozzi, suturer la plaie pédiculaire. Cette petite opération, toujours facile, donne lieu a une hémorragie qu'il faut arrêter.

Il est indiqué d'opérer les végétations de la grossesse, car l'opération n'agit pas d'une manière sérieuse sur son évolution, et on supprime ainsi une source d'infection au moment de l'accouchement.

ARTICLE III

ÉLÉPHANTIASIS DE LA VULVE

L'éléphantiasis des Arabes, constitué par une hypertrophie de la peau et du tissu conjonctif sous-cutané avec développement exagéré du système lymphatique, s'observe parfois au niveau de la vulve. C'est une affection assez rare dans nos climats, assez fréquente au contraire dans les pays chauds (Inde, Égypte, Barbades, Antilles, etc.).

1° Anatomie pathologique. — Le plus souvent l'éléphantiasis débute par la grande lèvre, parfois cependant il se localise à la petite lèvre, plus rarement au clitoris.

La tumeur, mal limitée au début, se développe lentement et peut atteindre un volume considérable : certaines d'entre elles dépassent le volume d'une tête d'adulte et peuvent arriver jusqu'à peser 10 kilogrammes. C'est surtout dans les pays chauds que l'on a observé ces tumeurs considérables. Sessile au début, l'éléphantiasis se pédiculise à mesure qu'il se développe et prend d'ordinaire une forme ovoïde à grosse extrémité inférieure, s'allongeant par en bas, pouvant descendre le long des cuisses jusqu'aux genoux, quelquefois même au delà.

Au point de vue histologique, on a décrit trois formes principales (CORNIL et RANVIER, HOLLYDAY CROOM, WEIR).

Dans la première forme, tout le derme hypertrophié revient à l'état embryonnaire, et on observe, au sein de ce tissu, de vastes lacs lymphatiques.

La seconde forme succède ordinairement à des œdèmes répétés et s'étend d'une manière diffuse à de larges surfaces. Ce sont les lésions de la lymphangite chronique qui prédominent, avec stagnation de la lymphe dans les capillaires, troncs et espaces lymphatiques. Souvent les ganglions sont fibreux.

La troisième forme se distingue par une augmentation énorme de l'épaisseur du derme, avec prolifération exagérée des fibres élastiques, conjonctives et musculaires lisses.

Quelle que soit la forme, on constate toujours un développement exagéré du système lymphatique très dilaté.

2° Symptômes. — Le début peut être variable : parfois aigu et à marche rapide, mais seulement dans les pays chauds, il est d'ordinaire insidieux et lent, comme une sorte d'œdème progressif.

Le seul symptôme est la *tumeur*, à base ordinairement mal limitée, implantée sur une région à infiltration diffuse envahissant plus ou moins les parties voisines. La tumeur s'accroît lentement, reste indolore, se pédiculise en grossissant et arrive, grâce à son poids exagéré, à gêner la marche et parfois la miction. Le volume peut devenir énorme. Souvent, les femmes atteintes d'éléphantiasis présentent de l'aménorrhée. Suivant l'aspect extérieur, on a décrit un *éléphantiasis glabre, verruqueux, papillomateux* quand il présente des végétations qui ont quelquefois été difficiles à distinguer de certains condylomes, *dur* ou *mou* selon sa consistance.

Les tumeurs volumineuses présentent parfois des ulcérations, dues à des frottements, qui guérissent facilement avec quelques soins. La transformation en épithélioma aurait été observée (LABADIE-LAGRAVE et LEGUEU).

3° **Diagnostic**. — Le diagnostic de la tumeur est ordinairement facile, surtout quand elle est volumineuse. Dans le début, l'éléphantiasis est tout à fait un œdème chronique ou plutôt une lymphangite chronique. Il se distingue de l'*esthiomène* par sa marche et l'absence d'ulcérations ; des *papillomes* par l'induration de la base d'implantation sur une grande étendue ; et du *molluscum pendulum* par la mollesse et la souplesse de la peau dans cette affection qui produit aussi de volumineuses tumeurs pédiculées, mais implantées sur une peau saine et non infiltrée.

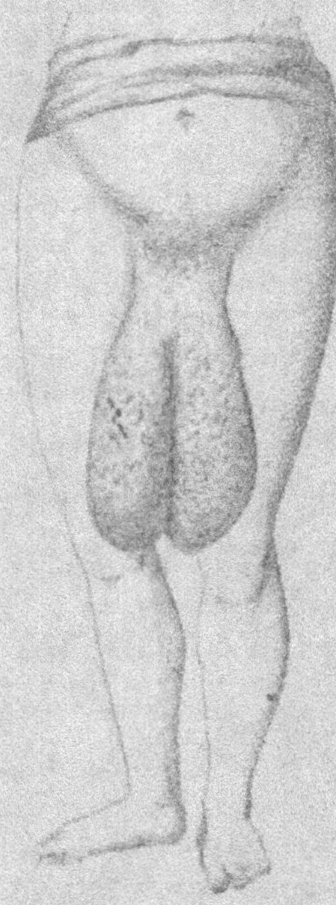

Fig. 20.
Éléphantiasis de la vulve.

4° **Étiologie**. — La maladie s'observant dans les pays chauds, les questions de *climats* et peut-être de *races* jouent un rôle encore mal défini. L'humidité, l'impaludisme ont aussi été invoqués, mais sans preuve. L'éléphantiasis de la vulve s'observe surtout à l'âge adulte. Cependant HEIL (de Darmstadt) a cité un cas congénital ayant débuté à trois mois (1903).

On a indiqué aussi toutes les causes d'irritations locales, la saleté, le traumatisme (VERNEUIL), la syphilis (BRASSAC, BEN-DLIT et WALSCH) à cause de la coïncidence fréquente des deux maladies dans les pays chauds. On a aussi mis en cause le parasitisme, on a noté dans bien des cas une *filariose* : la filaire siégeant le jour dans les lymphatiques profonds, la nuit dans le sang et les lymphatiques superficiels. La présence de la filaire n'est pas constante.

5° Traitement. — Le traitement médical (compression élastique, embrocations, iodure de potassium, scarifications) est ordinairement inutile. Le seul traitement indiqué est l'extirpation de la tumeur, soit au thermocautère, soit au bistouri avec réunion par première intention. Cette opération doit être pratiquée avec l'antisepsie la plus rigoureuse, car le développement exagéré des lymphatiques rend la suppuration particulièrement redoutable.

ARTICLE IV

CANCER DE LA VULVE

Le cancer de la vulve est *primitif* ou *secondaire*. Le cancer secondaire est le résultat de la propagation à la vulve d'un cancer de l'utérus, du vagin ou de l'anus. Nous nous bornerons à étudier ici le cancer primitif.

Le cancer primitif de la vulve est rare si on le compare à celui de l'utérus (1 p. 35 à 40 ; 1 p. 100 cancers de la femme Gurlt).

1° Anatomie pathologique. — Il peut présenter plusieurs formes anatomiques et pathologiques. Il débute tantôt par les petites lèvres, tantôt par le clitoris, tantôt par la région du méat urinaire.

Le cancer de la petite lèvre commence ordinairement dans le sillon qui sépare la petite lèvre de la grande, sous forme de

nodules faisant corps avec la peau. Ceux-ci deviennent bientôt
confluents et se recouvrent de couches épithéliales épaissies.
Au bout d'un temps variable, ces nodules s'ulcèrent et l'affection
envahit les parties voisines et le vagin. Histologiquement, l'épithélioma pavimenteux lobulé est la forme la plus fréquente : on

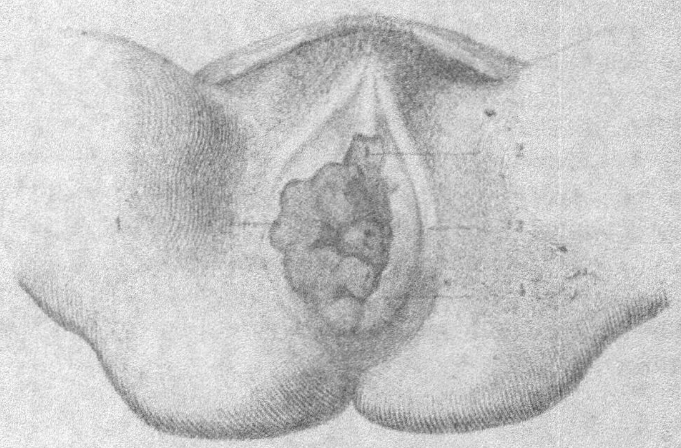

Fig. 21.
Cancer de la vulve.
1, masse épithéliomateuse. — 2, méat urinaire. — 3, grande lèvre.
4, petite lèvre.

a aussi observé du sarcome et du myxo-sarcome, parfois même
du sarcome mélanique.

Le cancer du clitoris se montre quelquefois sous la forme de
plaques hypertrophiques, rapidement confluentes et vite ulcérées,
et aussi sous l'aspect d'une tumeur verruqueuse à accroissement
rapide, comparée tantôt à la phalangette du pouce, tantôt à une
petite pêche. Dans les deux formes, l'ulcération et l'envahissement des parties voisines sont très rapides. Au point de vue
histologique, la forme la plus fréquente est l'épithélioma pavimenteux lobulé. Il existe cependant deux observations d'épithélioma tubulé (obs. de Sauboayque et de Deschamps). Il existe
aussi quelques cas de carcinome (obs. de Mayer) et de sarcomes
(Launois, Chrobaek), enfin deux observations de sarcome méla-

nique (obs. de BAILLY et de TERRILLON)[1]. Pour FILEUX[2] le cancer du clitoris serait très rare : il discute plusieurs des cas de LABRADOUR, et en leur ajoutant les faits de BARNSBY, FRANKE, LEROUSKY, ROKREN et MOHESTIN, il n'a admis en tout que onze cas indiscutables.

Le cancer primitif du méat urinaire paraît plus rare. Il se montre sous la forme de tubercules durs, localisés au niveau du méat, mal limités vers la profondeur, et il envahit, ordinairement en se développant, la paroi antérieure du vagin, tandis que la propagation vaginale est rare dans les autres formes. Il s'agit, le plus souvent, d'un épithélioma parvimenteux lobulé.

Quelle que soit la variété du cancer de la vulve, l'épithélioma est souvent précédé par des plaques de leucokératose qui peuvent persister, plus ou moins long-temps, avant le développe-

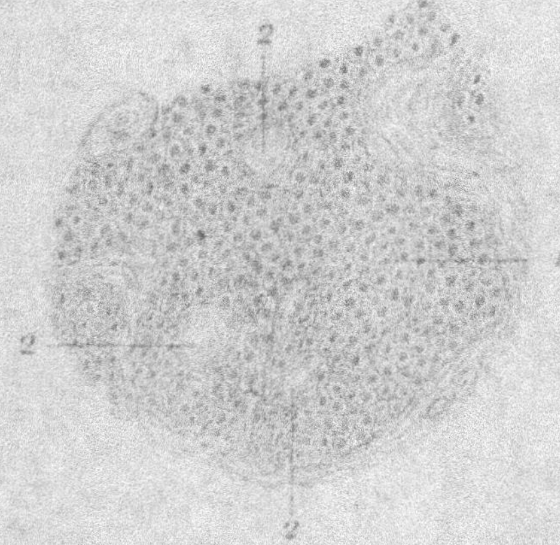

Fig. 22.

Coupe de la tumeur précédente.

1, bourgeon d'épithélioma pavimenteux lobulé
2, 2, 2, globes épidermiques.

ment de la tumeur. D'ordinaire, dans tous les cas d'épithélioma, l'ulcération est précoce, la vulve est envahie dans son ensemble et les ganglions inguinaux sont rapidement engorgés.

A côté de l'épithélioma vulvaire, il faut faire une place au sarcome de la vulve, tumeur fort rare dont SCHMIDLECHNER a pu réunir 14 cas à propos d'une observation personnelle de péri-thélioma de la vulve[3]. Ces sarcomes vulvaires apparaissent à n'importe quel âge, ils ne donnent naissance à aucun symp-

[1] F. LABRADOUR, *Contribution à l'étude du cancer primitif du clitoris*. Thèse de Bordeaux, 1895.
[2] FILEUX, *Les tumeurs malignes primitives de la vulve*. Thèse de Paris, 1902.
[3] SCHMIDLECHNER. Archiv. für Gynæk, 1904, t. LXXIV, p. 495.

tôme subjectif et ne peuvent être distingués des autres cancers que par l'examen histologique. Leur pronostic est très mauvais, on ne connaît pas de cas de guérison.

2° **Étiologie**. — Le cancer de la vulve se développe surtout au voisinage de la ménopause, de 40 a 60 ans. Les cas de cancer dans la vieillesse sont relativement rares; il existe aussi quelques cas exceptionnels chez les femmes jeunes. Schwagscite un cancer de la vulve a 34 ans. PRIESTLEY, à 29 ans, ARNOTT á 20 ans. On a signalé aussi quelques cas de tumeurs malignes de la vulve chez des enfants, obs. de GUERSANT 1854, de Saint-Germain, 1883, auxquels on pourrait ajouter ceux de BRAUN, de BABES, de KUSTER, de AHLFELD, mais la plupart du temps ces néoplasmes malins de l'enfance sont plutôt insérés sur le vagin, et ils seront étudiés avec les tumeurs malignes du vagin.

Les autres causes invoquées en dehors de l'âge, telles que l'hérédité, les grossesses répétées, la syphilis n'ont rien de bien certain. Les irritations locales, les végétations paraissent quelquefois entraîner la production du cancer. Il faut faire une place spéciale à la leucokératose vulvaire, dont l'influence sur le développement de l'épithélioma est aujourd'hui absolument prouvée. (Voyez Leucokératose vulvaire).

3 **Symptômes**. — Le début du cancer est souvent très insidieux et lent ; et, longtemps avant l'apparition de la tumeur, la malade est en proie à des crises fréquentes d'un prurit vulvaire très intense.

Le cancer *des lèvres* débute, nous l'avons vu, par une série de tuméfactions papuleuses situées entre la grande et la petite lèvre, qui deviennent rapidement confluentes, sont vite ulcérées et présentent un suintement séro-sanguinolent fétide, qui apparaît avec le début de l'ulcération.

Le cancer à début clitoridien, qui, nous le savons déjà, apparaît tantôt sous forme de plaques hypertrophiques, tantôt de tumeurs verruqueuses, ou même de saillies multiples de la peau, rouges et végétantes, s'accompagne de cuisson et de démangeaisons intenses. Son ulcération, spontanée ou due au grattage, se recouvre de croûtes jaunâtres. Très rapidement, la marche devient pénible à cause du frottement; la malade éprouve de la cuisson, de la brûlure exagérée par le contact des écoulement vaginaux. Les rapports sexuels sont douloureux, deviennent vite impossibles et, dès que la tumeur est ulcérée, provoquent des hémorragies.

Le cancer primitif du méat débute sous la forme d'une tumeur dure, rouge foncé, mal limitée, bourgeonnante et à ulcération rapide. La malade éprouve du prurit, de la cuisson avec élancements douloureux; on constate de la dysurie, de l'ischurie, de la fausse incontinence et même de la rétention.

Quel que soit le début, quand la maladie a envahi la plus grande partie de la région vulvaire, quand la tumeur dure, saillante et douloureuse au toucher, s'est propagée plus ou moins loin aux parties voisines, suivant que l'ulcération ou l'infiltration prédominent, on a la forme *ulcéreuse* ou la forme *infiltrée*. L'ulcération est à bords inégaux et taillés à pic, recouverts souvent de croûtes jaunâtres. La peau infiltrée plus ou moins loin, sans limites précises, prend l'aspect de la peau d'orange; les poils se cassent, tombent et quelquefois toute la vulve devient glabre. L'ulcération sécrète une sanie fétide, séro-sanguinolente, assez abondante. Les hémorragies sont assez rares.

L'infiltration gagne les grandes lèvres, s'étend parfois jusqu'à l'anus en arrière, envahit la partie inférieure du vagin suivant le long de l'urètre. Le toucher vaginal permet d'apprécier la profondeur de l'induration de ce conduit. C'est à ce moment que les douleurs très violentes et très résistantes s'établissent. Souvent les ganglions inguinaux sont déjà engorgés.

Les malades meurent par suite de la cachexie cancéreuse, avec ou sans généralisations viscérales, ou bien sont emportées par une complication intercurrente, phlébite, embolie, pleurésie, etc.

La marche est ordinairement rapide, surtout à partir du début de la période d'ulcération; la maladie dure de deux ans et demi à trois ans. Les cas de durée excessive signalée par Deschamps permettent de douter qu'il ait eu réellement affaire à un cancer.

7.

4º Diagnostic. — C'est surtout dans les périodes de début que le diagnostic est difficile ; plus tard, l'ensemble des symptômes et la marche sont assez caractéristiques pour empêcher toute erreur.

Le *chancre mou*, par sa pluralité, l'absence d'induration, les adénites aiguës, sa marche rapide est ordinairement facile à distinguer. Cependant, Bender et Daniel ont publié un cas d'erreur [1].

Le *chancre infectant*, a bien une base indurée, mais il ne s'étend pas, s'accompagne précocement de la pléiade ganglionnaire, et, surtout, entraîne assez rapidement des accidents secondaires qui lèvent tous les doutes.

Les *syphilides papulo-érosives* ou *papulo-hypertrophiques* présentent des plaques et des ulcérations qui peuvent se confondre avec le cancer. Elles s'en distingueront par leur multiplicité et leur modification rapide par le traitement spécifique. Lorsque les plaques, très nombreuses et confluentes, forment les *syphilides en nappe* (Pozzi) l'erreur est plus facile. Ordinairement, un examen attentif et l'action du traitement permettront de faire le diagnostic.

Les ulcérations tuberculeuses sont très rares, elles sont, dès leur production, très douloureuses et reposent rarement sur une base largement indurée. On trouve, à leur niveau, des granulations jaunâtres, et autour, des nodules tuberculeux isolés qui aideront au diagnostic. D'autre part, les malades présentent souvent d'autres lésions de même nature.

Enfin l'*esthiomène* avec sa forme en croissant, son ulcération rouge blafard, anfractueuse, ses bords renversés en dedans, blanchâtres ou violacés, sa marche alternative de cicatrisation et de destruction, son amélioration facile avec des soins locaux intelligents, sera assez facilement distinguée du cancer.

Quant au diagnostic de la variété histologique, le plus souvent, le microscope seul pourra le faire avec certitude.

---

[1] Bender et Daniel. *Epith. primitif de la valvule confondu avec un chancre mou.* Soc. anat. Paris. janvier 1904.

5° Traitement. — L'*extirpation* est le seul traitement du cancer. Elle doit être pratiquée toutes les fois que l'on pourra enlever *toute* la tumeur : les ganglions doivent être extirpés en même temps, à moins qu'il y ait des adénopathies énormes et adhérentes dont l'ablation complète soit impossible. Mauclaire a proposé un procédé très large d'exérèse des ganglions et territoires lymphatiques de l'anus sous le nom d'évidement lymphatique bilatéral et néoplasique en bloc pour les cancers du clitoris et du pénis.

Toutes les fois que l'on pourra faire une opération suivie de restauration, il faudra préférer au thermo-cautère le bistouri qui permettra une réunion primitive.

Le chirurgien devra veiller à la reconstitution complète des orifices naturels, et surtout du méat urinaire, à l'aide des autoplasties muqueuses nécessaires.

Quand l'opération radicale sera devenue impossible, on devra se borner à des soins palliatifs : pansements à l'iodoforme, au salol, au benjoin, désinfection complète et fréquente avec du sublimé, de l'acide phénique, etc., entretien des parties malades dans une propreté absolue. Il faudra calmer la douleur à l'aide de l'opium, du chloral et des injections de morphine dans les dernières périodes.

Dans ces dernières années on a eu l'idée d'appliquer aux cancers vulvaires inopérables un traitement radiothérapique. M. Mauxion dans sa thèse (Paris avril 1905), en rapporte trois observations, appartenant à M. Huret (congrès de Grenoble), Reymond et Chanoz (Lyon médical 1904) Beclère (Paris). Dans ces trois cas, l'amélioration fut considérable. L'auteur signale en outre, sans les rapporter, quatre autres cas de cancer de la vulve soignés par la même méthode dans le laboratoire de Beclère : deux furent peu améliorés, les deux autres bénéficièrent d'une amélioration considérable. C'est là encore un traitement peu connu, dont les premiers essais sont très encourageants. Il est permis de penser que la radiothérapie, encore mal connue, deviendra une ressource thérapeutique très importante dans les cas qui échappent à l'intervention chirurgicale.

Après les opérations les mieux faites la récidive sera toujours à craindre.

ARTICLE V

LIPOMES DE LA VULVE

On a signalé quelques cas de lipomes de la vulve qui se développent surtout dans le pannicule graisseux du mont de Vénus et des grandes lèvres. Ces tumeurs peuvent acquérir de grandes dimensions (cas de STIEGELE 10 livres). Mais leur diagnostic est facile, et le traitement se borne à l'*extirpation* au bistouri, opération qui, d'habitude ne présente pas de difficultés. Ces tumeurs sont très rares. KELLY n'a pu en réunir que 20 cas dans la littérature médicale.

ARTICLE VI

TUMEURS DE LA GRANDE LÈVRE

On observe dans les grandes lèvres deux sortes de tumeurs : des tumeurs *liquides* et des tumeurs *solides*.

§ I. — TUMEURS LIQUIDES

Les tumeurs liquides, de beaucoup les plus fréquentes, sont : les *hydrocèles enkystées*, les *kystes de la glande de Bartholin*, les *kystes de la portion terminale du ligament rond*, les *hématomes*.

Nous allons successivement les décrire, nous réservant d'étudier dans un dernier paragraphe le diagnostic différentiel de toutes ces tumeurs liquides.

A) HYDROCÈLE ENKYSTÉE DE LA GRANDE LÈVRE

L'hydrocèle enkystée de la grande lèvre se montre ordinairement dans l'âge de l'activité génitale, entre quinze et cinquante-cinq ans ; on en a parfois cependant observé dans l'enfance ou après la ménopause. Elle est plus fréquente à gauche qu'à droite.

Les efforts, les traumatismes, les contusions répétées (par exemple le port d'un bandage herniaire) ont quelque influence sur sa production. Il en est de même de la grossesse, qui peut le plus souvent donner un coup de fouet à une tumeur déjà existante et hâter son développement.

1° Anatomie pathologique. — Ces kystes siègent surtout dans la partie supérieure de la grande lèvre ; ils descendent plus ou moins bas, dans son épaisseur, suivant leur développement. Ils peuvent garder des connexions avec l'orifice externe du canal inguinal ou en être tout à fait indépendants.

La *poche*, ordinairement uniloculaire, blanc grisâtre, d'aspect fibreux, est formée de fibres conjonctives avec quelques fibres élastiques. On a noté parfois quelques fibres musculaires lisses dans son épaisseur. Sa face interne, le plus souvent lisse, est tapissée par un épithélium pavimenteux. Il existe quelquefois des diverticules, des brides, traces d'un cloisonnement plus ou moins complet.

Le liquide est d'habitude limpide, jaune citrin ; on l'a trouvé parfois albumineux ou sanguinolent, et même purulent, à la suite d'accidents inflammatoires. Sa quantité est très variable : dans les cas ordinaires de 50 à 100 grammes, il devient beaucoup plus abondant quand le kyste atteint de grandes dimensions (tête de fœtus dans les cas de TEALE et de CAIROLI).

Souvent le kyste est en rapport avec la terminaison du ligament rond situé en bas et en dedans de la tumeur ; parfois il affecte des rapports plus intimes avec cet organe. D'ordinaire, complètement indépendante du canal inguinal, souvent l'hydrocèle se continue dans son intérieur par une sorte de pédicule aminci. Enfin, le kyste n'est pas toujours complètement clos : il peut parfois communiquer plus ou moins largement avec le péritoine.

2° Pathogénie. — Peu de maladies ont suscité autant de théories que l'hydrocèle enkystée de la femme. Des nombreuses études faites à ce sujet par REGNOLI (1854), BROCHON (1859), S. DUPLAY 1865, GAILLARD-THOMAS, RABERE 1883, BEURNIER 1885, WECKSELMANN 1890, et les thèses de CACHAN (1893, Paris), BERTHELAS (1894, Paris), VASSEUR (Lille, 1894), SAGE (Bordeaux, 1895), etc., il semble résulter que leur pathogénie est variable.

L'opinion ancienne de VELPEAU et de VIDAL (de Cassis), admettant l'hygroma d'une bourse séreuse accidentelle et professionnelle paraît aujourd'hui complètement erronée. Il en est de même de la théorie de BROCA faisant de ces tumeurs des kystes d'un sac dartoïque.

Certains auteurs, parmi lesquels WEBER, ont cru devoir soutenir qu'ils se développaient dans la cavité de la partie inférieure du ligament rond. L'existence de ces tumeurs kystiques, repoussée par LEGUEU, paraît cependant indiscutable. GUINARD en rapporte deux cas certains[1]. Mais, il s'agit, dans les deux cas, de dégénérescences kystiques de fibromyomes qui n'ont ni l'aspect ni la structure vraie des hydrocèles enkystées.

Les deux théories qui expliquent le plus grand nombre des cas sont celle du kyste herniaire, soutenue principalement par DUPLAY et ses élèves, et celle des kystes du canal de NUCK.

Dans la théorie de DUPLAY, le kyste se développerait dans un sac herniaire déshabité et séparé du péritoine. Ce serait un véritable hygroma herniaire. Cette explication, qui peut être exacte dans certains cas, a été généralisée par DUPLAY et ses élèves parce qu'ils ont nié la possibilité de la persistance du canal de NUCK chez l'adulte.

C'est, au contraire, sur la persistance possible de ce canal de NUCK qu'est basée la dernière théorie. Ce trajet n'est autre que le canal vagino-péritonéal de la femme, diverticule péritonéal, qui accompagne le ligament rond jusqu'à son insertion inférieure. Tout le monde est absolument d'accord sur l'existence complète de ce canal séreux chez le fœtus. D'ordinaire, il s'oblitère vers le 8e mois et n'existe plus à la naissance. Or, il résulte des recherches de WAISBERG, CAMPER, SACCHI, et de

---

[1] GUINARD, *Tumeurs extra-abdominales du ligament rond*. Revue de chirurgie 1898 (janvier, février et mars).

celles plus récentes de RAMONÈDE 1879, de CH. FÉRÉ 1879, de
ZUKERKANDL et HUGO SACHS 1887, que sur 605 autopsies, le canal
de NUCK a été observé 86 fois ; il existe donc dans la proportion
de 14,21 p. 100. D'ailleurs, les examens encore plus récents
d'Aug. BROCA ont encore confirmé ces résultats. L'existence
possible du canal de NUCK est donc complètement démontrée ;
et il est aisé d'accepter que le plus grand nombre des hydro-
céles de la femme se développent dans ce canal de NUCK.
WECKSELMANN en 1890, SAGE et VASSIÈR dans leurs thèses acceptent, après bien d'autres, cette pathogénie comme la plus
fréquente.

Dans certains cas même, BERGER, TERRILLON, CACHAN, ont
signalé la coexistence de hernies congénitales avec ces kystes
du canal de NUCK.

3° **Symptômes.** — Les symptômes se partagent en *physiques*
et *fonctionnels* :

a. *Symptômes physiques.* — L'hydrocèle enkystée se présente
sous la forme d'une tumeur plus ou moins volumineuse, allant
d'une groseille à un œuf de dinde d'habitude, mais pouvant,
exceptionnellement, prendre de beaucoup plus grandes dimensions. Elle est ovale, ovoïde, parfois cylindrique. Elle siège
ordinairement dans la moitié supérieure de la grande lèvre,
plus fréquente à droite qu'à gauche (PICQUÉ), oblique en haut
et en dehors, tantôt pénétrant, par son extrémité supérieure,
dans le canal inguinal, tantôt tout à fait indépendante de
cet orifice. Dans ce dernier cas, on constate souvent un pédicule supérieur aminci qui va se perdre dans le trajet inguinal.
La tumeur est manifestement liquide, fluctuante ou rénitente
suivant son degré de tension. Elle est mate à la percussion, et
la peau saine glisse facilement à sa surface.

Le kyste, ordinairement irréductible, présente cependant une
certaine réductibilité dans les cas de persistance complète du
conduit péritonéo-vaginal. Sauf exception, il ne subit pas d'impulsion a la toux, et présente de la transparence, excepté quand
son contenu est sanguinolent.

b. *Symptômes fonctionnels.* — Les signes fonctionnels sont peu importants. Le développement de la tumeur est très lent ; elle est absolument indolente, excepté quand elle atteint un volume excessif. Quand elle est très grosse, elle devient gênante par son volume, elle a pu constituer alors une cause de dystocie. Lorsque l'hydrocèle enkystée s'enflamme, elle présente des phénomènes aigus, simulant l'étranglement herniaire, dont le diagnostic est parfois fort difficile.

4° Pronostic. — Le pronostic est simple, en dehors des cas d'accidents inflammatoires ; il ne s'aggrave que si le kyste devient très volumineux, à cause de la gêne fonctionnelle qui en résulte.

5° Traitement. — On a longtemps conseillé le même traitement que pour l'hydrocèle vaginale, c'est-à-dire la ponction suivie d'injections modificatrices. Cette méthode a donné souvent d'excellents résultats. Mais, comme il est très difficile de savoir, malgré l'irréductibilité apparente, s'il n'y a pas de prolongement péritonéal, il est plus prudent de traiter cette petite tumeur par l'excision au bistouri. On disséquera le sac et on l'excisera tout entier, ou le plus loin possible, en agissant comme pour une cure radicale de hernie.

B) Kystes de la glande de Bartholin

La glande vulvo-vaginale, découverte par Bartholin et décrite après lui par les anatomistes du xvii° siècle, a été oubliée par la suite et découverte de nouveau par Huguier, en 1841. Ce chirurgien a, le premier, magistralement étudié ses maladies et en particulier ses kystes. Depuis le mémoire d'Huguier (1850), les nombreux travaux publiés sur ce sujet ont à peine apporté quelques notions nouvelles, surtout au point de vue histologique (Observation de Stéphane Bonnet, de Pilliet, de Claude Martin (1898) [1].

[1] Claude Martin, *Histologie des kystes de la glande de Bartholin*. Archives cliniques de Bordeaux, 1898.

Ces kystes ordinairement unilatéraux siègent surtout du côté gauche, 18 à gauche contre 11 à droite (HUGUIER).

Ils se présentent sous la forme d'une tumeur ovoïde ou arrondie, siégeant à la base de la petite lèvre qu'ils déplissent en partie. On les a divisés arbitrairement en kystes de la glande et kystes du canal excréteur. DUNCAN n'admet guère que cette dernière variété. POZZI, au contraire, sans préjuger leur siège exact, les divise en superficiels et profonds.

1° Anatomie pathologique. — Ces kystes sont ordinairement uniloculaires ; il existe cependant quelques cas de kystes multiloculaires et même des kystes en chapelet (BOIS DE LOURY).

La tumeur est en connexion étroite avec les tissus voisins. Sa surface externe est tout entière formée par des débris celluleux, la glande, ou une partie de celle-ci, adhère parfois à un point de la poche. La surface intérieure est lisse, régulière ; on y observe quelquefois de petits orifices conduisant dans la glande.

La paroi, d'aspect fibrineux, est d'épaisseur variable : tantôt opaque et résistante, tantôt amincie et transparente par places, elle renferme souvent de nombreux vaisseaux.

Le contenu est un liquide épais, filant, jaunâtre, ou jaune verdâtre, quelquefois sanguinolent, pouvant devenir purulent si le kyste a été enflammé. Ce liquide contient fréquemment des cristaux de cholestérine.

Au point de vue histologique, la paroi comprend une couche celluleuse riche en vaisseaux, une paroi propre fibro-élastique et un revêtement épithélial. Dans un cas de PILLIET, qui semble appartenir à un kyste du canal excréteur, la poche était tapissée de plusieurs assises de cellules dont les plus superficielles étaient muqueuses.

CLAUDE MARTIN donne de la localisation de ces kystes une idée différente. CRUVEILHIER et DE SINÉTY ont démontré que les lobes de la glande, tapissés de cellules caliciformes, s'ouvraient dans des cavités intermédiaires ou sinus, tapissées d'épithélium cubique bas, d'où partaient à leur tour les canaux excréteurs, revêtus d'une seule couche d'épithélium cylindrique. Pour MAR-

TIN, c'est dans ces sinus que se développent les kystes de la glande de Bartholin. « Qu'un obstacle oblitère, dit-il, le conduit excréteur ou son orifice, ce canal doublé d'une musculature puissante résistera à la pression, le liquide muqueux, s'accumulant dans les sinus moins épais et plus larges, les dilatera. Que le sinus

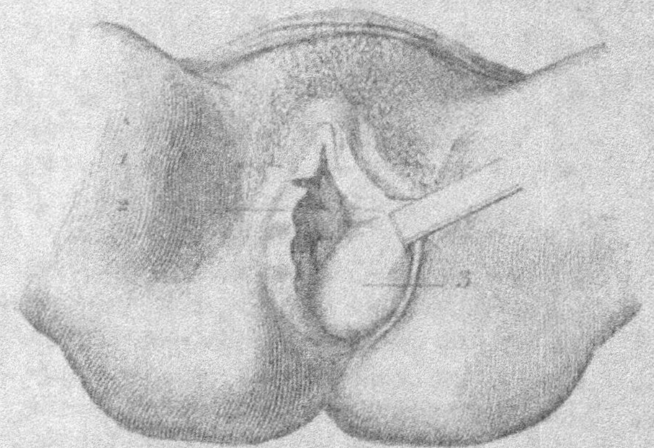

Fig. 23.
Kyste de la glande de BARTHOLIN.

dilaté occupe le centre de la glande, n'aurons-nous pas un kyste glandulaire ? Et s'il siège près de l'orifice des conduits, ne paraîtra-t-il pas s'être développé dans le canal excréteur ? » Dans la pièce examinée par lui, MARTIN a trouvé une paroi composée de tissu conjonctif serré avec de nombreuses cellules conjonctives, quelques fibres élastiques et musculaires. A l'intérieur, cette paroi était revêtue d'une seule couche d'épithélium cubique bas, analogue à celui des sinus, et différent de ceux de la glande et du canal excréteur. Malheureusement, cette constatation ne repose que sur une seule observation et mérite d'être confirmée par de nouvelles recherches.

2° **Étiologie**. — L'étiologie de ces kystes est mal connue. Ce sont évidemment des kystes par rétention, et les causes de l'oblitération des conduits sont ordinairement : un défaut de

propreté, de l'eczéma, des plaques de végétation, une cicatrice, etc.
Pour certains auteurs, cette oblitération serait le résultat de
l'infection blennorrhagique.

3° Symptômes. — On peut, avec Pozzi, diviser ces kystes en
superficiels et *profonds*. Les
superficiels sont petits, ovoïdes, du volume d'une noi-
sette à celui d'une noix.
Ils siègent à la base de la
petite lèvre qu'ils déplissent,
font saillie sous la muqueuse
vaginale qui glisse sur eux.
L'orifice du conduit glandulaire est parfois perméable
et peut laisser sourdre à la
pression quelques gouttes
de liquide visqueux. Ils
peuvent être transparents.
Les *kystes profonds* forment
une tumeur un peu plus
volumineuse. Ils sont situés
en arrière de la grande

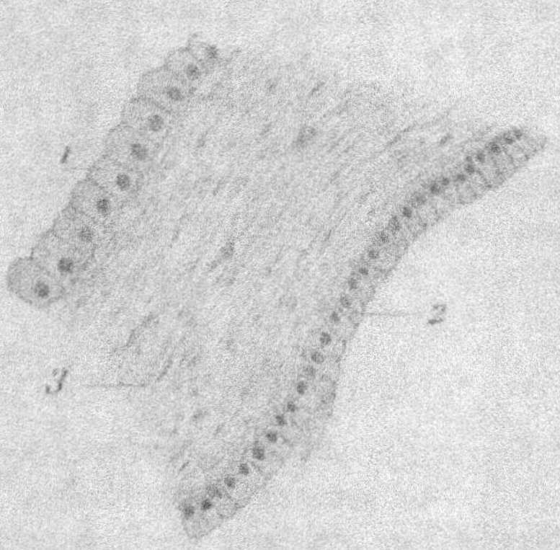

Fig. 24.

Coupe de la paroi du kyste de la
glande de Bartholin.

1, épithélium de la glande. — 2, épithélium
du kyste. — 3, paroi conjonctive.

lèvre entre le vagin et l'ischion, et soulèvent la grande et la
petite lèvre. Leur contenu est souvent hématique. Ils sont peu
ou pas transparents.

Quel que soit leur siège, ils se développent lentement, sont
manifestement fluctuants ou rénitents, restent indolores, et
peuvent, par leur volume, gêner mécaniquement le coït et la
miction. Ils sont susceptibles de s'enflammer, de suppurer et de
s'ouvrir spontanément.

4° Pronostic. — Leur pronostic est bénin, surtout s'il s'agit
de kystes superficiels. Cependant, exceptionnellement, ils ont
été le point de départ d'un épithélioma vulvaire et par leur
volume ils ont pu, dans les cas extrêmes, devenir une cause de
dystocie.

5° Traitement. — Le traitement doit être absolument chirurgical. La ponction est insuffisante, la reproduction du kyste est la règle, même quand cette ponction s'accompagne d'injections modificatrices à la teinture d'iode ou au chlorure de zinc. On a employé l'incision avec bourrage, le drainage, la ligature élastique, etc. Le traitement de choix est l'extirpation totale du kyste et de la glande, soit au thermo-cautère comme l'ont fait Hart et Barbour, soit de préférence au bistouri, suivie d'une suture permettant une réunion par première intention. Pozzi conseille, pour faciliter la dissection, d'aspirer le liquide, et de faire dans la poche une injection solidifiable au blanc de baleine.

C) Kystes sébacés

On a décrit dans les grandes lèvres des kystes sébacés qui se divisent en superficiels et profonds. Les superficiels, décrits par Winckel et Barensprung, siègent dans la peau sous forme de petites lentilles jaunâtres et plates. Les profonds, qui semblent sous-cutanés ont un contenu blanchâtre semi-liquide. Leur paroi est rugueuse et leur consistance pâteuse plutôt dure.

D) Kystes congénitaux

Les kystes congénitaux de la grande lèvre sont de deux sortes : des kystes dermoïdes par inclusion fœtale ou des kystes muqueux développés aux dépens des canaux de Wolf ou de Gartner.

Les *kystes dermoïdes* peuvent siéger à la grande lèvre comme sur d'autres points du corps. Il en existe un certain nombre de cas, mais quelques-uns d'entre eux sont douteux. Weber[1], dans son excellente thèse, ne considère comme véritablement authentique que le cas de Villar (in thèse de Sage).

---

[1] Weber, *Contribution à l'étude des kystes vulvaires (kystes wolfiens)*. Thèse Paris, 1898.

Les kystes wolfiens purs, ne peuvent pas *théoriquement* exister dans la grande lèvre puisque les canaux de Wolf et de Gartner n'arrivent pas jusque-là. Cependant, il existe deux cas, ceux de Lagrange et de Meurz, cités par Weber, qui présentent, l'épithélium cilié et tous les caractères des kystes wolfiens. Weber pense qu'ils ne sont pas nés dans les grandes lèvres, mais qu'ils n'ont fait que s'étendre jusqu'à cet organe, après s'être développés d'abord dans les profondeurs. Dans le cas de Lagrange, la tumeur fut prise pour un kyste de la glande de Bartholin.

Les kystes sébacés et les kystes congénitaux doivent être traités par l'extirpation au bistouri.

E) DIAGNOSTIC DES TUMEURS LIQUIDES

Le diagnostic des kystes de la grande lèvre est en général assez facile.

La distinction d'avec les tumeurs solides se fera par la simple inspection des parties. On pourrait les confondre avec les tumeurs variqueuses ou des lipomes. Mais, dans le premier cas, l'aspect variqueux, la réductibilité et la reproduction spontanée ; dans le second, la mollesse spéciale, l'aspect lobulé de la tumeur permettront d'éviter toute erreur.

Il sera parfois plus difficile de ne pas les prendre pour des hernies, surtout s'il s'agit des kystes siégeant dans la partie supérieure de la grande lèvre, et partiellement réductibles. On les distinguera de l'entérocèle par la sonorité et le gargouillement pendant la réduction ; de l'épiplocèle par la consistance, l'absence de transparence qui suffirait même si la tumeur était devenue irréductible. Quand une hernie coexistera avec une hydrocèle enkystée, l'examen détaillé de chaque signe pourra seul permettre le diagnostic. Lorsque l'hydrocèle enkystée est enflammée, le diagnostic avec l'étranglement herniaire est parfois difficile ; d'ordinaire, cependant, le tableau clinique de l'étranglement n'est pas complet dans les cas de kyste enflammé. De plus, aucune de ces tumeurs ne présente de transparence.

Quant au diagnostic de la variété des kystes, il sera relativement facile, si on se souvient qu'ils se divisent en kystes supérieurs et inférieurs.

Les kystes supérieurs, c'est-à-dire siégeant dans la partie supérieure de la grande lèvre, sont les kystes sacculaires, les hygromas de la grande lèvre, les kystes du canal de Nuck, les kystes du ligament rond.

Les *kystes sacculaires* sont plus ou moins directement en relation avec le canal inguinal : leur apparition a été précédée d'une hernie, le malade a souvent porté un bandage.

Les *kystes séreux* (hygromas) occupent en général toute la hauteur de la grande lèvre ; ils sont mal localisés et n'ont aucune relation avec le canal inguinal.

Les *kystes du canal de Nuck*, le plus souvent transparents, ont un pédicule allant vers le canal inguinal ; ils sont nettement limités, fluctuants, peu ou pas réductibles, absolument indolents.

Les *kystes du ligament rond*, qui proviennent toujours de la dégénérescence kystique d'une tumeur solide, ont une consistance inégale, fluctuante par place ; ils ont toujours un pédicule solide se perdant dans le canal inguinal, ils sont mobiles transversalement et non de haut en bas.

Les kystes inférieurs, qui sont presque tous des kystes par rétention, sont cliniquement représentés surtout par les kystes des glandes de Bartholin. Ils siègent à la partie inférieure et moyenne de la grande lèvre, se développent vers sa face interne et ont tendance à se porter vers le vagin. Leur contenu est filant, jaunâtre.

Leur diagnostic est ordinairement très facile. Les caractères physiques que nous venons d'énumérer, leur siège précis suffisent à l'assurer. Cependant, exceptionnellement, on pourrait les confondre avec un épithélioma primitif de la glande de Bartholin, qui ayant le même siège forme une tumeur dure, bosselée, mobile, retentissant rapidement sur les ganglions inguinaux. PEHAM a publié en 1903, à la Société d'Obstétrique et de Gynécologie de Vienne, un cas de ce genre constitué par un épithélioma à cellules cylindriques.

Quant aux kystes sébacés profonds, dermoïdes et wolffiens, ce sont des cas exceptionnels dont habituellement le diagnostic n'a pas été fait : il n'est pas possible encore d'en tracer exactement les conditions.

§ 2. — TUMEURS SOLIDES DE LA GRANDE LÈVRE

Les tumeurs solides de la grande lèvre sont de deux ordres : 1° le molluscum ; 2° les fibromes et fibro-myomes.

A) MOLLUSCUM

On désigne sous le nom de molluscum pendulum un fibrome de la peau et plus particulièrement du derme qui peut se présenter ailleurs qu'aux organes génitaux. Quand il survient chez la femme, il se développe au niveau de la grande lèvre et le plus souvent sur la gauche.

Cette tumeur, qui se montre d'abord sous la forme d'une saillie arrondie, sessile, ne tarde pas, en grossissant, à se pédiculiser ; elle peut prendre alors un volume considérable. Elle est souvent multiple, au niveau de la grande lèvre, et coexiste aussi avec d'autres tumeurs de même nature sur d'autres régions du corps.

A la coupe, le tissu est blanc jaunâtre, plus ou moins serré, et confondu avec le derme de la peau. Au microscope, la tumeur est formée de tissu fibreux à larges mailles, présentant souvent dans le centre une dégénérescence myxomateuse, tandis que la périphérie paraît plutôt formée de tissu fibreux adulte. Le pédicule de la tumeur contient des vaisseaux souvent altérés. Les artères sont sclérosées, les veines et les lymphatiques dilatés, engorgés. Aussi, la circulation y est souvent troublée ; de là, des œdèmes, des tendances au sphacèle, ou bien des dilatations kystiques au sein du tissu néoplasique. On a noté parfois une transformation angiomateuse (LEGUEU et MOREL)[1].

La transformation en sarcome serait aussi possible (PERRIN).

Au point de vue clinique, le molluscum offre l'aspect d'une

[1] LEGUEU et MOREL, *Soc. Obst. Gynéc. et Pédiat. de Paris*, 14 juillet 1904.

tumeur mollasse, ordinairement pédiculée, de là le nom de pendulum, arrondie et allongée, pouvant atteindre un très grand
volume. Sa consistance est ordinairement assez molle, sauf les
cas d'induration inflammatoire. Ils revêtent d'ordinaire la

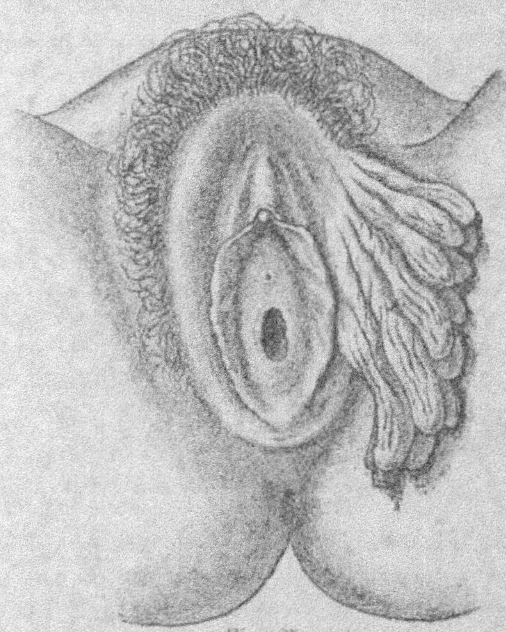

Fig. 25.
Molluscum de la grande lèvre (MARFAN).

forme de sacs mollasses vides, plus ou moins allongés, dont
les parois glissent facilement les unes sur les autres, avec une
peau plissée d'aspect normal, ou quelquefois un peu violacée.
Les poils sont espacés par la distension de la peau.

Autour de la base d'implantation de la tumeur, la peau est
saine et ne présente aucune induration.

La marche est très lente ; ces tumeurs restent longtemps stationnaires et peuvent parfois s'accroître plus rapidement à la
suite d'une grossesse. Quelquefois, l'élongation du pédicule peut

compromettre la circulation et amener du sphacèle (OUILLARD).
On a aussi signalé des ulcérations qui ont produit des hémorragies graves (ZAHAROFF) [1].

Le diagnostic est ordinairement facile : la confusion ne saurait être faite qu'avec l'éléphantiasis, mais la consistance de la
tumeur, l'infiltration étendue autour des néoplasmes permettront de reconnaître cette dernière affection. L'erreur ne pourrait d'ailleurs se faire qu'avec l'éléphantiasis mou.

Le pronostic n'est pas grave. Le traitement consiste dans la
section du pédicule au bistouri, avec suture. L'opération doit
être faite avec l'antisepsie la plus rigoureuse car le développement des lymphatiques rend les accidents inflammatoires plus
redoutables.

B) FIBROMES ET FIBRO-MYOMES

On a décrit dans la grande lèvre d'autres tumeurs solides qui
sont surtout des fibromes et des fibro-myomes, parfois même
des tumeurs myxomateuses.

Les fibromes purs se développent les uns dans le périoste de
l'ischion (cas de BOURGUET, d'Aix et de CHURCHILL), les autres aux
dépens du sac dartoïque de BROCA.

Les fibro-myomes, au contraire, proviennent de l'extrémité
inférieure du ligament rond, ils ont été très bien étudiés dernièrement par GUINARD [2]. En outre des fibro-myomes, on trouve,
dans ce groupe, quelques fibromes et même des lipomes. Ces
tumeurs sont arrondies ou ovalaires, dépassent rarement le
volume d'un œuf, et ne deviennent qu'exceptionnellement très
grosses. Toutes ces tumeurs sont pédiculées. Ce pédicule est
formé tantôt par le ligament rond, tantôt par une bride fibreuse
allant s'y insérer. Elles se développent le plus souvent entre
l'orifice externe du canal inguinal et la grande lèvre, et descendent peu à peu dans celle-ci. Elles peuvent dégénérer, devenir

[1] ZAHAROFF, *Contribution à l'étude du molluscum pendulum de la
vulve.* Thèse de Paris, 1898.

[2] GUINARD, *Tumeurs extra-abdominales du ligament rond.* Revue de
chirurgie, janvier, février, mars 1898.

hémorragiques, kystiques, et même myxomateuses. Elles apparaissent au début de l'âge adulte, siègent plus fréquemment à droite qu'à gauche, sont influencées passagèrement par la menstruation, souvent aggravées par la ménopause. La grossesse les modifie rarement. La tumeur peut être située dans la région inguinale ou dans la grande lèvre.

Celles qui siègent dans la grande lèvre et qui seules nous regardent ici, atteignent quelquefois un volume considérable. Elles sont tantôt dures, tantôt molles, tantôt parfaitement fluctuantes, elles ont une surface lisse, une forme globuleuse ou ellipsoïde, parfois lobulée. Elles sont mobiles, mais peu et transversalement. Elles sont irréductibles et munies à leur partie supérieure d'un pédicule qui pénètre dans le trajet inguinal et s'y perd ; dans quelques cas, ce pédicule n'a pu être cliniquement perçu. Ordinairement indolores, elles deviennent parfois douloureuses et un peu plus grosses pendant les règles. En se développant, elles subissent un mouvement de migration en bas, vers la grande lèvre. Leur développement est très lent, parfois elles deviennent douloureuses, leur volume devient gênant pendant la marche.

Leur forme, leur peu de mobilité, leurs rapports avec le canal inguinal, surtout l'existence du pédicule supérieur, leur migration en bas permettront d'ordinaire de les reconnaître et surtout de les distinguer des hernies inguinales et en particulier des hernies de l'ovaire.

D'un pronostic peu grave, sauf les cas de dégénérescences, elles doivent être traitées par *l'extirpation au bistouri avec suture simple du ligament rond, abandonné ou suturé dans la plaie.*

ARTICLE VII

TUMEURS DES PETITES LÈVRES

Il peut exister, au niveau des petites lèvres, des kystes et des tumeurs solides.

Les kystes beaucoup moins fréquents que ceux des grandes lèvres, sont tantôt des kystes sébacés, tantôt des kystes muqueux provenant des glandes muqueuses ou du tissu conjonctif.

Weber, dans sa thèse, n'avait pu en réunir que 21 cas : nous pouvons y ajouter une observation de Morestin, Soc., Anat. Paris, mai 1902 et une de Prat (15 avril 1903). Ils siègent surtout sur la face interne et dans la partie supérieure de la petite lèvre ; on en a observé aussi au niveau de la fourchette. Leur volume peut varier d'un pois à une orange. La tumeur siège à la base de la petite lèvre, empiétant sur la grande, ou pend à l'extrémité des nymphes qui servent de pédicule. Elle apparaît hors de la fente vulvaire. Ordinairement indolore, elle peut gêner considérablement la marche et le coït. L'évolution de ces kystes est très lente ; leur diagnostic facile. Le traitement consiste dans l'extirpation au bistouri avec réunion primitive.

Les tumeurs solides des petites lèvres sont encore plus rares, ce sont surtout de petits fibromes, peu volumineux.

ARTICLE VIII

TUMEURS DE L'HYMEN

On connaît un certain nombre d'observations de kystes de l'hymen. Décrits pour la première fois par Winckel, étudiés depuis par Piering, Döderlein, Ziegenspeck et Weber à qui nous empruntons ces détails, ils sont, le plus souvent, d'origine congénitale. Ils semblent dus à une invagination épithéliale, au niveau de la soudure des segments latéraux de l'hymen primitif (Schoeffer). Un de ces faits paraît dû à la dilatation kystique de la terminaison des canaux de Gartner (obs. de Mme Ulesko-Stroganova).

Ordinairement médians, ils font saillie tantôt vers la face superficielle, tantôt vers la face vaginale ; ils sont tout petits, le plus gros (Muller) avait le volume d'un grain de raisin. Ils se montrent sous la forme d'un grain jaunâtre, transparent, ou d'une petite poche rosée que l'on découvre par hasard, car ils sont indolores, à moins qu'ils ne compriment l'urètre et gênent la miction.

On les trouve ordinairement grâce à ces accidents. Traités par l'excision, ils guérissent rapidement.

ARTICLE IX

TUMEURS DU CLITORIS

Le clitoris peut être le siège d'un certain nombre de tumeurs, que l'on peut diviser en *bénignes* et *malignes*.

Les tumeurs *bénignes* comprennent des *kystes* et des *tumeurs solides*. Elles ont été étudiées par PERKAM qui a pu en rassembler une vingtaine de cas et plus récemment par LAMBRET[1]. Maurice CAZIN a publié un nouveau cas de kyste au Congrès de Chirurgie 1903 : j'ai, moi-même, il y a quelques années, opéré un cas de kyste hématique.

Les kystes peuvent être *hématiques, dermoïdes* ou par *rétention*. Il existe un seul cas de kyste par rétention (Kyste sébacé?) dû à WINCKEL, cité par KLEBS. Les kystes dermoïdes sont représentés par les deux seules observations de RESINELLI et de FOLET. Dans la première, le kyste était pédiculé, fluctuant, de la grosseur d'une petite poire. Dans la seconde, le kyste gros comme une noisette, de consistance solide, était très douloureux au contact. Dans ces cas, le diagnostic fut fait histologiquement, après l'ablation de la tumeur.

LAMBRET a pu réunir trois cas de kystes hématiques, qui paraissent d'origine traumatique. D'un volume variable, mais assez considérable, ces kystes formaient des tumeurs arrondies, fluctuantes, recouvertes par une muqueuse rouge vif, tantôt épidermisée, tantôt végétante. Ils contenaient un sang ancien, visqueux, rouge sombre, et causaient, par leur poids, de la gêne et de la douleur. L'incision simple, amenant le ratatinement de la poche très élastique est insuffisante et suivie de récidive. L'extirpation est le traitement indiqué.

---

[1] LAMBRET, *Les tumeurs bénignes du clitoris*. Revue de chirurgie, 1898, p. 429.

Les tumeurs solides du clitoris plus fréquentes (32 observations) comprennent surtout des hypertrophies fibreuses, dont la nature histologique est encore mal connue, car la plupart

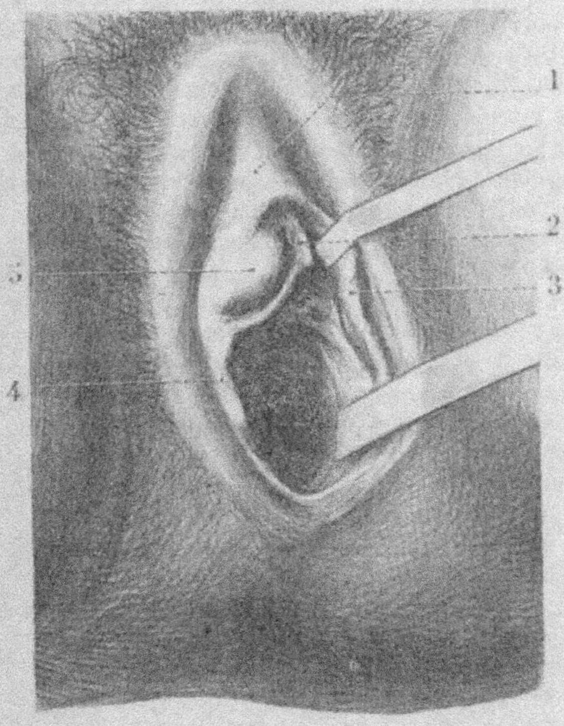

Fig. 26.
Kyste du clitoris.

1, capuchon du clitoris. — 2, clitoris. — 3, petite lèvre gauche. — 4, petite lèvre droite. — 5, kyste hématique de la région clitoridienne.

des observations anciennes manquent d'examen. Elles sont formées par un tissu blanc, lardacé, partagé en lobes, par des cloisons fibro-conjonctives partant de la face profonde de la membrane d'enveloppe. Toujours pédiculisables, elles sont reliées par des rameaux fibreux à la racine du clitoris ou à son ligament suspenseur. Elles s'accompagnent souvent d'eczéma, de végétations, d'hypertrophies partielles, de verrucosités des petites lèvres et des régions environnantes. Ces tumeurs sont de forme variable ; tantôt le clitoris prend l'aspect d'un énorme pénis, tantôt la masse est globuleuse et arrondie. Le capuchon peut s'hypertrophier en même temps. La surface est lisse ou végétante, la consistance solide, parfois rénitente par place. La tumeur est indolore, ne produit de gêne que dans la marche par son poids, ou dans la position assise, mais elle peut amener des pesanteurs pénibles et des douleurs pendant la miction, elle s'ulcère facilement et ses ulcérations sont douloureuses.

L'évolution est ordinairement assez lente, avec des coups de fouet sous l'influence des grossesses. Le pronostic est bénin. Ces tumeurs doivent être enlevées au bistouri. L'opération est rendue facile par leur encapsulement ; il n'y a pas d'hémorragies.

En outre de ces tumeurs, tous les auteurs rapportent plusieurs cas d'enchondromes, parmi lesquels celui de Saxevoar, tumeur grosse comme le poing, pédiculée, en partie calcifiée. Aussi, Pozzi croit que les deux cas d'ossification clitoridienne cités partout, ceux de Bricat et de Bartholin, doivent être aussi considérés comme des chondromes.

Nous ne parlerons pas ici des cancers dont nous avons dit quelques mots au chapitre du cancer de la vulve (voy. p. 114).

ARTICLE X

TUMEURS DE LA RÉGION URÉTRALE

On peut décrire dans la région urétrale de la femme trois groupes différents de tumeurs ; les *tumeurs péri-urétrales*, les *tumeurs et polypes du méat*, et le *prolapsus de la muqueuse urétrale*.

§ 1. — TUMEURS PÉRI-URÉTRALES

Les tumeurs péri-urétrales comprennent des *kystes* et des *tumeurs solides*.

1° **Kystes** — Les kystes péri-urétraux et urétraux paraissent être, en majorité, des kystes par rétention : ils peuvent se développer dans les follicules de Morgagni, les lacunes de Luschka, les glandes de Skene, et même, exceptionnellement, dans les canaux de Gartner. Il est difficile de préciser leur origine ; d'après Weber, ils proviendraient surtout des glandes de Skene.

Ils se développent dans la partie inférieure de l'urètre, et viennent faire saillie à la vulve. Nés quelquefois latéralement, ils peuvent envahir la profondeur du vestibule et de la grande lèvre. Leur volume varie d'une noisette à un œuf d'oie.

Ils sont ordinairement indolores, et on les découvre par hasard. Ils sont profonds et tendent à se développer vers le vagin. Le cathétérisme de l'urètre passe au-dessus d'eux. On les trouve par le toucher vaginal. Ils peuvent amener de la compression urétrale, et par suite des troubles de la miction plus ou moins marqués. Souvent, ils finissent par se rompre dans l'urètre et constituent une fausse urétrocèle.

Leur guérison nécessite ordinairement une intervention : incision avec excision de la paroi, ou extirpation.

2° Tumeurs solides. — Les tumeurs solides péri-urétrales se divisent en *bénignes* ou *malignes*.

Les tumeurs *bénignes* sont ordinairement des fibromes ou des fibro-myomes. Très rares, de cause à peu près inconnue, elles se développent de trente à quarante-cinq ans. Elles naissent ordinairement de la paroi inférieure de l'urètre, les inférieures seules apparaissent du côté de la vulve ; mais la plupart d'entre elles méritent surtout d'être étudiées avec les fibromes vaginaux.

Il en est de même des *tumeurs malignes*, constituées surtout par du sarcome et de l'épithéliome, mais qui ne se montrent à la vulve que lorsqu'elles ont atteint un certain volume. Elles se rapprochent surtout, par leurs caractères, des néoplasmes vaginaux, et doivent, après avoir été signalées ici, être décrites avec les tumeurs du vagin.

§ 2. — TUMEURS POLYPOÏDES DU MÉAT ET DE L'URÈTRE

Les polypes urétraux, signalés pour la première fois par Morgagni en 1751, ont été étudiés, d'abord, en 1814, par Clarke sous

le nom de *vascular tumours*, puis successivement par Petit,
Cooper, Boyer (1825), par Nicoud en 1835 et dans la thèse de
Bavoux, 1845. Verneuil, le premier, les examina histologiquement en 1855 et en affirma la nature papillaire, tandis que,
quelques années après, Richet, dans une leçon clinique en 1892,
et son élève Dupin, dans sa thèse, les décrivaient comme des
hémorrhoïdes de l'urètre. Giraldès, en 1865, avait publié un
cas de polype glandulaire.

Nous pouvons citer encore la thèse de Garnier-Mouron, 1876,
celle de Jondeau, 1888, le travail de Terrillon, voulant à tort
les regarder comme une lésion tuberculeuse : un bon travail de
Troquart (1886) concernant un nouveau cas de polype glandulaire, une clinique de Schwartz en 1889, et enfin les thèses
récentes de Pousier et de H. Perrault (1897), et surtout celle
de Duvergey (Bordeaux, nov. 1902).

1° **Étiologie**. — Les polypes urétraux peuvent se manifester
à tous les âges. Mais, bien qu'il existe un certain nombre de cas
observés chez des petites filles, et quelques autres plus rares
chez des vieilles femmes, c'est surtout à l'âge moyen, entre
vingt et quarante ans, que l'on rencontre cette affection.

Toutes les causes possibles d'irritation et de congestion locales
et répétées peuvent jouer un rôle dans la production de ces
tumeurs. Il faut faire une place à part à la blennorrhagie, dont
l'influence a été mise d'abord en lumière par Schutzenberger
et Guérin, et confirmée par les autres observateurs. Neuberger
a pu trouver des gonocoques dans l'intérieur d'un polype de
l'urètre. Il m'a été donné deux fois de voir se développer des
polypes au cours d'une urétrite blennorrhagique (observations
rapportées par H. Perrault).

La masturbation intra-urétrale et le coït urétral ont été regardés comme pouvant aider au développement de ces néoplasmes. Kuss en a observé un consécutif au coït intra-urétral.

Terrillon avait cru pouvoir considérer cette lésion comme
une manifestation de la tuberculose génitale. Son opinion n'a
pas été confirmée.

2° Anatomie pathologique. — Les polypes de l'urètre peuvent présenter trois variétés anatomiques principales :

a. *Tumeurs glandulaires*. — Elles sont alors constituées par l'hypertrophie des glandules de la paroi inférieure de l'urètre (observations de GIRALDÈS et de TROQUART).

b. *Tumeurs vasculaires*. — Certaines de ces petites tumeurs présentent un développement des vaisseaux tellement exagéré, qu'ils constituent l'élément fondamental du néoplasme. Elles ont été comparées par RICHER à des hémorrhoïdes, par WEIL à des vasa vorticosa, et POZZI les regarde comme un développement anormal du tissu érectile, dans une région qui n'en possède pas normalement. Aussi, quelques auteurs ont pu considérer certaines de ces tumeurs comme de véritables angiomes.

c. *Tumeurs papillaires*. — VERNEUIL croyait que les polypes étaient tous papillaires et il semble résulter des examens histologiques publiés par JONDEAU et PERRAULT que c'est peut-être la la forme la plus fréquente.

DUVERGEY adopte une autre classification beaucoup plus complexe, comprenant cinq groupes de tumeurs, et à laquelle on peut reprocher de grouper ensemble des tumeurs bénignes ordinaires, et des tumeurs malignes telles que certains sarcomes des angio-adéno-lymphomes, etc. Il admet cependant lui aussi que les tumeurs vasculaires et papillaires sont les plus fréquentes. D'ailleurs, il considère ces polypes du méat non comme une entité morbide, mais comme le terme de développement de tumeurs différentes.

Les vaisseaux, éléments prédominants très dilatés et très nombreux, extrêmement flexueux, se dirigent suivant l'axe d'implantation. Ils sont disposés par groupe, possèdent une paroi propre, résistante ou très amincie, surtout vers la périphérie où cette paroi propre peut manquer et où il existe de véritables lacs sanguins.

Un tissu conjonctif adulte entoure les vaisseaux, s'épaississant à mesure qu'il s'éloigne de leur paroi ; il peut être entremêlé de fibres élastiques et former un réseau dans les mailles duquel on trouve une substance intercellulaire, mucoïde et embryonnaire. Çà et là quelques fibres musculaires lisses.

Que les polypes soient douloureux ou non, on n'a pu découvrir aucun nerf dans leur épaisseur ; mais on en a observé dans la base et au point d'implantation.

Quelle que soit leur forme anatomique, ces tumeurs papillaires sont recouvertes par un épithélium pavimenteux stratifié provenant de la muqueuse.

Ils siègent au pourtour du méat, et sont quelquefois sessiles, mais le plus souvent pédiculés. Le pédicule, mince ou étalé en éventail, s'insère sur un point du pourtour du méat, plus souvent à la lèvre inférieure ; il peut aussi s'implanter plus ou moins haut dans l'urètre. Quelquefois, enfin, ce polype du méat peut s'accompagner d'un certain nombre de végétations urétrales plus ou moins multipliées.

3° Symptômes. — La maladie peut quelquefois exister sans aucune douleur et le polype est découvert par hasard. D'autres fois, au contraire, la *douleur* constitue le plus important des signes fonctionnels, quelquefois même le seul. QUÉNU avait même divisé ces polypes en *indolents* et *douloureux*, croyant que les derniers possédaient seuls des éléments nerveux. Or, on n'a jamais trouvé de nerfs dans aucun.

La *douleur* d'abord vague, diffuse, consistant en certaines démangeaisons ou un peu de cuisson, seulement au passage de l'urine, peut parfois être spontanée, très vive, presque constante. Dans ces cas, elle est très exaspérée par le frottement des vêtements, la marche, le coït, la miction. Celle-ci peut être tellement douloureuse que les malades cherchent à l'éviter. Les douleurs sont tantôt localisées, tantôt irradiées à l'hypogastre, aux aines et même à la région lombaire. Elles peuvent entraîner des crises vésicales et même provoquer une hyperesthésie vulvaire qui est une des causes du vaginisme.

A côté de cette douleur, il faut signaler des *troubles de la miction*. Le jet de l'urine est modifié, déformé par la tumeur ; la miction est gênée, difficile. D'autre fois, elle est extrêmement douloureuse, avec un véritable ténesme et des cuissons aussi douloureuses que dans l'urétrite aiguë. Enfin, on a noté aussi des mictions involontaires et, d'autre fois, de la rétention d'urine.

Les *hémorragies* sont constantes, mais peu importantes. La tumeur est si fragile qu'elle s'excorie au frottement et laisse couler quelques gouttes de sang.

Quelle que soit la nature anatomique du néoplasme, les signes physiques sont les mêmes. Le polype se présente sous la forme d'une petite tumeur que l'on ne peut apercevoir qu'après avoir écarté les lèvres. Sur le bord de l'urètre, le plus souvent sur la partie inférieure, on voit une petite masse d'un rouge vif, du volume d'un pois ou d'une lentille, rarement plus grosse, aplatie, arrondie, parfois muriforme. Elle est tantôt sessile, tantôt pédiculée, avec un pédicule parfois très mince, plus souvent membraneux, étalé, et se prolongeant plus ou moins loin, dans l'urètre. Ces polypes sont très friables et saignent au moindre contact. L'examen direct est quelquefois très douloureux, surtout quand il existe des douleurs spontanées et chez les femmes très nerveuses. Ces douleurs provoquent ainsi parfois du spasme du vagin comme une sorte de vaginisme et deviennent un obstacle parfois insurmontable aux rapports génitaux (DUVERGEY).

L'accroissement de ces petites tumeurs est très lent, et, dans beaucoup de cas, la douleur force les malades à se soigner avant que le polype soit très développé.

4° Diagnostic. — Le diagnostic des polypes de l'urètre est très facile, mais à condition que l'examen direct soit pratiqué. Les phénomènes fonctionnels seuls peuvent faire croire à du vaginisme, à de la métrite, à de la cystite. L'examen direct lèvera tous les doutes. L'aspect et les caractères physiques de la tumeur sont pathognomoniques. Tout au plus devra-t-on la distinguer du *prolapsus de la muqueuse urétrale* dont les caractères sont indiqués plus loin.

5° Traitement. — Il faut traiter par l'extirpation les polypes de l'urètre. Quand ils sont tout petits, naissants, on peut les détruire par le thermo-cautère (GUYON).

Si la tumeur est sessile, il faut la soulever avec une pince et inciser largement sa base d'implantation, que l'on cautérisera à l'aide du thermo-cautère, ou bien que l'on recoudra à l'aide d'un point de suture à la soie ou au catgut, qui jouera un rôle hémostatique. Si la tumeur est pédiculée, on sectionnera, aux ciseaux, son pédicule au niveau de l'insertion urétrale. Dans tous les cas, l'extirpation devra être complète et large, car les récidives sont assez fréquentes.

Si les polypes sont multiples, il sera indiqué de les extirper en totalité. Quand ils pénètrent profondément dans l'urètre, il sera parfois nécessaire de pratiquer l'urétrotomie pour pouvoir aller les découvrir. Cette incision urétrale peut se faire soit sur la paroi supérieure, par le procédé de LE DENTU, ou avec décollement sous-symphysien de l'urètre (procédé de LEGUEU) soit en agissant sur la paroi inférieure (procédé de SCHWARTZ). Dans les deux cas, le polype enlevé, le chirurgien devra reconstituer l'urètre et mettre une sonde à demeure.

§ 3. — PROLAPSUS DE LA MUQUEUSE URÉTRALE

Bien qu'il ne s'agisse pas ici d'un néoplasme, le prolapsus de la muqueuse urétrale forme, au niveau du méat, une tuméfaction rouge, qu'il est nécessaire d'étudier sitôt après les polypes du méat. Pozzi croit même que les deux lésions ne sont que les deux étapes d'un même processus.

Étudiés par F. VILLAR en 1888, et surtout par KLEINWACHTER en 1891, ces prolapsus ont été observés, plusieurs fois depuis, par SIMPSON, HERMAN, BLANC, BROCA, POUSSON. Ils ont été bien décrits dans les thèses de A. POURTIER (Paris, 1896) et de CABROL (P.) (Montpellier, 1899).

Cette affection, rare chez la femme adulte, se montre surtout chez les petites filles ou les vieilles femmes. Favorisée par le lymphatisme, cette lésion se produit, d'ordinaire, sous l'influence des efforts répétés, de la toux, des inflammations viscérales ou urétrales ; elle est facilitée aussi par les grossesses multiples. L'urétrite, compagne fréquente de la vulvo-vaginite des petites filles, amène une hypertrophie de la muqueuse qui en facilite, dans les efforts, le décollement et le glissement.

1° Symptômes. — Le prolapsus, d'abord partiel, se manifeste au dehors par une petite tumeur rouge, formant de légers allongements latéraux de la muqueuse. Puis, cette tumeur s'accroît progressivement, et produit, au dehors, une saillie qui, d'abord réductible, devient peu à peu irréductible.

Cette tumeur est charnue, mollasse, son volume varie d'un noyau de cerise à celui d'un œuf de poule. Elle est rouge foncé, lisse, saigne au moindre contact. Elle paraît sessile ; il est facile de voir que son pédicule est arrondi et s'implante au pourtour de l'urètre. L'orifice de ce canal est situé sur la partie saillante de la tumeur, sous la forme d'une fente, parfois difficile à trouver au stylet, au milieu des plis de la muqueuse. Cette petite production est, au début, facilement réductible, souvent, au bout d'un certain temps, elle devient tout à fait irréductible.

Les signes fonctionnels consistent en *douleurs* et en *hémorragies*.

La *douleur*, tantôt très faible, pouvant même tout à fait manquer surtout chez les vieilles femmes, est quelquefois excessivement aiguë. Elle va de la simple démangeaison à une cuisson des plus vives, est spontanée, s'exaspère au frottement et peut gêner considérablement la marche.

Les *hémorragies* sont plus constantes ; tantôt il n'y a qu'un simple suintement, d'autres fois une hémorragie véritable. La tumeur saigne au moindre contact.

Chez des petites filles ces hémorragies ont pu être faussement regardées comme des signes de tentative de viol.

Le prolapsus de la muqueuse s'accroît lentement et sûrement. La muqueuse herniée peut s'ulcérer, s'étrangler et même se sphacéler.

2° Diagnostic. — Ordinairement facile, il se base sur l'aspect de la tumeur qui, dans certains cas, pourrait être confondue avec un polype de l'urètre, et surtout sur la *présence de l'orifice de l'urètre au sommet de sa saillie*. Pour les polypes, au contraire, la tumeur est sur les côtés du méat, et, avec un stylet, on peut facilement circonscrire son pédicule.

La hernie de la vessie à travers l'urètre, étudiée par VANY, est extrêmement rare. Elle se distingue en ce que la tumeur est indépendante du méat à travers lequel elle fait seulement hernie.

3° Traitement. — Le traitement, par des soins de propreté, des lotions astringentes, peut, au début, décongestionner la muqueuse et amener la réduction facile de la tumeur que l'on maintient par un pansement.

Si celle-ci est volumineuse et irréductible il faut l'exciser au bistouri ou au thermo-cautère, en suturant la muqueuse urétrale au pourtour du méat. Auguste Broca fend la tumeur et en réseque séparément les deux parties, après avoir saisi avec un fil de soie la muqueuse au-dessous de la section, ce qui facilite la reconstitution du méat.

SECTION II

LÉSIONS COMMUNES A LA VULVE ET AU VAGIN

Sous ce titre des lésions communes à la vulve et au vagin, nous étudierons : 1° les traumatismes ; 2° le thrombus ; 3° les lésions diverses consécutives aux traumatismes.

ARTICLE PREMIER

TRAUMATISMES DE LA VULVE ET DU VAGIN

Il est absolument impossible d'étudier séparément les traumatismes de la vulve et ceux du vagin, car il est exceptionnel de voir les lésions limitées à l'un ou l'autre de ces organes. Aussi, à vouloir les décrire séparément, on s'exposerait non seulement à des redites inutiles, mais, ce qui est plus grave, à donner une description erronée des faits cliniques.

1° Étiologie. — Les plaies et contusions de la vulve et du vagin se produisent dans des conditions différentes et doivent être étudiées en *dehors de l'accouchement et pendant l'accouchement*.

a. *En dehors de l'accouchement*. — En dehors de l'accouchement, on observe des *accidents du coït*, des *traumatismes accidentels* et des *traumatismes chirurgicaux*.

Les *accidents du coït* sont plus fréquents au moment de la défloration et pendant le viol, mais peuvent s'observer aussi dans un coït consenti, mais brutal.

Pendant la défloration, on a noté des blessures plus ou moins sérieuses de l'hymen ; déchirures marginales, désinsertion de cette membrane, arrachement et rupture plus ou moins complète. Ces déchirures peuvent souvent s'étendre au vestibule et aux petites lèvres.

Ces déchirures de la vulve et du vagin dans le coït sont assez rares. Cependant Neugebauer, dans son mémoire de 1899, a pu en réunir 157 cas, auxquels on peut ajouter les faits de Hoppen-lander, de Bohnstedt, S. Ricciardi, Warman, Löwe, Schlapo-verski (1906), Zikmund (1906), etc. Ordinairement, les accidents sont dus à un coït brutal et impétueux, souvent pratiqué en état d'ivresse ; Warman et Bohnstedt font jouer un rôle plus important à l'impétuosité de la femme qu'à celle du mari. D'ailleurs, ces traumatismes peuvent être favorisés par certaines circonstances telles que la disproportion des organes (exagération des organes masculins, ou petitesse exagérée des organes féminins) par certaine position pendant le coït, par certaines anomalies des organes féminins (malformations du vagin et de la vulve, positions rétrodéviées de l'utérus) par l'état de grossesse ou la puerpéralité, la réplétion du rectum, etc.

Les *traumatismes accidentels* sont assez rares à cause de la protection apportée au vagin et à la vulve par les cuisses et le bassin. On a noté, cependant, des coups de pied, des coups de corne, des morsures, des déchirures produites par un simple traumatisme, des chutes sur un objet pointu (cornes, piquets, etc.). Il faut rapprocher de ces dernières les désordres produits par la pénétration violente ou le séjour prolongé de certains corps étrangers dans le vagin. Telles sont les plaies produites par le brisement des canules de verre, les ulcérations causées par les pessaires oubliés, et aussi les traumatismes résultant des attouchements violents et des tentatives plus ou moins brutales d'avortement.

Il faut aussi réserver une place à part aux plaies et contusions produites par les chutes à califourchon sur des corps étroits ou pointus ; tels que le dossier d'une chaise (Sédillot, Tuffier), le brancard d'une voiture, le rebord d'une baignoire (Velpeau), la barre de séparation de l'impériale des omnibus (Doléris, Tuffier, etc.). Les blessures qui en résultent sont ordinairement des plaies simples ou contuses, dans lesquelles la contusion domine.

Enfin les *traumatismes chirurgicaux* comprennent les déchirures qui peuvent se produire dans le vagin au cours de certaines opérations, comme l'ablation d'un gros polype fibreux, la réduction d'un utérus inversé, certaines dilatations brusques pour combattre le vaginisme, la pression excessive d'une valve, certains débridements, etc.

b. *Au moment de l'accouchement*. — Au moment de l'accouchement, les plaies et déchirures de la vulve et du vagin sont au contraire assez fréquentes. Sans parler des déchirures plus ou moins profondes de la vulve et du périnée, si fréquentes, surtout chez les primipares, on a noté des arrachements et des blessures sérieuses de l'hymen, quand celui-ci existait au moment du travail, soit par suite d'un manque de défloration, soit à la suite d'une cicatrisation de la plaie hyménéale. Dans ces cas, la tête peut dilacérer, arracher l'hymen et les petites lèvres. Il peut exister, aussi, des plaies plus ou moins profondes du vagin, à la suite de la distension exagérée produite par la tête fœtale, ou par le fait de manœuvres obstétricales (versions, forceps, céphalotribes). J'ai même observé, deux fois au moins, des déchirures complètes et latérales de tout le vagin, depuis le col utérin jusqu'à la vulve, et au périnée, à la suite d'applications de forceps violentes et maladroites.

2° **Anatomie pathologique**. — Le siège, la direction, l'étendue, la profondeur des plaies de la vulve et du vagin varient à l'infini avec la nature du corps vulnérant et les conditions du traumatisme. Les plaies vulvaires sont ordinairement fort limitées. Les vaginales, au contraire, peuvent, en outre des parois du vagin, comprendre toute l'épaisseur des cloisons vésico-vaginale ou vagino-rectale, ouvrir le péritoine et même pénétrer plus ou moins profondément dans le tissu cellulaire pelvien.

C'est ordinairement dans certains traumatismes obstétricaux que l'on constate ces graves désordres. Les déchirures du vagin et de la vulve pendant le coït sont très variables. NEUGEBAUER en a décrit 31 variétés, depuis les simples fissures de l'hymen jusqu'aux déchirures des cloisons vésicales et rectales. Dans les deux tiers des cas les lésions portent sur le cul-de-sac postérieur du vagin, rarement sur le cul-de-sac antérieur, parfois sur les culs-de-sac latéraux et alors plus souvent à droite. Sauf dans les viols commis sur des enfants ou des vieilles femmes, les parois vaginales sont rarement blessées et les lésions restent limitées aux culs-de-sac. Rappelons le cas de SINAISKI, dans lequel, une large ouverture allait de la fourchette au rectum, celui de SMOLER-CZOW, qui a observé, lui aussi, une fistule recto-vulvaire, et quelques observations de déchirure du cul-de-sac postérieur par les premiers rapports sexuels. Il faut noter aussi le cas de LWOF dans lequel le cul-de-sac postérieur avait été détaché du col dans toute son étendue.

Enfin, il faut citer le fait communiqué au Congrès de Chirurgie de 1893 par SEVEREANU, dans lequel le pénis, pénétrant au-dessous de la vulve, à travers les tissus du périnée, avait dédoublé la cloison recto-vaginale sur une hauteur de 10 centimètres, et ouvert le rectum.

Ces plaies profondes, ou celles qui résultent des mortifications partielles des parois et des chutes d'eschare, peuvent ouvrir les viscères voisins : de là, des fistules recto et vésico-vaginales.

L'ouverture du cul-de-sac de Douglas peut amener des hernies intestinales et aussi des péritonites septiques. Enfin, la cicatrisation de ces graves traumatismes entraîne souvent des déformations et des atrésies vaginales.

Quant aux contusions vulvo-vaginales, et en particulier celles qui résultent des chutes à califourchon, elles s'accompagnent, en outre des plaies tégumentaires et muqueuses, d'épanchements sanguins interstitiels plus ou moins limités que nous étudierons plus loin (voy. *Thrombus de la vulve et du vagin*).

3° Symptômes. — En dehors des signes physiques, variables avec le siège et l'étendue de la plaie, les traumatismes vulvo-vaginaux présentent deux symptômes importants : l'*hémorragie* et la *douleur*.

L'hémorragie est la règle : elle est extérieure ou intérieure (infiltration dans les tissus) suivant le siège de la plaie. Son abondance est très variable ; parfois insignifiante, elle peut être, dans certains cas, assez grave pour mettre la vie en danger, surtout dans les traumatismes vaginaux profonds occasionnés par le coït. Elle est plus abondante quand la plaie porte sur les tissus érectiles (bulbe et racine du clitoris, petite lèvre). HENLE a même signalé l'existence accidentelle de ce tissu dans l'épaisseur de l'hymen, ce qui explique certaines hémorragies sérieuses dans les déflorations sans gros désordres. Les plaies qui se produisent pendant la grossesse et l'accouchement sont aussi plus hémorragiques, à cause du développement de l'appareil vasculaire dans ces circonstances.

La douleur est extrêmement variable suivant la nature du traumatisme. Parfois légère, elle peut devenir assez vive pour provoquer une syncope, ce qui peut arrêter l'hémorragie. Elle est plus vive quand la plaie se produit en dehors de l'accouchement. Les plaies de la région vulvaire sont aussi plus douloureuses que les autres.

Lorsqu'il ne survient pas de complications septiques, l'évolution de ces plaies est assez simple. Cependant, quelquefois, après leur guérison, il peut exister des sténoses cicatricielles, des fistules vésico-vaginales ou recto-vaginales qui sont parfois fort difficiles à réparer.

4° Diagnostic — Le diagnostic des traumatismes vulvo-vaginaux est ordinairement facile, mais leur examen doit être fait très prudemment et d'une manière soigneusement aseptique. Il peut soulever des questions très importantes de médecine légale, toutes les fois qu'il s'agit d'une tentative de viol réel ou soupçonné, ou même simulé dans un but de chantage.

5° Pronostic. — Le pronostic de ces plaies est très variable, suivant l'étendue, la profondeur de la plaie, l'existence des blessures des organes voisins (vulve, vessie), l'ouverture du péritoine, etc.

Les hémorragies qui les accompagnent ne présentent de gravité très réelle qu'en l'absence de soins appropriés.

Enfin, des complications inflammatoires et septiques sont surtout à redouter dans les déchirures obstétricales, principalement quand il existe dans l'appareil génital des causes d'infection et des plaies graves ayant ouvert le péritoine, le rectum ou la vessie. Elles sont à craindre particulièrement avec des soins négligés et des pansements insuffisamment aseptiques.

6° Traitement. — Le traitement des traumatismes de la vulve et du vagin ne présente rien de particulier. Après avoir assuré l'hémostase par la compression, la forcipressure à demeure ou la ligature, suivant les cas, il faut désinfecter soigneusement tout le foyer traumatique et restaurer immédiatement la plaie, à l'aide de la suture, pour obtenir une réunion primitive. Dans certains cas, il sera nécessaire de régulariser les lambeaux, ou de réduire les organes herniés. Souvent, les traumatismes produits par le coït ont été guéris par un simple bourrage du vagin à la gaze après arrêt de l'hémorragie.

Pendant tout le temps de la cicatrisation, il faut faire un tamponnement lâche du vagin, assurer l'asepsie de la plaie et de la région, et maintenir le pansement avec un bandage en T.

ARTICLE II

THROMBUS DE LA VULVE ET DU VAGIN

Le thrombus, encore appelé hématome ou hématocèle de la vulve et du vagin, est un épanchement sanguin infiltré ou collecté dans le tissu cellulaire de la vulve et du vagin.

Signalé et observé par DENEUX et VELPEAU, il a été étudié surtout par les accoucheurs ; cependant, on trouve aussi quelques travaux sur le thrombus traumatique et, en particulier, le mémoire récent de TUFFIER et LÉVY [1].

1° Étiologie. — Le thrombus est *puerpéral* ou *traumatique*; ce dernier plus rare.

[1] Tuffier et Lévy, *Semaine médicale*, 1895, p. 277.

2) Le *thrombus puerpéral*, de beaucoup le plus fréquent, s'observe quelquefois pendant la grossesse, ordinairement pendant le travail, souvent après la délivrance. Les causes *prédisposantes* sont les modifications du sang et le développement considérable de tout l'appareil vasculaire de la région sous l'influence de la grossesse, et surtout l'existence de varices de la vulve et du vagin. On a noté aussi l'étroitesse de la vulve et du vagin, les déformations du bassin, l'hémophilie et la multiparité. Les causes *occasionnelles* sont : pendant la grossesse, les violences extérieures, un coït intempestif et brutal, quelquefois un simple effort (toux, rire, défécation, etc.) ; au moment de l'accouchement, les violences et les manœuvres exercées sur la vulve, parfois même un toucher brutal ou trop répété, le volume exagéré de la tête fœtale amenant le décollement du vagin, les efforts excessifs d'expulsion et la lenteur du travail, les interventions obstétricales et, en particulier, les applications du forceps.

3) Le *thrombus traumatique* peut être dû à des accidents variés, coups de pied, coups de corne (ROMAIN), rapports sexuels exagérés (DUPLAY, TAIT). Les plus curieux sont ceux qui sont produits par des chutes à califourchon sur un objet étroit ou pointu, déjà étudiés à propos des plaies vulvo-vaginales. Dans ce dernier cas, le mécanisme est très différent ; l'hématome, au lieu d'être produit directement par le corps vulnérant déchirant les vaisseaux, semble dû à l'écrasement des vaisseaux vulvaires, et du bulbe érectile du vagin contre l'arcade ischio-pubienne (TUFFIER).

2° Anatomie pathologique — Le *volume* de la tumeur varie de celui d'un œuf de poule à celui d'une tête d'adulte : les thrombus puerpéraux sont ordinairement plus gros que les traumatiques.

Le *contenu* est formé de caillots noirâtres plus ou moins foncés, et plus ou moins altérés.

Le *siège* de la tumeur est variable et, à ce point de vue, le thrombus a été divisé par HERVIEUX en quatre variétés :

1° Le *thrombus vulvaire* qui siège ordinairement dans une grande lèvre et plus souvent à droite, rarement dans les petites lèvres. La grande lèvre distendue forme une tumeur plus ou moins volumineuse, dont la paroi interne est plus mince et porte souvent une petite plaie dans les cas traumatiques ;

2° Le *thrombus périnéal* qui se divise en superficiel et profond. Le premier fuse vers le mont de Vénus, la paroi abdominale et les régions inguinales ; quelquefois vers la fesse. Le profond, plus rare, gagne les fosses iliaques, le sacrum, les lombes, et ne s'observe guère que dans la puerpéralité ;

3° Le *thrombus vaginal* se répand dans le tissu cellulaire périvaginal. Il occupe surtout les parois latérales et postérieures, rarement l'antérieure ;

4° Le *thrombus abdominal* comprend celui qui siège au-dessus du releveur de l'anus ; il fuserait le long des ligaments larges, infiltrant la paroi abdominale postérieure jusqu'au diaphragme. Cette forme, très rare, ne s'observe pas en dehors de l'accouchement.

Le sang, ordinairement d'origine veineuse, provient aussi, parfois, des artères. L'hématome peut se produire sans lésion des gros vaisseaux, par suintement en nappe de petits vaisseaux à la surface du foyer. La préexistence de varices n'est pas absolument nécessaire ; leur importance a été exagérée. Dans les thrombus puerpéraux, l'épanchement se produit par la déchirure des vaisseaux résultant du décollement des plans mobiles superficiels glissant sur les plans profonds.

3° **Symptômes**. — Le premier symptôme est la *douleur*, extrêmement variable suivant les cas. Dans les thrombus puerpéraux, il peut arriver que la douleur soit peu accusée, et ne soit pas distinguée au milieu de celles de l'accouchement ; mais, la plupart du temps, elle est vive. Dans les hématomes traumatiques, d'ordinaire elle est violente, très subite, aiguë, allant même jusqu'à la syncope, ce qui peut aider à arrêter l'hémorragie, parfois gravative, profonde. D'autres fois, à la première douleur s'ajoute une sensation de distension produite par la tumeur. Cette douleur peut s'irradier, à l'hypogastre, aux aines, aux cuisses, aux lombes, etc. Elle précède souvent l'apparition de la tumeur, et d'autres fois l'accompagne.

Dans les cas traumatiques, on peut observer une hémorragie plus ou moins considérable au dehors, capable même d'acquérir une véritable gravité.

Localement, on voit des *ecchymoses* plus ou moins étendues, recouvrant la tumeur et pouvant s'irradier au mont de Vénus, aux aines, au périnée, à la paroi abdominale, et cela suivant les différents sièges du thrombus.

La *tumeur*, ordinairement arrondie, de forme variable, présente aussi de grandes variétés de volume, suivant le siège et l'abondance de l'épanchement. De consistance molle et franchement fluctuante au début, elle ne tarde pas, d'ordinaire, à devenir dure, résistante, plus ou moins élastique. Elle est toujours absolument irréductible. Quand la collection se porte vers le rectum, elle peut occasionner des épreintes, du ténesme, des fausses envies. Si, au contraire, elle se forme vers la paroi vaginale antérieure, elle peut, par compression de l'urètre, amener de la rétention d'urine.

Cette tumeur est ordinairement violacée, noirâtre, surtout dans les points où elle est recouverte par la muqueuse, quelquefois elle présente aussi, au palper, de la crépitation sanguine.

4° Marche, terminaison. — L'hémorragie s'arrête au bout de quelques heures, et alors se forme la tumeur qui atteint son maximum rapidement. Peu à peu, la douleur diminue et disparaît et la tumeur reste stationnaire pendant quelques jours.

Elle se termine :

1° Par *résolution ;* terminaison la plus favorable, qui est plus facile à obtenir quand le sang est diffusé que lorsqu'il est collecté. On voit, peu à peu, la partie liquide se résorber, puis les caillots diminuent et disparaissent graduellement, laissant parfois un petit noyau induré très long à s'effacer complètement. Enfin, dans certains cas, la tumeur se transforme en un véritable kyste hématique durable.

2° Par *rupture ;* celle-ci se fait ordinairement du côté de la muqueuse, elle est le résultat de la distension progressive de la poche ; elle est souvent préparée par le traumatisme étiologique qui a laissé une petite plaie ou une fissure. Cette rupture s'accompagne toujours d'une hémorragie plus ou moins abondante, parfois grave, exceptionnellement mortelle.

3° Par *suppuration*; c'est une terminaison assez fréquente, quand, soit par le traumatisme initial, soit autrement, des germes pyogènes ont pénétré dans l'épanchement. La tumeur devient alors douloureuse, chaude, tendue et la fièvre s'allume. L'ouverture de l'abcès, spontanée ou provoquée, donne issue à un liquide épais, de couleur chocolat, contenant toujours des débris de caillots. Elle s'accompagne quelquefois d'une hémorragie abondante. Cette suppuration peut donner naissance à des phlegmons plus ou moins étendus et être l'origine d'accidents septicémiques parfois très graves, même mortels, surtout dans l'état puerpéral.

4° Par *gangrène*, résultat ordinaire de la distension excessive de la poche. Elle peut entraîner des hémorragies graves, et constitue une terminaison du thrombus qui ne s'observe guère que dans l'état puerpéral.

5° Diagnostic. — Le diagnostic est ordinairement facile. Dans le cas de *thrombus vulvaire*, les conditions de formation de la tumeur, l'ecchymose qui l'accompagne, la rapidité de son évolution, l'existence de varices, l'irréductibilité de la tumeur, l'hémorragie, empêchent de la confondre avec la hernie labiale, même étranglée. Si, au contraire, l'hématome est *vaginal*, l'existence d'une tumeur molle, pâteuse, lisse, plus ou moins diffuse, la couleur violacée de la muqueuse qui la recouvre, la rapidité de sa formation en rendent le diagnostic très aisé. Si le thrombus est pédiculisé, le diagnostic peut être plus difficile.

6° Pronostic. — Le pronostic est subordonné au volume de la tumeur, à l'abondance de l'hémorragie, à la nature des complications. D'habitude, le thrombus traumatique est peu grave. Celui qui se produit pendant la puerpéralité, est plus sérieux; il donne plus souvent naissance à des hémorragies primitives ou secondaires importantes, et à des accidents septiques.

7° Traitement. — On peut, pendant la grossesse, chez les femmes très variqueuses, prévenir la formation du thrombus, à l'aide de ceintures, du repos dans les derniers mois, et en évitant la constipation et les efforts. Si cependant il se produit, il est indiqué de temporiser, à moins de menaces de rupture. Quand il se forme pendant le travail, il faut terminer le plus rapidement possible l'accouchement, surtout au forceps.

Après la délivrance et dans tous les thrombus traumatiques, il faut n'intervenir que si on ne peut espérer la résolution ; et l'on doit la rechercher à l'aide de la compression, d'application de compresses froides et de l'immobilité.

Quand la tumeur est volumineuse, qu'elle n'a pas chance de se résorber ou menace de se rompre, il faut l'inciser, enlever les caillots, assurer l'hémostase, et fermer la poche à l'aide de sutures profondes et superficielles, sans drainage, si l'asepsie est suffisante.

Dans les thrombus enflammés ou sphacélés, on devra aussi inciser largement, désinfecter énergiquement la cavité avec du sublimé ou de l'acide phénique et tamponner à la gaze ou drainer.

Quand il existe de vastes phlegmons, il faut drainer largement et assurer l'écoulement du pus à l'aide de contre-ouvertures.

ARTICLE III

LÉSIONS CONSÉCUTIVES AUX TRAUMATISMES

Nous comprendrons sous ce titre : 1° les *déchirures du périnée* ; 2° les *rétrécissements acquis de la vulve et du vagin*.

§ 1. — DÉCHIRURES DU PÉRINÉE

On désigne, sous ce nom, les solutions de continuité du plancher fibro-musculaire qui forme le diaphragme inférieur du bassin. Ce diaphragme, vu de l'intérieur, a l'aspect d'un entonnoir largement évasé, constitué principalement par le muscle releveur de l'anus. Vu du dehors, il se présente sous la forme d'une sorte de pyramide quadrangulaire, dont la base occupe

l'espace qui sépare la fourchette de l'anus, et est formée, au-
dessus de la peau et du tissu cellulaire sous-cutané, par l'intri-
cation des fibres des muscles constricteurs de la vulve, sphincter
externe de l'anus et transverse du périnée. Cette masse musculaire se prolonge, en s'effilant en forme de coin, entre le rectum
et le vagin, jusqu'au point où passe sur la face postérieure du
vagin, le faisceau du releveur de l'anus si bien mis en lumière
par le professeur Farabeur. Elle forme un véritable soutien pour
tout l'appareil génital.

1° **Étiologie.** — Les déchirures du périnée sont produites
ordinairement par l'*accouchement* et beaucoup plus rarement par
des *traumatismes* extérieurs.

Au moment de l'*accouchement*, elles sont dues tantôt à l'accouchement *spontané*, tantôt à des *manœuvres obstétricales*.
Parmi *les premières*, certaines d'entre elles peuvent être évitées
par un accoucheur attentif : ce sont celles qui succèdent à des
contractions trop violentes, à une précipitation trop grande du
travail, à un manque de surveillance au moment de l'expulsion
fœtale. D'autres sont inévitables et sont dues à certaines causes
existant soit du côté de la mère, soit du côté de l'enfant. Du
côté de la *mère*, ce sont : l'étroitesse exagérée de la vulve et de
l'arcade pubienne, certaines déformations du bassin, une insuffisance d'élasticité des parties molles qui se rencontre chez
quelques primipares, et, en particulier, chez les primipares
âgées, et qui peut être exagérée encore par des lésions spéciales,
et surtout par des lésions syphilitiques. Du côté de *l'enfant*, il
faut noter le volume excessif de la tête, la position postérieure
non réduite, etc.

Les déchirures qui proviennent des *manœuvres obstétricales*
paraissent le plus souvent résulter de fautes opératoires, comme
des applications de forceps mal faites, l'introduction trop hâtive
de la main dans le vagin dans la version, etc., d'autres fois,
elles proviennent d'un défaut d'instrumentation, ou bien de
lésions préexistantes des tissus.

Le mécanisme de ces lésions n'est pas toujours identique.
Tantôt, au moment de l'extrême distension, la muqueuse vulvaire

cédé au niveau de l'hymen (Budin) et cette déchirure, jouant, selon Pajot, le rôle du coup de ciseau du commis de nouveauté qui veut déchirer une étoffe, s'étend plus ou moins profondément. Mais, le plus souvent, ce sont les tissus profonds, les muscles qui cèdent les premiers, entraînant la déchirure des membranes de revêtement, muqueuse ou peau (Pozzi, Olshausen, Kelly, etc.). Il peut même arriver que la déchirure ne porte que sur les tissus musculaires (déchirures interstitielles), laissant la peau et la muqueuse intactes. Il en résulte un affaiblissement du périnée, un manque physiologique qui joue un rôle important dans la pathogénie des prolapsus génitaux. Enfin, très rarement, on observe des déchirures centrales du périnée, n'entraînant que secondairement des lésions de la vulve et du vagin.

Les déchirures *traumatiques* du périnée sont très rares, elles sont dues à des coups de corne, des coups de fourche, des chutes à califourchon sur un objet aigu, etc.

2° Anatomie pathologique. — Cette description s'applique uniquement aux déchirures anciennes cicatrisées. Elles se divisent en *incomplètes* et *complètes*.

a. *Les déchirures incomplètes* sont celles qui n'entament que la partie postérieure de la vulve, sans atteindre le sphincter anal. Certaines d'entre elles, tout à fait superficielles, se bornent à la fourchette, les autres pénètrent, plus ou moins profondément, dans le périnée musculaire. Ces déchirures ne sont pas absolument médianes, elles siègent tantôt à droite, tantôt à gauche de la colonne postérieure du vagin. Quelquefois la terminaison de cette colonne postérieure semble tranchée par une déchirure transversale. Dans tous ces cas, la vulve paraît allongée, grâce à l'élargissement de sa commissure postérieure. On trouve, à la fourchette, une surface cicatricielle plus ou moins étendue, plus ou moins lisse, au-dessus de laquelle la muqueuse vaginale fait saillie. Très souvent, ces lésions s'accompagnent de cystocèle, d'un début d'abaissement utérin et de rectocèle.

b. *Les déchirures complètes* se divisent en deux variétés, déchirures *complètes simples* et *déchirures totales*. Dans les premières, la lésion fait seulement communiquer la vulve avec l'anus sans

entamer la cloison recto-vaginale. Dans ce cas, la vulve et l'anus
sont réunis et forment une sorte de cloaque sur le bord postérieur duquel on observe souvent des plis rayonnés et des bourrelets hémorroïdaux. La muqueuse rectale se distingue de la

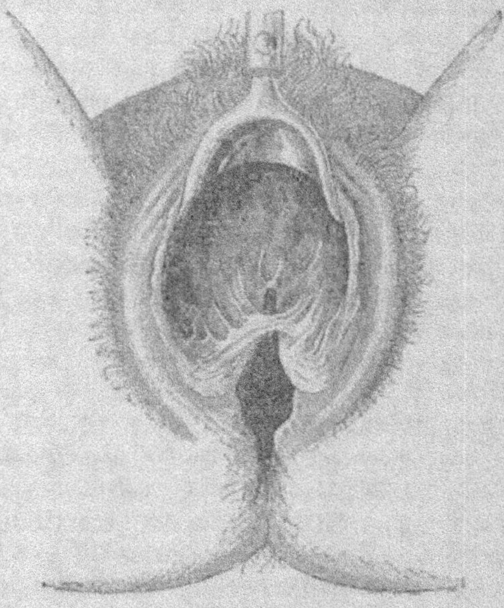

Fig. 27.
Déchirure complète du périnée et d'une partie de la cloison
recto-vaginale.

vaginale par sa couleur rouge foncé. Sur les côtés de la partie
anale, on voit souvent deux petites dépressions latérales qui
correspondent aux extrémités du sphincter déchiré. A la partie
postérieure se trouve le rebord libre, arrondi ou en ogive, parfois avec des lambeaux irréguliers, de la cloison recto-vaginale.
Dans les *déchirures totales* on trouve, en outre des lésions précédentes, une fente plus ou moins élevée de la cloison recto-vaginale, tantôt ogivale, quelquefois bifide, pouvant parfois remonter
jusqu'au voisinage du col. Les bords de cette fente sont écartés
et attirés en haut par la contraction du releveur de l'anus. Par-

fois aussi, ils sont en partie réunis par des brides cicatricielles plus ou moins irrégulières.

Exceptionnellement, on peut observer des déchirures centrales sans lésions vulvaires.

Le plus souvent, surtout si elles sont anciennes, ces déchirures se compliquent de métrites et de prolapsus génitaux plus ou moins accentués. En outre, dans les déchirures complètes, on peut observer des lésions du col, des fistules vésico-vaginales, parfois aussi des fistules recto-vaginales.

2° **Symptômes**. — Les signes fonctionnels varient avec l'importance de la déchirure, et aussi son ancienneté.

Les déchirures incomplètes, n'ont pas de signes particuliers. Ceux qu'on leur décrit d'ordinaire : la sensation de pesanteur au périnée, la béance vulvaire, l'inaptitude à l'effort et à la fatigue, ne sont que les premiers symptômes du prolapsus génital dont ces lésions constituent un des facteurs les plus importants, par suite du trouble apporté à la statique utérine par l'insuffisance ou l'absence du soutien périnéal.

Dans les ruptures complètes indépendamment de ces troubles de statique, il y a incontinence des gaz et des matières intestinales liquides. Ce n'est que dans les cas de déchirure élevée de la cloison recto-vaginale, qu'il y a incontinence absolue et perte des matières solides. Cependant quelques malades, avec des déchirures qui semblent considérables, peuvent, s'il y a quelques fibres musculaires conservées, retenir au repos horizontal, les matières liquides et même les gaz.

Le prolapsus génital peut être considéré comme la conséquence habituelle de la déchirure, dans un temps variable. Il n'est ni rapide d'ordinaire, ni fatal, et sa production n'est pas toujours en rapport absolu avec l'étendue de la déchirure, comme nous le verrons à l'étude des prolapsus (voy. p.   ). En outre des conditions mécaniques, il faut, pour les produire, des troubles spéciaux de la nutrition des tissus.

3° **Diagnostic**. — L'examen direct, à la vue, au toucher et au spéculum, permet seul de faire le diagnostic, par la constatation des signes physiques ou plutôt des lésions décrites à l'anatomie pathologique avec leurs variétés. Cependant, le toucher seul permet de reconnaître l'insuffisance périnéale provoquée par la *déchirure interstitielle*, alors que les revêtements muqueux et cutanés sont conservés. Le doigt introduit dans le vagin déprime la paroi postérieure facilement, sans éprouver la résistance musculaire élastique ordinaire. Le toucher vagino-rectal permet de voir que le corps périnéal est réduit aux téguments qui glissent l'un sur l'autre : les plans musculaires n'existent plus.

4° **Pronostic**. — Les déchirures complètes forment, grâce à la perte des gaz et des matières, une infirmité très pénible pour les malades. Mais, en dehors de ce cas extrême, la déchirure est toujours, qu'elle soit complète ou incomplète, une lésion sérieuse à cause des conséquences qu'elle entraîne : endométrite, et surtout prolapsus génital. Les femmes qui en sont atteintes deviennent par ce fait impropres à tout travail.

5° **Traitement**. — Bien que la description qui précède ne concerne que les déchirures anciennes, nous devons nous occuper du traitement des déchirures récentes, quand cela ne serait qu'à titre de traitement prophylactique des anciennes.

A. Déchirures récentes. — Les déchirures récentes très superficielles, n'intéressant guère que la muqueuse, peuvent être abandonnées à elles-mêmes, en maintenant les malades les jambes rapprochées ou bien en réunissant les bords de la plaie à l'aide de serres fines. Mais, dès qu'elles sont un peu plus importantes, il ne faut pas compter sur une réparation spontanée. La question de savoir s'il faut en pratiquer la réunion immédiate a été longtemps controversée. Après les succès de Dieffenbach et la conquête de l'antisepsie, tous les chirurgiens et les accoucheurs sont unanimes, aujourd'hui, à conseiller la *suture immédiate* des déchirures périnéales quelles que soient l'étendue et la gravité de la lésion, sauf dans les cas d'épuisement absolu de la malade. A ce moment, qui va depuis l'instant même de la délivrance jusqu'à quelques heures après, les surfaces ne sont ni écartées ni déformées, la réparation peut se faire sans excision ni avivement, et cette manière d'agir ne présente que des avantages.

Il faudra donc désinfecter soigneusement la plaie, régulariser les lambeaux, s'ils sont par trop déchiquetés, et suturer la plaie, soit à l'aide de sutures en surjet, au catgut, à plusieurs plans superposés; soit avec des points séparés au crin de Florence ou au fil d'argent. Il sera avantageux de placer les points un peu loin des bords de la plaie, pour saisir les moignons musculaires et en obtenir le rapprochement et la réunion. Cette suture, un peu douloureuse, peut être facilitée par l'anesthésie locale à la cocaïne; elle nécessitera rarement l'anesthésie générale. La malade devra être tenue immobilisée au lit, les jambes réunies, pendant quinze jours au moins, avec des lavages antiseptiques du vagin et de la vulve. Les fils doivent être retirés entre le septième et le douzième jour.

Si l'intervention immédiate n'a pu avoir lieu, faut-il intervenir dans les quelques jours qui suivent pendant la période de bourgeonnement? Vaut-il mieux, au contraire, laisser cicatriser la déchirure, et tenter plus tard une véritable périnéorraphie? Les avis sont partagés. Certains chirurgiens, à l'imitation du professeur VERNEUIL, ont pu réussir cette *réunion immédiate secondaire*, dans laquelle la réunion est tentée après grattage des bourgeons charnus. D'autres, avec TRÉLAT, HEYDENREICH, POZZI, préfèrent attendre la cicatrisation, et agir sur des tissus plus solides, et mieux décongestionnés. Les deux manières de faire ont fourni chacune un certain nombre de succès.

B. DÉCHIRURES ANCIENNES. — Les *déchirures anciennes* donnent lieu à des indications opératoires différentes suivant qu'elles sont *incomplètes* ou *complètes*.

Les déchirures *incomplètes* ne donnent lieu à aucun signe clinique par elles-mêmes et ne se révèlent que par les premiers symptômes des prolapsus qui en sont ordinairement la conséquence. Ce sont donc ces signes du prolapsus qui sont les seuls signes fonctionnels nécessitant un traitement. La réparation de la déchirure incomplète n'est donc qu'une partie du traitement complexe des prolapsus génitaux. Aussi renverrons-nous à l'étude du *traitement des prolapsus* ceux des procédés de périnéorraphie qui sont mis en usage pour réparer ces déchirures incomplètes.

Les déchirures périnéales *complètes*, qui constituent une véritable infirmité, par suite de la perte des gaz et des matières liquides, nécessitent, par elles-mêmes, un traitement avant d'avoir donné naissance aux troubles de la statique utérine. Aussi devons-nous étudier ici les procédés de périnéorraphie qui s'adressent aux déchirures complètes.

C. PROCÉDÉS OPÉRATOIRES. — Quelle que soit l'étendue des lésions, qu'il s'agisse de déchirures complètes ou incomplètes, tous les procédés de périnéorraphie dérivent de deux méthodes, les périnéorraphies *par avivement* et les périnéorraphies par *autoplastie*. Dans les premiers procédés, on enlève une partie de la muqueuse vulvo-vaginale pour avoir des surfaces cruentées susceptibles de se réunir. Dans le second groupe d'opérations, on dédouble plus ou moins complètement la cloison ou ses restes, et l'on utilise, pour les rapprocher et les souder, les lambeaux ainsi créés.

Enfin, dans ces dernières années, certains chirurgiens ont ajouté, à la réfection du périnée, la suture des muscles releveurs de l'anus. Mais ces opérations ont été surtout pratiquées dans les déchirures incomplètes du périnée avec prolapsus. Nous les décrirons donc en étudiant le traitement du prolapsus (voy. *Prolapsus*).

Quelle que soit la méthode, le nombre de procédés opératoires est très considérable et ce nombre même démontre que l'opération rencontre de véritables difficultés.

Il faut, en effet, reconstituer un corps périnéal solide, résistant, musculaire, assurer la réunion de la muqueuse vaginale, et, chose plus difficile encore, obtenir la fermeture complète de la cavité intestinale, dont l'ouverture est l'origine de tous les symptômes pénibles de la déchirure complète.

Nous ne pouvons ici décrire tous les nombreux procédés de périnéorraphie, tels que ceux de DIEFFENBACH, LANGENBECK, DE-

MARQUAY, RICHET, LE FOUR, etc., nous nous bornerons à donner ceux qui nous paraissent les plus usités ou les meilleurs.

a. *Procédé de Simon-Hégar.* — Le procédé de SIMON-HÉGAR a pour but de faire un avivement reproduisant à peu près la forme qu'avait la plaie au moment de la déchirure. L'avivement a été comparé à un papillon les ailes déployées, dont le corps répondrait à la partie médiane de la cloison, et les ailes aux régions péri-anales et à la partie inférieure des grandes et petites lèvres. La partie moyenne de cet avivement est surmontée d'un petit triangle d'un centimètre environ empiétant sur la paroi vaginale. La hauteur totale de cette partie moyenne, y compris le petit triangle vaginal, doit être environ de 2 centimètres et demi, et aller en arrière jusque sur le bord extrême de la face antérieure de la cloison. Les avivements latéraux auront en tout 3 ou 4 centimètres, ainsi que l'indique la figure ci-jointe (AB, A'B'). Les points A, A' unis ensemble formeront la fourchette de la vulve nouvelle, et la réunion des lignes AB, A'B', le nouveau raphé périnéal.

Les points B et B' ne doivent être placés ni trop en avant ni trop en dehors, mais au voisinage du bord antérieur de l'anus.

Pour réunir cet avivement on emploie trois rangées de sutures qui sont placées ainsi que l'indique la figure, du côté du vagin, du côté du rectum et à la peau. On place d'abord les fils vaginaux, que l'on serre habituellement les premiers, en ayant soin de ne pas saisir, avec chaque fil, une trop grande masse de tissu afin de mieux assurer l'affrontement des surfaces. La suture du petit triangle *x*, a pour résultat de faciliter le glissement des parties latérales et donne une plus grande solidité à la paroi recto-vaginale. Après avoir placé les fils vaginaux, on place et on serre les fils rectaux dont les chefs, après avoir été serrés, pendront dans le rectum. Aussi faut-il employer, pour cette partie de la suture, plutôt des fils de catgut ou de soie fine, que des fils d'argent ou du crin de Florence dont on se sert pour la suture vaginale et pour les fils périnéaux. Ceux-ci sont passés en dernier lieu et doivent être enfoncés profondément, étreignant toute l'épaisseur des surfaces latérales avivées.

Ils sont serrés assez fortement, de façon à assurer l'affrontement des surfaces, en évitant ce que l'on appelle des *points morts*, c'est-à-dire des espaces où les parois avivées ne sont pas exactement appliquées les unes contre les autres et dans lesquels les liquides peuvent s'accumuler.

Les inconvénients de ce procédé, sont : la difficulté de bien

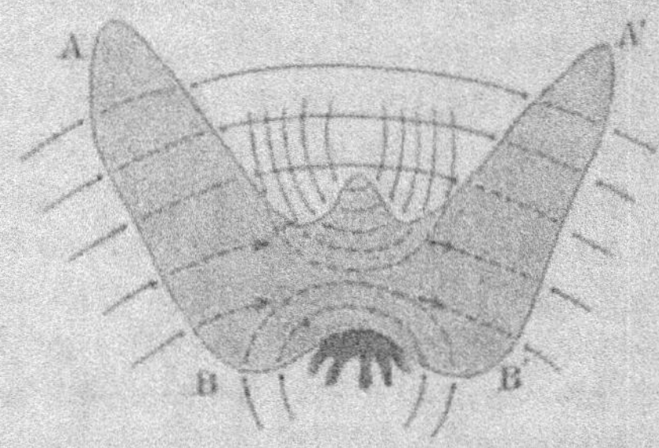

Fig. 28.
Périnéorraphie : Procédé de Simon-Hégar.

placer les trois plans de suture, et aussi la présence des sutures intra-rectales. Celles-ci, en effet, malgré tous les soins, sont susceptibles de s'infecter et sont habituellement mal tolérées par les malades.

C'est pour éviter ces difficultés que certains auteurs ont inventé de nouveaux procédés de suture. Hildebrand, Heppner (suture en huit de chiffre), ont cherché à assurer un affrontement plus parfait que celui des sutures ordinaires, avec des moyens un peu plus compliqués.

Lauenstein à l'aide de sutures sous-muqueuses, difficiles à bien placer, s'efforce d'éviter l'infection des fils par les sécrétions des muqueuses rectales ou vaginales.

b. *Procédé de Martin*. — Le procédé de Martin, qui se rapproche du précédent, est d'une application beaucoup plus facile. Comme dans celui de Simon-Hégar, il conserve l'avivement triangulaire à peu près semblable au précédent. Mais, au lieu des trois rangées de suture, il réunit les surfaces avivées par un surjet au catgut, à étages superposés. Le surjet initial, qui part de l'angle supérieur de la plaie, ferme la déchirure de la cloison recto-va-

ginale par des points qui comprennent toute l'épaisseur de la
cloison avivée et pénètrent dans la cavité rectale. L'intestin fermé jusqu'au niveau de l'anus, il fait un second étage de sutures,
en surjet de bas en haut, rapprochant la plus grande partie des
surfaces avivées. Un autre surjet est placé encore, s'il est nécessaire, pour terminer cet affrontement, et on réunit ensuite la
muqueuse vaginale et la peau.

Ce procédé, très simple comme appplication, excellent comme

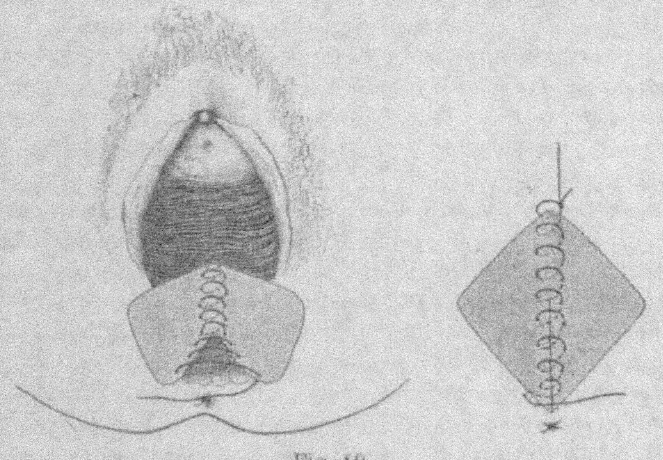

Fig. 19.

Déchirure complète du périnée. Périnéorraphie. Procédé de MARTIN.

1, étage le plus profond de la suture. — 2, passage de l'étage profond
au second étage.

affrontement, présente encore l'inconvénient des sutures rectales
dont l'infection est si facile.

Déjà, dès 1862, VERNEUIL avait signalé cette facilité de l'infection des sutures périnéales par l'intermédiaire des fils rectaux,
la désinfection du rectum étant impossible. Aussi, dans le procédé de VERNEUIL, et dans celui de TRÉLAT, les sutures rectales
sont évitées et l'affrontement est uniquement assuré par des sutures vaginales et périnéales.

e. *Procédé d'Emmet.* — Dans le même ordre d'idées, et plus

simplement encore, le procédé d'Emmet, qui n'est que le perfec-
tionnement de celui de Marion Sims, réussit à fermer la plaie
d'avivement à l'aide d'un seul plan de sutures. Ce procédé a été
vulgarisé en France par Jules Hue de Rouen et très favorable-
ment accueilli.

L'avivement est à peu près semblable aux précédents. Il comprend deux triangles latéraux dont la base est à la peau et va
des parties latérales de l'anus, au niveau des extrémités divisées
du sphincter, jusqu'au quart inférieur de la grande lèvre, et dont
les sommets se confondent sur la ligne médiane dans un avivement pratiqué aux dépens de la partie inférieure de la cloison
recto-vaginale. Il doit avoir environ 3 centimètres de haut. Au
niveau des bords de la déchirure de la cloison, l'avivement doit
être fait avec grand soin en respectant scrupuleusement la muqueuse rectale.

Puis, on procède à la suture qui constitue le point spécial de
ce procédé.

Il n'y a en effet qu'un seul plan de sutures, qui sont toutes
périnéales. Cependant j'ai souvent, en usant de ce procédé, été
obligé de mettre quelques points de suture au catgut dans le
vagin pour assurer la coaptation de la muqueuse vaginale.

Le point le plus important et le plus difficile à placer est le
point postérieur, le point sphinctérien, destiné à réunir les deux
extrémités divisées du sphincter et à reconstituer l'anus. Ces
points peuvent être placés à l'aide d'une grande aiguille courbe
à manche, dite aiguille d'Emmet, ou bien à l'aide d'aiguilles
courbes ordinaires tenues par un porte-aiguilles. On se sert le
plus souvent de fils d'argent, parfois aussi de crins de Florence.

Pour placer le fil postérieur, on enfonce l'aiguille, à gauche,
environ à un centimètre au moins en arrière et en dehors de la
circonférence postérieure de l'anus, puis, cheminant sous l'avivement, on passe à travers la partie inférieure de la cloison
recto-vaginale sur laquelle le fil doit prendre un point d'appui
solide. Finissant alors de décrire les trois quarts de la circonférence, on vient ressortir, de haut en bas, sur le côté droit de la
région anale au point homologue du point d'entrée.

Les autres fils sont placés de la même façon au-dessus du pré-

cédent, introduits à peu près à un demi-centimètre les uns au-
dessus des autres. D'ordinaire, cinq ou six fils sont suffisants.

Il faut commencer de serrer la suture par le point inférieur,
en ayant soin d'assurer le contact et l'affrontement très exact
des parties avivées, soit avec
un tenaculum, soit avec des
pinces. Car, non seulement
les tissus latéraux sont rap-
prochés, mais la cloison doit
être encore abaissée vers le
périnée.

Nous ne saurions trop in-
sister sur l'importance de ce
fil sphinctérien dont la mise
en position a pour but « d'attirer en avant les deux extrémités divisées du sphincter que la
rétraction a portées en arrière
et de les mettre en contact de
façon à rétablir, dans son intégrité, l'anneau représenté par
le sphincter anal et à lui resti-
tuer à la fois sa forme et ses
fonctions » (Pozzi). Ensuite,
l'on serre successivement tous
les autres fils en allant de bas
en haut, et l'opération est terminée. Si l'affrontement n'était

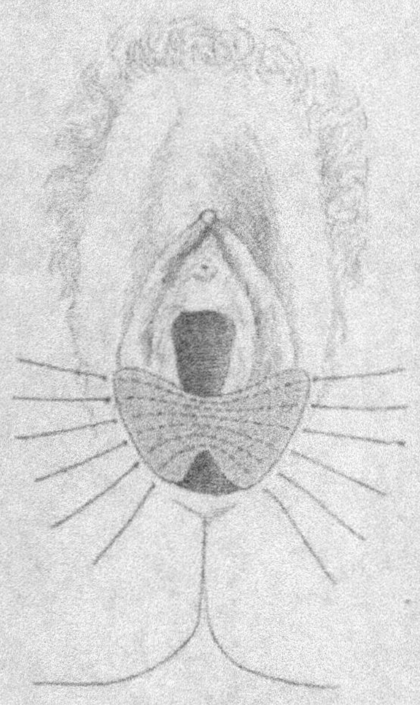

Fig. 30.
Déchirure complète du périnée.
Périnéorraphie par le procédé
d'Esmar (d'après Pozzi).

pas parfait, il faudrait le terminer par quelques points superficiels. Ce procédé offre donc le très grand avantage d'éviter
toutes les sutures cavitaires, en particulier les sutures rectales
si faciles à infecter, et de fermer très exactement la solution
de continuité.

Le plus important des procédés d'autoplastie est *celui de Lawson-Tait*, qui a été heureusement modifié par Pozzi.

Comme dans son procédé de périnéorraphie pour les déchirures incomplètes, LAWSON-TAIT commence par pratiquer le dé-

doublement de la cloison recto-vaginale, à l'aide d'une incision
transversale faite sur le bord inférieur de la cloison déchirée.
Le dédoublement est mené latéralement jusqu'au niveau de
deux incisions verticales qui, partant des extrémités de l'incision

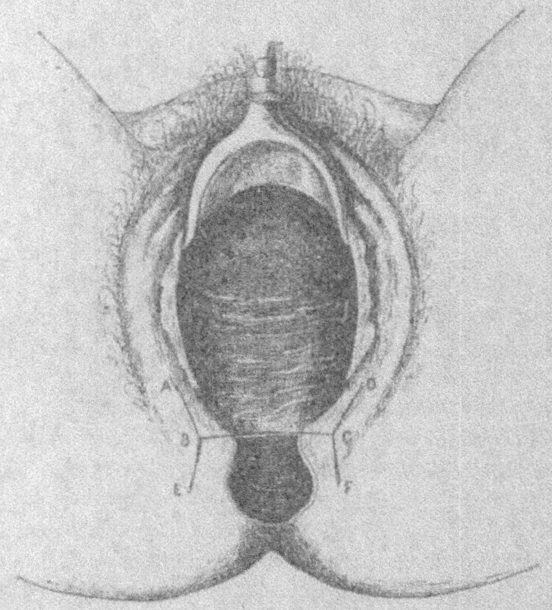

Fig. 31.
Déchirure complète. Procédé de LAWSON-TAIT.

transversale, remontent, en passant à l'union des grandes et des
petites lèvres, jusque vers la partie moyenne de la vulve. En bas,
ces incisions verticales sont prolongées jusqu'au delà du bord
postérieur de l'anus. Dans son ensemble, l'incision représente
un H majuscule dont la barre transversale est très rapprochée
de la partie inférieure des jambages verticaux.

Le dédoublement achevé, les couvercles muqueux vaginal et
rectal étant l'un soulevé vers le vagin, l'autre abaissé vers le
rectum, la plaie forme une surface quadrilatère dont le fond
représente le bord de la cloison intacte à la limite du dédouble-

ment. Lawson-Tait réunit cette large surface avivée à l'aide de
sutures transversales au crin de Florence, enfoncées immédiatement en dedans du bord latéral de l'avivement, sans comprendre la peau. Menge au contraire place ses sutures à travers
le bord de la peau.

Il faut avoir grand soin, en plaçant le fil inférieur, de lui faire

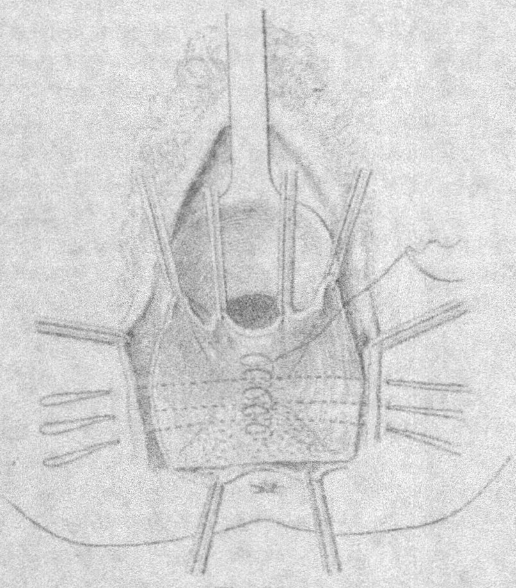

Fig. 32.

Déchirure du périnée. Procédé de Lawson-Tait modifié par Pozzi.
   Dédoublement achevé. Fils profonds posés. Surjet commencé
   (Pozzi).

traverser les extrémités divisées du sphincter. Ce procédé donne,
d'habitude, d'excellents résultats, cependant il n'est pas toujours
facile d'obtenir par ce moyen une coaptation parfaite.

Aussi Pozzi a-t-il modifié le procédé, surtout en ce qui concerne les sutures. En effet, après avoir pratiqué le dédoublement
de la cloison comme le fait Lawson-Tait, il exagère l'avivement
sur les parties latérales, de manière à obtenir un abaissement

plus facile du rectum. Il emploie alors, pour réaliser un affrontement parfait, une double suture : il affronte les surfaces à l'aide d'un surjet au catgut à plans superposés qui réunit les parties profondes. Puis, il fait une suture de soutènement à l'aide de deux ou trois fils d'argent, profonds, doubles, placés à 1 centimètre des bords de la plaie et passant sous toute la surface avivée. Leur partie moyenne répond à la portion la plus profonde du dédoublement, presque au niveau de l'éperon intact de la cloison. Ces fils, au lieu d'être serrés par torsion sur la ligne médiane, sont fixés à droite et à gauche sur de petits rouleaux de gaze iodoformée placés dans leur anse. Pozzi dit avoir retiré les meilleurs avantages de cette modification.

On pourrait encore décrire d'autres procédés, tels que ceux de FRITSCH, WALSBERG, ROUTIER, qui dans les très grandes déchirures de la cloison, font un grand dédoublement de cette cloison, ce qui leur permet de reconstituer complètement la paroi antérieure du rectum, avant de procéder à la réfection véritable du périnée. Il suffit, cependant, de les indiquer en passant, en reconnaissant qu'ils peuvent, dans certains grands délabrements, rendre de très réels services.

D. SOINS CONSÉCUTIFS. — Quel que soit le procédé de périnéorraphie employé, à part quelques détails, les soins consécutifs sont toujours les mêmes. Il faudra maintenir une propreté extrême et une asepsie véritable de la plaie cutanée, à l'aide de lavages bien faits et de pansements secs avec des poudres antiseptiques, poudre d'iodoforme, poudre de bismuth, salol, etc.

Il sera nécessaire, aussi, de veiller à l'asepsie vaginale, que l'on pourra obtenir, en pratiquant pendant les premiers jours un bourrage peu serré du vagin à l'aide de gaze iodoformée. Ce pansement sera renouvelé tous les deux jours, et plus tard, remplacé par des injections vaginales bien faites avec des liquides antiseptiques.

L'évacuation de l'intestin doit être particulièrement surveillée. D'ordinaire, on obtient, à l'aide de l'opium, une constipation absolue pendant les cinq à six premiers jours. A ce moment, on provoque une évacuation intestinale, soit par le moyen d'une purgation légère, soit, et mieux encore, avec un lavement purgatif. Cette évacuation obtenue, il sera bon de provoquer une nouvelle période de constipation jusqu'à la cicatrisation complète.

Celle-ci est obtenue, ordinairement, en une douzaine de jours. C'est à ce moment-là, ou plutôt entre le sixième et le douzième jour environ, que les fils de suture doivent être retirés. Souvent même, vers le dixième jour, ils commencent à couper les tissus. En général, les fils qui sont au voisinage de l'anus sont ceux qui doivent être les premiers sortis : nous avons l'habitude de les enlever entre le sixième et le huitième jour. Les autres peuvent demeurer quelques jours de plus avec avantage.

La gravité de l'opération est à peu près nulle ; cependant il peut y avoir, pendant l'opération, ou dans les suites, quelques accidents.

Pendant l'opération, on voit survenir parfois des hémorragies assez abondantes. Le plus souvent, la constriction des sutures suffit à les arrêter ; dans les cas contraires, quelques ligatures et un peu de compression en viendront à bout.

Il arrive aussi parfois des insuccès opératoires dus à l'infection de la plaie. Celle-ci est facilitée par le défaut d'affrontement des surfaces avivées, par quelques fautes dans les soins consécutifs, ou bien encore par l'indocilité de la malade qui ne garde pas l'immobilité nécessaire. On voit survenir, localement, de la douleur, du gonflement et les signes de l'inflammation. La désunion sera complète ou incomplète. Quand elle est incomplète, si le manque est du côté de la peau, il en résulte une petite plaie qui d'ordinaire, guérit secondairement. Si, au contraire, la désunion porte sur une partie de la cloison, on peut voir s'établir une *fistule recto-périnéale*, ou *recto-vaginale*, qui nécessitera plus tard une nouvelle opération. Celle-ci ne pourra guère être faite qu'un mois, au moins, après la première intervention.

Dans le cas de réussite opératoire, les résultats thérapeutiques doivent être étudiés au point de vue de la forme et au point de vue fonctionnel. Les bons résultats sont ceux qui, en reconstituant un périnée et une vulve rétrécie, fournissent un plancher épais, résistant, musculaire. Ces résultats sont surtout obtenus à l'aide des procédés d'EMMET et de LAWSON-TAIT (avec ou sans la modification de Pozzi). Il faut éviter de reconstituer une fermeture muco-cutanée, qui n'a que l'apparence du périnée, ne peut en remplir la fonction, et favorisera ultérieurement la reproduction du prolapsus.

Enfin, souvent, si le périnée a été bien refait, il pourra résister

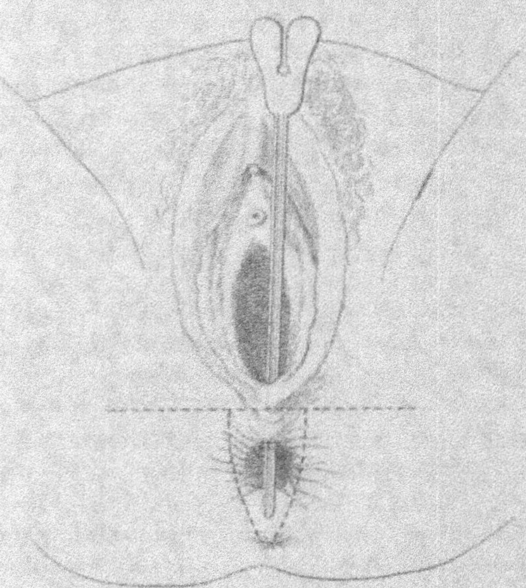

Fig. 33.

Fistule recto-périnéale consécutive à une périnéorraphie défectueuse. Coexistence d'une fistule recto-vaginale dans laquelle passe la sonde cannelée (LECÈNE).

à l'épreuve du travail obstétrical, sans se rompre à nouveau. De nombreux exemples existent prouvant ce fait, mais il est nécessaire que l'accouchement ne soit pas trop rapproché de la date de l'intervention.

§ 2. — RÉTRÉCISSEMENT ACQUIS DE LA VULVE ET DU VAGIN

1° Étiologie. — Les rétrécissements acquis de la vulve et du vagin reconnaissent des causes diverses, mais les plus fréquentes de toutes sont les lésions produites par une compression trop prolongée des parois vaginales dans un *accouchement* laborieux, ou par les opérations obstétricales. Dans un certain nombre de cas, ils résultent aussi de *traumatismes accidentels ou chirurgicaux*, tels que des brûlures, des injections caustiques (injection d'un demi-verre d'acide sulfurique pour amener un avortement) (LIEIXSKY), des cautérisations au fer rouge, anse galvanique, des blessures du vagin par coït brutal ou dans une tentative de viol. On les observe encore à la suite d'*ulcérations*, spécifiques, tuberculeuses, diphtéritiques, comme conséquence de l'*esthiomène de la vulve*, d'ulcérations produites par le séjour prolongé de corps étrangers dans le vagin et en particulier de pessaires (cas de BAEISKY, femme ayant gardé un pessaire trente-quatre ans). Ces rétrécissements ont été aussi le résultat de *gangrènes* causées par des fièvres graves, telle que la rougeole, la scarlatine, la variole, la fièvre typhoïde et même le choléra. On en a observé enfin à la suite d'*inflammations locales* plus ou moins intenses comme certaines vaginites, et surtout les inflammations et suppurations péri-vaginales (péri-vaginite phlegmoneuse disséquante).

Il faut encore mentionner l'atrophie sénile, cause rare de rétrécissement vaginal, siégeant ordinairement à la partie supérieure du conduit, et dans laquelle le vagin se rétrécit en infundibulum admettant à peine l'extrémité du doigt. Cette forme ne s'observe guère que chez des femmes n'ayant plus de rapports sexuels. Il faut signaler, enfin, certains cas de propagation au vagin du kraurosis de la vulve.

2° Anatomie et physiologie pathologiques. — Le rétrécissement est tantôt partiel (sténose), tantôt total (atrésie). La plupart des *rétrécissements partiels* (par gangrène, traumatisme, ulcérations, etc.), siègent vers la partie inférieure du vagin, contrairement aux sténoses congénitales qui sont plutôt supérieures (HOWITZ), quelques-uns, même, siègent au niveau de la vulve (brûlures, gangrènes, esthiomène). Cependant, on peut les observer sur tous les points du vagin. Ils se présentent d'ordinaire sous l'aspect de brides plus ou moins irrégulières, formant tantôt un anneau complet et rigide, tantôt un véritable diaphragme, d'autres fois un simple croissant. Elles sont transversales ou obliques, prennent parfois insertion sur le museau de tanche, et peuvent entraîner une véritable déviation de l'organe.

Ces rétrécissements sont uniques ou multiples et peuvent, dans certains cas, s'accompagner de fistules vésicales ou rectales. Ils reconnaissent presque tous le même mécanisme. Ils résultent de pertes de substance consécutives à des sphacèles ou à des ulcérations de causes traumatiques, obstétricales ou autres, et qui se réparent en produisant des cicatrices ou des affrontements vicieux.

Dans les atrésies totales (atrophie sénile, péri-vaginite disséquante, suppuration, kraurosis, etc.), le rétrécissement plus ou moins total, parfois en forme d'infundibulum, est le résultat d'une infiltration diffuse inflammatoire du tissu cellulaire péri-vaginal. Il se produit, alors, une sclérose lente qui envahit toute l'épaisseur et l'étendue du vagin, dont peu à peu la paroi s'indure et le calibre se rétrécit.

3° **Symptômes**. — Les symptômes *fonctionnels* des rétrécissements aigus du vagin peuvent faire totalement défaut; car, la lésion n'est pas douloureuse par elle-même, tant que le coït est possible, et qu'il n'y a aucun phénomène de rétention des règles ou des sécrétions. Aussi, certaines lésions, même assez accusées, peuvent-elles demeurer totalement ignorées.

Si, cependant, l'orifice qui donne passage aux règles est très étroit, il peut y avoir de la dysménorrhée obstructive. De plus, en dehors des règles, les produits de sécrétion accumulés au-dessus des brides cicatricielles peuvent devenir purulents, fétides et faire croire à des lésions cancéreuses. Dans un cas d'atrésie sénile d'OTTO ENGSTRÖM, l'accumulation du liquide au-dessus du point atrésié du vagin s'élevait à près de cinq litres d'humeur jaune rougeâtre purulente, et formait une véritable tumeur pelvi-abdominale[1].

[1] OTTO ENGSTRÖM, *Atrésie sénile du vagin* (Finska Lackädlresexuelle Kapäls. Handligar. Band XI, p. 310) analys. in Revue de Gynécologie et de Chirurgie abdominale, 1899, p. 322.

Dans les cas où l'oblitération est complète (atrésie), on peut observer des phénomènes analogues à ceux qui seront décrits à l'étude des gynatrésies congénitales (hématocolpos, hématométrie, hémato-salpinx). Quelquefois, cependant, cette atrésie peut amener une aménorrhée qui met à l'abri des accidents (Pozzi).

Les signes physiques résultent de l'examen, à la vue et par le toucher. Ces explorations permettent de reconnaître le siège, l'étendue, le nombre des rétrécissements, et de déterminer la forme des plis, brides saillantes, anneaux, diaphragmes, croissants, etc., qui constituent les rétrécissements partiels déjà décrits à l'anatomie pathologique. On explorera, de même, dans les rétrécissements totaux, les épaississements et indurations pariétales qui limitent plus ou moins complètement la pénétration du doigt explorateur.

Dans certains cas, il peut être très difficile de découvrir le petit orifice qui laisse passer les règles.

4° Pronostic. — Le pronostic de la lésion n'est sérieux qu'au point de vue de la fécondation et surtout des obstacles qu'elle peut apporter à l'accouchement. Cependant, dans les oblitérations complètes (atrésies), la malade est sujette, par le fait même du rétrécissement, aux mêmes accidents que dans les gynatrésies congénitales.

5° Traitement. — Les atrésies acquises présentent les mêmes indications que les atrésies congénitales et leur traitement est identique (voy. *Atrésies congénitales*). Les *rétrécissements partiels*, ou sténoses, peuvent être traités en *dehors de la grossesse*, *pendant la grossesse*, *pendant le travail*.

a. *En dehors de la grossesse*. — Le traitement a pour but de permettre le coït, d'empêcher les accidents de rétention et aussi de faire disparaître les douleurs ou les métrorrhagies. On peut employer la *dilatation* simple ou progressive, faite ordinairement à l'aide des gros numéros des bougies de Hégar par exemple, ou d'autres mandrins appropriés. C'est un traitement palliatif, qui constitue le meilleur remède de certaines sténoses généralisées peu serrées, telles que la plupart des atrophies séniles.

La *section radiée* des brides, jusqu'au niveau de la paroi vaginale qu'il faut respecter, est un bon traitement, à condition qu'il soit complété par la dilatation progressive longtemps continuée, et parfois maintenue à l'aide du port habituel d'un anneau pessaire de Dumontpallier ou de Hodge.

Pour obtenir un résultat durable, certains auteurs n'ont pas hésité à pratiquer la résection des brides et des tissus indurés, avec autoplastie du vagin à l'aide de lambeaux empruntés aux petites lèvres ou à la fesse (CREDE, CHALITA, PICQUÉ, AZEMA, KÜSTNER 1894, FILONOWITCH 1894, LIPINSKI 1895, etc.). Ces autoplasties sont souvent d'une exécution difficile, et nécessitent parfois plusieurs tentatives opératoires successives. Quand le rétrécissement est compliqué de fistules, il faut éviter d'agrandir la fistule en détruisant le rétrécissement et l'on doit combiner le traitement du rétrécissement avec celui de la fistule.

b. *Pendant la grossesse.* — Il faudra sectionner et dilater les brides susceptibles d'être un obstacle à l'accouchement. Mais, avant de se décider à agir, il sera utile de se souvenir qu'au moment de l'accouchement souvent le ramollissement des tissus rend dilatables des cicatrices qui semblaient d'abord inextensibles. On ne devra se décider à provoquer un avortement ou un accouchement prématuré, que dans les cas où les lésions sont tellement accentuées, que, même avec les interventions obstétricales, l'accouchement restera impossible ou dangereux.

c. *Pendant le travail.* — Quand, pendant le travail, le rétrécissement constitue, malgré le ramollissement des brides, leur section et leur dilatation, un obstacle absolument insurmontable à l'accouchement, il faudra, pour essayer de sauver à la fois la mère et l'enfant, pratiquer soit l'opération de PORRO, soit de préférence l'opération césarienne. Dans ces cas extrêmes, M. HUCHON, dans sa thèse, conseille de faire suivre l'opération césarienne soit de l'opération de PORRO, soit de l'hystérectomie abdominale totale[1].

---

[1] HUCHON, *Contribution à l'étude des atrésies vaginales et de leur rapport avec la grossesse.* Thèse Paris, 1901.

SECTION III

MALADIES DU VAGIN

Bien qu'un certain nombre des affections traumatiques des organes génitaux externes intéressent à la fois, ainsi que nous venons de le voir, la vulve et le vagin, il en existe cependant quelques-unes qui affectent le vagin seul. Aussi, nous décrirons parmi les maladies propres au vagin : 1° des lésions traumatiques et inflammatoires ; 2° des néoplasmes.

CHAPITRE PREMIER

LÉSIONS TRAUMATIQUES ET INFLAMMATOIRES
DU VAGIN

Les lésions traumatiques et inflammatoires du vagin comprennent : les corps étrangers du vagin, le vaginisme, l'ulcère rond du vagin, les vaginites et les fistules vaginales urinaires ou intestinales.

ARTICLE PREMIER

CORPS ÉTRANGERS DU VAGIN

On a trouvé dans le vagin les corps étrangers les plus variés, comme forme et comme nature. Introduits ordinairement par l'orifice vulvaire, ils sont variables aussi comme provenance.

1° Étiologie. — Les uns, mis en place dans un but thérapeutique, ont été laissés par oubli ou par négligence. Ce sont des pessaires, des tampons, des éponges, des débris de canule et surtout de canules en verre, ou des fragments de seringue. Michaux cite le cas observé par Walther, au Bureau central, d'un spéculum de Cusco, laissé en place depuis deux ou trois jours.

Les autres corps étrangers sont le produit de manœuvres inavouables, ou de précautions pour éviter la fécondation. On a signalé, parmi ceux-là, des éponges, des pots de pommade (Second), des étuis, des flacons, des verres, des épingles à cheveux, des crayons, des morceaux de bois, des bougies, etc.

Enfin, certaines femmes introduisent dans le vagin des objets les plus divers dans un but de recel, pièces de monnaie, bijoux, porte-monnaie, même une montre en or (Michaux).

Exceptionnellement, certains corps étrangers tels que des calculs peuvent gagner le vagin après avoir perforé les cloisons recto-vaginale et vésico-vaginale. Des sangsues, des vers intestinaux, des insectes peuvent aussi pénétrer dans le vagin et occasionner des accidents.

2° **Symptômes**. — Les accidents occasionnés par ces corps étrangers varient avec leur volume, leur forme, leur nature et la durée de leur séjour.

De là, des *accidents immédiats* et des *accidents tardifs*.

a. *Accidents immédiats*. — Les accidents immédiats ne sont guère causés que par les corps volumineux, irréguliers de forme ou pointus. Les corps volumineux occasionnent des douleurs et des troubles de compression de la vessie et du rectum, parfois de véritables rétentions d'urine ou de matières fécales. Les corps étrangers irréguliers ou pointus, produisent des déchirures de la muqueuse qui provoquent de la douleur, et des hémorragies qui sont quelquefois assez sérieuses. Ils causent même des perforations de la vessie, du rectum ou du péritoine, pouvant amener ultérieurement des fistules vésico et recto-vaginales ou de l'infection : suppuration pelvienne, péritonite, etc.

Ces cas sont rares et ce sont surtout les accidents tardifs qui méritent d'être étudiés.

b. *Accidents tardifs*. — Les corps étrangers de petit et moyen volume, surtout ceux qui sont mousses, inoxydables, peuvent séjourner très longtemps dans le vagin sans causer d'accidents. La tolérance vaginale peut alors durer très longtemps. On a vu ces corps étrangers rester en place des années, dix, treize, vingt, vingt-cinq et même trente-cinq ans (GOSSELIN). Ceux qui sont mousses et incorruptibles produisent à la longue, par suite de la pression constante qu'ils exercent, une inflammation de la muqueuse qui aboutit à une ulcération plus ou moins profonde. Celle-ci donne lieu à un écoulement leucorrhéique, plus ou moins abondant, souvent fétide et s'accompagnant parfois d'hémorragies. De plus, la muqueuse entamée peut bourgeonner, recouvrir plus ou moins le corps étranger, l'enchatonner même.

Dans certains cas, ces ulcérations gagnant en profondeur amènent, à la longue, des perforations vésicales ou rectales, avec fistules consécutives. Mais d'autres fois aussi, l'irritation locale due au corps étranger arrive à produire un rétrécissement circulaire du vagin, qui peut aller jusqu'à l'oblitération complète, enkystant le corps vulnérant dans la partie supérieure de ce conduit (PEARSE, CARTER, BREISKY). Quand les corps étrangers sont poreux ou putrescibles, ils donnent rapidement lieu à des accidents infectieux : vaginite, métrite, annexite avec toutes leurs conséquences.

D'autres fois, il s'entourent, peu à peu et lentement, d'une gangue calcaire, véritable calcification, qui peut parfois émousser leurs angles, mais aussi former des surfaces rugueuses qui entament la muqueuse. La calcification est surtout fréquente en cas de fistules vésicales ; on trouve alors des calculs siégeant à la fois dans la vessie et dans le vagin.

Notons enfin que les corps étrangers minces et pointus, comme les aiguilles, les épingles à cheveux, sont capables de subir un mouvement de migration qui les entraîne plus ou moins loin. Pozzi a vu une épingle à cheveux introduite par le vagin accolée à la poche d'un pyo-salpinx.

3° Diagnostic. — Le diagnostic des corps étrangers du vagin est ordinairement, facile, à condition de ne pas tenir grand compte des récits de la malade et de procéder à un examen direct.

Le plus souvent, le toucher vaginal aidé du toucher rectal, l'exploration vaginale avec un stylet permettront de reconnaître le corps du délit. Quelquefois cependant, dans le cas de bourgeonnement exagéré de la muqueuse ou de rétrécissement vaginal étroit, le diagnostic devient très difficile. La calcification du corps étranger peut aussi induire en erreur.

Enfin, la fétidité de l'écoulement, les hémorragies, le bourgeonnement vaginal, ont pu faire croire à la présence d'une tumeur maligne du col ou du vagin.

4° Traitement. — Le traitement consiste à extraire le corps étranger, et à soigner ensuite les lésions qu'il a occasionnées.

Cette extraction ne sera difficile que dans les cas de corps étrangers volumineux ou irréguliers. Ceux qui sont petits seront retirés avec le doigt ou avec une pince ; il faudra se guider sur le doigt introduit dans le vagin pour les rechercher. S'ils sont pointus, il faudra, parfois, les fragmenter et les morceler pour les dégager ; on a employé pour cela les pinces à pansement, les pinces érignes, les pinces à faux germes, etc. On pourra s'aider du spéculum, ou même de valves vaginales. Dans les cas de rétrécissement, on devra parfois inciser les brides ou le rétrécissement pour arriver à saisir les corps étrangers.

L'extraction terminée, on soignera les lésions vaginales à l'aide d'irrigations antiseptiques, de lavages, de pansements variables avec l'étendue et la nature de la lésion. Les déchirures profondes, les fistules vésicales ou rectales réclameront leur traitement approprié.

ARTICLE II

DU VAGINISME

On désigne, sous ce nom, une hyperesthésie douloureuse avec contracture spasmodique de l'appareil musculaire vulvo-vaginal pouvant même s'étendre aux autres muscles pelviens.

Pozzi a reconnu trois variétés à cette affection : 1° hyperesthésie avec contracture ; 2° hyperesthésie sans contracture ; 3° contracture sans hyperesthésie. La première variété doit être seule conservée. En effet, l'hyperesthésie sans contracture est seulement un symptôme fréquent à toutes les inflammations vulvovaginales : elle produit la dyspareunie, mais diffère du vaginisme vrai. La contracture sans hyperesthésie a été décrite par Hildebrand, Simpson, Budin, et siégerait au niveau des faisceaux internes du releveur de l'anus, et non à l'orifice vulvaire. Cette contracture, qui produira le *penis captivus*, peut être considérée comme volontaire, et s'accroît par l'exercice. Cette forme a été encore décrite sous le nom de *vaginisme supérieur*, par opposition au *vaginisme inférieur* ou vulvaire, le seul vrai.

1° Historique — Cette affection est de connaissance relativement récente. On en trouve quelques notions dans les leçons de Dupuytren et de Lisfranc, dans les écrits de Dewhann et de Brown en Angleterre, de Busch et de Kiwisch en Allemagne. Elle fut décrite pour la première fois, par Huguier, en 1834, dans sa thèse inaugurale, sous le titre de contraction spasmodique du vagin. Il faut citer ensuite Huguez de Chegoin 1847, Scanzoni, dans son Traité (1858), Simpson 1866, les observations de Debout, de Michon, de Charrier. Mais, c'est à Marion Sims que revient l'honneur d'avoir fait, en 1862, à Londres, la description complète de cette affection et de lui avoir donné son nom. Depuis cette époque, nous devons signaler les travaux de Visca (Th. 1870), Putegnat (1871), Lutaud (1874), Trélat (Nantes, 1875), Gallard (1879) Budin, l'excellent article de Lenoux dans le Dictionnaire Encyclopédique (1887), et la thèse de Dubois (Bordeaux, 1890).

2° Étiologie. — Le vaginisme est une affection assez fréquente, qui s'observe, de préférence, chez des femmes jeunes, nerveuses, et de situation aisée. En effet, pour qu'il se produise, deux conditions sont nécessaires : 1° une grande excitabilité nerveuse ; 2° une irritation locale des organes génitaux externes, cause de l'hyperesthésie qui, par réflexe, occasionne de la contracture. Cette lésion locale n'est pas toujours très facile à découvrir, mais elle existe, et la plupart des auteurs actuels sont d'accord pour nier le vaginisme essentiel.

L'excitabilité nerveuse peut aller parfois jusqu'à l'hystérie vraie. Stolz et Scanzoni voulaient faire du vaginisme une manifestation hystérique ; c'est exagéré, mais il y a une certaine relation entre les deux affections. Parfois aussi, on a noté des états nerveux vagues, de la neurasthénie. Nettel a signalé l'influence du saturnisme. Cherron, Darde, Gunning (1895) ont même voulu faire du vaginisme une affection d'origine spinale. Cette opinion n'a pas prévalu : le vaginisme est une maladie locale.

Parmi les causes d'irritation, il faut placer au premier rang les *tentatives de défloration*, surtout quand elles sont maladroites, impuissantes, inexpérimentées ou brutales.

Ces tentatives infructueuses peuvent être parfois occasionnées par une résistance exagérée et anormale de l'hymen, et aussi par une conformation vicieuse de la vulve, mise en lumière par Schrœder, Hégar et Kaltembach, et qui consiste dans une projection de la vulve en avant du plan de la symphyse. Aussi, dans le coït, le vestibule et l'urèthre sont comprimés et froissés contre le bord inférieur de la symphyse.

Enfin, dans certains cas, l'hymen a un orifice assez large pour se laisser refouler sans déchirures, et cette distension produit des excoriations et des éraflures douloureuses.

Les autres irritations locales sont toutes les fissures vulvaires, les écorchures de l'hymen et des lèvres, les irritations des caroncules et de l'hymen, les lésions inflammatoires et en particulier la vulvite et la vaginite, les végétations vulvaires, les polypes de l'urèthre, etc. Il faut faire une place à part, dans ces lésions étiologiques, à l'herpès, à l'eczéma vulvaire et autres affections de nature herpétique dont Dubois a mis l'influence en lumière.

Quelquefois, les lésions locales sont plus éloignées, telles les fissures à l'anus, les hémorroïdes, les lésions utérines et annexielles dont l'influence est cependant discutée et niée, en particulier, par Pozzi.

Le vaginisme se montre surtout chez les nullipares, mais

cependant on le constate quelquefois chez des femmes ayant des enfants. Le travail obstétrical, qui le guérit d'ordinaire, peut parfois le laisser subsister.

Cette maladie a été exceptionnellement observée chez des vierges, sans aucun soupçon d'onanisme.

3° Symptômes. — *La douleur, l'hyperesthésie vulvaire* constituent le premier symptôme. Cette douleur s'étend parfois à toute la région vulvaire, d'autres fois, elle est limitée à une partie précise, la face interne des petites lèvres, la fourchette, les débris de l'hymen, la région urétrale, etc. Elle est rarement spontanée, il faut la rechercher par l'exploration détaillée avec un stylet ou un pinceau. Chez quelques malades, la sensibilité est telle que le moindre frôlement produit des douleurs aiguës, des cris, et même des défaillances et des syncopes. En dehors des attouchements, souvent, la malade ressent une sensation de pesanteur, de malaise, parfois de prurit, phénomènes qui sont exagérés pendant les règles.

A côté de cette douleur existe la *contracture*, qui siège tantôt au niveau du constricteur vulvaire seul, tantôt, et le plus souvent, à l'entrée du vagin, au niveau du muscle transverse du périnée et même du releveur de l'anus. Le degré de cette contracture est variable, elle peut aller jusqu'à ne pas permettre l'introduction du petit doigt ; le périnée tout entier est souvent dur et résistant. La contracture est souvent continue, le plus souvent intermittente.

Dans tous les cas, le coït est impossible, et l'échec constant des tentatives réitérées entraine souvent des troubles dans le ménage. La malade devient de plus en plus nerveuse, hypochondriaque, elle maigrit ; quelquefois, cette perturbation mentale peut aller jusqu'à la folie et au suicide (HUGUIER DE CASSOIX). La stérilité est la règle, d'autant plus regrettable que d'ordinaire l'accouchement guérit le vaginisme ; cependant, malgré toutes les difficultés de coït, la fécondation a été observée.

4° Diagnostic. — Le diagnostic du vaginisme est en général facile, à condition que l'on procède à un examen direct bien fait.

Celui-ci permettra, en effet, de reconnaître s'il n'y a pas *imperforation de l'hymen* ou *atrésie du vagin*, ou bien si l'on n'a pas affaire à de la simple *dyspareunie*, douleur pendant le coït avec mouvement de défense, qui accompagne souvent les maladies des organes génitaux. L'inspection permettra aussi de diagnostiquer le kraurosis, qui n'a de commun avec le vaginisme que l'impossibilité du coït. Mais, le diagnostic réel de la lésion sera le résultat d'un examen très attentif, très minutieux et fait avec la plus grande douceur, en raison de la douleur exagérée des parties. Parfois même cette douleur est si intense que l'examen nécessitera une anesthésie partielle ou générale. Le chirurgien devra, dans cet examen, rechercher la lésion étiologique, l'étendue et la localisation exacte de la région sensible, le degré et l'intensité de la contracture. Ces derniers signes ne pourront être étudiés qu'en l'absence de l'anesthésie.

5° **Pronostic**. — Le pronostic n'est pas grave, mais il est quelquefois un peu sérieux à cause de la résistance possible de l'affection à tous les traitements et même à certaines interventions chirurgicales.

6° **Traitement**. — La première indication est de diminuer l'excitabilité nerveuse. Aussi, doit-on instituer un *traitement général*, qui sera rarement suffisant, mais qui est toujours utile. Dans ce but, il faut éloigner les excitations sexuelles, employer la médication antispasmodique : bromure de potassium, hydrothérapie, etc. ; fréquemment donner des toniques : fer, arsenic, quinquina, etc.

La seconde indication est de guérir la *lésion étiologique*. Il faudra soigner la vulvite, les lésions herpétiques, les fissures vulvaires, les leucorrhées plus ou moins rebelles, etc.

Il restera ensuite à calmer l'hyperesthésie locale, et à vaincre le spasme.

On emploiera pour cela un *traitement local*, lotions boriquées, pommade belladonée, suppositoires à la belladone, pommades opiacées et morphinées. Certains auteurs ont préconisé les lotions quotidiennes à la cocaïne 1/20 (Denois) qui ont donné quelques succès durables.

Lorsque ces moyens ne réussissent pas, il faut avoir recours au traitement *chirurgical*. L'excision de l'hymen et des caroncules myrtiformes, l'ablation d'un névrome superficiel, d'un polype urétral, ont, dans certains cas, amené la guérison du vaginisme.

L'emploi de l'électricité et surtout des courants faradiques paraît avoir donné quelques succès.

L'opération de Simpson, résection du nerf honteux interne,

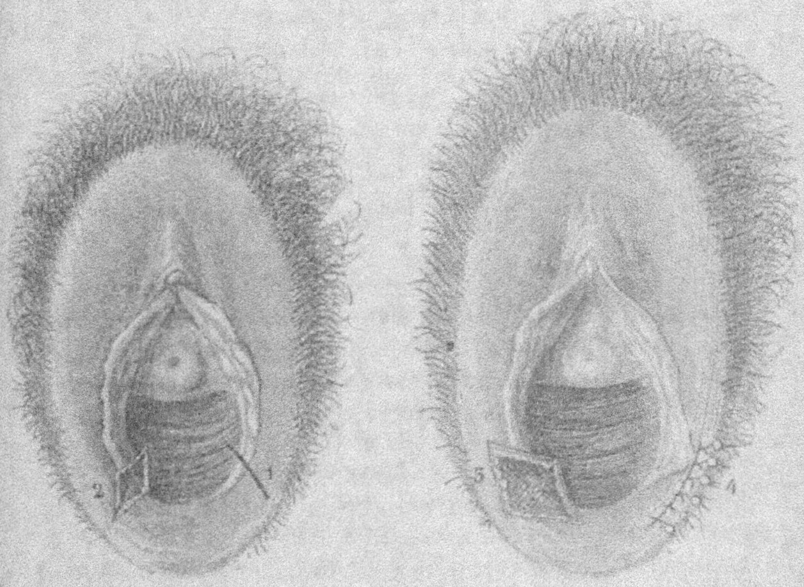

Fig. 34.
Opération de Pozzi contre le vaginisme.

L'opération de Sims, section du sphincter vaginal, ne sont plus employées aujourd'hui.

Le plus souvent, la dilatation progressive du sphincter vaginal, et mieux la dilatation forcée de la vulve, pratiquée sous le sommeil chloroformique, comme la dilatation forcée de l'anus dans les cas de fissure, donnent les meilleurs résultats.

Cette dernière opération est la plus usitée et celle qui réussit presque toujours.

Quand elle a échoué, on pourrait avoir recours à l'opération de Pozzi qui consiste à faire, outre la dilatation de la vulve et la résection de l'hymen, deux incisions obliques de l'anneau vulvaire de chaque côté de la fourchette, puis, après avoir disséqué les lèvres de la plaie, à les réunir de façon à obtenir une ligne de suture qui croise la direction de l'incision primitive. Cette opération produit un élargissement de la vulve avec un léger renversement de la muqueuse vaginale en dehors, ce qui soustrait aux frottements du coït la zone d'où partaient, auparavant, les actions réflexes (Pozzi).

ARTICLE III

ULCÈRE ROND SIMPLE DU VAGIN

1° Historique. — Sous le nom d'*alcère rond simple du vagin*, ZAHN, de Genève, a décrit, en 1884[1], une lésion assez exceptionnelle, qui paraît plutôt trophique qu'inflammatoire, et assez caractérisée pour constituer une entité morbide. La question fut reprise en 1896 par BRETTNER[2] qui réunit dans son travail tous les faits connus, au nombre de 8 ; ce sont : les deux cas de ZAHN, celui de BROWICZ, 1887, deux faits de BRAITHWAITE, une observation de SKOWROWSKY, et deux cas personnels. Il faut y ajouter deux faits de THOMSON, 1905, un cas de VAUTRIN[3] 1905, et un cas de PUECH[4], ce qui porte à douze les observations publiées, dont quelques-unes ont été des trouvailles d'autopsie.

[1] ZAHN, Archiv. für Path. Anat. und Phys. von Virchow, Bd XCV, p. 388 et Bd CXV, p. 67.

[2] BRETTNER, Monatsch. für Gebu. und Gynœk. 1896, p. 121.

[3] VAUTRIN, *Trois formes rares d'ulcère du vagin et du col.* Annales de Gyn. et d'obst., 1905, p. 529.

[4] PUECH, *De l'ulcère rond du vagin.* Journ. d'Obst. de Gyn. et de Pédiat., 1905, oct., vol. II, p. 307.

2° Symptômes. — Ils sont de deux ordres : physiques ou fonctionnels.

α) *Symptômes physiques*. — C'est une ulcération de forme régulière, arrondie le plus souvent, de dimensions petites (pièce de 50 centimes à 1 franc), superficielle et n'intéressant que la muqueuse. Les bords taillés franchement n'ont ni induration, ni relief, ni coloration spéciale : ils sont parfois un peu décollés. Le fond est plat, régulier, rouge, recouvert d'une sécrétion purulente assez rare, sans odeur de sphacèle. Cette ulcération siège, à peu près exclusivement, dans le cul-de-sac vaginal postérieur au niveau de sa partie la plus élevée.

Cet ulcère commence souvent par une tache brune (VAUTRIN, BEUTTNER), bien limitée, avec soulèvement de l'épithélium qui se détruit et met à nu une petite ulcération creusant 3 à 4 millimètres et s'étendant assez inégalement à la périphérie. Cette tache ecchymotique est un bon signe prémonitoire.

β) *Symptômes fonctionnels*. — Les signes fonctionnels sont peu accusés et peuvent faire défaut. On a noté, parfois, une sensation de brûlure ou de picotement dans le vagin, parfois un peu de douleur dans le bas ventre, ou bien du ténesme vésical et un peu de douleur pendant la miction.

3° Étiologie. — Elle est pleine d'obscurité. BEUTTNER croyait que l'ulcère rond n'existait que chez des femmes âgées, mais les malades de THOMSON avaient 22 ans et 31 ans, celle de VAUTRIN 37 ans.

La plupart des auteurs ont rattaché l'ulcère rond à l'artériosclérose ou à des lésions vasculaires, à un état général défectueux ; on a aussi invoqué, pour l'expliquer, des lésions inflammatoires antérieures du vagin et de l'utérus.

4° Pathogénie. — Plusieurs théories ont été émises. Pour CLARKE, BROWICZ et BEUTTNER, l'ulcère serait dû à l'action irritante des sécrétions utérines tombant dans le cul-de-sac postérieur sur une muqueuse insuffisamment vascularisée, mise en état de moindre résistance par une circulation insuffisante ou un mauvais état général. Pour ZAHN et quelques autres, ce serait un ulcère par ischémie, conséquence d'oblitérations artérielles constatées au voisinage de la lésion. VAURAIN, enfin, se demande s'il n'y aurait pas là une lésion microbienne localisée, dans un point limité de la muqueuse, où existent parfois par exception quelques glandules aberrants susceptibles de s'enflammer et de déterminer une sorte de nécrose superficielle, facilitée par la sclérose vasculaire et l'insuffisance nutritive.

5° Diagnostic. — Il est ordinairement facile, et découle des signes objectifs. Par leur examen attentif, on peut exclure les autres ulcères du vagin, dus à la syphilis, à la tuberculose, à l'épithélioma et au sarcome et aussi les ulcérations inflammatoires.

6° Traitement. — Il peut être *local* ou *général*.

α) *Traitement local*. — Il faut provoquer la vitalité du tissu pour obtenir la cicatrisation. On emploie des badigeonnages au nitrate d'argent, au chlorure de zinc au 1/10 et surtout à la teinture d'iode (VAURAIN). Il faut rejeter le thermo-cautère qui agrandit l'ulcère. On accompagne ces traitements d'injections vaginales antiseptiques.

SKOWROWSKI a enlevé l'ulcère au bistouri et suturé la plaie opératoire. Cette conduite peut être suivie si la maladie résiste aux remèdes précédents.

β) *Traitement général*. — Il faut remonter l'organisme affaibli par les toniques et l'alimentation et combattre, par les moyens appropriés, les altérations d'ordre vasculaire et nerveux qui se rencontrent souvent ici.

ARTICLE IV

VAGINITES

La vaginite est l'inflammation du vagin. Cette affection est très fréquente. On l'observe surtout chez les femmes adultes pendant la période d'activité génitale, mais elle est assez fréquente chez les petites filles où elle s'accompagne souvent de vulvite. Enfin, on peut la rencontrer, parfois, chez les vieilles femmes.

1° Étiologie et pathogénie. — Il est aujourd'hui démontré que toutes les vaginites sont infectieuses, c'est-à-dire microbiennes.

Or, la muqueuse vaginale est, par sa structure, assez résistante à l'infection microbienne. En effet, c'est une muqueuse épaisse, dermo-papillaire, dont la structure se rapproche de celle de la peau. Son derme est épais et fibreux, elle a des papilles nombreuses, et sa surface lisse est tapissée par un épithélium pavimenteux stratifié, qui manque de la couche cornée qui protège si efficacement l'épiderme, mais dont les cellules présentent une mue incessante. Enfin, cette muqueuse ne possède pas de glandes, au moins dans la plus grande partie de son étendue.

D'autre part, à l'état normal, même chez une femme saine, la cavité vaginale, qui communique librement avec l'extérieur, contient une grande quantité de microbes. Ces organismes ont été étudiés pour la première fois par HAUSMANN en 1870. Depuis, les travaux de LOMER, BUMM, KUSTNER, WINTER, STRAUSS et SANCHEZ TOLEDO, WITTE, DODERLEIN, STROGANOFF, de LOS SANTOS (Th. Paris, 1894), de CHATINIÈRE (Th. de Paris, 1895), etc., ont démontré qu'il existe, à l'état normal, dans le vagin, un très grand nombre d'organismes inférieurs. WINTER en a décrit 27 espèces différentes. Après lui, WITTE aurait isolé 5 variétés non encore décrites. Sans nous attarder à l'étude détaillée de cette question, qui n'est pas encore complètement connue, nous pouvons dire qu'à l'état normal, le vagin contient, ordinairement, des microbes animaux et végétaux. D'après CHATINIÈRE, les microbes animaux sont l'amœbia vaginalis et le trichomonas vaginalis ; les végétaux sont : des leptotrix vaginalis, de l'oïdium albicans, des levures, des bacilles, des cocci, des diplocoques, des staphylocoques et des streptocoques. Il laisse de côté les parasites accidentels qui peuvent aussi être apportés du dehors par l'air, l'eau des injections, les canules, etc. ; ou bien provenir des voies urinaires ou de l'intestin, telles que l'aspergillus, des sarcines blanches et jaunes, le penicillum glaucum, etc. Ce sont d'ordinaire des organismes, qui n'ont aucune action pathogène, qui sont incapables de se développer dans le vagin et même d'y vivre.

Il n'en est pas de même de ceux que nous avons précédemment énumérés. Pourquoi, dès lors, l'infection vaginale n'est-elle pas constante ? J'ai déjà indiqué les conditions anatomiques de la résistance de la muqueuse vaginale. On a démontré, d'autre part (WINTER), que les microbes qui vivent dans le vagin sont atténués, inoffensifs, dans une sorte d'état de virulence latente. Pour que leur action pathogène s'exerce, il faut des circonstances susceptibles de réveiller la virulence microbienne, et de mettre la muqueuse en état de *réceptivité*.

La venue de microbes nouveaux, l'altération et la rétention des sécrétions, le traumatisme, l'irritation locale, etc., sont capables de revivifier cette virulence microbienne. Ces mêmes conditions et surtout l'hyperhémie, qu'elle soit pathologique ou physiologique (menstruation, grossesse, parturition), créent un état de réceptivité qui favorise et facilite l'inoculation et l'infection vaginales.

Ces notions pathogéniques étant connues, on voit que la vaginite peut être causée : 1° par des microbes venus du dehors ; 2° par les sécrétions utérines ; 3° par le développement de la virulence des microbes contenus normalement dans le vagin.

a. *Infections venues du dehors.* — La vaginite est le plus souvent de cause externe ; elle résulte alors de coït contagieux surtout, d'attouchements, d'injections, de soins de propreté mal faits ou négligés.

Le plus souvent cette vaginite est de nature *blennorrhagique*. Elle est alors spécifique et l'agent pathogène est le *gonocoque de Neisser*. Ce microbe, entrevu par HALLIER en 1872, puis par SALISBURY en 1873 et par BOUCHARD en 1878, a été véritablement décrit et cultivé par NEISSER en 1879 et en 1880. En 1883, BOCKHART l'inocula avec succès à l'homme. Les recherches expérimentales furent confirmées par EICHBAUM, NEWBURY, KEYSER, ZWEIFEL. BUMM et WELANDER démontrèrent que l'inoculation du pus sans gonocoque ne développent pas la blennorrhagie, et, en 1887, BUMM établit la spécificité du gonocoque.

Ce microbe se présente sous la forme de diplocoques ayant la forme de grains de café, en groupe de deux ou de quatre, et se faisant face par leur côté rectiligne. Ils existent par colonies de dix à vingt. Ils sont situés dans l'intérieur des globules de pus et des cellules. Ils prennent facilement les couleurs d'aniline et se décolorent par la méthode de Gram.

La spécificité établie par Bumm, confirmée par les expériences de Wertheim, Prayer, Finkelstein, ne tarda pas à être mise en doute. D'une part, certains expérimentateurs, parmi lesquels Lastkow, Krause, Lœfler, Burner, Chivelli, n'avaient pas réussi à créer la blennorrhagie par inoculations de cultures pures de gonocoque. D'autre part, Éraud de Lyon en 1894, Eklind, de Amicis, Steenberg, découvrirent des diplocoques, ressemblant tout à fait au gonocoque, se cultivant de la même manière, mais ayant un groupement morphologique différent, et non pathogènes. Vibert et Bordas, étudiant ces microbes, au point de vue de la médecine légale, discutèrent la spécificité du gonocoque.

D'après Legreu et Labadie-Lagrave, le vrai gonocoque se distingue de tous les pseudo-gonocoques, par sa propriété de se décolorer par la méthode de Gram, propriété caractéristique. Il faut donc considérer le microbe de Neisser comme l'agent spécifique de la blennorrhagie.

Cet agent n'existe pas à l'état normal dans le vagin. Il y est apporté par le coït, par des attouchements, des linges et des objets de toilette souillés, etc.

On a nié le développement primitif du gonocoque dans le vagin, que son épithélium protégerait absolument. Touton et Dubreler ont démontré que cette opinion est trop exclusive. On trouve, en effet, plus souvent le gonocoque dans l'urètre, à la vulve, dans le col utérin que dans le vagin. Il est cependant démontré, aujourd'hui, que le pus vaginal blennorrhagique contient souvent des gonocoques, qu'il peut transmettre la blennorrhagie et que l'épithélium altéré d'un vagin enflammé peut se laisser traverser par le gonocoque (Touton, Schwartz).

Ce microbe est plus abondant dans le pus de l'urétrite et dans celui du col, et, si la vaginite blennorrhagique peut être primitive, elle est souvent aussi secondaire à l'urétrite et à la métrite cervicale.

En dehors du gonocoque, d'autres microbes et en particulier les microbes ordinaires de la suppuration, les staphylocoques et les streptocoques peuvent aussi venir du dehors et infecter la muqueuse vaginale. Ils peuvent être apportés par des attouchements, des explorations et des contacts d'objets souillés, etc.

Dans bon nombre de cas, ces microbes peuvent s'associer au gonocoque, exagérer momentanément sa virulence et souvent se substituer à lui. Car, dans les examens du pus des vaginites blennorrhagiques anciennes, souvent le gonocoque a disparu et est remplacé par d'autres germes pathogènes.

b. *Infection par les sécrétions utérines.* — Les sécrétions de l'utérus peuvent, assez fréquemment, par suite de leur état d'altération, infecter secondairement le vagin. En dehors de la puerpéralité, ce conduit peut être contaminé par les sécrétions des métrites : telles sont les leucorrhées vaginales accompagnant la métrite, qui disparaissent par la guérison de celle-ci.

Enfin, au cours de la puerpéralité, il faut noter la vaginite spéciale des femmes enceintes, et surtout les *vaginites septiques* qui accompagnent les métrites puerpérales. D'ordinaire, l'infection vaginale est alors toujours secondaire à celle de l'utérus, surtout dans les cas graves ; elle n'est plus qu'une manifestation locale d'une infection générale.

c. *Développement de la virulence des microbes normaux du vagin.* — Enfin, dans un certain nombre de faits, sous l'influence de certaines causes occasionnelles (traumatisme, contusion répétée (pessaire), masturbation avec ou sans corps étrangers, etc.), on voit reparaître la virulence des microbes et des saprophytes vaginaux ordinairement inoffensifs.

Il faut placer dans cette catégorie les vaginites qui succèdent à l'établissement des fistules vésico et recto-vaginales, dans lesquelles l'irritation causée par l'urine ou les matières fécales joue le principal rôle.

Dans toutes ces formes d'inflammation, quelle que soit la nature de l'agent infectieux, il faut faire une part importante aux causes d'irritation locale, d'hyperhémie sur lesquelles nous avons déjà insisté. C'est ainsi que le traumatisme, la masturbation, surtout avec introduction de corps étrangers, le séjour prolongé des pessaires, l'absence de soins suffisants de propreté, les excès génésiques, l'équitation, l'abus de la machine à coudre, et la stase sanguine due aux maladies du cœur ou du foie, aux tumeurs abdominales et même à la grossesse peuvent devenir une cause occasionnelle importante de vaginites, surtout de celles qui rentrent dans cette dernière catégorie.

2° Variétés. — Au point de vue étiologique on peut, avec Pozzi, décrire les variétés suivantes :

1° La *vaginite blennorrhagique* des adultes, qui est de beaucoup la plus fréquente.

2° La *vaginite des petites filles et des vierges*, accompagnée ou non de vulvite, qui est le plus souvent le résultat d'une infection blennorrhagique méconnue. Von Dührssen, Czew (de Pesth), Prochnowick, Spaeth, Storck, Behrend, etc., ont trouvé des gonocoques dans la plupart de ces cas. Romezane, sur 130 cas de vaginites des petites filles examinés à l'hôpital de Bucarest a constaté la présence constante du gonocoque, parfois associé à d'autres microbes (streptocoques, staphylocoques, coli-bacille, etc.)[1]. Le mode d'infection est très variable ; l'origine vénérienne est rare, et il ne faudrait pas croire, ordinairement, à des tentatives de viol. Souvent le vagin a été mis en état de réceptivité par un exanthème antérieur (variole, scarlatine, etc.), et la présence de l'hymen, l'étroitesse du conduit vaginal, mettant obstacle à l'écoulement facile des sécrétions, jouent un rôle prédisposant important, auquel il faut ajouter, la saleté, le mauvais état général de ces petites malades.

L'inoculation est souvent le résultat de la contagion venue des parents ou des autres enfants, par l'intermédiaire des draps, des serviettes, grâce à la promiscuité de certains objets de toilette, éponges, bassins, canules d'irrigateurs et autres. De là, des épidémies de maison, de famille, d'hôpital même, qu'une antisepsie suffisante et des soins de propreté bien compris permettent d'éviter.

[1] Romezane, Wiener medicin Press, 1901, n° 43, p. 1970.

Il existe aussi, chez ces enfants, une *vaginite non spécifique* résultant de la mise en action des saprophytes vaginaux chez les petites filles affaiblies, sales et mal nourries.

3° La *vaginite des femmes enceintes*, qui est souvent due au réveil d'une ancienne gonorrhée, peut aussi ne pas être spécifique. Elle résulte probablement des staphylocoques et des streptocoques. La *vaginite septique* des femmes en couches, due aux microbes de la suppuration, est la localisation ordinaire d'une infection générale. Souvent, chez ces malades, on observe une infection mixte, puerpéro-blennorrhagique.

4° Les *vaginites de la ménopause et des vieilles femmes*, qui sont dues, presque toujours, à l'absence de soins hygiéniques et de propreté. Elles sont favorisées par l'existence de la diathèse herpétique.

5° Enfin, en 1895, OTTO VON HERFF a observé une forme spéciale dite *vaginite mycotique* dont l'agent pathogène serait l'oïdium albicans, le plus souvent, quelquefois le monilia candida, le phtorix vaginalis ou une levure.

3° Anatomie pathologique. — La vaginite peut être aiguë ou chronique ; elle est généralisée ou localisée.

Les vaginites généralisées s'observent surtout dans les formes aiguës. On trouve alors une muqueuse humide, gonflée, d'un rouge vif à peu près uniforme, due à une vascularisation très intense. Elle est recouverte d'un muco-pus abondant ; le derme est infiltré et épaissi.

Dans d'autres cas, les lésions sont localisées par places, sous forme de taches irrégulières, saillantes, plus ou moins proéminentes, séparées par des intervalles de muqueuse saine. On a décrit plusieurs formes anatomiques, dont les principales ont été établies par C. RUGE.

a. *Vaginite simple*. — Dans cette forme la surface épithéliale est lisse, épaissie par places. Les papilles sont tuméfiées, le tissu présente une infiltration de petites cellules. La prolifération est bornée à la couche épithéliale, au sein de laquelle on trouve parfois des gonocoques.

b. *Vaginite granuleuse*. — Elle n'est ordinairement qu'un état un peu plus avancé de la précédente. On voit, a la surface de la muqueuse, des saillies tantôt simples, tantôt agglomérées, sorte de mamelonnement d'un rouge vif, dû à la desquamation de l'épithélium au niveau de certaines papilles hypertrophiées. Celles-ci sont très augmentées de volume, infiltrées de petites cellules ; leurs vaisseaux sont très développés. Les espaces inter-papillaires disparaissent et ce sont des papilles fusionnées, grâce à l'épaississement des couches profondes de l'épithélium, qui forment les taches granuleuses. Ces granulations se montrent en groupe, en série, le long des crêtes des replis vaginaux.

Ces aspects s'observent aussi bien dans les formes aiguës que dans les chroniques. L'intensité de l'inflammation peut, dans certains cas, amener des lésions locales plus accentuées dont on a fait des formes particulières. Telles sont : les *vaginites vésiculeuses ou herpétiformes*, où la muqueuse est semée de vésicules séreuses ; les *vaginites pustuleuses*, avec des pustules dont la rupture laisse une petite ulcération. On pourrait en rapprocher la *vaginite exfoliante* dans laquelle on observe une desquamation épithéliale en plaques qui se rencontre souvent, pendant la période menstruelle, au cours de la dysménorrhée membraneuse et la *vaginite gangréneuse* ou gangrène plus ou moins étendue du vagin. Cette dernière forme est ordinairement le résultat d'une infection grave : elle se rencontre dans le typhus, la variole, l'état puerpéral, les blennorrhagies très intenses, la septicémie qui accompagne les fibromes sphacélés, etc. L'élimination des eschares mérite d'être surveillée pour éviter les rétrécissements et malformations acquises.

c. *Vaginite sénile.* — Dans cette variété, les hypertrophies papillaires arrivent à former des taches ecchymotiques ou des plaques saillantes plus ou moins étendues, dont le centre a tendance à se ramollir, et au niveau desquelles l'épithélium s'amincit et même disparaît. Cette disposition permet parfois la formation d'adhérences entre les parois opposées ou de soudures entre les plis.

C'est une variété chronique qui siège aussi bien dans les culs-de-sac que dans le reste de la muqueuse. Pozzi y rattache la vaginite miliaire, la vaginite vésiculeuse d'Eppinger, la vaginite

ulcéreuse adhésive de HUGUENNOT, et même la leucoplasie vulvo-
vaginale. Cette dernière nous a paru mériter une description
spéciale (voy. *Leucoplasie vulvo-vaginale*).

d. *Vaginite emphysémateuse ou pachyvaginite kystique*. — Cette
forme, qui s'observe surtout pendant la grossesse, est caractérisée par la formation d'un grand nombre de petites cavités
d'aspect kystique, pleine de gaz ou d'eau, faisant saillie à la
surface ou perdues dans l'épaisseur de la muqueuse très hypertrophiée. Ces cavités sont de véritables lacunes situées dans les
mailles du tissu conjonctif. Les vésicules peuvent se rompre,
et donner lieu à de petites ulcérations qui guérissent facilement.

On peut rapprocher de cette forme la *vaginite folliculaire*, bien
qu'on l'observe aussi au cours de certaines blennorrhagies ; on y
trouve des granulations que l'on a considérées comme des follicules lymphatiques (WINCKEL) ou des foyers d'hypertrophie
papillaire (C. RUGE). On l'a regardée comme la forme chronique
de la vaginite granuleuse.

Enfin, certaines vaginites peuvent s'accompagner d'exsudats
véritables. Ce sont les vaginites *pseudo-membraneuses* qui se
voient tantôt après l'accouchement, tantôt et surtout au cours
des fièvres éruptives (rougeole, variole, scarlatine) et des vaginites *diphtériques* qui sont le résultat de la diphtérie vulvo-
vaginale.

Quant à la *périvaginite phlegmoneuse*, ce n'est qu'une des formes
de la cellulite pelvienne (POZZI).

4° **Symptômes**. — La vaginite aiguë blennorrhagique étant
de beaucoup la plus fréquente, c'est elle qui servira de type à la
description clinique.

La vaginite aiguë débute par une *douleur* souvent vive, sensation de chaleur, de brûlure ou de prurit, avec pesanteur au périnée et souvent ténesme anal et vésical. Presque en même temps,
se montre une *leucorrhée* abondante, d'abord séreuse puis puriforme, enfin franchement purulente, d'un jaune verdâtre, épaisse,
tachant et empesant le linge. Cet écoulement, devenant même
parfois extrêmement irritant, produit, si la malade ne prend pas

de précautions, de la vulvite, des érythèmes et des irritations des grandes lèvres, des plis génito-cruraux et de la face interne des cuisses, quelquefois même des excoriations de la vulve.

Pendant cette période aiguë, qui dure ordinairement plusieurs semaines, l'examen direct est rendu très difficile par la sensibilité extrême de la muqueuse vaginale. Au toucher, le vagin est chaud, douloureux ; au spéculum, on voit une muqueuse très rouge, injectée, tuméfiée ; on observe parfois des plaques plus rouges, traces de desquamations épithéliales. D'autres fois, on trouve des petits points saillants, rouges, traces de la vaginite granuleuse. Le col est ordinairement rouge. Qu'il y ait ou non propagation de l'inflammation à la cavité cervicale, on peut voir sur le museau de tanche des érosions superficielles très rouges ; assez rapidement survient de l'endo-cervicite. Presque toujours, on constate de l'urétrite aiguë : la pression sur la face inférieure de l'urètre fait sourdre quelques gouttes de pus.

Peu à peu l'écoulement diminue, devient plus séreux, les phénomènes aigus s'apaisent, mais la maladie persiste longtemps si elle n'est pas très bien soignée. Dans ce cas, les douleurs disparaissent peu à peu ; au toucher, la muqueuse est épaisse, lâche, un peu râpeuse au doigt ; au spéculum, on trouve seulement des plaques rougeâtres, isolées, plus marquées ordinairement au niveau des culs-de-sac où l'inflammation se localise surtout. La disparition totale de la vaginite est très longue à obtenir.

L'état général est peu altéré, sauf dans les formes très intenses. Il existe alors de l'anorexie et quelques troubles fébriles légers.

La vaginite sénile ne présente qu'un peu de leucorrhée séreuse ou sanguinolente. La vaginite emphysémateuse se borne aussi à produire de l'écoulement.

Dans la vaginite exfoliatrice, on trouve, au milieu de l'écoulement, des plaques d'épithélium sous forme de fausses membranes.

Dans les vaginites à fausses membranes, l'examen direct permet de reconnaître la présence de ces produits d'exsudation.

La vulvo-vaginite des petites filles peut présenter une évolution très différente suivant qu'elle est de nature blennorrhagique ou simplement catarrhale. Cette dernière forme qui s'observe surtout chez des enfants lymphatiques, mal nourries, affaiblies et mal tenues, cède ordinairement à quelques lavages et à quelques soins de propreté. Lorsqu'elle est due à la gonococcie, cette maladie est au contraire très tenace et demande des soins longs et minutieux.

Enfin, dans la vaginite mycotique (OTTO VON HEFF), qui s'observe surtout pendant l'été, les malades éprouvent une sensation de brûlure avec prurit. La muqueuse est rouge, parsemée de petites taches blanchâtres formées par les colonies de champignons et qui disparaissent par le frottement.

6° Complications. — La vaginite peut donner lieu à un certain nombre de complications. Sans parler de la vulvite qui l'accompagne souvent, de l'urétrite et des folliculites péri-urétrales que l'on observe spécialement dans les formes blennorrhagiques, lésions qui peuvent être primitives et précéder la vaginite, on voit souvent l'inflammation gagner le col et la cavité utérine, et, par suite, amener assez vite des ovaro-salpingites avec toutes leurs complications.

Les lymphangites et adénites inguinales et pelviennes peuvent aussi s'observer.

La vulvo-vaginite des petites filles peut, quand elle est gonococcique, amener de nombreuses complications bien étudiées par nombre d'auteurs parmi lesquels nous citerons MARFAN, GUILLAUMET (Th. Paris, mai 1901), DAPHNIS (Th. Montpellier, juillet 1901), et qui peuvent être divisées en trois classes.

α. *Complications par propagation*. — Urétrite, quelquefois avec prolapsus de l'urètre (PUECH, COSMY, 1899), de la cystite (WEURNER, HUTINEL) de la métrite, rare, bien que la vulvo-vaginite puisse être regardée comme la cause de certaines métrites virginales ; de la salpingo-ovarite, exceptionnelle, sauf dans les cas de pelvipéritonite (SANGER, HUBERT, MARTIN, ROUSSEAU (Th. Bordeaux, 1898), etc.). Enfin, il existe un certain nombre d'observations de péritonites généralisées, la plupart mortelles (HUBERT, 1890, LINDRAY, GLASER, 1891, MENJE, 1897, BAGINSKY, etc.), mais pouvant cependant guérir (cas de MARFAN, 1897, de BRAQUEHAYE, 1898, VARIOT (*Gaz. Hôpit.*, mars 1904).

β. *Complications par inoculations à distance.* — Quelques rares observations de conjonctivite purulente.

γ. *Complications dues à l'infection généralisée.* — Darunis a pu réunir 38 cas d'arthrites blennorrhagiques, dues à la vulvo-vaginite des petites filles, et 3 cas seulement d'endocardite. Ce sont ceux de Chiasso, févr. 1894,] de Massa, et d'Andreu, Montpellier, 1899.

7° Diagnostic. — Le diagnostic de la *vaginite aiguë* est ordinairement facile. Il est plus difficile d'en déterminer exactement la nature blennorrhagique. La marche de la maladie, la présence de gonocoques dans le pus vaginal, la coexistence de l'urétrite et des folliculites péri-urétrales constituent un ensemble de signes importants. Dans certains cas, la coexistence d'autres lésions blennorrhagiques, rhumatisme ou conjonctivite, enfin, la confrontation avec l'auteur présumé de la contamination, quand elle est possible, permettront, s'il est porteur d'une blennorrhée quelconque, de ne pas hésiter. La recherche des gonocoques est souvent très difficile, l'examen du pus ne peut être une preuve, car il peut en contenir sans qu'il y ait vaginite; d'autres fois, il n'en renferme plus, et l'affection existe tout de même.

Il faut, pour que l'examen soit probant, après avoir raclé la muqueuse bien lavée au préalable, retrouver les gonocoques dans les éléments cellulaires.

Chez les petites filles, on devra, surtout au point de vue médico-légal, être très réservé et mettre en lumière si possible le mode de contamination.

Le diagnostic des autres variétés se fera soit par la connaissance de la cause pour les *vaginites traumatiques* qui donnent lieu souvent à un écoulement fétide (vaginites par pessaires); soit par leur caractère particulier; soit par la gravité des états généraux (vaginite septique) ou par l'examen direct (vaginite emphysémateuse). On saura aussi que les vaginites des femmes enceintes peuvent engendrer des végétations. Lorsque l'écoulement est fétide, il faudra le distinguer de celui du cancer, et des leucorrhées fétides qui succèdent parfois aux avortements.

8° Pronostic. — Le pronostic est variable suivant la cause, il est ordinairement peu grave en dehors de la vaginite blennorrhagique.

Celle-ci mérite un pronostic plus réservé, d'abord à cause de sa résistance au traitement et de la longueur de sa durée, et ensuite à cause des complications possibles : propagation à l'utérus et surtout inflammations annexielles avec toutes leurs conséquences, et, dans certains cas exceptionnels, péritonites blennorrhagiques. Tant qu'elle n'est pas guérie, l'inflammation est toujours susceptible de se réveiller sous l'influence du coït, d'un traumatisme, ou d'une fatigue quelconque, et de donner lieu à toutes les complications. Enfin, cette inflammation peut se combiner, sous l'influence de l'état puerpéral, avec l'infection septique (infection mixte) et faciliter les plus graves complications.

Pour toutes ces raisons, la blennorrhagie, chez la femme, doit toujours être considérée comme une affection sérieuse, beaucoup plus grave que celle de l'homme, et doit être soignée énergiquement, afin de supprimer, le plus tôt possible, toutes les causes d'accidents. Une blennorrhagie ancienne devient grave aussi par sa résistance extrême à tout traitement.

9° Traitement. — Le traitement causal doit être employé le premier : suppression des corps étrangers, des pessaires, des oxyures, traitement de la métrite, ou des lésions externes. La cause de la vaginite enlevée, l'inflammation vaginale cédera à des injections antiseptiques chaudes au sublimé à 1/4000), au permanganate de potasse 1/200, à l'acide borique, etc. Ces injections doivent être chaudes, lentes, douces et prises dans le décubitus dorsal.

La vaginite blennorrhagique mérite des soins très attentifs. Dans la période suraiguë, la douleur sera parfois un obstacle au traitement local. Il faut alors employer des calmants à l'intérieur, opium ou bromure, du repos au lit, des grands bains prolongés, des émollients, tout cela avec un régime léger et en veillant à la régularité des selles.

La période suraiguë passée, on fera un traitement antiseptique très énergique à l'aide d'injections vaginales chaudes, au sublimé ou au permanganate de potasse, aux doses indiquées ci-dessus et répétées deux ou trois fois par jour. Après l'injection, on pourra mettre dans le vagin un tampon de gaze iodoformée modérément tassée, qui agit comme antiseptique et drainage, ou bien un tampon de ouate enduit de glycénolé de tanin. On a employé aussi des injections à la créoline, à l'acide phénique, à la résorcine, au chloral, à l'iodol, etc. ; mais les premières sont souvent irritantes. Je me sers souvent, dans ces cas, après injection et nettoyage du vagin, d'un badigeonnage soigné de la muqueuse vaginale avec une solution de nitrate d'argent à 1/50, répété deux fois par semaine. C'est un traitement excellent et rapide d'ordinaire. Il est indiqué, en même temps, de soigner la métrite concomitante ainsi que l'urétrite ; contre cette dernière, on doit préconiser les balsamiques à l'intérieur et les crayons d'iodoforme dans l'urètre.

Certains auteurs parmi lesquels ABRAHAM, FINKEL, GEBHARDT, GERWENKA ont préconisé à la suite de LANDAU, l'emploi de la levure de bière comme traitement local dans la vaginite ; cette substance mise dans le vagin tue le gonocoque en six heures d'après ABRAHAM. ALBERT de Vienne lui reproche de contenir des blastomycètes capables d'inoculer le cancer. Aussi il conseille d'employer seulement de la levure stérilisée (Zymine). AUDEBERT (de Toulouse) a utilisé avec succès la levure dans le traitement des vaginites des femmes enceintes.

La vaginite des petites filles sera soignée de la même manière ; mais il sera bon que le médecin fasse lui-même les injections détersives au permanganate de potasse, ou au sublimé, ou bien qu'il enseigne la manière de les faire à une personne intelligente et soigneuse, à la mère de préférence.

Les vaginites chroniques et séniles se trouvent bien de l'emploi de tampons de coton imbibés de glycérine, de glycérolé de tanin, de nitrate d'argent à 1/50, etc.

Les vaginites gangréneuses, qui se montrent au milieu d'états septiques graves, nécessitent une antisepsie soignée pendant la période d'élimination des eschares, et des soins très minutieux après, pour empêcher les rétrécissements du vagin et les adhérences.

Toutes les autres vaginites, en dehors de la blennorrhagie, cèdent d'ordinaire très vite à une antisepsie vaginale bien faite.

ARTICLE V

DES FISTULES VAGINALES

Le vagin peut communiquer anormalement et d'une façon durable avec les organes qui l'entourent ; ces trajets constituent des *fistules* que l'on divise en *fistules urinaires* et *fistules fécales*, suivant que le vagin communique avec les voies urinaires ou avec l'intestin.

§ I. — FISTULES URINAIRES

Nous devons rejeter de cette étude les *fistules congénitales*, dues à un abouchement anormal de l'uretère et qui seront étudiées avec les vices de conformation, ainsi que les fistules dues à un cancer avancé, ou à des ulcérations tuberculeuses, que la tuberculose soit vaginale ou vésicale, ce qui est plus fréquent. Les fistules peuvent se diviser en *spontanées* et *traumatiques*.

a. Les *fistules spontanées* peuvent être la conséquence de l'ulcération produite par un corps étranger siégeant dans le vagin, comme les vieux pessaires, ou les objets bizarres que nous avons énumérés plus haut ; ou bien encore, par des corps étrangers et des calculs vésicaux. Dans les deux cas, l'ulcération produite par la compression arrive, peu à peu, à perforer toute la cloison. Quelquefois, mais très rarement, des *phlegmons ante-utérins*, des *hématocèles* suppurées peuvent s'ouvrir à la fois dans la vessie et dans le vagin et donner naissance à une véritable fistule vésico-vaginale.

Mais la cause la plus fréquente, et de beaucoup, c'est l'accouchement laborieux. La tête fœtale, restant longtemps engagée, peut mortifier, par suite d'une compression énergique et prolongée, la paroi vésico-vaginale contre la face postérieure du pubis. Au bout de quelques jours, entre le quatrième et le onzième d'habitude, la partie mortifiée s'élimine et la fistule succède à la chute de l'eschare.

b. Les *fistules traumatiques* sont accidentelles et chirurgicales.

Les fistules *accidentelles* sont le résultat de la perforation de la cloison par les chutes sur un corps pointu, des déchirures du vagin au cours du coït, ou des manœuvres brutales de viol (Churchill, Derouraix). Ces traumatismes du vagin peuvent aussi, nous l'avons vu, guérir sans laisser de fistules.

Les déchirures *chirurgicales* sont le résultat d'opérations. Elles sont parfois intentionnelles comme celles qui succèdent à la taille vaginale. Le plus souvent, elles sont le résultat d'accidents opératoires. Telles sont celles qui succèdent à des interventions obstétricales : application maladroite du forceps, introduction imprudente du basiotribe, etc.

Telles sont encore les fistules qui surviennent au cours des opérations gynécologiques, et, en particulier, de l'hystérectomie vaginale.

La blessure de la vessie peut se produire au cours du décollement vésical : si la déchirure passe inaperçue, ou que sa réparation immédiate ne cicatrise pas, la fistule vésico-vaginale est créée. Lorsque la dissection se fait mal, surtout dans les cas de cancer, le bistouri peut entamer une partie de la paroi vésicale, laquelle, mal nourrie et mal soutenue, se sphacèle et l'on voit alors, tardivement, apparaître une fistule vésico-vaginale. On peut aussi, dans cette opération, blesser l'uretère et faire une fistule urétéro-vaginale, principalement lorsque la pince qui saisit le ligament large, placée trop loin du col, attrape et comprime l'uretère. Cette lésion est plus fréquente dans les hystérectomies pour cancer, quand la mise en place des pinces est guidée sur l'extension de la lésion.

Suivant la partie de l'appareil urinaire qui est le siège de la communication fistuleuse, ces fistules ont été divisées en : 1° *fistules vésico-vaginales*; 2° *fistules urétéro-vaginales*; 3° *fistules urétro-vaginales*.

A) FISTULES VÉSICO-VAGINALES
(VÉSICO-VAGINALES ET VÉSICO-UTÉRINES)

1° Anatomie pathologique. — Les *fistules vésico-vaginales* sont de beaucoup les plus fréquentes des fistules urinaires.

Leur siège est différent suivant le degré d'élévation de la vessie pendant le travail de l'accouchement ; le point comprimé de la cloison vésico-vaginale est variable. Elles occupent tantôt le tiers moyen, tantôt le tiers supérieur ; les premières sont dites fistules basses, les autres fistules hautes. Lorsqu'elles avoisinent tout à fait l'insertion du vagin sur le col, on les appelle *fistules juxta-cervicales*. Quand, au contraire, elles siègent dans le tiers inférieur du vagin, elles intéressent la partie supérieure de l'urètre et le col de la vessie, VERNEUIL a dénommé cette variété : fistules *urétro-cervico-vaginales*.

D'autres fois enfin, la compression s'exerce non seulement sur le vagin, mais sur le col utérin qui peut être saisi entre la tête fœtale et le rebord du pubis. Il peut se former alors des fistules cervico-utérines, mieux dénommées par Pozzi fistules *vésico-cervicales*.

La *fistule vésico-vaginale*, la plus fréquente de toutes, siège ordinairement sur la ligne médiane ; exceptionnellement elle est un peu latérale, surtout à droite, et ordinairement unique. Sa forme est arrondie ou ovalaire, sa direction transversale ou oblique, très rarement verticale. Ses dimensions sont extrêmement variables, elle est tantôt si petite qu'elle est fort difficile à découvrir et admet à peine un stylet de trousse, tantôt elle peut constituer une large perte de substance, admettant un ou deux doigts et même davantage. Dans quelques cas exceptionnels, la plus grande partie de la cloison est détruite, il existe alors un véritable *cloaque uro-génital* (DEMOUCHAIX). D'ordinaire, la muqueuse vésicale et la vaginale sont accolées l'une à l'autre en un bord aminci, et le trajet fistuleux se réduit à un orifice de communication. Les bords sont tantôt souples et minces, tantôt plus épais, indurés, cicatriciels ; l'induration peut même s'étendre assez loin. La muqueuse vésicale paraît, souvent, sur le bord de l'orifice, sous la forme d'un tissu rouge vif, parfois elle s'enroule un peu vers le vagin formant un véritable *entropion* (VERNEUIL). Dans les grandes fistules, elle peut faire véritablement hernie dans la cavité vaginale.

Dans les *fistules vésico-cervicales*, l'orifice *vésical* situé ordinairement au niveau du bas-fond vésical, est arrondi, et dépasse

rarement un centimètre. L'orifice *cervical* est à la partie moyenne
ou à la partie inférieure du col, formant quelquefois une fente
complète de la partie inférieure de la lèvre antérieure. Le trajet
est tantôt droit, tantôt oblique et quelquefois assez long. Les
parois sont dures, résistantes, recouvertes d'une muqueuse nou-

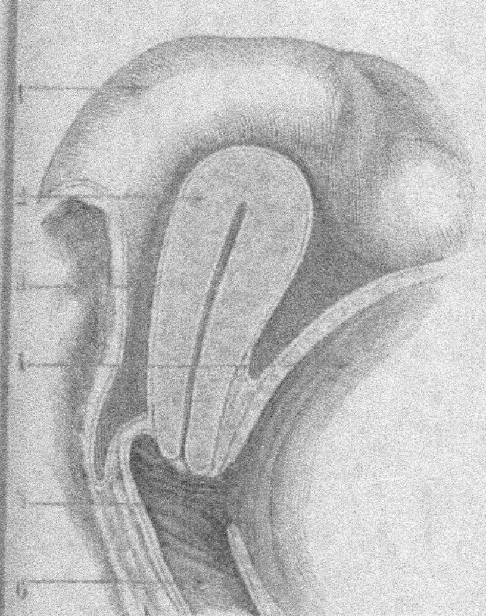

Fig. 35.
Fistule juxta-cervicale.

1, rectum. — 2, utérus. — 3, péritoine. — 4, vessie. — 5, siège de la fistule. — 6, vagin.

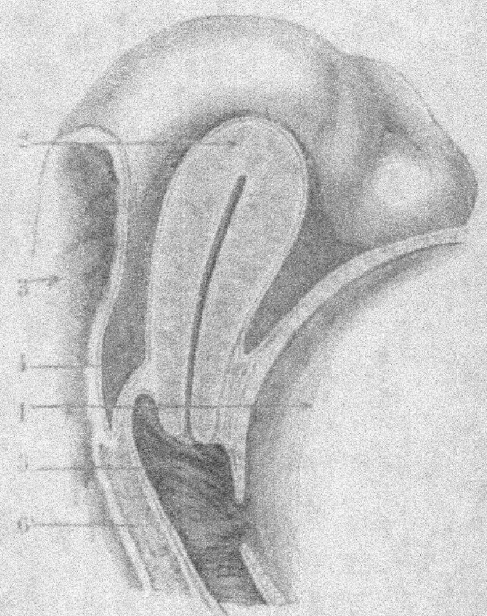

Fig. 36.
Fistule vésico-vaginale.

1, vessie. — 2, utérus. — 3, rectum.
— 4, péritoine. — 5, vagin. — 6, siège
de la fistule.

velle. Le col est souvent déchiré, la lèvre antérieure plus ou
moins détruite. Au contact de l'urine, il s'enflamme et s'ulcère.
On a même décrit des fistules *utéro-vésico-vaginales* dans lesquelles la vessie communique à la fois avec le vagin et le col de
l'utérus.

D'habitude, la fistule ne peut exister longtemps sans amener
dans les organes voisins des *lésions concomitantes*.

Le *vagin* est ordinairement, grâce au contact prolongé de

l'urine, le siège d'une inflammation chronique, mais parfois il reste indemne. Lorsque la fistule est grande, le travail de réparation, qui suit la chute de l'eschare, produit des *cicatrices, des brides* pouvant amener tantôt des irrégularités ou de véritables rétrécissements, quelquefois même un cloisonnement presque complet (MICHAUX). Elle peut occasionner des adhérences avec les parties voisines et même avec les os. La présence de ces lésions constitue les *fistules compliquées*, les autres formant les *fistules simples* ; cette distinction est importante au point de vue opératoire. Souvent alors, dans les diverticules formés par ces brides, l'urine stagnante peut former des concrétions adhérentes et des calculs.

La *vessie* peut aussi s'enflammer, à la longue, mais surtout elle se rétrécit et se rétracte.

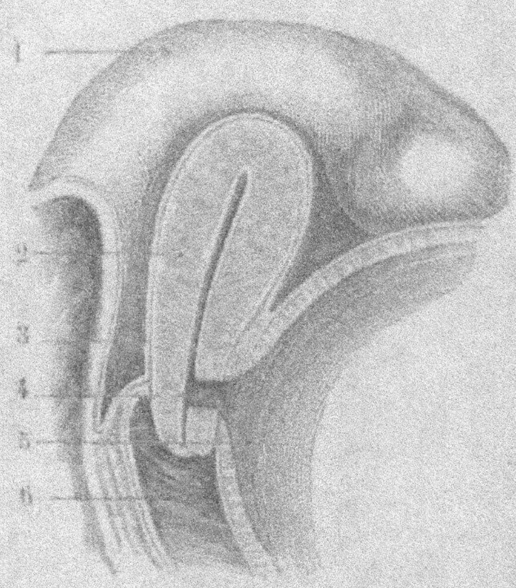

Fig. 37.

Fistule vésico-cervicale.

1, rectum. — 2, utérus. — 3, péritoine. — 4, siège de la fistule. — 5, vessie. — 6, vagin.

L'*urètre* peut être, à son tour, saisi par ces adhérences et des cicatrices ; il peut être rétréci, même oblitéré. D'autres fois, les altérations inflammatoires peuvent, en se propageant vers le haut, atteindre les *uretères* et même les *reins*. Enfin, il n'est pas rare de voir l'inflammation gagner les organes génitaux internes et produire de la *métrite* avec toutes ses complications. Souvent, on trouve seulement un col induré et sclérosé.

2° **Symptômes**. — L'apparition des symptômes est variable suivant le mécanisme de production de la fistule : immédiate, dans les déchirures opératoires et obstétricales, elle est au contraire tardive quand elle succède à la chute d'une eschare. Elle se montre alors seulement à partir du quatrième jour, parfois plus tard.

La fistule vésico-vaginale ne donne lieu qu'à un seul symptôme d'où proviennent les autres, c'est l'*écoulement involontaire de l'urine*. Absolument continuel, constant dans les fistules larges, il varie, suivant le siège de la lésion et la position de la femme, dans les fistules petites. Certaines malades ne perdent leurs urines que dans les positions debout ou assise et les conservent dans le décubitus, et quelquefois, si la fistule est latérale, dans le décubitus du côté opposé seul. D'autres peuvent arrêter l'écoulement en croisant fortement les cuisses. Enfin, quand la fistule est très haute près du col, quelques femmes peuvent conserver une partie de leur urine dans la position verticale. La miction ne s'exerce que lorsque les malades arrivent à garder une partie des urines.

Celles-ci ne tardent pas à se troubler, elles deviennent épaisses, parfois purulentes. La faculté de précipitation de leurs phosphates augmente, ce qui facilite la production des concrétions, et elles deviennent fortement ammoniacales.

Les malades, toujours mouillées, exhalent une forte odeur urineuse, très désagréable pour elles et ceux qui les entourent. Cette affection devient une infirmité très pénible, dégoûtante, souvent un véritable supplice.

D'ailleurs la vulve, le vagin, la partie supérieure des cuisses, baignées d'urine, deviennent le siège d'érythèmes et même de petites ulcérations très douloureuses. Souvent, une propreté minutieuse et attentive peut prévenir ces petits accidents.

L'état général reste longtemps bon ; cependant, à la longue, il s'altère, la malade maigrit ; mais ces troubles de la santé générale coïncident surtout avec la production des lésions *génitales* ou *urinaires* qui sont parfois le résultat de la fistule vésico-vaginale.

Malgré tous ces désordres, la fécondation est possible, ainsi que la grossesse et l'accouchement.

3° **Diagnostic.** — Dans certains cas, il faudra distinguer la fistule vésico-vaginale de certaines incontinences d'urine de cause paralytique qui se produisent, surtout dans les premiers jours, après l'accouchement ou après une opération. Si l'écoulement ne disparaît pas au bout de quelques jours, l'examen direct lèverait tous les doutes. Il en est de même de certaines hydrorrhées utérines, analogues à celles dont Ch. Moxon a donné un exemple au Congrès de Chirurgie, 1896.

D'ailleurs, le diagnostic de la fistule quelles que soient les présomptions, ne peut jamais être établi que par l'*examen direct*.

Dans les cas de *fistule large*, le toucher vaginal seul, ou combiné avec le cathétérisme vésical à l'aide d'une sonde métallique, permettra de retrouver et d'explorer facilement l'orifice fistuleux.

Mais, d'ordinaire, il est nécessaire d'ajouter à cet examen l'exploration directe du vagin par la vue. Pour cela, on mettra la femme dans la position dorso-sacrée, ou dans le décubitus latéral, ou bien, de préférence, dans la position genu-pectorale, qui est la position de choix. Les parois vaginales étant écartées avec le spéculum de Sims, celui de Simon, ou de simples valves vaginales, la muqueuse étant soigneusement déplissée, avec un écarteur ou un crochet mousse, et le vagin bien éclairé, on aperçoit souvent l'orifice fistuleux, et on voit sourdre l'urine. D'autres fois, il faut le rechercher avec soin, avec un stylet mousse, et quand il est petit, caché derrière des brides ou des rétrécissements, ou bien dévié par des adhérences, il peut échapper à toutes les recherches.

On emploiera alors, en même temps, des *injections de liquides colorés* et inoffensifs, mais toujours aseptiques et tièdes : du lait, une solution étendue de teinture d'iode, de l'eau bouillie colorée avec quelques gouttes de carmin ou de permanganate de potasse. Ces liquides seront poussés lentement dans la vessie avec une seringue, et on les verra apparaître par le vagin à travers l'orifice qu'ils décèleront. Dans certains cas, l'orifice étant au fond de quelque repli, on voit le vagin se remplir sans apercevoir l'orifice. Pozzi conseille alors de mettre sur la paroi vaginale un morceau de papier buvard. Le point d'apparition de la tache humide colorée sera le siège précis de l'orifice.

La fistule vésico-vaginale, ainsi reconnue, sera facile à distinguer des autres fistules urinaires.

Dans les *fistules vésico-utérines*, l'écoulement de l'urine ou du liquide coloré, se fait au niveau du col, et non sur la paroi vaginale.

Les fistules *urétéro-vaginales* sont latérales et même unilatérales. L'écoulement urinaire est analogue à celui des fistules vésico-vaginales, mais les injections vésicales colorées ne reviennent pas par la fistule, et il existe des mictions, quelle que soit l'abondance de l'écoulement.

Dans les fistules *urétro-vaginales*, l'orifice est très inférieur et l'urine ne s'écoule que pendant les mictions.

4° Pronostic. — En elle-même la fistule vésico-vaginale n'est pas grave. C'est plutôt une infirmité pénible qu'une véritable maladie. Mais elle peut s'aggraver beaucoup par suite des complications urinaires ou génitales qu'elle est capable d'amener.

D'ailleurs, dans quelques cas, et surtout dans les fistules urinaires récentes, pendant la période de réparation qui suit la chute des eschares, la guérison spontanée est possible. Il en existe un certain nombre d'observations dans la thèse de MONTEROS 1854, et quelques-unes même concernent des cas anciens. Ainsi HASEN, de Stuttgard, a vu guérir spontanément une fistule vésico-vaginale au bout de *trois* mois; DEROUT, au bout de cinq mois; FABRICE DE HILDEN, au bout de huit mois. RICHELOT a observé la guérison spontanée d'une petite fistule consécutive à une hystérectomie. D'ordinaire, cependant, cette issue favorable ne survient que dans les fistules petites et récentes.

Au bout de quelques semaines, quand les bords de la fistule sont cicatrisés et la rétraction terminée, la fistule est permanente. Son pronostic dépend alors absolument de sa curabilité opératoire, de sa résistance aux opérations. Celle-ci varie suivant le *siège*, l'*étendue*, l'*ancienneté* de la lésion et les *altérations concomitantes* du vagin. Souvent même, entre les mains les plus habiles, la guérison d'une fistule réclame un certain nombre de tentatives opératoires. On considère les fistules vésico-vaginales comme les moins graves de toutes les fistules urinaires du vagin.

5° Traitement des fistules vésico-vaginales. — Les fistules vésico-vaginales ont été décrites pour la première fois au XVI° siècle par Séverin Pineau. Dans le courant du siècle suivant, on se préoccupa de leur guérison et Von Roonhuysen avait conseillé le traitement par l'avivement et la suture, essayés par ses contemporains (Woellen, Fatio) sans succès. Le XVIII° siècle se borna à tenter un traitement palliatif de cette infirmité, à l'aide d'appareils et d'urinals, pessaires à air, tampons, etc.

Au début du XIX° siècle, les chirurgiens essayèrent la cure opératoire des fistules, tantôt à l'aide de la cautérisation, caustiques actuels ou chimiques (Delpech, Dupuytren, Jules Cloquet, etc.) ; tantôt à l'aide de sutures, mais se bornèrent à une suture simple des bords, suivie du reste d'insuccès (Lewski, Noegele, Lallemand, Malacadi, Roux, Duges) ; ou bien encore en rapprochant les bords de la fistule à l'aide d'instruments unissants (sonde érigne de Lallemand 1834, pince érigne de Laugier, instruments unissants de Recamier). Toutes ces tentatives n'aboutirent guère qu'à des insuccès.

Un progrès véritable fut obtenu par l'application à la fistule vésico-vaginale des procédés d'autoplastie, due à Jobert, 1834. Ce sont l'élytroplastie d'abord, puis ensuite, la cystoplastie par glissement qui lui permet de compter, en 1849, 13 guérisons sur 15 opérations, enfin les procédés de Roux, de Velpeau et celui de Grady qui est une véritable opération par dédoublement. Ces tentatives furent plus heureuses que les précédentes, mais les insuccès restèrent encore nombreux.

En 1858, un jeune chirurgien américain, Bozeman, vint à Paris faire connaître les procédés de son maître Marion Sims. Ceux-ci furent adoptés de suite et vulgarisés par Follin, Verneuil, Denucé, etc. La véritable méthode paraissait trouvée cette fois. Elle est caractérisée par une meilleure position de l'opérée, un avivement plus large avec une instrumentation perfectionnée, une suture mieux faite avec des fils d'argent, enfin le cathétérisme à demeure avec une sonde métallique.

Pendant ce temps, plusieurs chirurgiens avaient imaginé la méthode indirecte, sorte de pis aller qui consiste à faire l'occlusion du canal génital au-dessous de la fistule en faisant passer les règles par la vessie, avec des procédés divers très nombreux.

Puis, en ces dernières années, dans certains cas difficiles, TRENDELENBURG a imaginé d'aller suturer la fistule par la vessie, à l'aide de la taille sus-pubienne, et sa conduite a été imitée avec succès par DUPLAY, POUSSON et quelques autres chirurgiens.

C'est à ce moment aussi que furent repris avec succès les opérations par dédoublement des muqueuses vaginale et vésicale. Déjà, en 1864, DUMORÉ (de Pau) s'appuyant sur une opération unique de GRADY 1841, et sur les tentatives de DIEFFENBACH et de COLLES (de Dublin) avait communiqué à la Société de Chirurgie un procédé de dédoublement qui, bien accueilli d'abord, fut bientôt délaissé. Cette méthode opératoire fut reprise en Allemagne par VON HERFF (1887), SAENGER (1888), FRITSCH (1888), WALCHER 1889, MACKENRODT (1894), en Russie par FENOMENOFF (1896), en Italie par ZIEMACKI (1888-1896). En France, il est proposé et défendu surtout par RICARD au Congrès de Chirurgie (23 octobre 1896), et à la Société de Chirurgie mars 1900, octobre 1900, novembre 1901, puis par QUÉNU (1897) et par BERGER 1897. Enfin, à côté de ces méthodes, nous devons citer quelques procédés nouveaux qui en dérivent, tels que ceux de BRAQUEHAYE (1899), de CASAMAYOR (1899), et de RASTOUL.

De toutes ces tentatives il reste aujourd'hui deux grandes méthodes de traitement des fistules vésico-vaginales :

1° *Les méthodes directes*, qui comprennent toutes les sutures directes de la fistule. Celle-ci peut s'exécuter : 1° *par la voie vaginale* : α procédé américain par avivement, β procédé de dédoublement, γ procédés dérivés; 2° *par la voie sus-pubienne*, suture transversale (TRENDELENBURG), opération transpéritonéale (DITTEL, 1893), voie sous-péritonéale BARDENHEUER; 3° *par la voie ischio-rectale* (MICHAUX, 1892).

2° *Les méthodes indirectes* qui ont pour but d'oblitérer au-dessous de la fistule le canal génital dont on fait une dépendance du réservoir urinaire.

Avant d'aborder l'étude détaillée des méthodes opératoires, il convient d'abord d'étudier les indications opératoires.

A quel moment convient-il d'opérer ? D'après HÉGAR et KALTENBACH, le moment le plus favorable serait entre la sixième et la huitième semaine. On peut dire qu'il est nécessaire que l'évolution utérine post-puerpérale soit achevée, que l'orifice fistuleux soit cicatrisé, et que les lochies, ainsi que les autres écoulements, aient tout à fait disparu. Il vaut mieux opérer plus tard que trop tôt. Dans les fistules très anciennes, quelquefois l'induration et la rétraction cicatricielle rendent l'opération plus difficile.

L'âge avancé n'est pas une contre-indication. Il est bon cependant, quel que soit l'âge, de ne pas opérer au cours d'états généraux mauvais, qui constituent un obstacle à la réunion de la suture. D'ordinaire, il faudra opérer dans les quelques jours qui suivent les règles.

A. Méthodes directes : suture. — Trois voies sont ouvertes au chirurgien : 1° la *voie vaginale* ; 2° la *voie sus-pubienne* ; 3° la *voie ischio-rectale*.

1° *Voie vaginale*. — L'opération par la voie vaginale comprend trois parties importantes ; la préparation opératoire, l'avivement et la suture.

Suivant la manière dont on pratique ces deux derniers temps, on peut décrire deux grandes méthodes : 1° la *méthode américaine* ; 2° la *méthode du dédoublement* auxquelles nous joindrons quelques procédés nouveaux.

La *préparation opératoire* constitue un temps extrêmement important pour le succès de l'opération, sur lequel M. Berger vient de rappeler l'attention, à juste titre, à la Société de Chirurgie (1897).

Ce traitement indispensable, surtout dans les cas complexes avec brides et lésions du vagin, peut quelquefois être long, et nécessiter non seulement des semaines, mais exceptionnellement des mois. Il est bon, à l'imitation de Bozeman, de dilater et d'assouplir le vagin avec une série de boules graduées, en gomme durcie, ou bien à l'aide de massages. Ce traitement est utile aussi, dans les fistules qui succèdent à l'hystérectomie vaginale dans lesquelles le vagin a tendance à se rétrécir rapidement. Certains auteurs préfèrent, avec Simon, faire de la dilatation extemporanée avec des spéculums grossissants. La dilatation lente et progressive paraît plus avantageuse, malgré sa durée. Il sera nécessaire aussi d'inciser les brides qui gênent et même d'exciser les masses inodulaires épaisses, et cela dans une série d'opérations préliminaires dont on attendra la guérison pour attaquer la fistule.

Si la malade est atteinte de rétrécissement de l'urètre, il faudra, au préalable, rendre son calibre au canal par la dilatation progressive, seule ou aidée même d'une urétrotomie, si cela était nécessaire.

Enfin, il faudra aussi faire disparaître les érythèmes et les excoriations de la vulve, du vagin et des cuisses, à l'aide de bains, de lotions et d'injections accompagnés d'une antisepsie très minutieusement faite. Il sera indispensable de faire la désinfection soignée des voies urinaires.

a. Procédé américain; il comprend trois temps :

Premier temps : exposition de la fistule. — Suivant le siège exact de la fistule, et la facilité de son accès, on peut opérer les malades dans la position dorso-sacrée, commode surtout dans les fistules simples et basses ; dans le décubitus latéral, ou dans la position génu-pectorale, indispensable pour les fistules très élevées, mais qui a l'inconvénient de rendre la chloroformisation difficile, malgré l'emploi des tables spéciales de Bozeman, de Neugbauer, etc.

Dans les autres positions, l'anesthésie est aisée. Dans certains cas, comme l'opération n'est pas très douloureuse, l'anesthésie à la cocaïne peut suffire. Le vagin doit être très éclairé, les parois écartées à l'aide des spéculums de Sims ou de Simon, ou bien avec des valves vaginales et des écarteurs ordinaires. Le col est fixe et abaissé. Neugbauer a inventé un appareil complexe, spéculum à ressorts, crochets maintenus avec des chaînes tendues par des sphères métalliques, qui paraît assez peu commode.

Enfin, certains chirurgiens emploient l'irrigation continue pendant l'opération, mais cette pratique gêne plutôt l'opérateur.

Deuxième temps : avivement. — L'avivement doit se faire avec les bistouris droits, courbes et coudés de toutes sortes, ou bien avec les ciseaux de toutes courbures inventés par Sims pour cette opération. L'avivement au bistouri paraît meilleur et plus lisse ; pour chaque malade, il faut choisir l'instrument qui sera le plus commode pour le cas particulier.

La muqueuse saisie et tendue avec un crochet ou une pince à griffe, on pratique un avivement très oblique, très régulier, en collerette, autour de l'orifice, sur une largeur de 6 à 8 millimètres au moins. Simon fait un avivement beaucoup moins large. Cependant la surface d'avivement doit être assez large pour dépasser les limites de l'induration cicatricielle, et s'arrêter juste à la limite des deux muqueuses sans toucher à la vésicale dont l'incision donne une hémorragie en nappe qui peut gêner, mais que la suture arrête.

Dans les très larges fistules, on a fait parfois des avivements et des sutures partiels en pratiquant l'opération en plusieurs fois. Enfin, quand la fistule est près

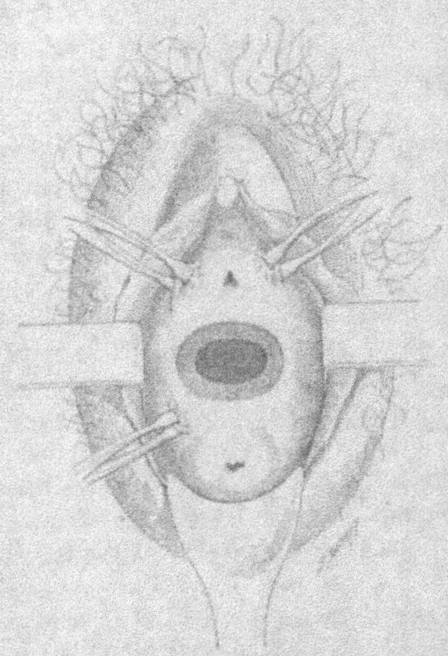

Fig. 38.

Opération de la fistule vésico-vaginale.
Méthode américaine. Avivement.

du col, juxta-cervicale, il ne faut pas craindre d'aviver sur le col et, parfois, de faire cet avivement sous la forme d'une résection en coin, au-dessous de l'orifice.

C'est aussi pour ces larges fistules que Freund a, en 1895, proposé de combler la perte de substance à l'aide du corps utérin amené dans le vagin, à travers une incision du cul-de-sac postérieur et suturé aux bords de la fistule ; le fond de l'utérus est ensuite perforé pour permettre l'écoulement des règles. Cette opération a été pratiquée quatre fois avec succès par Boum (de Wilna), mais l'utérus ainsi tordu s'atrophie d'habitude, par suite les règles disparaissent et la malade devient stérile. Même sans la perforation du fond utérin, ce procédé amène une atrophie *utérine* et il paraît, pour cela, devoir être rejeté.

Troisième temps : suture. — On a employé, pour cette suture les aiguilles les plus diverses : aiguilles tubulées de Simpson, et de Sims, aiguilles avec chasse-fils, aiguilles de Reverdin, aiguilles de Hagedorn, etc. Neugebauer se sert d'aiguilles avec pavillon polygonal qui permet de les saisir dans tous les sens. L'important, c'est que les aiguilles puissent donner, à chaque moment, la courbure appropriée.

On emploie presque exclusivement le fil d'argent ; le catgut, en effet, est infidèle comme résorption, le crin de Florence est trop raide et coupe.

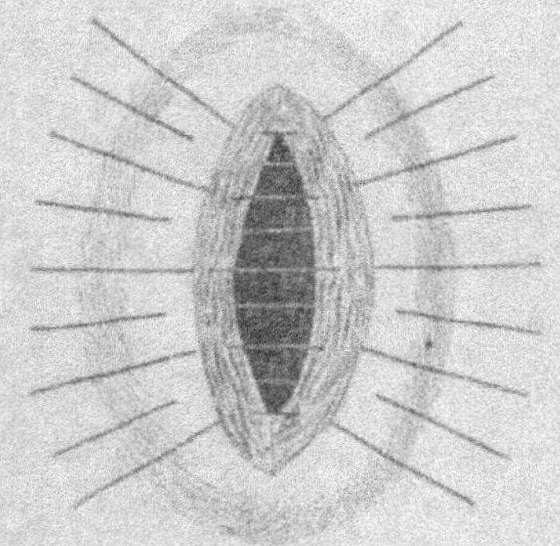

Fig. 39.

Fistule vésico-vaginale. Fils profonds et superficiels en place.

La muqueuse fixée avec des pinces à dents de rats ou avec un crochet, on plante l'aiguille à 4 à 5 millimètres de l'avivement, faisant cheminer le fil dans l'épaisseur de la muqueuse vaginale, et ressortant à l'union des deux muqueuses, sans toucher à la vésicale. On fait tantôt un seul plan, tantôt deux plans de suture.

Les fils sont écartés, un par un, avec le crochet mousse et tordus à l'aide de la pince et des tords-fils, jusqu'à ce que les bords soient affrontés et un peu serrés. Il est préférable d'essayer de faire des sutures transversales toutes les fois que c'est possible. Dans les cas où l'affrontement demande des tractions trop fortes, on peut le faciliter à l'aide d'incisions libératrices et de débridement.

Autrefois, Bozeman passait ses fils à l'aide d'un ajusteur à tra-

vers une plaque de plomb, percée de trous, qui devait encore
assurer l'affrontement. Cette plaque qui retenait les sécrétions
a été abandonnée.

La suture finie, il est bon de vérifier l'exactitude de l'affrontement, à l'aide d'une injection vésicale qui permet de voir si

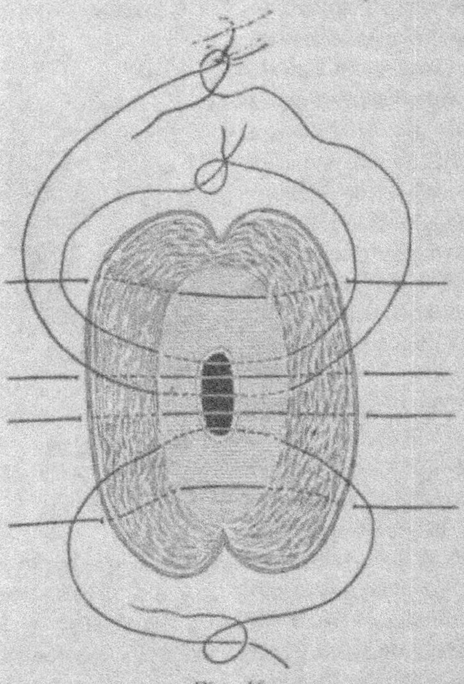

Fig. 46.

Opération de la fistule vésico-vaginale par dédoublement (WATCHER).

l'occlusion est parfaite. Dans le cas contraire, on placerait
quelques points supplémentaires.

b. *Procédé de dédoublement.* — Ce procédé consiste à dédoubler la cloison vésico-vaginale et à fermer isolément la vessie
et le vagin.

Après les préparations antiseptiques ordinaires, la malade
étant dans la position dorso-sacrée, la fistule est abaissée autant

que possible, ce qui rend les écarteurs inutiles et facilite l'opération, même avec les instruments ordinaires. On fait une incision à l'union des deux muqueuses, que l'on prolonge, à droite et à gauche, en pleine muqueuse vaginale. Une dissection sépare les deux muqueuses sur une hauteur de 1 ou 2 centimètres environ. Il y a donc dans le vagin un entonnoir de muqueuse flottante.

PAUCHET (d'Amiens) a insisté, en 1904, au Congrès de Gynécologie, d'Obstétrique et de Pédiatrie de Rouen, sur les avantages d'un dédoublement très étendu.

La suture peut se faire de deux manières. Les uns, avec FÉNOMÉNOFF, font une suture isolée au catgut de la paroi vésicale, en ayant soin que les fils ne traversent pas la muqueuse, puis, par-dessus, une suture de la muqueuse vaginale, à l'aide de fils d'argent traversant la base du lambeau et en affrontant les faces cruentées dans toute leur hauteur. Les autres, avec RICARD, ne font pas la suture vésicale et se contentent de l'affrontement de la muqueuse vaginale, sans toucher à la vessie.

Parmi les procédés qui dérivent des précédents, nous devons indiquer celui que J. BRAQUEHAYE a communiqué au Congrès de Chirurgie (21 oct. 1899). On fait autour de la fistule une incision elliptique à la distance de 7 à 12 millimètres, centrée par l'orifice de la fistule et son pourtour cicatriciel. Cette muqueuse est disséquée de la périphérie vers le centre, et on isole ainsi une collerette vaginale adhérant à la fistule par un pédicule circulaire. Cette collerette est relevée vers la ligne médiane de manière que la face muqueuse regarde la cavité vésicale, et la face cruentée la cavité vaginale. Les bords et la face cruentée en sont suturés par un fin catgut qui ne traversera pas la surface muqueuse. Il reste alors une surface avivée dont on suture les bords comme dans les procédés par avivement, en faisant passer le fil au-dessus de la collerette suturée. M. RASTOUL emprunte à BRAQUEHAYE la dissection et le renversement d'une collerette muqueuse; mais au lieu de suturer les bords de l'avivement il poursuit le dédoublement de la muqueuse et en suture les deux volets. Il faut noter qu'il s'agissait d'une fistule juxta-cervicale et qu'un des volets était taillé en plein tissu utérin. CAZAMAYOU

(*Gaz. des hôp.*, 23 juillet 1902), au contraire, fait un dédoublement circulaire, qui forme par traction un entonnoir muqueux pendant dans le vagin. Il en étreint la base par une suture en bourse au catgut et en ferme l'orifice par trois fils métalliques. Le procédé de Braquehaye a été employé avec succès par Richelot, Reclus, Hartmann, Wiart, tandis que les autres sont demeurés à l'état de tentatives isolées[1].

2) *Soins consécutifs.* L'opération finie et le vagin désinfecté, on le remplit d'un bourrage peu serré à la gaze iodoformée, que l'on ne change souvent qu'en retirant les fils. L'enlèvement des fils, opération délicate, et qu'il faut pratiquer en évitant tout tiraillement, doit se faire du huitième au dixième jour.

La plupart des chirurgiens mettent, pendant les huit premiers jours, une sonde à demeure, la sonde de Sims, une sonde de Petzer ou une sonde en caoutchouc rouge. Il faut quelquefois la changer et traiter la cystite qu'elle peut occasionner, à l'aide de balsamiques et d'injections boriquées faites avec la plus grande précaution. Les fils retirés, on doit continuer le cathétérisme deux ou trois jours.

Pendant tout ce temps, il faut maintenir la liberté du ventre. Si les règles surviennent, on devra se borner à changer le pansement vaginal tous les jours.

3) *Résultats, accidents.* Souvent, le résultat opératoire est très favorable et la guérison est complète. Mais les échecs sont nombreux, totaux ou partiels. S'il persiste un petit pertuis, on peut quelquefois l'oblitérer à l'aide d'une légère cautérisation. Les opérations nouvelles ne doivent être tentées qu'au moins un mois après la première opération. Certaines malades gardent temporairement, quoique guéries, une *incontinence* d'urine, qui peut disparaître spontanément et parfois réclame des opérations spéciales.

L'opération donne lieu à très peu d'accidents. L'*hémorragie* est quelquefois grave, surtout si le fil a traversé un vaisseau, ordinairement elle s'arrête par la suture. Exceptionnellement,

---

[1] L. Coceval, *Des procédés de Dédoublement dans le traitement des fistules vésico-vaginales.* Th. Paris, avril 1905.

on a pu, dans les fistules très latérales, pincer l'uretère, ce qui donne lieu rapidement à des accidents de rétention rénale. Enfin, dans certains cas, surtout dans les fistules qui succèdent à l'hystérectomie, on a pu blesser le péritoine et voir la malade succomber à la péritonite.

2° *Voie sus-pubienne*. — Lorsque l'abord de la fistule est très difficile par la voie vaginale par suite d'adhérences, ou bien à cause de l'existence de rétrécissements vaginaux, certains chirurgiens ont eu l'idée, à l'imitation de TRENDELENBURG, d'aller oblitérer la fistule par la voie sus-pubienne, à travers la vessie, à l'aide d'une taille hypogastrique. Les opérations encore peu nombreuses, appartiennent à BAUM, ROSENTHAL, MAC GILL, EMMET, DUPLAY, POUSSON. J'ai moi-même employé une fois ce procédé, et j'ai eu un insuccès partiel.

Après avoir fait l'incision sus-pubienne et ouvert la vessie, un doigt introduit dans le vagin pousse vers l'opérateur l'orifice fistuleux. Celui-ci est incisé au niveau de l'union des deux muqueuses, de façon à permettre la dissection par dédoublement de ces deux membranes sur une hauteur d'un centimètre et demi environ. Puis, on suture séparément, en affrontant les parties cruentées, la muqueuse vaginale à la soie, et la muqueuse vésicale au catgut.

La dissection et la mise en place de la suture vaginale sont assez laborieuses. Les sutures faites et éprouvées, on pratique la fermeture complète de la vessie.

Cette méthode un peu compliquée peut être très utile dans certains cas d'accès vaginal très difficile.

D'autres auteurs ont aussi pratiqué la voie sus-pubienne, mais sans traverser la vessie. Ainsi DITTEL est allé suturer la fistule en incisant le cul-de-sac vésico-utérin, et faisant de haut en bas le dédoublement de la cloison. BARDENHEUER a fait la même opération en décollant le péritoine de la face postérieure de la vessie. Ce sont là des opérations exceptionnelles.

3° *Voie ischio-rectale*. — P. MICHAUX a proposé au Congrès de Chirurgie de 1892, quand l'accès de la fistule était très difficile, d'aborder la région par la voie *ischio-rectale* avec incision latérale de la grande lèvre et du vagin jusqu'au voisinage de l'anus. Cette incision donne beaucoup de jour, mais elle traverse la région des vaisseaux hémorrhoïdaux inférieurs, accompagnés des rameaux du nerf anal. Aussi, elle expose à des hémorragies gênantes, quelquefois graves, et, ce qui est plus sérieux, à une paralysie du sphincter. Ce procédé difficile n'a pas trouvé d'imitateurs.

B. Méthodes indirectes par l'oblitération génitale. — La méthode indirecte ne doit s'employer que lorsque la cure directe est impossible. Les principales indications sont : *l'étendue trop grande* de la perte de substance empêchant la coaptation des bords avivés, ou *l'inaccessibilité de la fistule.*

Les procédés opératoires sont très nombreux : celui qui est le plus usité est la *colpocleisis* ou fermeture, par suture, du vagin après avivement circulaire. Cette suture doit être faite assez haut pour permettre le coït. Elle est préférable à la suture inférieure, vulvaire, ou *épisiorrhaphie* de Vidal de Cassis. Enfin, dans certains cas, on a pratiqué en même temps l'occlusion du col dans la cavité vésicale : c'est l'*hystérocleisis* de Jobert. On peut rapprocher de cette dernière méthode

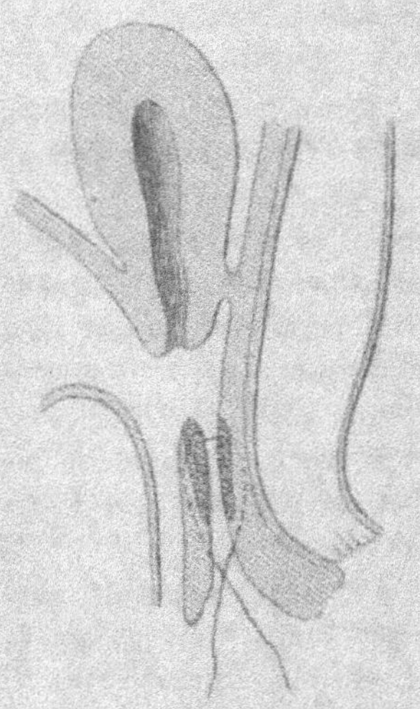

Fig. 41.
Colpocleisis (coupe schématique) d'après Pozzi.

le procédé imaginé par Dubourg de Bordeaux et décrit dans la thèse de son élève Verdelet[1].

Quand, en même temps que la fistule, il y a une altération du sphincter vésical qui entraîne de l'incontinence d'urine, l'occlusion vaginale ne suffit pas à empêcher l'écoulement de ce liquide.

[1] Verdelet, Thèse de Bordeaux, 1897.

Il faut alors dépouiller la vessie de sa fonction et faire passer l'urine par le rectum, en faisant, en même temps que la fermeture du vagin, une fistule recto-vaginale. Ce procédé inventé par BAKER-BROWN, imité par MAISONNEUVE, a été rénové et repris par ROSE sous le nom d'oblitération rectale de la vulve.

Ces méthodes indirectes présentent un grand nombre d'inconvénients. D'abord, elles suppriment la possibilité de la fécondation ; le plus souvent aussi, elles entraînent des accidents d'inflammation vaginale, et quelquefois de formation de calculs dans le vagin, grâce à la stagnation de l'urine, avec phénomènes possibles d'infections utérine et annexielle secondaires. Elles peuvent aussi amener des cystites et des inflammations du système urinaire par l'urine altérée et par le sang des règles. Enfin, dans les cas où elles se compliquent de fistule recto-vaginale, celle-ci a tendance à se fermer spontanément, et, quand elle persiste, les gaz et les matières produisent souvent de graves accidents dans le vagin. Bien qu'il y ait des cas de succès complet, ce sont donc des opérations de pis aller qu'il ne faut employer que quand on ne peut pas faire autrement.

Traitement des fistules vésico-utérines. — Nous avons vu que les fistules vésico-utérines sont toujours des fistules cervicales, le col seul pouvant être entamé dans ces sortes de lésions.

Au point de vue thérapeutique, il faut les diviser, avec POZZI, en *juxta-cervicales* et *intra-cervicales* suivant que les fistules entament le col avec fente de la lèvre, ou font un orifice intra-cervical complet.

Les *fistules juxta-cervicales* superficielles se guérissent d'ordinaire par l'avivement et la suture. Mais les profondes, si le col est largement entamé et que l'étoffe manque, peuvent mériter une sorte de méthode indirecte : suture de la lèvre postérieure du col avec la lèvre antérieure de la fistule, ce qui renferme l'orifice cervical dans la vessie (hystéro-cleisis vésical, POZZI).

Les *fistules intra-cervicales* peuvent parfois, après dilatation de la cavité cervicale, être guéries par une *cautérisation* répétée au thermo-cautère ou au galvano-cautère. En cas d'échec on a pu avec succès en pratiquer l'*avivement* et la *suture*. On en connaît quelques succès avec quelques variétés de procédés dus à EMMET, KALTENBACH, LÖSSEN, MARTIN, SCHROEDER, etc.

Dans les cas de *fistule élevée* et d'*accès difficile*, il faut recourir à une opération compliquée, consistant surtout en dissection et dédoublement de la cloison vésico-utérine avec suture indépendante de la fistule vésicale) FOLLET, WOLFNER CHAMPNEYS). Ce procédé, qui est l'opération de choix, a été bien étudié dans la thèse de SABAREZOLLES (Bordeaux, 1901) et a donné de nombreux succès. BARDESCU a ajouté au décollement des organes et à la suture isolée de chaque orifice, l'abaissement jusqu'au vagin, par-dessus la suture vésicale, du feuillet antérieur du cul-de-sac péritonéal vésico-utérin, de manière à consolider cette suture.

Enfin, certains auteurs ont préconisé aussi l'incision médiane du col utérin, comme temps préliminaire, en raison de la simplification considérable qu'apporte cette modification (OTTO VAN HEREF, ROLLAND)[1]. Dans les cas les plus difficiles, comme dernière ressource, il reste l'*hystéro-stomato-cleisis* ou avivement et suture entre elles des deux lèvres du col. Les règles passent alors dans la vessie. Elles deviennent d'ordinaire très douloureuses, et les femmes doivent être averties, dans ce cas, que la fécondation est impossible.

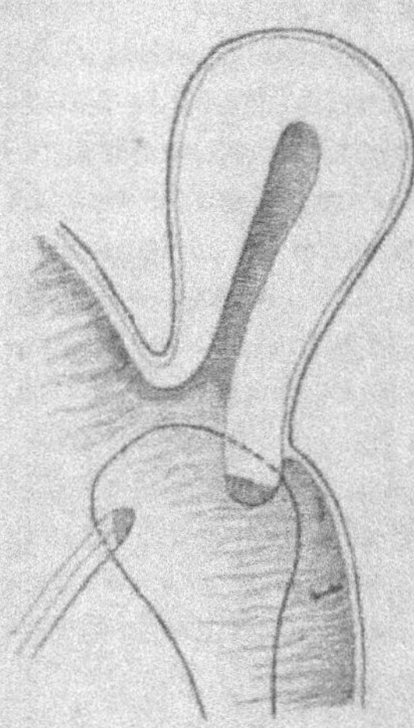

Fig. 42.

Fistule juxta-cervicale profonde. Hystérocleisis vésical (Pozzi). Schéma.

Enfin, on peut aussi, et cela a été déjà fait avec succès par TRENDELENBURG, BAUM, BARDENHEUER, VALLAS, LATOUCHE, appliquer à ces lésions les opérations sus-pubiennes par la voie trans-

[1] C. ROLLAND, *Opération de la fistule vésico-utérine par le dédoublement avec fente médiane du col utérin*, Thèse de Lyon, 1904-1905.

vésicale. Dans un cas de fistule vésico-utéro-vaginale Forgue
(de Montpellier) a appliqué l'opération transpéritonéale imaginée
par Dittel pour les fistules vésico-vaginales. Malgré l'établissement très soigné d'un double plan de suture, il n'a obtenu
qu'un succès partiel [1]. Cette méthode doit être réservée aux cas
où la voie vaginale n'est pas praticable.

B) Fistules de l'uretère
(URÉTÉRO-VAGINALES ET URÉTÉRO-UTÉRINES)

Les fistules de l'uretère font communiquer ce canal soit avec
le vagin, soit avec l'utérus.

1° Étiologie. — Les fistules *urétéro-vaginales* sont les plus fréquentes, bien que déjà assez rares. Elles sont *congénitales* ou
acquises. Les premières sont dues à un abouchement anormal de
l'uretère dans le vagin; les observations connues sont en petit
nombre. Les fistules *acquises* sont plus fréquentes. Quand elles
sont de cause obstétricale, il est rare qu'elles n'intéressent pas
à la fois la vessie et l'orifice de l'uretère ; elles sont alors *uré-
téro-vésico-vaginales*. Les fistules *urétéro-vaginales* pures sont, le
plus souvent, de cause opératoire, et surtout consécutives à l'hystérectomie, et principalement à l'hystérectomie vaginale (10 fois
sur 23, Hochstetter).

Les fistules *urétéro-utérines* sont très rares. Elles siègent toujours au niveau du col utérin, plutôt à gauche. Elles sont, d'ordinaire, de cause obstétricale ; mais comme il est difficile de
comprendre exactement comment la compression peut s'exercer
au niveau de l'uretère, on a tendance à croire, avec Pozzi, que
ce sont des fistules vésico-utérines au niveau de l'abouchement
de l'uretère, dont la portion vésicale proprement dite s'est
spontanément cicatrisée.

2° Anatomie pathologique. — Les fistules de cause obsté-

---

[1] Forgue, *De l'opération trans-péritonéale dans le traitement des
fistules vésico-utéro-vaginales*. Revue de Gynécologie et de chirurgie
abdominale, 1906, p. 563.

tricale siègent toujours dans le trajet intra-vésical de l'uretère : la vessie est souvent intéressée.

Les fistules de cause opératoire, siègent à quelques centimètres de la vessie. Au-dessous du point lésé, le plus souvent l'uretère est rétréci, parfois oblitéré. Au-dessus de la fistule, il est fréquemment dilaté, le rein peut être atteint d'hydronéphrose. Enfin, il existe parfois des adhérences épiploïques ou intestinales autour du trajet fistuleux.

3° Symptômes. — Comme toutes les fistules urinaires, celle-ci a pour symptôme l'écoulement incessant et involontaire de l'urine, pouvant engendrer toutes les conséquences étudiées à propos des fistules vésico-vaginales.

Cependant, dans les fistules de l'uretère, l'incontinence n'est pas totale.

En effet, la sécrétion de l'autre rein passe par la vessie, et est expulsée par des mictions normales.

Habituellement, les urines qui passent par la vessie sont moins limpides et plus colorées que celles qui s'écoulent par la fistule. Les deux quantités d'urine sont égales, et Bérard a fait un diagnostic de fistule de l'uretère à l'aide de ce signe. Cependant, elles peuvent devenir inégales, soit dans les cas de fistule incomplète de l'uretère, soit parce que les sécrétions des deux reins peuvent elles-mêmes devenir inégales.

4° Diagnostic. — Le diagnostic toujours difficile ne peut être fait qu'à la suite de l'examen direct.

Dans les cas de *fistule urétéro-vaginale*, si la lésion est de cause obstétricale, il y a presque toujours en même temps fistule vésicale. Souvent alors, la lésion est large, on peut apercevoir l'orifice de l'uretère par où l'on voit s'écouler l'urine, et dans lequel on enfonce un stylet dont la direction donne le diagnostic. Parfois même, il est possible de faire par l'orifice le cathétérisme de l'uretère.

Dans les fistules de cause opératoire, c'est seulement quatre ou cinq jours après l'hystérectomie qu'apparaît l'écoulement de l'urine. La fistule se montre sous la forme d'un petit orifice siégeant au niveau de la cicatrice vaginale et parfois sur un des côtés. Elle se distingue des fistules vésico-vaginales par les signes suivants : 1° les injections colorées poussées dans la vessie ne ressortent pas par la fistule ; 2° malgré l'écoulement constant, les mictions persistent ; 3° le cathétérisme de l'uretère par la vessie peut être tenté, la sonde est bientôt arrêtée par le rétrécissement et la fistule ; 4° la cystoscopie montre qu'il ne s'écoule pas d'urine par l'uretère correspondant.

Dans les fistules *urétéro-cervicales*, on constate aussi les mêmes signes, mais le cathétérisme de l'uretère fistuleux est impossible et il est souvent difficile d'apercevoir l'orifice cervical de la fistule. On constate seulement que l'urine s'écoule à travers le col de l'utérus.

5° Pronostic. — Ces fistules sont graves. Elles n'ont pas de tendance à la guérison spontanée, sauf dans quelques cas rares de fistules incomplètes. A la longue, elles entraînent de l'infection et des lésions sérieuses du côté du rein.

6° Traitement. — On a longtemps considéré les fistules de l'uretère comme au-dessus des ressources de la chirurgie. Depuis quelques années, les procédés opératoires nouveaux se sont multipliés et la cure radicale de ces lésions peut s'obtenir par des opérations nombreuses, d'une application toujours difficile, mais pouvant donner des guérisons définitives. Ces opérations se divisent en méthodes directes et méthodes indirectes.

A. Méthodes directes. — Les méthodes directes comprennent deux groupes : 1° l'oblitération directe de la fistule, par avivement et suture ; 2° la greffe de l'uretère dans un organe voisin, et surtout dans la vessie.

a. *Oblitération directe de la fistule*. — D'ordinaire, le traitement doit débuter par cette première tentative. Cette suture est plus difficile à pratiquer que celle des fistules vésico-vaginales.

Tous les procédés consistent à agrandir la fistule du côté de la vessie afin de pouvoir voir et libérer l'orifice de l'uretère, puis à faire la suture vésicale par-dessus cet orifice isolé et repoussé vers la vessie. Les procédés sont nombreux. Les uns, comme DUBRUSEN et SIMON, après avoir ouvert la vessie et vu l'uretère, incisent sa paroi vésicale pour augmenter son orifice ; d'autres, avec LANDAU et BANDL, profitent de la brèche vésicale pour mettre dans l'uretère une fine sonde, qu'ils font ressortir par

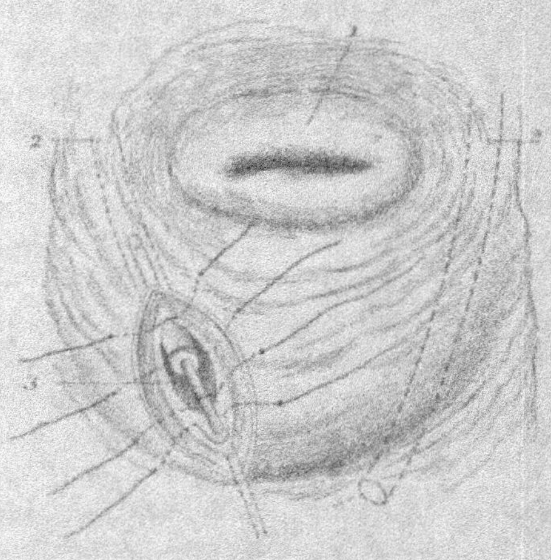

Fig. 43.

Fistule urétéro-vaginale. Procédé de LANDAU.

1, col utérin. — 2, uretère. — 3, fistule urétéro-vaginale avec sonde dans l'uretère.

l'urètre, et qu'ils laissent en place quelques jours après avoir suturé la plaie vésico-vaginale. SCHEDE et TRÉLAT, après avoir reconnu l'uretère par la vessie, disséquent le pourtour de son abouchement avec une collerette muqueuse qu'on repousse dans la vessie en fermant par-dessus la fistule vésicale.

b. *Dédoublement.* — D'autres fois, au contraire, on a appliqué à ces sutures la méthode du dédoublement, ce qui facilite la fermeture de la perforation, sans danger de saisir l'uretère dans la suture. POZZI et HERGOTT ont obtenu ainsi deux beaux succès. Néanmoins, les échecs sont nombreux et les fistules de l'uretère sont difficiles à guérir par la méthode directe.

c. *Greffe urétérale.* — Quand la fistule est loin de la vessie, si la partie inférieure de l'uretère est déjà très rétrécie ou oblitérée, la cure par la méthode directe est plus difficile à obtenir. Aussi, a-t-on cherché à prendre l'organe au point perméable, ordinairement au niveau de l'orifice fistuleux, et à le greffer dans un organe voisin.

La greffe urétérale se fait dans l'intestin ou dans la vessie. La greffe intestinale dans le côlon, qui a donné un beau succès à CHAPUT, n'a pas été répétée et ne doit pas l'être, même avec l'aide du bouton anastomotique de BOARI. C'est substituer une infirmité à une autre et exposer les malades à l'infection des voies urinaires supérieures par le contenu de l'intestin, et à l'irritation de l'intestin par le contact permanent de l'urine.

La greffe de l'uretère dans la vessie, méthode bien préférable, peut se pratiquer par voie vaginale ou par voie abdominale.

α) *Greffe urétéro-vésicale par voie vaginale.* — L'opération a été tentée en 1890 par DAVENPORT, pour une fistule congénitale. MACKENRODT a appliqué dans deux cas un procédé analogue.

MAYO fait l'opération en deux temps. D'abord l'uretère est disséqué autour de la fistule, puis abaissé et fixé par quelques points à la paroi vésicale. Au bout de trois semaines, on avive l'extrémité de l'uretère ainsi fixé, on incise la vessie dans le point qui est en rapport avec ce conduit. Il est ramené dans la vessie par une sonde molle qui traverse l'urètre, ressort par l'incision vésicale et pénètre dans l'uretère. On suture alors le pourtour de l'incision vésicale au pourtour de l'orifice urétéral.

SECOND a inclus l'uretère dans la vessie à l'aide d'un lambeau taillé sur le bas-fond vésical. TUFFIER a préconisé une opération qui se rapproche de celle de MAYO, mais en faisant l'abaissement, l'abouchement vésical et les sutures en une seule séance.

β) *Greffe urétéro-vésicale par voie abdominale.* — Consécutive à des expériences de greffe de l'uretère dans la vessie sur les animaux par PAOLI et BUSACHI et par RUDINGER, la greffe vésicale par l'abdomen a été faite par NOVARO en Italie, puis en France par BAZY, TUFFIER, ROUTIER, etc. Je l'ai moi-même exécutée une fois avec succès.

Pour la pratiquer, on va, à l'aide de la laparotomie, faite en position déclive, à la recherche de l'uretère au niveau du détroit supérieur, découverte souvent fort difficile. Ce canal trouvé est disséqué avec soin après incision du péritoine. La paroi vésicale est soulevée à l'aide d'une sonde mousse ou d'un gros trocart, vers le bas-fond, au voisinage de l'uretère ; elle est incisée sur ce point. L'uretère, sectionné au-dessus du point rétréci, est abaissé et amené au niveau de l'incision vésicale. Il est d'ordinaire un peu fendu longitudinalement pour agrandir son orifice et suturé à la plaie vésicale. Une sonde molle, fine, spéciale, est introduite dans la vessie et pénètre dans l'uretère fixé. La suture, très soignée, est faite au catgut, sur deux plans, dont l'une ferme le péritoine. La sonde est laissée en place plusieurs jours.

On a fait la même opération en décollant le péritoine au lieu de l'inciser (Bazy, Wetzel, Régnier) ; cette voie sous-péritonéale ne simplifie pas l'opération.

Les deux méthodes que nous venons d'exposer ont donc chacune des succès et des insuccès, et il est difficile de préconiser l'une aux dépens de l'autre. Cependant Baroux rapporte dans sa thèse neuf cas d'abouchement par voie abdominale avec neuf succès [1]. Cette greffe de l'uretère dans la vessie doit trouver une contre-indication vraie, au dire de Pozzi, dans l'état d'infection de l'uretère, du rein ou de la vessie. Le succès ne peut en effet être obtenu que par une réunion immédiate parfaite.

B. Méthodes indirectes. — Les méthodes directes ne peuvent pas toujours être mises en œuvre. Il est nécessaire, pour les entreprendre, d'avoir pu diagnostiquer l'état d'intégrité de l'appareil rénal, condition de premier ordre, ou tout au moins l'absence de lésions rénales sérieuses.

Dans ce cas-là, en effet, surtout lorsque la fistule aura résisté aux méthodes directes (avivement et suture), il sera indiqué de pratiquer la *néphrectomie*, ressource ultime qui devient alors une méthode de choix. La *ligature de l'uretère* pratiquée une fois, sans succès, par Tuffier doit être rejetée.

[1] Baroux, *De l'abouchement des uretères dans la vessie*. Th. Paris, 1895.

Enfin, on a eu quelquefois recours, comme dans les fistules
vésico-vaginales, à la colpocleisis, et, dans les cas de fistule uré-
téro-cervicale, à la suture des deux lèvres du col ou hystéro-
cleisis. Ces expédients tendent, de plus en plus, à être abandonnés.

C) Fistules urétro-vaginales

Les fistules faisant communiquer le vagin et l'urètre sont
urétro-vaginales ou *urétro-cervico-vaginales* selon que le col vésical est intact ou fait partie de la fistule. La lésion peut être
considérée alors comme une variété de fistules vésico-vaginales :
elle a les mêmes signes et mérite le même traitement. Au
point de vue étiologique, elles sont comme les fistules vésico-
vaginales, d'origine *puerpérale*, par compression et gangrène,
ou consécutives à une intervention opératoire, ou *non puerpérales*. Celles-ci se divisent en congénitales assez rares d'ailleurs
et constituant l'hypospadias de la femme, et en fistules acquises,
dues à un traumatisme opératoire ou accidentel, causées par une
ulcération (tuberculose, syphilis), par une exostose du pubis
(MEISSNER), ou par un calcul vésical (WINCKEL.)

1° **Anatomie pathologique**. — Les fistules de l'urètre siègent sur la paroi antérieure du vagin près de la vulve, à une
distance de 3 à 5 centimètres du méat. Tantôt petites, arrondies, punctiformes, elles peuvent constituer de véritables pertes
de substances allongées et longitudinales ou arrondies et ovalaires. La fistule, ordinairement unique, peut aussi être multiple
(VERNEUIL, WINCKEL).

Dans quelques cas, il peut exister de très grands fistules avec
destruction presque complète de l'urètre ; ordinairement, il y a
en même temps lésion du col de la vessie et de la cloison vésico-
vaginale.

On peut trouver, en présence de ces fistules, des lésions du
vagin et de la vessie analogues à celles des fistules vésico-vaginales. Les lésions de la partie antérieure de l'urètre peuvent
exister. On a cité quelques cas d'oblitération de cette partie du
canal, qui, le plus souvent, est intacte.

2° Symptômes. — Dans les fistules urétrales *simples* il n'y a pas d'incontinence d'urine. Ce liquide ne s'écoule par la fistule que pendant les mictions, et la quantité qui passe par l'orifice fistuleux est proportionnelle à l'étendue de la perte de substance.

Si le col est atteint, l'incontinence est complète, mais alors c'est une fistule vésico-vaginale.

L'examen direct permet seul d'affirmer le diagnostic en laissant voir le *siège*, l'*étendue*, la *nature* de l'orifice anormal. Cet examen, joint à l'absence constante d'incontinence, donnera les éléments du diagnostic avec les fistules vésico-vaginales.

Dans les grandes destructions urétrales, l'orifice vésical se présente sous la forme d'un orifice limité par un bourrelet muqueux, situé à 4 ou 5 centimètres de la vulve.

3° Pronostic. — Sans être aussi sérieux que celui des fistules vésico-vaginales, à cause de la commodité relative des opérations nécessaires, le pronostic de cette lésion est assez sérieux, car elles ne guérissent pas spontanément.

Dans le cas de grandes destructions urétrales, les opérations de restauration sont délicates, et les tentatives opératoires peuvent souvent être suivies d'insuccès.

4° Traitement. — Le traitement des fistules urétro-vaginales se divise en *curatif* ou *palliatif* :

a. *Traitement curatif*. — Les petites fistules guérissent parfois à l'aide de simples cautérisations. Plus grandes, elles méritent d'être traitées par l'avivement et la suture, opération qui réussit souvent, à condition que le rapprochement des bords puisse se faire facilement et sans tiraillements.

Mais lorsqu'il s'agira de vastes pertes de substances ou de véritables destructions urétrales, il faudra reconstituer le canal, à l'aide des procédés d'*autoplastie*.

Suivant les régions auxquelles sont empruntés les lambeaux, DELBECQUE a divisé les opérations en quatre variétés : 1° lambeaux pris sur les petites lèvres ; 2° sur la cloison vésico-vaginale ; 3° sur le vagin ; 4° sur la vulve et le vagin.

Dans ces autoplasties, la face muqueuse du lambeau doit constituer la muqueuse du nouvel urètre, et, le plus souvent, cette paroi est renforcée par une réunion des surfaces cruentées de la muqueuse par-dessus le nouveau canal.

b. *Traitement palliatif.* — On a cherché parfois à remplacer l'urètre détruit par une fistule nouvelle, fistule sous-pubienne (EMMET, BAKER-BROWN) ou fistule hypogastrique (RUBENBERG). D'autres fois on a fermé le vagin, soit après avoir créé une fistule recto-vaginale (ROSE, JOBERT DE LAMBALLE), soit en laissant à la partie antérieure un canal étroit destiné à remplacer l'urètre.

Ces procédés inférieurs aux procédés de cure véritable doivent être, autant que possible, rejetés. Les opérations directes, souvent suivies d'insuccès, doivent être répétées sans découragement autant de fois qu'il est nécessaire, tout en sachant qu'il persiste parfois, avec le meilleur résultat, un léger degré d'incontinence.

§ 2. — FISTULES STERCORALES

L'intestin peut communiquer soit avec l'utérus, soit avec le vagin. Les fistules entéro-utérines sont exceptionnelles. En dehors du cancer, il n'y a pas de fistules recto-utérines. Les *fistules stercoro-vaginales* sont beaucoup plus rares que les fistules urinaires.

Suivant la partie du tube digestif intéressée, on les divise en : 1° *recto-vaginales* et *entéro-vaginales.*

A) FISTULES RECTO-VAGINALES

1° Étiologie. — Les fistules recto-vaginales sont *congénitales ou acquises.*

A. Les *fistules congénitales* seront étudiées avec les vices de conformation.

B. Les *fistules acquises* se divisent en *obstétricales, spontanées* ou *traumatiques.*

α) Les *fistules obstétricales* sont les plus fréquentes. Elles ne sont pas d'ordinaire produites, comme les urinaires, par compression et sphacèle, mais résultent plutôt de vastes déchirures du périnée qui se réparent incomplètement, laissant une perte de substance plus ou moins grande de la cloison recto-vaginale.

β) Les *fistules spontanées* sont consécutives à une ulcération de la cloison, due à l'action prolongée d'un pessaire ou d'un corps étranger du vagin, soit à d'autres causes telles que la tuberculose et la syphilis. Cette perforation peut être encore causée par un abcès de la cloison s'ouvrant à la fois dans le vagin et dans le rectum, ou bien par la suppuration de tumeurs enkystées du cul-de-sac postérieur, hématocèles, kystes, dermoïdes, pyo-salpinx, grossesses ectopiques, etc.

γ) Les *fistules traumatiques* sont parfois accidentelles, comme dans les plaies du vagin produites par une chute sur un objet pointu, parfois de cause opératoire, application de forceps, de basiotribe, lésion produite au cours d'une hystérectomie vaginale et principalement quand cette opération est pratiquée par une suppuration pelvienne.

2° Anatomie pathologique. — Suivant leur siège on peut, avec Verneuil, diviser ces fistules en *recto-vulvaires*, *recto-vaginales inférieures* et *recto-vaginales supérieures*. Ces dernières sont celles qui siègent au voisinage du cul-de-sac postérieur.

Ces fistules sont souvent très minimes. Les plus larges atteignent rarement les dimensions d'une pièce d'un franc. Elles sont le plus souvent directes, c'est-à-dire réduites à un orifice dans lequel les deux épithéliums vaginal et rectal se continuent. D'autres fois, surtout quand elles succèdent à la suppuration d'une tumeur enkystée, les deux orifices sont séparés par un trajet, plus ou moins irrégulier et d'une certaine dimension. L'orifice vaginal est ordinairement déprimé et caché dans un pli du vagin. Les bords sont le plus souvent durs, calleux, cicatriciels.

Le vagin peut présenter les mêmes lésions de brides et de rétrécissement que dans les fistules urinaires.

3° Symptômes et diagnostic. — Le passage des gaz et des

matières intestinales est le seul signe de la fistule. Si elle est toute petite, les gaz passent seuls ; le passage des matières nécessite une dimension plus grande. Il n'est pas constant, et la quantité de matières est, ordinairement, en raison inverse de leur consistance.

Le vagin finit, à la longue, par s'altérer et présente les signes d'une inflammation très marquée.

Le diagnostic se fait par l'examen direct pratiqué dans la position de Sims, ou dans le décubitus dorso-sacré. Le plus souvent avec l'œil, ou bien avec le doigt et même le stylet, on peut découvrir la fistule et en apprécier les caractères. Le stylet, enfoncé dans la fistule par le vagin, devra être retrouvé dans le rectum par le toucher rectal. Dans les cas de découverte difficile, un lavement coloré pourra permettre de voir l'orifice vaginal.

D'ailleurs, la pénétration du lavement coloré dans le vagin permet de distinguer la fistule recto-vaginale de l'entéro-vaginale, dans laquelle le passage ne se fait pas.

4° Pronostic. — Il est variable suivant les causes. Les fistules consécutives à l'hystérectomie vaginale ont souvent tendance à se fermer spontanément.

Les autres fistules recto-vaginales n'ont aucune tendance à guérir.

Elles constituent une infirmité dégoûtante, qui, très souvent, nécessite des opérations difficiles, et résiste fréquemment à des tentatives réitérées.

5° Traitement. — La difficulté de la guérison de ces lésions a fait naître un grand nombre de procédés opératoires.

Cependant, dans les cas de fistules toutes petites et obliques, une simple cautérisation, au fer rouge ou au galvano-cautère, peut en amener la guérison. Le plus souvent, en dehors de ces cas, il faut opérer et employer des procédés complexes, le simple avivement avec suture réussissant très rarement.

Les opérations se divisent en plusieurs groupes suivant la voie suivie pour aborder la fistule. On peut opérer : 1° par le rectum, 2° par la voie sacrée, 3° par le périnée et 4° par le vagin.

a. *Voie rectale*. — La suture de la fistule par le rectum, après sa dilatation préalable, n'a guère été pratiquée que par Simon et dans un cas où le vagin était inaccessible. L'opération est difficile, la muqueuse rectale saigne abondamment.

b. *Voie sacrée*. — L'opération par la voie sacrée n'a été tentée que deux fois par MM. Terrika et Heydenreich. Après avoir fait la résection temporaire du sacrum, comme dans l'opération de Kraske, on sépare le rectum et le vagin et on suture isolément les deux orifices fistuleux. D'autres opérations sont nécessaires pour juger cette méthode.

On pourrait en rapprocher l'opération par *voie ischio-rectale*, proposée par Michaux, et dont nous ne connaissons pas d'exemple.

c. *Voie périnéale*. — Les anciens chirurgiens, à l'imitation de Saucerotte (1801), fendaient complètement tout le périnée et la cloison jusqu'à la fistule, abandonnant cette vaste plaie aux hasards de la cicatrisation.

Plus tard, et cela devint la méthode unique, on ajouta à cette section totale, la restauration immédiate par un des procédés quelconques de colpopérinéorrhaphie (Ricord, Demarquay, Rizzoli, Richet, Simon, Verneuil, Thélat).

Le procédé de dédoublement de Lawson-Tait a fait faire un pas important à la cure de ces fistules. On pourra alors, dans les cas de périnée mince et peu digne d'être respecté, le sectionner jusqu'à la fistule et pratiquer ensuite le procédé de Lawson-Tait pour les déchirures complètes du périnée. Dans les cas de périnée très résistant et charnu, on pourra appliquer le procédé de Lawson-Tait pour déchirures incomplètes, en dédoublant le périnée, puis la cloison recto-vaginale, jusqu'au-dessus de la fistule. Il sera bon alors de fermer l'orifice rectal par la plaie avec des sutures (Lauenstein) ; on suturera aussi l'orifice vaginal du côté du vagin.

Dans le cas de fistule très haute, on pourra, à l'imitation de Sanger, faire un dédoublement large et profond par la *périnéotomie transversale :* on fermera la fistule du côté du vagin, en bourrant de gaze iodoformée la partie moyenne de la plaie.

Alphonse Guérin et Quénu ont joint au dédoublement la suture isolée du rectum et du vagin.

Dans les cas de fistule inférieure, beaucoup de chirurgiens considèrent le dédoublement du périnée comme la méthode de choix.

d. *Voie vaginale.* — Dans les fistules petites et simples, la voie vaginale doit d'abord être essayée.

L'*avivement large* et la suture, comme dans les fistules urinaires, sans entamer la muqueuse rectale, peuvent parfois donner d'excellents résultats. Cette suture n'est pas toujours suivie de succès. Aussi on a mis en usage des avivements très larges et très profonds avec perte de substance, avec sutures profondes et superficielles qui assurent une coaptation plus large et par suite facilitent la réunion.

La *méthode du dédoublement* a été aussi reprise pour les fistules recto-vaginales et a donné un beau succès à Sanger. Mais aux deux plans de suture, celui de la paroi rectale, et celui de la muqueuse vaginale pratiqués par le vagin et dont on se contente d'ordinaire, il avait ajouté des points placés par le rectum.

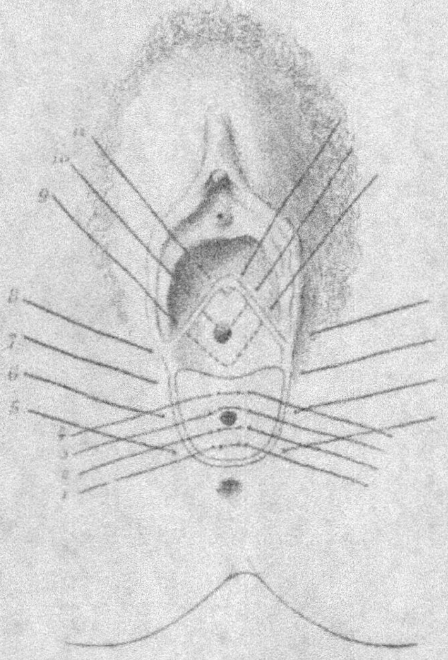

Enfin, devant la difficulté de réussite de ces opérations, certains auteurs ont pratiqué des *autoplasties par glissement* par les procédés de Fairscu et du professeur Le Dentu.

Fig. 14.

Sutures du vagin, du rectum et du périnée après dédoublement simple du périnée sans section verticale préalable.

1, 2, 3, 4, sutures fermant l'orifice rectal. — 5, 6, 7, 8, fils profonds périnéaux. — 9, 10, 11, fils vaginaux.

Dans le premier, FRITSCH dissèque immédiatement au-dessus de la fistule un lambeau de muqueuse en forme de croissant, qu'il fait glisser comme un tiroir au-devant d'elle pour recou-

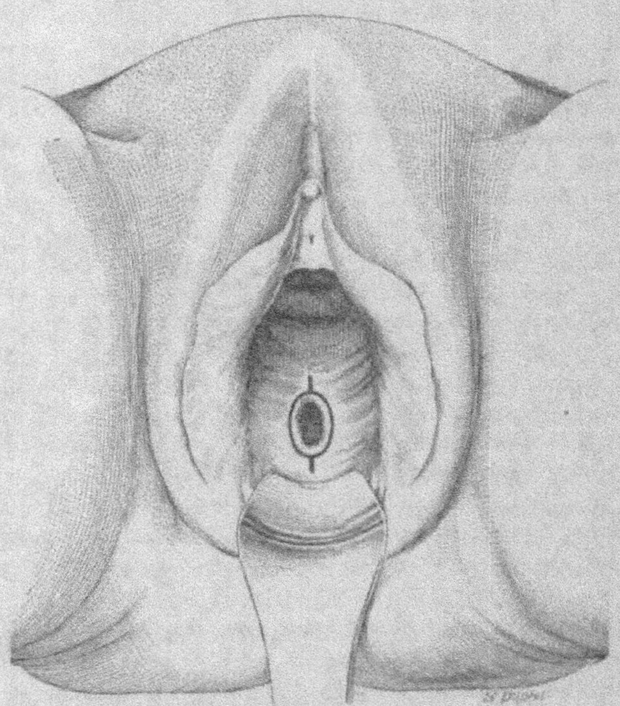

Fig. 45.
Fistule recto-vaginale opérée par dédoublement. Incision.

vrir un avivement de même forme dépassant en bas l'orifice pathologique.

Le procédé de LE DENTU est identique au fond, mais un peu modifié. Le lambeau taillé, pour éviter la formation d'un cul-de-sac dû au plissement de la base du lambeau, on supprime un triangle du tissu comprenant la fistule, et l'on fixe les fils, soit avec des tubes de GALLE, soit en les serrant sur un tampon de gaze iodoformée.

Enfin, à côté de tous ces procédés, dans un cas de fistule haute et large, SEGOND a imaginé un procédé de glissement du rectum, avec résection de sa paroi inférieure jusqu'à la fistule.

L'anus dilaté, la muqueuse rectale est incisée et disséquée

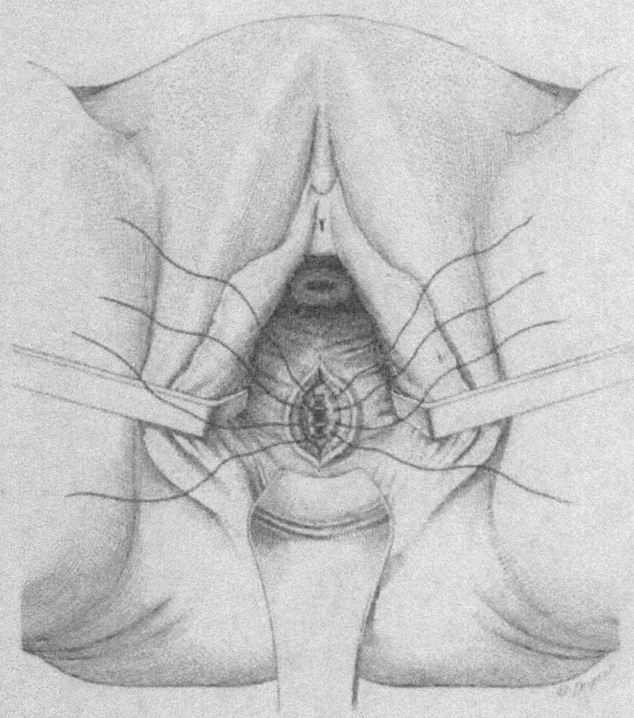

Fig. 46.
Fistule recto-vaginale opérée par dédoublement. Sutures profondes.

dans la hauteur du sphincter, puis le rectum, incisé circulairement, est isolé et abaissé par traction, après avoir sectionné le trajet de la fistule au bistouri. Le rectum est réséqué au niveau du bord supérieur de la fistule rectale, puis suturé au cylindre anal conservé. L'orifice vaginal est ensuite suturé par

le vagin. Un drain est placé dans le rectum et un tamponnement dans le vagin. Cette opération a été suivie d'un succès
complet (fig. 49-50).

Enfin récemment, DOLÉRIS, pour obturer une très large fis-

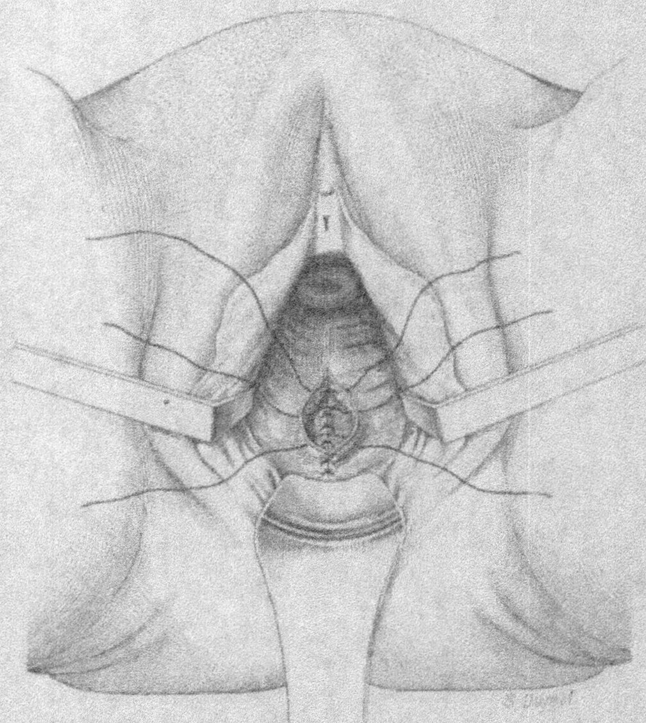

Fig. 47.
Fistule recto-vaginale opérée par dédoublement.
Sutures superficielles.

tule recto-vaginale causée par un pessaire, a imaginé un décollement en collerette de la muqueuse vaginale, analogue
au procédé décrit par BRAQUEHAYE pour les fistules vésico-
vaginales. Cette collerette attirée dans l'orifice rectal fut
suturée, et l'avivement vaginal très large fut réuni comme dans

la méthode américaine. La guérison fut obtenue du premier coup sans incident[1].

Les opérations délicates et complexes que nous venons de décrire doivent toujours être précédées d'une antisepsie vaginale

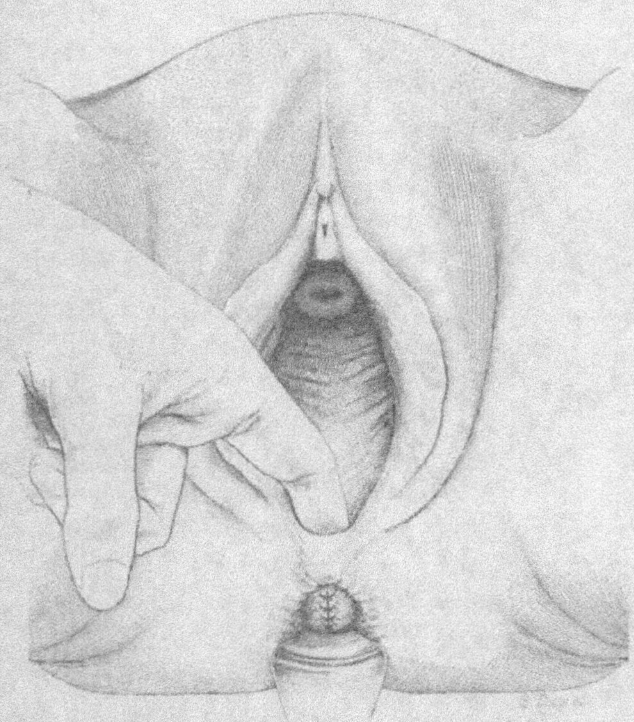

Fig. 48.

Fistule recto-vaginale opérée par dédoublement. Aspect de la suture du côté du rectum.

et rectale aussi minutieuse et aussi complète que possible. L'intestin doit toujours être complètement évacué. Les pansements

[1] DOLÉRIS, *Société d'Obstétrique, de Gynécologie et de Pædiatrie de Paris*, 8 mai 1905.

antiseptiques, gaze et ouate, seront renouvelés avec soin et maintenus très propres. Pendant les premiers jours, on laissera une sonde vésicale à demeure.

Certains chirurgiens entretiennent la constipation pendant les

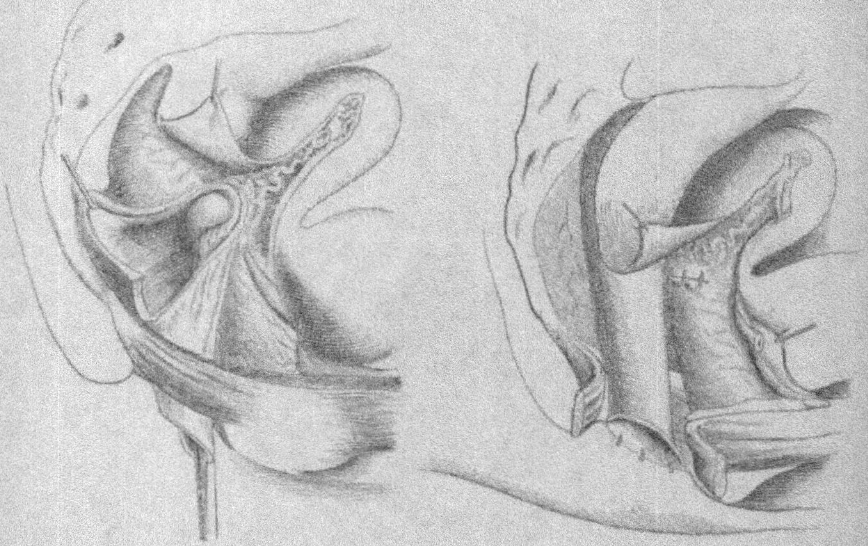

Fig. 49 et 50.
Opération de la fistule recto-vaginale par autoplastie et glissement (Procédé de Segond).

premiers jours après l'opération, et assurent ensuite l'évacuation tous les deux jours. D'autres préfèrent une constipation plus constante et plus étendue. Segond s'est bien trouvé de faire aller son opérée tous les jours. Le plus grand nombre ne maintient la constipation que jusqu'au quatrième jour.

B) Fistules entéro-vaginales

Les fistules entéro-vaginales sont très rares et peuvent parfois former un véritable anus contre nature vaginal, quand elles sont très larges.

Le premier cas connu appartient à Mac Keever 1824. L.-P. Petit a pu, en 1882, en réunir trente-neuf observations, comprenant des fistules entéro-vaginales et entéro utérines. Dans un récent travail, F.-L. Neugebauer a pu rassembler trente-un cas de fistules entéro-utérines comprenant aussi les communications recto-utérines [1]. Cette lésion a été bien étudiée par Condamin et Voron (*Semaine Gynénécologique*, 1900).

1° Étiologie. — Ces fistules sont surtout produites par la rupture du cul-de-sac postérieur pendant l'*accouchement*, avec engagement d'une anse intestinale qui se fixe, puis se sphacèle. Elles peuvent provenir aussi des traumatismes directs, accidentels ou chirurgicaux (pincement d'une anse dans l'hystérectomie vaginale, débridement maladroit dans la colpotomie postérieure, etc.), ou bien encore de l'ouverture simultanée d'une poche suppurée (kyste, trompe, grossesse ectopique) dans l'intestin et dans le vagin.

2° Anatomie pathologique. — L'orifice vaginal siège, d'ordinaire, dans le cul-de-sac postérieur, exceptionnellement dans l'antérieur (Breitzmann-Dahlmann).

La portion de l'intestin intéressée est ordinairement le jejunum, très rarement le côlon et même l'S iliaque.

Nounch (Thèse de Bordeaux 1899), sur 25 cas, a trouvé 23 fistules sur l'intestin grêle (jéjumeau 21 fois, iléon 1, iléon et cæcum 1) et 3 sur le gros intestin (cæcum 2 fois, côlon 1 fois).

La fistule est parfois très petite et réduite à un pertuis, parfois très large quand elle comprend toute la largeur de l'anse intestinale. L'orifice peut être double, les deux perforations sont alors séparées par un éperon, quand une anse entière a été sphacélée. On voit souvent, au pourtour, des brides cicatricielles qui rétrécissent le vagin, et même déforment et déplacent le col utérin.

Le bord inférieur de l'intestin a une grande tendance à s'atrophier. Il peut même s'oblitérer (Cazamayos).

[1] F.-L. Neugebauer, *31 cas de fistule utéro-intestinale. Revue de gynécologie et de chirurgie abdominale*, 1898, p. 581.

PETIT appelle les fistules avec intermédiaire d'une cavité kystique, *kysto-vaginales*.

3° Symptômes. — L'issue des matières et des gaz par le vagin est la caractéristique de ces fistules.

Le moment de cette apparition après le repas, et la nature des matières permettront le diagnostic de la région intestinale lésée. Les matières liquides, mélangées de débris non digérés, jaunes ou vertes, se montrant rapidement après le repas, indiquent une fistule de l'iléon voisine de l'estomac. Si les matières sont fécales et surviennent longtemps après le repas, la fistule est sur le gros intestin et se rapproche du rectum.

L'importance de l'écoulement varie avec les dimensions de la fistule ; les plus petites laissent passer les gaz seulement.

L'examen direct montre, avec un éclairage suffisant, l'orifice intestinal souvent large, simple ou double. S'il est petit, il faut souvent le rechercher au stylet. Ces fistules se distinguent des recto-vaginales par l'exploration au stylet, aidée du toucher rectal, qui ne permet pas de retrouver l'instrument, par la non-pénétration dans la fistule des lavements colorés. Dans les cas d'orifice double, le point par lequel sortent les matières et le cathétérisme avec une sonde molle permettront de distinguer le bout supérieur.

Dans les cas de fistules recto-vaginales le toucher rectal seul ou combiné avec le toucher vaginal peut donner des renseignements très précieux.

A la longue l'écoulement des matières intestinales dans le vagin détermine une inflammation plus ou moins aiguë avec des douleurs très pénibles pour la malade. Cette douleur rend parfois difficile l'exploration vaginale, et aussi la pratique des injections prescrites dans un but de propreté.

Dans les fistules siégeant sur un point élevé de l'intestin, la malade peut souffrir de la faim et de la soif et s'amaigrir. En dehors de ces cas l'état général reste bon.

4° Pronostic. — La fistule peut, dans certains cas, guérir spontanément. D'autres fois, c'est une infirmité dégoûtante, grave si la fistule siège au voisinage de l'estomac. Elle est d'une guérison opératoire souvent difficile.

5° Traitement. — Les opérations sont différentes suivant qu'il s'agit d'une petite fistule ou d'un anus contre nature vaginal.

Dans le premier cas, si la fistule est toute petite, on réussit

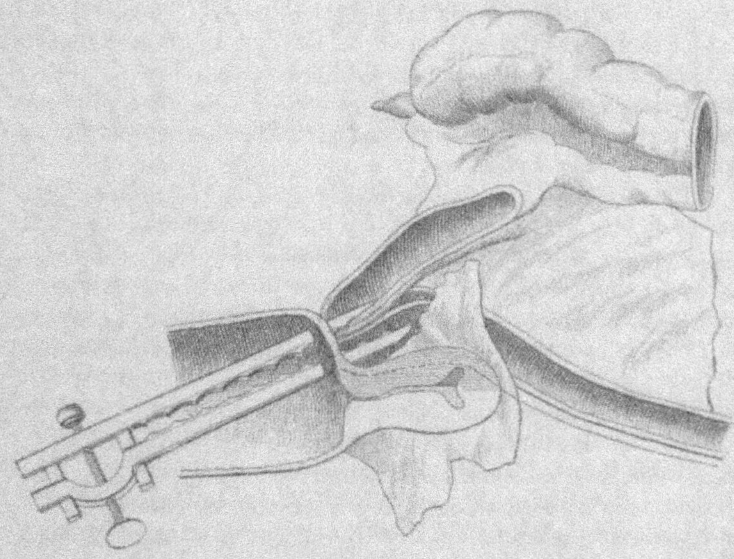

Fig. 51.
Traitement de la fistule ilio-vaginale, d'après HORMEIER.

souvent à l'oblitérer par des cautérisations directes, au fer rouge, au galvano-cautère, à l'acide nitrique (CHAPUT). On peut encore obtenir des guérisons assez faciles par l'avivement et la suture.

S'il existe un cas de véritable anus contre nature vaginal, on peut employer plusieurs méthodes.

La plus simple est le traitement ordinaire de l'anus contre nature par la *destruction de l'éperon*, soit avec l'entérotome de DUPUYTREN, soit à l'aide de pinces à crans (VERNEUIL). L'éperon détruit, on ferme la fistule par un avivement suivi de suture. L'opération est difficile et ne réussit pas toujours.

14.

Aussi, certains chirurgiens ont-ils cherché à obtenir *une dériva-tion du cours des matières*. SIMON a proposé la colpocléisis pré-cédée de la formation d'une large fistule recto-vaginale. CASAMA-YOR a imaginé d'établir une communication entre l'anse perforée et le rectum, à l'aide d'une pince courbe introduite, d'une part dans cet intestin, d'autre part dans le rectum et qui produit une sphacèle des parties serrées. VERNEUIL cherche le même résul-tat à l'aide d'une ligature élastique. Ces opérations sont contre-indiquées dans les fistules siégeant sur un point élevé de l'intes-tin grêle, car elles supprimeraient une trop grande portion du tube digestif. CHAPUT a eu l'idée de faire l'entéro-anastomose à l'aide du bouton de Murphy.

Le dernier groupe de procédés a pour but la *suture directe* de la fistule qui pourrait se faire par voie vaginale, en décol-lant l'anse fistulée, en l'abaissant pour la suturer à l'aise, et en la réduisant après. On pourrait aller la chercher aussi par la voie sacrée, mais l'opération serait plus grave. Enfin on a pu tenter la recherche de l'anse fistulée par la voie abdominale. On peut alors, après l'avoir détachée de ses adhérences, tout en protégeant très soigneusement la cavité péritonéale avec des compresses aseptiques, attirer l'anse au dehors et suturer l'orifice fistuleux. On peut aussi faire une *entérorraphie latérale*. Si la fistule est considérable, ou qu'il y ait des lésions intestinales sérieuses (rétrécissements, brides, coudures, etc.), on peut, sui-vant les cas, faire une *entéro-anastomose latérale* après oblitéra-tion de l'orifice fistuleux, une résection de l'anse malade suivie d'une *entérorraphie circulaire* ou bien encore une exclusion de l'anse fistuleuse après avoir rétabli la continuité intestinale par entérorraphie circulaire ou par anastomose latérale.

Ces divers procédés d'opération par la voie abdominale ont donné des succès à IMLACH, NARATH, DOYEN (Congrès d'Amster-dam, 1899), CONDAMIN (*Semaine gynécologique*, 1900), etc.

Aussi l'opération par la voie haute, conseillée d'ailleurs par POZZI (*Traité de gynécologie*, 4e édition), nous paraît appelée, grâce aux perfectionnements actuels de la laparotomie, à deve-nir, dans presque tous les cas, la méthode de choix.

CHAPITRE II

TUMEURS DU VAGIN

Les tumeurs du vagin, comme celles de tous les autres organes se divisent en *tumeurs bénignes* et *tumeurs malignes*.

ARTICLE PREMIER

TUMEURS BÉNIGNES

Les tumeurs bénignes comprennent : l'*urétrocèle*, les *kystes*, les *fibromes et fibro-myomes* et les *lipomes*.

§ 1. — URÉTROCÈLE VAGINALE

On désigne sous le nom d'*urétrocèle vaginale* la dilatation partielle et sacciforme de la paroi urétrale inférieure, faisant hernie dans le vagin et restant en communication avec l'urètre.

Cette affection a une individualité propre et mérite d'être distinguée des dilatations totales de l'urètre qui accompagnent certains prolapsus, et des *fausses urétrocèles*, tumeurs liquides d'autre nature ouvertes secondairement dans la cavité urétrale, sur lesquelles nous reviendrons.

1° **Historique**. — Décrite pour la première fois par le professeur DUPLAY en 1880, puis par EMMET, par PREVENESKER, élève de DUPLAY, dans sa thèse en 1887. Elle a été encore étudiée par DE BRINON, D. TEMOIN, ÉTIENNE 1894, André BOURSIER (Congrès de gynécologie de Bordeaux 1895), puis par LE DENTU et PICHEVIN (*Semaine gynécologique*, 1897). Il faut citer aussi les observations de OZENNE, BECK, ROUTIER, etc.

2° Anatomie pathologique. — L'urétrocèle forme une tumeur dont le volume varie entre une noisette et une grosse noix. Elle est arrondie ou ovalaire ; située en arrière du méat, et recouverte par une muqueuse vaginale plissée transversalement, tantôt rouge et enflammée, tantôt normale.

La cavité communique avec le canal urétral par un orifice arrondi, en fente, qui peut être assez large ou extrêmement étroit (DUPLAY). Cette poche est constituée par une paroi et un contenu.

a. *Paroi.* — La paroi est formée de trois couches qui sont de dehors en dedans : la muqueuse vaginale, une couche musculeuse, la muqueuse urétrale. La muqueuse vaginale présente ses caractères ordinaires. La couche musculaire est formée de quelques fibres musculaires de l'urètre, mélangées de fibres conjonctives qui peuvent être épaissies. Entre les deux muqueuses on trouve parfois une sorte de tissu caverneux par développement des veines (QUÉNU, PASTEAU). La muqueuse urétrale tapisse la face interne de la poche, elle se continue au niveau de l'orifice de communication avec la muqueuse du canal : le plus souvent, elle est très rouge et très enflammée.

Il n'existe que très peu d'examens histologiques. Je citerai celui que j'ai communiqué au Congrès de Gynécologie de Bordeaux 1895, celui des deux faits publiés par LE DENTU et PICHEVIN et celui qu'a publié POMPE VAN MEERDENVOORT [1]. Dans tous ces cas, on trouve à la face interne un épithélium pavimenteux stratifié, discontinu, dont le bord libre est constitué par des cellules losangiques, plates, munies de noyaux. La couche dermique est infiltrée de cellules embryonnaires. Cet épithélium tendait à s'épidermiser dans mon cas, et à se kératiniser dans les examens de LE DENTU et PICHEVIN. Cette lésion épithéliale et l'infiltration du derme distinguaient cette muqueuse de celle de l'urètre normal. Ces examens confirment la théorie de DUPLAY pour qui l'urétrocèle est une dilatation partielle de l'urètre sans solution de continuité.

[1] POMPE VAN MEERDENVOORT (de la Haye), *Sur l'urétrocèle*. Revue de Gynécologie et de Chirurgie abdominale, 1901, p. 31.

b. *Contenu*. — La poche contient de l'urine, mais le plus souvent de l'urine louche, mélangée de pus ; quelquefois ce liquide peut être coloré par le sang (NEWMANN).

Enfin la poche peut contenir des calculs urétraux.

3° Étiologie et pathogénie. — L'urétrocèle est très rare puisque l'on n'en connaît guère qu'une trentaine d'observations ; il est permis cependant de penser que cette petite lésion est parfois méconnue. Elle se montre ordinairement chez des adultes entre trente et quarante-cinq ans ; on l'a vue quelquefois chez des femmes âgées, d'autre part, il existe un cas observé chez une fillette de onze ans.

Certains auteurs ont considéré l'urétrocèle comme congénitale (LAWSON-TAIT). Cette opinion n'a été confirmée par aucun fait.

Le plus souvent, elle doit être considérée comme le résultat des accouchements. On la rencontre surtout chez des femmes ayant eu des accouchements très nombreux ou très laborieux.

On peut ajouter à cette cause importante toutes les causes multiples amenant les mêmes lésions de l'urètre : masturbation et coït intra-urétral, traumatisme (cathétérismes, corps étrangers), rétrécissement de l'urètre, etc.

Dans tous ces cas, l'urètre affaibli par des infections temporaires, par des déchirures interstitielles, mal soutenu par une paroi vaginale relâchée, se laisse distendre sur un point faible et la dépression ainsi formée se transforme peu à peu en poche véritable.

4° Symptômes. — Le début est silencieux ; quelquefois, la malade trouve par hasard la tumeur déjà développée, sans avoir rien ressenti. Le plus souvent, la maladie se révèle par des troubles urinaires ; surtout des besoins fréquents d'uriner accompagnés, d'ordinaire, de cuissons, de brûlures plus ou moins vives. A mesure que l'affection se développe, ces troubles deviennent plus accusés et peuvent se compliquer de rétention, fait très rare, et plus souvent d'incontinence plus ou moins complète.

L'urine s'écoule tantôt goutte à goutte, tantôt brusquement

sous l'influence d'un mouvement ou d'un effort. Elle est ordinairement louche, chargée de mucosités et de pus.

Dans certains cas, les douleurs de la miction ont pu prendre une intensité très considérable. Dans le fait de Duplay, il y avait

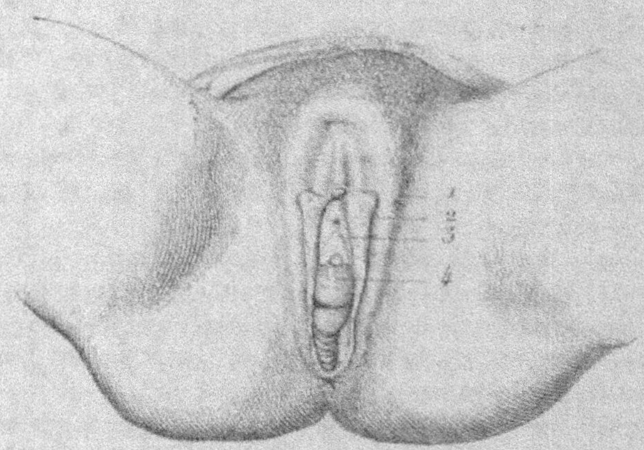

Fig. 52.
Urétrocèle vaginale.
1, grandes lèvres. — 2, petites lèvres. — 3, méat urinaire. — 4, urétrocèle.

de véritables crises névralgiques, intolérables durant trois ou quatre heures, se reproduisant irrégulièment et se terminant par de grandes émissions d'urine.

Quelquefois, la tumeur gonfle pendant les crises ou les efforts, pour diminuer ensuite. Le plus souvent, même pendant l'effort, son volume reste invariable. On a pu constater par suite des douleurs, de la privation de sommeil, des crises nerveuses graves de la neurasthénie. Rarement l'urétrocèle gêne le coït et le rend douloureux.

Du volume d'une noisette à un œuf de poule, elle siège sur la partie inférieure du canal, en arrière du méat, et paraît dès qu'on écarte les lèvres. Ordinairement arrondie, elle est molle, rénitente, fluctuante même, recouverte par la muqueuse vaginale. Par la pression du doigt, elle se laisse déprimer en évacuant son contenu par le méat, sous la forme d'une quantité variable du muco-pus.

En introduisant dans l'urètre un cathéter métallique dont le bec en longe la paroi inférieure, on pénètre facilement dans la poche que l'on distend et que l'on vide. En suivant la paroi supérieure, la sonde gagne la vessie sans pénétrer dans l'urétrocèle.

La maladie a une marche lente et progressive sans tendre à rétrocéder, malgré l'opinion de NEWMANN. Elle peut se compliquer d'inflammation de la poche, de calculs, d'inflammation urétrale, vésicale et même rénale. Des calculs peuvent s'y développer, et elle peut donner naissance à une fistule urétro-vaginale. Elle produit aussi des érythèmes de la vulve et de la face interne des cuisses.

5° Diagnostic. — Il est ordinairement assez aisé.

La *cystocèle* se distingue par son volume, son siège plus profond, les autres signes du prolapsus qui l'accompagnent le plus souvent, par son accroissement pendant l'effort : sa réduction ne s'accompagne pas d'écoulement de liquide.

Les *tumeurs hémorrhoïdales de l'urètre* sont cylindroïdes, formées par une dilatation de tout le canal. Leur pression est douloureuse et ne s'accompagne pas d'émission de liquide.

Le point délicat de ce diagnostic est la distinction de l'urétrocèle vraie d'avec les *fausses urétrocèles*. Nous avons désigné sous ce nom des tumeurs liquides ayant le même siège que l'urétrocèle, pouvant communiquer avec le canal de l'urètre, mais qui ne sont pas formées par une dilatation sacciforme de la paroi urétrale. Ce sont tantôt des *kystes du vagin* qui, en se développant dans la paroi antérieure, arrivent à se vider dans le canal urétral avec lequel ils restent en communication. Ces tumeurs sont ordinairement plus volumineuses que l'urétrocèle vraie, l'orifice de communication avec l'urètre est très large. De plus, la maladie présente deux phases : une *kystique* avec les signes ordinaires des kystes du vagin, une deuxième d'*urétrocèle* une fois la communication établie. Comme on n'assiste pas toujours, ainsi que PRIESTLEY l'a vu, à la rupture, ce diagnostic peut être très difficile, et nécessiter, pour être affirmé, l'examen histologique.

J'ai aussi considéré comme fausse urétrocèle, les abcès urineux avec calculs, communiquant avec l'urètre, qui peuvent être le résultat d'une dilatation lacunaire avec calcul urinaire et que PICHEVIN a cru devoir considérer comme de véritables urétrocèles. Cette variété de tumeur se distingue par sa tendance à guérir avec une incision simple permettant l'évacuation des calculs.

6° Pronostic. — Il n'est pas grave, mais la possibilité de complications inflammatoires doit faire admettre la nécessité d'une thérapeutique active.

7° Traitement. — NEWMAN a prétendu guérir l'urétrocèle par un traitement médical : lavages réitérés de la poche avec un antiseptique faible, injections vaginales, cautérisation du canal, et boissons capables de modifier l'urine. Ce traitement est tout à fait insuffisant.

L'urétrocèle mérite un traitement opératoire.

L'*incision* pure et simple ne réussit que dans les cas de dilatations lacunaires avec calculs. Dans les autres, la tumeur se reproduit, ou bien il reste une fistule.

L'*excision* plus ou moins complète est la méthode de choix. Le plus souvent on incise, par le vagin, la petite tumeur sur la ligne médiane en se guidant sur une sonde introduite. On excise alors les deux moitiés, en comprenant dans l'excision toute l'épaisseur de la poche.

On peut alors suturer isolément la muqueuse urétrale et la muqueuse vaginale, comme je l'ai fait, ou fermer la plaie par un seul plan de sutures (POUILLY).

Dans certains cas, on a employé le thermo-cautère ; le bistouri est préférable à cause de la réunion.

Enfin GILLETTE a réséqué seulement la muqueuse vaginale sans ouvrir le canal : la tumeur a rapidement récidivé.

§ 2. — DES KYSTES DU VAGIN

Décrits pour la première fois en 1831 par OAKLEY HENNING, les kystes du vagin ont été sérieusement étudiés dans un mé-

moire de Huguier (1847), qui leur attribua une origine glandulaire. Depuis, les observations et les travaux sur ce sujet se
sont multipliés, et la théorie de Huguier ayant été démontrée
fausse, c'est surtout sur la question de pathogénie que s'est
porté l'effort de la plupart des auteurs, tels que Von Preuschen, Eustache (de Lille), Froment, Veit, Watts, Poupinel, etc.

1° Anatomie pathologique. — Avant d'étudier les kystes
vaginaux, nous devons en séparer la *pachyvaginite polykystique
ou emphysémateuse* de Winckel, qui n'est qu'une forme particulière de vaginite et que nous avons décrite en traitant des vaginites.

Les kystes du vagin sont ordinairement *uniques*, les kystes
multiples n'ont été observés que vingt-huit fois sur cent vingt-
huit (Poupinel). Lorsqu'ils sont multiples, ils sont tantôt agglo-
mérés, tantôt disposés en chapelet parallèle à l'axe vaginal. On
en trouve alors deux ou trois. Reboul en a vu cinq.

La *forme* est arrondie, la surface régulière, la tumeur est sessile. Quelquefois, rarement, elle a tendance à soulever la muqueuse et à se pédiculiser. Leur *volume* varie de celui d'un noyau
de cerise jusqu'à celui d'une grosse orange ou même d'une tête
de fœtus. Aussi les a-t-on divisés en *petits* jusqu'au volume d'une
noisette, et en *gros*. Ces derniers sont les plus rares.

Le *siège* est variable : ils peuvent se rencontrer sur tous les
points du vagin. On les observe plus souvent sur la paroi antérieure ou postérieure que sur les parois latérales. Ils siègent à
toutes les hauteurs ; cependant, ceux de la paroi antérieure se rencontrent le plus souvent dans le tiers inférieur, ceux de la paroi
postérieure dans le tiers moyen ou le supérieur. La rareté de
l'implantation latérale serait, pour Kaltenbach, plus apparente
que réelle ; car, beaucoup de kystes, nés sur la paroi latérale,
deviendraient médians en se développant. La muqueuse vaginale
les recouvre, se laisse soulever par eux, et leur devient, parfois,
tellement adhérente qu'elle se confond avec la paroi propre du
kyste.

Structure. — Ils sont ordinairement uniloculaires et renferment un liquide jaune, épais, filant, et transparent, d'autres fois clair et limpide comme de l'eau. Il peut contenir, en suspension, des globules de pus, de la graisse, des hématies, de la fibrine,

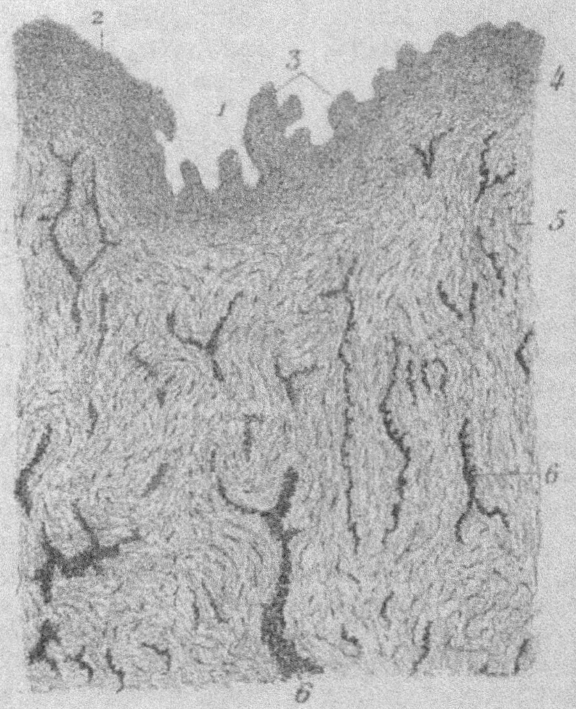

Fig. 53.
Kyste du vagin. Coupe perpendiculaire à la face interne.

1, cavité du kyste. — 2, revêtement épithélial. — 3, papilles dénudées. — 4, couche conjonctive compacte. — 5, couche conjonctive très lâche. — 6, vaisseaux avec sang coagulé.

La paroi se compose de deux couches : une *externe* conjonctive, une *interne* épithéliale.

La *couche externe* qui peut arriver à se confondre avec la muqueuse vaginale est formée de tissu conjonctif finement fibrillaire ; elle contient parfois quelques fibres élastiques et des fibres musculaires qui n'ont pas de signification pathogénique. Ces dernières se présentent en bandes allongées. On y trouve aussi des vaisseaux.

La *couche interne* est, dans l'immense majorité des cas, constituée par un épithélium cylindrique tantôt simple tantôt composé de plusieurs couches. On a noté aussi de l'épithélium pavimenteux (MEYER, LEBEDEFF, RUGE, etc.). Dans certains faits, la pression donne aux couches les plus internes de l'épithélium cubique un aspect aplati et presque pavimenteux (MAX GRAEFE). On a aussi trouvé, dans la même cavité, à côté de portions d'épithélium cubique, de l'épithélium pavimenteux, et même parfois de l'épithélium cylindrique à cils vibratiles (6 fois sur 52 examens histologiques, POUPINEL). L'épithélium peut parfois s'invaginer dans l'épaisseur de la paroi et donner naissance à des enfoncements adénoïdes. Enfin, dans quelque cas, le revêtement épithélial faisait absolument défaut (VERNEUIL, LABREIT DE LA CHARRIÈRE, LEBEDEFF).

2° Étiologie et pathogénie. — Les kystes du vagin s'observent à tout âge, chez les vierges, comme chez les femmes ayant accouché. Ils sont plus fréquents dans ce dernier cas, et l'accouchement, répété surtout, paraît avoir une certaine influence sur leur production, tant à cause de la suractivité vasculaire et nutritive de la grossesse, que par l'action du traumatisme obstétrical. L'excès de coït, surtout professionnel, ne paraît pas jouer le rôle étiologique que lui a attribué COGARY.

On a invoqué de nombreuses théories pour expliquer la formation des kystes du vagin.

La première en date est la *théorie glandulaire* admise par HUGUIER. Les kystes ne seraient que des ectasies glandulaires. Or, après de très nombreux travaux contradictoires, il est démontré aujourd'hui que les glandes du vagin n'existent pas. A peine, pourrait-on accepter l'existence de cryptes ou lacunes dans lesquelles certains auteurs localisent ces kystes. VIRCHOW, A. GUÉNIN et surtout VON PREUSCHEN, POUPINEL admettent encore cette origine glandulaire pour quelques-uns de ces kystes. POZZI aussi, mais exceptionnellement.

Dans ces derniers temps on a publié quelques cas de kystes qui semblent d'origine glandulaire. G. Davidson (*Archiv. für Gynæk.*, 1900, t. XXV). Ch. Vidmer de Bâle (*Beitrage zur Gebruk. und Gynæk.*, 1903, t. VIII), Macnaughton Imes (*Lancet*, 24 février 1906, etc.). Mais Davidson fait remarquer que l'existence des glandes vaginales est une exception, et doit être considérée comme une véritable hétéroplasie des glandes cervicales dans la portion vaginale du conduit de Muller, ou, a la partie inférieure, des glandes sébacées de la vulve. Ces kystes se distingueraient des autres par leur multiplicité et la simplicité de leur épithélium.

Quant à la théorie de l'*hygroma* soutenue par Eustache, Tillaux Thallinger et qui fait de ces kystes des bourses séreuses accidentelles, souvent professionnelles (Courty), l'épithélium cylindrique, ou pavimenteux stratifié, qui existe sur leur face interne, suffirait à la faire rejeter. Il en est de même de l'opinion de Wilherm et Jakesch qui voudraient y voir des *ectasies lymphatiques*.

Je ne parle aussi que pour mémoire de l'opinion soutenue par Froment qui rattache l'existence de certains kystes à l'accolement des replis normaux de la muqueuse vaginale.

La théorie qui paraît aujourd'hui devoir prédominer est la théorie embryonnaire.

Les kystes du vagin sont tous, ou presque tous, d'origine congénitale et semblent, le plus souvent, se développer dans les restes du canal de Wolff, quelquefois peut-être dans les restes des conduits de Muller.

La théorie wolfienne, qui paraît rallier de plus en plus tous les avis, a été soutenue par Watts, puis par Veit. D'après ces auteurs, c'est surtout dans les canaux de Gærtner que se développent ces kystes. Or, on sait que l'on désigne sous ce nom la persistance plus ou moins complète des canaux de Wolff, qui, lorsqu'ils existent, partent de la région du parovaire, gagnent les parties latérales du col, puis les parois vaginales qu'ils suivent pour venir se terminer au niveau du vestibule vulvaire. Certains auteurs ont admis qu'ils se terminaient par les canaux de Skene; ceux-ci paraissent cependant en être indépendant et avoir une existence propre (WEBER)[1]. Cette théorie explique l'anatomie des kystes, leur revêtement épithélial, et la nature de cet épithélium, ainsi que les prolongements canaliculés ou pleins

Fig. 51.

Paroi du kyste dermoïde du vagin (F. VILLAR).

1, paroi épithéliale externe du kyste. — 2, paroi dermoïde du kyste. — 3, vaisseaux du tissu conjonctif. — 4, capillaires sanguins. — 5, tissu conjonctif.

qu'ils présentent parfois à la partie supérieure, et qui ont été signalés par WATTS, REBOUL et par moi-même[2]. Aussi, l'opinion générale tend, de plus en plus, à établir que les kystes du vagin sont des kystes wolfiens. Cependant, dans certains cas, on pourrait reconnaître à ces kystes une origine müllérienne. QUÉNU et GRAEFE ont trouvé, dans quelques cas, des kystes contenant des papilles et ayant un épithélium, partie cylindrique et partie pavimenteux, qui pourrait avoir pris naissance dans des débris des canaux de Muller.

Ajoutons, pour être complet, qu'il existe un cas de kyste hydatique du vagin publié par POZAK, et un cas de kyste dermoïde

[1] WEBER, *Contribution à l'étude des kystes vulvaires* (kystes Wolfiens). Thèse Paris, 1898.

[2] ANDRÉ BOURSIER, *Leçons de clinique chirurgicale*, 1887, Paris, p. 237.

observé par F. Villar (de Bordeaux) et rapporté par Nocvel[1]. Ce sont là des faits exceptionnels.

3° Symptômes. — A moins d'être très volumineux, les kystes du vagin restent très longtemps méconnus. Souvent, on ne les aperçoit que parce qu'on pratique un examen vaginal pour une raison quelconque. Ils sont en effet indolents, entraînent parfois un peu de leucorrhée ; cependant, lorsqu'ils sont volumineux, ils peuvent, exceptionnellement, produire de la pesanteur, des tiraillements des reins, rendre le coït douloureux ou même impossible, et produire des troubles de la miction par compression.

D'ordinaire, on les trouve par hasard. Le toucher vaginal fait découvrir une petite tumeur arrondie, de volume variable, qui paraît superficielle ou profonde, fait corps avec la paroi, et n'a que très rarement tendance à se pédiculiser. Cette petite tumeur est molle, élastique, parfois fluctuante, mais, à cause de son petit volume, la fluctuation est difficile à percevoir. Elle paraît quelquefois descendre un peu pendant l'effort.

La muqueuse normale ou amincie à son niveau est assez peu mobile, souvent très adhérente et se confondant avec le kyste. Quelquefois, on trouve au-dessus du kyste une sorte de cordon dur et bosselé qui en part et va se perdre vers le cul-de-sac latéral.

Au spéculum, on voit cette petite tumeur arrondie lisse, sessile, rarement pédiculée, recouverte par une muqueuse saine, ou distendue, ce qui lui donne parfois une certaine translucidité; le kyste ressemble alors à un gros grain de raisin.

Sa marche est très lente, l'évolution dure des années. On voit survenir des accroissements subits à la suite d'un traumatisme ou d'un accouchement. Ces kystes peuvent parfois se rupturer et se reformer, ou s'enflammer, suppurer et alors, quelquefois, guérir.

4° Diagnostic. — Le diagnostic des kystes du vagin est ordinairement facile.

---

[1] Nocvel, *Pathogénie des kystes du vagin*. Thèse de Bordeaux, 1894.

Une simple inspection permettra de distinguer la *pachyvaginite kystique* de Winckel qui se produit pendant la grossesse, et dans laquelle les cavités kystiques sont très multipliées, toutes petites et contiennent des gaz.

Un examen un peu attentif les fera facilement distinguer des cystocèles et des rectocèles. Il faudra aussi les différencier des *urétrocèles*, diagnostic ordinairement facile, sauf dans le cas de fausse urétrocèle, c'est-à-dire de kyste ouvert dans l'urètre. Alors, l'histoire minutieuse de la maladie est nécessaire pour arriver à un diagnostic et pour retrouver la période *kystique* qui a précédé la période d'urétrocèle.

Il sera nécessaire aussi de les distinguer par leur siège, examiné très exactement, des kystes péri-urétraux vulvaires, des kystes développés dans les canaux de Skene, ou encore des kystes wolffiens vulvaires, qui se forment dans la terminaison vestibulaire des canaux de Gærtner. Leur consistance permettra aussi de les différencier des fibromes et fibromyomes péri-urétraux.

Les kystes profonds devront être séparés parfois des ovaires prolabés kystiques et de certaines salpingites. Un examen méthodique y suffira d'ordinaire ; dans les cas difficiles, on pourra essayer de saisir la muqueuse à côté du kyste et de l'abaisser ; l'abaissement des kystes est possible, tandis que les tumeurs salpingiennes ne suivent pas la muqueuse. L'entérocèle vaginale s'en distinguera à son tour par son volume, sa consistance pâteuse, sa réductibilité facile, suivie d'un retour immédiat.

Les kystes hydatiques du bassin peuvent faire saillie dans le vagin et quelquefois simuler des kystes volumineux. Le diagnostic, à part le frémissement très inconstant, est difficile.

Enfin on peut prendre, pour un kyste vaginal, une collection formée dans une cavité vaginale accessoire, résultat d'une fusion incomplète des canaux de Muller. Ce diagnostic sera étudié avec les malformations génitales.

5° Pronostic. — Il est très bénin ; l'opération ne s'impose que si le kyste gêne le coït ou la miction, ou bien s'il y a des menaces d'inflammation.

6° Traitement. — La ponction et l'incision simples sont insuffisantes et toujours suivies de récidive.

La ponction avec injection irritante peut souvent développer une inflammation beaucoup trop considérable.

Les méthode de choix sont l'*excision partielle* ou l'*extirpation totale*. L'extirpation totale, parfois un peu délicate, peut être facilitée par l'injection de blanc de baleine solidifiable (procédé de Pozzi) qui rend la dissection de la poche plus facile. Quand le kyste est très haut, ou que le pédicule creux remonte sur les côtés du col près de la vessie, on devra se contenter d'une résection partielle suivie d'un tamponnement à la gaze iodoformée. Souvent, la partie profonde, qui n'aura pas été enlevée s'exfoliera spontanément.

§ 3. — FIBROMES ET FIBRO-MYOMES DU VAGIN

Les tumeurs fibreuses du vagin sont assez rares, et sont cependant les plus fréquentes des tumeurs solides bénignes.

Vues par REY en 1868 et HENNIG (1869), elles ont été étudiées par RIZZOLI (1875), NEUGEBAUER (1877), par BREISKY et surtout par KLEINWACHTER (1882), ainsi que par ROCHEBLAVE (Th. Montpellier 1894). EMMERT en a fait connaître onze observations inédites. Parmi les plus importants des travaux récents, nous citerons ceux de KLIEN (1898) [1], JOHN PHILIPP (1899) [2], SMITH (1902) [3], le mémoire de G. POTEL [4], et l'excellente thèse de ROLLIN [5].

1° Étiologie. — Leurs causes sont peu connues. Elles se montrent surtout à l'âge adulte entre vingt-cinq et quarante-cinq ans (84 p. 100), mais on en voit chez l'enfant (WILSON, TRATZE), même chez le nouveau-né (MARTIN, WILLIAMS) et quel-

[1] KLIEN, Monatsch. für Geburtsh. und Gynæk, 1898, Bd VII, p. 564.
[2] JOHN PHILIPPS, British médic. journal, février 1899, p. 262.
[3] SMITH, Americ. journ. of Obstch., 1902, p. 145.
[4] G. POTEL, Revue de Gynéc. et de Chir. abd., 1903, p. 387.
[5] M. ROLLIN, *Tumeurs solides et primitives du vagin.* Th. Paris, 4 mai 1905.

quefois après la ménopause. Plus fréquentes peut-être chez les multipares, on les trouve aussi chez des vierges. Peut-être leur production est-elle favorisée par les infections variées locales ou générales.

2° Anatomie pathologique — α) *Siège.* — Les fibromes peuvent siéger sur tous les points du vagin. Ils s'implantent cependant plutôt sur la paroi antérieure. Sur 100 cas, POTEL a trouvé 55 implantations sur la face antérieure, 26 sur la postérieure, 10 à droite et 2 à gauche. Même résultat de KLEINWACHTER et de PHILIPPS. Ceux qui naissent au niveau de l'urètre peuvent lui être très adhérents (BACHY, *fibro-myomes péri-urétraux de la femme*, Th. Paris, 1896), mais presque tous se développent dans la couche fibro-musculaire et le tissu conjonctif lâche qui entoure le vagin.

β) *Forme.* — Ils peuvent être *pédiculés* ou *sessiles.* Les pédicules sont épais, assez courts, vasculaires, et saignent à la section. Ils s'allongent, et le fibro-myome d'abord vaginal peut franchir la vulve. La tumeur peut alors s'enflammer et se sphacéler.

Les fibromes *sessiles* se développent en dédoublant la paroi vaginale, et souvent en déplaçant les organes voisins. Situés dans le tissu conjonctif, ils s'entourent parfois d'une capsule conjonctive, couche qui facilite leur extirpation; d'autres fois, ils se continuent sans démarcation avec le tissu conjonctif voisin. Leur coexistence avec les fibromes-utérin est rare, ils naissent toujours de la paroi vaginale bien qu'on ait admis (POZZI, PAQUET et DUBAR), que quelques-uns pouvaient être de petits fibromes utérins migrateurs.

γ) *Volume.* — Il est ordinairement petit; ils varient entre un pois et une pomme. Mais ils peuvent prendre de grandes dimensions (GREMLER, 5 kilogrammes, BEAUDIER, 5 kilogrammes et demie, FELIZON, 30 centimètres de long sur 24 de large).

δ) *Nombre.* — Ils sont ordinairement uniques. POTEL sur 120 observations a trouvé 8 fois seulement des fibromes multiples (2 ou 3). Enfin, ODELIN a publié un cas, resté isolé, de 16 tumeurs sessiles ou pédiculées.

ε) *Rapport.* — Les fibromes pédiculés antérieurs peuvent ame-

ner un peu de cystocèle. Les sessiles peuvent refouler en haut la
vessie et l'utérus, tordre et couder l'urètre. Le rectum peut être
comprimé.

ς) *Histologiquement.* — Ce sont des fibro-myomes analogues à

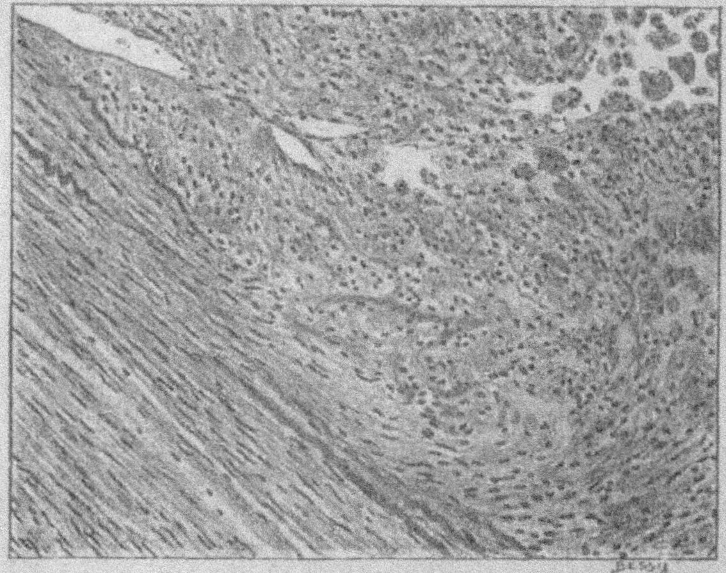

Fig. 55.
Fibromyome primitif du vagin (d'après ROLLIN).
La coupe est composée de fibres musculaires lisses coupées longitudinalement
et transversalement, de quelques fibrilles conjonctives et de gros vaisseaux.

ceux de l'utérus avec toutes les variétés possibles de proportion
entre les fibres musculaires lisses et les éléments conjonctifs.
Les fibromes purs sont rares (5 à 6 cas), les myomes purs peut-
être encore plus rares (ROLLIN). On a exceptionnellement observé
du rhabdomyome (cas de Mlle KASCHKWAROWA, et de TEDGWAU).
Ce sont là soit des tumeurs de nature sarcomateuse (ROLLIN),
soit des fibromes dégénérés (POTEL).

Ces fibro-moyens peuvent présenter quelques altérations,

œdème, gangrène, lymphangiectasie, hémorragies interstitielles, et même une des transformations graisseuse, kystique, myxomateuse et sarcomateuse (ROLLIN).

3° Symptômes. — Le début est souvent insidieux, la tumeur est découverte au cours d'un examen pour un autre cause, ou bien elle sort brusquement de la vulve à la suite d'un effort ou d'un choc.

a. *Signes subjectifs*. — La *douleur*, rarement vive, se traduit par une gêne, une sensation de pesanteur ou de corps étranger ; parfois des douleurs de compression plus ou moins accusées.

Les *ménorrhagies* sont rares en dehors de la coexistence des fibromes utérins. Les métrorrhagies sont fréquentes, parfois abondantes et graves (SMITH, POTEL).

Les *troubles urinaires* sont fréquents, surtout dans les fibromes sous-urétraux. On a constaté de l'incontinence, de la pollakiurie avec dysurie (GAUNE), quelquefois des hématuries légères, puis de la dysurie avec miction par jets interrompus, parfois de la rétention complète (TÉDENAT, HUME). Les troubles de la *défécation* sont rares.

Les fonctions génitales sont souvent troublées ; il y a de la dyspareunie souvent douloureuse.

La conception est difficile ; la grossesse est souvent normale, mais, au moment du travail, il existe fréquemment de la dystocie, malgré le ramollissement ordinaire de la tumeur, à laquelle la grossesse peut donner un coup de fouet. Le fibrome peut aussi subir la transformation *télangiectasique* et même se gangrener, produisant alors des accidents infectieux qui peuvent amener la mort du fœtus.

b. *Signes objectifs*. — Les tumeurs *sessiles* donnent par le toucher une tumeur dure, arrondie élastique mobile avec la paroi vaginale. Les tumeurs pédiculées prennent l'aspect d'un polype fibreux ou d'un prolapsus utérin. Le toucher permet, sauf dans les cas de trop grosses tumeurs, de découvrir leur pédicule et leur implantation sur le vagin.

Les *fibromes sous-urétraux* sont faciles à voir et à palper :

ils coudent et infléchissent l'urètre, ce que le cathétérisme de ce canal permet de voir.

4° Diagnostic. — Si la tumeur est *hors de la vulve*, un examen attentif permet de la distinguer d'un polype utérin ou d'un prolapsus complet. Le doigt trouve le point d'implantation du pédicule ou de la tumeur, et, au-dessus, le col a sa place normale.

Si la *tumeur* est dans le *vagin*, le toucher attentif permet le diagnostic, sauf dans le cas de grosse tumeur impossible à contourner, où la nature réelle de la tumeur ne peut souvent être connue qu'après l'extraction. Dans le cas de tumeur sessile, il faut la distinguer des kystes par la consistance dure et l'absence de fluctuation.

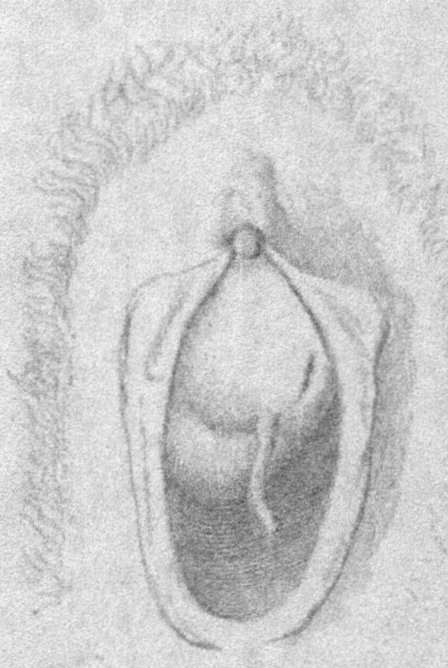

Fig. 56.

Fibromyome péri-métral du vagin (d'après LEJARS).

5° Pronostic. — La tumeur est ordinairement bénigne, en dehors des accidents infectieux produits par la gangrène ou des dégénérescences malignes ; parfois les hémorragies peuvent mettre la malade en danger (SMITH).

6° Traitement. — L'extirpation hâtive est toujours indiquée.

Si la tumeur est circonscrite et bien pédiculée, il faut suturer le pédicule après ligature pour éviter l'hémorragie.

Quand la tumeur est pédiculée mais impossible à circonscrire, il faut essayer de l'abaisser par traction pour suturer le pédicule. Parfois le morcellement sera indispensable.

Enfin quand la tumeur est sessile, il faut inciser la muqueuse vaginale, en réséquer parfois des lambeaux, et décortiquer le néoplasme. La plaie est fermée par quelques points de suture après hémostase complète. Pendant la grossesse, l'intervention s'impose pour éviter les accidents ; cette opération n'interrompt que très rarement la grossesse.

§ 4. — LIPOMES DU VAGIN

Les lipomes du vagin sont extrêmement rares. PELLETAN en a rapporté deux cas qui sont acceptés, bien qu'il n'y ait pas de détail sur leur structure. BÉRARD a publié un cas de tumeur polypoïde formé uniquement de graisse dans un repli de la muqueuse. M. CLINTOCK a vu un lipome en forme de polype sortant de la vulve d'un enfant de deux ans. Les cas sont trop peu nombreux encore pour qu'on puisse tracer l'histoire de ces tumeurs.

ARTICLE II

TUMEURS MALIGNES

Les tumeurs malignes primitives du vagin ne sont pas de connaissance ancienne.

La première connue fut le cancer qui semble avoir été signalé pour la première fois par CRUVEILHIER en 1826 ; de nouveaux cas furent, peu à peu, publiés par LISFRANC, CHASSAIGNAC (1844), CH. MASSON, NÉLATON 1830, etc. BONNET, en 1875, analyse et critique les 16 cas rassemblés par WEIR, et, la même année, RONDOT publiait une excellente revue d'ensemble sur ce sujet (*Gazette hebdomadaire*, 1875). L'année suivante, KUSTNER put en réunir 29 observations. L'affection, à partir de ce moment, fut décrite dans les livres classiques, et, parmi les meilleures monographies consacrées à l'épithélioma primitif du vagin, nous pouvons citer la thèse de BERNARD (Paris, 1895), celle de BONNEFOUS (Paris, 1902) ; enfin, l'excellent chapitre de la thèse de ROLLIN (Paris, 1905).

Déjà, d'ailleurs, plusieurs chirurgiens avaient vu qu'à côté du cancer proprement dit existaient, dans le vagin, d'autres tumeurs malignes. Schuchard avait, en 1888, publié et très bien étudié, au Congrès de Halle, le sarcome primitif du vagin chez l'enfant, sujet repris l'année suivante par Kolisko, puis par Pick qui en 1894 en réunissait 17 cas.

Déjà en 1891, W.-I. Good avait montré que le sarcome primitif du vagin existait aussi chez l'adulte et en rassemblait 12 cas ; puis, à partir de la publication du *Traité de gynécologie* de Weir, en 1897, qui consacrait un excellent chapitre au sarcome du vagin chez l'enfant et réunissait tous les cas connus du sarcome du vagin de l'adulte au nombre de 30, les faits se sont multipliés tant du côté des enfants, et ils ont été résumés dans une excellente leçon du professeur Le Dentu (*Presse médicale*, 21 mai 1904), que du côté des adultes, ainsi qu'on peut le constater dans la thèse de Rollin (*loco citato*).

Cependant, dans ces dernières années, quelques autres tumeurs malignes du vagin ont été observées qui ne peuvent être rangées dans les variétés précédentes. C'est ainsi que Klien, puis Franke (Th. Berlin, 1898) et Gebhard, 1899 ont rencontré des néoplasmes qui paraissent devoir se ranger dans la classe des *endothéliomes*. D'autre part, L. Pick, au Congrès de Brunswick en 1897, rapportait une tumeur du vagin analogue au déciduome utérin qu'il dénommait *chorio-épithéliome*. Depuis, des faits analogues ont été observés et Batquel, dans son excellente thèse (Nancy, 1903) en pouvait réunir 15 cas. Deux ans plus tard, Duplay (Th. Paris, 1905) on ressemblait 18 observations auxquelles Rollin, dans son importante thèse, pouvait ajouter un cas nouveau. Il résulte de tout ce qui précède que nous devons décrire parmi les tumeurs malignes du vagin : 1° le *cancer ou épithélioma* ; 2° le *sarcome* ; 3° l'*endothéliome* ; 3° le *chorio-épithéliome*.

§ 1. — ÉPITHÉLIOMA PRIMITIF DU VAGIN

1° Étiologie. — L'épithélioma primitif du vagin est une affection rare. A. Martin estime qu'il existe une fois sur 1000. G. Schwarz, sur 35 807 malades traitées à la policlinique de Berlin, en a trouvé 84 cas, soit 0,24 p. 100 ; Bernard, sur 475 malades observées, en 1894, dans le service de Pozzi, en a vu deux cas.

Sur 100 femmes mortes de cancer, la fréquence du cancer du vagin varierait d'après les différentes stastiques entre 0,06 et 3 p. 100. D'autre part, sur 100 femmes atteintes d'affections génitales on trouve 0,14 p. 100 de cancers du vagin contre 5,61 de cancers de l'utérus. La cause de cette rareté du cancer du vagin est encore à peu près inconnue. Enfin, la fréquence au point de vue de la distribution géographique donne, par ordre décroissant, l'Allemagne, l'Angleterre, l'Amérique, la France, la Russie, l'Italie (ROLLIN, *loco citato*).

Cette affection se montre ordinairement dans l'âge adulte, de trente à quarante ans, d'après KUSTNER et BREISKY; entre cinquante et soixante ans et même au delà, d'après BERNARD, HIRSCH et SCHWARZ. Avant de séparer le sarcome de l'épithéliome, on admettait la fréquence du cancer vaginal chez l'enfant. Il est rare cependant d'observer l'épithéliome au-dessous de trente ans, et les cas rencontrés chez l'enfant sont au nombre de trois : ceux de SMITH (quatorze mois), de GUESANT (trois ans et demi), et de JOHANNEWSKI (neuf ans).

L'hérédité n'est pas prouvée, elle a été cependant signalée plusieurs fois. Le rôle de la grossesse, et surtout des grossesses répétées, n'est pas sûrement démontré. Cependant BERNARD, dans sa thèse, fait remarquer que les trois quarts des observations qu'il a pu rassembler appartiennent à des femmes ayant eu des enfants, un quart seulement à des nullipares. Quant aux autres causes occasionnelles, excès de coït, masturbation, corps étrangers, pessaires et toutes les causes d'irritation locales, leur action n'est pas démontrée. On a noté pourtant le développement de l'épithélioma au niveau d'une ulcération causée par un pessaire (KLOB, HEBAR, WINCKEL, HODGES).

Il faut faire, au point de vue pathogénique, une place à part à la leucoplasie vulvo-vaginale, que nous avons déjà décrite et dont JOLIN, RECLUS, BAX en 1887, ont signalé l'influence. PICHEVIN et PETIT ont trouvé des globules épidermiques au sein des cellules kératinisées, et démontré que, dans le vagin comme à la langue, l'épithélioma paraît être l'aboutissant fréquent de la leucoplasie, et un des modes de terminaison de l'affection.

2° Anatomie pathologique. — Le cancer primitif du vagin siège ordinairement sur sa paroi postérieure: FEODOROFF, 31 fois sur 66 cas, WINCKEL dans la proportion du 67,7 p. 100. Il se développe souvent dans la partie supérieure de ce canal, au voisinage du col, formant le cancer liminaire de l'utérus de POZZI.

Après cette localisation, vient le cancer de la paroi antérieure né au voisinage de l'urètre, enfin celui des parois latérales. On trouve parfois aussi un cancer annulaire. Nous distinguerons, avec POZZI, la forme *papillaire* et la forme *nodulaire*.

La *forme papillaire ou végétante* débute, d'ordinaire, à la paroi postérieure, sous forme d'excroissance a base assez large qui envahit rapidement cette paroi, surtout vers le haut. Sa surface se recouvre de bourgeons en choux-fleurs, mollasses, fongueux, s'ulcérant rapidement.

La forme *nodulaire ou infiltrée* se montre sous l'aspect de plaques infiltrées, larges, rapidement confluentes qui, dans certains cas, arrivent à former un anneau dans le vagin. Ces îlots sont parfois localisés autour du canal de l'urètre, et donnent le cancer péri-urétral. L'ulcération se montre rapidement, et prend une forme irrégulière.

Exceptionnellement, le cancer du vagin peut revêtir d'autres aspects. SCHWARTZ, de Halle, a décrit un cas d'épithéliome fongueux multiple. Quand les vaisseaux y sont très développés, il peut prendre un aspect caverneux (BODEVIN, 1878). Enfin, j'ai observé récemment un cas où l'ulcération précoce, arrondie, torpide, reposant sur une base a peine indurée, pouvait, à première vue, faire penser à l'existence d'un ulcère de Zahn [1].

Quelle que soit la forme du début, le type histologique est identique. Le plus souvent, l'épithélioma du vagin est pavimenteux, lobulé, il est rarement tubulé. L'épithéliome cylindrique est une rareté absolue. ROLLIN n'a pu en trouver qu'un cas authentique celui de PINNA PINTOR. Les cellules épithéliales peuvent subir la dégénérescence colloïde ou muqueuse.

[1] A. BOUISSIER, *Une forme rare d'épithélium primitif du vagin*, Province médicale, 6 octobre 1906.

Le volume de la tumeur, d'abord petit, grandit rapidement ; elle peut envahir tout le vagin. De consistance dure et ferme au début, elle s'amollit vite et s'ulcère. Elle marche vite et se propage rapidement aux organes voisins : utérus, rectum, vessie, uretre, tissu cellulaire péri-vaginal ; elle envahit parfois tout le tissu cellulaire pelvien et même les os du bassin (cas de FROMOnOT et de WINKEL). Les ganglions pelviens sont pris en peu de temps, les ganglions inguinaux sont dégénérés aussi quand le cancer envahit la partie inférieure du vagin et la vulve (OLLIVER).

La généralisation est rare. Cependant, KOELHER et HEIMANN ont trouvé des noyaux secondaires dans le foie et dans les reins.

3º Symptômes. — Le plus souvent, le début est très insidieux et la maladie peut atteindre un assez grand développement sans être découverte, à moins d'un hasard. Les premiers symptômes perçus sont, ordinairement, des douleurs et des écoulements variables, parfois des hémorrhagies et de la gène dans le coït.

La *douleur* est souvent très peu marquée, elle peut, dans certains cas, faire complètement défaut. Ce sont des douleurs sourdes avec tiraillements, des démangeaisons, des cuissons : d'autres fois, des douleurs très violentes, avec irradiations nerveuses (BERNARD) ou des sensations de brûlures atroces (MICHAUX). Ces douleurs vives sont ordinairement tardives.

L'*écoulement vaginal* est un symptôme plus constant. Il est constitué par une leucorrhée plus ou moins épaisse, jaune verdâtre, striée de sang. Au moment de l'ulcération, il devient séreux, roussâtre, sanguinolent, acquiert la fétidité spéciale de celui du cancer utérin. Son abondance est parfois extrème il détermine de la rougeur et des ulcérations cuisantes à la vulve.

L'*hémorragie* est aussi un symptôme ordinaire. Son abondance est variable. Elle peut faire défaut. Elle peut être formée de simples filets de sang, on par un écoulement séro-sanguinolent. Elle est ordinairement intermittente, quelquefois continue (OBERNECUT). Elle apparaît aussi sous la forme de perte de sang brusque, très considérable. Toute exploration, toute fatigue, toute émotion peut la ramener.

Il faut ajouter, à un certain moment, des troubles de compression et des signes d'envahissement du côté de la vessie et du rectum, dysurie, cystalgie, cystite, constipation, rectite, fistules recto et vésico-vaginales, etc. Notons aussi des adénopathies ganglionnaires pelviennes ou inguinales suivant les cas. J'ai même, dans un cas de tumeur récidivée après opération, observé un cas d'adénopathie sus-claviculaire.

Au toucher, on trouve une tumeur plus ou moins volumineuse, bien limitée ou infiltrée, dure ou ramollie suivant les périodes, parfois fongueuse, très molle, s'écrasant et saignant au moindre contact. Le vagin est rétréci dans les cas de tumeur annulaire, il peut alors ne pas admettre le doigt. Il en est de même si le cancer le remplit. L'examen doit être complété par le toucher rectal, et l'on doit étudier le volume et la consistance de la tumeur, l'état d'intégrité ou d'altération des ganglions et des organes voisins, le degré de mobilité du néoplasme, etc.

En général, le cancer primitif du vagin a une marche très rapide. Il évolue quelquefois en quelques mois. Aussi, l'état général est assez rapidement pris, les malades maigrissent, perdent leurs forces, se cachectisent.

La mort produite par la cachexie, des hémorragies, des péritonites ou autres complications telles que la septicémie, des fistules recto et vésico-vaginales, l'hydronéphrose, la phlébite, etc., survient, d'après WINCKEL, dans une période qui varie entre sept et vingt-quatre mois.

La grossesse est un accident qui hâte la marche de la maladie : la tumeur rend les complications obstétricales beaucoup plus fréquentes.

4° **Pronostic**. — Le *pronostic* de l'affection est très grave. Non seulement la maladie se termine habituellement par la mort, mais, même après les opérations les plus complètes, la récidive est la règle absolue, et elle se montre toujours assez rapidement.

§ 2. — SARCOME DU VAGIN

Le sarcome primitif du vagin, tumeur assez rare, présente deux grandes variétés : le sarcome des enfants et le sarcome des adultes.

A) SARCOME PRIMITIF DU VAGIN CHEZ L'ENFANT

Vus d'abord par Sänger, Soltmann, Heimer, Babes, Schuchard

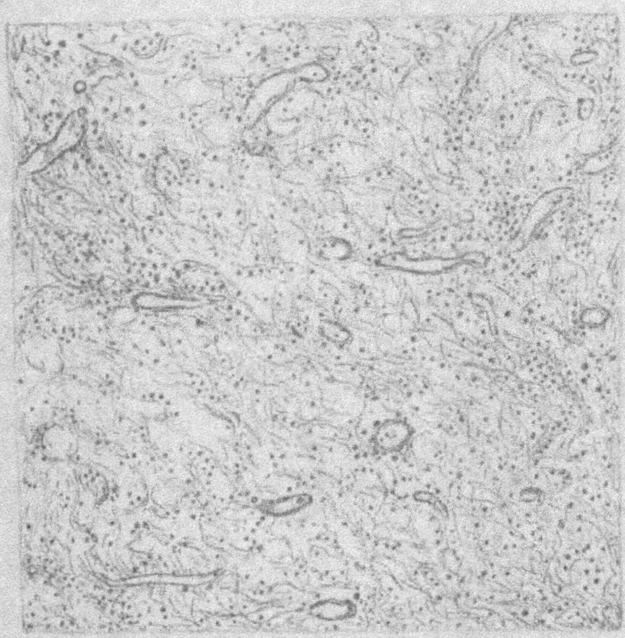

Fig. 57.
Myxosarcome du vagin (d'après Rollin).

(1888), ils ont été étudiés par Kolisko (1889), puis par Pick (1894), qui en réunit 17 cas, que Veit reproduit dans son traité et auxquels Rollin (1905) peut ajouter ceux de Huguet (1897), de Braun, de Strassman (1899), de Piechaud et Guyot (Nantes, 1901), de Le Dentu et de Rabé (1902).

Cette tumeur, de cause inconnue, s'observe surtout entre deux et cinq ans, mais aussi quelquefois chez les nouveau-nés.

1° Anatomie pathologique. — Né ordinairement sur les parois antérieure et latérale du vagin, le sarcome de l'enfant repose sur une base assez large. Il se pédiculise rapidement, prend la forme de polype avec des saillies secondaires rappelant souvent l'aspect de grains de raisin, ovoïdes un peu aplatis. Leur couleur est jaune verdâtre ou rouge brun; ils sont souvent translucides.

Ils arrivent bientôt à remplir le vagin qu'ils dilatent et franchissent la vulve sous la forme d'une masse polypeuse en grappe, présentant alors un suintement sanieux souvent fétide.

Le *néoplasme* envahit parfois le col, le canal cervical, rarement la cavité utérine, les ligaments larges, le paramétrium, les annexes et l'appareil lymphatique. Il comprime et envahit souvent la vessie, très rarement le rectum. Les métastases éloignées sont rares.

La tumeur et la paroi vaginale elle-même présentent tous les caractères d'un sarcome embryonnaire à type fuso ou globocellulaire avec des vaisseaux abondants et des lacs veineux. La tumeur se transforme quelquefois en fibro-sarcome, plus souvent en myxo-sarcome (SOLTMANN, STEMTHAL, SCHULSTER), une fois en myxôme (IVON THOMAS).

L'existence de fibres musculaires striées signalée par KOLISKO, n'a pas été retrouvée dans les faits récents (RABE, PICHAUD et GUYOT).

2° Symptomatologie. — Le *début* est insidieux, la tumeur peut rester longtemps ignorée. Le premier signe est souvent l'hémorragie, parfois de la douleur, une constipation opiniâtre ou des troubles de la matrice. D'autres fois, la tumeur n'est découverte que quand elle fait issue au dehors.

A la période d'état, on constate des *hémorragies*, tantôt légères, tantôt très abondantes.

Les *troubles de la miction*, surtout la rétention complète qui nécessite le cathétérisme, sont très fréquents, ainsi que les douleurs qui sont en général tardives, souvent dues aux troubles urinaires et qui siègent dans le bas-ventre et les aines.

La tumeur est révélée par le toucher, facilité par la dilatation du vagin, qui permet de trouver une masse irrégulière spongieuse, lisse, remplissant plus ou moins le vagin, remontant parfois vers le ventre. Quand elle fait issue hors de la vulve elle forme une masse grise, rose ou rouge, très friable, avec des lobes multiples en grains de raisin, reposant sur un pédicule commun. Elle est rarement ulcérée.

L'état général est rapidement atteint ; l'enfant s'anémie et se cachectise vite.

La marche est rapide, la maladie dure de un à deux mois à un an ; dans un seul cas, elle aurait duré six ans (DEMME).

3° Pronostic — Il est des plus graves, la maladie se termine toujours par la mort. La récidive opératoire, souvent très rapide, est la règle. On ne connaît que deux cas de guérison opératoire, ceux de VOLKMANN SCHTCHARD et de ISRAEL HOLLANDER.

B) SARCOME PRIMITIF DU VAGIN
CHEZ L'ADULTE

Il est peut-être plus rare que celui des enfants. VEIT, en 1897, a pu en réunir 30 cas auxquels ROLLIN a pu ajouter 11 faits nouveaux.

1° Étiologie — Il peut se montrer à tout âge, depuis l'adolescence (5 cas entre 15 à 20 ans, VEIT), jusque pendant la vieillesse (76 et 82 ans). Le maximum de fréquence existe entre trente et quarante ans. D'ordinaire, il se montre chez des femmes ayant eu des enfants, deux fois même pendant la grossesse.

2° Anatomie pathologique — Le sarcome du vagin chez l'adulte peut revêtir la forme *circonscrite* ou la forme d'*infiltration diffuse*.

Dans la forme *circonscrite*, la tumeur est constituée par un noyau arrondi, lisse, ferme, du volume d'une noix à celui d'un œuf de dinde. Primitivement recouverte par la muqueuse saine, elle s'ulcère plus ou moins tard : l'ulcération saigne au moindre contact.

Dans la forme d'*infiltration diffuse* la tumeur prend souvent la forme d'un anneau obstruant plus ou moins complètement le conduit vaginal.

Le sarcome du vagin de l'adulte siège indifféremment sur les parois antérieure et postérieure du vagin, mais surtout dans le tiers inférieur de ce canal. Il est d'ordinaire unique, envahit rarement les organes voisins, mais produit souvent des métastases éloignées.

Histologiquement, il s'agit d'un sarcome globo ou fuso-cellulaire, parfois myxomateux ; on y a rencontré des fibres musculo-striées (SEYFERT, RUDNEWA).

Le développement vasculaire y est souvent excessif ; on a observé des cas de véritable sarcome télangiectasique (KALUSTOW, POLAILLON). On y a signalé des dépôts de pigment sanguin (MORESTIN) ; il existe même trois cas de véritable mélano-sarcome (HORN, MUNZ, DE PARONA).

3° Symptomatologie. — Le symptôme le plus fréquent est l'*hémorragie*, tantôt peu abondante, tantôt profuse. Il y a parfois de l'écoulement sanieux, fétide. La *douleur* n'est pas constante, et se montre toujours tardivement.

Le toucher vaginal permet de découvrir la tumeur avec les caractères que nous lui avons décrits à l'anatomie pathologique. On peut parfois l'examiner directement au spéculum, ou mieux avec des valves.

Quand elle sort de la vulve, elle a l'aspect d'un polype plus ou moins sphacélé.

La marche du sarcome du vagin est tantôt lente, tantôt rapide. La récidive post-opératoire est la règle ; elle se produit à peine au bout de quelques mois.

On observe souvent des noyaux secondaires, dans la peau, le poumon, les plèvres, les ganglions lymphatiques, les os du bassin, le péritoine, etc.

La maladie dure de six semaines à deux ans. Les malades meurent d'hémorragie, de cachexie ou d'accidents causés par les métastases. On observe quelquefois au cours de la maladie des poussées aiguës fébriles rappelant l'état typhique.

§ 3. — ENDOTHÉLIUM PRIMITIF DU VAGIN

L'endothélium primitif du vagin est très rare. On n'en connaît que trois cas : celui de KLEIN, chez une femme de cinquante-six ans, celui de FRANKE (55 ans) et celui de GEBHARD observé chez une fillette de quatorze ans.

La tumeur dont le volume varie entre celui d'un pois et celui d'une pomme, siège sur la paroi postérieure du vagin, elle est sessile ou pédiculée. Elle s'ulcère vite et l'ulcération saigne facilement.

Elle se développe aux dépens de l'endothélium lymphatique ou artériel. Elle est composée d'alvéoles plus ou moins grandes, tapissées ou remplies de cellules volumineuses, irrégulières, ressemblant à des cellules épithéliales aplaties ; les alvéoles sont plongées dans une substance fondamentale fibrillaire.

C'est une tumeur très maligne, récidivant très rapidement après l'ablation large.

§ 4. — CHORIO-ÉPITHÉLIOME PRIMITIF DU VAGIN

Le chorio-épithéliome du vagin est une tumeur maligne développée aux dépens des couches de revêtement des villosités choriales et dont la genèse paraît intimement liée à l'état puerpéral.

1° Étiologie. — C'est une tumeur rare. BRIQUEL dans sa excellente thèse (Nancy) a pu seulement en réunir 15 cas. J. DUPLAY dans la sienne (Paris, 1906), en a rapporté 18 et ROLLIN, en 1905 n'a pu y ajouter qu'un seul cas nouveau, celui de E. SCHWARTZ.

Cette tumeur se montre pendant la période d'activité génitale, de vingt à quarante-cinq ans, surtout après trente ans. Elle est toujours liée à un état puerpéral ancien ou récent, on l'a même vue survenir pendant la grossesse (BAROZINSKI, LINDLERS). Elle semble plus fréquente après la môle qu'après l'accouchement normal.

Cependant, elle pourrait à la rigueur exister en dehors de

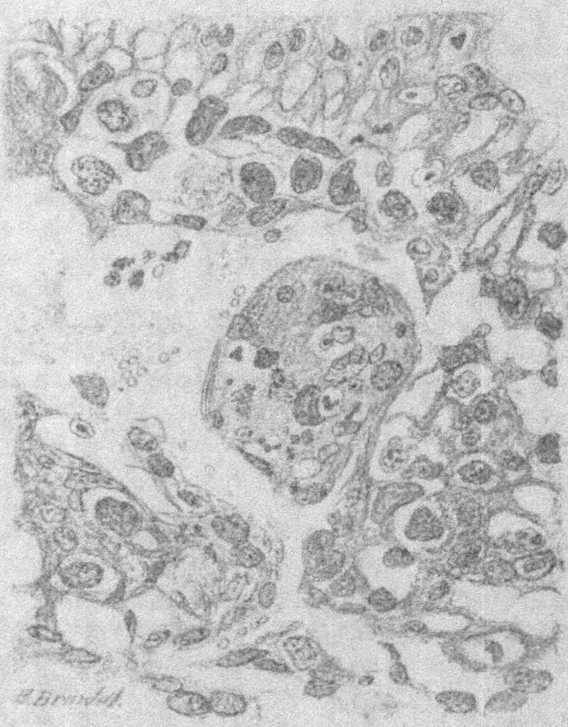

Fig. 57.
Chorio-epithéliome primitif du vagin (d'après Jacques Duflay,
Th. Paris, 26 janvier 1905).

toute puerpéralité, puisqu'on en a constaté l'existence, une fois chez une fillette et même chez l'homme, dans des tératomes de l'ovaire et du testicule.

2° Anatomie pathologique et mécanisme. — Le chorio-épithéliome peut se rencontrer sur tous les points du vagin. Il est tantôt unique, tantôt multiple. Son volume varie entre celui d'une noisette et celui d'une pomme.

Il se montre sous la forme de nodosités sous-muqueuses, libres et mobiles dans la profondeur, de couleur grisâtre avec des taches hémorragiques. D'ordinaire, il forme une masse irrégulière, anfractueuse, mûriforme, largement implantée ; il est plus rarement pédiculé. Il s'ulcère assez rapidement, et l'ulcération est tantôt à bords nets, à fond rouge saignant, tantôt recouverte d'un champignon fongueux formé de caillots irréguliers.

Il est de consistance mollasse ; à la coupe, sa partie périphérique présente les caractères d'une masse fibrino-cruorique, avec au centre plusieurs noyaux gris blanchâtres ; la coupe prend parfois un aspect marbré.

La tumeur peut revêtir deux aspects : la forme villeuse et la forme aréolaire ; mais, dans ces deux cas, sa structure rappelle tout à fait celle du déciduome malin de l'utérus (voyez déciduome).

La localisation du chorio-épithéliome au vagin peut s'expliquer par deux mécanismes : la *greffe* ou l'*embolie*.

La greffe se ferait au niveau d'une ulcération du vagin au moment du passage du produit utérin (placenta ou môle). Cette théorie a été soutenue par TUFFIER et MANTÉ.

L'embolie paraît plus vraisemblable. Des villosités choriales qui pénètrent les veines feraient naître des embolies suivant la voie rétrograde et susceptibles de venir se fixer dans le vagin et s'y développer. Le point de départ de l'embolie primitive est l'utérus. Comment se fait-elle ? Trois hypothèses ont été soutenues : 1° l'embolie provient d'une tumeur placentaire expulsée avec le délivre (KORSMANN, NEUMANN) ; 2° elle succède à d'un déciduome enlevé chirurgicalement ou qui a régressé spontanément ; 3° l'embolie vient d'un placenta normal, elle a dégénéré après sa fixation (PICK). Cette dernière théorie paraît la plus réelle, elle rend seule compte de l'existence de la tumeur vaginale avec accouchement normal et utérus sain.

3° Symptômes. — La tumeur peut apparaître depuis quelques semaines jusqu'à douze et quinze mois après un acte puerpéral.

Elle se révèle par des hémorragies, des douleurs ou des troubles de la miction.

A la période d'état, on observe des *douleurs* souvent peu intenses, exagérées ou provoquées par le coït, siégeant dans l'abdomen et qui peuvent quelquefois manquer complétement ; des *hémorragies*, signe le plus constant, parfois très abondantes, très variables comme forme, comme durée, comme moments d'apparition. Souvent les hémorragies font découvrir la tumeur, ordinairement sessile, d'abord un peu mobile, bientôt adhérente et rapidement ulcérée.

La mort est fatale, si on n'opère pas, soit par le fait des hémorragies, soit par généralisation (poumons, foie, rein, rate, système nerveux).

Une opération très large et très complète peut amener la guérison ; dans les cas contraires, la récidive est la règle.

A) Diagnostic des tumeurs malignes
du vagin

Le diagnostic des tumeurs malignes du vagin n'est pas d'ordinaire très difficile. Il faut d'abord éliminer par une exploration attentive les tumeurs qui, sans être nées dans le vagin, peuvent pénétrer dans sa cavité, comme les polypes de l'utérus, certaines tumeurs du rectum et de la vessie, les corps étrangers du vagin, certains fibromes sous-séreux pédiculés ayant dédoublé la cloison recto-vaginale, etc.

Quant aux tumeurs vaginales proprement dites, le diagnostic est différent suivant qu'elles se présentent chez l'enfant ou chez l'adulte.

Chez l'enfant, le diagnostic est ordinairement très facile ; une tumeur polypeuse est ici, presque à coup sûr, un sarcome, car les quelques cas de kyste (Hagan) ou de cancer primitif (Winckel et Guersant), y sont tellement exceptionnels qu'il n'y a pas lieu d'y songer.

Il en est autrement chez l'adulte où nous devons envisager

successivement le diagnostic dans les tumeurs non ulcérées et dans les tumeurs ulcérées.

Parmi les tumeurs *non ulcérées* il sera ordinairement facile de reconnaître les tumeurs bénignes : les kystes par leur consistance, leur forme, leur marche, ou même dans les cas difficiles par la ponction, les lipomes, très rares, par leur mobilité, leur mollesse, leur lobulation. Les fibro-myomes se reconnaîtront ainsi à leurs signes physiques, leur implantation ordinaire sur la paroi antérieure, leur marche et par l'absence de tout signe fonctionnel en dehors de l'hémorragie. Quant aux papillomes, ils siègent ordinairement au voisinage de la vulve, et ont des signes physiques tout à fait spéciaux.

Les tumeurs malignes se reconnaîtront à leur marche assez rapide, à la gravité de leurs signes fonctionnels et aux troubles rapides de l'état général.

L'épithélioma primitif siège surtout sur la paroi postérieure, il est dur, douloureux, adhère aux plans profonds qu'il envahit ; les ganglions sont rapidement pris. Le sarcome, très rare, s'observe au-dessous de quarante ans. C'est une tumeur sombre, noirâtre, à siège indifférent, très hémorragique, évoluant vite, entraînant des métastases viscérales. L'endothéliome et le chorio-épithéliome seront surtout décelés par l'examen histologique ; mais le chorio-épithéliome devra être soupçonné, quand il paraît rapidement après un acte obstétrical, sous la forme de tumeur bosselée, molle, rouge, saignant très facilement.

A la période *d'ulcération* on distinguera facilement, d'ordinaire, les ulcérations qui ne se montrent pas sur une tumeur telles que le chancre simple, les érosions syphilitiques secondaires, qui sont multiples et à bords nets, ainsi que le chancre induré malgré l'élévation de ses bords. On pourra hésiter en présence de certaines ulcérations tuberculeuses à base infiltrée, mais celles-ci sont en général multiples et ne saignent pas facilement.

Enfin, l'ulcère rond du vagin décrit par ZAHN, en 1884, siège sur le fond de la paroi postérieure, sans induration à sa base.

Quand il s'agit d'une véritable tumeur ulcérée, il faudra distinguer le fibrome ulcéré, tumeur déjà ancienne, à évolution lente, dont nous avons déjà donné les caractères, des tumeurs malignes. L'épithélioma présente des ulcérations qui saignent facilement, surtout au contact, produisent une sécrétion fétide, et se laissent aisément désagréger au doigt ; les ganglions sont souvent pris. Les ulcérations des sarcomes sont tardives, à marche rapide, saignent abondamment, ont des bords mous et amincis et présentent un fond bourgeonnant. L'ulcération du chorio-épithéliome est à bords minces, peu nets, recouverts de caillots noirâtres et très saignants. D'ailleurs, dans les cas embarrassants, l'examen histologique d'un petit fragment sera souvent nécessaire pour faire le diagnostic exact de la variété anatomique.

B) Traitement des tumeurs malignes

En présence d'une tumeur maligne du vagin, il est toujours indiqué d'en pratiquer l'ablation le plus tôt possible, toutes les fois qu'on pourra enlever la totalité des tissus malades en dépassant largement les limites du mal et cela malgré la fréquence presque absolue des récidives.

Ainsi, pour décider de l'opérabilité du néoplasme, faudra-t-il examiner avec soin la nature et les caractères physiques de la tumeur, ses connexions avec les organes voisins, l'existence des retentissements ganglionnaires ou des métastases et l'état général de la malade.

Les opérations se pratiquent par la *voie vaginale*, le *périnée*, la *voie sacrée* ou la *voie abdominale*.

La *voie vaginale* est la plus simple, et doit être choisie dans les cas de tumeurs petites, bien circonscrites et mobiles. Après l'ablation de la tumeur au bistouri, en traçant les incisions largement sur du tissu sain, on suture les bords de la plaie et on restaure ainsi le canal vaginal. Dans certains cas, on peut agrandir la voie vaginale par des incisions vulvaires.

La *voie périnéale*, employée avec succès par Pozzi en 1894, fut préconisée par Olshausen en 1895. Ce chirurgien, pour éviter la greffe cancéreuse, fait une périnéotomie transversale, dédouble la cloison recto-vaginale et pratique l'ablation du néoplasme avec ou sans fente vaginale antérieure. Thorn a deux fois employé un procédé analogue. Malgré l'ampleur de l'extirpation, Olshausen a vu 15 récidives sur 16 cas, et Thorn deux fois sur deux.

Duhrsen a imaginé de découvrir le champ opératoire à l'aide d'une incision vagino-périnéale, et il fait en même temps l'amputation du col s'il est envahi.

Mais, cependant, dans ce cas, il serait préférable d'enlever totalement l'utérus et le vagin, ainsi que l'ont fait A. Martin et P. Bröse, Schauta, A. Sippel, etc., à l'aide de procédés assez compliqués et presque toujours suivis de récidives rapides, sauf dans l'observation de Laugenstein.

La *voie sacrée* préconisée par Zweifel, Westrumark et Monestix permet une ablation large dans les cas de cancer étendus, mais l'opération est très grave, surtout à cause du peu de chance qu'on a d'éviter les récidives.

Enfin, quelques auteurs ont employé la *voie abdominale* pour pouvoir extirper d'un bloc l'utérus, les annexes et le vagin.

Si le cancer se complique de grossesse on peut, en présence d'une tumeur petite, opérer pendant la grossesse, pour faciliter l'accouchement à terme d'un enfant vivant.

Dans les cas inopérables on a pu, parfois, faire un curettage suivi de cautérisation au fer rouge, ou au chlorure de zinc pour atténuer les pertes et prolonger les malades. Le radium et les rayons X ont été récemment essayés.

LIVRE III

MALADIES DE L'UTÉRUS

L'utérus joue un rôle considérable dans l'appareil génital de la femme. La fonction menstruelle imprime, chaque mois, à la muqueuse tout au moins, des modifications évolutives importantes ; la grossesse, à son tour, produit dans tous ses éléments des transformations très notables mais transitoires. Aussi, est-il tout naturel que sa pathologie ait pris, en gynécologie, une place de premier ordre, et l'histoire détaillée de ses maladies, dont bien des points sont encore à l'étude, mérite d'attirer toute notre attention.

Pour les passer complètement en revue, nous décrirons successivement dans l'utérus : des affections inflammatoires ou *métrites*, des *difformités acquises* et des *déplacements et déviations* qui sont souvent la conséquence des premières, et enfin des *néoplasmes*.

SECTION I

DES MÉTRITES

La métrite est l'inflammation de l'utérus. Si tout le monde est d'accord sur ce point, il est souvent difficile de savoir exactement quelles sont les formes morbides qu'il faut ranger parmi les métrites. Il est certaines affections utérines qui paraissent surtout dues à des troubles vasculaires, à des désordres nerveux et trophiques, et pour lesquelles on ne peut toujours découvrir une infection réelle, une cause microbienne. Comment les interpréter ? Certaines ont été considérées comme des métrites *symptomatiques*. Ce sont celles dans lesquelles l'inflammation de la muqueuse est consécutive à l'existence de phénomènes pathologiques du côté des annexes ou du péritoine pelvien (Pozzi-Czempin).

D'autres ont été regardées comme de *fausses métrites*, et, sous ce nom, plusieurs observateurs ont cherché à reprendre et à rajeunir ce qu'il pouvait y avoir de vrai et de bien observé dans les anciennes doctrines de la *congestion utérine* et de l'*engorgement utérin*. Déjà, en 1886, Doléris avait essayé de séparer de la métrite infectieuse, c'est-à-dire de la véritable métrite, certains états pathologiques, qui lui paraissaient résulter de simples troubles de nutrition, vasculaires ou nerveux, et qui correspondaient à ce qu'on appelle la subinvolution utérine, l'hypertrophie chronique, l'hyperplasie, la congestion, l'engorgement. Des idées analogues ont été soutenues par un certain nombre d'auteurs parmi lesquels je citerai Armand Siredey, Paul Petit, Pichevin, Dalché, en France, Doderlein, Treub, Mendès (de Léon), Menge, Walthar, etc., à l'étranger. Mais c'est surtout G. Richelot, qui dans la thèse de son élève Hepp, et dans de nombreuses publications, s'est efforcé de créer l'entité de la *fausse métrite* ou *sclérose utérine* qui existerait toujours chez des femmes à tempérament arthritique nerveux. Elle débuterait chez des jeunes filles par de la congestion utérine avec douleur, névralgie, hémorragie parfois, phénomènes souvent décrits sous le nom de métrite virginale. Elle se poursuit, chez la femme adulte et mère, par de la congestion douloureuse souvent hémorragique avec gros utérus, pour aboutir aux environs de la ménopause à la sclérose avec hypertrophie utérine, utérus fibromateux sans fibrome, sans qu'il y ait jamais eu, pendant cette longue évolution, l'intervention d'aucun processus microbien.

Il est impossible, dans un livre de cette nature, de discuter suffisamment les nombreuses questions que soulève toute cette doctrine des fausses métrites. Mais, sans aller comme Pozzi, (4ᵉ édition) jusqu'à repousser absolument l'existence de ces troubles utérins trophiques indépendants de l'infection, nous ne croyons pas, pour le moment, qu'il y ait lieu de décrire à part les fausses métrites. D'abord parce que, ainsi que l'ont d'ailleurs reconnu Doléris, Bouilly, Delbet, Hartmann, etc., ces lésions sont très souvent compliquées d'infections vraies, et constituent, dans bien des cas, un terrain qui favorise la production de l'infection microbienne ; ensuite, parce que, bien souvent aussi, la sclérose utérine n'est que secondaire, et paraît être l'aboutissant des lésions chroniques prolongées de l'endométrite. Enfin, ainsi que nous le verrons chemin faisant, certaines des lésions dites *fausses métrites*, réclament exactement le même traitement que les véritables endométrites.

Nous reviendrons donc sur ces questions après avoir étudié en détail les véritables métrites.

On les a divisés, suivant leur *marche*, en aiguës ou chroniques ; suivant leur *siège*, en métrites du col et du corps, en endométrites, en métrites parenchymateuses, etc. ; suivant leurs *causes*, en puerpérales, blennorrhagiques, traumatiques, indéterminées, idiopathiques ou symptomatiques, etc. ; suivant les *lésions* en glandulaires, interstitielles, granuleuses, fongueuses, etc. Nous n'adopterons aucune de ces classifications. Il nous semble plus naturel de faire une étude complète des causes, des lésions, des formes cliniques, sans créer des classifications toujours un peu arbitraires, et en essayant de simplifier autant que possible cette histoire déjà trop compliquée.

§ 1. — ÉTIOLOGIE ET PATHOGÉNIE

1° Nature microbienne des métrites. — Tous les auteurs sont d'accord aujourd'hui pour considérer les métrites comme des maladies infectieuses, c'est-à-dire de cause microbienne. L'étude des microbes des voies génitales de la femme, qui date du mémoire de HAUSSMANN en 1870, a suscité, depuis cette époque, de très nombreux travaux, dont les conclusions paraissent souvent contradictoires ; cependant, bien que la microbiologie utérine soit encore bien incomplètement connue, la nature microbienne des métrites est démontrée dans un grand nombre de cas, incomplètement prouvée, mais admise pour les autres. Il est, du reste, un certain nombre de faits aujourd'hui hors de doute.

À l'état normal, la cavité utérine ne contient pas de microbes.

Winter avait semblé démontrer qu'il existe, normalement, chez la femme, une zone dangereuse, riche en microbes, occupant la partie supérieure du vagin et la cavité cervicale. Stroganoff et Witte ont fait voir, depuis, que la cavité cervicale ne contenait pas normalement de microbes, quand la femme, saine d'ailleurs, n'avait subi ni intervention, ni examen. D'un autre côté, il est acquis depuis longtemps que la cavité du corps ne contient aucun germe à l'état normal.

La présence de microbes dans la cavité de l'utérus peut donc être considérée, chez les femmes atteintes de métrite, comme la démonstration de l'infection.

Dans les métrites d'origine puerpérale, cette démonstration paraît complète. Déjà, en 1880, Doléris avait trouvé des microbes dans les lochies des femmes atteintes de fièvre puerpérale. En 1887, Gœnner de Bâle, dans les mêmes conditions, a trouvé et cultivé des streptocoques. Dœderlein, von Ott, Czeaniewski ont démontré qu'il n'y avait pas de germes dans les lochies des femmes qui n'avaient pas de fièvre, qu'il en existait, au contraire, toujours, dans les cas de fièvre. Enfin, en 1891, Brunner nous a appris que, dans les métrites d'origine puerpérale, on trouvait des microbes, non seulement dans les sécrétions, mais encore dans l'épaisseur de la muqueuse utérine. Depuis, de nombreux travaux ont confirmé ce fait et ont démontré la présence et l'action des germes dans ces endométrites d'origine puerpérale.

La nature du microbe peut aussi varier. Le plus souvent, ainsi qu'il ressort des recherches de Doléris, Dœderlein, Widal, Brunner, Pfannensntiel, etc., l'infection utérine d'origine puerpérale est due au streptocoque ; d'autres fois, mais plus rarement, ainsi que Zweifel, Fehling, Bruger, Sabrazès et Faguet l'ont vu, il s'agit du staphylocoque pur ou associé au précédent. Enfin, dans d'autres cas, on a observé des microbes saprophytes, vrais ou d'occasion, c'est-à-dire des germes dont la virulence est créée par la présence de débris septiques (membranes, caillots, etc.).

En dehors de ces métrites puerpérales, la démonstration de la nature microbienne a été faite complètement pour les métrites

blennorrhagiques, causées par le gonocoque de Neisser, dont
nous avons résumé l'histoire à propos des vaginites, et dont le
rôle spécifique a été mis en lumière par Schwarz, Stemschnei-
der et surtout par Bruxner et Wertheim. Witte a trouvé, sur
288 jeunes femmes atteintes de blennorrhagie, 65 cas d'endométrites à gonocoque. La localisation du gonocoque dans l'utérus,
d'après les statistiques de Hohann, Verchère, Chéron, Richard
d'Aulnay, se rencontrerait dans 50 p. 100 des cas de blennorrhagie. Chatinière a retrouvé le gonocoque utérin 145 fois sur
300 femmes gonorrhéiques.

Quant aux autres métrites, traumatiques ou autres, elles ont
paru également causées le plus souvent par des germes pathogènes : les streptocoques et les staphylocoques sont les microbes
le plus souvent observés. Exceptionnellement, on a noté, en
outre, des saprophytes, du vibrion septique, du bactérium coli
commun, et même du pneumocoque, etc.

De toutes ces études, on peut conclure que, d'une manière générale, à part le gonocoque, les germes pathogènes des métrites
n'ont aucune spécificité : il est impossible d'attribuer une variété
de métrite à un microbe spécial.

Enfin, un certain nombre de fois, on trouve plusieurs espèces
réunies formant de véritables associations microbiennes, qui
réunissent parfois le gonocoque avec le streptocoque ou le
staphylocoque, le gonocoque avec les saprophytes, le streptocoque et le staphylocoque, le streptocoque et les saprophytes, etc.

D'ailleurs, bien que la nature microbienne de toutes les métrites paraisse aujourd'hui, d'après ces faits, universellement
admise, il faut bien avouer que si l'on trouve constamment des
microbes dans la cavité cervicale, on n'a pas toujours rencontré
des germes dans la cavité utérine proprement dite. Winter en a
vu dans le col seulement, Pénaire a trouvé des microbes dans
la cavité corporéale, mais vers le fond de l'utérus, Brandt a
signalé des microbes dans le corps, vingt-deux fois sur vingt-cinq
examens, Delbet et Cazin, une seule fois sur quatre examens.
Diederlein et Pfannenstiel n'ont pas rencontré de microbes dans
les lambeaux de muqueuse du corps obtenus par le raclage dans
des cas d'endométrite avérée. Que faut-il conclure de ces recher-

ches souvent négatives ? Faut-il croire que, plus souvent que nous ne le pensons, les lésions restent limitées au col utérin ? Ou bien que les agents pathogènes des métrites échappent fréquemment à nos moyens de recherches ? On a aussi émis l'hypothèse que certaines inflammations utérines peuvent se produire en dehors de l'action microbienne. Enfin WALTHARD (de Berne), a décrit, en 1902[1], des endométrites bactério-toxiques dans lesquelles les agents microbiens existent seulement dans la cavité utérine et ne pénètrent pas dans les tissus vivants. Les lésions seraient limitées aux couches superficielles de la muqueuse et les microbes rencontrés, qui sont le streptocoque, le diplostreptocoque, le staphylocoque blanc et doré, et quelques saprophytes n'agissant alors que par leurs toxines. Il diviserait les endométrites en infectieuses et bactério-toxiques suivant que les microbes pénètrent ou ne pénètrent pas les tissus. Mais ce qui paraît encore plus probable, étant donné surtout que la présence des microbes est à peu près constante dans les lésions aiguës, c'est que les germes pathogènes peuvent disparaître au bout d'un certain temps, alors que la lésion créée par eux continue à évoluer.

Enfin, pour que la démonstration complète de la nature microbienne des métrites soit faite, il reste un dernier résultat à obtenir, c'est la reproduction expérimentale de cette lésion par l'inoculation des germes. Or, STRAUSS et SANCHEZ TOLEDO ont échoué sur des lapines, DELBET a échoué sur des chiennes, en injectant directement des cultures dans les cornes utérines, par la laparotomie. PÉRAIRE a pu donner à des lapines de la fièvre et de la vaginite, mais pas de véritable métrite. Malgré ces desiderata, on peut conclure, néanmoins, d'après les faits exposés plus haut et par analogie, que si la nature microbienne de toutes les métrites n'est pas absolument démontrée, on peut la considérer comme fort probable et qu'il est préférable d'agir comme si cette démonstration était faite.

2° **Mécanisme de l'infection**. — Il nous reste encore un point à examiner, c'est le mécanisme de l'infection et l'origine

[1] WALTHARD (de Berne), *L'endométrite bactério-toxique*. Zeitsch. für Geburstz und Gynœk, 1902, Bd. 47, H. 2.

de ces microbes. Deux seuls mécanismes sont possibles, l'*auto-infection* et l'*hétéro-infection* :

a. *Auto-infection*. — Nous avons déjà rappelé à plusieurs reprises que, d'après les recherches de Winter, Witte, Doederlein, etc., il existait, à l'état normal, dans le vagin, un très grand nombre de microbes, localisés surtout vers le fond de ce conduit dans la partie appelée par Winter zone dangereuse. Or ces microbes vivent là dans une sorte de *microbisme* latent, à virulence atténuée, inoffensifs, mais susceptibles de reprendre leur activité sous l'influence de certaines circonstances, traumatisme, travail obstétrical, action débilitante de certaines infections (maladies générales, fièvre éruptive, grippe, etc.), arrivée d'un germe pathogène nouveau, etc. C'est ce que l'on appelle l'*auto-infection* ou *infection endogène* (Fehling) qui peut exister dans un certain nombre de cas, mais qui ne paraît pas être la forme la plus fréquente de l'infection.

b. *Hétéro-infection*. — L'hétéro-infection ou *infection exogène* paraît, au contraire, être la règle, aussi bien pour les métrites puerpérales que pour les autres (Menge, Kœnig, Hallé). Certains auteurs soutiennent, avec Kœnig, que, chez les femmes enceintes notamment, les sécrétions vaginales possèdent des propriétés bactéricides. Von Ott pense que par suite du lavage du vagin par les eaux de l'amnios au moment de l'accouchement, et du passage à frottement de la tête sur les parois vaginales, il ne reste plus de micro-organismes dans le canal vaginal, après le travail obstétrical. Aussi, pour ces auteurs, l'infection utérine serait toujours de cause extérieure ; nous avons déjà vu qu'il n'y avait pas de germes dans les lochies des femmes n'ayant pas de fièvre.

Il faut donc admettre que, le plus souvent, l'infection est apportée du dehors par les doigts de l'accoucheur ou de ses aides, par les canules, les instruments, les linges même. Quand on sait, d'autre part, qu'on trouve du streptocoque dans les poussières des salles d'hôpital (Enselberg), du staphylocoque dans la raclure des ongles (Furbinger), dans l'eau de vaisselle, dans la salive, etc., il est facile de comprendre combien sont multiples et fréquentes les causes d'hétéro-infection. Il en est de même pour les autres métrites, et en particulier pour le gonocoque qui peut être transporté par la verge, le doigt, etc. D'ailleurs, certaines conditions telles que béance vulvaire, l'existence d'une leucorrhée vaginale, l'état de congestion habituelle, etc., peuvent favoriser et faciliter ces infections venues du dehors.

3° Causes occasionnelles des métrites. — Cette pathogénie étant admise, nous diviserons, avec Pozzi, les causes occasionnelles des métrites en quatre groupes : la *menstruation*, la *copulation*, la *parturition* et le *traumatisme*.

a. *Menstruation*. — La congestion intense de tout l'appareil génital au moment de la menstruation peut exagérer la susceptibilité de l'utérus et en faciliter l'infection.

Au moment de l'établissement de cette fonction, surtout chez les jeunes filles atteintes auparavant de vulvo-vaginites, on peut voir, sous l'influence seule de la congestion cataméniale, apparaître des *métrites virginales*. Leur établissement est facilité par certaines conditions particulières, telles que le développement incomplet des organes génitaux avec antéflexion congénitale, la conicité exagérée et l'atrésie du col, ou par certaines causes adjuvantes : mauvais états généraux, refroidissement, masturbation, etc. A l'autre extrémité de la vie génitale, sous l'influence des congestions répétées et irrégulières de la ménopause, on voit aussi survenir, avec la même cause occasionnelle, des *métrites de la ménopause*, qui sont tantôt des affections nouvelles, tantôt la reprise d'une infection ancienne mal éteinte.

En dehors de ces faits, les congestions menstruelles peuvent, sous l'influence de la fatigue, des excès génésiques, du refroidissement, etc. faciliter l'infection de l'utérus. Reymond a publié un cas de repullulation des gonocoques au moment des règles, et il existe des observations de contagions intermittentes, sortes de poussées inflammatoires post-menstruelles.

b. *Copulation*. — Les excès de coït, les congestions répétées et les traumatismes du col qui peuvent en résulter, coïncidant avec les règles ou d'autres causes de fatigue, peuvent aussi amener l'infection utérine. Il faut mettre à part les métrites résultant du voyage de noces, qui, en dehors des excès de coït, résultent souvent aussi d'un élément abortif et surtout d'un avortement ovulaire méconnu.

En effet, c'est souvent sous la forme de coït infectant, de nature blennorrhagique, que la copulation joue le principal rôle dans la production des métrites. Celle-ci peut être le résultat d'une urétrite aiguë ; mais, le plus souvent, et surtout chez les jeunes mariées, elle provient de ces sortes de blennorrhagies latentes, suintements à peine marqués, méconnus, existant chez des gens qui se croient guéris depuis longtemps d'urétrites anciennes, et dont la virulence renaît à la suite de fatigues ou d'excitations exagérées. Dans ces cas, l'inflammation utérine est tantôt primitive, par inoculation directe de l'utérus par le sperme contaminé, tantôt secondaire, par l'intermédiaire d'une vulvo-vaginite propagée secondairement à l'utérus. Cette infection secondaire est spontanée ou provoquée par un accouchement, un avortement, une exploration gynécologique faite sans précautions suffisantes ou toute autre cause occasionnelle. Cette métrite blennorrhagique, qui constitue une grande partie des inflammations utérines, serait même la plus commune de toutes pour Noeggerath ; elle paraît cependant moins fréquente que les métrites puerpérales.

c. *Parturition*. — La parturition est nettement la cause la plus ordinaire des métrites. Celles qui sont d'origine puerpérale surviennent soit après les accouchements, soit, et peut-être plus souvent, à la suite des avortements, surtout quand ils sont méconnus ou criminels et cachés. Dans les deux cas, l'existence de la plaie placentaire, le ramollissement et la congestion utérine, souvent la permanence de débris des membranes ou du placenta, auxquels il faut joindre la négligence, l'absence de soins, et l'existence de conditions hygiéniques spéciales favorisent tout particulièrement l'infection utérine.

A toutes ces causes vient aussi s'ajouter le traumatisme extérieur ou spontané. Le traumatisme extérieur, c'est-à-dire l'action des doigts de l'accoucheur et des aides, des instruments, des interventions obstétricales, peut être un agent important d'infection et d'apport des germes du dehors. Le traumatisme spontané, par les fissures du col et du vagin, les déchirures du périnée et du col, favorise aussi l'infection en fournissant une série de surfaces d'absorption qui multiplient les chances et les sources de pénétration de ces germes pathogènes. L'action des déchirures du col a été très exagérée et sera étudiée avec les traumatismes de l'utérus.

La métrite puerpérale, dans les cas d'infection forte, est aiguë, et peut, si elle s'améliore, passer à l'état chronique. Mais elle est très souvent chronique d'emblée. Elle provient alors d'infections atténuées, très légères souvent et pouvant passer inaperçues, favorisées fréquemment par l'absence d'un repos suffisant après l'accouchement. La métrite se révèle alors sous la forme de métrite de subinvolution, ou, plus tardivement, par l'apparition progressive et très lente des principaux signes de la maladie.

d. *Traumatisme*. — En dehors des étiologies précédentes, et tout en tenant compte du rôle qu'il y joue, le traumatisme peut être, à lui seul, une cause de métrite. C'est ainsi que des pessaires irritants ou trop volumineux, ceux qui sont intra-utérins surtout, ont pu, par contusion chronique, amener l'inflammation de l'utérus.

Mais souvent aussi, les traumatismes chirurgicaux, examens simples, explorations intra-utérines au cathéter, emploi de crayons, manœuvres opératoires utérines chirurgicales ou obstétricales, peuvent, quand ils ne sont pas entrepris avec des conditions suffisantes d'asepsie et souvent d'antisepsie, être une cause suffisante d'infection utérine.

Il faut y joindre encore l'action des *néoplasmes utérins* et principalement des fibromes utérins et des cancers, qui produisent souvent des lésions de la muqueuse, que leurs caractères histologiques rapprochent tout à fait des métrites. Ces lésions doivent-elles être considérées comme de véritables infections capables d'être expliquées par l'action d'éléments mortifiés, par l'absence de drainage et la rétention de sécrétions déjà altérées ? Faut-il, au contraire, y voir le résultat d'altérations nutritives et de troubles circulatoires sans aucune idée d'infection ? La question est encore discutée, mais il est probable cependant que ce sont là de fausses métrites.

e. *Autres causes*. — Enfin, on a invoqué certaines autres causes

qui nous paraissent plutôt créer des conditions favorables de
réceptivité, qu'engendrer elles-mêmes des inflammations. Ce sont
certaines maladies générales telles que les fièvres éruptives, la
fièvre typhoïde, la grippe (GOTTSCHALK) ; ce sont encore des états
diathésiques, scrofule, arthritisme, herpétisme, etc., auxquels
MARTINEAU rattachait les *métrites constitutionnelles*. Dans tous
ces cas, il y a plutôt, de la part de la maladie générale, une
cause d'affaiblissement, qui amoindrit la vie cellulaire, diminue
les moyens de défense de l'organisme, et crée ainsi une réceptivité particulière qui favorise la production des infections utérines, qu'elles soient exogènes ou endogènes.

D'autre part, ce sont certaines modifications de la muqueuse,
de cause générale ou diathésique, qui peuvent peut-être exister
en dehors de tout apport microbien que certains auteurs ont
groupé sous le nom de *fausses métrites* (RICHELOT, DOLÉRIS) ainsi
que nous l'avons dit précédemment.

§ 2. — ANATOMIE PATHOLOGIQUE

Au point de vue anatomo-pathologique, il existe un certain
nombre de divisions insuffisantes pour établir une classification
véritable, mais dont nous devons dire quelques mots. On a divisé
les métrites en métrites du col et du corps ; cette division n'a
pas lieu d'exister sous cette forme. Il peut arriver assez souvent
que la métrite soit limitée au col, mais elle ne peut guère exister
dans le corps sans que le col soit pris ; car, c'est le plus souvent
par lui que débute l'infection. Il faudrait donc, suivant DELBET,
dire métrite cervicale, et métrite totale. De même, la division en
endométrite et métrite parenchymateuse. Ainsi que le fait
remarquer DE SINÉTY, on ne peut admettre une lésion isolée de
la muqueuse sans que le muscle soit plus ou moins pris et dans
toutes les formes d'endométrite il y a des lésions du parenchyme.
On pourrait en dire autant de la division en métrite aiguë et
chronique. Toujours en effet la phase aiguë est suivie d'une phase
chronique, et bien souvent, dans les formes chroniques, on voit
survenir des poussées aiguës. Il est donc inadmissible d'opposer
les unes aux autres.

Quelle que soit d'ailleurs la forme de l'inflammation, elle débute toujours par la muqueuse, qui est primitivement atteinte. Aussi, faut-il décrire d'abord les lésions de la muqueuse utérine, qui constituent l'endométrite ; puis ensuite celles qui existent dans le parenchyme utérin.

1° Lésions de la muqueuse utérine. — A l'œil nu, la muqueuse est toujours, sauf de très rares cas de métrite atrophique des vieilles femmes, manifestement épaissie ; au lieu de 1 millimètre d'épaisseur qu'elle a à l'état normal, elle peut atteindre 6, 7, 8, même 10 millimètres et plus. Au lieu d'être blanc jaunâtre, elle devient rouge plus ou moins foncé, lie de vin ; dans les inflammations aiguës, elle est parsemée d'ecchymoses multiples. La congestion atteint son maximum au niveau de sa face profonde. Sa surface normalement libre, lisse, devient boursouflée, molle, pulpeuse ; elle présente des bosselures d'aspect mollasse. A la coupe, il est difficile de la distinguer des portions voisines de la couche musculeuse, dont cependant, à l'aide d'un léger grattage, elle se laisse décoller et détacher assez facilement. Dans le col, les saillies et les végétations de l'arbre de vie sont plus accusées. On trouve parfois, aussi bien dans le col que dans le corps, de nombreuses végétations, désignées sous le nom de fongosités, villosités, etc., suivant leur forme et qui, dans certains cas, forment de véritables polypes muqueux pédiculés ou sessiles. Dans le col, on trouve souvent de petits kystes, dits *œufs de Naboth*, résultant des oblitérations des orifices glandulaires. Ces kystes sont plus rares dans la muqueuse du corps.

A. HISTOLOGIE DE LA MUQUEUSE DU CORPS. — Les altérations portent sur les glandes et sur le tissu interstitiel ; suivant la prédominance de l'une ou de l'autre de ces lésions on a décrit les formes *glandulaires* et *interstitielles*. Le plus souvent simultanées et groupées de façon très variable, elles constituent les formes mixtes.

a. *Lésions glandulaires*. — Celles-ci sont les plus fréquentes. Dans la métrite, les glandes en tube de la muqueuse utérine sont élargies et allongées, elles deviennent flexueuses, en tire-bouchon, et pénètrent plus profondément dans la couche musculeuse. Quand elles sont tout à fait flexueuses, leur coupe

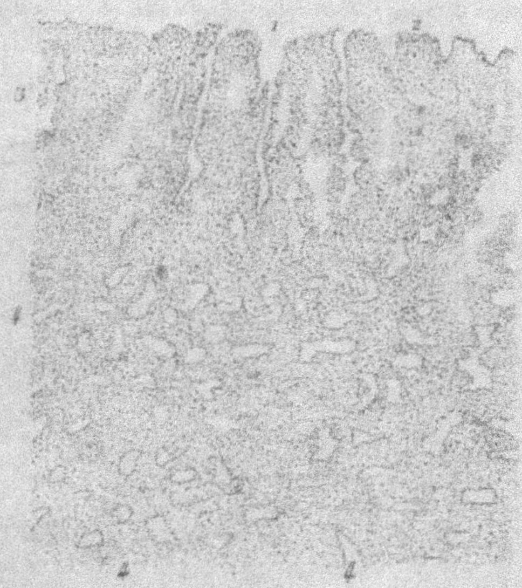

Fig. 59.

Coupe de la muqueuse utérine dans un cas de métrite chronique
(Cornil).

1, surface de la muqueuse. — 2, saillies formées par la muqueuse enflammée intermédiaires aux glandes. — 3, glandes à trajet déformé. — 4, coupe des cavités glandulaires dans la couche profonde.

rappelle celle d'un bâton épineux (Cornil). Leur dilatation est plus marquée et plus irrégulière dans les partie profonde de la muqueuse. La coupe de cette portion prend souvent un aspect aréolaire spécial ; en effet, souvent la prolifération est telle que les culs-de-sac semblent accolés les uns aux autres. Suivant Ruge, selon que le développement de ces glandes se ferait en nombre ou en volume, on pourrait décrire une forme hyperplasique et une forme hypertrophique.

La dilatation partielle des tubes glandulaires peut former plusieurs glandes ou plusieurs culs-de-sac. Mais toujours on observe une seule couche de cellules cylindriques à plateau, ayant ordinairement conservé leurs cils vibratiles. Les cellules sont parfois renflées et volumineuses, parfois déformées, et elles peuvent devenir le siège de phénomènes de cariokynèse. Mais,

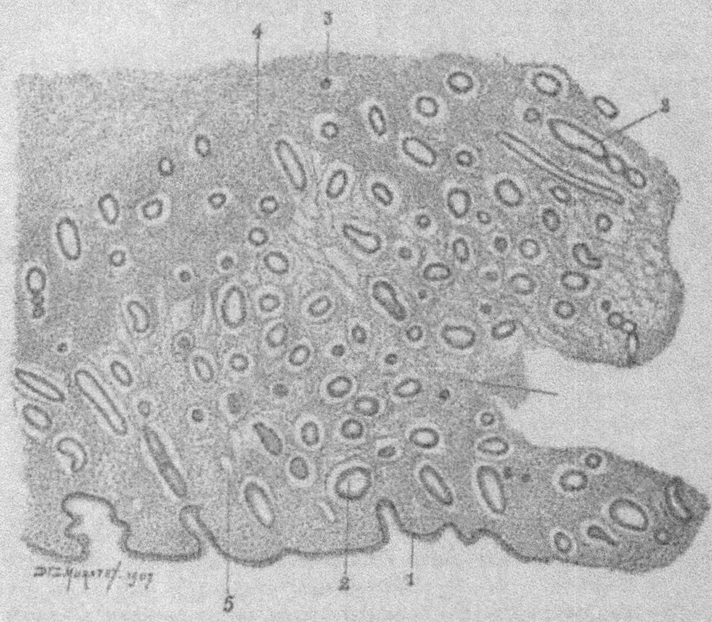

Fig. 60.

Endométrite hypertrophique.

1, épithélium de revêtement. — 2, tubes glandulaires plus nombreux que normalement. — 3, tubes glandulaires avec épithélium rétracté au centre. — 4, tissu conjonctif interstitiel. — 5, capillaires sanguins.

d'après Cornil, la couche de cellules plates sous-épithéliales serait conservée, et, pour cet auteur, c'est là le caractère distinctif entre les lésions de la métrite et celles de l'épithélioma glandulaire au début. On trouve souvent dans les glandes des couches légères de mucus, quelquefois de véritables moules hyalins, plus ou moins mélangés de globules blancs tombés par diapédèse dans la cavité glandulaire.

Les cellules épithéliales de revêtement de la muqueuse présentent les mêmes lésions que les cellules glandulaires.

L'hyperplasie abondante de ces glandes produit, par places, des lésions que certains auteurs allemands ont désignées sous le nom d'*adénome bénin*. Ce sont simplement des altérations inflammatoires plus ou moins étendues, et la transformation possible

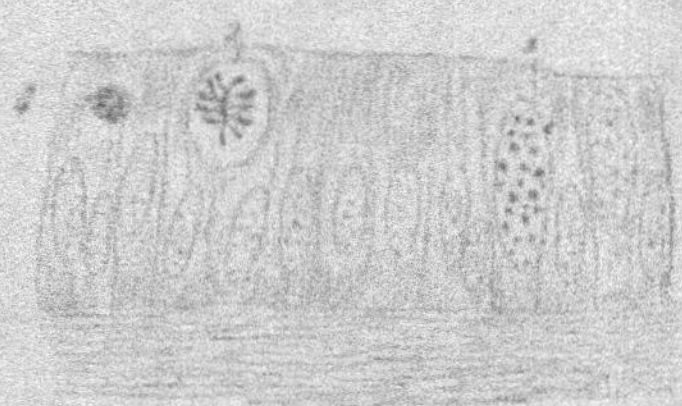

Fig. 61.

Revêtement épithélial d'une glande du corps utérin dans la métrite
(CORNIL).

1, noyau avec grains et filaments de nucléine en accroissement. — 2, débris de karyokynèse avec filaments étoilés. — 3, petite cellule migratrice entre les cellules cylindriques.

sible de ces soi-disant adénomes bénins en adénomes malins, ou néoplasmes vrais, touche à la question de l'origine du cancer utérin. Ce mécanisme paraît même démontré dans certains cas d'épithélioma primitif du corps de l'utérus.

b. *Lésions du tissu interstitiel.* — Le stroma conjonctif de la muqueuse utérine est formé de fibrilles de tissu conjonctif avec des petites cellules et des noyaux ovoïdes.

Dans la métrite, ces cellules et ces noyaux se gonflent et se multiplient. Les cellules sont, d'ordinaire, tassées et groupées par places comme dans le sarcome ; d'autres fois aussi, mais plus rarement, elles s'hypertrophient, s'agrandissent et ressemblent aux grandes cellules de la caduque. Enfin, il peut se former, en outre, une abondante substance intercellulaire granuleuse dans laquelle on peut voir de nombreux leucocytes venus par diapédèse.

Les vaisseaux sanguins sont, d'ordinaire, très dilatés ; ils peuvent devenir énormes et même se rompre. On trouve alors une infiltration sanguine, une véritable ecchymose autour de la

rupture. Ces dilatations vasculaires, nombreuses dans la couche
profonde, amènent, dans certains cas, des décollements spon-

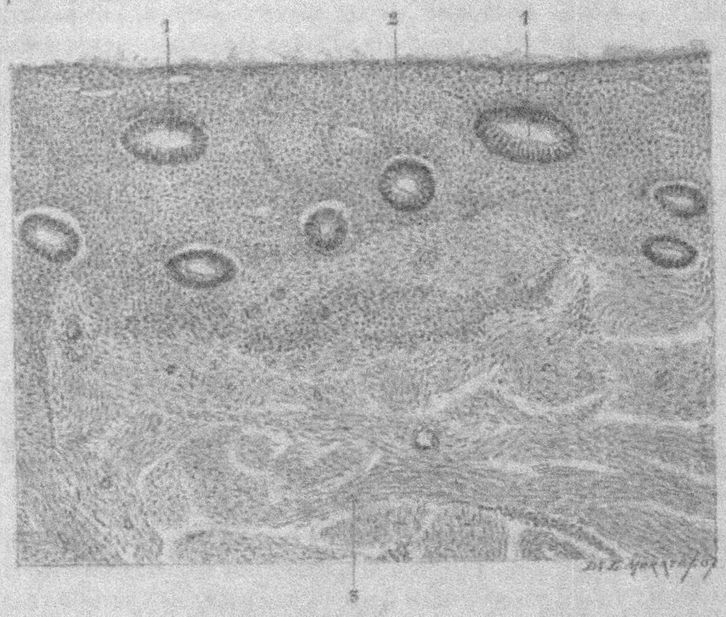

Fig. 62.

Endométrite atrophique (J. Rocaz).

1, tubes glandulaires rares. — 2, stroma muqueux. — 3, tissu musculaire utérin.

tanés de vastes lambeaux ; c'est ce que l'on observe dans la *métrite exfoliatrice* ou *dysménorrhée membraneuse*.

Les lésions, que nous venons de décrire, sont communes à
toutes les formes et se rencontrent dans la *forme glandulaire*.
Cependant, quand ces altérations du stroma deviennent très
prédominantes sur les lésions des glandes, on se trouve en présence de la *forme interstitielle*.

Celle-ci est caractérisée surtout par le peu d'altération des
glandes. Non seulement elles ne sont pas multipliées, mais elles
paraissent rares, par suite de la prolifération du tissu conjonctif,
grâce à l'augmentation considérable de la substance intermé-

diaire. Les masses de jeunes cellules rondes sont remplacées par un grand nombre de cellules fusiformes à noyaux ovoïdes, qui aboutissent à la formation d'un véritable tissu conjonctif dur et fibreux, au sein duquel les glandes sont progressivement étouffées et atrophiées.

En même temps, l'épithélium de revêtement subit quelques altérations. Les cellules perdent leurs cils vibratiles, elles deviennent basses, cubiques, et tendent à se transformer en épithélium pavimenteux. Par places, on a noté même de la kératinisation. Cette tendance à la transformation pavimenteuse ne se produit que par îlots, sans régularité, et a été faussement dénommée *psoriasis utérin* par Zeller.

Dans certains cas d'endométrite interstitielle diffuse Tavildarov[1], a rencontré des cellules qui ressemblent tout à fait aux cellules déciduales, mais elles sont isolées et ne se rencontrent que dans les couches superficielles de la muqueuse.

Dans la métrite *interstitielle atrophique des vieilles femmes*, ces lésions sont poussées au maximum ; la muqueuse utérine se transforme peu à peu en membrane fibreuse, à revêtement épithélial incomplet et irrégulier. Les glandes ont complètement disparu ; il n'y a plus de sécrétion. Les vaisseaux profonds sont très dilatées et très fragiles ; de là, de fréquentes hémorragies.

B. Histologie de la métrite du col. — Les lésions sont identiques à celles du corps : il y a aussi une grande hypertrophie des glandes, et des altérations inflammatoires spéciales du tissu conjonctif.

On peut noter cependant quelques particularités : la fréquence des œufs *de Naboth*, la production *d'érosions ou d'ectropions du museau de tanche*. Enfin, on y observe plus spécialement la formation *de polypes muqueux*.

a. *Œufs de Naboth*. — Ces petits kystes formés par des dilatations glandulaires ont un volume qui varie entre un grain de

---

[1] Tavildarov, *Cellules déciduales dans les endométrites*. Rouss. Wratch, 1904, n° 10. Analyse in La Gynéc. 1904, p. 337.

millet et une noisette. Leur contenu est muqueux, épais, tantôt
clair, tantôt plus ou moins louche, purulent, suivant que la
glande oblitérée est saine ou infectée avant l'oblitération (Giudicelli) [1]. Leur structure est celle des glandes : paroi conjonctive
revêtue par une seule couche de cellules cubiques ou cylindriques,
plus hautes dans les petits kystes, plus aplaties dans les grands.
Le nombre des kystes est très variable, tantôt très minime, tantôt si considérable que la muqueuse prend un aspect aréolaire.
Dans quelques cas, cette hypertrophie folliculaire est si développée qu'elle produit une sorte d'hypertrophie du col.

b. *Portion vaginale du col. Ulcérations du col.* — En dehors
des altérations de forme et de volume du col, des changements
de forme et des déchirures de son orifice externe, très importantes, il existe souvent, sur la muqueuse du museau de tanche,
des plaques d'un rouge vif ayant l'aspect d'une véritable ulcération. D'étendue et de forme très irrégulières, elles peuvent
circonscrire tout l'orifice, s'étendre parfois à tout le museau de
tanche, se limiter au contraire à un simple liseré, occuper seulement une des lèvres, etc. Leur surface tantôt lisse, tantôt
grenue, est d'un rouge vif qui tranche avec le rose pâle de la
muqueuse saine ; elle est, parfois, parsemée de grains jaunâtres,
d'autres fois d'un aspect fongueux, et saignant au moindre contact.

Les anciens, et même Lisfranc, les considéraient comme une
affection spéciale de l'utérus. Gosselin a démontré que ce sont
des lésions dépendant de l'inflammation utérine. Leur étude histologique est venue nous apprendre que, le plus souvent, ce ne
sont pas de véritables ulcérations. Ruge et Veit ont fait voir que
ces plaques rouges sont, d'ordinaire, revêtues d'une couche d'épithélium cylindrique. Fischel et Dœderlein ont montré qu'exceptionnellement il y avait des points d'ulcération véritables sans
revêtement épithélial, et dus à la desquamation épithéliale complète, au niveau de certaines saillies dues à des hypertrophies
papillaires. Le sommet de la papille forme alors un point
dénudé entouré d'épithélium cylindrique. Tischendorf a dé-

---

[1] Giudicelli, Thèse de Bordeaux, juin 1891.

montré à son tour que cette lésion était vraie mais très rare et
que d'ordinaire les plaques rouges sont revêtues d'un épithélium
cylindrique.

Si l'on examine histologiquement ces plaques, on voit qu'elles
présentent tantôt une surface lisse, *érosion simple*, d'autres fois
une série de prolongements simples ou ramifiés, séparés par des

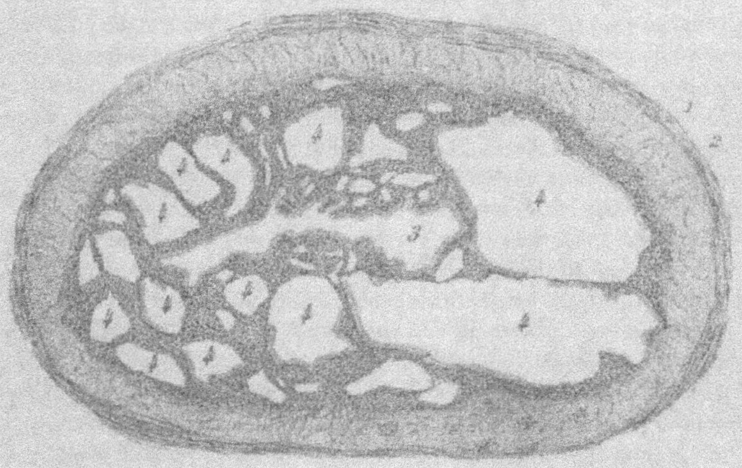

Fig. 6.

Endométrite cervicale, d'après une préparation de TOUPET.

1, muqueuse. — 2, musculeux. — 3, cavité du col. — 4, 4, 4, kystes glandulaires.

sillons plus ou moins profonds, *érosions papillaires*, et que parfois leur surface peut être parsemée de grains jaunâtres translucides (œufs de Naboth), *érosion folliculaire*. Quel que soit cet
aspect, la plaque est formée par le derme de la muqueuse
enflammé, infiltré de cellules migratrices, et revêtu d'une
couche continue d'épithélium constitué par des cellules cylindriques très longues et très irrégulières. Cet allongement des
cellules se retrouve dans toutes les endométrites. Pour CORNIL,
elles ressemblent tout à fait à celles de la couche profonde de
l'épithélium pavimenteux stratifié, de la portion vaginale du col.

Pour expliquer la production de ces plaques, il y a deux théories : celle de l'*érosion* et celle de l'*ectropion*.

α) *Théories de l'érosion*. — Elle a pour défenseurs Ruge et Tait. Sous l'influence de l'inflammation, les cellules superficielles de l'épithélium pavimenteux s'atrophient et tombent, laissant seulement sur le sommet des papilles végétantes une couche profonde de cellules très vivaces. Celles-ci envoient des invaginations ou glandes de nouvelle formation dont l'oblitération possible produit des kystes. D'après Cohnn, ces cellules cylindriques ne sont que la couche profonde normale de l'épithélium stratifié, il n'y a pas de formations papillaires ou glandulaires nouvelles. Les saillies villeuses ne seraient que des papilles normales qui ne sont plus nivelées par l'épithélium stratifié.

β) *Théorie de l'ectropion*. — Cette théorie est soutenue par Tyler Smith et Roser. La surface rouge serait due uniquement à l'éversion au dehors de la muqueuse intra-cervicale hypertrophiée, formant un véritable ectropion analogue à celui que l'on observe au niveau des paupières. Il y aurait, pour Roser, deux variétés d'ectropion : un *ectropion traumatique* ou *cicatriciel* qui se produit surtout après les déchirures du col, et qui est admis par tous les auteurs ; et un *ectropion inflammatoire*, sans déchirure préalable, dont l'existence est plus rare et n'est pas acceptée par tous.

Ces deux théories ont chacune leurs partisans. Elles paraissent toutes deux vraies dans certains cas. L'ectropion est indiscutable dans les cas de déchirures du col. Il est plus difficile de l'admettre, quand la plaque rouge est située à quelque distance de l'orifice et en est séparée par un intervalle de muqueuse saine.

Pour éclairer certains faits, Fisbel a démontré que, parfois, chez le nouveau-né et la petite fille, l'épithélium cylindrique et les glandes se prolongent plus ou moins loin sur la portion vaginale du col, hors de l'orifice externe. Cette disposition disparaît ordinairement chez l'adulte, mais peut aussi persister quelquefois. Il faut ajouter, ce qui peut confirmer ce fait, que Klob a remarqué que, chez certaines femmes, la moindre inflammation produit des érosions, tandis que d'autres n'en ont jamais, malgré les inflammations les plus vives.

Il faut donc conclure qu'il existe parfois sur le col, mais rarement, de véritables petites ulcérations de cause inflammatoire pure ; que, dans la plupart des cas, il y a érosion ou ectropion ; que ces deux lésions sont vraies, mais que les érosions sont plus fréquentes chez les nullipares, et à la suite de certaines infections telles que la blennorrhagie.

c. *Déchirures du col.* — Parmi les lésions du col que l'on rencontre fréquemment dans les métrites, il faut faire une place à part aux déchirures, ou lacérations du col, parce que cette altération, le plus souvent d'origine puerpérale, peut jouer un certain rôle dans la genèse et l'évolution de l'inflammation utérine.

Ces déchirures, qui peuvent être exceptionnellement d'origine chirurgicale (dilatations cervicales, incisions, extirpation de certains polypes), sont ordinairement dues à l'accouchement. Elles se produisent au moment du travail, lorsque celui-ci est long, que le col, très ramolli, se dilate imparfaitement ou lorsque le fœtus est très volumineux. Elles succèdent aussi à certaines interventions (versions podaliques, forceps). Cette lésion est très fréquente, elle se montre dans 40 p. 100 des cas d'après Pallen, 25 p. 100 pour Munde. Et encore, d'après le même auteur, elle ne serait assez importante pour avoir une influence pathologique que dans 11 p. 100 des cas. Elle se produirait plus souvent dans les premiers accouchements.

Les variétés de déchirures sont très nombreuses, unilatérales, bilatérales, antérieures, postérieures, étoilées, etc. La bilatérale, est peut-être la plus fréquente, mais souvent la lésion est plus accentuée d'un côté que de l'autre, la gauche serait plus observée que la droite. Quand la lésion est cicatrisée, on sent, le long du col, une ligne nodulaire indurée qui peut parfois se prolonger dans le cul-de-sac vaginal voisin sous la forme d'un noyau ou d'un cordon dur, quand la déchirure a dépassé le col. Nous avons observé deux ou trois fois des lésions de déchirure vaginale, allant tout le long de la paroi latérale jusqu'à la vulve, sous la forme d'une cicatrice indurée tout le long de ce conduit[1].

---

[1] P. Canis, *Des lésions des culs-de-sac vaginaux pendant l'accouchement.* Thèse de Bordeaux, 26 juin 1898.

Pour la commodité de la description, on a distingué trois degrés : le 1ᵉʳ qui entame le col assez légèrement, le 2ᵉ qui

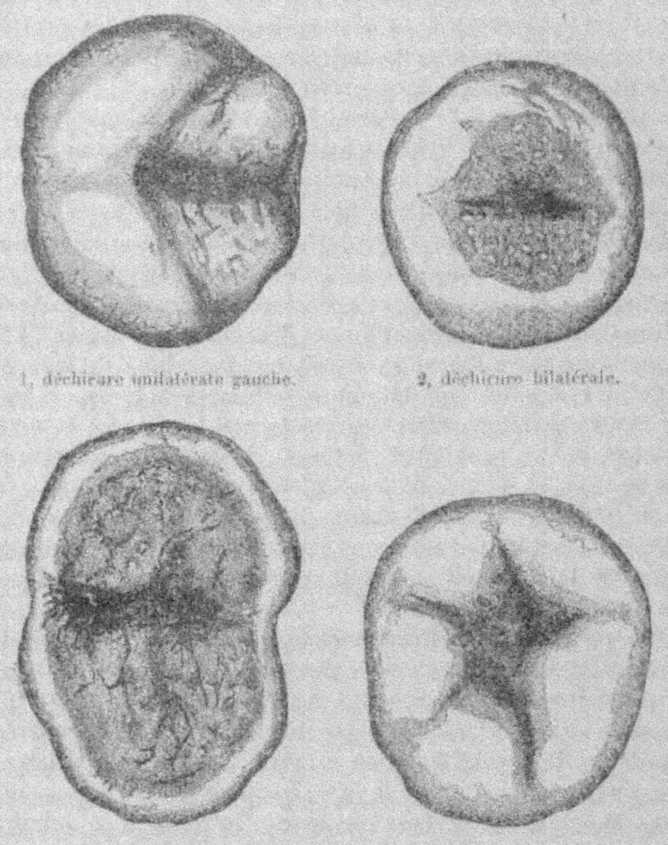

Fig. 64.
Déchirures du col.

divise le col dans presque toute sa hauteur, le 3ᵉ va jusqu'au cul-de-sac vaginal et le dépasse.

La déchirure, une fois produite, évolue différemment, suivant

les cas. Tantôt elle cicatrise spontanément, plus ou moins lentement, après bourgeonnement ; ou bien, la plaie reste béante,
ulcérée. Ses bords se renversent, produisant un ectropion plus
ou moins considérable. On observe même de véritables ulcérations avec végétations papillaires.

Il se produit aussi des lésions secondaires du col, formation
de cicatrices, qui par suite de la
rétraction, compriment les glandes et amènent leur dégénérescence kystique. L'induration cicatricielle produit une sorte de tuméfaction dure, la *cheville cicatricielle d'Emmet*, à laquelle cet
auteur attribue une grande importance comme cause de *névroses* et
des troubles multiples des métrites. En outre, la déchirure favorise
et amène l'éversion des lèvres du
col, et exagère l'ectropion. Il est
certain aussi que cette lésion produit une surface absorbante qui

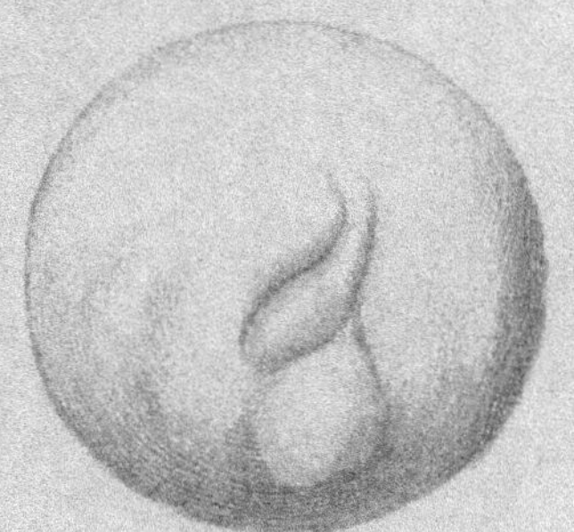

Fig. 65.
Polype muqueux du col
(Virchow).

est souvent une des portes d'entrée de l'infection utérine et ce
serait peut-être là son rôle pathogénique le plus important.

d. *Polypes muqueux du col.* — On désigne sons ce nom une
hyperplasie locale de la muqueuse utérine enflammée.

Ces polypes sont toujours petits, atteignent rarement le
volume d'une noisette, siègent plus fréquemment dans la cavité
du col que dans le corps ; ils sont sessiles ou pédiculés. Leur
pédicule est plus ou moins long et grêle, et parfois assez allongé
pour leur permettre de passer dans le vagin. Leur surface est
lisse ou grenue et même muriforme. Ils sont rougeâtres, quelquefois d'un rouge vif.

Leur structure est celle de la muqueuse enflammée. Leur revêtement épithélial, quelquefois incomplet, est formé de cellules
cylindriques, ayant tendance à s'aplatir, pouvant même devenir
pavimenteuses. Ils peuvent contenir des glandes, développées et
très multipliées (*polypes glandulaires ou folliculaires*), capables,

dans certains cas, de donner naissance à des kystes (polypes muqueux kystiques). D'autres fois, le stroma conjonctif prédomine absolument ; il peut subir la dégénérescence myxomateuse. Les vaisseaux sont variables, ordinairement en proportion inverse des glandes. Ils sont dilatés, de forme irrégulière et très superficiels. Ils sont parfois si développés que la tumeur prend l'aspect d'un angiome (cas de BARNES et de WITH).

On observe aussi, après les accouchements et les avortements, des polypes spéciaux dus probablement à la greffe d'un cotylédon placentaire dits polypes placentaires. Ces productions ordinairement bénignes, sont susceptibles de se transformer en tumeurs malignes (*polypes placentaires destructifs* de ZAHN et KADDEN) sur lesquels nous reviendrons à propos des déciduomes.

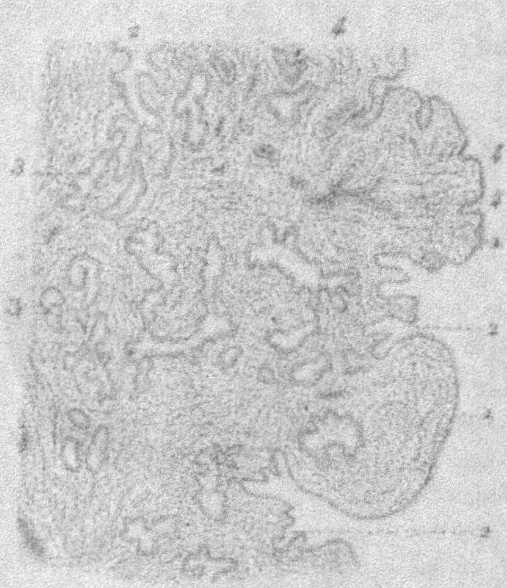

Fig. 66.

Coupe d'un polype glandulaire du col.

1, bourgeons superficiels tapissés par un épithélium cylindrique. — 2, 2, goulots des cavités glandulaires. — 3, 3, sections profondes et culs-de-sac de ces glandes. — 4, 4, vaisseaux.

B. LÉSIONS DU PARENCHYME MUSCULAIRE. — Bien que la métrite soit toujours, au début, une infection de la muqueuse, le muscle utérin présente lui aussi quelques lésions. Celles-ci sont très légères dans les endométrites récentes et peu intenses, très accusées quelquefois dans les métrites anciennes et chroniques. Elles paraissent plus fréquentes dans les inflammatoires du col que dans celles du corps. Quand elles sont très développées, la *métrite est dite parenchymateuse.*

a. *Forme aiguë.* — Dans les métrites aiguës, les lésions sont

très peu marquées : état œdémateux avec légère infiltration
embryonnaire. Dans les formes puerpérales graves, les lésions
sont beaucoup plus considérables ; une partie des couches musculaires peut être mortifiée et éliminée (*métrite disséquante*).
D'ordinaire, cependant, dans la métrite disséquante, l'eschare ne
comprend que la partie superficielle de la muqueuse (LABO-
ROWSKY)[1]. Les lambeaux mortifiés peuvent être très étendus, et
dans les thrombus vasculaires de la muqueuse on trouve seulement des streptocoques (POLDANOV)[2]. C'est une forme grave qui
peut parfois guérir spontanément, mais qui donne une mortalité de 52 p. 100 et qui peut même nécessiter l'hystérectomie. Il
est exceptionnel d'observer une suppuration vraie, un abcès de
l'utérus ; dans les métrites puerpérales aiguës, on trouve du pus
dans les lymphatiques et des abcès miliaires dans les voies lymphatiques. Les observations d'abcès véritables du parenchyme
existent, mais sont très rares[3].

b. *Formes chroniques.* — On observe souvent dans les métrites
chroniques, une augmentation du volume de l'utérus dû à l'é-
paississement des parois musculaires et à l'agrandissement de la
cavité. Cet état est-il toujours inflammatoire ? Dans certains cas,
la chose est indiscutable, les lésions musculaires inflammatoires
succèdent à une endométrite type. Dans la *subinvolution utérine*,
la nature des lésions a été discutée à cause des troubles nutritifs
variables, congestion, œdème, etc., que l'on constate. Cependant,
je crois que le plus souvent ces troubles sont consécutifs à une
infection muqueuse *qui accompagne et cause peut-être* la subinvolution. Dans d'autres cas, les lésions musculaires semblent
liées à des conditions mécaniques spéciales, telles sont les
hypertrophies partielles que l'on observe dans les déviations
utérines et les prolapsus, qui parfois disparaissent à la suite du
redressement de l'organe. A-t-on affaire alors à des lésions

[1] ZABOROWSKY, *La métrite disséquante.* Gazeta Lekarska, Varsovie,
1901, nᵒˢ 1, 2, 3 analysé in Rev. de Gynéc. et de Chir. abd. 1901,
p. 518

[2] POLDANOV, *Cas de métrite disséquante post-puerpérale.* Rouss.
Wratch, 1902, nᵒ 45, p. 184, analysé in La Gynécologie, 1903, p. 249.

[3] PICHEVIN et PETIT, *Semaine gynécologique.* 1898, p. 98.

inflammatoires, ou de simples troubles trophiques et par suite à de fausses métrites ? Les deux opinions ont été également soutenues.

En dehors de ces faits, il y a souvent, dans les métrites paren-

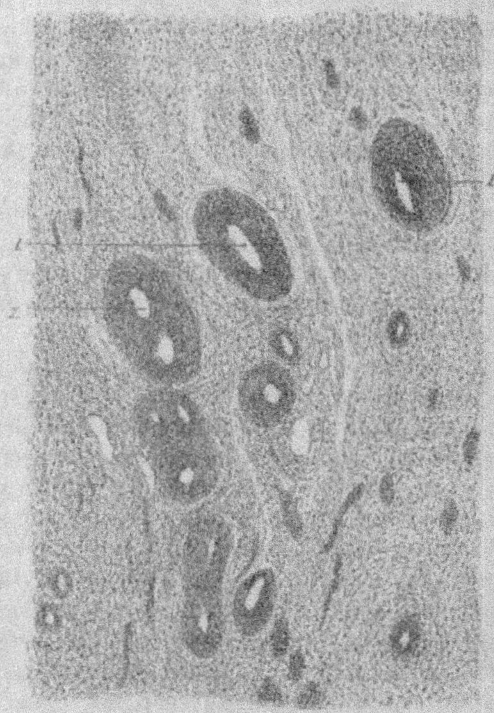

Fig. 67.
Métrite parenchymateuse.
1, 1, 1, vaisseaux.

chymateuses, des lésions musculaires intéressantes. Macroscopiquement, le tissu utérin est rougeâtre, ramolli, congestionné, plus ou moins gorgé de sang.

Le microscope démontre qu'il n'y a pas d'hypertrophie véritable. Les éléments musculaires n'augmentent ni en nombre ni en volume : ils semblent surtout diminués et plus espacés. Les lésions portent sur le tissu conjonctif interstitiel. Cela s'observe surtout dans le col, où FIEUX a démontré la rareté des éléments musculaires à l'état normal.

Les faisceaux conjonctifs sont plus épais, plus nombreux qu'à l'état normal ; ils contiennent des cellules migratrices. Les vaisseaux sanguins sont entourés de traînées de cellules migratrices ; ils sont entourés d'anneaux fibreux plus épais que normalement. Les cellules de leur endothélium prolifèrent. Les lymphatiques sont souvent dilatés. En somme, on trouve là une sorte de sclérose vasculo-glandulaire, plus vasculaire que glandulaire, et qui, suivant la remarque de CORNIL, ne présente pas la période de rétraction des véritables scléroses. On observe une sorte d'augmentation permanente de volume des parties malades.

Cet état est très différent de l'*atrophie utérine* que l'on rencontre après la ménopause et qui accompagne parfois la superinvolution. Dans ces cas, la prolifération conjonctive aboutit vite à la rétraction cicatricielle avec induration et abondance de tissu élastique. On ne voit jamais rien de semblable dans la métrite parenchymateuse.

C. TYPES DIVERS. — Nous venons de résumer les lésions ordinaires de la métrite ; celles de la muqueuse et celles de la paroi musculaire. Mais ces lésions ne se présentent pas toujours de la même manière, et le groupement divers de tels ou tels de ces caractères donne lieu à la formation de types anatomiques spéciaux dont nous devons dire un mot.

a. *Métrites aiguës.* — Elles ne s'observent guère que dans les formes puerpérales ou abortives. Les lésions sont tantôt localisées, tantôt généralisées. Dans ces formes aiguës, les glandes sont peu modifiées, elles prolifèrent peu, et les cellules du revêtement épithélial sont très altérées. Ce sont des métrites interstitielles surtout. La muqueuse, très gonflée, très ramollie, a tendance à se nécroser partiellement, d'où élimination de lambeaux et de débris plus ou moins grands qui tombent spontanément ou dans les lavages. Les vaisseaux sont très dilatés, il y a une diapédèse abondante, souvent du pus dans les lymphatiques. Au-dessous de la muqueuse, existe une zone d'infiltration embryonnaire.

Dans les cas très aigus, le muscle utérin est gonflé, œdémateux et infiltré. Dans certaines métrites très septiques, on observe du sphacèle partiel des couches superficielles du muscle. Ces lésions, ainsi que nous l'avons déjà dit, caractérisent la

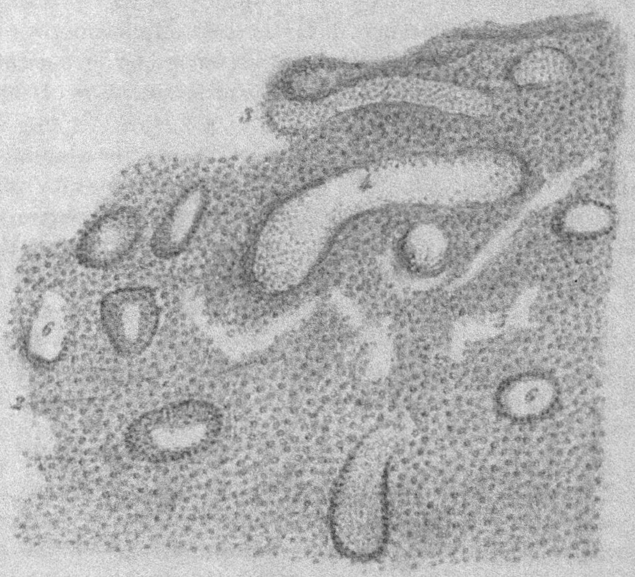

Fig. 68.

Endométrite aiguë (faible grossissement).

1, couche superficielle du tissu altéré infiltré de sang. — 2, tissu embryonnaire à cellules arrondies. — 3, zones où ces cellules sont très nombreuses. — 4, gros vaisseaux gorgés de sang. — 5, espaces lymphatiques. — 6, glandes coupées en travers.

métrite disséquante. De même, les fausses membranes exsudatives, que l'on observe quelquefois, constituent la forme *exsudative ou croupale*.

b. *Métrites chroniques*. — Parmi les formes chroniques, il faut dire un mot des *endométrites catarrhales* dans lesquelles les cellules de revêtement de la muqueuse et des glandes deviennent très volumineuses. En même temps, elles sont pâles, transparentes, se gonflent, perdent leurs cils et leur plateau, exsudent une partie de leur protoplasma et deviennent caliciformes (HERTZMAN). De là, la sécrétion considérable de mucus que l'on observe dans cette forme; ce mucus est tantôt transparent, tantôt plus ou moins chargé de leucocytes (forme *purulente*). Ces inflammations catarrhales seraient plus souvent observées dans le col que dans le corps.

L'*endométrite fongueuse*, décrite par RÉCAMIER, est caractérisée par un épaississement exagéré de la muqueuse utérine. C'est ordinairement une métrite mixte avec prédominance des hypertrophies glandulaires. Les fongosités sont mollasses, rougeâtres, foncées, ecchymotiques. Cette forme s'accompagne parfois de polypes muqueux.

L'*endométrite déciduale*, qui se manifeste surtout après les avortements, dite aussi métrite post-abortive, est caractérisée par la permanence de cellules de la caduque ou de la sérotine. C'est ordinairement une métrite interstitielle; cliniquement, elle se rapproche de la métrite hémorragique.

c. *Endométrites hémorragiques*. — Les endométrites hémorragiques sont caractérisées par la dilatation des vaisseaux et la néoformation de capillaires considérables et très superficiels. QUÉNU, PIGNEVIS et PETIT, PILLIET et BARADUC ont signalé, dans quelques cas, une sorte d'état caverneux de la muqueuse utérine résultant de la présence d'un grand nombre de vaisseaux à parois embryonnaires, formés par un simple revêtement endothélial, et qui sont gorgés de sang.

Ces lésions s'étendent d'ordinaire au muscle utérin. Ses faisceaux sont dissociés et la gangue conjonctive hypertrophiée remplie de capillaires énormes, dilatés, irréguliers, souvent rompus qui donnent naissance à des infarctus hémorragiques. Ces lésions évoluent rapidement vers la sclérose.

Cette forme anatomique ne constitue qu'une partie du groupe clinique des métrites hémorragiques.

d. *Endométrite exfoliatrice (dysménorrhée membraneuse)*. — Toutes les dysménorrhées membraneuses ne sont pas, comme nous le verrons, dues à la métrite exfoliatrice. Celle-ci même est discutée, comme lésion infectieuse, par certains auteurs qui la considèrent comme une pseudo-métrite (Doléris).

Quand elle existe, elle est caractérisée par l'expulsion de lambeaux plus ou moins grands et épais de la muqueuse utérine, ou plutôt de la partie superficielle de cette membrane. Ce décollement est produit par de petits foyers hémorragiques dus à des ruptures vasculaires dans l'épaisseur du derme. Ces hémorragies amènent, au moment des règles, le décollement et l'expulsion de lambeaux muqueux.

§ 3. — SYMPTÔMES

Nous étudierons successivement : 1° les *symptômes fonctionnels* ; 2° les *symptômes de voisinage* ; 3° les *troubles réflexes a distance* ; 4° les *signes physiques* ; 5° enfin les diverses *formes cliniques*.

1° Symptômes fonctionnels. — Toutes les métrites, quelle que soit leur forme anatomique ou clinique, quelles que soient les circonstances qui les accompagnent, présentent un certain nombre de symptômes communs, que l'on retrouve pour ainsi dire dans toutes les affections utérines en dehors des néoplasmes, et que Pozzi a groupés sous le nom de *syndrome utérin*. Ce sont : la douleur, la leucorrhée, les modifications de l'écoulement sanguin, les troubles du côté des organes voisins (rectum, vessie), et les troubles réflexes à distance. Pour avoir le tableau complet, il faut y ajouter l'étude des signes physiques.

La *douleur* est, de tous les symptômes de la métrite, le plus variable et le plus difficile à caractériser. En effet, comme très souvent l'affection se complique de lésions secondaires (déviations, salpingites, périmétrites, etc.), douloureuses par elles-mêmes, il est très difficile de savoir distinguer la part de douleur provenant exclusivement de la métrite. D'autant plus que dans les cas simples, légers, chroniques d'emblée, souvent les malades ne ressentent aucune douleur.

Quand elle existe, la douleur est spontanée, elle est lente, sourde, gravative. La malade *sent son utérus*, elle a une sensation de poids, de plénitude pesante : les douleurs vives, paroxystiques, colliquatives ne s'observent que dans les métrites très aiguës ou compliquées. Cette douleur peut présenter des irradiations ; les plus fréquentes sont inguinales et lombaires. Il est rare, cependant, que la malade souffre dans les fosses iliaques et la région inguinale, si les annexes sont absolument indemnes. Souvent aussi les irradiations lombaires ou maux de reins, coïncident avec un certain degré d'abaissement ou de déviation. On a décrit aussi des irradiations iléo-lombaires, crurales, sciatiques, intercostales mêmes, souvent dues à des névralgies concomitantes ou à des complications. Quelquefois, mais rarement, les métrites provoquent une douleur à l'ombilic, dont le mécanisme est difficile à expliquer.

Ces douleurs sont exaspérées par la station debout prolongée, les marches, les fatigues, les secousses (voitures, charrettes, etc.) et aussi par le coït, la constipation et la réplétion vésicale. Souvent, les souffrances produites par la fatigue ne se montrent que quelques heures après la cessation du mouvement. Dans les cas très douloureux, les malades ne peuvent se redresser, elles marchent courbées, s'asseoient avec précaution, évitent toutes les secousses.

Les sensations pénibles sont encore exagérées par la pression, par le toucher vaginal. Mais, ce n'est pas le simple contact du doigt qui les provoque, le plus souvent c'est le déplacement imprimé à l'organe, le *ballottement* (GOSSELIN).

La *leucorrhée* est un phénomène constant. Elle constitue les *pertes blanches* ou flueurs blanches. Elle n'est que l'exagération, avec altération le plus souvent, de la sécrétion des muqueuses utérine et vaginale.

La leucorrhée peut donc provenir de deux sources : le *vagin* ou l'*utérus*.

La leucorrhée vaginale peut exister seule. C'est un liquide blanc laiteux, de consistance aqueuse, miscible à l'eau, parfois purulent et verdâtre ; il n'empèse pas le linge. Normalement acide, il peut, dans les cas pathologiques, devenir neutre et même alcalin.

La leucorrhée utérine est blanc jaunâtre, un peu visqueuse

quand elle vient du corps, celle du col est gélatiniforme. Ces deux liquides sont ordinairement mélangés. La leucorrhée utérine est transparente, comparable à du blanc d'œuf, elle empèse le linge. Elle peut devenir opaque, purulente, sanguinolente. Elle est toujours alcaline.

Dans la métrite, cette leucorrhée est quelquefois transparente, le plus souvent jaunâtre, plus ou moins franchement purulente, parfois mélangée à des stries de sang, ou même tout à fait sanguinolente. Sa quantité est très variable; certaines malades ne rejettent que quelques glaires par jour, d'autres perdent tellement qu'elles sont obligées de se garnir comme pendant les règles. D'ailleurs, cette quantité varie, chez la même malade, d'un jour à l'autre; il semble parfois exister, d'après Pozzi, de *véritables crises excrétoires*. Cependant l'écoulement est rarement continu, la sécrétion accumulée est évacuée par intervalles.

Certaines leucorrhées très abondantes et très irritantes produisent de l'érythème de la vulve, du sillon interfessier et de la région génito-crurale. On trouve souvent dans ces sécrétions un grand nombre de germes pathogènes (O. Kustner, Wintea).

Les *troubles des règles* ne sont pas constants. Bien souvent, même dans les métrites sérieuses, la menstruation reste absolument normale. Quand ces troubles existent, ils ne sont pas caractéristiques. Souvent, on observe une véritable *dysménorrhée*, les règles sont douloureuses et varient un peu comme date. Les douleurs sont parfois très considérables, principalement dans la métrite exfoliatrice.

La diminution des règles est rare, et quand la métrite s'accompagne d'une *aménorrhée* complète, celle-ci doit souvent être imputée plutôt à l'anémie qui est le résultat d'une maladie déjà ancienne qu'à la métrite elle-même.

Au contraire, les hémorragies utérines sont fréquentes dans ces affections. Elles sont parfois peu abondantes, parfois excessives, très répétées et peuvent constituer le symptôme le plus grave de cette affection. L'hémorragie se montre fréquemment au moment des règles, dont elle n'est qu'une exagération en quantité et en durée. Elle prend alors le nom de *ménorrhagie*; c'est la forme le plus souvent observée dans les métrites. Quand l'hémorragie se montre dans l'intervalle des époques, on l'appelle *métrorrhagie*. La distinction entre les deux formes de l'écoulement sanguin est ordinairement facile ; cependant, dans certains cas, où les règles se prolongent outre mesure, allant presque sans interruption jusqu'à l'époque suivante, les malades arrivent à ne plus trop savoir si elles ont affaire à une ménorrhagie ou à une métrorrhagie. Ces hésitations s'observent surtout dans les métrites hémorragiques.

2° Symptômes de voisinage. — En dehors des troubles de compression, dont il ne saurait être question à propos de la métrite, cette affection retentit sur les organes pelviens et en particulier sur la vessie et le rectum.

Du côté de la vessie, on observe souvent de la pollakiurie, quelques douleurs en urinant, et même du ténesme vésical ; quand, par hasard, on est obligé de pratiquer le cathétérisme, il faut prendre les plus grandes précautions pour éviter les cystites. Du côté du rectum, les malades présentent aussi quelques troubles. Elles ont, parfois, des selles douloureuses, des épreintes, même du ténesme anal. Mais, d'ordinaire, les femmes atteintes de métrites ont une atonie intestinale qui se traduit surtout par une constipation souvent opiniâtre. Trop fréquemment aussi, la métrite provoque une entéro-colite, glaireuse, pseudomembraneuse, due probablement, au moins en partie, à une infection intestinale transmise par les voies lymphatiques. C'est une complication pénible, douloureuse, longue et tenace, qui résiste d'habitude à tous les traitements.

3° Troubles réflexes à distance. — En dehors de ces troubles fonctionnels dans les organes voisins, la métrite peut, par voie réflexe, occasionner des troubles fonctionnels dans presque tous les viscères de l'organisme. C'est ainsi que, du côté du système digestif, on a noté de la *gastralgie*, de la *dyspepsie utérine*, pouvant aller jusqu'à la *dilatation de l'estomac* combinée avec d'autres phénomènes neurasthéniques (LACOARRET)[1]. Cet état

[1] LACOARRET, *Nervosisme et troubles gastriques dans les affections chroniques de l'utérus*. Archives cliniques de Bordeaux, 1892, p. 387.

d'atonie du système digestif aboutit à une sorte de ballonnement intestinal, de *tympanite chronique*. Du côté des voies respiratoires, on a signalé la possibilité de la *toux utérine*, étudiée par Anax et par Muller, toux sèche, quinteuse, tantôt petite et étouffée, tantôt sonore et bruyante et ne s'accompagnant d'aucun signe sthétoscopique. Du côté du cœur, on a noté des *palpitations* dues à la fois à des réflexes et à de l'anémie. Il faut y ajouter des névralgies multiples, névralgies intercostales (Bassereau), névralgies faciale, sciatique, et en particulier la névralgie sacrée et coccygienne décrite par Simpson et Scanzoni sous le nom de *coccygodynie*.

Ces derniers phénomènes réflexes semblent être le résultat de troubles du système nerveux général, qui peuvent revêtir les formes les plus diverses et que certains auteurs, avec Courty, Pozzi, rattachent à des *manifestations hystériques*. Il paraît certain, en effet, que, chez les femmes prédisposées à l'hystérie, l'existence de la métrite soit capable de développer de nouvelles manifestations de cet état nerveux. Mais, chez celles qui ne sont pas hystériques, nous ne croyons pas que l'existence de la métrite soit susceptible de développer cette maladie. Les troubles nerveux multiples et qui, dans ce cas, peuvent prendre les formes les plus diverses, nous semblent relever beaucoup plus nettement de la *neurasthénie* que de l'hystérie proprement dite.

On a même été plus loin, on a pensé que, dans certains cas, la métrite et plus généralement les maladies gynécologiques, pouvaient amener de véritables psychoses. Au dire de mon collègue et ami Régis[1], qui a spécialement étudié cette question, ce n'est que dans de rares cas, lorsqu'il y a coïncidence d'affection génitale et de psychose, que la maladie gynécologique peut être considérée comme la cause productrice de l'affection mentale ; et cela, soit par voie réflexe, soit par auto-intoxication. Le plus souvent, la maladie génitale ne fait que *teinter le délire* et lui ajouter quelques hallucinations, ou des illusions en rapport avec son siège et ses réactions anesthésiques.

[1] E. Régis, *Précis de Psychiatrie*, 3e édition, 1906, p. 561.

D'ailleurs, chez les femmes atteintes de métrites depuis long-temps, il se développe un état général particulier, une sorte d'anémie avec troubles nerveux, de dépression qui altère rapidement la santé générale. Les malades maigrissent, s'affaiblissent, deviennent excitables et incapables de tout mouvement ; leur teint est terreux, elles ont un air souffreteux, avec un cercle bistré autour des yeux, qui leur donne un aspect spécial, dit *facies utérin*.

D'ordinaire, au moins, quand elle est accentuée, la métrite cause de la *stérilité*. Cependant, dans les formes légères, ou bien dans celles où, malgré l'ancienneté des lésions, la leucorrhée n'est pas très accentuée, on peut voir la fécondation se produire et la grossesse évoluer normalement.

L'ensemble des signes rationnels que nous venons de passer en revue ne peut permettre d'affirmer l'existence d'une métrite que s'il est confirmé par l'étude des signes physiques.

4° Signes physiques. — Les signes physiques sont constatés par l'exploration utérine. La palpation abdominale seule ne fournit que peu de renseignements, elle dénote à peine quelques douleurs, plus ou moins vives, au niveau du fond de l'utérus dans les cas aigus ou subaigus. Le plus souvent, l'augmentation de volume de l'organe ne sera pas assez marquée pour permettre une exploration complète par la palpation.

Le *toucher*, qui doit toujours être pratiqué, seul, et accompagné de la palpation, permettra de trouver facilement les altérations du col. Il fera reconnaître sa sensibilité variable, souvent normale, parfois exagérée ; une mobilité facile et peu sensible, à l'exception du mouvement de *ballottement* (GOSSELIN) qui n'est cependant pas toujours douloureux. D'ailleurs, le col est souvent altéré dans sa *consistance*, tantôt ramolli et œdémateux surtout dans les cas aigus, tantôt au contraire induré, dans son ensemble ou partiellement, surtout dans les métrites anciennes, avec lésions parenchymateuses. Le plus souvent, le museau de tanche est augmenté de volume ; il peut être plus ou moins allongé ou bien augmenté dans tous ses diamètres et même déformé (renflé en massue, tapiroïde, etc.). D'ailleurs, souvent ces changements de forme proviennent de l'existence de déchirures plus ou moins considérables et profondes, déchirures unilatérales, bilatérales, multiples, en étoiles, etc. Dans le cas où le col est le siège d'une érosion ou d'un ectropion, parfois un doigt exercé arrivera à reconnaître cette lésion, à la présence d'une surface onctueuse, velvétique, parfois parsemée de grains durs (kystes folliculaires), etc. En outre, par l'exploration bimanuelle, on appréciera le volume, la sensibilité, la mobilité du corps utérin, que le toucher seul est impuissant à faire connaître. Cette manœuvre permettra aussi de déceler l'existence des déviations ou abaissements, et des lésions péri-utérines et annexielles qui viennent si souvent compliquer les métrites.

L'examen au *spéculum* doit également être toujours pratiqué pour vérifier les résultats fournis par l'exploration digitale, à l'exception des cas inflammatoires très aigus dans lesquels la douleur très vive empêche cet examen. L'instrument le plus commode est le spéculum bivalve de Cusco, ou tout autre analogue, ou bien les valves isolées de Simon. On étudiera, par ce moyen, la forme et le volume du col, qui, tout en augmentant souvent de volume dans la métrite, peut prendre une forme cylindrique ou en massue ; puis les changements d'aspect et les transformations de l'orifice cervical externe, ses déchirures, leur nombre, leur profondeur, leur étendue. En même temps, on notera la coloration plus ou moins foncée, parfois rouge violacée de ce col enflammé, ses ulcérations (érosion et ectropion), leur nombre, leurs dimensions, leur forme. Ces lésions se montrent sous l'apparence de taches d'un rouge vif, irrégulières, plus ou moins étendues, parfois lisses et comme vernissées, parfois ayant l'aspect d'une plaie bourgeonnante, fongueuse et saignante au moindre contact, quelquefois enfin parsemées de grains jaunâtres (kystes de Naboth). L'ectropion, surtout quand il est large, accompagne d'ordinaire les déchirures du col; son étendue est encore exagérée par l'action du spéculum qui écarte plus ou moins violemment les deux lèvres cervicales. Enfin, cet instrument fournira encore les moyens d'étudier les écoulements utérins, leur abondance, leur viscosité et leur adhérence, leur couleur, leur transparence, leur composition plus ou moins purulente, plus ou moins sanguinolente. Les glaires cervicales sont d'une viscosité extrême, tellement adhérentes qu'il est souvent difficile de les essuyer et de les enlever complètement. Enfin, cet examen permettra de constater l'existence et les caractères des polypes muqueux.

Grâce au spéculum, on pourra pratiquer l'hystérométrie, qui, plus ou moins facile suivant les cas, indique d'ordinaire une légère augmentation du diamètre vertical de l'utérus capable d'atteindre huit centimètres et même au delà, dans les métrites de subinvolution surtout. L'hystérométrie, toujours sensible même à l'état normal, réveille, dans les cas de métrites, une véritable douleur par le contact de l'instrument avec le fond de l'utérus. Ce symptôme a une certaine importance comme diagnostic de l'endométrite du corps, mais ne peut servir, comme l'a cru Verr, à déterminer les points les plus malades de la muqueuse. Cet examen provoque souvent un très léger écoulement sanguin qui peut devenir assez marqué dans les métrites fongueuses.

Le *toucher rectal*, qui viendra confirmer et compléter les résultats obtenus par le toucher vaginal, n'est pas toujours très utile dans les métrites simples. Il donnera des renseignements très utiles sur l'état du corps utérin, surtout quand celui-ci est en rétro-position.

5° Formes cliniques les plus communes. — Nous venons de passer en revue les symptômes ordinaires des métrites. Le groupement variable de ces signes peut donner naissance à un certain nombre de formes cliniques dont les plus importantes sont les suivantes :

a. *Métrite aiguë.* — Le plus souvent consécutive à une infection puerpérale, elle peut débuter par un frisson suivi d'une fièvre plus ou moins intense, parfois par un malaise avec nausée et fièvre légère. La douleur est très vive dans tout le bassin ; sensation de pesanteur douloureuse et de chaleur, avec des coliques utérines et des douleurs lancinantes irradiées aux cuisses, aux reins, exaspérées par le mouvement, le moindre effort, la palpation et le toucher. La station debout et la marche deviennent impossibles. On constate du ténesme vésical, avec brûlures à la miction, et urines chargées ; du ténesme anal avec constipation douloureuse et, dans les cas très septiques, des diarrhées fétides. L'écoulement peu marqué au début devient rapidement abondant, muco-purulent, parfois séro-purulent et séro-sanguinolent ; il est souvent fétide lui aussi. Dans quelques cas, ces pertes contiennent des débris solides, lambeaux de membranes de l'œuf ou de la muqueuse utérine. Quand ils sont formés par des néo-membranes, ou des fausses membranes exsudatives, on a affaire à une *métrite exsudative*. Si l'utérus expulse des lambeaux sphacélés de la muqueuse et de la couche musculeuse assez épais, la métrite prend le nom de *métrite dissequante*. Dans ces inflammations aiguës l'exploration est tellement douloureuse qu'elle peut parfois devenir impossible. D'ordinaire, le col et le vagin sont chauds, très sensibles, souvent œdémateux, l'orifice cervical est élargi et béant. Le spéculum et l'hystéromètre sont tellement douloureux qu'on est obligé de ne pas avoir recours à ces modes d'examen.

Le plus ordinairement, surtout dans les cas très septiques, ces métrites aiguës ne sont qu'un épisode d'une infection généralement très grave, souvent mortelle. Fréquemment aussi, elles se compliquent de lésions de voisinage, lymphangites, phlébites, salpingites, pelvi-péritonites, etc. Cependant, quelquefois, au bout de quelques semaines, les phénomènes s'apaisent et la maladie peut guérir complètement sans laisser de traces ; d'autres fois, la lésion se transforme en métrite chronique.

b. *Métrite catarrhale.* — Parmi les métrites chroniques, une des plus fréquentes est la *métrite catarrhale*, ordinairement chronique d'emblée, qui s'installe lentement, insidieusement et qui est souvent le résultat des infections puerpérales les plus atténuées. Très souvent indolente pendant une longue période, mais toujours peu douloureuse quand elle n'est pas compliquée de lésions péri-utérines (annexites, pelvi-péritonite), elle est caractérisée par la prédominance de la leucorrhée qui peut se présenter avec diverses formes : écoulement plus ou

moins abondant de glaires épaisses, verdâtres, adhérentes. Les
métrorrhagies sont peu fréquentes, et les règles se rapprochent
de la normale. La maladie est lente, résiste ordinairement
aux tentatives thérapeutiques ; elle se complique souvent de
troubles nerveux, dyspepsie, palpitations, état général nerveux,
neurasthénie.

Dans les catarrhes du col, les glaires sont très abondantes,
particulièrement tenaces et adhérentes, épaisses, muco-puru-
lentes.

L'endométrite cervicale ou endocervicite, qui a été spécialement étudiée par nombre d'auteurs, est considérée par quelques
chirurgiens comme pouvant avoir une existence propre sans
lésions de la muqueuse du corps (RICHELOT, PERRI, DOLÉRIS) ;
mais, dans la plupart des cas, on peut la considérer comme l'a
fait MENDÈS DE LÉON dans son rapport du Congrès de Paris 1900,
comme coexistant avec une endométrite du corps. Cette forme
est des plus difficiles à guérir, et les lésions du col peuvent souvent demander un traitement spécial.

c. *Forme douloureuse chronique*. — Pozzi décrit sous le nom
de *forme douloureuse chronique*, *métrite chronique*, *engorgement
utérin*, une affection à marche irrégulière et insidieuse, qui dure
pendant un temps très long, et dont les repits, parfois très
prolongés, sont coupés par des poussées congestives. Cette forme,
dans laquelle l'utérus est devenu ou reste volumineux, donne
lieu à des sensations de pesanteur avec irradiations lombaires;
la marche et la station debout sont pénibles. Les règles sont
irrégulières et douloureuses. Le col est tuméfié, endurci, comme
sclérosé, il est souvent déchiré, et présente des ectropions étendus. Le cathétérisme ne démontre pas toujours un agrandissement marqué de la cavité; cependant, l'organe tout entier est
nettement plus volumineux qu'à l'état normal. Le col est, en
particulier, très gros ; l'écoulement utérin est peu accentué. En
somme, c'est une endométrite ancienne compliquée de métrite
parenchymateuse.

d. *Métrite hémorragique*. — Bien que la plupart des métrites
puissent se compliquer d'hémorragies, nous croyons cependant
devoir décrire une *métrite hémorragique* caractérisée surtout par

ce fait que presque tout le tableau symptomatique fonctionnel ordinaire est réduit à des hémorragies de type et de caractères variés. Tantôt la malade présente des hémorragies très abondantes, sans régularité et revenant à courts intervalles, tantôt un suintement sanguin de moyenne quantité à peu près constant, ou bien encore des hémorragies menstruelles abondantes, souvent répétées, se rapprochant au point que la malade ne sait plus si elle a affaire ou non à des règles. Le sang est d'aspect très variable, rouge ou foncé, avec ou sans caillots. Il n'y a presque pas ou peu de douleurs, pour ainsi dire pas de leucorrhée. Le col est sain, le corps légèrement augmenté de volume. Peu à peu, les malades s'anémient, par suite de la perte du sang, tout en conservant cependant, pendant longtemps, un bon état général.

Ces métrites à forme hémorragique se rencontrent dans trois circonstances ; chez les filles vierges, à la suite d'accouchements ou d'avortement, ou bien, au voisinage de la ménopause. Chez les vierges, la forme hémorragique est le type ordinaire de la *métrite dite virginale* (thèse de BOTTEX); elle se relie souvent à certains états généraux (chlorose, anémie). Aussi certains auteurs sont-ils portés à nier, avec RICHELOT, l'existence de la métrite virginale hémorragique, et à ne voir là que des troubles fonctionnels de cause générale, c'est-à-dire une *fausse métrite*. Quand elle paraît à la suite des accouchements ou surtout des avortements, elle constitue la *métrite dite déciduale*, qui serait toujours due à la persistance d'un débris des membranes ou du placenta dans la cavité utérine. Pour certains auteurs, cette maladie ne mériterait pas le nom de métrite ; il n'y aurait là qu'une sorte de congestion réflexe susceptible de causer les hémorragies. Enfin la *métrite hémorragique* survenant, soit au moment de la ménopause, soit après, a été souvent confondue avec les premières périodes longuement insidieuses de l'épithélioma du corps utérin. Il s'agirait souvent de *métrite interstitielle atrophique des vieilles femmes*.

D'ordinaire, en effet, ces métrites hémorragiques se rattachent, au point de vue anatomique, à la métrite interstitielle. Depuis ces dernières années, QUÉNU (1893), PICHEVIN et PETIT

(1895), Pilliet et Barace (1896), Schmidt, thèse de Paris (1896), Depoy, thèse de Bordeaux (1897), ont décrit des lésions vasculaires spéciales dans certains de ces cas. Les vaisseaux sont très développés, présentent des ectasies ampullaires, inégales, à parois irrégulières qui donnent à la muqueuse un aspect caverneux. Il y a entre les faisceaux conjonctifs des hémorragies interstitielles ; plus tard, il se forme une sorte de sclérose périvasculaire, des périphlébites et des péri-artérites. Ces lésions résistent souvent à tous les traitements, et, devant la menace de mort par hémorragie, peuvent, exceptionnellement, amener le chirurgien à pratiquer l'hystérectomie.

6° Formes cliniques spéciales. — Il existe enfin un certain nombre de formes cliniques dont nous devons parler et que quelques auteurs séparent des métrites et considèrent comme résultant surtout de troubles trophiques ; ce seraient donc des *pseudo-métrites*. Il nous a paru cependant que, dans la plupart de ces cas, dans lesquels, à la vérité les troubles nutritifs jouent un rôle important, il n'était pas possible de nier absolument tout caractère infectieux. Aussi, croyons-nous devoir, encore pour le moment, les ranger parmi les métrites : ce sont les *métrites de subinvolution*, la *dysménorrhée membraneuse ou métrite exfoliatrice*, et enfin la *métrite parenchymateuse*.

a Métrite de subinvolution. — Cette forme se confond avec le premier stade de la métrite d'origine puerpérale. Elle est surtout due à un retard de l'involution utérine, de cause septique. Pour certains auteurs, il y aurait aussi une subinvolution aseptique, causée par les déchirures, le prolapsus, les déviations, les maladies générales, l'absence de soins, la reprise prématurée du travail ou des rapports sexuels après l'accouchement, etc. Il est donc admissible en principe que la subinvolution puisse se produire en dehors de toute infection ; mais, dans tous les cas qui se sont présentés à notre observation, il nous a toujours paru que les causes que nous venons d'énumérer ne faisaient qu'entretenir ou favoriser l'évolution d'une infection atténuée, et nous croyons devoir réunir tous ces cas sous le nom de métrite de subinvolution.

L'utérus ainsi malade reste volumineux, très mou, globuleux. Sa paroi, de couleur gris jaunâtre, serait parfois atteinte de stéatose. Le col demeure entr'ouvert, le corps mou et lourd, tombe souvent en arrière par suite du relâchement et du ramollissement des ligaments.

L'ectropion est fréquent, la cavité utérine est toujours agrandie. Il y a une leucorrhée abondante, des règles irrégulières très considérables, souvent prolongées. Les malades éprouvent une sensation de pesanteur, de tiraillement lombaire. L'antisepsie utérine réussit à guérir d'autant plus rapidement ces lésions, qu'elles sont plus récentes, et les soins et les pansements amènent, surtout alors, une prompte guérison.

b. *Métrite exfoliatrice.* — La *métrite exfoliatrice* ou *dysménorrhée membraneuse* a été, elle aussi, diversement interprétée. Elle est surtout caractérisée par ce fait que les malades éliminent, avec force douleurs, et surtout des douleurs expulsives très intenses, tout ou partie de leur muqueuse utérine au moment des règles. Elles présentent, d'ordinaire, fort peu de symptômes dans l'intervalle des époques cataméniales, quelque peu de leucorrhée souvent, parfois même des signes indiscutables de métrite. Les débris expulsés, très variables de forme, de grandeur, sont constitués par des lambeaux de muqueuse utérine ordinairement infiltrée de cellules rondes et, par places, d'hémorragies interstitielles. Le plus souvent, cette muqueuse présente les lésions de l'endométrite interstitielle. Que cette expulsion soit due à une sorte de dégénérescence de la muqueuse (ESMER), à des hémorragies sous-muqueuses inflammatoires (de SINÉTY), à des contractions musculaires exagérées (SIREDEY), elle constitue le phénomène caractéristique de cette forme morbide. Certains auteurs (LABADIE-LAGRAVE, COURTY) ont admis qu'il y avait, à côté de cette forme exfoliatrice, une forme exsudative dans laquelle la malade expulserait seulement des pseudo membranes néoformées.

Cette variété, souvent très résistante au traitement, très pénible pour les malades, s'observe ordinairement chez les multipares, mais elle se voit aussi chez des vierges, et elle peut être héréditaire. Elle a été diversement interprétée. Certains au-

teurs ont cru y voir, toujours, le résultat d'un avortement ovulaire et l'expulsion d'une caduque (HUGUIER, RACIBORSKY, HAR
MAN, etc.). Son existence chez des vierges suffit à démontrer
que cette interprétation est, au moins, très exagérée. SCHROEDER
considère cette forme comme une conséquence fréquente du catarrhe chronique. POZZI la regarde comme une métrite chronique
avec des poussées de métrite aiguë, au moment des règles. HARTZ
MANN en a fait une lésion spéciale consécutive à des avortements
antérieurs, fait souvent erroné. Enfin d'autres auteurs, avec
BONNET et PETIT, DOLÉRIS, la prennent pour une lésion trophique
spéciale, une pseudo-métrite.

Il nous semble, pour notre part, que si l'on a pu souvent démontrer qu'il y avait dans ces cas une exfoliation de caduque ou une
métrite déciduale, on a observé aussi, dans bon nombre de
cas, une lésion spéciale, avec exfoliation de la muqueuse
enflammée, qui méritait peut-être de garder son rang parmi les
métrites

c. Métrite parenchymateuse. — La métrite parenchymateuse,
que l'on a tendance à décrire sous le nom de sclérose utérine,
se rapproche beaucoup de la métrite chronique douloureuse que
nous avons déjà décrite. Elle n'en serait guère qu'une forme
particulière, avec prédominance des phénomènes d'engorgement
utérin sur les accidents inflammatoires.

Dans ces cas, le volume de l'utérus est très augmenté, le col
est très gros, tantôt mollasse et rouge, tantôt au contraire très
ferme, induré, brun ou rose pâle. L'hystérométrie donne 8 à
10 centimètres. Les sécrétions utérines semblent peu abondantes ; les règles sont normales, quelquefois diminuées, très
rarement augmentées, sauf au voisinage de la ménopause. La
malade éprouve des pesanteurs, des tiraillements, des phénomènes congestifs.

Il est difficile de caractériser exactement cette forme clinique
qui pourrait n'être que le résultat d'une sorte de réaction de
l'utérus contre l'infection endométritique, une dystrophie d'origine vasculaire, sanguine ou lymphatique. On doit, à notre avis,
jusqu'à preuve du contraire, la considérer comme une forme
particulière de la métrite chronique douloureuse. C'est ce que

les anciens auteurs décrivaient sous le nom d'*engorgement utérin*.

§ 5. — MARCHE, COMPLICATION, PRONOSTIC

À part certains cas assez rares de forme aiguë qu'il faut rattacher, d'ordinaire, aux infections puerpérales, la métrite est toujours une maladie chronique à marche lente, à durée indéterminée, et sans tendance marquée vers la guérison. La plupart
sont chroniques d'emblée, s'installent lentement, sournoisement, sans douleurs, ce qui fait qu'un trop grand nombre de
malades négligent trop longtemps de se soigner. Ces lésions
anciennes sont, encore plus que les autres, remarquables par leur
persistance et leur résistance au traitement. D'ailleurs, ces phlegmasies ont une tendance manifeste à gagner les tissus et les
organes voisins ; de là, des complications nombreuses. L'inflammation peut se propager aux lymphatiques et aux tissus pelviens,
ce qui peut amener des lymphangites, des phlébites, des phlegmons et suppurations du bassin, des indurations chroniques, de la
cellulite pelvienne. On observe encore des altérations de voisinage et des troubles à distance, mais la complication de beaucoup laplus fréquente, c'est la propagation de l'inflammation du
col au corps, du corps utérin aux trompes et aux ovaires. Les
ovaro-salpingites constituent donc l'accident le plus fréquent et
souvent le plus grave des métrites. Elles sont même si fréquentes qu'il est permis de se demander si les douleurs tardives, qui
poussent quelquefois seules les malades à se faire soigner, ne
seraient pas exclusivement dues aux lésions annexielles.

Aussi, grâce à la marche de la maladie, grâce à la fréquence
des complications, le pronostic des métrites, sans être grave, est
toujours sérieux. D'ailleurs, il est variable, suivant l'ancienneté
et l'importance des lésions utérines, l'existence des lésions secondaires : scléroses du col, ectropions et déchirures, kystes glandulaires, altérations du parenchyme utérin et aussi, au premier
rang, la production de déviations utérines. Il diffère aussi selon
la nature et l'importance des complications. Il arrive même
que, dans certains cas, et surtout quand il existe des salpingites

graves, le pronostic de la complication devient beaucoup plus sérieux que celui de la maladie initiale. Ce pronostic peut varier encore avec les formes cliniques et la prédominance de certains symptômes (gravité de certaines formes hémorragiques), ou la résistance variable de ces formes au traitement (résistance souvent extraordinaire de la métrite exfoliatrice), etc.

Le pronostic est différent aussi au point de vue des fonctions de reproduction. Les métrites intenses, très accusées, et surtout certaines variétés (métrites fongueuses, exfoliatrices, hémorragiques) amènent souvent la stérilité, ou facilitent l'avortement. Mais, d'habitude, la métrite d'intensité moyenne n'est pas un obstacle à la fécondation et, très fréquemment aussi, les malades mènent leur grossesse à terme.

§ 6. — DIAGNOSTIC

Le diagnostic des métrites est ordinairement facile, surtout quand la malade accuse les phénomènes du syndrome utérin. L'examen direct permettra de distinguer la leucorrhée utérine des leucorrhées vaginales, d'examiner les caractères physiques, et de constater l'absence de néoplasmes importants.

Mais il n'en est pas toujours ainsi, et les erreurs peuvent être commises lorsque le tableau clinique est incomplet, et surtout quand on constate l'exagération absolument prédominante de certains symptômes, avec atténuation ou disparition des autres.

Ainsi, quand la métrite s'accompagne d'aménorrhée ou de troubles dans l'époque des règles, il est souvent difficile de la distinguer d'une grossesse au début. Les signes de celle-ci ne sont pas encore suffisamment accentués, et les malades présentent des symptômes qui rappellent l'endométrite : douleurs lombaires, pesanteur pelvienne, leucorrhée exagérée, etc. Souvent, un examen très minutieux et très détaillé, dans lequel il faut bien se garder de pratiquer l'hystérométrie, permet de faire le diagnostic. D'autres fois le diagnostic est impossible, et ne s'établira que par l'évolution ultérieure des symptômes.

Dans les cas de leucorrhée abondante avec ulcération du col,

la distinction devra parfois être faite avec le cancer du col.
D'ordinaire, dans le cancer, l'écoulement est séreux ou séro-purulent, rapidement fétide ; l'ulcération saigne facilement, est tapissée souvent de fongosités friables, repose sur des tissus très indurés, et il y a une véritable perte de substance. Dans la métrite,
l'écoulement est épais, muqueux ou muco-purulent, rarement
fétide ; l'ulcération moins friable, moins saignante, plus superficielle. Mais le col, ordinairement souple, peut être induré, bourré
de kystes glandulaires que l'on peut prendre pour des noyaux
cancéreux. La ponction et l'évacuation des kystes aideront au
diagnostic. Le diagnostic est parfois particulièrement difficile
dans les cancers cavitaires au début.

Dans *les formes hémorragiques*, la prédominance et l'intensité
de l'hémorragie pourront souvent rendre le diagnostic très difficile. La métrite hémorragique peut être confondue avec le cancer
du col et celui du corps. Le cancer du col se reconnaît, d'ordinaire,
par la constatation des lésions cervicales qui manquent souvent
dans la métrite (ulcération, friabilité des fongosités saignantes,
induration du col). Le diagnostic avec le cancer du corps est plus
difficile, surtout lorsque la maladie se montre chez une femme
âgée, avant ou après la ménopause. La distinction, dans bon
nombre de cas n'a pu être directement établie que par l'examen
histologique, souvent très difficile, des lambeaux de la muqueuse
curettée. D'habitude cependant, les douleurs spontanées, paroxystiques et franchement intermittentes, l'augmentation de volume du corps utérin, sa sensibilité au contact, les bosselures
de la surface, s'il en existe, la fétidité plus grande des sécrétions,
l'exagération du diamètre vertical à l'hystéromètre permettront
de reconnaître le cancer du corps.

Le diagnostic avec les fibromes est parfois aussi très malaisé,
quand il s'agit de fibromes petits, n'ayant ni déformé ni agrandi
notablement l'utérus, et dont les caractères physiques échappent
à la palpation bimanuelle. L'abondance des hémorragies, la consistance plus grande du corps utérin, et parfois l'hydrorrhée, permettent de reconnaître le fibrome, qui se décèlera d'ailleurs, ultérieurement, par son accroissement. La distinction entre le fibrome
sous-muqueux ou les polypes fibreux intra-utérins, et la métrite

hémorragique, est souvent aussi très difficile. L'agrandissement assez considérable de la cavité utérine, l'épaississement des parois du corps, l'hydrorrhée et enfin la constatation de la tumeur par le toucher intra-utérin, dans les cas embarrassants, permettront, ordinairement, de distinguer les tumeurs cavitaires de la simple inflammation.

La métrite hémorragique pourra aussi être confondue avec un avortement récent ; mais les antécédents, les douleurs, l'étude des débris et des caillots expulsés permettront souvent le diagnostic.

Lorsque la femme atteinte de phénomènes métritiques présente des ulcérations tenaces du col, il faudra savoir reconnaître les érosions de la métrite des ulcérations vraies : chancres mous et infectants, syphilides, lésions tuberculeuses, ulcérations épithéliomateuses au début. Les *chancres mous* se reconnaîtront à leur forme arrondie, leur ulcération jaunâtre à bords anfractueux et décollés. Ils sont douloureux et très rares. Les *chancres durs*, très rares aussi, se présentent sous la forme d'une érosion unique, grisâtre, indolente. La base indurée, l'adénopathie concomitante permettront parfois le diagnostic qui reste le plus souvent très difficile dans cette lésion exceptionnellement rare. *Les syphilides* se reconnaîtront à leurs caractères ordinaires, leur multiplicité, à la coexistence d'autres lésions spécifiques.

Les *ulcérations tuberculeuses* sont irrégulières, bourgeonnantes, à fond rose pâle et reposent sur une base indurée. Elles sont souvent entourées des points jaunâtres qui caractérisent la tuberculose des muqueuses. En dehors de ce caractère, si surtout la lésion tuberculeuse est limitée au col, sans coexistence de lésions de même nature dans les autres viscères, leur reconnaissance sera très difficile, souvent impossible, sauf par la résection et l'examen histologique.

Il existe encore des cas où le diagnostic des métrites pourra être très peu commode, c'est lorsque les malades, ignorant ou non l'existence des accidents utérins, viennent se plaindre seulement de troubles éloignés, sans parler des phénomènes génitaux.

Une malade peut, ainsi que le dit Pozzi, accuser de la toux, de l'essoufflement, de l'amaigrissement persistant, sans parler de leucorrhée ou de douleurs abdominales ; on pourra croire à un début de *tuberculose pulmonaire*, à moins qu'une auscultation très attentive ne dissipe l'erreur et fasse chercher ailleurs la source des accidents.

Les phénomènes de *dilatation de l'estomac*, de *troubles digestifs*, de *cystite*, de *rectite glaireuse avec constipation*, qui sont souvent secondaires à ceux de la métrite, seront parfois les seuls symptômes accusés par les malades, et le médecin devra, par ses questions et son examen, arriver à déceler la lésion utérine qui les cause. Il en est de même de la *chlorose*, de certains *troubles cardiaques* ou *nerveux*, *hystérie* ou *neurasthénie*, des *sphinctéralgies* sans fissure, de la *coccygodynie*. Les causes d'erreur sont si multiples que Pozzi a pu écrire, avec raison, « Chez toute femme atteinte d'une maladie chronique il n'est pas permis de négliger l'examen de l'utérus. »

Le diagnostic des variétés de métrite est ordinairement facile. La prédominance des symptômes qui les caractérise, leucorrhée abondante, hémorragies, exfoliation membraneuse, phénomène de subinvolution, de sclérose utérine, etc. permettront facilement de reconnaître à quelle forme clinique on a affaire.

Mais le diagnostic ne sera complet et suffisant que si, après avoir reconnu la métrite, le chirurgien a su rechercher et reconnaître les complications. Il faudra donc savoir chercher et trouver les lésions secondaires : déchirures du col, kystes glandulaires, polypes muqueux, érosions, abaissements, déviations utérines ; ou bien les complications véritables dues à l'extension des lésions inflammatoires (pelvi-péritonites, cellulites, lymphangites, phlébites, etc.) et, en particulier, les affections des annexes, les *ovaro-salpingites*, dont la fréquence est si grande et l'importance si considérable au point de vue clinique et surtout au point de vue thérapeutique.

§ 7 — Traitement

Les indications thérapeutiques sont variables dans la métrite suivant l'intensité de l'affection, la variété des formes cliniques, l'ancienneté des lésions et l'existence des complications. Mais, il est, cependant, un certain nombre de moyens qui s'adressent a toutes les inflammations utérines et qui doivent être placés en première ligne.

Nous n'avons pas ici à parler du *traitement prophylactique*. On ne peut décrire, sous ce nom, que l'emploi de la méthode antiseptique la plus sévère dans les accouchements et surtout dans le traitement des suites de couches. Nous ne pouvons, en effet, que prévenir, dans une mesure importante, les infections utérines d'origine obstétricale, qui sont, on le sait, une des causes les plus fréquentes de l'infection utérine. Cette prophylaxie regarde exclusivement les accoucheurs et ne peut qu'être rappelée ici.

1° Indications thérapeutiques communes à toutes les métrites. — Parmi les soins communs à toutes les métrites il faut mettre en première ligne le *repos*, qui doit être d'autant plus complet qu'il s'agit d'une inflammation plus aiguë. Le repos au lit absolu doit être observé dans les métrites aiguës, dans les métrites chroniques subissant des poussées aiguës, ou accompagnées de complications aiguës. Dans les cas chroniques, dans les inflammations légères, ou sans réactions douloureuses, il ne peut être question que d'un repos relatif, qui doit devenir cependant beaucoup plus marqué pendant la période des règles.

Il est nécessaire que la malade évite toute fatigue, tout excès de marche, toute locomotion pénible ou douloureuse, et surtout observe le repos fonctionnel génital le plus complet possible. Le coït, défendu dans les cas aigus, doit toujours être très modéré. Dans certains cas, surtout chez certaines nerveuses, quand la métrite n'est pas trop intense, il faut éviter un repos absolu, musculaire ou génital, capable quelquefois d'exagérer les phénomènes nerveux existants.

Les *grandes injections vaginales chaudes* antiseptiques, préconisées surtout par SIMPSON et TROUSSEAU, sont avantageuses dans toutes les formes de métrite. Elles doivent être prises deux fois par jour, au moins, le matin et le soir et multipliées dans les cas aigus. Ces injections doivent être très chaudes, à un degré qui varie avec la sensibilité de chaque malade, mais le plus élevé possible, généralement entre 45 et 50°. Certaines malades dépassent 50°. Les injections sont données dans le décubitus dorsal, le siége reposant sur un bassin, très lentes, très douces, sans produire un jet de douche, mais plutôt un écoulement insensible, une sorte de bain local profond à renouvellement continu. La fontaine doit être élevée de soixante à quatre-vingt centimètres seulement, pour éviter une pression trop forte. L'injection devra être toujours antiseptique. Les meilleures sont les injections au sublimé à 1/5000, au cyanure d'hydrargyre à la même proportion, au permanganate de potasse à 1/2000 qui a l'inconvénient de salir le linge, au thymol à 1/5000, etc.

Les injections vaginales à l'acide phénique 1/100, à la créoline 10/1000, au lysol, etc., et faites avec bon nombre des antiseptiques nouveaux sont souvent irritantes et ne sont pas indifféremment supportées par toutes les malades. Il faut cependant mettre à part l'iodol, qui est un excellent antiseptique, très puissant et très bien toléré à la dose de 1/1000.

Quelle que soit la substance choisie, il faut qu'elle ait un pouvoir antiseptique puissant, sans être ni irritante ni toxique. Il est bon qu'après l'injection les malades gardent un certain temps, une demi-heure environ, le repos dans la position couchée. La dose ordinaire du liquide varie de un litre à deux : les injections abondantes, de trois à cinq litres et plus, seront surtout réservées pour les métrites aiguës ou les formes chroniques accompagnées de complications aiguës.

Certains auteurs ont préconisé, dans la métrite, le port d'une *ceinture hypogastrique* en coutil ou en flanelle, qui aurait pour but d'immobiliser le bas-ventre, au moins pendant la marche, et de limiter ainsi les mouvements utérins.

Cette pratique est surtout avantageuse lorsque la métrite s'accompagne de déviations utérines ; mais, en dehors de ces cas, elle peut être utilisée avec profit, chez les femmes dont le ventre est développé, à parois molles, à ptose abdominale plus ou moins accentuée.

Il est en outre indiqué, chez toutes les malades atteintes de métrite, d'éviter la *constipation* et d'assurer la liberté du ventre.

Nous savons que l'affection s'accompagne ordinairement d'une atonie intestinale qui se traduit par de la constipation. Certaines malades présentent de l'entérite *glaireuse ou pseudo-membraneuse* qui mérite un traitement spécial.

La constipation doit être combattue par une alimentation spéciale (légumes verts, pains de seigle ou de son, pruneaux, potages aux herbes, etc.), ou par l'emploi de moyens laxatifs. Les eaux *purgatives* légères, comme l'eau de Châtel-Guyon, de Montmirail, de Pullna, de Birmenstorff, seront avantageusement employées, de même la magnésie ou bien encore des lavements émollients, mielleux, glycérinés, etc. On peut encore user des médicaments drastiques à faible dose, rhubarbe, podophyle, cascara, aloès, euonymine, etc. Mais, tout en combattant assidûment la constipation, il faut se souvenir que les médicaments employés, dans les cas où elle est opiniâtre, s'usent très vite, et doivent souvent être changés. On doit savoir aussi, d'autre part, que l'usage prolongé de certains d'entre eux et principalement des drastiques, peut avoir des inconvénients et être une source de congestion pelvienne.

Il faut se rappeler, en outre, que le but poursuivi est de réveiller la contraction intestinale et de donner à l'intestin l'activité qui lui manque pour agir seul, sans créer, chez la malade, des habitudes mauvaises dont elle aura la plus grande peine à se défaire.

Enfin, il faudra souvent, et surtout dans les périodes d'accidents aigus, avoir recours aux médicaments calmants pour apaiser la *douleur*. L'emploi des opiacés, intus et extra, et, en particulier, des lavements laudanisés (X à XX gouttes) ou, parfois même, des injections de morphine, de la belladone et, quelquefois des bromures sera souvent d'un grand secours. Les grandes irrigations chaudes, vaginales et rectales, serviront aussi, dans ces cas, à calmer des douleurs d'origine inflammatoire.

Dans les *métrites aiguës*, puerpérales ou blennorrhagiques, dans les crises aiguës de la métrite exfoliatrice, ou les poussées aiguës des métrites chroniques, le traitement aura souvent pour but de calmer la douleur et les accidents inflammatoires; il sera calmant et antiphlogistique.

Le repos au lit absolu sera de règle. Les douleurs seront apaisées avec des lavements laudanisés, des cataplasmes émollients, des suppositoires opiacés et, s'il y a des menaces d'inflammation péri-utérine, des compresses chaudes ou mieux des applications de glace sur le ventre qui constituent souvent le remède le plus efficace. Aux grandes irrigations vaginales chaudes on peut ajouter, avec profit, des bains de siège, des grands bains, des purgatifs légers et des tampons glycérinés.

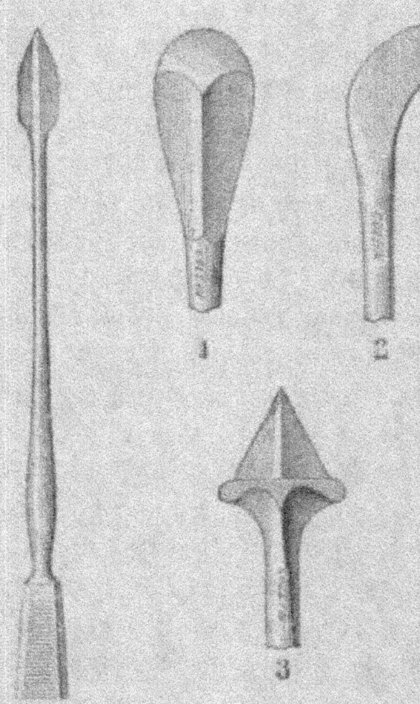

Fig. 69.
Divers modèles de scarificateurs
du col.

On peut aussi se servir utilement des émissions sanguines : les sangsues sur le bas-ventre, constituent un bon moyen de décongestion locale. D'autre fois, on agit directement sur le col, soit avec des sangsues, soit à l'aide de scarifications. Celles-ci se font ou bien avec la pointe d'un bistouri, ou mieux avec des scarificateurs spéciaux de modèles divers. On pratique sur le museau de tanche ou pourtour de l'orifice cervical, une série de mouchetures peu étendues, dépassant en profondeur la couche muqueuse, et qui fournissent une certaine quantité de sang, surtout quand on les accompagne de lavages avec une solution antiseptique tiède.

On a aussi employé, parfois, des injections intra-utérines modificatrices, principalement dans les mérites aiguës blennorrhagiques.

C'est surtout à propos des *métrites chroniques*, de beaucoup les plus fréquentes, qu'elles soient seulement cervicales ou totales, muqueuses ou parenchymateuses, qu'elles revêtent le type hémorragique ou catarrhal, que doit être étudié le traitement de ces lésions. Il comprend une série de moyens que l'on peut diviser en *traitements vaginaux*, *intra-utérins*, *opératoires*. Il faut enfin y ajouter le traitement général et celui des complications.

2° Traitement vaginal. — Nous ne reviendrons pas sur les injections vaginales antiseptiques chaudes déjà décrites et qui conviennent à toutes les métrites.

Quand les lésions paraissent légères, et limitées surtout à la cavité cervicale et au museau de tanche, le chirurgien pourra se contenter de *pansements vaginaux*.

Les pansements vaginaux consistent dans l'application sur le col de tampons de ouate hydrophile, que l'on introduit à l'aide du spéculum, après avoir soigneusement injecté, désinfecté la cavité vaginale, et enlevé avec soin, ce qui n'est pas toujours facile, les glaires cervicales ordinairement très adhérentes et très tenaces. Les tampons sont formés quelquefois de ouate sèche ; mais, le plus souvent, la ouate est saupoudrée de poudre d'iodoforme, de salol, ou bien imprégnée de glycérine ou d'un glycérolé quelconque. La glycérine possède un pouvoir hygrométrique et des propriétés osmotiques particulières ; elle amène une sécrétion abondante des glandes cervicales.

On incorpore à la glycérine, du tannin, ou de l'iodoforme ou bien encore de la résorcine, de l'aristol, de l'iodol, de l'anol (LEGUEU et DELBET), du dermatol (HENZ et GLOESER). Toutes ces substances ont une action à peu près comparable, et sont tolérées d'une manière variable par les malades.

Parmi les meilleurs antiseptiques, nous pouvons citer la glycérine ichthyolée, à la dose de 20/100 en moyenne, qui a été employée par une série de chirurgiens et qui, au dire de LEGUEU, risque parfois d'être désagréable par son odeur et de causer des céphalées et de l'anorexie. Nous n'avons jamais constaté ces inconvénients bien que nous l'ayons très fréquemment mise en usage. JACOBSEN a remplacé l'ichthyol par le thiol qui n'aurait pas d'odeur. D'autres ont usé avec succès du thygénol.

Ces tampons doivent être conservés quelques heures, jamais

plus de vingt-quatre. Après les avoir retirés, la malade doit prendre une grande injection vaginale.

On peut rapprocher de ces moyens les ovules à la glycérine solidifiée, dans lesquels on peut incorporer tous les antiseptiques que nous venons d'énumérer, ainsi que quelques autres, acide borique, acide phénique, etc., et même des calmants tels que la cocaïne, l'opium ou la belladone, pour les cas douloureux. Ces ovules fondent sur place, à la température vaginale, en produisant un écoulement très abondant. La malade les mettra en place le soir en se couchant, et leur fusion sera toujours complète dans la nuit.

Parmi les moyens vaginaux, il faut aussi noter les *scarifications* du museau de tanche, pratiquées surtout sur les cols volumineux, turgides et rouges, de certaines métrites parenchymateuses et qui seront faites comme nous l'avons déjà dit à propos des métrites aiguës ; les *cautérisations* à la surface du museau de tanche, soit avec le crayon de nitrate d'argent, soit avec des caustiques liquides légers, teinture d'iode, chlorure de zinc ou acide nitrique très étendus, glycérine créosotée, perchlorure de fer étendu, etc. On les a souvent employées pour combattre des érosions ou des ectropions tenaces et rebelles, ou pour agir sur des cols rouges et congestionnés.

Il faudra éviter de se servir des caustiques puissants capables de produire des eschares ou des accidents d'intoxication : chlorure de zinc pur, acide chromique, nitrate acide de mercure, etc. La cautérisation légère du museau de tanche, moyen très usité avant l'antisepsie, est souvent infidèle et sera, la plupart du temps, remplacée avec fruit par les pansements et les cautérisations intra-utérines.

Il faudra, cependant, faire une place à part à l'*ignipuncture* faite avec la pointe fine du thermocautère, pénétrant au delà de la muqueuse et qui constitue un bon moyen pour améliorer et diminuer les gros cols, rouges et sensibles, de certaines métrites parenchymateuses, ou de la métrite chronique douloureuse. Ces cautérisations au fer rouge doivent être assez espacées ; il sera bon d'attendre, pour les renouveler, la cicatrisation complète des premières.

Nous ne ferons que signaler ici les *injections interstitielles* dans l'épaisseur du col. Reprises par Auvard et Tournaist, pratiquées avec la seringue de Pravaz, elles introduisent dans le col, quelques gouttes de teinture d'iode, d'alcool, de glycérine créosotée, etc., et produisent des eschares de profondeur variable, dont il est impossible de limiter l'étendue. C'est un moyen dangereux, qu'il est bon d'éviter.

Parmi les traitements qui se pratiquent par la voie vaginale, il en est encore deux qui doivent être indiqués : ce sont le *massage* et la *colorunisation vaginale* qui peuvent avec un réel succès combattre les métrites douloureuses, avec utérus gros, lourd, congestif. Mais, le plus souvent, ces moyens ont une action plus réelle et plus grande vis-à-vis des lésions péri-utérines, qui compliquent si souvent les métrites, comme les péri-métrites et certaines formes de salpingites. Aussi, les décrirons-nous en détail en faisant l'histoire des lésions annexielles.

3° Traitements intra-utérins. — Rendue possible par le développement et la pratique de l'antisepsie, la thérapeutique intra-utérine constitue, avec ses moyens si divers, le traitement véritable des métrites, puisque l'infection débute toujours par la muqueuse, où elle se cantonne exclusivement si longtemps.

A. Pansements intra-utérins. — Les moyens les plus simples de la méthode intra-utérine ont pour but de réaliser l'*antisepsie intra-utérine* à l'aide des *pansements intra-utérins*.

Ces pansements se font souvent avec des *crayons antiseptiques* que l'on introduit dans la cavité utérine, et que l'on y maintient avec un tampon de ouate hydrophile, souvent imbibée de glycérine additionnée de substance antiseptique. Ces crayons dont les plus usités sont les crayons d'iodoforme, de sublimé à 1 p. 100, d'aristol, d'alumnol (0,20 à 2 grammes), ou les crayons fusibles à l'ichthyol, à l'iodol, etc., sont destinés à fondre dans la cavité utérine, à la température du corps. On laisse le tampon en place vingt-quatre heures environ. Ces pansements provoquent, ordinairement, quelques coliques utérines parfois fort douloureuses. Aussi, pour éviter cet inconvénient j'ai, depuis quelque temps, incorporé dans les crayons de sublimé, que j'emploie le plus souvent, 1 à 2 centigrammes de nirvanine qui atténue, dans une certaine mesure, la douleur produite.

Ces pansements antiseptiques peuvent aussi être faits avec des topiques liquides que l'on porte dans la cavité utérine, à l'aide d'une tige flexible, cathéter en baleine, en ébonite ou en métal, autour de laquelle on enroule un peu de coton hydrophile, imbibé préalablement de la solution médicamenteuse. Les substances les plus employées sont : la teinture d'iode, le perchlorure de fer à 1/10, usité surtout dans les métrites hémorragiques, la glycérine créosotée, l'éther iodoformé (DOLÉRIS), la glycérine ichthyolée (20 à 30 p. 100), le thygénol, l'iodol etc. Pour que ces pansements utérins soient praticables, il faut que la cavité utérine soit assez dilatée ou dilatable pour que le médicament, crayon ou topique liquide, y soit porté assez facilement. Dans le cas opposé, il est souvent nécessaire de faire précéder le pansement intra-utérin d'une dilatation extemporanée avec une sonde de HEGAR n°° 4 ou 5.

A côté des pansements antiseptiques intra-utérins, la thérapeutique intra-utérine comprend encore deux méthodes plus énergiques qui sont : l'*abstersion utérine* et la *cautérisation intra-utérine*.

B. ABSTERSION UTÉRINE. — L'abstersion n'est pas absolument une méthode spéciale. C'est l'ensemble des moyens employés pour nettoyer antiseptiquement, profondément la cavité utérine. Les moyens les plus employés sont : les injections intra-utérines, le drainage, l'écouvillonnage, le tamponnement.

α) Injection intra-utérine. — Nous ne voulons parler ici que des grands lavages antiseptiques et non des injections intra-utérines caustiques qui seront étudiées avec la cautérisation.

Cette méthode, qui a été imaginée par SCHULTZE et convient surtout à des cas d'endométrite légère et récente, consiste dans la pratique de grands lavages intra-utérins, après dilatation légère préalable de la cavité. Tous les jours, on fait passer, à l'aide de sondes spéciales (sonde de DOLÉRIS, de BUDIN, de COLIN, de FRITSCH, etc.), un demi-litre environ d'une solution

antiseptique faible qui a pour effet d'aseptiser l'utérus, après
l'avoir détergé et débarrassé de ses sécrétions adhérentes et

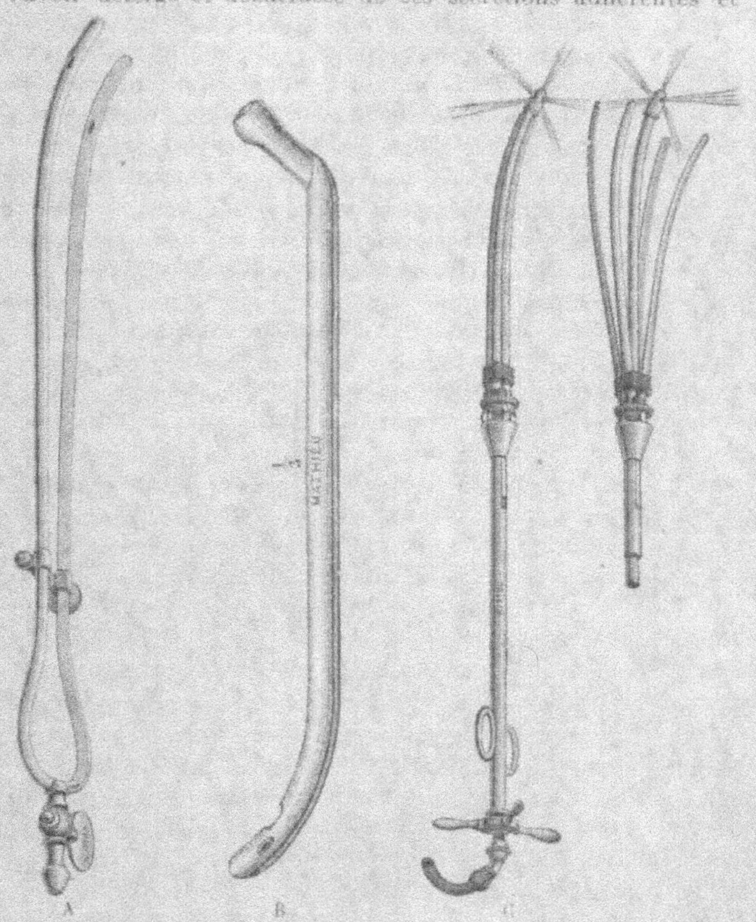

Fig. 70.
Sondes intra-utérines.
A, sonde de Doléris. — B, sonde de Budin. — C, sonde de Segond.

visqueuses. Schultze employait l'eau phéniquée à 2 p. 100. On
a préconisé aussi, une solution de soude à 3 p. 100 (Skutsch),

l'eau oxygénée (Duke), une solution d'acide picrique à 1/120, etc. Ces lavages ne sont plus très usités aujourd'hui.

β) Le *drainage* de la cavité utérine a parfois réussi à la nettoyer et à la débarrasser de ses produits septiques. Il peut être fait de plusieurs manières : Schwartz employait, dès 1883, des tubes en caoutchouc ou des mèches de verre filé, Millon des tubes d'argent, Feuling des tubes de verre fenêtrés. Ahlfeld un cylindre creux de caoutchouc. Bonneau des tubes de caoutchouc malléables percés de trous. On s'est servi aussi de tiges métalliques, la tige de Leroux en aluminium creusée de

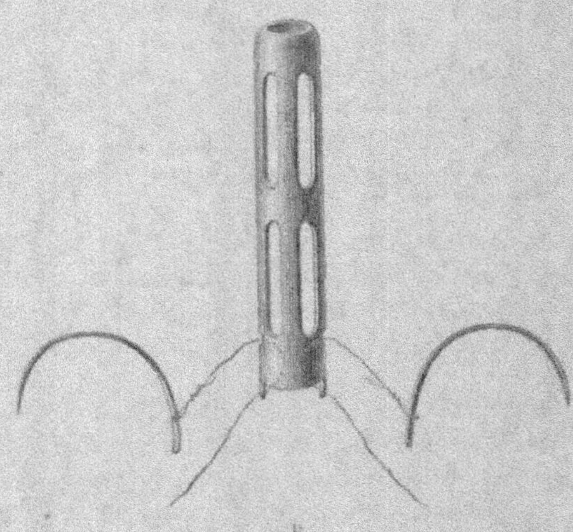

Fig. 71.
Tiges intra-utérines.
A, tige de Lefour. — B, tige de Petit (modèle Coffin).

rainures latérales, la tige de Petit et quelques autres. Ces appareils sont difficiles à fixer : on les maintient en place soit à l'aide d'un point de suture cervicale, qui coupe souvent le tissu utérin, soit à l'aide d'appareils spéciaux, tels que le disque en caoutchouc de Courtin ou l'anneau métallique de Sengensse. Ces drains ne sont pas toujours aisément tolérés ; dans certains cas, ils ont rendu de bons services, mais, fréquemment aussi, ils sont intolérables, douloureux, et peuvent amener des accidents inflammatoires.

Leur mise en place est quelquefois difficile, elle exige une dilatation préalable de l'utérus, et une antisepsie très minutieuse.

Quant au drainage par une mèche de gaze, c'est plutôt un véritable tamponnement.

γ) *Tamponnement.* — Ce pansement, imaginé par FRITSCH, en 1882, consiste à bourrer la cavité utérine, préalablement un peu dilatée avec des bougies de HEGAR, à l'aide de bandes de gaze aseptique ou même iodoformée, de quelques centimètres de large sur 20 ou 30 centimètres de long. L'utérus doit être bourré comme on plombe une dent (FRITSCH). Ce pansement est laissé en place pendant vingt-quatre ou quarante-huit heures, et renouvelé après un grand lavage antiseptique intra-utérin. Ce traitement n'est pas très usité, il est beaucoup moins efficace que les cautérisations ou le curettage, et il agit très lentement. Il isole l'une de l'autre les parois de l'utérus, en assurant une sorte de drainage capillaire de sa cavité. Enfin, dans certains cas d'hémorragie, et surtout après certaines opérations telles que le curettage, il a une très réelle valeur comme hémostatique.

δ) *Écouvillonnage.* — L'écouvillonnage, qui a été surtout mis en pratique par DOLÉRIS, a pour but de faire le nettoyage de la cavité utérine à l'aide de brosses et d'écouvillons analogues à ceux que l'on emploie pour le nettoyage des bouteilles ; il y a des écouvillons de dimensions variables, durs ou mous. L'instrument, sec ou imbibé de matières antiseptiques, est introduit dans l'utérus, après dilatation préalable, avec un mouvement spiroïde. Son action est impuissante pour assurer la destruction de la muqueuse ; à ce point de vue, il est inférieur à la curette. Il peut être utilement employé, au contraire, comme complément du curettage pour arracher les lambeaux incomplètement détachés. Son emploi est beaucoup moins fréquent qu'il y a quelques années.

C. CAUTÉRISATION. — La cautérisation de la muqueuse utérine

peut se pratiquer de plusieurs manières : les caustiques solides et liquides, la cautérisation électrique, l'eau bouillante et même la vapeur d'eau ont été successivement employés.

Tous ces procédés de cautérisation ont pour but d'amener une destruction plus ou moins complète de la muqueuse utérine, et sont basés sur ce fait que cette muqueuse a le pouvoir de se régénérer après sa destruction. Cette régénération a lieu du reste, en grande partie, à chaque époque de règles.

Les caustiques *solides* ont été employés depuis longtemps. Nous n'insisterons pas sur les crayons de Becquerel et Rodier, ceux de nitrate d'argent que Courty abandonnait dans la cavité utérine et qui y étaient introduits avec des instruments spéciaux tels que le pistolet utérin de E. Martin modifié par Storer, le porte-caustique de Dittel, etc. Ils ont été justement abandonnés, parce que leur action était inconstante, aveugle, et amenait souvent des accidents.

On a essayé alors de promener temporairement les caustiques dans la cavité utérine, à l'aide de porte-caustiques, espèces de sondes fenêtrées où l'on coulait du nitrate d'argent. Cette action momentanée était trop légère et n'amenait pas de modification importante de la muqueuse.

L'emploi des caustiques solides a été repris, il y a quelques années, par Demontpallier qui introduisait des crayons de chlorure de zinc, qu'il laissait fondre dans l'utérus. Ces crayons, dont l'emploi était très douloureux, produisaient une eschare totale de la muqueuse qui se détachait au bout de cinq à six jours. Après une courte période d'enthousiasme, ils ont été justement abandonnés. En effet, leur action aveugle dépassait souvent le but. La destruction allait souvent plus loin que la muqueuse et entamait largement la paroi musculaire, ainsi que l'ont démontré les examens de Cornil. On a noté, à la suite de leur emploi, des atrésies utérines, des accidents annexiels, de l'hémato-salpinx, de l'hématocèle, etc., accidents souvent redoutables. Leur auteur leur a substitué des crayons de sulfate de cuivre, qui ont été aussi abandonnés. Ils étaient d'une efficacité douteuse, mais d'un emploi très douloureux, et j'ai observé, plusieurs fois, après leur mise en place, des accidents d'intoxication cuprique.

Les *caustiques liquides* ne doivent pas être trop violents comme, par exemple, le nitrate acide de mercure ou le perchlorure de fer pur, parce qu'il devient alors impossible de mesurer leur action. Ils peuvent être employés en *attouchements* ou en *injections*.

Les attouchements pratiqués de même façon que les pansements intra-utérins, se font avec de l'acide nitrique pur, avec de l'acide phénique pur, très usité en Amérique, ou d'autres substances. Broese et Rheinstäten ont préconisé le chlorure de zinc à 50 p. 100 qui ne produirait pas d'eschares sérieuses et n'amènerait jamais de rétrécissement. Les cautérisations doivent se répéter environ deux fois par semaine, et ne seraient pas trop douloureuses. J'ai moi-même employé ce moyen, qui amène souvent des améliorations notables dans les endométrites glaireuses, mais il est surtout pénible et provoque de vives douleurs.

Les injections se font avec la seringue de Braun, qui contient 3 centimètres cubes de liquide, environ la capacité de l'utérus. La seringue est munie d'une sonde utérine molle, que l'on introduit jusqu'au fond de l'utérus, et on pousse l'injection, en retirant peu à peu la sonde, et en ayant soin de s'assurer qu'elle joue librement et permet l'écoulement extérieur constant du liquide. Les substances le plus souvent employées sont : la teinture d'iode, la glycérine créosotée (Doléris), le perchlorure de fer, etc. Ces injections produisent souvent une vive douleur, parfois des lipothymies, des vomissements, d'après Pozzi qui n'aurait jamais cependant observé d'accidents sérieux. Il existe néanmoins quelques cas de pénétration de liquide dans les trompes et le péritoine, suivis de péritonite mortelle ; ils sont peu nombreux, mais indiscutables. Pozzi utilise souvent cette cautérisation comme complément du curettage ; il faut savoir que ce moyen peut être quelquefois dangereux.

La *cautérisation galvanique* employée autrefois par Middeldorff et Spiegelberg, a été reprise par Apostoli, et, après lui, par certains électriciens tels que Beaconié, Doumer, etc. A la condition de ne pas se servir d'un courant d'une très haute intensité, de ne guère dépasser 50 milliampères, et en suivant le technique qui sera décrite à propos du traitement électrique des fibromes,

on peut obtenir de bons résultats de ce moyen, principalement
dans certaines formes rebelles de métrite hémorragique. Il est
même quelquefois efficace dans les métrites catarrhales, et dans
les métrites douloureuses chroniques et parenchymateuses. Si le

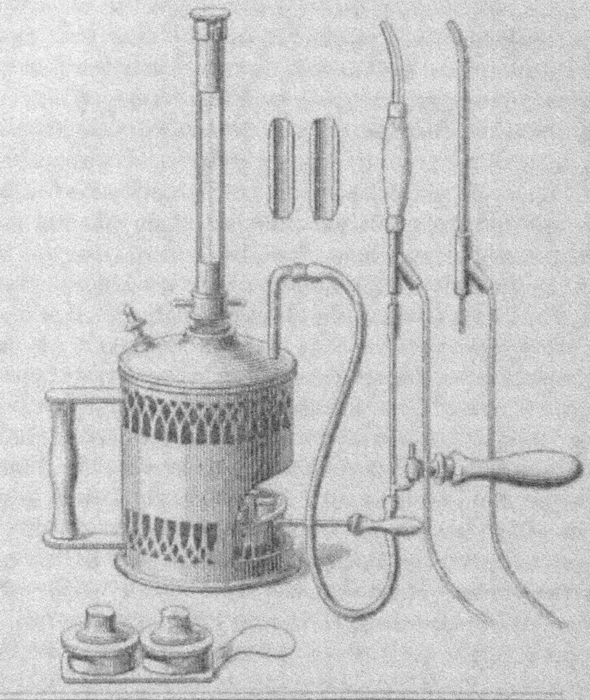

Fig. 72.
Vapocautère de Pincus.

courant est trop intense, on peut voir survenir des eschares
profondes et des atrésies consécutives. C'est un moyen qui a des
indications assez étroites, et, d'une manière générale, il est inférieur au curettage.

Parmi les cautérisations, il faut parler de *l'emploi de l'eau
bouillante* et de la *vapeur d'eau* qui ont été préconisées et mises

en œuvre surtout par SNEGUIREFF de Moscou, dans les métrites chroniques et, principalement, dans la forme hémorragique. SCHICK a modifié le procédé de SNEGUIREFF et a substitué l'eau bouillante à la vapeur d'eau. Le jet d'eau ou de vapeur envoyé dans une sonde intra-utérine qui communique avec une marmite spéciale, dans laquelle l'eau est portée à l'ébullition, est introduit dans l'utérus pendant un quart ou une demi-minute. Un dispositif spécial empêche l'eau chaude, qui est environ à 85°, de brûler le vagin en redescendant au dehors. L'opération est terminée par un pansement à la gaze. Par ce moyen, encore assez peu employé, on obtient des eschares irrégulières et souvent incomplètes de la muqueuse utérine. La vaporisation ou atmocausis a été surtout employée en Allemagne. Il résulte des travaux récents de PFANNENSTIEL[1], de KARL BAISCH (de Tubingue)[2] que c'est une méthode dangereuse qui a donné un certain nombre de morts, d'inflammation grave des annexes, d'oblitération utérine et de sténoses irréparables chez les jeunes femmes et les jeunes filles. Elle serait en outre aussi infidèle que dangereuse, d'après PFANNENSTIEL. FEHAS (de Dantzig)[3] qui la défend reconnaît qu'elle est surtout bonne pour combattre les hémorragies persistantes de la ménopause, en provoquant l'atrésie, l'oblitération du conduit intra-utérin.

4° Traitement chirurgical. — Les opérations usitées dans le traitement des métrites s'adressent, les unes directement à la muqueuse infectée, c'est le *curettage* ; les autres aux diverses lésions du col, polypes, déchirures, ulcérations, etc., ce sont les *amputations du col*, l'*excision des polypes*, la *dilatation des orifices*, etc. Enfin, dans certains cas tout à fait rebelles, les chirurgiens ont dû pratiquer soit la castration, soit l'ablation de l'utérus.

[1] PFANNENSTIEL, Monatsch. für Geburts und Gynæk., 1906, t. XXIII, p. 601.

[2] KARL BAISCH, *La vaporisation*, Centralbl. für Gynæk., 6 janv. 1906, n° 1.

[3] FEHAS (de Dantzig), Monatsch. für Geburts und Gynæk., 1906, t. XXIV, p. 487.

A. Curettage de l'utérus. — Imaginé et pratiqué par Récamier, qui détruisait avec une curette mousse les fongosités utérines, le curettage a été, à la suite d'insuccès et de revers, très
longtemps abandonné. Il a reparu, grâce à l'antisepsie, et a été
repris, en Allemagne par Simon, Olshausen, Kaltenbach, Martin, etc., puis introduit, de nouveau, en France, par Doléris en
1884. Adopté avec enthousiasme, il a d'abord été appliqué à
toutes les métrites ; depuis quelques années, une certaine réaction nécessaire est survenue et il est employé, aujourd'hui, suivant certaines indications sur lesquelles nous reviendrons.

Basé sur cette propriété particulière de la muqueuse utérine
de se régénérer et de se reproduire après sa destruction partielle, et sur ce fait, que certains de ses culs-de-sac glandulaires
se prolongent dans la couche musculaire, où la curette est impuissante à les atteindre, ce qui l'empêche de détruire complètement toute la muqueuse, le curettage a pour but d'abraser,
dans sa presque totalité, la tunique muqueuse infectée et de
permettre ainsi la reproduction d'une membrane neuve et saine.
La réalité de cette régénération est prouvée, d'abord par le
retour des règles qui se fait toujours dans les trois ou quatre
mois au plus tard après l'opération. Quelquefois même, elles se
produisent sans interruption ; on sait, en effet, d'après les
recherches de Pozzi, que la muqueuse peut être complètement
régénérée au bout de vingt-cinq à vingt-six jours. D'autre part,
de nombreuses observations de Duvelius, Martin, Schroeder,
Henricus, etc., ont démontré la possibilité et la réalité de la
fécondation et de la grossesse après le curettage, Henricus l'a
observée dans 30 p. 100 des cas, exactement 16 sur 52. Les
thèses plus récentes de Mᵐᵉ Gaches-Sarraute, Huguenin, 1892,
en ont apporté de nouveaux exemples, et ont réuni un certain
nombre de cas de stérilité, de cause inflammatoire, guéris par
le curettage.

a. *Technique.* — La malade ayant été préalablement purgée,
baignée, et aseptisée, et nous parlons ici de l'antiseptie vaginale
qui doit être exécutée avec grand soin, on pratique la dilatation
préalable de l'utérus. Certains auteurs tels que Martin, Fritsch,
Pozzi, ont rejeté cette dilatation préalable qui est souvent dou-

loureuse et met alors la malade dans un état d'irritation nerveuse regrettable. Je crois, avec le plus grand nombre des opérateurs, que cette dilatation préalable est avantageuse, malgré la
douleur qu'elle provoque. Nous la faisons, pendant les deux jours
qui précèdent l'opération, à l'aide des tiges de laminaires asep-

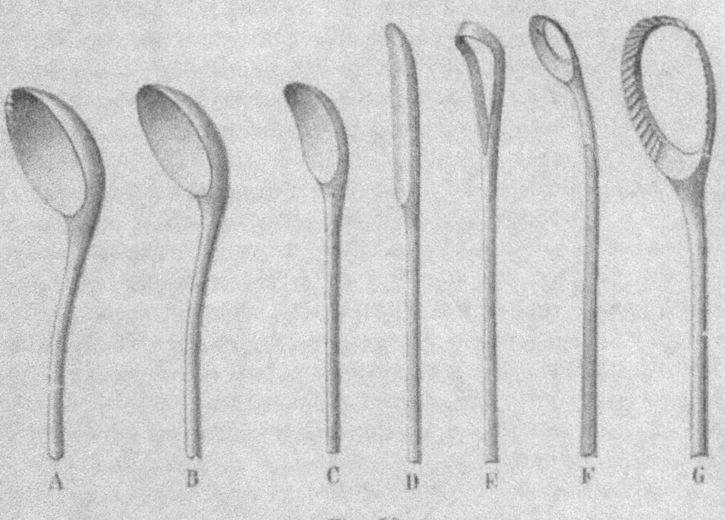

Fig. 73.

Curettes utérines.

A, B, C, curettes de Simon. — D, curette de Récamier. — E, curette de Sims.
F, G, autres modèles.

tiques, mises en place avec toutes les précautions antiseptiques
possibles. Elle ouvre largement l'utérus, nivelle ses anfractuo-
sités et rend plus facile l'action de la curette. Elle ramollit en
outre la matrice. Quand la dilatation est insuffisante, il est
alors très aisé, grâce à ce ramollissement, de la compléter à
l'aide des sondes d'Hegar.

L'anesthésie générale n'est pas non plus acceptée par tous
les opérateurs. Cependant, comme l'opération est douloureuse,
et que l'anesthésie doit être de courte durée, elle me paraît très
avantageuse, et je l'emploie toujours.

La malade ainsi préparée et endormie, est placée dans la position dorso-sacrée, les jambes largement ouvertes. Les parois vaginales sont écartées à l'aide de valves vaginales de dimensions moyennes. Le col est saisi alors par deux pinces fixatrices et légèrement abaissé. Cette question de l'abaissement utérin a été souvent discutée. Accepté par les uns, rejeté comme dangereux par les autres, il doit être, en effet, absolument repoussé dans les cas de lésions péri-utérines et annexielles. D'ordinaire, il est commode de pratiquer un abaissement modéré, mais surtout une fixation solide de l'utérus qui l'empêche de se déplacer et de fuir devant la curette.

Celles-ci sont de modèles très divers, mousses ou tranchantes, rondes ou ovales, pleines ou fenêtrées en boucle, droites ou incurvées. Le choix exact de l'instrument ne peut être imposé, et dépend, un peu, des manières de faire de chacun. Certains chirurgiens tels que Pozzi, Leduc et d'autres, préfèrent les curettes mousses, moins dangereuses, disent-ils; d'autres, avec Trélat, Delbet, et le plus grand nombre des opérateurs ont adopté les curettes tranchantes et fenêtrées. Pour ma part, je me sers, de préférence, de curettes tranchantes, fenêtrées et légèrement incurvées.

L'instrument choisi est introduit dans l'utérus jusqu'au fond, après que, par le cathétérisme, la direction exacte de la cavité a été soigneusement reconnue. La curette est alors promenée méthodiquement, et en position oblique, sur toute la surface utérine, de haut en bas par une série de mouvements verticaux, raclant successivement la face antérieure, le bord droit, la face postérieure, le bord gauche, le fond et les cornes utérines. La pression douce et continue exercée par l'instrument doit être assez énergique pour détruire et enlever toute la muqueuse molle et fongueuse, et pour s'arrêter sur la couche musculeuse résistante, dont le raclage produit un bruit particulier, le *cri utérin*. Ce cri utérin doit être perçu sur tous les points de la cavité. Ceci fait, on retire la curette, on pratique une grande irrigation, à l'aide de la sonde intra-utérine (modèle de BOZEMAN, de DOLÉRIS, de BUDIN, etc.), avec un liquide antiseptique chaud, qui produit, à la fois, l'enlèvement des débris muqueux et l'hémostase.

La curette est réintroduite, et promenée, obliquement, à plusieurs reprises, à titre de vérification et pour s'assurer qu'aucune région de la muqueuse n'a échappé à son action.

Lorsque le curettage est terminé, on exécute un large lavage antiseptique chaud, pour assurer l'hémostase et débarrasser l'utérus des caillots et des débris qu'il pourrait contenir.

Avant de procéder au pansement, certains chirurgiens font une cautérisation soignée de la cavité utérine, pour assurer sa désinfection totale et compléter l'action, peut-être insuffisante sur certains points, de la curette. Cette cautérisation se pratique avec un tampon imbibé d'un caustique, ou bien à l'aide d'une injection intra-utérine. Pour ma part, j'emploie toujours des tampons imbibés de teinture d'iode pure. D'autres chirurgiens se servent de glycérine créosotée (LEGUEU), de perchlorure de fer (POZZI) ou d'autres substances. Quelques-uns terminent par un écouvillonnage, avec un instrument enduit d'huile de vaseline iodoformée ou de toute autre substance antiseptique.

Comme pansement, la cavité utérine est bourrée légèrement de gaze iodoformée, qui assure à la fois le drainage et l'hémostase. Le vagin lavé est lui aussi tamponné à la gaze, et la malade, munie d'un pansement vulvaire, est reportée dans son lit.

Certains chirurgiens mettent après le curettage une sonde de NÉLATON ou de PEZZER, à demeure. A cause de la cystite possible, il est quelquefois préférable de sonder la malade tout le temps nécessaire, jusqu'au rétablissement, souvent rapide, de la miction naturelle.

b. *Soins consécutifs*. — La malade est maintenue au lit dans le décubitus dorsal. Le pansement est renouvelé au bout de quarante-huit heures et remplacé, seulement, par un bourrage vaginal à la gaze, pratiqué avec toutes les précautions antiseptiques. Celui-ci sera renouvelé, tous les deux ou trois jours, jusqu'au dixième environ, et toujours précédé d'une grande injection vaginale antiseptique

Au bout de ce temps, le pansement vaginal sera supprimé et remplacé par de grandes injections vaginales, biquotidiennes. La malade sera maintenue au lit pendant trois semaines, de manière à ne la laisser lever que lorsque la muqueuse sera suffisamment régénérée pour éviter, par des mouvements hâtifs, une réinfection possible en l'absence de ces précautions.

c. *Accidents et complications.* — Le curettage peut donner lieu à un certains nombre d'accidents.

L'*hémorragie*, signalée par tous les auteurs, est exceptionnelle ; l'écoulement de sang, qui accompagne l'opération, est toujours arrêtée, d'ailleurs, par des injections astringentes et par le tamponnement.

La *perforation* de l'utérus est un accident plus sérieux, et, il faut bien l'avouer, peu fréquent. Elle est surtout à redouter dans les cas de métrite post-puerpérale, alors que l'involution utérine n'est pas terminée, et que le muscle utérin est encore très mou. Cet accident est, en dehors de ces faits, peu à craindre, surtout quand on emploie des curettes à boucles larges, et qu'on exerce avec l'instrument une pression oblique sur la paroi utérine.

La perforation sera reconnue à deux symptômes : l'absence de résistance du tissu utérin qui ne crie pas sous l'action de l'instrument et la pénétration, exagérée et sans obstacle, de la curette. Ce dernier signe n'est pas toujours pathognomonique. DOLÉRIS, EVE, MONOD, ont signalé des cas de fausse perforation, dans lesquels la paroi ramollie de l'utérus se laisse momentanément déprimer outre mesure donnant au chirurgien la sensation d'une perforation véritable. CATH. VAN TUSSENBROCK [1], qui a étudié très en détail ces faits, les explique par une perte momentanée du tonus utérin pendant le curettage. En présence de cette complication, quelle conduite doit-on tenir ? Si l'on croit avoir fait une perforation aseptique, on peut à la rigueur, tout en évitant de faire le lavage post-opératoire, se borner à mettre un léger pansement et à attendre. Pozzi cite un exemple de cette manière de faire, suivi de guérison. On pourrait, encore, faire la laparotomie et suturer la perforation, à l'exemple d'ALBERTI, dans un cas où la perforation avait amené une issue de l'intestin par la blessure utérine. Enfin, quelques chirurgiens,

[1] CATH. VAN TUSSENBROCK, *Central Blatt für Gynæk*, 10 janvier 1906, nº 2.

dans la crainte de l'infection ultérieure, n'ont pas hésité à pratiquer immédiatement l'hystérectomie vaginale. LEGUEU conseille d'attendre les phénomènes de péritonite pour drainer et laver le péritoine.

Le curettage peut quelquefois être compliqué de *péritonite* ou d'*infection*, d'*inflammation annexielle*, etc. Ces accidents infectieux sont faciles à éviter quand l'opération est pratiquée avec toutes les précautions antiseptiques. Si ces complications apparaissent, elles seront combattues par leur traitement approprié. On a encore signalé la possibilité de rhumatisme blennorrhagique à la suite de curettage de la métrite blennorrhagique, et, parmi les complications éloignées, *l'oblitération* de la cavité utérine (FRITSCH, VEIT, KÜSTNER), principalement dans les interventions dans les suites de couche, par adhérence ultérieure des parois musculaires attaquées par la curette.

Le curettage est le traitement de choix dans certaines formes de métrite, et en particulier dans les formes fongueuses, hémorragiques, dans la dysménorrhée membraneuse qui résiste souvent à plusieurs opérations, dans les métrites séniles purulentes. Dans les métrites aiguës, ou les cas légers d'endométrite chronique, il n'est pas indiqué ; l'asepsie utérine, les pansements bien faits, le drainage suffisent à amener la guérison. Il échoue presque toujours dans les métrites qui s'accompagnent d'un gros catarrhe, et est absolument inefficace contre les lésions cervicales.

Il est également contre-indiqué lorsque les métrites s'accompagnent de lésions annexielles aiguës et surtout de suppuration. Dans les cas d'annexite légère, on l'a considéré, parfois, comme un mode de traitement de la lésion annexielle.

B. OPÉRATIONS PORTANT SUR LE COL. — Les lésions du col si fréquentes dans les métrites, et que nous avons précédemment étudiées, peuvent être la source de certaines indications opératoires. Le polype glandulaire cervical doit être extirpé soit avec les ciseaux, soit avec une pince à polype par torsion ; si ces productions muqueuses sont multiples on pourra être amené à faire le curettage du col.

Les ectropions, les ulcérations du col, ont été, pour les chirurgiens, la source de traitements spéciaux, et en particulier de cautérisations au nitrate d'argent, à l'acide nitrique, au chlorure de zinc, à l'acide acétique (Hofmeier), etc. Elles ne seront du reste utiles que dans les cas d'ulcérations anciennes et rebelles. D'ordinaire, et surtout dans les ulcérations récentes, qui dépendent uniquement de l'inflammation utérine, le traitement de l'endométrite suffira et la guérison de la lésion utérine entraînera la guérison des ulcérations et ectropions.

Les lésions profondes du col, résultant des déchirures, des éversions, des kystes glandulaires, des scléroses secondaires, etc., seront, dans les cas où elles résistent au traitement médical, efficacement combat-

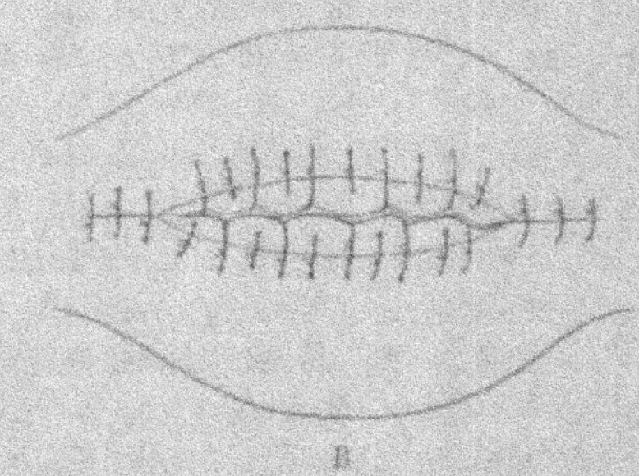

Fig. 74.

Amputation du col à 2 lambeaux (Simon-Hegar).

A, vue du tracé des lambeaux sur une coupe; un fil placé sur une des lèvres montre le mode de réunion. — B, col amputé et suturé vu de face.

tues par *l'amputation du col* qui deviendra, dans ces circonstances, le complément indispensable du curettage.

Les procédés les plus usités sont l'amputation biconique (Simon-Hegar) qui a été bien décrite par Marckwald, l'amputation de Schrœder, et la trachélorraphie ou opération d'Emmet réservée surtout aux déchirures unilatérales.

a, *Amputation biconique.* — L'amputation biconique (Simon-Hegar) est d'une technique simple. La malade, anesthésiée et préparée suivant les règles de l'antisepsie, est mise dans la position dorso-sacrée. Le vagin ouvert par des valves, le col est saisi par deux pinces fixatrices et abaissé. On incise les commissures, au bistouri ou aux ciseaux, jusqu'à l'insertion vaginale. La lèvre antérieure est incisée obliquement de la muqueuse vers la profondeur de bas en haut. Une incision analogue faite sur la face externe rejoint la précédente, circonscrivant ainsi une sorte de cône à sommet supérieur et à base inférieure, qui est excisé. Les deux lambeaux sont ensuite réunis par une série de points séparés au crin de Florence, ou, de préférence, avec du catgut fort.

On agit de même pour la lèvre postérieure, en se servant des fils qui suturent la

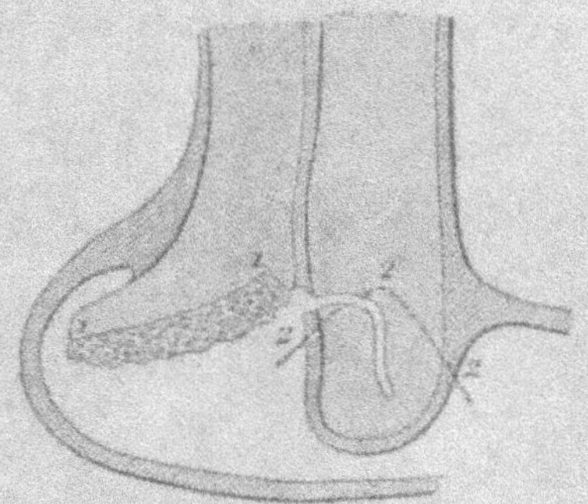

Fig. 75.
Opération de Schrœder.
1, 1, lambeau muqueux réséqué. — 2, 2, 2, mode de réunion du lambeau.

lèvre antérieure pour maintenir l'utérus abaissé. Les commissures sont réunies par un ou deux points séparés. Puis, les fils sont coupés, le vagin largement irrigué est rempli d'un bourrage, médiocrement serré, de gaze aseptique que l'on change toutes les quarante-huit heures, pendant une dizaine de jours. Dans les cas de suture au crin, il faut les enlever vers le quinzième jour.

Cette amputation, d'exécution facile, et qui amène d'ordinaire une sorte de régression, de diminution marquée du volume du corps utérin, saigne assez abondamment. Il n'y a pas lieu de se préoccuper de cette hémorragie, que la suture des lambeaux suffit toujours à arrêter complétement.

b. *Opération de Schrœder.* — L'opération du Schrœder, amputation du col à un lambeau, ou excision de la muqueuse, est plus difficile à exécuter que la précédente qui peut, à la rigueur, en partie, la remplacer.

La malade ayant été aseptiquement préparée, est anesthésiée, placée dans la même position que pour l'opération précédente. Le col est saisi, abaissé, et incisé aux commissures, comme ci-dessus. La lèvre antérieure isolée et prise, avec une pince fixatrice, on incise transversalement la muqueuse cervicale au point le plus élevé. Puis on pratique alors une incision demi-

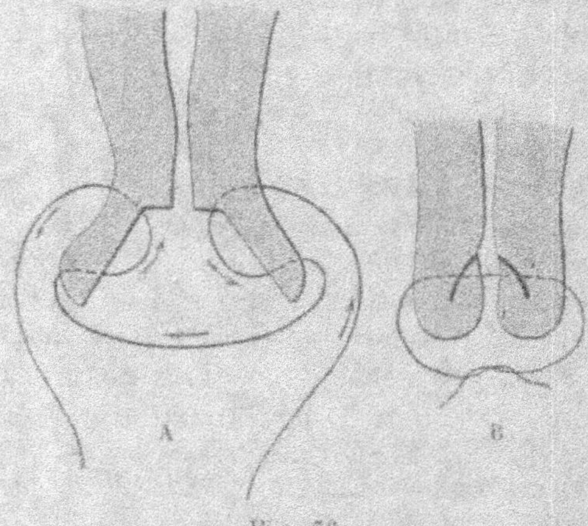

Fig. 76.
Amputation de Schræder. Mode de suture de Jeannel.
A, mise en place du fil. — B, fil serré. Affrontement obtenu.

circulaire de la muqueuse externe qui circonscrit toute la membrane cervicale que l'on sépare en allant rejoindre l'incizion transversale interne. L'opérateur réseque, ainsi, une lamelle muqueuse d'épaisseur variable empiétant sur la couche musculaire. On renverse alors, en dedans, le lambeau extérieur ainsi obtenu, et l'on suture l'extrémité de ce lambeau à la muqueuse interne par quelques points séparés, au crin de Florence ou au catgut. L'aiguille courbe doit passer au-dessous de la surface cruentée. La mise en place de ces points de suture est souvent difficile, la lèvre supérieure de la muqueuse est difficile à saisir, ou déchire sous le fil, et l'affrontement exact est souvent malaisé. Aussi Jeannel a-t-il modifié le mode de suture, ainsi que l'indique la figure ci-dessus (fig. 76).

Dans les cas où la résection de la muqueuse est nécesssaire,
Boully a imaginé un procédé opératoire plus facile. Il réséque,
au bistouri, après dilatation de la cavité utérine, la plus grande

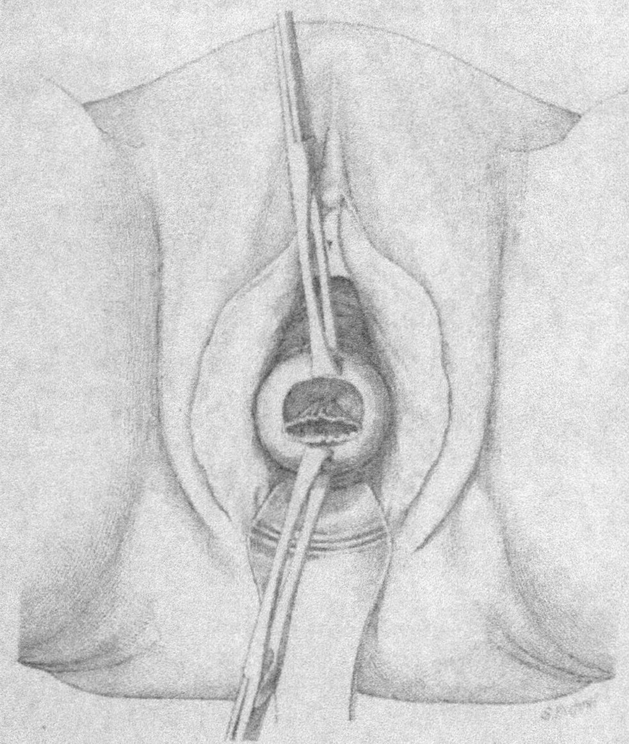

Fig. 77.
Opération de Poury.

partie de la muqueuse cervicale sur les lèvres antérieure et postérieure, en ayant soin de respecter, au niveau des commissures,
de chaque côté, une bande verticale de cette muqueuse, pour
éviter les rétrécissements consécutifs. On obtient, ainsi, un
orifice large et un canal cervical dilaté que l'on bourre avec de
la gaze iodoformée imbibée de glycérine créosotée au tiers.

On peut encore rappeler le procédé particulier que Povey (de Montevideo) a fait connaître au Congrès de Paris 1900. Il circonscrit au bistouri, par une incision circulaire, toute la partie malade du col, en entamant légèrement le muscle sous-jacent.

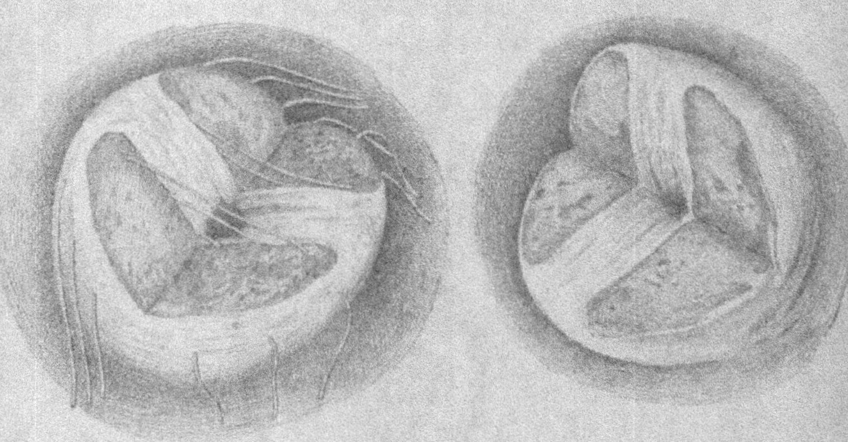

Fig. 78.
Trachélorraphie d'Emmet.
A, mode d'avivement. — B, mise en place des fils.

Il obtient ainsi un lambeau circulaire qu'il dissèque en forme de cône jusqu'au voisinage de l'isthme, et sectionne un peu au-dessous de ce point, laissant un rebord muqueux circulaire flottant, qu'il faut suturer aux bords de l'incision circulaire du museau de tanche. Cette suture paraît d'une exécution peu aisée.

b. *Opération d'Emmet, trachélorraphie.* — Cette opération paraît surtout devoir être réservée aux déchirures unilatérales du col, alors que la cicatrisation de cette plaie utérine, a donné naissance à cette *cheville cicatricielle* qu'Emmet rend, à tort, responsable de tous les accidents consécutifs à l'inflammation de l'utérus.

Pour la pratiquer, on procède de la manière suivante. La malade endormie est placée en position dorso-sacrée, les parois vaginales largement écartées, le col est saisi et abaissé, à l'aide de deux pinces fixatrices placées l'une sur la lèvre antérieure, l'autre sur la lèvre postérieure près de la déchirure. On dissèque alors tout le rebord de la déchirure, en ayant soin de pénétrer profondément, et d'enlever entièrement toute la cheville cicatricielle. Une série de sutures, à points séparés, sont placées au-dessous des surfaces cruentées de chaque lèvre du col, que l'on a soin de tailler bien symétriques, pour en assurer l'affrontement exact, et ferment soigneusement la plaie, tout en respectant l'orifice utérin. Cinq ou six points suffisent ; on les fait avec du catgut ou du crin de Florence (Pozzi). Un tampon de gaze iodoformée est placé, pendant les premiers jours, dans le vagin, et il sera bientôt remplacé par des injections vaginales.

Dans les cas de déchirures bilatérales, les véritables amputations du col, décrites plus haut, semblent préférables à une double trachéolorraphie.

Les diverses amputations du col que nous venons de décrire, qui sont souvent le complément du curettage, amènent, comme nous l'avons dit, outre la suppression de muqueuses infectées et profondément altérées, une régression de l'utérus, une véritable involution, souvent excessivement avantageuse.

On a, à plusieurs reprises, et dernièrement encore (Société de Gynécologie, d'Obstétrique et de Pœdiatrie de Paris, 31 mars 1899), accusé les amputations du col, d'avoir une influence mauvaise sur les grossesses et les accouchements ultérieurs. AUDEBERT, DE LA TORRE, PINARD, ont reproché à ces opérations d'occasionner souvent des avortements, ou des cas de dystocie. Il semble démontré, surtout après la discussion de 1899, que ces accidents sont dus à certains défauts de technique opératoire, ou bien à des vices de cicatrisation (suppuration, cicatrices vicieuses, induration secondaire), et que, d'autre part, lorsque l'opération est bien faite et que la réunion par première intention est obtenue, il n'y a jamais d'accidents gravidiques ou obstétricaux ultérieurs. Cette doctrine a été soutenue par BOUILLY, et plus récemment, par RAINGUET dans sa thèse (Bordeaux, 9 juin 1899). Ce dernier a même préconisé un procédé spécial, la *résection prismatique*, à lambeaux *égaux*, qui, en facilitant la coaptation des surfaces cruentées, assurerait la réunion primitive et préviendrait, par suite, les accidents ultérieurs.

Il faut reconnaître d'ailleurs que les diverses amputations du col, de même que le curettage se pratiquent beaucoup moins souvent qu'il y a quelques années. Les indications de ces opérations paraissent s'être limitées et précisées, et les amputations du col semblent aujourd'hui réservées seulement aux lésions véritablement profondes et graves : les déchirures multiples et profondes avec éversion, les ulcérations rebelles, les cicatrices épaisses et douloureuses, etc.

Certains chirurgiens ont tendance à remplacer ces opérations par des cautérisations plus ou moins énergiques. Ainsi G. Richelot, a remis en honneur, ces dernières années, la cautérisation des lésions cervicales par le caustique de Filhos, autrefois employé par son père et par Amussat. Il fait, dans le col, à l'aide d'un crayon caustique, des attouchements suffisants pour produire une eschare noirâtre, qui, après lavage antiseptique, est pansée avec de la gaze. Les cautérisations sont répétées, à plusieurs reprises, à des intervalles de huit à douze jours : elles, arriveraient, au dire de Richelot, à détruire tous les tissus malades, et à favoriser la reconstitution complète d'un col normal. Ce traitement mérite d'être étudié, cependant on a déjà publié quelques cas de sténose consécutive.

Dans certains cas de métrite résistant à tous les traitements, et en particulier dans les formes hémorragiques rebelles, les chirurgiens ont pu se voir forcés de recourir à des opérations plus importantes, telles que la *ligature des artères utérines*, la *castration ovarienne* et même l'*hystérectomie vaginale*. Ce sont des interventions parfois légitimées, mais qui doivent cependant demeurer exceptionnelles.

5° Traitement des complications. — Il est un certain nombre de complications ou de troubles fonctionnels qui méritent un traitement spécial, en dehors des inflammations annexielles, si fréquentes au cours des métrites, et qui, si souvent, dominent toute la scène pathologique, au point de devenir la source d'indications particulières qui seront ultérieurement étudiées (voy. *Ovaro-salpingites*).

Les troubles urinaires, cystite, cystalgie, etc., devront être souvent combattus par des instillations vésicales, de grands lavages à l'acide borique et à l'antipyrine, par les résineux à l'intérieur (térébenthine, santal, etc.), et, parfois aussi, par des pilules de camphre et de belladone.

Les troubles digestifs seront quelquefois assez développés pour mériter un traitement particulier. Les dyspepsies, les gastralgies, la dilatation de l'estomac seront traitées par les moyens ordinairement employés dans ces affections.

L'entérite, et en particulier l'entérite muco-membraneuse, complication très fréquente et souvent très tenace des métrites, méritent d'être soignées énergiquement.

L'entérite muco-membraneuse sera combattue, avec succès, par les grands lavages intestinaux alcalins (bicarbonate de soude 3 grammes pour 2 litres d'eau bouillie ou boriquée), pratiqués à jours passés sans être trop longtemps continués; par l'usage répété, à courts intervalles, de l'huile de ricin; par les lavements avec l'extrait de ratanhia, au chlorate de potasse (4 à 6 grammes) donnés par série de cinq à six jours. On a aussi préconisé l'hydrastis canadensis (G. SÉE), le sous-nitrate de bismuth, l'ichtyol, etc. Quelle que soit la thérapeutique employée, il sera absolument nécessaire d'assurer par les moyens appropriés, l'évacuation régulière et quotidienne de l'intestin, et d'astreindre la malade à un régime alimentaire assez sévère, qui aura surtout pour but d'éviter les flatulences gastriques et intestinales et de prévenir la constipation et qui constitue, le plus souvent, le meilleur traitement de l'entérite.

6° Traitement général. — Dans la plupart des cas, surtout dans les métrites anciennes, le chirurgien devra prescrire à sa malade un traitement général, dont les deux indications principales seront de *réveiller la nutrition générale* souvent très altérée, et de *calmer les accidents nerveux* si fréquents dans les maladies utérines.

La première indication sera remplie par l'usage de toniques, variables suivant le tempérament de la malade, fer et quin-

quina, arsenic chez les arthritiques, phosphate de chaux et gly-
céro-phosphate chez les lymphatiques, etc.

Les phénomènes nerveux seront utilement combattus par
l'emploi de médicaments antispasmodiques (bromure de potassium et de sodium, valériane, éther, etc.), et, même parfois,
par certains calmants tels que l'opium et la belladone.

Enfin, l'*hydrothérapie* constituera, bien souvent, une ressource
importante qui réussira à remplir à la fois les deux indications
principales, étant à la fois tonique et calmante suivant son
mode d'emploi (douches froides et chaudes, frictions sèches,
massages, bains salés, etc.).

D'ailleurs, chez beaucoup de malades, le traitement médical
sera très utilement aidé par l'emploi des *eaux thermales*. Peu
de maladies ont été aussi souvent traitées par ce moyen que les
métrites. Les eaux minérales peuvent agir soit sur les accidents
locaux, soit sur les phénomènes généraux. Cependant leur effet
paraît être de relever l'état général et de corriger les troubles
réflexes viscéraux. Leurs indications sont variables.

Les malades faibles, anémiées, lymphatiques, se trouveront
bien des sources sulfureuses, arsenicales et même ferrugineuses,
des bains de mer. Les malades dyspeptiques préféreront les eaux
alcalines, ou légèrement purgatives ; les névropathiques les eaux
indifférentes ou indéterminées et certaines eaux calmantes
comme celles de Néris.

Mais il est surtout deux groupes de stations minérales qui tiennent le premier rang dans le traitement des métrites, ce sont
les *eaux sulfureuses* telles que celles de Saint-Sauveur, Cauterets,
Amélie-les-Bains, Aix, Eaux-Chaudes dans les cas très douloureux, etc., et les eaux *chlorurées sodiques*, de Salins, Salies-de-
Béarn, Dax, Briscous-Biarritz, Bourbonne-les-Bains, etc. Ces dernières agissent non seulement sur les cas torpides et lents, sur les
tempéraments lymphatiques, mais aussi produisent des décongers-
tions viscérales qui peuvent être très utiles dans certaines poussées de métrite chronique. Il est bien entendu, d'ailleurs, que le
choix de la station minérale devra toujours être fait en obéissant aux indications et surtout aux contre-indications spéciales
de chaque variété d'eau thermale.

DIFFORMITÉS ACQUISES, DÉVIATIONS ET DÉPLACEMENTS UTÉRINS

Toutes les maladies décrites ici sont le résultat de lésions secondaires à des affections inflammatoires ou traumatiques de l'utérus. Les unes, les *difformités acquises*, portent sur la conformation ou la constitution de la matrice ; les autres, les *déviations et déplacements* résultent des modifications dans la position et la statique utérines.

CHAPITRE PREMIER

DIFFORMITÉS ACQUISES

Sous le nom de difformités acquises, nous décrirons 1° les *atrésies* et *sténoses* du col de l'utérus, 2° *l'atrophie* et *l'hypertrophie* de l'organe utérin.

ARTICLE PREMIER

ATRÉSIE DU COL DE L'UTÉRUS

On désigne sous le nom d'*atrésie du col* l'occlusion complète du museau de tanche. Elle peut être *congénitale* ou *acquise*.

Congénitale, elle est ordinairement liée à d'autres vices de conformation et sera étudiée avec les *malformations des organes génitaux*.

Acquise elle peut être amenée par des causes diverses, telles que la chute des eschares après l'accouchement ; la cicatrisation des pertes de substances produites par des traumatismes obstétricaux ou accidentels; des cautérisations intempestives ayant porté sur le pourtour de la cavité; des amputations du col mal faites, avec adossement incomplet et inexat des lambeaux muqueux, ou pratiquées avec des procédés imparfaits (anses galvanique, écraseur linéaire); certaines ulcérations inflammatoires cervicales très étendues. On constate encore cette atrésie dans certaines tumeurs du col, ou avec quelques néoplasmes de la partie inférieure du col chez les vieilles femmes, dans les prolapsus, après la cicatrisation des ulcérations du museau de tanche, que celles-ci soient dues à un pessaire ou à un frottement de l'organe devenu extérieur. Enfin, cette lésion se produit parfois spontanément par les progrès de l'âge.

Les phénomènes cliniques de l'atrésie du col varient suivant que la femme a dépassé ou non la ménopause.

Si elle est encore réglée, l'atrésie cervicale peut produire de l'*hématométrie* et de l'*hématosalpinx* comme dans toutes les gynatrésies.

Quand, au contraire, la malade n'est plus réglée, l'atrésie peut tout à fait passer inaperçue, à moins qu'une cause quelconque d'infection de l'utérus préexistante, n'entraîne une accumulation de produits septiques dans sa cavité. Suivant la nature les substances retenues, on pourra observer de l'*hydrométrie*, de la *pyométrie* et même de la *physométrie*.

Traitement. — Il est indiqué de rétablir le passage par une incision suivie d'une dilatation progressive, et en particulier par le cathétérisme répété avec les bougies d'Hégar. Si l'utérus est infecté, un curettage pourra être nécessaire. Enfin, lorsque l'atrésie est due à une tumeur, fibrome ou cancer, celle-ci pourra donner lieu à des indications spéciales.

ARTICLE II

STÉNOSE DU COL DE L'UTÉRUS

La sténose (de στενός, étroit) est le rétrécissement plus ou moins accentué du col utérin.

1° Étiologie. — Elle est *congénitale* ou *acquise* :

α) La *sténose congénitale* coïncide souvent avec une déformation particulière du col, qui est pointu, allongé, très conique, et d'une conicité variable. L'orifice, très réduit, punctiforme, admettant parfois à peine une aiguille fine, est tantôt au sommet du cône, tantôt rejeté en arrière ou en avant de ce sommet. Ce déplacement est dû à l'hypertrophie de la lèvre antérieure surtout, ou plus rarement de la lèvre postérieure, formant le col tapiroïde. La sténose congénitale peut aussi être le résultat d'une antéflexion cervico-corporelle. Le col conique se rencontre fréquemment sur un utérus peu développé ou infantile..

β) La *sténose acquise* est due aux mêmes causes que l'atrésie : elle est le plus souvent cicatricielle. Elle est souvent consécutive aux amputations du col, suivies d'un affrontement inégal, ou ayant guéri par bourgeonnement ; car, la cicatrisation par première intention ne produit pas de cicatrices rétractiles. On a aussi, dans ces dernières années, observé un certain nombre de sténoses acquises à la suite de l'emploi des crayons caustiques, au chlorure de zinc (DEMONTPALLIER), ou même au sulfate de cuivre dans le traitement des métrites.

Un des résultats importants de cette sténose, c'est la rétention des sécrétions, dont la stagnation et l'altération constituent souvent dans la matrice une cause d'infection utérine. De là, la fréquence des lésions inflammatoires chez les femmes atteintes de ces rétrécissements.

2° Symptômes. — La sténose se révèle surtout par deux symptômes : la *dysménorrhée* et la *stérilité*.

a. *Dysménorrhée*. — La dysménorrhée n'est pas fatale dans la sténose, mais elle est excessivement fréquente. Elle se traduit par des douleurs survenant surtout au moment des règles, sous forme de coliques utérines, avec irradiations pénibles dans les lombes et dans les cuisses. Ces douleurs, qui peuvent durer pendant toute l'époque menstruelle, cessent parfois au début de l'écoulement sanguin, elles reviennent aussi par crises séparées, coïncidant avec l'expulsion de caillots. L'intensité en est parfois telle que les malades ont des crises nerveuses, des syncopes, des vomissements, et restent, après, dans une prostration marquée.

La difficulté d'évacuation du sang pendant les règles, et des sécrétions utérines dans l'intervalle des menstrues, est souvent la cause de l'infection utérine ; on constate alors, en outre, les signes ordinaires de la *métrite* qui peut même parfois se compliquer de lésions annexielles. Si la sténose est très étroite, on peut observer de l'*hématométrie* et de la *pyométrie*. Cette rétention du pus se rencontre souvent chez les vieilles femmes. La sténose est une des causes fréquentes de la *métrite* virginale.

b. *Stérilité*. — La stérilité, de même que la dysménorrhée, n'est pas absolument fatale dans la sténose du col. Elle en est cependant une conséquence fréquente. Elle n'est pas toujours due à l'étroitesse exagérée de l'orifice, mais reconnaît, peut-être, une cause mécanique dans la disposition tapiroïde du col ; de plus, dans les cols coniques, elle est favorisée par l'absence de la petite cupule qui existe autour de l'orifice d'un col normal (Pajot). D'ordinaire, cette stérilité serait plutôt, d'après Pozzi, le résultat de l'*engouement muqueux du col*, c'est-à-dire de l'oblitération habituelle de l'orifice sténosé par un épais bouchon de mucus acide. Dans d'autres cas enfin, elle serait due aux lésions de métrite qui résultent de la sténose.

3° Diagnostic. — Le diagnostic de la sténose est ordinairement facile ; il se fait par l'examen au spéculum et à l'aide du cathétérisme utérin.

Dans la sténose congénitale c'est surtout l'orifice externe qui est rétréci ; son cathétérisme est souvent difficile, et l'obstacle franchi, l'instrument trouve une cavité cervicale dilatée et un orifice interne à peu près sain.

La sténose de l'orifice interne est plus rare, mais elle est aussi plus difficile à reconnaître. La difficulté du cathétérisme ne doit pas faire toujours admettre un rétrécissement ; il faut, à l'aide de sondes de courbures variées, reconnaître si l'obstacle n'est pas dû à une flexion du corps sur le col, ou si l'instrument ne bute pas dans un des replis de l'arbre de vie. Souvent, l'obstacle sera facilement surmonté et le diagnostic éclairci par un léger abaissement du col, qui redresse l'axe et permet le passage.

Dans les sténoses acquises, le rétrécissement est souvent semblable, mais ordinairement il est moins limité. Dans celles qui succèdent aux opérations cervicales, il reste fréquemment un canal plus ou moins tortueux, difficile à cathétériser, la portion cicatricielle pouvant être plus ou moins haute, et occuper parfois tout le col.

4° Pronostic. — La sténose congénitale disparaît quelquefois après la fécondation et l'accouchement. Mais, qu'elle soit congénitale ou acquise, elle peut apporter de sérieux obstacles au travail obstétrical et à l'expulsion du fœtus.

5° Traitement. — Le traitement de la sténose du col contient tout entier dans deux indications : la dilatation des parties rétrécies du canal cervical, et le maintien de cette dilatation.

On emploie pour cela deux ordres de moyens : des dilatations et de véritables opérations.

La dilatation peut se pratiquer de plusieurs manières, elle est lente et graduelle ou immédiate progressive. Dans le premier cas, on la fait à l'aide de bougies dilatatrices graduelles, par séances séparées. Les plus usitées sont les bougies de HEGAR. Certains auteurs (CLAVELAND, GOFF), emploient le bourrage à l'aide de mèches de gaze. D'après POZZI, la dilatation par les bougies d'HEGAR serait facilitée par l'emploi préalable d'une ou deux tiges de laminaires, qui ramollissent les parties. Leurs passages successifs excitent, dans certaines circonstances, la vitalité utérine, principalement dans les sténoses congénitales avec utérus infantile, et produisent alors un développement ultérieur de l'organe.

On peut aussi faire la dilatation rapide, avec ou sans anesthésie, surtout après l'emploi de la laminaire, soit avec les bougies graduées, soit avec les dilatateurs utérins, de SIMS, de SEGOND, etc., suivant la technique décrite déjà (voy. p. 57).

Quel que soit le moyen employé, cette dilatation n'est souvent que passagère et la sténose se reproduit très rapidement. Aussi, certains auteurs ont-ils essayé de la maintenir à l'aide de l'introduction et de la fixation dans le col de pessaires intra-utérins métalliques, tels que la tige de LEFOUR, celle de PETIT, etc. L'emploi de ces tiges est contre-indiqué par l'existence des lésions annexielles aiguës ou subaiguës.

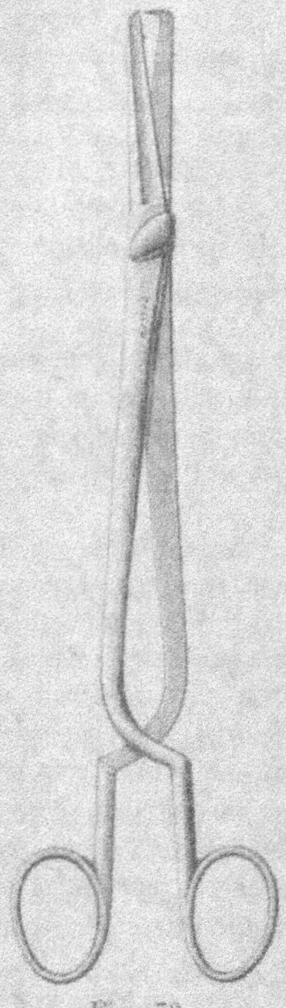

Avec ou sans traitement complémentaire, la dilatation est le traitement de choix dans les sténoses relativement peu accentuées. Quand la lésion atteint un degré plus marqué, il devient nécessaire d'avoir recours au traitement chirurgical.

La section *simple* du rétrécissement a été pratiquée à l'orifice externe avec le bistouri, ou bien avec des ciseaux spéciaux, tels que ceux de KUCHENMEISTER munis d'un crochet pour empêcher le glissement des lames. La section profonde, en particulier celle de l'orifice interne, et la section de tout le canal cervical (opération de SIMS) ont été faites, avec le bistouri, simple ou boutonné, ou à l'aide du métrotome simple ou double. Ces incisions sont mauvaises : leur cicatrisation rapide, malgré la dilatation quelquefois pratiquée après l'incision, reproduit la difformité primitive. De plus, lorsque l'incision est profonde, surtout dans l'opération de SIMS avec le métrotome, elle peut dépasser le but, donner lieu à des hémorragies, et devenir une surface d'absorption qui facilite l'infection utérine.

L'électrolyse a été employée par FAY en Amérique, LEBLOND en France. Elle serait peu douloureuse et innocente. La chute de l'eschare, surtout si le courant a été un peu trop intense, peut être cependant suivie d'un nouveau rétrécissement.

Aussi, dans les sténoses très accusées, il faut opératoirement

Fig. 79.

Ciseaux de Kuchenmeister pour le débridement du col.

refaire les orifices et même le canal cervical. Cette opération est la *stomatoplastie* qui n'est parfois que la reconstitution du canal utérin à l'aide d'une amputation du col, suivant l'une des deux grandes méthodes usitées (voy. *Métrites*), le procédé biconique (SIMON-HEGAR) ou celui de SCHROEDER.

D'autres fois, on peut employer l'une des opérations particulièrement inventées pour les sténoses; ce sont l'opération de FRITSCH, dans laquelle,

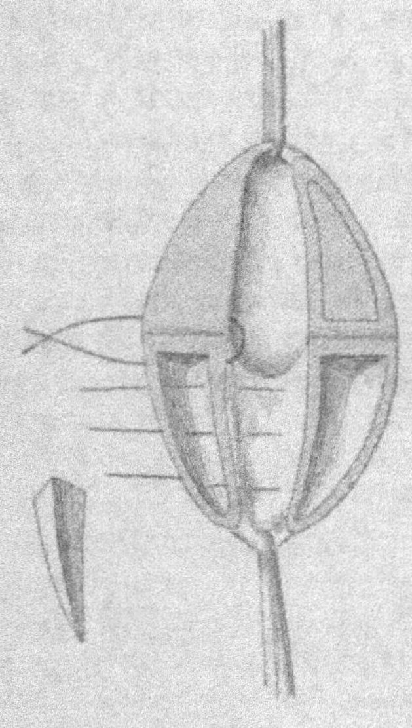
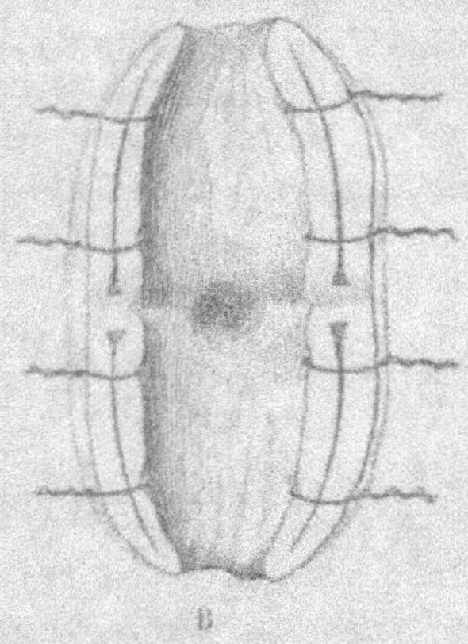

Fig. 80.

Stomatoplastie par évidement commissural du col (POZZI).

A, tracé des incisions et pose des fils. — B, fils mis en place et serrés.

après incision cruciale, on enlève, aux ciseaux, les quatre lambeaux triangulaires circonscrits par les incisions ; celle de BORISSOWICZ, simplifiée par LIWOF, dans laquelle on fait l'amputation des lèvres du col, par des ligatures isolées ; les sections partielles du col avec les instruments de PEASLEE, ou la pince coupante de SEILMANN, et de Guillaume LIVET qui n'est que l'exagération de l'opération de FRITSCH, les opérations de MAAS, DE ROSSNER, etc. Tous ces procédés donnent des résultats peu certains, ils ont parfois causé des hémorragies ou des complications opératoires. Certains d'entre eux ont été peu usités, et leurs résultats sont encore inconnus.

Il semble, cependant, qu'il faille faire une place à part à l'opération nouvelle de Pozzi, la stomatoplastie par évidement commissural du col, qui serait surtout favorable dans les cols lapiroïdes. Dans ce procédé, le col est incisé latéralement et profondément à droite et à gauche, et forme deux valves antérieure et postérieure découvrant ainsi presque tout le canal cervical. De chaque côté est une surface avivée triangulaire, sur laquelle on excise un lambeau, en forme de coin, circonscrit au bistouri. Les deux bords des gouttières ainsi créées sont ensuite affrontés par des points de suture, depuis l'angle de réunion des deux valves jusqu'à l'orifice externe, laissant entr'elles un orifice large, en bec de canard, que la rétraction cicatricielle modifie ultérieurement. Cette opération a donné de bons résultats à son auteur.

ARTICLE III

ATROPHIE DE L'UTÉRUS

On peut diviser l'atrophie de l'utérus en *congénitale* et *acquise*.

1º Atrophie congénitale. — L'atrophie congénitale devrait, d'après Pozzi, être appelée *évolutive* ou par prédisposition congénitale. Elle est caractérisée par ce fait que l'utérus, sans éprouver un véritable arrêt de développement, voit son évolution s'arrêter au moment de la puberté ; il reste infantile, trop petit, *pubescent* suivant l'expression de Virchow. Le plus souvent, cette atrophie coïncide avec un arrêt dans le développement des organes génitaux internes et externes, qui s'étend même parfois au bassin, et aussi, mais rarement, à l'individu tout entier. Les femmes restent petites, mal développées et gardent l'aspect extérieur et la conformation de fillettes. Cependant, on peut observer aussi cette atrophie utérine, chez des femmes grandes, bien faites, très développées, chez lesquelles le système génital seul est resté en retard.

D'habitude, les malades atteintes de cette atrophie sont petites nerveuses, et présentent des signes de dégénérescence ; elles ont atteintes d'aménorrhée ou tout au moins de dysménorrhée, avec phénomènes nerveux graves. Elles ont souvent des crises d'épilepsie ou d'hystérie, et paraissent peu intelligentes. L'examen local permet de reconnaître le défaut du développement génital ; l'utérus reste petit, le vagin court, les organes génitaux externes mal développés.

Le traitement local, le massage, l'excitation utérine par des pessaires métalliques intra-utérins, l'électricité, donnent quelquefois de bons résultats, mais souvent restent inefficaces. Il faut donc, en même temps, s'adresser au traitement général et employer les toniques, les reconstituants, l'hydrothérapie, le séjour au bord de la mer, qui, en améliorant la santé générale, favoriseront le développement de l'individu. Quand les accidents dysménorrhéiques sont très développés et très douloureux, on peut exceptionnellement être amené à pratiquer la castration ovarienne.

2° Atrophie acquise. — L'atrophie acquise peut être sénile ou survenir avant la ménopause.

L'atrophie sénile ne peut être considérée comme une maladie. Après la ménopause, chez toutes les femmes, l'utérus s'atrophie plus ou moins. Quand cette évolution naturelle dépasse les limites ordinaires, et que l'utérus se réduit à un simple moignon, ce qui n'arrive guère que chez les femmes qui ont eu beaucoup d'enfants, cet état peut exister sans amener de troubles fonctionnels importants.

On voit, parfois, le même processus survenir chez des femmes en pleine activité génitale. Le plus souvent, alors, il n'est que l'exagération de l'évolution post-puerpérale ; c'est l'atrophie par super-involution. Elle est surtout causée par la lactation prolongée, les hémorragies abondantes et répétées, l'infection puerpérale et aussi les grossesses trop rapprochées. On peut, dans ce cas, regarder les maladies générales telles que la tuberculose, la syphilis, la chlorose, le diabète, le mal de Bright, etc. comme des causes prédisposantes.

L'atrophie utérine peut aussi s'observer à la suite des affections des organes génitaux, telles que la métrite, l'ovaro-salpingite, ou comme conséquence de certaines opérations telles que l'amputation du col (Pozzi, Braux), la castration ovarienne. Les expériences de Weismann, Heismann, Sokoloff ont démontré que l'extirpation des ovaires pouvait amener l'atrophie progressive de l'utérus.

La super-évolution utérine se présente sous deux formes : l'atrophie *molle* et l'atrophie *scléreuse*.

Dans l'*atrophie molle*, comme s'il se produisait un excès de la dégénérescence et de la résorption graisseuse, l'utérus est ramolli, flasque, perd de son épaisseur et de sa tonicité, mais il conserve sa longueur. Cette forme expose, dans le cathétérisme, à la perforation utérine.

L'atrophie *scléreuse*, dans laquelle la résorption graisseuse est compensée par une formation exagérée de tissu fibreux, l'organe est ratatiné, induré, diminué dans toutes ses dimensions.

Cette atrophie entraîne, comme troubles fonctionnels, la stérilité et une cessation des règles plus ou moins complète.

Elle n'est pas toujours définitive ; elle peut guérir lorsque l'aménorrhée n'est pas complète et les ovaires peu altérés.

Le traitement doit s'adresser, en même temps, à l'état général et à l'état local. Il sera indiqué de supprimer l'allaitement, de tonifier la malade et de rétablir la santé générale, en soignant, avec les moyens appropriés, la maladie générale prédisposante. Localement, il sera nécessaire d'exciter l'activité de l'utérus, soit à l'aide de toniques généraux tels que l'hydrothérapie, les bains salés, etc., ou à l'aide de moyens locaux comme l'électrisation intra-utérine, les injections chaudes, les irrigations rectales chaudes, le cathétérisme répété, l'usage régulier du coït et parfois aussi l'opothérapie ovarienne.

ARTICLE IV

HYPERTROPHIE UTÉRINE

L'hypertrophie de l'utérus peut être totale ou partielle. L'hypertrophie totale, portant sur tout l'organe, est exceptionnelle.

Tous les auteurs s'accordent à citer le cas de gigantisme utérin publié par POLAILLON en 1889, dans lequel, chez une femme de trente ans, l'utérus, sans tumeur, ni altération de forme, avait pris un volume tel qu'il occupait tout l'abdomen. Le plus souvent, l'hypertrophie est partielle et porte sur le col. Elle siège tantôt sur la portion sus-vaginale du col, tantôt sur la partie sous-vaginale.

1° Hypertrophie sus-vaginale. — L'hypertrophie sus-vaginale, ou allongement hypertrophique de HUGUIER, n'est pas, d'ordinaire, une lésion isolée comme le croyait cet auteur. Elle constitue, presque toujours, une complication des prolapsus génitaux et sera, pour cette raison, étudiée avec cette affection.

2° Hypertrophie sous-vaginale. — Nous décrirons seulement ici l'hypertrophie sous-vaginale, bien que cette lésion puisse, quelquefois, s'observer au cours du prolapsus, mais elle peut aussi résulter d'autres causes. Elle est congénitale ou acquise :

a. *L'hypertrophie congénitale ou évolutive* se montre surtout au moment de la puberté et se prononce parfois plus tard. Elle porte, d'ordinaire, sur tous les éléments, sans modifier le type ordinaire de l'organe dont la muqueuse reste saine. Le col est très allongé, tantôt conoïde ou cylindroïde, parfois, au contraire, tapiroïde. Le col hypertrophié peut arriver à remplir tout le vagin, parfois même à dépasser l'orifice vulvaire ayant alors l'aspect d'un prolapsus. Cette hypertrophie est quelquefois partielle et ne porte que sur une seule lèvre. D'ordinaire, on trouve au sommet de cette saillie cervicale, un orifice externe très petit, sténosé.

b. *Les hypertrophies acquises*, résultent d'une sorte de développement anormal du système vasculaire, et le col prend alors l'aspect d'un véritable tissu érectile, d'un angiome, ou bien elles sont l'aboutissant des lésions de métrites anciennes.

Les hypertrophies inflammatoires sont de deux sortes. Elles sont *folliculaires*, c'est-à-dire dues à des hypertrophies ou à des hyperplasies glandulaires et arrivent parfois à former de véritables polypes ; ou *kystiques*. Dans ce dernier cas, elles sont produites par la formation, dans l'épaisseur du col, de très nombreux kystes glandulaires ou œufs de Naboth. Cette seconde forme est parfois le résultat des lésions de la première. Le reste du tissu cervical est, dans les deux cas, induré et sclérosé, les vaisseaux volumineux et à parois épaisses.

On a observé des hypertrophies ou augmentations de volume œdémateuses, et des formes mixtes dans lesquelles toutes ces lésions sont associées.

Les signes de l'hypertrophie du col se confondent, le plus souvent, avec ceux de la métrite, au milieu desquels prédominent surtout la *dysménorrhée* et la *dyspareunie*.

Le toucher et l'examen méthodique de la tumeur que forme le col empêcheront de la confondre avec un polype fibreux, un prolapsus, ou une inversion utérine. Cette hypertrophie une fois constituée n'a d'ordinaire pas tendance à rétrocéder. Aussi, mérite-t-elle toujours un traitement chirurgical : l'amputation du col. Le plus souvent, le meilleur procédé sera l'amputation biconique.

CHAPITRE II

DÉVIATIONS ET DÉPLACEMENTS

L'utérus n'est pas un organe fixe. Suspendu au milieu de la cavité pelvienne à l'aide d'un appareil ligamenteux assez compliqué, et plus ou moins soutenu par le vagin et le périnée, il est susceptible de certains déplacements. Les uns sont transitoires et physiologiques, comme les changements de position résultant des réplétions et évacuations alternatives des organes creux qui l'avoisinent, vessie et rectum. Les autres sont, au contraire, fixes et permanents, proviennent de véritables lésions et constituent des faits pathologiques. Pour en comprendre le mécanisme souvent complexe, il est nécessaire de bien connaître la *statique utérine*, c'est-à-dire la position normale de l'utérus et ses moyens de fixation.

1° Statique utérine. — L'utérus est situé à peu près au centre du bassin, dans le plan médian antéro-postérieur, plus rapproché de la paroi antérieure. Il est placé de telle façon que son col repose sur le périnée, et que son fond se trouve juste au-dessous du plan horizontal passant au niveau de la partie supérieure de la symphyse. Quand la vessie et le rectum sont vides, l'utérus est incliné en avant, de telle sorte que son axe fait avec celui du vagin un angle à peu près droit ouvert en avant. Cet axe présente, chez les enfants, les jeunes filles et les nullipares, une légère flexion en avant au niveau de l'isthme ; chez les multipares, au contraire, il devient rectiligne.

A mesure que la vessie se remplit, l'utérus se redresse, se laisse refouler en arrière, et, dans la réplétion complète, au dire de Schultze, il serait déplacé en arrière, en véritable rétroversion ; son axe arriverait même à être plus incliné en arrière que celui du vagin. Quand, au contraire, l'ampoule rectale se remplit, la vessie restant vide, l'utérus est repoussé en avant et en haut, et souvent l'antéversion normale est ainsi augmentée. Enfin, quand le rectum et la vessie sont simultanément distendus l'utérus est élevé en masse ; son axe est légèrement redressé et devient à peu près parallèle à celui du détroit supérieur.

Il subit aussi un léger abaissement dans les grands mouvements respiratoires et dans l'effort. Mais tous ces mouvements physiologiques, dont l'amplitude est souvent assez étendue, sont passagers, et l'organe revient toujours à sa position naturelle.

Ce maintien de l'équilibre utérin, tient à l'existence et à l'action de ses moyens de fixation, qu'il nous reste à étudier.

Ceux-ci sont de deux ordres : 1º des ligaments propres, constituant un véritable appareil de *suspension*; 2º des moyens accessoires de support, composant un système de *soutenement*.

L'appareil de suspension est surtout formé par les *ligaments utérins*, ligaments larges, ligaments ronds, ligaments utéro-sacrés. Ces derniers enveloppés par l'aponévrose sacro-recto-génitale de DELBET, sont de beaucoup les plus importants. Presque verticaux, très obliques de haut en bas et d'arrière en avant, ils forment une solide sangle musculaire transversale, en se continuant l'un avec d'autre, au niveau de leur insertion musculaire sur la face postérieure de l'isthme utérin. Ils se dirigent en arrière et en haut, passant de chaque côté du rectum auquel ils abandonnent quelques fibres musculaires, pour aller s'insérer isolément, à droite et à gauche, sur les parties latérales du sacrum. A eux seuls ils constituent une suspension solide de l'organe. Les ligaments larges et les ligaments ronds servent beaucoup plus à l'équilibrer, à l'orienter, qu'à le soutenir. Ce sont en particulier les ligaments ronds qui le ramènent à sa situation primitive quand il a été repoussé en arrière par la distension vésicale (expérience de SCHSTLANG). On peut encore ajouter à ces agents de suspension quelques moyens accessoires tels que les ligaments utéro-pubiens, petits faisceaux musculaires qui vont des parties latérales du col, à la face postérieure du pubis en se joignant aux ligaments vésico-pubiens, et le tissu cellulaire qui fait adhérer à la vessie la partie antérieure de la portion sus-vaginale du col utérin.

Le péritoine, qui revêt l'utérus et contracte des connexions intimes avec ses deux faces et son fond, joue peut-être aussi, malgré sa très grande extensibilité, un certain rôle de suspension ; mais il sert, surtout, à répartir également, sur tous les organes du bassin, la pression intra-abdominale.

Inférieurement, et pour aider à l'action des ligaments suspensifs, l'utérus est soutenu par deux organes musculaires : le releveur de l'anus et le périnée. Le releveur de l'anus forme une sorte d'entonnoir musculaire composé de différents faisceaux dont les uns passent sur les côtés et en arrière du vagin, lui fournissant une sorte de sangle solide, tandis que les autres vont entourer le rectum. Ce muscle forme une sorte de double plan incliné sur lequel reposent les organes du petit bassin. Puis au-dessous, le corps périnéal, masse musculaire et contractile, qui, placé en arrière de la paroi postérieure du vagin, semble, ainsi que le dit L. Tarnier, être son moyen d'appui, son plancher de résistance naturelle. Ainsi soutenu, le vagin, dont les parois sont accolées, forme, grâce à son occlusion naturelle, une colonne musculaire résistante, sur le sommet de laquelle s'appuie l'utérus par son col, alors que son corps est maintenu en équilibre par ses ligaments propres.

Il résulte de ces dispositions anatomiques que l'utérus, mollement maintenu par tous les organes environnants, est surtout fixé à sa place par les ligaments utéro-sacrés, qui jouent le rôle de véritables ligaments suspenseurs. Leur direction presque verticale et leur insertion à la partie supérieure du col, ou plus exactement au niveau de l'isthme de l'utérus, entraîne cette conséquence, que les deux extrémités de l'organe oscillent naturellement, en sens inverse, autour de cet axe horizontal. Ainsi quand le col se porte en avant, le corps se dirige en arrière et réciproquement. D'autre part, comme cet axe de suspension est situé au-dessous du centre de gravité de l'utérus, son équilibre devient tout à fait instable ; aussi, sous l'influence de la pesanteur et de la pression abdominale, il tendra à se renverser soit en avant, soit en arrière. Nous avons déjà vu, qu'à l'état normal, il s'incline en avant et se place en antéversion.

2° Déplacements utérins. — Ces conditions connues, si l'on veut bien, ainsi que le fait remarquer Pozzi, considérer les changements de forme, de volume et de consistance imprimés à l'organe par chaque grossesse, les lésions des muscles, du péritoine et des organes environnants qui peuvent résulter de l'accouchement, et l'influence que les efforts de toutes sortes peuvent exercer sur un équilibre aussi instable, il est facile de comprendre que l'utérus puisse subir un certain nombre de déplacements que l'on peut diviser d'ailleurs en plusieurs catégories.

1° Les déplacements qui ont lieu dans le plan vertical et qui portent le nom de *déviations*. L'utérus peut basculer sur son axe de suspension, se renverser ; de là, les *versions*. Suivant le sens dans lequel se déplace le fond de l'organe, on peut observer, l'*antéversion* s'il se dirige en avant, la *rétroversion* s'il se porte en arrière, les *latéro-versions* s'il s'incline sur le côté.

Si ce déplacement n'est que partiel, le corps s'inclinant seul, se fléchissant sur un col, resté à peu près en situation normale, le déplacement prend le nom de *flexion*, puisque le corps se fléchit sur le col. Suivant la direction du corps, on peut étudier une *antéflexion*, une *rétroflexion*, des *latéro-flexions*.

On peut encore observer une *torsion* sur l'axe.

2° Dans une seconde catégorie, il faut mettre les déplacements en masse de l'organe utérin, formant suivant le sens de ce mouvement de translation, des *anté* et *rétropositions*, des *latéro-positions* droite ou gauche, des *élévations*, et enfin des *abaissements* ou *prolapsus*, de beaucoup les plus importants de ce groupe.

3° L'utérus peut aussi être renversé sur lui-même, se retourner en doigt de gant, de telle façon que son fond devienne inférieur, en même temps que sa muqueuse devienne extérieure : c'est l'*inversion utérine*.

4° Il peut enfin aussi, avec les annexes, être entraîné au dehors de la cavité abdominale, et faire partie des hernies abdominales. On peut l'observer partiellement ou entièrement déplacé, dans les hernies *ombilicales*, *inguinales* et *crurales*. Ces hernies n'étant pas exclusivement du domaine de la gynécologie, leur histoire sera mieux à sa place dans les traités de pathologie externe. Nous ne les décrirons pas ici.

Nous nous bornerons donc à étudier les *déviations*, les *déplacements en masse*, surtout les *prolapsus* et enfin l'*inversion utérine*.

ARTICLE PREMIER

DÉVIATIONS DE L'UTÉRUS

Il n'existe une véritable déviation, à quelque type qu'elle appartienne, que si la position anormale de l'utérus présente un caractère très net de fixité et de permanence. Cette position anormale permanente ne peut se produire que s'il existe une altération, une lésion véritable de l'un quelconque des moyens de fixation de l'utérus. Elle est ordinairement précédée d'une période de mobilité exagérée de l'organe qui passe, le plus souvent, inaperçue.

Après avoir joué un rôle prépondérant et un peu exagéré dans la pathologie utérine, les déviations, aujourd'hui mieux connues et mieux étudiées, ont pris à peu près exactement la place qui leur convient.

On ne peut plus absolument prétendre que la déviation soit uniquement, par elle-même, une entité pathologique complète. Elle constitue un facteur particulier et important dans un état morbide complexe, facteur dont la valeur réelle peut varier d'une malade à l'autre. Tous les gynécologues ont observé, parfois, des déviations très complètes, tout à fait silencieuses au point de vue symptomatique, tandis que, d'autres fois, des déplacements peu marqués entraînent des troubles variés et bruyants. A côté des phénomènes mécaniques, on peut rencontrer aussi des symptômes communs à la plupart des affections de l'appareil génital.

Donc, si la déviation n'est pas par elle-même une maladie,

c'est cependant une lésion importante, qui, par les troubles circulatoires qui en résultent, produit une altération nutritive, favorise, entretient et exagère l'inflammation utérine, et devient ainsi la cause occasionnelle de complications inflammatoires de voisinage (annexites, pelvi-péritonites, etc.). La déviation utérine devient donc, suivant qu'elle est primitive ou secondaire, la cause et le principal élément de lésions souvent complexes, dont le traitement doit souvent tenir plus de compte que des changements de position eux-mêmes.

ARTICLE II

DÉPLACEMENTS DE L'UTÉRUS EN TOTALITÉ

§ 1. — ÉLÉVATION DE L'UTÉRUS

L'élévation de l'utérus est constamment secondaire et toujours consécutive à d'autres états morbides qui priment la scène.

Elle peut être due à plusieurs causes :

1° *Au raccourcissement des ligaments de Douglas*, par suite d'un état d'infiltration et de rétraction inflammatoires. Cette lésion s'accompagne presque toujours d'une antéflexion considérable, aussi l'avons-nous étudiée avec cette maladie.

2° Les *adhérences péritonéales*. — Il s'agit surtout, ici, d'adhérences péritonéales survenues au cours d'une grossesse et empêchant l'utérus de redescendre après la délivrance. Il est, alors, ordinairement fixe dans une fosse iliaque et plus ou moins tordu ou rétro-dévié. Cet état s'accompagne, le plus souvent, de métrite.

3° *Élévation par tumeurs*. — C'est le cas de beaucoup le plus fréquent. L'élévation est produite souvent par des tumeurs de l'utérus, surtout par l'hématomètre ou les fibromes, et en particulier par les fibromes du col, ou les cysto-fibromes qui repoussent l'utérus en haut. L'utérus peut être encore chassé vers l'abdomen par certains kystes de l'ovaire ou du parovaire à pédicule court, et principalement par les kystes inclus dans le ligament large. Enfin, il peut être encore refoulé vers le ventre par les tumeurs volumineuses du vagin et du bassin, telles que certains polypes fibreux, l'hématocolpos, les chondromes et ostéomes du bassin.

Ce déplacement est facile à diagnostiquer, à l'aide du toucher qui démontre souvent l'impossibilité d'atteindre le col par le vagin et de la palpation abdominale, toujours difficile dans ces cas. Ces faits touchent à l'étude du diagnostic des tumeurs de l'abdomen.

§ 2. — ANTÉPOSITION ET RÉTROPOSITION

Comme le précédent, ces déplacements sont toujours secondaires. L'*antéposition* peut être due à l'accumulation des matières fécales dans l'ampoule rectale : elle est alors passagère. Elle est due souvent aussi à des tumeurs du rectum, et même à des néoplasmes du sacrum, et, en particulier, à certains fibromes et enchondromes du bassin.

Le plus souvent, elle résulte de la présence de tumeurs volumineuses de l'espace de Douglas : fibromes postérieurs, kystes ovariques, grossesses extra-utérines volumineuses, salpingites kystiques, hématocèle rétro-utérines, etc. Dans tous ces cas, l'antéposition est le résultat du refoulement de l'utérus par la tumeur. Très rarement, l'antéposition serait, d'après SCHULTZE, due à la rétraction d'exsudats inflammatoires anté-utérins et péri-vésicaux, et de certaines paramétrites antérieures.

Cette lésion est révélée par l'effacement du cul-de-sac antérieur, l'application du col contre le pubis, et l'accolement plus ou moins marqué du corps utérin contre la paroi abdominale antérieure. Lorsque le déplacement est dû à une tumeur, le diagnostic étiologique est des plus faciles.

La *rétroposition* au contraire, quoique secondaire elle aussi, est rarement causée par des tumeurs. En effet, les tumeurs vésicales sont d'ordinaire assez peu volumineuses pour déplacer l'utérus, celles du cul-de-sac antérieur et du bassin antérieur sont très rares, et les kystes de l'ovaire se développent très exception-

nellement en avant de la matrice. Cette déviation peut être
causée plus tôt par des fibromyomes de la partie antérieure. Passagère, elle peut être due à une réplétion vésicale exagérée.

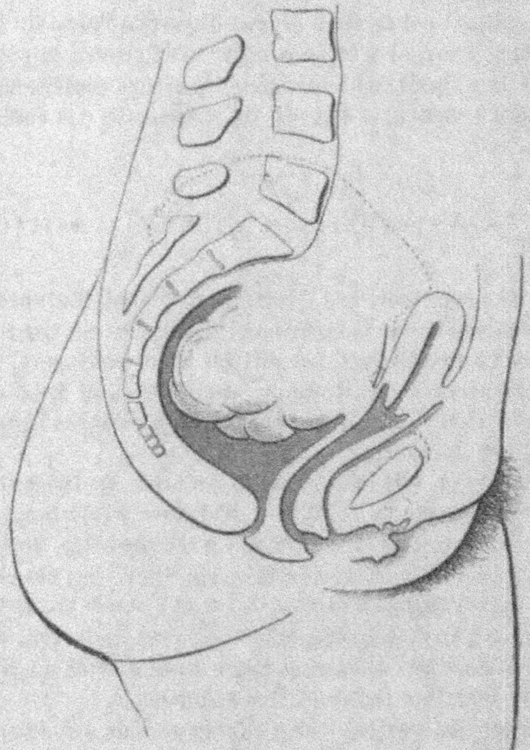

Fig. 81.
Antéposition utérine causée par une tumeur du rectum.

Le plus souvent, au contraire, elle est due à une fixation postérieure soit à la suite d'une péritonite de l'espace de Douglas,
soit à la suite d'une hématocèle rétro-utérine. Les paramétrites postérieures, fréquentes d'après SNULTZE, produiraient
plutôt de l'élévation avec antéflexion.

Le diagnostic est facilement fait par le toucher vaginal et les indications se tirent du diagnostic de la lésion étiologique.

§ 3. — LATÉROPOSITION, LATÉROVERSION
LATÉROFLEXION, TORSION

Tous les déplacements latéraux de l'utérus doivent être réunis dans une description commune ; car, on peut les considérer comme des états anatomiques résultant de lésions variables, utiles à connaître, mais ne se révélant pas par des symptômes fonctionnels particuliers.

Deux cas très différents peuvent exister. Tantôt l'utérus est dévié par une tumeur ou une tuméfaction inflammatoire latérale qui le repousse du côté opposé ; tantôt, au contraire, il est attiré du côté malade par l'action plus ou moins puissante de brides inflammatoires et de rétractions cicatricielles.

Dans le premier cas, il s'agit surtout de tumeurs du ligament large, kystes ovariques ou parovariques inclus, de fibromes latéraux de l'utérus ou même des fibromes du ligament large. Mais l'utérus peut être aussi repoussé par une grosse tuméfaction inflammatoire, telle qu'un phlegmon du ligament large, une volumineuse annexite, ou une pelvi-péritonite puerpérale.

Dans le second cas, les péri-métrites, les para-métrites et les annexites donnent naissance à des adhérences, à des cicatrices véritables qui, par leur travail de rétraction naturelle, attirent à eux l'utérus, et le déplacent parfois en totalité. D'ailleurs, les deux déplacements, opposés et homologues, peuvent se succéder dans le cours d'une même inflammation pelvienne. La masse inflammatoire commence par repousser l'utérus du côté opposé, tandis que, par la suite, à l'heure des rétractions, les adhérences qu'elle aura produites l'attireront plus ou moins complètement du côté homologue.

Suivant que les pressions ou les rétractions porteront sur l'utérus tout entier ou l'une de ses parties, on pourra observer, une latéroposition, une latéroversion ou une latéroflexion. Tous ces états peuvent se compliquer d'une certaine torsion de l'organe sur son axe. Les déviations les plus complexes et les plus irrégulières sont celles qui résultent des rétractions cicatricielles.

Le diagnostic de tous ces déplacements se fera à l'aide d'une palpation bimanuelle bien faite, très soignée, aidée parfois du cathétérisme, quand le corps de l'utérus dévié peut être pris pour une tumeur du ligament large.

Les indications thérapeutiques seront fournies par la cause même de la déviation. Nous avons vu que celle-ci ne donnait ordinairement lieu à aucun trouble fonctionnel important.

ARTICLE III

DÉPLACEMENTS PARTIELS

Nous décrirons sous ce nom les déplacements de l'utérus qui ont lieu dans le plan vertical comprenant les versions et les flexions utérines. Ce sont : 1° l'*antéversion* ; 2° l'*antéflexion* ; 3° les *rétroélévations* comprenant à la fois les *rétroversions* et les *rétroflexions*.

§ 1. — ANTÉVERSION

L'antéversion n'est au fond que l'exagération, de l'état normal, puisque, normalement, l'utérus doit être en antéposition. Aussi, d'après SCHULTZE, il n'existe une antéversion et une antéflexion pathologiques, que si elles sont stables et si les mouvements normaux de l'utérus dans cette position sont entravés.

L'antéversion pathologique est cette position dans laquelle l'utérus est en situation étendue plus stable qu'à l'état normal, avec fond dirigé en avant. C'est la moins fréquente des déviations utérines.

1° Anatomie pathologique. — Dans l'antéversion, l'axe de l'organe est complètement redressé, l'antécourbure normale a disparu. L'utérus est étendu, le fond de l'organe est situé en arrière du pubis, il repose sur la vessie et regarde en avant. Sa

face antérieure est complètement couchée sur la face antérieure
du vagin.

Le col regarde directement en arrière ; il est plus élevé qu'à
l'ordinaire, par suite du mouvement de bascule de l'organe, il

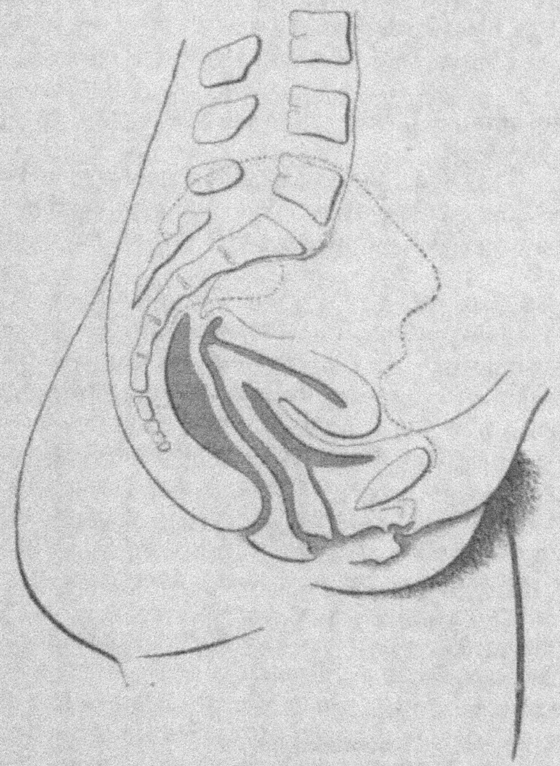

Fig. 82.

Antéversion de l'utérus grossi par une métrite.

repousse la paroi antérieure du rectum. L'utérus a perdu sa
flexibilité ; il est ordinairement augmenté de volume, plus long,
plus large, plus épais, et, par suite, plus pesant qu'à l'état normal. Il est souvent gorgé de sang.

On constate aussi, parfois, des exsudats péri-utérins, surtout en arrière, fixant le col en haut ; on a même noté la possibilité de la rétraction des ligaments de Douglas. On a aussi signalé, bien qu'en les regardant comme exceptionnelles, des adhérences possibles entre le fond de l'utérus et la vessie ; d'autres auteurs (LEGUEU) en nient l'existence. Je n'en ai, pour ma part, jamais observé, et j'ai toujours pu réduire les antéversions.

2° Étiologie. — L'antéversion est relativement rare et constamment acquise.

Elle est d'habitude due à un défaut d'*involution utérine* post-puerpérale, ou même post-abortive. Elle peut aussi succéder à une métrite aiguë ou chronique, que la femme soit nullipare ou multipare.

Dans les deux cas, qu'il s'agisse d'involution ou de métrite simple, l'inflammation paraît toujours jouer le principal rôle dans la production de l'antéversion. La subinvolution, aussi bien que les autres causes de métrites, rendent l'utérus plus volumineux, plus lourd. Aussi, il tombe en avant, entraîné par son poids, il perd sa flexion et sa flexibilité ; il est maintenu, en outre, dans sa position anormale par l'exagération de la pression abdominale, s'exerçant plus facilement sur un organe plus gros, et sur toute sa face postérieure étalée. La laxité vaginale ne résistant pas au mouvement de bascule du col, peut aider à la production du déplacement.

Les adhérences postérieures fixant le col en haut et en arrière, les lésions secondaires des ligaments de Douglas, et même les contractures de ces ligaments chez les femmes très nerveuses (BONNET et PETIT), sont encore des causes d'antéversion.

Il existe encore des antéversions symptomatiques, quand, par exemple, l'utérus est entraîné en avant par le poids d'un myome développé dans sa paroi antérieure.

3° Symptômes. — L'antéversion peut être, au point de vue clinique, aiguë ou chronique. On ne signale qu'un seul cas aigu, celui d'EDWARDS, où ce déplacement s'accompagnait de vomissements opiniâtres. D'ordinaire, l'antéversion est un état chronique dont les symptômes, au moins au début, sont peu précis. On observe, le plus souvent, le *syndrome utérin*, c'est-à-dire les symptômes ordinaires de la métrite chronique : douleurs, écoulements, phénomènes réflexes, etc.

Ils s'accompagnent fréquemment de *troubles urinaires* variables de forme, mais non absolument constants. Plus marqués dans les cas d'antéversion adhérente, ils consistent surtout dans des douleurs vésicales au moment de la réplétion de la vessie et en urinant, du ténesme, de la dysurie, et même de la pollakiurie. Ces symptômes sont dus, en partie, à la pression de l'utérus sur la vessie, et aussi aux phénomènes congestifs qui accompagnent l'antéversion, puisque, ainsi que le fait remarquer Schultze, ils diminuent souvent à la suite du traitement de la métrite, sans correction mécanique de déplacement.

On a signalé encore de la constipation et du ténesme rectal, de la difficulté de la marche, et des troubles réflexes variables, communs, du reste, à toutes les déviations. Enfin, l'antéversion est souvent une cause de stérilité (Schultze).

4° Diagnostic. — L'examen direct permet de reconnaître les signes physiques et d'affirmer le diagnostic. Celui-ci résulte surtout de l'examen par la palpation bi-manuelle.

Le doigt vaginal trouve un col très haut, incliné de telle façon que l'orifice cervical regarde en arrière, et qu'il faut contourner la lèvre antérieure pour l'atteindre. Le corps est couché tout entier sur la face antérieure du vagin ; le doigt qui la parcourt peut facilement suivre la face antérieure de l'utérus.

La main abdominale trouve facilement le fond de l'utérus placé immédiatement derrière la symphyse et regardant en avant. Elle parcourt la plus grande partie de la face postérieure devenue horizontale.

Cette exploration montre, en outre, la disparition de l'antécourbure, la rigidité de l'utérus. Le mouvement de redressement, parfois très facile, est quelquefois limité ; l'organe, abandonné à lui-même après le redressement, revient spontanément en antéversion. Le toucher rectal peut être utile pour contrôler la position utérine.

Un examen détaillé permet de distinguer le fond utérin des tumeurs du cul-de-sac antérieur (fibromes, exsudats inflammatoires, épanchements sanguins). L'antéflexion se distinguera de l'antéversion par la constatation de l'angle ouvert en avant, formé par la flexion du corps sur le col.

Dans les cas épineux, on peut s'aider du cathétérisme, souvent très difficile à pratiquer. Pour y arriver, il sera souvent nécessaire de saisir le col, et de l'abaisser, afin de permettre l'engagement de la sonde, en redressant l'organe. Enfin, ces tentatives de redressement permettront aussi de reconnaître l'existence des adhérences postérieures et des exsudats péri-utérins.

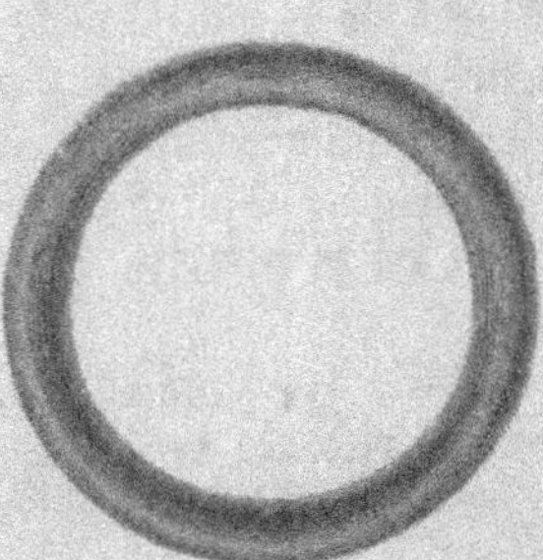

Fig. 83.
Pessaire annulaire de Dumontpallier.

5° **Pronostic**. — Le pronostic n'est pas très grave et varie avec les lésions étiologiques et leur curabilité.

6° **Traitement**. — Comme toutes les antéversions, ou à peu près, s'accompagnent de métrites, c'est surtout aux lésions inflammatoires utérines et même péri-utérines que le traitement doit surtout s'adresser.

C'est donc d'abord à la métrite et aux lésions de paramétrite qu'il faudra songer, en leur appliquant leur traitement ordinaire. La métrite sera soignée par les injections chaudes, les tampons glycérinés, les pansements intra-utérins. On fera même le curettage si cela est nécessaire. Les lésions péri-utérines bénéficieront des mêmes moyens, auxquels il faudra ajouter le repos au lit, les grands lavements chauds, etc.

Si ces traitements ne réussissaient pas à calmer les phénomènes douloureux, il faudra s'adresser directement à l'antéversion. Il n'y a pas lieu de chercher à la réduire, car nous savons qu'elle se reproduit immédiatement.

Mais on peut essayer d'en corriger les effets, à l'aide des ceintures hypogastriques et des pessaires.

Les ceintures hypogastriques, d'habitude sans pelote mobile, ont surtout pour but d'immobiliser l'utérus, et de le refouler, en soutenant et en reportant en arrière la masse intestinale. Elles

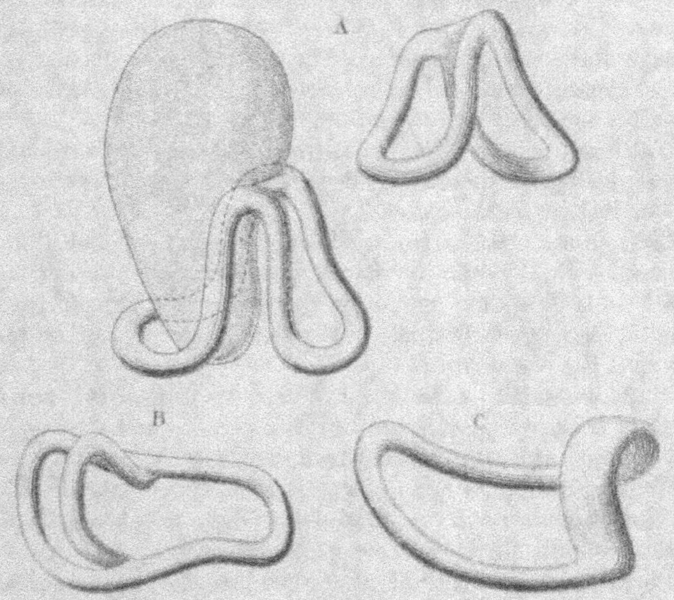

Fig. 84.

A, pessaire en berceau de Graily-Hewett pour l'antéversion. — B, pessaire de Goillard-Thomas. — C, pessaire de Galabin.

paraissent surtout efficaces lorsqu'il y a en même temps de l'entéroptose.

Les pessaires ont été souvent employés et avec avantage. Au dire de Schrœder et de Pozzi, les meilleurs sont les pessaires indifférents, et, en particulier, l'anneau simple de caoutchouc, anneau pessaire de Dumontpallier, appelé en Allemagne, pessaire de Mayer. Cet appareil, dont il est difficile de bien préciser l'action, agit surtout en soulevant l'utérus et en l'immobilisant par la distension de la partie supérieure du vagin.

On a aussi préconisé des modèles spéciaux : le pessaire en

berceau de GRAILY HEWITT, le pessaire de GAILLARD-THOMAS, celui de GALABIN, qui sont tous munis d'une partie saillante en haut et en avant, destinée à redresser l'utérus à travers le cul-de-sac antérieur. Ces appareils, qui sont d'ailleurs rejetés par SCHULTZE, sont souvent mal supportés, et il est difficile qu'ils ne pèsent pas désagréablement sur la vessie.

Quant aux pessaires intra-utérins, il n'en existe pas de bons modèles appliqués à l'antéversion.

D'ailleurs, tout ce traitement orthopédique doit être complété par un traitement général médical destiné à combattre l'anémie et l'excitabilité nerveuse.

Enfin, dans certains cas très douloureux et très rebelles, il pourra être indiqué de recourir à une intervention opératoire.

SIMS a imaginé une opération spéciale, dans laquelle il raccourcit le vagin en faisant à sa paroi antérieure un pli transversal dont il avive et suture la base.

SIMON a modifié l'opération de SIMS en suturant l'avivement vaginal à la lèvre antérieure du col, avivée aussi. MERMANN a encore modifié légèrement l'opération de SIMS.

Cette opération de SIMS, acceptée par SCHULTZE est, pour ainsi dire, abandonnée en France. Peut-être, dans certains cas, pourrait-on plutôt, ainsi d'ailleurs que le propose LEGUEU, recourir à l'hystéropexie abdominale, telle que l'a pratiquée LABOYENNE dans l'antéflexion.

§ 2. — ANTÉFLEXION

L'antéflexion, qui est bien plus fréquente que l'antéversion, n'est que l'exagération de l'état normal.

SCHULTZE la définit : cette position de l'utérus dans laquelle le fond est dirigé en avant d'une manière plus stable qu'à l'état normal avec une flexion durable sur sa face antérieure.

Elle est caractérisée non seulement par l'exagération de la flexion antérieure qui se traduit au doigt par une courbure fixe, mais aussi par la fixité de cette attitude due le plus souvent à la rigidité utérine, parfois à des adhérences.

1° Anatomie pathologique. — Dans l'antéflexion, l'angle de coudure siège ordinairement au niveau de l'isthme. Le corps, incliné sur le col, fait avec celui-ci un angle ouvert en avant, plus ou moins aigu, habituellement plus fermé qu'à l'état normal.

Le fond de l'organe est caché derrière le pubis, et plus ou moins incliné en avant. Le corps infléchi repose souvent sur la

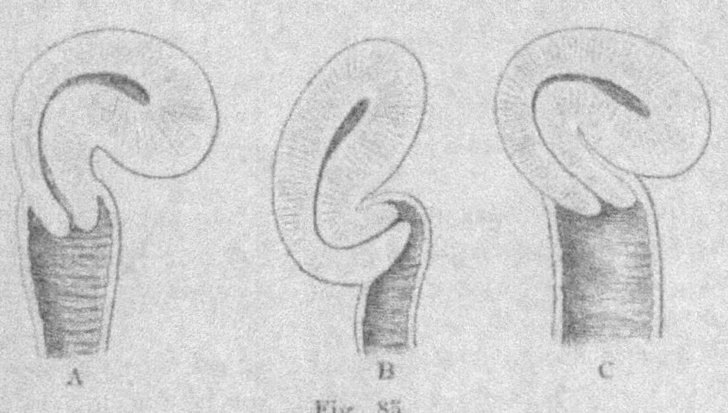

Fig. 85.

Variétés d'antéflexion de l'utérus (G.-Thomas).

A, cervico-corporelle. — B, cervicale. — C, corporelle.

vessie, dont la réplétion peut le repousser en arrière sans le redresser, mais qui quelquefois aussi passe au-dessus de lui. Parfois le corps utérin, roulé en boule, est blotti dans le cul-de-sac vésico-utérin.

L'angle de flexion ne siège pas toujours au niveau de l'isthme. Il peut exister plus haut, nettement sur le corps utérin, d'autres fois aussi tout à fait en bas sur le col même.

GAILLARD-THOMAS a distingué trois variétés principales d'anté-flexion pathologique :

1° La *flexion corporelle*, dans laquelle le corps est fléchi sur le col qui reste en situation normale ;

2° La *flexion cervicale*, dans laquelle le col est fléchi sur le corps qui a gardé sa position normale ;

3° La *flexion cervico-corporelle* dans laquelle les deux segments sont fléchis l'un sur l'autre.

La première variété paraît de beaucoup la plus commune.

Dans l'antéflexion, le calibre de la cavité utérine présente d'ordinaire un certain degré de rétrécissement au niveau de l'angle de flexion. En outre, comme dans cette position, les parois sont accolées, le calibre se trouve effacé comme celui d'un tube de caoutchouc plié en deux; de là, une certaine imperméabilité.

En outre, l'utérus est tantôt mou, tantôt, au contraire, dur et rigide. Dans l'antéflexion congénitale, le plus souvent l'utérus est petit, mal développé, et présente un véritable allongement cervical. Dans les antéflexions aiguës, au contraire, l'organe est gros, lourd, le fond et le col sont également augmentés de volume.

La plupart du temps, on trouve au niveau de l'angle de flexion un certain amincissement de la paroi utérine et même, d'après DELBET, on peut constater aussi une diminution de la cloison vésico-utérine.

Cet auteur a signalé l'existence possible d'adhérences entre les deux surfaces mises au contact par la flexion. On trouve aussi, parfois, en arrière, des adhérences postérieures, de la paramétrite, et, d'après SCHULTZE, souvent un certain raccourcissement des ligaments de DOUGLAS, dans l'antéflexion acquise.

Dans les cas complexes, surtout lorsqu'il existe des annexites et de la pelvi-péritonite, l'antéflexion peut se combiner avec d'autres déplacements, latéro-version, rétro-version, rétro-position, etc.

2° Étiologie et pathogénie. — Les antéflexions se divisent en deux grandes classes, *congénitales* et *acquises*.

a. *Antéflexions congénitales.* — L'antéflexion congénitale vraie, due à un vice de conformation de l'utérus est très rare. Il en existe à peine quelques observations (BERTIN).

Celle qu'on désigne sous ce nom est mieux dénommée, avec SCHULTZE, puérile ou infantile, parce qu'elle est plutôt la conséquence d'une sorte de trouble de développement au moment de la puberté.

En effet, chez le nouveau-né et l'enfant, l'utérus n'est pas en antéflexion. Le col, très conique, très allongé par rapport au corps, est placé dans l'axe du vagin ; le corps petit, restant flexible sur le col. Au moment de la puberté, les organes géni-

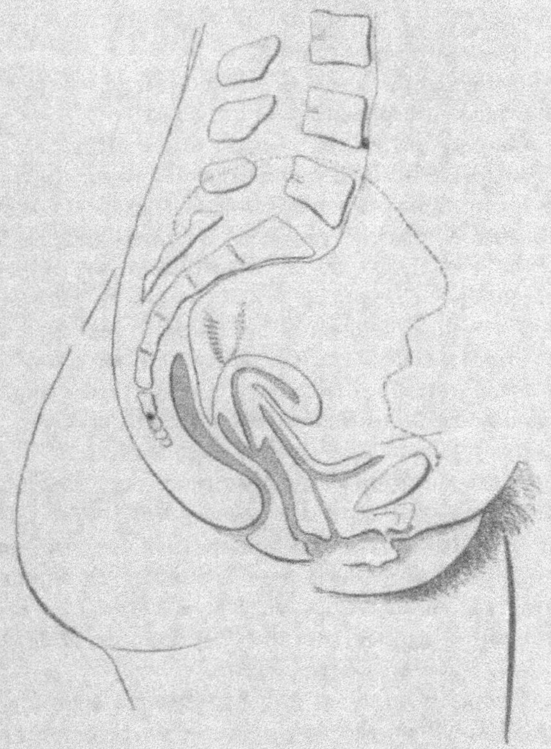

Fig. 86.
Antéflexion puérile.

taux se développent, le bassin s'élargit ; le vagin s'allonge, grandit et tend, par suite de l'élargissement du bassin, à se rapprocher de l'horizontale. Dans ce vagin agrandi, le col est plus libre et peut se renverser, au moment où le corps développé s'infléchit en avant pour prendre son antéposition naturelle.

Si ce travail de développement est gêné par une cause quelconque, pathologique ou autre, la paroi antérieure du vagin reste courte, et le col se trouve solidement maintenu par son insertion vaginale dans sa position primitive. Le corps utérin, en se développant alors, s'infléchit en avant sans entraîner le col, et l'antéflexion est ainsi produite.

Cette ingénieuse théorie, due à SCHULTZE, se trouve confirmée par ce fait que l'on rencontre, le plus souvent, dans ces antéflexions congénitales, un col allongé, mince, très conique, parfois tapiroïde avec un orifice punctiforme, et une cloison vésico-utérine souvent mince et peu développée (DELBET). L'utérus antéfléchi congénitalement est rarement de consistance molle. Il est en général dur et rigide. La paroi postérieure est ordinairement amincie, comme étirée; la paroi antérieure normale paraît même hypertrophiée au-dessus de l'angle de flexion. A ce niveau existe une hyperplasie de la muqueuse « qui va souvent jusqu'à la végétation véritable » (DOLÉRIS). La cause de ce défaut de développement est, d'ordinaire, inconnue; les métrites précoces et virginales y jouent peut-être un certain rôle.

Cette petitesse utérine s'accompagne souvent d'un état infantile de tout l'appareil génital et surtout des trompes (FREUND). On observe le plus souvent ces lésions chez des femmes petites, mal développées, présentant tous les signes de l'infantilisme. Cependant, on peut aussi, assez fréquemment, les rencontrer chez des femmes grandes, très bien développées, mais qui, grâce à l'état de leur utérus, restent stériles.

b. *Antéflexions acquises*. — Les antéflexions acquises peuvent se montrer le plus souvent au moment de la puberté, en tout cas, chez des femmes jeunes.

On a invoqué un certain nombre de causes prédisposantes telles que le lymphatisme, la scrofule, les exercices excessifs de l'équitation, la masturbation, le corset trop serré, qui peuvent exagérer facilement la pression intra-abdominale.

La cause principale de la lésion reste surtout la métrite et, peut-être en particulier, les métrites de subinvolution puerpérales.

Le corps de l'utérus, augmenté de volume et de poids, ramolli

par l'inflammation, tombe en avant, puis, la métrite continuant
son évolution amène la rigidité de ses parois, et l'antéflexion
devient permanente. La métrite catarrhale chronique serait
pour Dolénis, Schrœder une cause fréquente d'antéflexion.
Dans les métrites de subinvolution, E. Martin invoque, comme
cause particulière, l'épaississement de la paroi postérieure de
l'utérus, due à une subinvolution localisée, lorsqu'elle a reçu
l'insertion du placenta. Pour Schultze, l'antéflexion est souvent
causée aussi par une paramétrite postérieure qui amènerait une
rétraction des ligaments de Douglas. Dans ce cas, le col serait
attiré en haut et en arrière par ces ligaments, et on devrait
toujours observer alors une élévation du col, ce qui n'existerait
pas d'ordinaire, d'après les mensurations de Delbet. Pour Pozzi,
au contraire, dans ces cas d'adhérences postérieures produisant
l'antéflexion, il faudrait voir surtout des lésions inflammatoires
d'origine salpingienne. Dans ces cas-là, d'ailleurs, la flexion
antérieure peut souvent se compliquer de rétroposition; on
observe aussi, parfois, un allongement sus-vaginal du col, résultat probable des inflammations anciennes.

3° Symptômes. — A. Martin a décrit une *antéflexion aiguë*
que l'on peut observer exclusivement pendant la période puerpérale. L'utérus encore volumineux se fixe dans le bassin qu'il
remplit, arc-bouté par son fond à la symphyse et par son col au
sacrum. La malade a des phénomènes douloureux très intenses,
allant jusqu'à la syncope, avec strangurie et hémorragies vésicales. La réduction de l'organe déplacé amène un soulagement
immédiat.

Dans les antéflexions congénitales, la maladie est signalée,
d'abord, par un établissement relativement tardif des règles,
dont les apparitions irrégulières sont entrecoupées de périodes
d'aménorrhées. La plupart du temps, chez des femmes toutes
jeunes, l'antéflexion est révélée par des accidents dysménorrhéiques, bien que les règles paraissent à leur époque normale et avec une abondance suffisante. Le plus souvent, les
douleurs se montrent un peu avant l'arrivée des règles, provoquent des coliques utérines très violentes, et des crises doulou-

reuses paroxystiques avec irradiations dans les reins, les lombes, les aines, pouvant parfois amener des nausées et des vomissements.

Chez un grand nombre de malades, les douleurs cessent au moment de l'écoulement du sang, ou du moins quand il est franchement établi. Le plus souvent, la perte est irrégulière, intermittente, et s'accompagne de caillots plus ou moins volumineux.

Ces douleurs cataméniales ont été diversement expliquées. On est aujourd'hui à peu près d'accord pour admettre, avec Sims et Simpson, qu'elles sont d'origine mécanique et résultent des contractions utérines nécessaires pour forcer le rétrécissement causé par la coudure du canal utérin. Cependant, Fritsch les attribue à l'irritation des nerfs causée par la congestion des vaisseaux anormalement courbés au niveau de la flexion ; Lœhlein, à la sténose inflammatoire primitive ou secondaire du canal utérin et de ses orifices ; M. Duncan, à l'hypertrophie de la muqueuse et du parenchyme. Pour Schultze, les douleurs paroxystiques seraient souvent dues à des poussées de paramétrite et d'inflammation utérine, et Pozzi se demande si, dans certains cas, les phénomènes aigus et fébriles ne proviendraient pas de l'effusion de quelques gouttes de sang dans le cul-de-sac de Douglas, provoquant la périmétrite. Si ces explications s'appliquent à quelques cas particuliers, la théorie mécanique semble au contraire vraie dans tous les cas.

D'autres fois, quand l'antéflexion est consécutive à une métrite, les troubles dysménorrhéiques apparaissent plus tard, et proviennent des phénomènes d'inflammation utérine.

Enfin, lorsque l'antéflexion succède aux métrites de subinvolution, les phénomènes cliniques apparaissent tardivement après les accouchements. Du reste, l'utérus est gros, et les sensations de pesanteur sur la vessie et le périnée, de réplétion rectale, sont plus accentuées que dans les autres formes.

D'ailleurs, surtout dans les formes acquises, on observe en même temps tous les signes du syndrome utérin, c'est-à-dire les symptômes de la métrite, leucorrhées, hémorragies, douleurs localisées et irradiées très variables de forme et d'intensité.

Dans beaucoup de cas, on a noté des troubles urinaires et en particulier de la dysurie, parfois de la pollakiurie et de la cystite, souvent aussi des troubles de la défécation et même de la dyspareunie.

La stérilité a été considérée comme une conséquence de l'antéflexion et surtout de l'antéflexion congénitale, qu'il y ait ou non des troubles dysménorrhéiques. Elle n'est pas toujours absolue. Si elle est trop souvent constante dans les cas d'antéflexion congénitale avec utérus infantile, elle est loin de l'être dans les autres formes. La fécondation est alors possible et aboutit souvent à des avortements. Quand la grossesse bien surveillée se termine par un accouchement normal, une involution normale de l'utérus peut amener la guérison définitive de l'antéflexion.

4° Diagnostic. — Le diagnostic de l'antéflexion est ordinairement facile, et se fait à l'aide de la palpation bimanuelle, qui permet de reconnaître exactement la *position du corps utérin en avant*, la *situation exacte du col*, et *l'angle de flexion entre les deux parties de l'utérus*. L'étude de ces trois conditions est nécessaire pour affirmer l'existence de l'antéflexion ; la direction du corps en avant et l'existence d'un angle de flexion sont les éléments du diagnostic avec l'antéversion. L'antéflexion ne peut être affirmée que si la position anormale présente une certaine fixité.

La connaissance de la direction exacte du col ne suffit pas pour caractériser la lésion, puisque, dans les formes congénitales, le col est dans l'axe vaginal, tandis que, dans d'autres formes, il peut regarder en avant ou en arrière.

L'appréciation de l'angle de flexion peut être une source d'erreur : dans les cas de petits fibromes saillants en avant, ou s'il existe de petits exsudats, à la partie antérieure de l'utérus, voire même une salpingite en position anté-utérine.

Dans les cas douteux, on peut s'aider du cathétérisme, qui ne doit être employé que s'il n'y a aucun soupçon de grossesse, et qui peut être très difficile à pratiquer, à cause de la coudure utérine, même en employant des cathéters malléables et sans qu'il existe une véritable sténose. Quelquefois, il n'est possible qu'à l'aide d'une dilatation préalable, ou en redressant l'utérus en l'abaissant légèrement. Il permet aussi de mesurer l'allongement cervical.

Tous les auteurs signalent le cas d'erreur célèbre de LEVRET, qui confondit une antéflexion avec un calcul vésical.

Le diagnostic de la variété est ordinairement facile. Dans l'antéflexion corporelle, le corps est enroulé en crosse de pistolet, l'angle de flexion facile à apprécier et le col dans l'axe vaginal. Dans la variété cervicale, le col est oblique en bas et en arrière, l'orifice regardant en haut et en avant, le corps normal, la direction du col semble, au premier abord, indiquer une rétro-version. Dans la forme cervico-corporelle, le col a la même direction, le corps est très infléchi en avant.

Pratiquement, l'important est de savoir distinguer les antéflexions congénitales avec col petit, conique et utérus infantile, et les formes acquises avec utérus gros, métrite, col déchiré et entr'ouvert.

Il est encore un point intéressant sur lequel on sera souvent consulté c'est de savoir si la malade doit être ou non définitivement stérile. Peu de questions sont aussi difficiles à résoudre : la stérilité sera probable surtout dans les cas à flexion très aiguë et à troubles dysménorrhéiques intenses. Cependant, elle n'est pas toujours uniquement en rapport avec le degré de flexion : il me semble que le chirurgien devra tenir le plus grand compte de l'état même du développement utérin, et que la stérilité sera surtout à redouter chez les femmes qui, même avec des flexions peu intenses, et sans troubles dysménorrhéiques, gardent un utérus petit, infantile, à col conique, à corps mal développé.

5° Pronostic. — Le pronostic est variable suivant le degré de sténose, les conditions étiologiques de la flexion, l'état du corps utérin, et l'existence des lésions associées.

Les antéflexions avec paramétrite pourraient, d'après SCHULTZE, jouer un certain rôle dans la production de la chlorose.

Quant au pronostic de la *stérilité*, il est des plus difficiles à affirmer, celle-ci n'existant réellement que dans les cas très prononcés, la limite est presque impossible à établir.

6° Traitement. — Le traitement est différent suivant les cas, et doit varier avec les indications.

Dans les antéflexions congénitales aux troubles menstruels prédominants, il est nécessaire de pratiquer d'abord un traitement général tonique et antispasmodique; puis, localement, de modifier, si possible, l'état utérin à l'aide de plusieurs moyens tels que les injections vaginales chaudes, la dilatation utérine progressive et par séances répétées, l'électrolyse négative, etc., qui peuvent amener un développement plus considérable de l'organe, en excitant sa vitalité.

Chez les femmes mariées et stériles, avec antéflexion congénitale et utérus tout petit, sans métrite, on peut rejeter la dilatation et le redressement brusque, mais, au contraire, insister sur l'emploi de la dilatation progressive, susceptible de jouer un rôle très important, et, peut-être aussi, d'employer, avec grand succès, le massage utérin dont le rôle est encore peu connu et qui peut donner de bons résultats.

Lorsque l'antéflexion, congénitale et surtout acquise, s'accompagne de métrite, c'est à celle-ci que doit, d'abord, s'adresser le traitement. Il sera alors indiqué d'employer les pansements antiseptiques intra-utérins alliés à la dilatation progressive, et, si ces moyens ne suffisent pas, le curettage seul, ou accompagné des amputations du col, par le procédé de SCHRŒDER et même par la méthode de SIMON-HEGAR.

D'ailleurs, il existe, en outre de ces indications générales, un certain nombre de moyens mécaniques ou opératoires qui ont été employés contre l'antéflexion.

En premier lieu, il faut placer les ceintures hypogastriques, simples ou avec pelotes, qui ne peuvent, comme on l'a cru, redresser et refouler l'utérus puisque celui-ci, caché derrière le pubis, échappe le plus souvent à leur action. Mais elles maintiennent la paroi abdominale, soulèvent et immobilisent l'intestin, surtout dans l'entéroptose et soulagent les malades.

Les pessaires sont, aussi, fréquemment employés. Il existe un certain nombre de pessaires spéciaux tels que celui de FAUCON-BARNES, combinaison des pessaires de HODGE et de GRAILY HEWITT, celui de GAILLARD-THOMAS, sorte de pessaire de HODGE à cuvette,

supportant une tige intra-utérine, celui de GEHRUNG en double fer
à cheval. On s'est aussi servi de ceux qui ont été décrits pour
l'antéversion. Ces instruments sont le plus souvent insuffisants,
et peuvent, dans beaucoup de cas, être remplacés très avantageu-

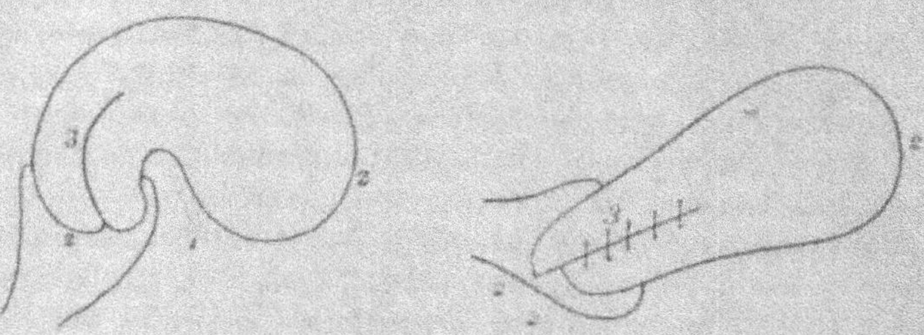

Fig. 87.

Procédé de Nourse.

A, 1, angle de flexion. — 2, 2, points de repère montrant que la convexité est
plus longue que la concavité. — 3, incision du col jusqu'au point de flexion. —
B, redressement effectué. Sauf légère saillie du col, les deux côtés sont égaux.

sement par les pessaires indifférents, et, en particulier, par le
simple anneau élastique de DUMONTPALLIER.

Parmi les moyens mécaniques, il faut cependant faire une
place à part aux pessaires intra-utérins, aux simples tiges intra-
utérines, qui, avant l'antisepsie, ont été souvent l'occasion d'accidents sérieux, mais qui, avec les précautions nouvelles, peuvent être parfois utilement employés.

Parmi ceux-ci, je citerai la tige en verre de FEHLING, la tige
cannelée en aluminium de LEFOUR et la tige creuse de PETIT.

La tige de FEHLING est un tube en verre fenêtré, légèrement
incurvé, qui est maintenu d'abord par un tampon d'ouate, et
ensuite, par la saillie que fait la muqueuse dans les trous dont il
est percé. La tige de LEFOUR, et celle de PETIT, introduites dans
un utérus préalablement dilaté, sont fixées au col par un crin de
Florence ou un fil d'argent, qui, passant par un orifice ménagé à
l'extrémité de la tige, traverse le col transversalement et est noué
sur sa face antérieure. D'autres fois, le fil d'argent qui traverse
la tige est fixé à un petit anneau pessaire métallique (procédé de

Sengensse) qui a l'avantage de maintenir la tige en place, en évitant toute blessure du col.

Ces tiges intra-utérines doivent être laissées à demeure plusieurs mois, quand elles sont bien tolérées, ce qui est le cas le plus fréquent. Elles peuvent amener un résultat durable, mais

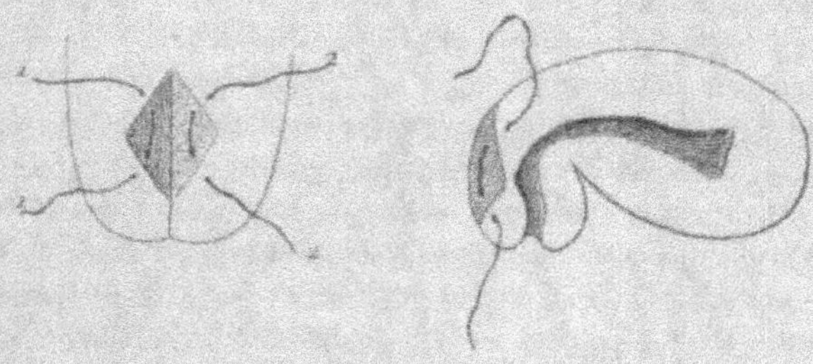

Fig. 88.
Opération de Reed.

A, résection d'un lambeau triangulaire coupé de chaque côté de l'incision médiane de la lèvre postérieure. Manière de poser les fils 1, 1, et 2, 2. — B, mise en place des fils. Vue de profil.

souvent, les lésions se reproduisent plus ou moins vite, après leur sortie.

On obtient encore de bons résultats à l'aide de la dilatation progressive par la laminaire, dont l'action est continuée, avec profit, par des séances de dilatation intermittente avec des tiges dilatatrices graduées (sondes de Hégar).

Dans la plupart des cas, la dilatation progressive constitue le procédé de choix et celui qui donne les meilleurs résultats.

C'est surtout lorsqu'il a échoué ou bien que l'on se trouve en présence d'indications spéciales qu'il est indiqué d'avoir recours à l'une des nombreuses opérations qui ont été conseillées contre l'antéflexion.

Ces opérations peuvent, d'après Baudron, se diviser en trois groupes : 1° celles qui suppriment la sténose de l'orifice externe ; 2° celles qui suppriment la sténose de l'orifice interne ; 3° celles qui corrigent l'angle de flexion.

1° *Opérations contre la sténose de l'orifice externe.*

Ce sont d'abord l'*incision bilatérale du col* faite avec le bistouri, avec le métrotome de Simpson, l'hystérotome de Collin, les ciseaux de Kuchenmeister dont les résultats ne sont pas durables, la *discision sagittale du col* de Marion Sims qui amène surtout l'involution de l'utérus atteint de métrite chronique. Ces opérations sont avantageusement remplacées par l'*amputation du col*, la *stomatoplastie de Pozzi* ou l'opération de Kuster qui consiste dans un *évidement conoïde de la lèvre postérieure*.

2° *Opérations contre la sténose de l'orifice interne.*

On peut ranger dans ce groupe les incisions du col de Simpson et de Sims, déjà citées, ainsi que les opérations plus récentes de Defontaine et d'Alexandrov. — Defontaine après avoir abaissé le col et décollé la vessie, fait une incision médiane antérieure qu'il prolonge jusque dans la cavité utérine, et qu'il maintient béante avec une mèche de gaze. — L'opération d'Alexandrov est une sorte d'autoplastie faite avec les éléments de la lèvre antérieure et qui augmente la largeur de la cavité cervicale.

3° *Opérations destinées à redresser l'angle de flexion.*

Certains chirurgiens ont essayé de redresser l'utérus en excisant une partie de la paroi postérieure utérine trop développée. Les uns, Abbot, Nourse, Dumæy, on fait porter la résection sur la lèvre postérieure du col. Les autres ont fait cette résection au niveau de l'angle de flexion. — Reeu, agissant par le vagin, résèque un coin de la paroi postérieure du col au voisinage de l'angle de flexion, ainsi que l'indique la figure 88. Thiriar au contraire a pratiqué une *cunéihystérectomie abdominale*. — Atteignant à l'aide d'une laparotomie l'angle saillant en arrière, il résèque à ce niveau un coin elliptique de 2 centimètres environ. La suture des bords de la plaie amène le redressement de l'utérus.

Toutes ces opérations sont compliquées, d'exécution plus ou moins difficile, et ne sont guère entrées dans la pratique. — Tout en repoussant absolument la *castration ovarienne*, conseillée ici par Lawson-Tait pour remédier aux troubles dysménorrhéiques, nous croyons encore que l'un des meilleurs modes de redressement opératoire est l'*hystéropexie abdominale* un peu spéciale préconisée par Laroyenne, et qui vient fixer l'utérus, en le redressant, le plus haut possible, à la paroi abdominale. Ce procédé décrit par Condamin, corrige la flexion, et peut être avantageux dans certains cas. Je l'ai pour ma part employé plusieurs fois avec succès.

§ 3. — Rétrodéviations

Les déviations de l'utérus en arrière constituent la variété de beaucoup la plus importante de ses déplacements, et aussi la plus fréquente, ainsi que le démontrent certaines statistiques citées partout. Ainsi, Sanger en a observé 188 cas sur 700 malades gynécologiques, soit 15 p. 100. Loblein leur donne une proportion de 18 p. 100, Winckel, de 9,40 p. 100. Delbet signale 30 rétrodéviations sur 118 malades et Leguel 37 sur 200 malades.

Comme pour les déplacements en avant, il existe ici deux variétés : la *rétroversion* et la *rétroflexion*. La *rétroversion* est caractérisée par la situation stable en arrière du fond de l'utérus, l'organe étant distendu ou ne conservant qu'un léger degré de flexion antérieure (Schultze). L'utérus est alors tout entier basculé, le col regarde en avant et en haut, le fond en arrière ou en bas, l'axe utérin est à peu près rectiligne. La *rétroflexion* est la situation stable du fond de l'utérus en arrière avec une flexion sur sa face postérieure. Dans ce cas, le fond de l'utérus a basculé en arrière, le col n'ayant été que peu ou pas déplacé, le fond s'est rapproché du col, l'axe utérin forme un angle plus ou moins aigu.

Ces deux déplacements sont différents au point de vue anatomique, et peuvent aussi reconnaître, parfois, des causes diverses. Mais, outre qu'ils sont souvent capables de se combiner ensemble, ils peuvent aussi résulter de la même cause ; leurs symptômes se confondent souvent, et ils sont justiciables d'un même traitement. Aussi, il nous a paru utile de les réunir dans une même description, tout en tenant compte de leurs différences.

1° Anatomie pathologique. — Il convient d'examiner spécialement la rétroversion et la rétroflexion.

a. Rétroversion. — Dans la rétroversion, le fond de l'utérus

regarde en arrière vers le promontoire ou le sacrum, et, suivant
les cas, s'incline plus ou moins bas. Il arrive même à reposer
dans le cul-de-sac de Douglas, et, dans les cas de renversement

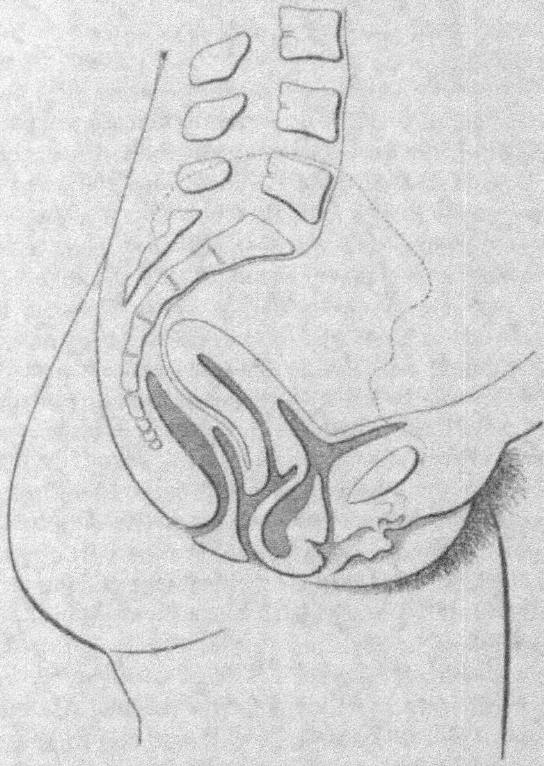

Fig. 89.

Rétroversion avec abaissement. Procidence de la paroi antérieure
du vagin.

très complet, le corps parvient à se placer dans l'interstice de
la cloison recto-vaginale. Le col, au contraire, regarde en avant
vers la symphyse, refoule un peu la paroi antérieure du vagin
et, dans les cas extrêmes, est dirigé presque entièrement en haut.

Pour mesurer le degré réel du renversement en arrière, SCHULTZE voulait indiquer la vertèbre sacrée ou coccygienne, vers laquelle affleure le fond de l'utérus. D'ailleurs, dans les déplacements très accusés, l'utérus repose sur le plancher périnéal ; mais

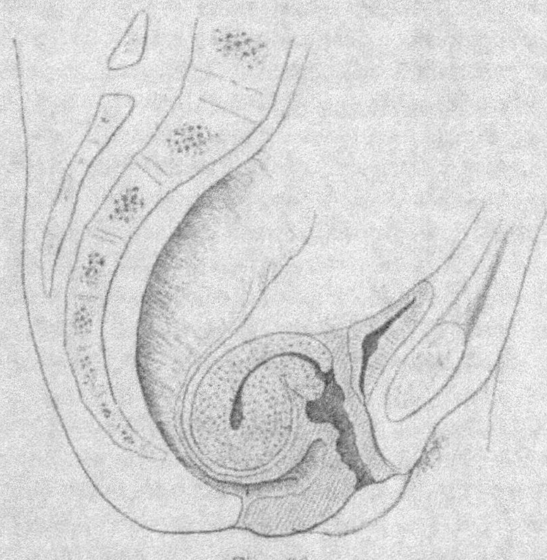

Fig. 90.

Rétroflexion très prononcée de l'utérus.

Compression du rectum. Hypertrophie du corps utérin. Atrophie de l'angle de flexion. Épaississement de la lèvre postérieure.

comme souvent celui-ci est faible et relâché, la mensuration indiquée plus haut ne serait plus parfaitement exacte.

Dans cette déviation, l'axe de l'utérus fait avec celui du vagin un angle ouvert en arrière et en haut, qui est d'autant plus fermé que le degré de renversement est plus prononcé. Enfin, parfois, la rétroversion peut s'accompagner d'un léger degré d'antéflexion ; d'autres fois, au contraire, elle peut coïncider avec une certaine flexion du fond en arrière, c'est la *rétroverso-flexion*.

D'ordinaire, l'utérus rétroversé est volumineux ; qu'il soit mou ou rigide suivant les causes spéciales de la lésion, il est fréquemment congestionné, la muqueuse est souvent enflammée, et les lésions de cette muqueuse sont plus accentuées vers le fond de l'organe. Fréquemment son parenchyme est ramolli et comme œdémateux.

Dans les cas simples, la rétroversion s'accompagne souvent de lésions des ligaments : les ligaments ronds et utéro-sacrés sont allongés et ramollis, les ligaments larges subissent une certaine torsion. Enfin, chez beaucoup de malades, il existe un certain degré de prolapsus : on trouve alors un périnée déchiré ou ramolli, toujours insuffisant, et de la colpocèle plus ou moins marquée antérieure ou postérieure.

b. *Rétroflexion*. — Dans la rétroflexion, le corps utérin est plus ou moins renversé en arrière dans le cul-de-sac de DOUGLAS, tandis que le col a gardé à peu près sa situation normale. Il est quelquefois dans l'axe du vagin, mais il peut aussi regarder en bas et en avant, et, plus exceptionnellement, être dirigé en arrière.

L'angle de flexion, qui correspond d'habitude à l'isthme, est ouvert en bas et en arrière, et présente de nombreuses variétés. Tantôt à peine marqué, il peut être tellement aigu que, par suite de la coudure, il se produit une oblitération complète du calibre utérin ; cette disposition peut parfois entraîner de l'hydrométrie.

Les parois utérines sont ordinairement inégales. Le plus souvent la postérieure est amincie et atrophiée au niveau de la flexion ; d'autres fois, au contraire, on trouve un amincissement marqué de l'antérieure (RUGE). L'atrophie du point fléchi s'observe surtout dans les lésions anciennes. En effet, dans les déviations récentes, l'utérus reste libre et mobile. Plus tard, grâce aux troubles nutritifs produits par la coudure anormale, cette déviation devient tellement fixe, que, même sur un utérus enlevé et tenu dans la main, on peut voir se reproduire la flexion dès qu'on cesse de maintenir l'organe redressé. En outre de cette dystrophie particulière, la flexion peut aussi être maintenue par l'épaississement du péritoine au point fléchi. Cet épaississement a été vu, dans un cas, par DELBET, sous forme de saillies longitudinales, comparables aux piliers du cœur.

L'utérus rétrofléchi, presque toujours atteint de lésions inflammatoires anciennes, est d'ordinaire, gros et pesant. Le col est souvent volumineux, évasé, à lèvres épaisses et œdémateuses. Il existe, fréquemment aussi, de l'allongement hypertrophique plus ou moins marqué, plus ou moins localisé. Toutes ces lésions peuvent être dues aux troubles circulatoires résultant de la coudure des vaisseaux au niveau de la flexion.

Les ligaments larges et les ligaments ronds sont ordinairement relâchés. Les ligaments utéro-sacrés, parfois maintenus, peuvent aussi être très relâchés (SCHULTZE).

Telles sont les lésions dans les déviations simples et récentes, en dehors des altérations de voisinage qui les compliquent si souvent. Ce sont elles qui forment la grande classe des rétro-déviations *mobiles*. On doit ajouter d'ailleurs que, dans ces cas, l'utérus jouirait, d'après certains auteurs (Pozzi), d'une *mobilité exagérée*, résultat de la laxité ligamentaire.

Malheureusement trop souvent, cet état ne tarde pas à se modifier, et la déviation en arrière se complique de lésions inflammatoires, siégeant dans les tissus et les organes voisins, qui donnent lieu à la formation d'adhérences ayant pour résultat la fixation de l'utérus dévié. La rétro-déviation mobile devient alors une *rétro-déviation adhérente*. Il est même des cas où les adhérences deviennent la cause des rétro-déviations.

Ces adhérences sont de deux sortes : *périmétritiques*, c'est-à-dire dues à de la péritonite localisée ou *paramétritiques*. Elles résultent alors de lésions inflammatoires aboutissant après leur phase aiguë à des rétractions conjonctives, et siégeant dans les tissus sous-péritonéaux, péri-utérins et en particulier dans les ligaments de DOUGLAS. C'est la *paramétrite postérieure* de SCHULTZE. Nous verrons que cette lésion peut jouer un rôle important dans la pathogénie des rétro-déviations.

Les *adhérences péritonéales*, résultant de pelvi-péritonites localisées, affectent diverses formes et sont variables aussi suivant leur ancienneté.

Celluleuses, filamenteuses, molles et facilement déchirables au début, elles forment, en vieillissant, des tractus fibreux parfois extensibles, mais qui finissent par aboutir à des brides fibreuses, solides, plus ou moins épaisses et de longueur variable. D'autres fois, quand elles sont très courtes et très solides, elles établissent une véritable fusion en nappe entre le fond et la paroi utérine et les organes voisins, intestins, épiploon, péritoine pariétal. Il est très rare que ces adhérences unissent l'utérus aux organes voisins, uniquement par propagation de l'inflammation utérine au péritoine par les voies lymphatiques, par exemple. Leur existence est possible, mais, presque toujours, ces adhérences et ces lésions péritonéales primitives ou secondaires sont la conséquence d'*ovaro-salpingites*. Leur fréquence est telle que la plupart des auteurs actuels, RICHELOT, POZZI, BOUILLY, DELBET, etc., les regardent comme presque constantes dans les rétrodéviations adhérentes. C'est l'opinion soutenue par ALVÈS DE LIMA dans sa thèse en 1897[1].

En effet, dans les rétro-déviations, les annexes peuvent présenter des lésions variables. Le déplacement en arrière de l'utérus produit, d'habitude, un déplacement des annexes. Même dans les cas les plus simples, l'ovaire bascule autour de son ligament suspenseur et son grand axe s'incline en arrière et en dedans. Souvent aussi, on observe un déplacement plus complet, qui devient une véritable complication. C'est le *prolapsus de l'ovaire* qui entraîne avec lui la trompe, et devient, peut-être, l'origine de certains troubles nerveux réflexes et de certaines douleurs.

Mais ce n'est pas seulement à un déplacement d'organes sains que l'on a affaire. On voit bientôt survenir des lésions inflammatoires de *salpingo-ovarite* qui peuvent revêtir toutes les formes, depuis la salpingite catarrhale légère jusqu'aux pyo-salpingites et aux suppurations pelviennes les plus graves.

On peut trouver aussi des lésions secondaires dans les organes voisins. Nous n'insisterons pas seulement ici, sur les lésions périnéales, si fréquentes dans certaines rétro-déviations, avec les phénomènes de prolapsus génital qu'elles provoquent, mais aussi sur les altérations possibles, mais peu fréquentes, de la vessie et de l'intestin.

[1] ALVÈS DE LIMA, *Fréquence des lésions annexielles dans les rétro-déviations douloureuses de l'utérus*, Thèse de Paris, décembre 1897.

Du côté de la vessie, on a quelquefois noté de la cystite, et même certains déplacements rares. LATHENAZ-VIOLETTE, élève de LABOYENNE, cite une disposition exceptionnelle, dont il donne deux observations, dans laquelle la vessie était en bissac et composée de deux compartiments dont l'un, entraîné par l'utérus dévié, après avoir coiffé le fond de l'organe, s'insinuait entre cet organe et le rectum jusqu'au fond de cul-de-sac de DOUGLAS.

Le rectum peut être aussi comprimé et irrité par le fond de l'utérus ; il est souvent le siège de cette rectite glaireuse et pseudo-membraneuse qui accompagne fréquemment les inflammations utérines. Mais, d'autre part, lorsqu'il existe des adhérences, on a noté des altérations spéciales des parois intestinales les rendant plus ramollies et plus friables.

2° Étiologie et pathogénie. — Les rétro-déviations utérines ont été divisées en *congénitales* et *acquises*.

Les rétro-déviations, dites *congénitales* par E. MARTIN et RUGE, sont exceptionnelles. SCHULTZE les appelle infantiles. Il croit qu'elles sont dues à un trouble de l'évolution utérine pendant l'enfance. L'utérus reste petit, infantile ; le vagin se développe mal, sa paroi antérieure demeure très courte, et le basculement normal en antéversion ne peut se faire. L'utérus demeure alors immobile en rétro-position.

L'immense majorité des rétro-déviations est *acquise*. Le déplacement en arrière de l'utérus est toujours le résultat d'une insuffisance, d'un relâchement de ses moyens de fixation. Pour SCHULTZE, il est surtout causé par le relâchement des ligaments utéro-sacrés, auquel DELBET ajoute celui des ligaments ronds. Nous pouvons y joindre aussi celui du vagin et du périnée.

Cette altération est ordinairement favorisée par certaines causes prédisposantes amenant la débilitation de l'organisme, telles que le lymphatisme, l'anémie, l'onanisme chez les jeunes filles, auxquels il faudrait joindre l'arthritisme qui, pour RICHELOT, jouerait un rôle prédominant[1]. Il existerait en effet un cer-

---

[1] RICHELOT, *Nature et traitement des rétrodéviations utérines*, Annales de gynécologie, 1898, p. 325. Congrès de chirurgie, 1905, Rapport du Congrès international de Lisbonne, 1906.

tain nombre de cas où la rétroversion qu'il qualifie de *primitive*
pourrait se produire sans aucune infection préalable. Ces faits
se montrent parfois chez des jeunes filles, plus souvent peut-
être après l'accouchement. Dans ces cas l'utérus est globuleux,
congestionné, un peu dur, les ovaires sont sains ou scléreux, les
trompes grêles, les ligaments souples et minces. Ce seraient
là des cas de rétroversion causés par la tendance au relâchement des tissus fibreux, qui appartient au neuro-arthritisme et
constitue un de ses caractères les plus nets. Mais, en dehors
de certains cas encore obscurs, souvent ce relâchement ligamentaire est le résultat de causes pathologiques.

Les unes résident dans l'utérus lui-même. Ce sont les congestions habituelles, causes et résultats à la fois de la rétro-déviation, certaines lésions de l'utérus telles que des tumeurs développées près du fond de l'organe, tantôt en avant, le plus souvent
en arrière, forçant l'utérus à basculer en arrière. Ce sont encore
des lésions de métrites. Parmi ces dernières, il faut faire une place
à part aux *métrites puerpérales* entraînant une subinvolution
utérine, qui produisent l'immense majorité des rétro-déviations
acquises.

Dans ces cas, l'utérus reste gros, lourd, congestionné, il retombe en arrière par son propre poids. En même temps, les ligaments utérins, allongés et ramollis pendant la grossesse, subissent le même défaut d'involution que l'utérus lui-même, et,
suivant le degré et la forme de ces altérations, on constatera les
diverses variétés de la rétro-déviation.

On peut résumer ainsi l'évolution de ces déplacements : après
l'accouchement ou l'avortement, l'utérus ordinairement infecté
ne fait pas son involution normale, il reste lourd, gros, tombe
en arrière ; le col se porte en avant, mal retenu par des ligaments utéro-sacrés relâchés et ramollis. Si la femme se lève
alors, la pression abdominale s'exerçant sur cet utérus renversé,
le déplacement s'exagère et la situation vicieuse devient définitive, l'utérus est *rétroversé*. Si au contraire, dans le même cas,
les ligaments utéro-sacrés résistent et empêchent le renversement du col en avant, celui-ci demeurera en place, mais le tissu
utérin restant ramolli et peu résistant, le fond de l'utérus arri-

vera fatalement à tomber en arrière en se coudant au niveau de l'isthme, et la *rétroflexion* sera établie. Que l'infection porte plus loin, que les annexes s'enflamment, les déviations simples, encore mobiles, seront fixées par des adhérences dues surtout à la péri-salpingite et la rétro-déviation *mobile* deviendra *adhérente*.

Quelquefois aussi, la rétroflexion peut succéder à la rétroversion. On a invoqué, pour l'expliquer, des subinvolutions localisées à la paroi antérieure, au niveau de l'insertion placentaire (MARTIN), la distension alternative du rectum et de la vessie repoussant le col en avant et le corps en arrière (SCHULTZE). On a encore accusé la constipation habituelle (DAVEZAC), l'usage de corsets trop serrés, l'excès d'exercices violents (équitation), etc. Ce sont là des causes susceptibles seulement de jouer un rôle secondaire.

Parmi les causes mécaniques, il faut dire un mot des *traumatismes* susceptibles de produire parfois des rétro-déviations subites. Lorsqu'un effort brusque ou un traumatisme vient surprendre un utérus déjà refoulé par une vessie pleine, il peut exagérer ce déplacement, même chez des jeunes filles, mais surtout chez des femmes affaiblies. L'organe renversé peut être alors coincé contre le sacrum et maintenu dans sa position vicieuse. Il s'agit, dans ce cas, des rétrodéviations dites aiguës.

Il existe, en outre, deux variétés dont nous devons parler : les *rétrodéviations séniles* et les *rétrodéviations de l'utérus gravide*.

Les *rétrodéviations séniles* sont le résultat de la faiblesse acquise de tous les moyens de fixation de l'utérus par l'action de l'involution sénile, amenant le relâchement, l'amaigrissement et la dénutrition des tissus. Presque toujours, dans ces circonstances, il y a un certain degré de prolapsus. Souvent aussi, ces déplacements sont facilités par l'existence de lésions pathologiques anciennes.

Les *rétrodéviations de l'utérus gravide*, bien que devant être surtout étudiées avec l'obstétrique, doivent être mentionnées ici. Elles apparaissent dans les premiers mois de la grossesse, s'observent souvent chez des femmes ayant déjà une déviation avant leur fécondation, mais elles peuvent, aussi, être le résultat de l'augmentation de poids de l'utérus gravide. Elles sont plus fréquentes chez les multipares, et paraissent surtout dues au relâchement des ligaments résultant des grossesses antérieures. La constipation, l'accumulation des matières dans l'S iliaque sont considérées comme des causes prédisposantes. La rétention d'urine, regardée aussi comme une cause, en serait le plus souvent une conséquence. Ces rétrodéviations de l'utérus gravide amènent, vers le troisième ou le quatrième mois, l'enclavement de l'utérus lequel provoque souvent à son tour une fausse couche.

3° Symptômes. — Les rétrodéviations congénitales sont exceptionnelles : elles ne sont découvertes que par l'examen direct, les malades venant se plaindre de troubles dysménorréiques plus rares ici que dans les antédéviations, ou bien en recherchant la cause d'une stérilité qui les inquiète.

a. *Rétrodéviations aiguës.* — Les rétrodéviations aiguës sont brusques et présentent des symptômes graves. Elles sont signalées par l'apparition soudaine d'une douleur très vive, syncopale, qui disparaît immédiatement après le redressement. Cette douleur s'accompagne d'épreintes vésicales et rectales, d'une constipation pouvant aller jusqu'à l'obstruction intestinale, de rétention d'urine et de dysurie, et parfois de vomissements et d'hémorragies, lorsque la rétrodéviation aiguë survient peu après l'accouchement.

b. *Symptômes fonctionnels.* — Le plus souvent, les rétrodéviations s'établissent peu à peu, lentement, progressivement et ont une marche chronique.

Dans un certain nombre de cas, les rétrodéviations mobiles, et non compliquées, sont absolument silencieuses et ne donnent lieu à aucun signe fonctionnel. Elles sont découvertes, par hasard, pendant une exploration. Ces formes *latentes* se rencontrent aussi bien chez des jeunes femmes, que chez des malades âgées.

D'ordinaire, la rétrodéviation ne se révèle pas par des symptômes fonctionnels bien caractéristiques. Ceux-ci appartiennent surtout à cet ensemble de phénomènes groupés par Pozzi sous le nom de *syndrome utérin*, mais, cependant, avec quelques caractères particuliers permettant de penser à la déviation. Dans la grande majorité des cas, ces accidents sont modérés et n'offrent pas l'acuité et la gravité des grandes inflammations pelviennes (BOULLY). Le premier phénomène est la *douleur*, qui se révèle, d'habitude, sous la forme d'une lourdeur pénible, sorte de pesanteur sur le rectum et sur la vulve, accompagnée aussi d'une douleur sacrée. Brusquement, en s'asseyant, la malade éprouve une sensation de corps mobile sensible, repoussé vers le bassin. Elle éprouve aussi des irradiations douloureuses et des tiraillements lombaires. Ces douleurs ne sont pas toujours constantes, elles peuvent être intermittentes ; elles sont réveillées ou exagérées par la congestion utérine et la menstruation, par la marche, par les secousses et les cahots des voitures. Souvent aussi, il existe de la dyspareunie, et le coït laisse, après lui, une sensation de courbature et de malaise.

On constate des troubles intestinaux marqués. La constipation, sans être constante, est la règle. Elle paraît due autant à la parésie réflexe de l'intestin qu'à la compression rectale. La malade éprouve, parfois, une sensation de plénitude rectale avec épreinte. La défécation peut devenir très douloureuse, et les efforts considérables, auxquels les malades sont obligées, augmentent la douleur ; BARNES a même signalé de la coproémie. Les troubles vésicaux sont plus rares. La miction peut devenir fréquente, et l'envie impérieuse, sans qu'il y ait de véritable cystite.

Les règles sont, d'ordinaire, même sans lésion appréciable de l'utérus, plus abondantes et prolongées ; fréquemment aussi, elles sont douloureuses et il existe une véritable dysménorrhée qui provoque des douleurs violentes et exagère tous les symptômes.

A ces phénomènes viennent se joindre des troubles nerveux extrêmement marqués dans quelques cas. En dehors de la sensibilité exagérée du fond utérin au contact du doigt, on observe des troubles réflexes, gastriques et intestinaux, variés. La marche devient douloureuse, pénible, rapidement impossible. La malade tombe dans un état asthénique assez caractérisé, dans certains cas, pour rendre tout travail impossible. Bientôt, par suite de la douleur, du manque d'exercice, des troubles de l'alimentation, s'installe peu à peu une neurasthénie des plus accusées, qui peut donner lieu aux troubles névropathiques les plus variés.

Enfin, souvent, la rétrodéviation aboutit à une stérilité complète. Moins fréquente dans les rétroversions que dans les rétroflexions, cette stérilité n'est pas absolue, et il est très difficile de l'affirmer, sauf dans les cas extrêmes de rétrodéviation. D'ailleurs, lorsque la fécondation est possible, la grossesse peut amener, quand elle est bien dirigée, la guérison de la rétrodéviation, à condition que celle-ci ne donne pas lieu à des accidents aboutissant à l'avortement.

c. *Symptômes physiques.* — Les symptômes physiques des rétrodéviations ne peuvent être étudiés qu'à l'aide de la palpation bimanuelle.

Dans la rétroversion pure, le col regarde en haut et en avant, tandis que le corps est dirigé en bas et en arrière. Le doigt vaginal, explorant toute cette face postérieure à peu près rectiligne, sans angle de flexion, rencontre une sorte de saillie médiane longitudinale, *crête médiane postérieure*, très importante pour le professeur Le Dentu.

La main hypogastrique ne retrouve pas le fond de l'utérus à sa place ordinaire. Le toucher rectal, très utile, permet d'explorer le fond utérin, arrondi, lisse et régulier, qui déprime, plus ou moins, la paroi antérieure du rectum.

Quand la rétroversion s'accompagne d'un certain degré de rétroflexion, le col regarde encore en haut et en avant, mais, entre ce col et le fond utérin renversé, le doigt trouve un angle de flexion où il pénètre.

Dans la rétroflexion pure, le col reste dans l'axe du vagin, quelquefois même il regarde en bas et en arrière. Le fond de l'utérus se présente sous la forme d'un corps globuleux, arrondi, faisant quelquefois saillie dans le cul-de-sac postérieur. Entre le col et le corps existe un angle, ouvert en avant, plus ou moins fermé, dans lequel le doigt pénètre assez facilement, sauf dans les cas de flexion extrême. Il arrive alors que le fond de l'utérus descend en arrière notablement plus bas que le col.

Dans les cas douteux, on peut s'aider de l'hystéromètre pour vérifier les signes physiques. Le cathétérisme est parfois difficile, surtout dans les rétroversions complètes, et ne peut se faire que grâce à un abaissement du col qui redresse en partie l'organe. Dans la rétroflexion, il faut agir très doucement ; la sonde vient buter sur l'angle de flexion, que l'on peut quelquefois aussi redresser par l'abaissement, mais qui demeure dans les cas extrêmes, impossible à franchir, malgré l'élévation progressive du manche de l'instrument.

Les symptômes que nous venons de décrire ne sont pas toujours groupés de la même manière ; de là, des formes cliniques souvent un peu différentes.

Sans revenir sur les lésions *latentes* déjà signalées, nous voyons quelquefois des formes légères dans lesquelles tous ces symptômes sont peu accentués. Souvent aussi, les phénomènes morbides, ordinairement légers, subissent, par moment et surtout sous l'influence des congestions cataméniales, de véritables *poussées* avec exagération des phénomènes douloureux, coliques utérines, augmentation de volume de l'organe, puis tout rentre dans l'ordre.

Nous avons décrit la forme la plus fréquente des rétrodéviations, la *forme douloureuse* ; c'est la plus habituelle, et celle dans laquelle tous les symptômes, auxquels il faut souvent joindre la leucorrhée, sont surtout des signes de *métrite*. Dans ces cas, souvent, on peut être embarrassé pour distinguer ceux des signes qui relèvent de la métrite et ceux qui appartiennent à la déviation. Nous savons, en effet, qu'il existe un assez grand nombre de rétrodéviations silencieuses et, d'autre part, on voit souvent disparaître la plupart des symptômes, sinon tous, à la suite du redressement de l'organe.

Chez certaines malades, la prédominance des troubles réflexes et des phénomènes nerveux est telle qu'on peut véritablement décrire une *forme nerveuse*. Les signes physiques de la rétrodéviation disparaissent au milieu des accidents de la neurasthénie la plus accusée, le redressement de l'organe n'amène pas d'amélioration. Aussi certains auteurs, parmi lesquels KŒNIG et FEUCHWANGER, BEUTNER (de Genève), ont-ils pu croire que dans beaucoup de cas de rétroversion avec rétroflexion utérine mobile il n'existe pas de forme morbide spéciale, et que la plupart des troubles manifestés par les malades doivent être attribués à l'hystérie, à l'anémie ou à la mauvaise nutrition et non à la position de l'utérus [1]. C'est dans ces cas qu'existent les troubles nerveux les plus bizarres, dyspepsie, névralgies multiples, paraplégie, excitabilité hystériforme, etc. Au dire de Pozzi, Churchack a observé de l'asthme ; Schrœder, de la chorée ; Kehrer, de l'aphonie ; Seitsky, de l'hystéro-épilepsie ; Kiderlein, des vomissements incessants.

Enfin, la rétro-déviation de l'utérus gravide, à côté de douleurs sourdes d'abord et souvent vives dans les aines, les lombes et le petit bassin, peut donner lieu à de la rétention d'urine, ordinairement absolue, avec miction par regorgement et infection vésicale. La constipation est opiniâtre, et la compression du rectum est telle que l'occlusion peut devenir complète et entraîner la mort. Dans les faits de ce genre, on a signalé aussi une sorte de cystite exfoliante, qui aboutit à une gangrène de la muqueuse vésicale.

Lorsque la rétrodéviation se complique de lésions inflammatoires des annexes et du péritoine, et que les adhérences se forment, en général, les phénomènes de métrites s'exagèrent et s'aggravent, et l'on voit, peu à peu, survenir tous les symptômes des ovaro-salpingites qui procèdent, le plus souvent, par poussées aiguës successives. Alors, les symptômes de la rétrodéviation disparaissent au milieu des symptômes aigus de l'inflammation péritonéale et annexielle, et le tableau clinique ressemble tout à fait à celui des salpingites, la rétrodéviation devenant un simple accessoire de la lésion complexe.

Cependant, quelquefois, ces adhérences peuvent former ce que Pozzi a appelé des lésions de guérison. Ce sont les cas où, peu à peu, tous les phénomènes inflammatoires s'atténuent et s'apaisent du côté de l'utérus et des annexes. Alors, malgré la fixation en mauvaise position, les douleurs cessent progressivement et,

<hr>

[1] Knænig et Feuchwanger, *Signification clinique de la rétroversion combinée à la rétroflexion avec mobilité de l'utérus.* Monatsch. für Gebur und Gynec., 1899, décembre.

à la longue, au bout d'années, les malades peuvent être considérées comme cliniquement guéries.

4° Diagnostic. — Le diagnostic des rétrodéviations est ordinairement facile. L'étude attentive et détaillée des symptômes fonctionnels, ne pourra qu'établir des présomptions, la recherche des signes physiques sera toujours nécessaire. C'est surtout à l'aide d'une exploration bimanuelle attentive, complétée dans certains cas, par l'examen au spéculum et souvent par le cathétérisme que le diagnostic des rétrodéviations sera établi. Chez les femmes très nerveuses et dans les formes très douloureuses, l'exploration ne pourra, parfois, être faite suffisamment qu'à l'aide de l'anesthésie chloroformique.

Cette exploration permettra presque toujours de distinguer facilement les rétroversions des rétroflexions par la constatation de l'absence ou de la présence de l'angle de flexion, que le doigt vaginal peut facilement explorer. Il est rare que ce sillon soit si profond que le doigt ne puisse l'atteindre, ce qui rend le diagnostic difficile et peut nécessiter l'emploi du cathéter utérin.

Les rétrodéviations doivent aussi être distinguées, avec soin, de quelques affections qui peuvent les simuler, grâce à la présence de tuméfactions ou de tumeurs dans le cul-de-sac postérieur. Les *fibromes* de la paroi postérieure de l'utérus, fournissent des tumeurs arrondies et lisses, mais ordinairement plus dures que l'utérus, et insensibles.

La constatation de la *crête médiane* utérine de LE DENTU peut, quand on sait la reconnaître, fournir un signe différentiel important.

Dans les cas de fibrome, le palper bimanuel permet, ainsi que le cathétérisme, de retrouver le corps utérin à sa place.

Les tumeurs de l'*ovaire* et des *annexes*, surtout quand elles sont prolabées dans le cul-de-sac de Douglas, sont difficiles à reconnaître. Les tumeurs de l'ovaire sont lisses, mobiles, parfois rénitentes, peu douloureuses. L'ovaro-salpingite postérieure, surtout lorsqu'elle est adhérente, peut être d'un diagnostic très difficile, malgré le léger sillon qui la sépare, d'ordinaire, de l'utérus. La sensibilité exquise de certaines salpingites, leur aspect mollasse et bosselé, peuvent aider à surmonter les difficultés ; enfin, dans les cas si fréquents de doute, le cathétérisme bien fait peut aider à retrouver la direction du corps utérin.

L'*hématocèle* récente est ordinairement facile à reconnaître par ses signes propres ; mais, dans les cas anciens, des noyaux plus ou moins considérables, indurés, simples reliquats d'hémorrhagies anciennes, peuvent être difficiles à distinguer d'une rétrodéviation.

Certains noyaux de *paramétrite postérieure*, des *entérocèles adhérentes* (Douénis), des amas de matières dures, de *scybales* dans le rectum, ont pu être la source d'erreurs. L'examen détaillé et soigneux, et, dans les cas difficiles, le cathétérisme utérin permettront d'arriver à la vérité.

Le diagnostic de la rétrodéviation et de sa variété ne suffit pas, il faudra encore reconnaître, avec soin, l'état de l'utérus et celui des annexes qu'il importe d'apprécier avec précision. Il sera enfin nécessaire de rechercher à quelle variété clinique appartient le déplacement reconnu. Thélat a justement, au point de vue clinique et surtout thérapeutique, divisé les rétrodéviations en trois classes : *mobiles, résistantes, adhérentes.*

Les rétrodéviations *mobiles* sont celles qui, dépourvues de toute adhérence, sont facilement réductibles avec les doigts ; ce sont les plus simples.

Les *adhérentes* sont celles qui, fixées et solidement retenues par des adhérences pathologiques, résistent à toute tentative de réduction ordinaire et demeurent irréductibles. Presque toujours, ces grandes adhérences sont le fait, nous l'avons vu, d'annexites concomitantes.

Entre les deux, existent les rétrodéviations *résistantes*, dont la réduction est possible, mais souvent difficile. Le redressement utérin entraîne les organes voisins à cause des adhérences lâches ou élastiques qui les unissent. La réduction, quelquefois obtenue, est difficile ou impossible à maintenir. Ce sont donc surtout des rétrodéviations faiblement adhérentes. Enfin, dans certains cas, on croit réduire le déplacement, par suite de l'étirement et de l'allongement anormal de la paroi antérieure de l'utérus qui cède seule sous la traction : ce sont les *fausses réductions*.

Cette division des rétrodéviations est des plus importantes au point de vue de leur traitement.

5° Pronostic. — Les rétrodéviations sont ordinairement des affections sérieuses, mais leur gravité est très variable, et subordonnée à l'absence de complications et à la facilité de la réduction et de son maintien.

Les rétroversions pures, sont moins graves que les rétroflexions.

Les complications inflammatoires utérines ou péri-utérines (annexielles) en modifient la marche et en font des lésions très graves.

Leur ténacité, leur résistance au traitement, l'obstacle qu'elles peuvent apporter à la conception et à la grossesse, le nervosisme et la neurasthénie qu'elles provoquent, fournissent les éléments de ce pronostic.

6° Traitement — Avant d'entrer dans l'étude des nombreux traitements mis en œuvre contre les rétrodéviations, il faut se demander si elles doivent être toutes traitées. En particulier, faut-il instituer un traitement contre les *rétrodéviations silencieuses, latentes*, qui ne se révèlent par aucun signe et sont découvertes par hasard ? Pour les femmes âgées ou ayant atteint la ménopause, on peut conclure, avec BOUILLY, par la négative. Pour les femmes jeunes qui sont dans la période d'activité génitale, comme la rétrodéviation, même lorsqu'elle ne donne lieu à aucun accident, peut entraîner, dans l'avenir, des inconvénients sérieux et devenir l'origine de nouvelles lésions, elle doit toujours être soignée, surtout lorsqu'elle est simple et réductible. Quand, au contraire, il s'agit d'une rétrodéviation adhérente et silencieuse, pour laquelle le traitement réclame des interventions d'une certaine gravité, on peut attendre pour agir qu'il survienne des accidents ou des symptômes sérieux.

Lorsqu'avec la déviation il existe des symptômes prédominants de métrite, il est indiqué de commencer par traiter cette affection par tous les moyens appropriés, antisepsie vaginale et utérine, pansements utérins, curettage, amputations du col. On sait, en effet, que souvent la guérison de l'inflammation utérine fait disparaître tous les symptômes de la maladie, même sans avoir cherché à corriger la déviation, et sans avoir fait aucun traitement mécanique.

C'est entre les rétrodéviations silencieuses et celles qui s'accompagnent de métrite qu'il faut placer les cas de rétroversions mobiles douloureuses que RICHELOT appelle primitives, et sur lesquelles il a tant insisté depuis ces dernières années. Dans bon nombre de ces cas, ainsi que l'ont reconnu avec lui, MOXENORFF, WALTHER et DELAUNAY au Congrès de Chirurgie de 1905, il devient absolument indiqué, par suite de la résistance des accidents douloureux aux moyens médicaux, d'avoir recours pour ces malades à une correction opératoire.

Lorsque la métrite se complique d'inflammations péri-utérines et d'ovaro-salpingites aiguës ou subaiguës, il sera absolument indiqué, de n'avoir recours au traitement de la déviation, qu'après avoir tout à fait calmé, par les moyens appropriés, cette complication inflammatoire. La pratique contraire, préconisée par POULLET, est justement repoussée aujourd'hui par tous les chirurgiens.

Le traitement des rétrodéviations doit répondre à deux indications de premier ordre : 1° *réduire le déplacement utérin;* 2° *maintenir la réduction obtenue.*

A. RÉDUCTION DE LA RÉTRODÉVIATION. — La réduction de l'utérus dévié peut s'obtenir de trois manières : 1° par la position ; 2° par la reposition bi-manuelle ; 3° à l'aide de la sonde utérine.

a. *Réduction par la position.* — On a conseillé de chercher la réduction automatique, en plaçant la malade dans la *position génu-pectorale*, les jambes légèrement écartées, en déprimant légèrement la fourchette, avec le doigt, une canule, une valve ou même un spéculum grillagé. Cette manœuvre, conseillée par SOLGER, permet l'entrée de l'air dans le vagin ; les viscères tombent alors vers le diaphragme, et l'utérus se réduit spontané-

ment. Courty appelle cette méthode reposition spontanée
aérienne. Les malades peuvent s'imposer cette attitude, que
Tarnier appelle la prière mahométane, matin et soir. Pozzi leur

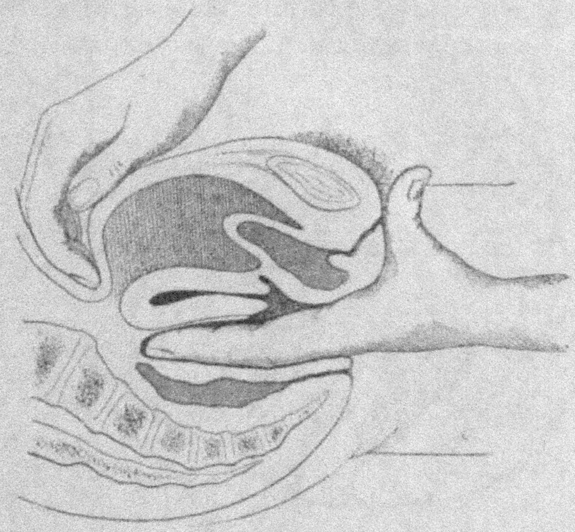

Fig. 91.
Réduction manuelle de la rétrodéviation.

conseille, en outre, de dormir sur le ventre ou en demi-prona-
tion.

Ce moyen, rarement suffisant à lui seul, peut, dans les déviations très mobiles, être un utile adjuvant.

b. *Réduction bi-manuelle*. — Décrite et préconisée par Schultze,
sous le nom de *reposition bi-manuelle*, cette méthode est plus
sûre et plus efficace.

La malade est placée sur le bord de la table ou du lit, en position dorsale modifiée (Schultze) ; Pozzi préfère, au contraire, la
situation génu-pectorale ou l'attitude de Sims. La manœuvre
est parfois assez douloureuse pour nécessiter l'anesthésie. L'index
et le médius gauche sont introduits alors dans le cul-de-sac postérieur, le plus haut possible et même quelquefois dans le rec-

inn (Schultze), pour atteindre la face postérieure de l'utérus,
la redresser, la soulever et la repousser en avant. Pendant ce
temps, la main droite, déprimant la paroi abdominale, va au-
devant du corps utérin, le saisit, et l'accroche pour le ramener

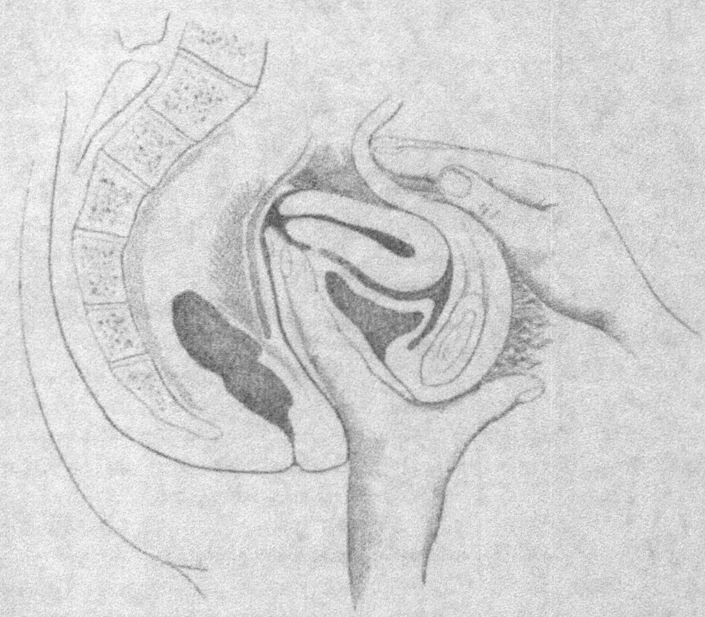

Fig. 92.

Réduction manuelle de la rétrodéviation. Manœuvre terminée.

en avant, en antéversion, le fond derrière le pubis. On peut faciliter ce mouvement en fixant le col et en l'attirant légèrement
en bas. De plus, au moment où la main abdominale saisit le
corps, on peut aider son mouvement de bascule en avant, en
appuyant les doigts vaginaux sur la face antérieure du col et en
la repoussant le plus possible en haut et en arrière. Certains
auteurs et en particulier Dietel disent avoir obtenu de nombreux
succès par cette méthode, surtout dans les rétroflexions directes.

c. *Réduction par la sonde*. — Le redressement de l'utérus

rétrodévié par la sonde est la manœuvre la plus usitée de nos jours.

Elle se pratique dans la position latérale, ou dans la génupectorale (Pozzi). Il est, dans la plupart des cas, facile aussi de la pratiquer dans le décubitus dorsal modifié, le siège de la malade dépassant légèrement le plan du lit ou de la table, pour permettre l'abaissement du manche de la sonde.

Le meilleur instrument est un hystéromètre un peu volumineux et résistant, ou une sonde de Hégar métallique. Les différents redresseurs utérins, ceux de Sims, de Muller, le redresseur articulé de Trélat, celui du professeur Moussous, sont moins commodes et moins usités. L'instrument est introduit doucement ; si l'utérus est rétrofléchi, le cathétérisme redresseur le transforme en utérus rétroversé. Lorsque l'instrument a pénétré jusqu'au fond de l'utérus, on abaisse doucement, sans secousse ni violence, mais avec un effort soutenu, le manche de l'hystéromètre, en déprimant plus ou moins la fourchette, et la sonde entraîne alors le corps utérin en avant, en antéversion.

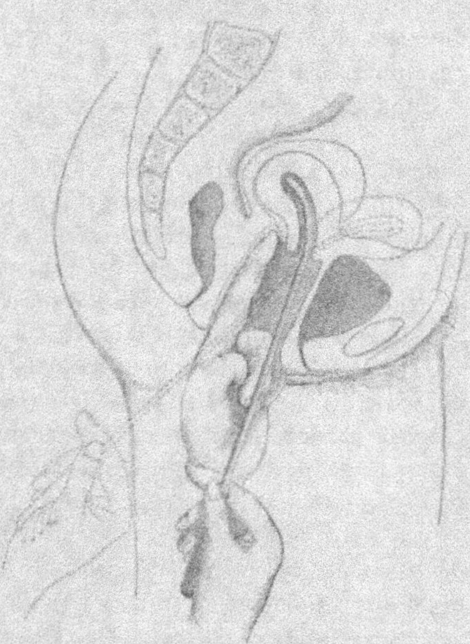

Fig. 93.
Réduction d'une rétrodéviation à l'aide
de la sonde.

Le redressement se fait en une seule séance, ou en plusieurs s'il est douloureux et résistant. Dans ce cas, on fixe, à chaque séance, l'utérus partiellement réduit, par des tampons de ouate ou de gaze introduits dans le cul-de-sac postérieur.

Les manœuvres de réduction que nous venons de décrire sont spécialement applicables aux rétro-déviations mobiles. Elles ne sont pas toujours très faciles. Certains utérus, même parmi ceux qui sont dépourvus d'adhérences, résistent, soit parce qu'ils sont enclavés dans la concavité sacrée, soit parce qu'ils sont douloureux, rigides ou quelquefois même trop flexibles. La patience, la douceur et une certaine habileté opératoire doivent parvenir à surmonter cet obstacle.

Quand, au contraire, l'utérus est retenu par des adhérences, faut-il réduire, et comment?

Schultze a conseillé, dans ce cas, les tractions fortes avec la sonde, ou plutôt l'introduction de l'index dans l'utérus, préalablement dilaté, pour pratiquer une réduction forcée et rompre ainsi les adhérences. Trélat avait essayé aussi la réduction forcée et la déchirure des adhérences avec son redresseur, mais, devant les dangers de la méthode, il n'avait pas tardé à y renoncer. Poullet a préconisé aussi ces manœuvres de force après avoir ramolli l'utérus, et, pense-t-il, les adhérences à l'aide de la dilatation répétée et des injections de glycérine créosotée. D'ordinaire, alors, la réduction obtenue ne se maintient pas et la déviation ne tarde pas à se reproduire. Skutsch, élève de Schultze, dit, cependant, qu'à la clinique d'Iéna, on aurait obtenu ainsi 182 bons résultats sur 205 rétrodéviations adhérentes. Aujourd'hui, néanmoins presque tout le monde a renoncé à ces manœuvres violentes, aveugles et dangereuses. Dans les rétrodéviations adhérentes, la destruction des adhérences s'obtient, de temps en temps, par le massage, par des pansements compressifs, tels que la columnisation du vagin, ou, le plus souvent, se fait directement comme temps particulier d'une des diverses opérations de fixation de l'utérus.

B. Fixation de l'utérus réduit. — Une fois l'utérus réduit, il s'agit de le maintenir en bonne position. On a, tour à tour, employé dans ce but des *ceintures hypogastriques* beaucoup moins efficaces ici que dans les antédéviations, le *massage* qui peut aider à donner de la force et de la résistance aux moyens naturels de fixation utérine, et surtout des *pessaires*.

a. *Fixations par pessaires.* — Les pessaires usités dans les rétrodéviations sont excessivement nombreux. Les principaux et les plus usités sont les pessaires indifférents tels que celui de Dumontpallier, ou des pessaires spéciaux, au premier rang desquels se place le pessaire de Hodge. Boully employait avec succès, un pessaire de Hodge modifié dont la partie postérieure

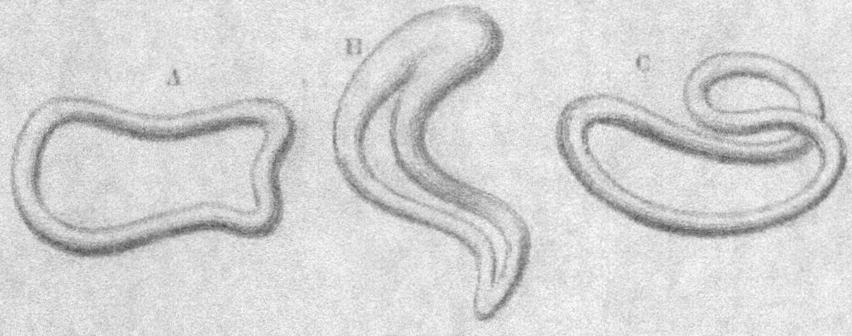

Fig. 94.

Pessaires pour la rétrodéviation.

A, pessaire de Hodge avec encoche supérieure. — B, pessaire de Gaillard Thomas. C, pessaire en traîneau de Schultze.

était fortement relevée pour présenter un véritable dossier. Nous citerons aussi le pessaire en berceau, celui de Gaillard-Thomas, les pessaires en 8 de chiffre, en traîneau de Schultze, ceux de Fairsch et de Veiller, etc.

La plupart de ces appareils agissent de la même manière, en déplaçant le fond du vagin et en refoulant en haut le cul-de-sac postérieur; ils forment, par suite, un obstacle au retour du corps utérin en arrière. Parfois, comme le pessaire en 8 de chiffre de Schultze, ils saisissent le col utérin et le maintiennent en haut et en arrière.

Quel que soit d'ailleurs l'instrument choisi, le pessaire n'est indiqué et ne peut donner de bons résultats que si la rétrodéviation est parfaitement mobile et par suite complètement réductible, et si, d'autre part, le périnée est solide. Dans le cas contraire, le pessaire mal maintenu ne tient pas et ne rend aucun service.

Quand il est efficace, on voit très rapidement se produire

d'excellents résultats. La mise en place de l'appareil est suivie d'un soulagement immédiat.

Les malades peuvent marcher, les douleurs sont diminuées ou disparaissent, les troubles de la miction et de la défécation

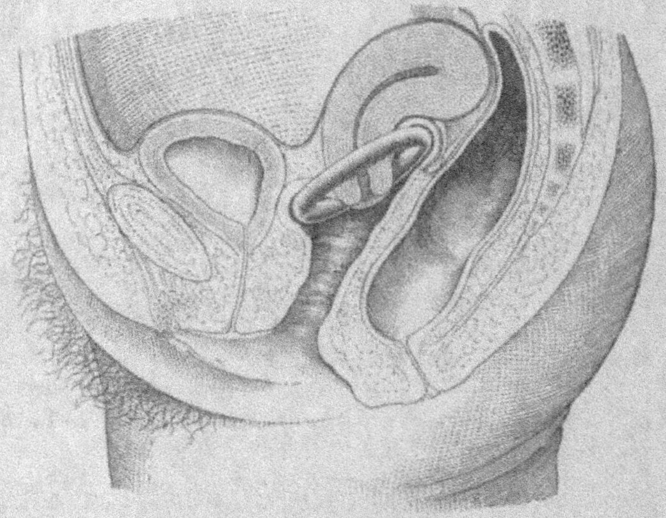

Fig. 95.

Pessaire annulaire de Dumontpallier dans un cas de rétrodéviation mobile.

sont effacés. D'autres fois, ces avantages n'apparaissent qu'au bout de quelques jours.

Quoi qu'il en soit, le pessaire ne doit être gardé que s'il est admirablement supporté par la malade et s'il ne cause aucune douleur. Dans le cas contraire, il doit être changé, soit parce que ses dimensions sont mal appropriées, soit parce que le modèle choisi ne convient pas et doit être modifié. Certains chirurgiens emploient même des pessaires en métal malléable afin de pouvoir adapter plus exactement l'appareil à chaque cas particulier.

Malgré l'usage continu des injections antiseptiques pendant le séjour du pessaire, qui ne doit être en rien une gêne, il faut de temps en temps retirer l'appareil pour le nettoyer et le remettre en place.

Les résultats définitifs obtenus par ce mode de traitement sont très variables.

Assez souvent, et entre les mains de certains chirurgiens, ils ont donné des guérisons définitives, parfois aussi de simples améliorations. D'ailleurs, pour obtenir un résultat durable, l'appareil doit être gardé au moins plusieurs mois, quelquefois un an et souvent plus.

Chez certaines malades il est tout à fait intolérable. Trop petit il ne tient pas, trop grand il est douloureux ; de plus, certaines femmes nerveuses ne peuvent arriver à s'accommoder d'aucun instrument, même de ceux qui paraissent le mieux tenir et le mieux maintenir leur utérus en place.

De plus, quand la rétrodéviation même mobile s'accompagne d'inflammation des annexes, souvent le pessaire qui appuie sur les annexes malades, ne peut être aucunement toléré, et il risque d'exagérer les désordres existants.

Enfin, lorsque l'on fait usage d'un pessaire métallique, il faudra soigneusement éviter l'emploi des injections de sublimé, qui les altèrent, les rongent et peuvent entraîner des irritations vaginales.

Dans les rétroflexions, qui sont moins facilement maintenues que les rétroversions par les pessaires ordinaires, on peut, souvent, employer avec profit les pessaires à tige intra-utérine dont nous avons déjà parlé à propos des antéflexions. On a aussi employé, comme moyen de fixation de l'utérus réduit, la *columnisation*, qui agit à la fois comme soutien et comme résolutif, et l'*électricité*, qui agit peut-être davantage comme décongestif utérin, que comme un moyen de tonifier et de renforcer les ligaments.

b. *Fixations opératoires.* — Il existe un grand nombre d'interventions opératoires imaginées pour corriger les rétrodéviations, et ces opérations ont pour but, non seulement de réduire le déplacement, mais aussi de fixer plus ou moins solidement l'utérus dans la position normale. Leur mode d'action est variable. Les unes agissent en fixant ou en raccourcissant les ligaments utérins ; on peut les désigner sous le nom de fixations *indirectes* ou *ligamentaires*. Les autres s'adressent à l'utérus lui-même qu'elles fixent aux organes ou aux tissus voisins, ce sont les *hystéropexies*. D'autres, enfin, redressent l'organe dévié en le modifiant dans ses dimensions ou ses courbures, opérations de *redressement utérin*. On a eu aussi l'idée de combattre parfois les déviations par l'hystérectomie vaginale.

1° *Fixations indirectes ou ligamentaires*.

On a successivement essayé de raccourcir chacun des ligaments utérins ; mais, tantôt en agissant sur ces ligaments dans leur trajet intra-péritonéal, tantôt, au contraire, en dehors de l'abdomen.

Les opérations extra-abdominales se réduisent au *raccourcissement des ligaments ronds* par la méthode ALQUIÉ-ALEXANDER.

Les opérations intra-péritonéales comprennent : le *raccourcissement intra-péritonéal des ligaments ronds*, le *raccourcissement des ligaments larges*, le *raccourcissement des ligaments utéro-sacrés*. Ces dernières opérations sont beaucoup moins usitées que les premières.

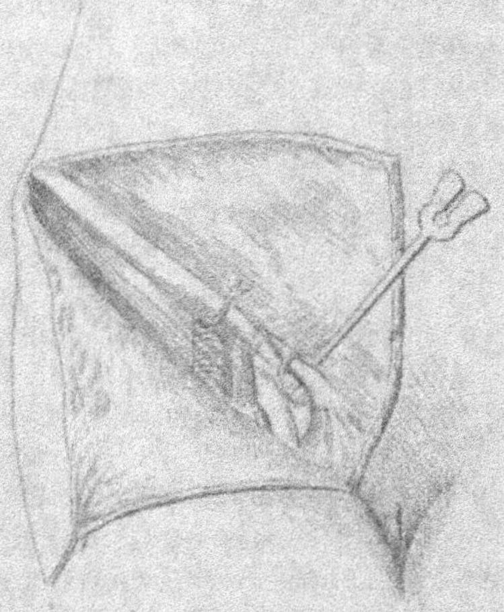

Fig. 96.
Le ligament rond au niveau de l'anneau inguinal externe.

1° Raccourcissement extra-péritonéal des ligaments ronds — OPÉRATION D'ALQUIÉ-ALEXANDER. — L'opération qui consiste à rechercher les ligaments ronds, au voisinage de leur insertion externe, pour les attirer au dehors et les raccourcir, ce qui amène forcément le fond utérin en avant au voisinage du pubis, a été imaginée, en 1840, par ALQUIÉ de Montpellier ;

mais, elle a été exécutée pour la première fois par ALEXANDER le 14 décembre 1881, et par ADAMS deux mois plus tard. Tous deux eurent donc le mérite de la réinventer de nouveau.

A. TECHNIQUE. — Voici comment elle se pratique :

Premier temps : incision de la paroi. Recherche des ligaments. — Une incision de 5 centimètres, partant de l'épine du pubis et parallèle à l'arcade de Fallope, met à nu l'orifice superficiel du canal inguinal, facile à découvrir, en recherchant le peloton graisseux qui le masque, signalé par SINCLAIR, ou bien en reconnaissant l'ouverture des piliers avec le doigt.

Dans cet orifice, on cherche, au milieu du tissu cellulaire, le ligament rond, souvent difficile à reconnaître, car il se présente tantôt sous la forme d'un cordon cylindrique blanc rose, tantôt en faisceaux éparpillés et perdus dans le tissu cellulo-graisseux. Le ligament est souvent au-dessous d'un faisceau vasculo-nerveux, signalé par NITOT, et fourni par le nerf abdomino-génital et le rameau funiculaire de l'épigastrique. Lorsque ce ligament est trop difficile à découvrir, on en facilite la recherche en incisant la paroi antérieure du canal inguinal, dans lequel on trouve toujours un ligament cylindrique bien constitué.

On le saisit alors avec des pinces, et, après avoir recouvert la plaie d'un tampon antiseptique, on pratique la même recherche du côté opposé.

Deuxième temps : dégagement des ligaments. Redressement utérin. — Le ligament rond nettement isolé de chaque côté, on exerce, à la fois sur les deux ligaments, des tractions soutenues et sans secousses, qui en amènent, au dehors, une longueur variant de 6 à 15 centimètres.

Cette traction, aisée quand l'utérus est très mobile, peut être facilitée, suivant le conseil d'ALEXANDER, par la réduction simultanée de l'utérus, à l'aide d'une sonde introduite dans sa cavité et confiée à un aide.

Le fond utérin doit être amené au voisinage de la paroi abdominale. On peut, alors, voir arriver au dehors une partie de la gaine séreuse enveloppant le ligament rond, que certains auteurs, sur le conseil de DUPLAY, saisissent dans une ligature spéciale. Cette précaution n'est pas indispensable.

Troisième temps : fixation des ligaments ronds et occlusion de la plaie. — Les ligaments ainsi attirés au dehors et maintenus par un aide, sont fixés, au niveau de l'orifice inguinal superficiel par une série de points de suture faits à la soie ou au catgut ; en surjets ou à points séparés. Chaque point traverse à la fois les deux piliers de l'anneau inguinal et le ligament rond. Si la paroi antérieure du canal inguinal a été incisée, on la referme par cette suture. Toute la partie extérieure des ligaments ronds est excisée. La plaie est alors fermée par un ou deux plans de suture. A moins de délabrements exagérés, dus à une recherche très laborieuse, le drainage est inutile.

Pendant la période de cicatrisation, il est bon de soutenir l'utérus ainsi réduit. ALEXANDER emploie, dans ce but, un pessaire de HODGE avec une tige intra-utérine. POZZI se borne à des tamponnements antiseptiques du vagin fréquemment renouvelés. Cette pratique est très suffisante.

La technique opératoire que nous venons de décrire, est la plus universellement adoptée. Certains opérateurs ont imaginé des modifications nombreuses, ayant surtout trait au mode de fixation des ligaments raccourcis. CASATI et DURET réunissent par une incision les deux orifices inguinaux, et tandis que CASATI se borne à suturer au plan profond les extrémités réséquées des ligaments ronds, DURET les suture au niveau du pubis après les avoir nouées ; DOLÉRIS fait passer dans un tunnel sous-tégumentaire chaque extrémité des ligaments ronds jusqu'à l'orifice inguinal opposé et l'anastomose à son congénère, déjà fixé par le procédé habituel. SEGARD noue le ligament rond isolé et fixé dans une boutonnière pratiquée sur les deux piliers de l'orifice inguinal. CHALOT incise tout le canal inguinal et suture le ligament rond tout le long du canal. CITADINI, de Bruxelles, incise, lui aussi, tout le canal inguinal, et attire dans la plaie jusqu'à l'aileron antérieur du ligament large qu'il y fixe par des sutures perdues, à points séparés. Toutes ces modifications sont restées personnelles à leurs auteurs.

B. Appréciation et résultats de l'opération. — L'opération d'Alquié-Alexander peut être regardée comme parfaitement *bénigne.* Si Harrington a publié, en 1886, une statistique portant sur 140 opérations avec 3 morts, Delbet a pu, plus récemment, réunir une série de 213 opérations sans une mort. La déchirure possible de la gaine péritonéale est un accident sans aucune importance, avec une antisepsie, ou même une asepsie suffisante.

S'il est logique de penser que, l'utérus étant mobile à l'état normal, la traction exercée sur les ligaments ronds doit forcément amener en avant le fond de l'organe, on a objecté à cette opération une série de circonstances qui la rendent souvent *incertaine.* Les principales objections sont les suivantes :

a. *Impossibilité fréquente de découvrir les ligaments ronds.* — Il est certain que l'opération n'est pas toujours facile, que souvent les ligaments ronds sont déjà éparpillés en pinceaux au niveau de l'orifice inguinal, que, chez certains malades, ils sont grêles et difficiles à reconnaître. Mais, ce sont là des difficultés qu'on doit toujours savoir vaincre ; en cherchant bien, on doit *toujours* trouver ces ligaments, même chez les femmes très grasses et même en faisant, s'il le faut, l'incision du canal inguinal.

b. *Fragilité et fracture possible des ligaments ronds.* — Cet accident de rupture du ligament rond s'est produit quelquefois. Il peut être dû à des lésions particulières, exceptionnellement observées, l'*atrophie* signalée par Byford de Chicago et Dumoret, la dégénérescence graisseuse indiquée par Imlach. Ce sont là des causes de fragilité très rares, mais possibles.

Dans un certain nombre de cas, la rupture est due à des diagnostics incomplets, l'opération étant appliquée à des cas de déviations adhérentes méconnues (Delbet), créant parfois des résistances insurmontables.

D'ordinaire, les ligaments ronds sont solides, ils résistent à une traction assez forte. D'après les expériences de Beurnier et celles de Delbet, ils sont susceptibles de supporter, au minimum, une traction de deux kilogrammes et souvent davantage.

c. *Possibilité de l'exagération de flexion par la traction des ligaments.* — D'habitude, cet accident, qui a été signalé par Routier, est dû à ce que le chirurgien a négligé, ce qu'il faut toujours éviter, de pratiquer le redressement de l'utérus rétrofléchi avant de procéder au raccourcissement des ligaments ronds.

Il peut être dû aussi, comme dans les cas de Gérard-Marchand, à une anomalie anatomique heureusement fort rare et jusqu'ici restée unique. Chez sa malade, en effet, les ligaments ronds, au lieu de s'insérer à la corne utérine, s'attachaient plus bas, plus près du col, et la traction au lieu de redresser l'utérus l'infléchissait davantage.

On a objecté, enfin, que l'opération n'était pas *physiologique*. On peut facilement répondre que le même reproche s'adresse et à plus juste titre, à un grand nombre des autres procédés opératoires employés contre ces déviations.

D'ailleurs, les résultats cliniques viennent répondre victorieusement à toutes ces objections et démontrer que le succès opératoire et thérapeutique est la règle dans cette intervention, quand elle est appliquée en obéissant à ses indications particulières. Trélat, Doléris, Schwartz, Terrillon ont publié des statistiques entièrement favorables. Mundé a donné, en 1896, une statistique de 97 opérations avec 87 guérisons définitives. Stoker a obtenu 22 guérisons sur 22 opérations pour rétroversions mobiles, et 7 guérisons sur 10 interventions pour rétroversions adhérentes. Delbet a réuni 213 cas avec un seul insuccès.

Il faut noter, enfin, que cette opération ne compromet nullement les grossesses ultérieures, ni l'accouchement. Lamort a pu, dans sa thèse[1], réunir 16 cas de grossesses survenues chez des femmes ayant subi l'opération d'Alexander, qui ont donné 14 accouchements normaux, un accouchement prématuré et un avortement. Ces deux accidents paraissent dus à des causes indépendantes de l'opération (choc, surmenage). Après la grossesse, l'utérus reprend sa situation normale.

C. Indications. — Pour obtenir ces excellents résultats, l'opération doit obéir à des indications tout à fait spéciales et assez étroites.

[1] Lamort, Thèse de Bordeaux, 1895.

Bien que Trélat ait cru, au début, pouvoir l'appliquer à certaines rétrodéviations adhérentes rendues réductibles par le traitement spécial, il est aujourd'hui admis par tous les chirurgiens que l'opération d'Alquié-Alexander doit exclusivement s'adresser aux rétrodéviations simples, et très mobiles, aussi bien aux rétroflexions qu'aux rétroversions.

Dans certains de ces cas, le traitement par le pessaire étant suffisant, il faut réserver l'opération, avec Pozzi et Mundé, aux rétrodéviations douloureuses et facilement réductibles, lorsque le pessaire s'applique mal, est mal supporté ou devient insuffisant.

Legueu refuse même de l'appliquer toutes les fois que la rétrodéviation s'accompagne d'une lésion des annexes. Dubourg avait proposé de faire, alors, précéder le raccourcissement des ligaments ronds d'une cœliotomie postérieure permettant de libérer l'utérus avec le doigt. Legueu préfère, avec raison, agir par la laparotomie dans toutes les rétrodéviations adhérentes.

2° Raccourcissement intra-péritonéal des ligaments ronds. — En outre de ses difficultés d'exécution, le raccourcissement extra-péritonéal des ligaments ronds, a encore l'inconvénient de fixer la partie la moins solide, la moins résistante de ces organes, aussi, nombre d'auteurs désireux, tout en faisant une fixation solide et durable, d'éviter les inconvénients obstétricaux possibles des hystéropexies abdominales, ont-ils eu l'idée de faire porter le raccourcissement des ligaments ronds sur leur partie intra-abdominale. De là, une série de procédés spéciaux, qui ont l'avantage de nécessiter une laparotomie préalable laquelle permet au chirurgien de mieux juger de l'étendue des lésions, de pouvoir détruire les adhérences existantes, et d'enlever les annexes malades, avant de fixer l'utérus sûrement réduit, en bonne position.

Wylie en 1886, imité par Ruge et Boux, saisit le ligament rond au milieu de son trajet pelvien, l'attire en dehors, ce qui produit un pli à convexité externe dont les parties internes sont avivées et réunies par trois solides points de suture.

Dudley isole et avive la partie la plus rapprochée de l'utérus

et la suture sur la face antérieure de cet organe, préalablement
avivée, par plusieurs points de suture. Ce procédé qui abaisse
d'une manière fâcheuse le point d'insertion des ligaments ronds
a été modifié par Beaudouin qui suture à l'utérus les deux
branches d'un V complet, rétablissant ainsi l'insertion primitive (voy. fig. 97).

Polk réunit les deux ligaments ronds l'un à l'autre en dedans,

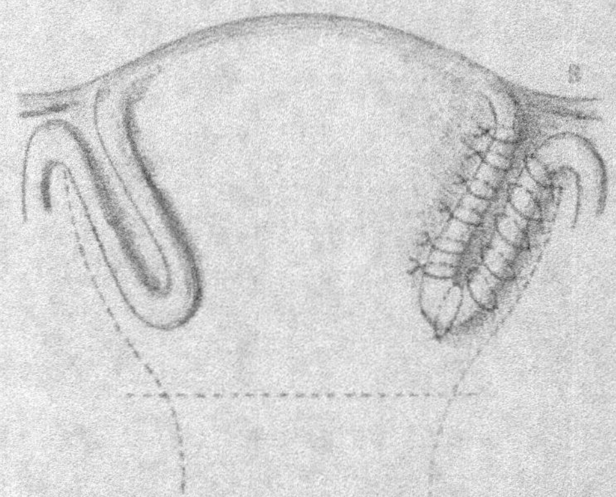

Fig. 97.
Raccourcissement intra-péritonéal des ligaments ronds.
Procédé de Dudley-Beaudouin.

au-dessus du cul-de-sac vésico-utérin et, après les avoir avivés
au point de contact, les maintient par un ou deux points de
suture.

Enfin, plusieurs chirurgiens ont eu l'heureuse idée de fixer par
une suture, les ligaments ronds, dans l'épaisseur même de la
paroi abdominale. Il existe plusieurs procédés opératoires : nous
rappellerons celui de Beck (de New-York) et celui de Doléris-
Richelot. Beck (cité par Pozzi), suture les deux ligaments ronds
l'un à l'autre dans leur partie moyenne sur une longueur de
plusieurs centimètres créant ainsi une corde unique qu'il attire
dans la plaie abdominale en suturant au-dessous d'elle successivement le péritoine pariétal et la couche musculo-aponévrotique.

La corde se trouve ainsi placée entre l'aponévrose superficielle et la peau.

Le procédé de DOLÉRIS-RICHELOT est plus simple. Après avoir attiré l'utérus en avant, on saisit avec des pinces le ligament

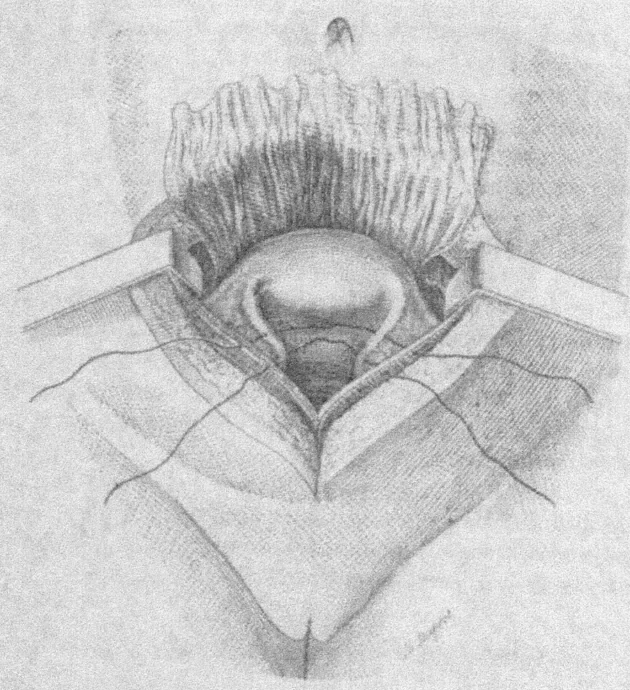

Fig. 98.
Fixation intra-pariétale des ligaments ronds
(Procédé DOLÉRIS-RICHELOT).

rond, de chaque côté, à 5 ou 6 centimètres de la corne utérine. Les anses ainsi formées sont incluses dans la partie inférieure de la plaie abdominale et fixées par deux ou trois forts catguts qui traversent, en même temps, les plans musculo-aponévrotiques, les ligaments ronds et le péritoine.

Dans certains cas, DOLÉRIS faisait passer chaque ligament rond à travers une boutonnière musculo-aponévrotique, pour assurer la solidité de la fixation. Mais le premier procédé adopté et préconisé par Richelot paraît donner toutes les garanties désirables. Je l'ai moi-même appliqué plusieurs fois avec succès.

3° Raccourcissement des autres ligaments. — Le *raccourcissement des ligaments utéro-sacrés*, proposé par Kelly, fait par Frommel, a été repris par Polk qui le pratique par la voie vaginale. Après incision transversale du cul-de-sac postérieur, le chirurgien traverse avec un fil de soie solide la partie moyenne de chaque ligament utéro-sacré. Les extrémités du fil ressortent à travers la paroi vaginale. Ils sont serrés et noués solidement, ce qui rétrécit la cavité de Douglas, et attire le col en arrière.

Enfin le *raccourcissement des ligaments larges*, qui consiste à exécuter une plicature de ces ligaments, soit au voisinage de leur extrémité externe, suivant le procédé de Lawson-Tait et d'Imlach, soit au voisinage de leur portion interne, d'après la méthode de Kocus (de Bonn), doit être cité pour mémoire, mais nullement recommandé.

Ces opérations sont assez compliquées, et d'une exécution souvent difficile. Malgré les quelques succès qu'elles ont donnés à leurs inventeurs, ou à quelques rares opérateurs, elles ne sont pas entrées dans la pratique courante.

2° *Fixations directes ou hystéropexies.*

Il existe deux grandes variétés d'hystéropexies suivant que l'utérus est fixé au vagin ou à la paroi abdominale. De là, les hystéropexies *vaginales*, ou *abdominales* qui doivent être étudiées séparément.

1° Hystéropexies vaginales. — Les fixations vaginales se divisent en deux classes suivant qu'elles portent sur le *col* ou le *corps* de l'utérus.

a. *Vagino-fixation du col.* — Les vagino-fixations du col sont les plus anciennes. Amussat, en 1830, avait imaginé de produire dans le cul-de-sac vaginal postérieur, à l'aide de cautérisations au fer rouge, des brides cicatricielles destinées à redresser l'utérus en attirant le col en arrière. En 1868, RICHELOT père avait proposé une opération destinée aussi à souder le col à la paroi vaginale postérieure. BOSSI a créé un procédé analogue. BYFORD a pratiqué à son tour, une *metro-elytrorrhaphie* soudant la face antérieure du col avec la paroi postérieure du vagin chez les femmes ayant dépassé la ménopause. Enfin DOLÉRIS, a fait, à

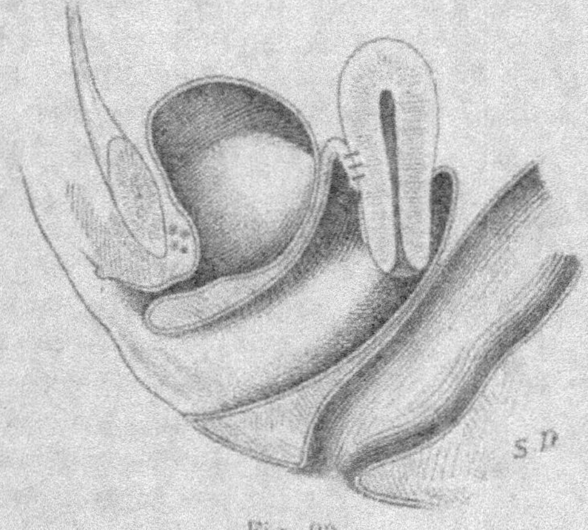

Fig. 99.

Hystéropexie vaginale. Procédé de Richelot (profil).

son tour, une *colporrhaphie pré-cervicale ou rétro-cervicale* après avoir réduit la déviation.

Tous ces procédés sont aujourd'hui abandonnés, même celui de NICOLETIS (de Paris), présenté par G. RICHELOT à la Société de chirurgie, qui, après avoir fait l'amputation du col, a redressé l'utérus par une fixation vaginale spéciale de son moignon.

Toutes ces opérations ne peuvent redresser le corps utérin, qu'à condition que l'organe présente une rigidité suffisante. Celle-ci manquant, l'opération devient inutile. De là, l'abandon de tous ces procédés.

b. *Vagino-fixations du corps*. — Les vagino-fixations du corps constituent des opérations plus importantes. Nous ne pouvons reproduire ici les procédés déjà anciens de Von Rabenau 1886, de Schuking (de Pyrmont), et de Schmidt, ni nous attarder à décrire les modifications de Zweifel, ou celles de Sanger qui ajoutent à la vagino-fixation une rétrofixation du col, car la plupart de ces procédés sont déjà pour ainsi dire tombés en désuétude et sont fort peu employés. Mais il est nécessaire de décrire, au moins sommairement, les opérations de Duhrssen et de Mackenrodt, introduites en France et modifiées par le professeur Le Dentu et par Pichevin.

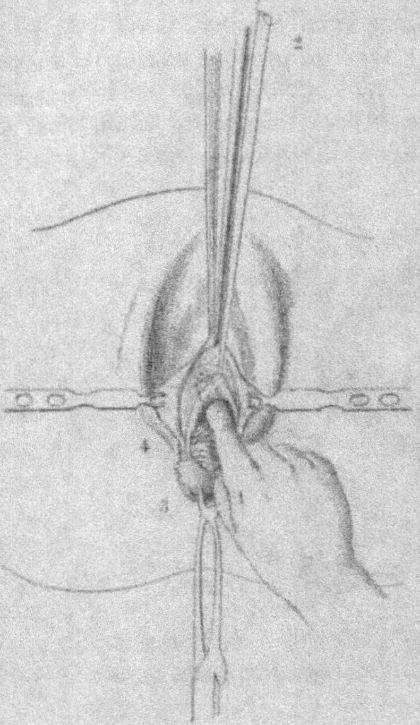

Les procédés de Duhrssen et de Mackenrodt se rapprochent beaucoup l'un de l'autre. Ils consistent à inciser la paroi vaginale antérieure, à disséquer et à refouler, en haut et en avant, la vessie puis à suturer le corps de l'utérus attiré en avant, aux bords avivés de l'incision vaginale, avec ou sans ouverture du cul-de-sac péritonéal. Les deux opérateurs abaissent fortement le col jusqu'à la vulve,

Fig. 100.
Colpohystéropexie antérieure (procédé Le Dentu-Pichevin).

1, Index décollant la vessie. — 2, fil tirant la vessie par en haut. — 3, portion du col, recouverte de muqueuse, située au-dessous de l'incision médiane. — 4, portion du col mise à nu au-dessus de l'incision.

pour, après avoir vidé la vessie, étaler fortement la paroi vaginale antérieure; en outre, l'utérus est redressé et porté en avant le plus possible à l'aide d'un hystéromètre rigide ou de la sonde de Orthmann.

Duhrssen incise transversalement le vagin au niveau de

son insertion antérieure sur le col. Après avoir saisi la lèvre antérieure de l'incision, il décolle au doigt la vessie, la refoule en haut, puis il pince et ouvre le cul-de-sac péritonéal. Il pose alors, sur la paroi antérieure de l'utérus, deux ou trois fils de traction destinés à attirer le plus possible son fond dans la plaie. On le fixe alors dans cette position antéversée, à l'aide de trois fils *verticaux* qui plongent au niveau de la partie cruentée du lambeau vaginal supérieur sans traverser la muqueuse, et traversent la paroi utérine au niveau de son fond. On les noue et on les abandonne dans la plaie, après avoir retiré les fils de traction. Puis, la plaie vaginale est suturée par-dessus, et, après un lavage intra-utérin, on termine le pansement par un tamponnement léger à la gaze.

MACKENRODT ajoutait d'abord à l'incison tranversale du vagin une incision longitudinale qui permettait de disséquer deux lambeaux triangulaires, à la partie cruentée desquels il fixait, par plusieurs points, la face antérieure du corps utérin attiré en avant. Depuis, sur la proposition de SCHAUTA, il a ouvert de parti pris le cul-de-sac vésico-utérin, au lieu de se contenter de passer les fils au travers. Enfin, en dernier lieu, il a abandonné la vagino-fixation pure, pour la *vésico-fixation*. Pour la pratiquer après avoir ouvert le cul-de-sac du péritoine, il fixe au fond de l'utérus le lambeau péritonéal adhérent à la vessie, puis par points séparés et transversaux il réunit toute la portion vésicale détachée à la paroi antérieure du corps utérin jusqu'au niveau du col.

Cette vésico-fixation a, du reste, été proposée aussi par PRYOR de New-York, qui, après avoir avivé une petite bande de la paroi antérieure de l'utérus, et un espace à peu près égal de la face postérieure de la vessie, réunit les deux organes l'un à l'autre par une série de points de suture.

LE DENTU et PICHEVIN ont également modifié les procédés de vagino-fixation. Après avoir incisé longitudinalement la paroi vaginale antérieure et séparé largement de la vessie les deux lèvres de l'incision vaginale, la vessie est décollée et refoulée en haut. L'utérus est alors redressé et refoulé en avant à l'aide de l'hystéromètre, aidé des fils de traction; le cul-de-sac péritonéal est ouvert pour permettre l'exploration et la libération du corps utérin.

Ensuite, toute la face antérieure de l'utérus est fixée au vagin par une série de points de suture transversaux à la soie plate, traversant, à la fois, les deux lèvres de l'incision vaginale et un centimètre environ de tissu utérin, sur une profondeur de 4 à 5 millimètres. On obtient ainsi une fixation plus solide et meilleure que les précédentes.

Mais, quel que soit le procédé employé, toutes les vagino-fixations sont passibles d'un certain nombre de reproches et tendent à être peu à peu abandonnées, après avoir été accueillies avec une grande faveur, il y a quelques années, ainsi que nous le verrons plus loin, après avoir étudié les hystéropexies abdominales.

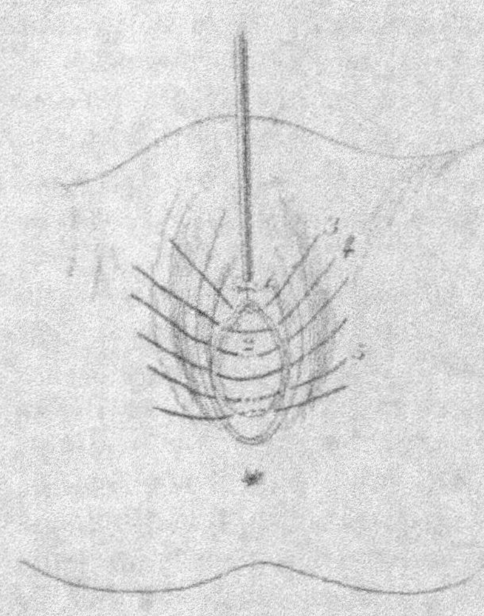

Fig. 101.

Colpohystéropexie antérieure (procédé de LE DENTU et PICQUEVIN).

1, premier point de suture, réunissant la partie supérieure de l'incision vaginale. — 2, face antérieure de l'utérus. — 3, premier point de suture vagino-utérin. — 4, fil superficiel purement vaginal. — 5, autre fil profond vagino-utérin.

2° **Hystéropexies abdominales.** — Cette opération appelée encore *ventrofixation* par OLSHAUSEN, ou *gastro-hystérorrhaphie*, a pour but la fixation de l'utérus à la paroi abdominale.

Les premiers ovariotomistes avaient remarqué que l'utérus était redressé par la fixation du pédicule ovarien à la paroi du ventre. Aussi KŒBERLÉ, le 28 mars 1869, eut, le premier, l'idée, après avoir enlevé une trompe et un ovaire, dans un cas de rétroflexion compliquée d'obstruction intestinale, de fixer le pédicule annexiel à la paroi pour redresser l'utérus. Sims l'imita en 1875. En 1880, LAWSON-TAIT sutura directement le fond de l'utérus à la paroi. Mais l'opération fut véritablement méthodisée par OLHAUSEN, en 1886, dans un mémoire présenté à un congrès à Berlin. Depuis, les procédés se sont multipliés entre les mains de CZERNY, LÉOPOLD, KELLY, SCHAUTA, ZWEIFEL, etc. L'opération fut introduite en France, en 1888, par TERRIER et PICQUÉ, et, dès 1890, BAUDOIN, dans sa thèse, pouvait en réunir plus de deux cents observations.

L'hystéropexie abdominale présente deux variétés : l'*extra-péritonéale* ou l'*intra-péritonéale*.

A. HYSTÉROPEXIE EXTRA-PÉRITONÉALE. — L'hystéropexie extra-péritonéale, proposée par CANEVA, ASSAKY, VATON, etc., et employée avec un procédé spécial, ainsi que nous l'avons vu, par LABOYENNE, dans les antéflexions, est une opération aveugle, dangereuse, qui expose à la blessure de l'intestin et qui doit être rejetée.

B. HYSTÉROPEXIE INTRA-ABDOMINALE. — L'hystéropexie intra-abdominale, dont nous nous occuperons exclusivement, se pratique au moyen d'une laparotomie médiane faite en suivant les règles ordinaires de cette opération.

La cavité péritonéale ouverte, le chirurgien doit explorer l'utérus, le débarrasser de ses adhérences, libérer ou extirper les annexes, si cela est nécessaire. C'est seulement après avoir pratiqué ces opérations préliminaires, parfois très longues, très difficiles et souvent dangereuses, qu'il devra redresser l'utérus et le fixer à la paroi abdominale. Il existe plusieurs procédés différents.

1° La *fixation indirecte* (KŒBERLE, KLOTZ) qui consiste dans la fixation à la paroi du pédicule tubo-ovarien, après l'ablation unilatérale des annexes. Ce procédé, aujourd'hui abandonné, a donné parfois des insuccès, et a l'inconvénient de produire une torsion assez marquée de l'utérus.

2° La *fixation directe latérale* (OLSHAUSEN, SANGER). — L'utérus est fixé par trois points de suture, au crin de Florence, placés de chaque côté, au niveau des cornes utérines, et ne comprenant que le feuillet séreux antérieur en évitant la trompe ou le ligament rond, KELLY, au contraire, place ses fils dans la corne utérine elle-même, au niveau de l'insertion des ligaments ronds. Ce procédé a l'inconvénient de laisser entre la paroi et l'utérus un espace vide, dans lequel peut s'insinuer et s'étrangler une anse intestinale.

3° La *fixation directe médiane* est le procédé le plus employé. Il a pour but de fixer à la paroi abdominale le fond ou la paroi antérieure de l'utérus, à l'aide de plusieurs points de suture horizontaux.

LÉOPOLD (de Leipzig) place sur le fond de l'utérus trois points de suture parallèles, à la soie, dont l'inférieur est sur la ligne unissant l'insertion des ligaments ronds, et comprenant le tissu utérin sur une étendue de 1 centimètre environ. Chaque point de suture traverse toute l'épaisseur de la paroi abdominale, et le revêtement séreux utérin est légèrement avivé par grattage, pour faciliter l'adhérence. Les sutures sont enlevées au bout de douze à quinze jours.

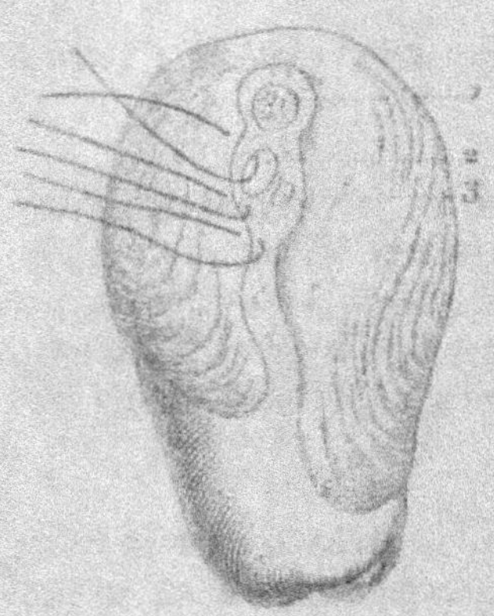

Fig. 102.

Gastro-hystéropexie, procédé de OLSHAUSEN et SANGER.

1, trompe. — 2, ligament rond. 3, ligament de l'ovaire.

Les procédés de CZERNY et de TERRIER fixent, de préférence, la paroi antérieure de l'utérus et leurs points de suture ne traversent pas toute la paroi abdominale.

CZERNY emploie du catgut sublimé, il fixe l'utérus au point où il s'applique facilement et ses points de suture ne comprennent, en outre du tissu utérin, que le péritoine et la couche musculo-aponévrotique. La peau est isolément suturée par-dessus.

TERRIER place trois points de gros catgut, faisant une suture qui comprend seulement le péritoine et la couche musculo-aponévrotique. Le premier fil est placé au niveau de l'isthme, le second sur la partie moyenne de la face antérieure, le troisième au voisinage du fond. Ces fils sont faufilés à travers le tissu utérin, chaque point ayant une portion libre, non cachée dans les tissus, pour faciliter l'adhérence. Pendant la suture, l'utérus est maintenu, à l'aide d'un fil suspenseur provisoire, que DEMONS remplace par une fine pince érigne.

POZZI fait, à la place de ces points séparés une suture en surjet

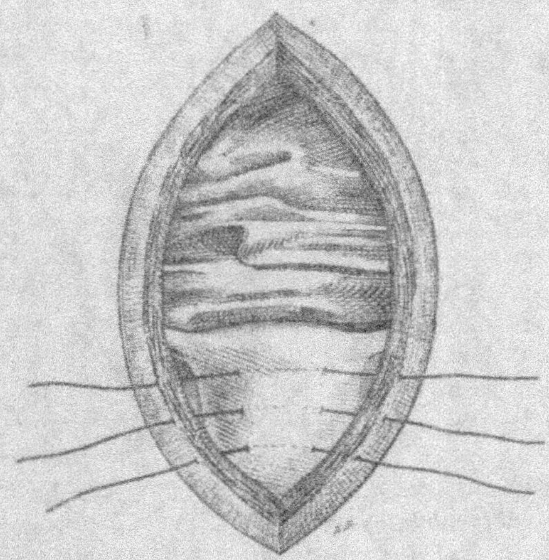

Fig. 103.
Hystéropexie abdominale (vue de face). Mise en place des fils.

comprenant la portion musculo-aponévrotique de la paroi abdominale et la face antérieure de l'utérus.

Il existe encore, suivant la nature du fil employé, le maintien dans le vagin, après l'opération, du pessaire de HODGE, ou d'un tamponnement plus ou moins serré à la gaze, la position à faire garder à la malade au lit, des modifications de procédés dans lesquelles nous ne saurions entrer ici.

Je rappellerai seulement le procédé particulier de LAROYENNE déjà décrit à propos de l'antéflexion utérine, et la suture verticale de ZINSMEISTER (de Vienne) et de FAUCON (de Lille) qui n'ont été employés que par leurs inventeurs.

C. Comparaison des procédés. — Sans vouloir apprécier, en détail, chacun des procédés précédemment décrits, il nous paraît utile d'examiner séparément et de comparer les *vagino-fixations* et les *gastropexies*.

Les *vagino-fixations*, qui sont généralement considérées comme des opérations *bénignes*, ont cependant donné lieu à quelques

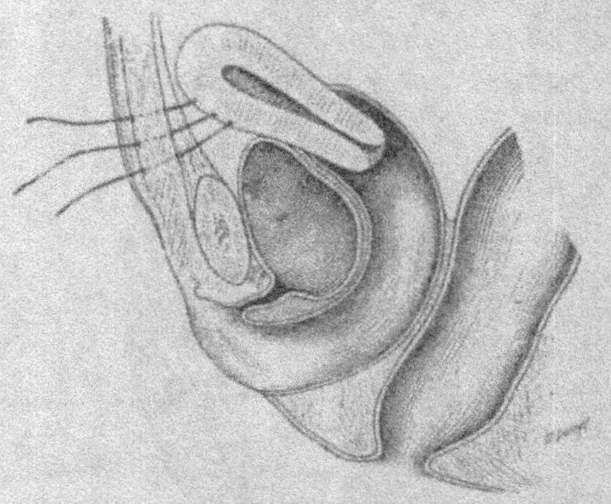

Fig. 194.
Hystéropexie abdominale vue de profil.

accidents, et on a relevé plusieurs cas de morts (Küstner 3). L'accident le plus sérieux est la blessure de la vessie, dont une malade de Dührssen est morte. On a signalé, en outre, des hémorragies et, souvent, une grande difficulté de réduction de la rétrodéviation par les fils abaisseurs, même en employant le procédé de Le Dentu, qui est le plus aisé, et qui donne le plus de force. De plus, l'opération n'est pas toujours *facile*, le décollement vésical est souvent malaisé, et la pose des fils est, le plus ordinairement, très délicate.

Malgré ces difficultés, l'opération devrait toujours être employée si elle était très efficace. Souvent, en effet, la fixation reste solide et suffisante, mais fréquemment aussi, l'utérus est mal tenu, car il est fixé à des tissus souples et facilement extensibles. Certaines statistiques donnent les résultats réels de l'opération. DURHSSEN sur 114 cas, signale 102 succès. Mais, à côté de lui, WINTER sur 14 cas a signalé 6 récidives, 4 succès et 1 cas trop récent pour être compté, et KUSTNER, au Congrès de Genève en 1896, sur 786 cas de vagino-fixation, avait observé, chez 72 femmes, la reproduction de la déviation au moment où elles quittaient l'hôpital, et 92 fois on constata consécutivement des troubles fonctionnels.

Ces statistiques démontrent donc que l'opération est loin d'être suffisamment efficace.

On peut, en outre, lui adresser un reproche plus sérieux, c'est le trouble grave qu'elle apporte souvent à la grossesse et à l'accouchement, dû peut-être à la fixation trop solide du fond utérin. Il résulte, en effet, des travaux de MACKENRODT, STRASSMAN, WERTHEIM, WIBERSTELDT, DEMELIN, PINARD, etc., qu'au point de vue obstétrical la vagino-fixation présente des inconvénients importants. Pendant la grossesse, les adhérences produisent souvent de violentes douleurs. Si elles résistent, elles amènent souvent un avortement, entre le 2e et le 4e mois de préférence. Lorsque, au contraire, la grossesse arrive à terme, les présentations vicieuses sont fréquentes, l'accouchement naturel devient plus rare, et l'on peut être obligé d'avoir recours à des interventions graves : version de BRAXTON-HICKS (WERTHEIM), opération de PORRO suivie de mort (DURHSSEN). Enfin, dans un certain nombre de cas, la rétrodéviation a récidivé au cours du puerpérisme.

Aussi les vagino-fixations tendent-elles à être abandonnées de nos jours, cédant le pas surtout à l'opération d'ALEXANDER dans les rétrodéviations facilement réductibles, et à la ventro-fixation dans les déviations adhérentes ou bien au raccourcissement intra-pariétal des ligaments ronds.

La *gastropexie* présente, en effet, moins d'inconvénients que les vagino-fixations. C'est, ordinairement, une opération d'exécution facile et bénigne : c'est une laparotomie peu grave par elle-même : la plupart des accidents sont infectieux et par suite évitables : péritonites, fistules par infection des fils, tantôt pariétales, tantôt utéro-abdominales, embolies (QUÉNU), étranglement interne. A ce sujet, il faut tenir compte des étranglements tar-

dits autour des adhérences allongées, formant des brides (Jacobs).
La gravité de l'opération peut être augmentée par l'étendue et
la résistance des adhérences à détruire pour réduire l'utérus.

Les blessures de l'intestin et de la vessie, exceptionnelles,
ne se sont produites que dans les hystéropexies sans laparotomie préalable, qui doivent être, nous l'avons déjà dit, absolument rejetées. Sur 934 cas d'hystéropexies abdominales, Krystza
au Congrès de Genève, n'a relevé que 7 morts.

La vessie n'est nullement gênée par l'hystéropexie. Elle
échappe, d'ordinaire, à la compression par la distension latérale.
Les quelques petits troubles, douleurs vésicales, rétention d'urine,
qui peuvent suivre exceptionnellement l'opération, se dissipent
très rapidement. Quelquefois même, elle peut faire disparaître
des troubles vésicaux antérieurs, et quand il survient, après, de
la cystite, celle-ci est toujours le résultat d'un cathétérisme
infectant.

D'habitude, la gastropexie est solide et durable. On a noté
quelques insuccès, et quelques récidives de la rétro-déviation,
mais ces récidives sont fort rares. Schwartz sur 34 fixations
abdominales n'a vu que 2 récidives ; d'autre part, on a constaté
souvent la persistance des adhérences plusieurs années après
l'opération (Koeberlé dix ans). D'ailleurs, les adhérences sont
variables. Zeimet[1] a démontré, dans sa thèse, que les unes sont
minces et extensibles, d'autres formées de faisceaux fibreux plus
ou moins volumineux et de longueur diverse (Jacobs, Pozzi-Horn) ;
enfin, il y a aussi des adhérences intimes et très larges. Ces
unions très fortes, les plus dangereuses au point de vue obstétrical, seraient dues, d'après Zeimet, à l'emploi de fils non ré-
sorbables, à la profondeur du tissu utérin pris dans la suture, et
surtout à un certain degré d'infection.

Les résultats thérapeutiques sont souvent excellents. Les malades sont très soulagées et restent même guéries par la correction utérine quand les annexes sont saines, ou si elles ont été
enlevées. La persistance des douleurs, après une gastropexie

---

[1] Zeimet, *Les résultats de l'hystéropexie abdominale*, thèse de Paris,
juillet 1898.

réussie, indique presque toujours la présence d'annexes malades.

Un des points les plus intéressants à étudier, c'est l'influence de la gastropexie sur les grossesses ultérieures. Parfois, la stérilité causée par la déviation est guérie par la fixation abdominale; ZEIMER, dans sa thèse, rapporte un certain nombre de faits de ce genre.

D'ailleurs, l'hystéropexie abdominale est plus favorable à la grossesse que les vagino-fixations. Il résulte des travaux de STRASSMANN, MILANDER, PIRAS, BEGOUIN, DEMELIN, que, le plus souvent, l'hystéropexie permet l'évolution complète de la grossesse. Elle cause des douleurs, des tiraillements, des vomissements, quelquefois rebelles (ZEIMER), mais ce n'est qu'exceptionnellement qu'elle a provoqué des avortements ou des accouchements prématurés.

Cependant, dans les cas de fixation très solide, surtout quand l'utérus est maintenu par son fond, dans une antéversion exagérée, les positions vicieuses du fœtus sont fréquentes, et on constate des accidents de dystocie et des hémorragies après la délivrance. Aussi, certains procédés sont-ils meilleurs que d'autres à ce point de vue. Il est prouvé que les fixations latérales (OLSHAUSEN, SANGER) prédisposent davantage aux accouchements normaux, que les procédés directs (LÉOPOLD, CZERNY, TERRIER).

Le plus souvent, après la délivrance, l'utérus reste fixé à la paroi abdominale; cependant, quelquefois, les adhérences ont cédé après le travail et la rétrodéviation se reproduit (cas de OLSHAUSEN, FRAIPONT, FLAISCHLEN).

Ces inconvénients de l'hystéropexie abdominale au point de vue obstétrical, sont beaucoup moins fréquents, dans les cas où la fixation utérine se fait au niveau de la partie inférieure de la face antérieure, le plus bas possible, au-dessus de l'insertion vésicale, de manière à permettre le libre développement du fond de l'utérus pendant la grossesse. Cependant, ils existent même quelquefois avec des fixations basses. C'est pour les éviter que nombre de chirurgiens à l'imitation de DOLÉRIS et RICHELOT, préfèrent aujourd'hui pratiquer la fixation intra-pariétale des ligaments ronds, qui, ainsi que le fait remarquer POZZI, est peut-être un peu moins sûre que l'hystéropexie, mais qui n'a aucune influence fâcheuse sur la grossesse.

L'hystéropexie, faite pendant la grossesse, peut être bénigne, surtout quand elle est pratiquée dans les premiers mois. Jacobs a noté un seul avortement sur 10 cas (Congrès de Bordeaux, 1895). Aussi, cette opération est-elle indiquée dans les rétroflexions de l'utérus gravide irréductibles ou difficiles à maintenir.

Enfin, les indications de cette opération paraissent aujourd'hui assez bien déterminées. Ordinairement inutile dans les cas de rétrodéviations mobiles et réductibles qui doivent être traitées par les pessaires ou bien par l'opération d'Alexander, elle est, au contraire, absolument indiquée dans les rétrodéviations irréductibles ou faussement réductibles, avec ou sans lésions annexielles concomitantes.

Il faut cependant ajouter que, souvent, dans les lésions annexielles, l'ablation bilatérale de ces organes suffit à amener un redressement suffisant de l'utérus. Enfin, l'hystéropexie a été encore employée, avec succès, dans les cas de rétrodéviations très douloureuses avec prolapsus simple de l'ovaire (Pozzi).

3° *Opérations de raccourcissement utérin.*

Depuis ces dernières années on a proposé de redresser l'utérus rétrodévié, en raccourcissant sa paroi antérieure. Deux procédés différents ont été décrits par Jonnesco et par Doyen.

Th. Jonnesco, de Bucharest, a proposé au Congrès international de Moscou, 1897, une opération de *cunéohystérectomie antérieure* qui s'adresse exclusivement aux rétrodéviations mobiles ou fixes, mais avec intégrité des annexes. Après avoir fait la laparotomie, détruit les adhérences et réduit l'utérus, il réséque un coin de sa paroi antérieure au niveau de l'angle de flexion. Les deux lèvres de la plaie sont réunies par trois points de suture profonde, au catgut. D'ordinaire, il complète l'opération par un raccourcissement intra-abdominal des ligaments ronds (procédé de Wylie). Il aurait fait quatre fois cette opération et toujours avec succès.

L'opération de DOYEN (1897) se pratique par la voie vaginale[1]. Le vagin est incisé, la vessie décollée et le cul-de-sac péritonéal ouvert, comme dans le premier temps de l'hystérectomie vaginale. Alors, une aiguille armée d'une forte soie est enfoncée dans le tissu utérin au niveau de la face séreuse de l'utérus, horizontalement sur une longueur de 15 millimètres, à 3 millimè-

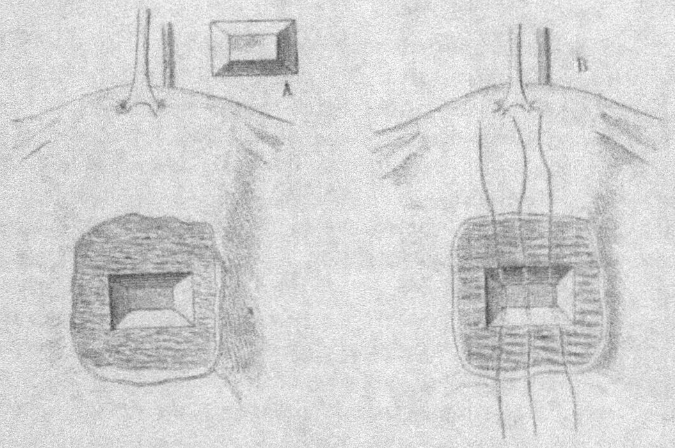

Fig. 105.

Cunéohystérectomie de JONNESCO.

A, résection d'un coin sur la face antérieure de l'utérus à l'union du col et du corps.
B, manière de placer les fils.

tres de profondeur. L'autre extrémité de cette soie est placée, de même, dans le même sens à 15 millimètres plus bas. En nouant les deux bouts du fil, on rapproche alors tous les tissus compris dans l'anse de soie et on raccourcit la face antérieure ; par-dessus ce premier fil, on en place un second de la même manière et l'on ferme la plaie vaginale au crin de Florence. Cette opération, employée seulement dans la rétroflexion, est trop récente pour pouvoir être justement appréciée. J'en dirai autant des pro-

[1] DELAGENIÈRES, *Stomatoplastie et utéroplastie*, Annales de gynécologie et d'obstétrique, décembre 1898, p. 466.

cédés utéro-plastiques de Von Rabenau (1886) et d'Elisher (1898),
qui ont été à peine mis en œuvre par leurs inventeurs.

Ils est possible qu'il y ait là une méthode nouvelle, suffisante
pour corriger les déviations, et donner un résultat durable,
sans entraver les grossesses ultérieures. L'avenir seul nous permettra de les juger.

4° *Hystérectomie vaginale*.

Enfin, dans certains cas, quelques chirurgiens n'ont pas hésité
à employer l'hystérectomie vaginale, pour combattre les accidents de rétrodéviations rebelles et douloureuses. Cette conduite,
rationnelle si les douleurs sont dues à des lésions annexielles
graves nécessitant à elles seules cette opération, ne doit être
pratiquée que dans ces cas-là.

ARTICLE IV

PROLAPSUS GÉNITAUX

Le prolapsus utérin (chute, descente, abaissement), en dehors
de quelques cas exceptionnels, ne peut exister à l'état de lésion
isolée, et sans s'accompagner de la chute du vagin ; celle-ci, à
son tour, entraîne, presque toujours, celle de la vessie, et souvent aussi celle du rectum. Il en résulte que la *colpocèle*, la *cystocèle*, la *rectocèle* ne sont que des parties solidaires d'un ensemble clinique commun, constituant ce que le professeur Trélat
a appelé, à juste titre, *les prolapsus génitaux*. Le plus souvent,
ces lésions se succèdent et se commandent ; leur étiologie et
leurs traitements se confondent. De là, la nécessité de les comprendre dans une même description, sans oublier d'y joindre
l'étude des *allongements hypertrophiques du col* qui font partie
intégrante de l'histoire des prolapsus.

Avant d'entreprendre cette étude nous devons rappeler qu'il
existe quelques très rares observations de prolapsus congénital.

Dans une thèse récente[1], M. Eurzaischorr a pu en réunir douze cas. Il faut remarquer que, toujours, le prolapsus congénital est lié à d'autres malformations : il coïncide presque toujours avec un spina bifida (10 cas) ; dans les deux derniers cas, le prolapsus était accompagné une fois d'une imperforation de l'anus, l'autre fois de l'atrophie avec parésie des membres inférieurs.

1° Etiologie. — Le prolapsus se présente avec des formes cliniques, des degrés, des modalités anatomiques et symptomatiques extrêmement variables, et, cependant, toutes ces lésions si différentes en apparence et, le plus souvent, très complexes ont une étiologie et un mécanisme communs.

Pour bien les comprendre, il faut se souvenir exactement des moyens de fixité de l'utérus que nous avons déjà étudiés et que nous allons rappeler en quelques mots. Cet organe, à l'état normal, est maintenu en place par un *appareil de suspension* composé de ses ligaments propres, ligaments ronds, ligaments larges, ligaments utéro-sacrés, ces derniers jouant le principal rôle, auxquels il faut ajouter le péritoine pelvien et les adhérences organiques de la matrice avec les viscères voisins. En outre, cet appareil de suspension est aidé dans son action et complété par un véritable *appareil de soutènement* constitué par le plancher périnéal, y compris le releveur de l'anus, et par le vagin formant, à l'état sain, une véritable colonne musculaire.

Or, Hart et, après lui, Trélat ont, à juste titre, assimilé le prolapsus à une véritable hernie, une hernie pelvienne. Cette comparaison est très juste, avec cette différence que les organes herniés sont normalement maintenus par des moyens de fixité beaucoup plus considérables et plus solides que ceux des viscères abdominaux, et que, dans cette variété, on constate presque toujours une hernie simultanée du canal herniaire. Aussi, trouverons-nous ici, comme dans la production de toute hernie, deux facteurs réunis : une cause effective une *force*, un *effort* nécessaire pour produire le déplacement ; et des causes prédispo-

---

[1] A. M. Eurzaischorr, *Contribution à l'étude du prolapsus de l'utérus chez les vierges et les nullipares*. Thèse de Paris, 18 juillet 1905.

santes, constituant une perte de résistance, un affaiblissement
des moyens de fixité, portant tantôt sur l'appareil de suspension, tantôt sur celui de soutènement, tantôt sur les deux
ensemble.

La prédominance plus ou moins marquée de l'une des deux
causes, la distribution inégale des lésions expliqueront les
variétés nombreuses du prolapsus. Lorsqu'il se produira brusquement, sous l'influence d'un effort considérable venant à
triompher de tous les moyens de fixité, on aura un *prolapsus aigu*,
très rare, comparable aux hernies de force. Dans l'immense
majorité des cas, il se formera lentement, préparé par une
lésion ou une rupture plus ou moins complète des moyens de
fixité : c'est le *prolapsus lent progressif*, une véritable hernie de
faiblesse.

a. *Cause effective, l'effort.* — L'effort est la cause déterminante,
constante, que l'on retrouve toujours dans l'étiologie du prolapsus, ainsi que l'a justement fait observer TRÉLAT. Comme
nous l'avons dit déjà, on voit parfois un effort brusque, violent,
subit, s'accompagnant, d'après les malades, d'une sensation de
déchirure intérieure, d'une douleur vive, suffire pour amener
brusquement un prolapsus. Cela s'observe surtout dans la forme
aiguë, très exceptionnelle, et dont on a noté des exemples même
chez des vierges (cas de FLETWOOD, NONAT, CHURCHILL, MONRO,
SCANZONI, TRÉLAT, MUNDE, etc.). Dans ces cas, l'effort est suffisant pour surmonter, d'un seul coup, la résistance des moyens
de fixité de l'utérus, parfois sains et normaux, parfois altérés.
Mais le plus souvent, le prolapsus se produit lentement, sous
l'influence d'efforts répétés, habituels, renouvelant journelle-
ment leur action, et qui n'arrivent à causer l'abaissement que
grâce à l'affaiblissement préalable des moyens de fixité de l'organe.
Ces efforts sont très variables : tantôt, ce sont des actes profes-
sionnels, travaux pénibles, métiers entraînant l'obligation de
porter ou de soulever des fardeaux, etc.; tantôt, au contraire, des
efforts de toux, de vomissement et surtout de défécation chez
les femmes atteintes d'une constipation opiniâtre. C'est surtout
ainsi que la constipation si fréquente chez la femme, joue un
rôle dans la production des prolapsus ; mais il est possible,

aussi, que la dilatation habituelle de l'ampoule rectale dans ces cas puisse modifier la statique des organes pelviens, ce qui donnerait à la constipation un rôle complexe.

On peut aussi, à côté de l'effort, placer comme cause efficiente *l'augmentation de la pression abdominale* causée par certaines tumeurs de l'abdomen. Ces faits, assez exceptionnels, ont surtout été observés au cours des kystes volumineux de l'ovaire, principalement quand ils sont doubles, s'accompagnent d'ascite ou coexistant avec d'autres tumeurs telles qu'un petit fibrome ou une grossesse au début. Dans un travail, sur ce sujet, présenté au Congrès français de chirurgie, en 1893, j'ai pu réunir dix observations de ce genre, auxquelles il faudrait joindre celle que M. THIRIAR a présentée à la Société belge de chirurgie, et celles qui ont été publiées dans la thèse de JOUVE (Paris, 1894). Dans un certain nombre de ces cas, ceux de POZZI, TERRIER, DUPLAY, BOURSIER, l'ablation de la tumeur a suffi pour amener la réduction du prolapsus.

b. *Causes prédisposantes.* — La cause efficiente, l'*effort*, ne peut arriver, d'ordinaire, à produire le prolapsus, que si son action a été préparée par celles de certaines lésions prédisposantes qui ont amené l'affaiblissement des appareils de suspension et de soutènement. En dehors des agents ordinaires d'affaiblissement général, chlorose, anémie, maladies consomptives, mauvaise hygiène et misère physiologique, surmenage de travail, etc., les véritables causes prédisposantes sont, en adoptant la division de LABADIE-LAGRAVE et LEGUEU, les *malformations congénitales*, la *grossesse*, l'*accouchement*, l'*involution utérine* et la *sénilité*.

On a considéré, à la suite de TRÉLAT, comme capables d'occasionner des prolapsus, certaines *malformations congénitales* qui sont plutôt des conformations anatomiques spéciales, mal précisées d'ailleurs, et qui jouent surtout un rôle dans la production de la lésion chez les jeunes femmes, qui n'ont pas eu d'enfants et même chez les vierges. Il en résulterait une insuffisance congénitale des agents de suspension et même des moyens de soutènement. Ainsi, RUTER attribue une importance réelle à l'inclinaison du bassin rendant, dans la station debout, le détroit supérieur horizontal, ce qui exagère l'effet de la pression abdominale sur le périnée. Peut-être, aussi, la grandeur exagérée du diamètre vertical de la symphyse pubienne, qui a pour effet de rejeter en arrière, vers l'anus, la fente génitale, et de diminuer ainsi la longueur et par suite la résistance du périnée, doit-elle être regardée comme une cause prédisposante des prolapsus. Quant à la béance vulvaire, que DUPLAY et CHAPUT considèrent comme importante, c'est pour nous, d'ordinaire, la conséquence d'une lésion périnéale, qui sera étudiée plus tard.

La reproduction de ces prédispositions anatomiques peut expliquer l'*hérédité* de la lésion dans certaines familles, signalée par DONAN et fort comparable à l'hérédité de la diathèse herniaire. Cette comparaison mérite d'autant plus d'être faite que l'on rencontre souvent, en même temps, chez les mêmes sujets, le prolapsus et une ou plusieurs hernies abdominales.

La *grossesse* joue un rôle prédisposant important, par suite des modifications de structure et de vascularisation qu'elle imprime, non seulement à l'utérus, mais à tous ses ligaments, à l'ensemble des organes génitaux, y compris le vagin, et même le périnée. Cette action est surtout manifeste dans les cas de grossesses nombreuses, et répétées à courts intervalles. C'est principalement alors, que l'on voit (TRÉLAT) survenir le prolapsus pendant la grossesse, et d'autant plus, que celle-ci vient ajouter son action à celle des grossesses antérieures.

L'*accouchement* est la cause la plus fréquente des prolapsus génitaux. Le travail obstétrical agit de deux manières. D'une part, il produit une surdistension exagérée des tissus et des organes dont la structure et la résistance sont déjà modifiées par la grossesse, en particulier la dilatation du vagin et de l'anneau vulvaire, et aussi, peut-être, la laxité du péritoine distendu par l'ascension de l'utérus gravide (POZZI). De là, diminution ultérieure de leur tonicité et de leur résistance. D'autre part, il occasionne des déchirures et de véritables traumatismes, possibles dans les accouchements spontanés, plus fréquents et plus importants s'ils sont laborieux, difficiles et surtout s'ils nécessitent des opérations (forceps, version, etc.).

Le plus important de ces traumatismes est la déchirure du

périnée, complète ou incomplète. A côté des déchirures apparentes, il existe des ruptures musculaires, sans lésion visible de la muqueuse ou de la peau, dites déchirures interstitielles portant uniquement sur les muscles périnéaux proprement dits, le releveur de l'anus et le releveur coccy-périnéal. Que la déchirure soit apparente ou cachée, ce qui reste du périnée s'abaisse, devient physiologiquement insuffisant, et entraîne la béance vulvaire, lésion secondaire que DUPLAY et CHAPUT ont considérée comme une lésion étiologique des plus importantes.

Si l'accouchement s'est bien passé, le prolapsus peut encore être engendré par les troubles de l'*involution puerpérale*. Celle-ci peut être gênée par un lever hâtif, l'absence de soins de propreté, la reprise trop précoce des mouvements et des rapports sexuels, etc. Mais, à notre avis, toutes ces causes agissent surtout en facilitant l'infection, et les troubles de l'involution sont le plus souvent liés, pour nous, à l'infection utérine. Ils empêchent la restitution intégrale des tissus qui, restant mous et extensibles, rendent plus facile la production de l'abaissement.

Le *ménopause* ou plutôt la *sénilité* qui la suit, est aussi une cause prédisposante de la chute génitale. En effet, à ce moment, les femmes, le plus souvent, s'amaigrissent ; les coussinets graisseux du bassin s'atrophient, se ramollissent, tous les organes de l'appareil génital perdent leur tonicité, leur résistance. On peut voir, alors, chez des vieilles femmes, jusque là indemnes, se produire peu à peu, et sous l'influence de causes banales, tous les symptômes d'un prolapsus lent et progressif, que n'avaient pu occasionner, jusqu'à ce moment, les lésions anciennes d'une déchirure périnéale ou vaginale plus ou moins marquée.

2° Pathogénie. — La production de ces lésions peut donc être considérée, comme le résultat constant de deux facteurs : l'*effort* brusque et violent ou lent et répété, dont l'*action* est plus ou moins facilitée par celle de causes prédisposantes ayant relâché ou détruit les moyens de fixité de l'utérus, *appareil de suspension* ou *de soutènement*. Quel est le rôle de chacun de ces facteurs ?

L'effort est la cause active vraie. Il produit l'exagération de la pression abdominale, qui peut parfois suffire à surmonter, à la fois, la résistance élastique des moyens de suspension et celle plus forte encore des appareils de soutènement (releveur de l'anus, vagin, périnée). C'est la hernie de force, le *prolapsus aigu* sur lequel TRÉLAT a justement insisté, pouvant se produire chez des vierges, et, quelquefois peut-être, facilité par certaines dispositions anatomiques déjà décrites. Il est probable aussi que l'effort pour pouvoir s'exercer ainsi doit saisir l'utérus en rétro-déviation moyenne, avec son axe redressé et parallèle à celui du vagin. Dans les prolapsus à forme lente, l'effort constant et répété, voit son action amorcée, rendue possible par les lésions souvent *multiples* des appareils fixateurs et de l'utérus lui-même.

Mais tous ces éléments sont variables comme action et comme importance.

L'*utérus* ne joue, d'ordinaire, aucun rôle dans la production du prolapsus : il est passif. On a bien indiqué certains cas d'abaissement qui paraissent uniquement dus à l'exagération du poids utérin, augmenté par la présence de plusieurs fibromes et amenant une extension progressive de ses ligaments. Mais, ces faits sont exceptionnels, et ce qui prouve que le poids utérin est une quantité négligeable, c'est que, le plus souvent, cet organe n'est pas augmenté de volume dans le prolapsus (DUPLAY et CHAPUT), et que d'habitude lorsqu'il est chargé de très volumineux fibromes il n'a aucune tendance à s'abaisser; c'est, d'autre part, la récidive si fréquente des chutes du vagin après l'ablation, par voie vaginale, des utérus prolabés.

Quant à l'*allongement hypertrophique* du col dont HUGUIER voulait faire une lésion primitive et étiologique, il est aujourd'hui démontré, d'abord, qu'il peut exister en dehors de tout abaissement, tandis que beaucoup de prolapsus existent sans allongement hypertrophique. Il semble prouver, encore, après les recherches de CRUVEILHIER, HEGAR, DUPLAY et CHAPUT, que cet allongement est secondaire et consécutif aux tractions exercées sur le col par la chute progressive du vagin, dans les cas où les ligaments suspenseurs offrent une certaine résistance à l'abaissement utérin.

Le relâchement des éléments de suspension a une certaine

importance, mais une importance secondaire. Les ligaments larges, les ligaments ronds jouent un rôle peu accusé dans la statique utérine; la facilité de l'abaissement artificiel, à peu près chez toutes les femmes, suffit à démontrer leur extensibilité. Si leur rôle était prépondérant, on verrait souvent le prolapsus utérin précéder l'abaissement vaginal; or, on sait que c'est le contraire qui est le plus fréquent.

Le relâchement ou la déchirure des ligaments utéro-sacrés semblent plus importants. Nous savons, en effet, que ce sont là les véritables ligaments suspenseurs utérins. SCHULTZE paraît attribuer à leur déchirure, ou à leur relâchement un rôle de premier ordre dans la production de prolapsus. Nous savons que les lésions de ces ligaments causent surtout la rétroversion qui est d'ordinaire une condition très favorable à la production du prolapsus; mais il n'y a pas abaissement dans tous les cas de rétroversion. Il faut, pour qu'il se produise, une déchirure du périnée et un agrandissement de la cavité vaginale. Ajoutons aussi que l'on voit, exceptionnellement il est vrai, le prolapsus survenir avec un utérus en antéflexion.

Le *relâchement* des moyens de contention en constitue la cause la plus importante. De là, le rôle énorme que la *déchirure périnéale* joue dans la production de cette lésion. C'est, en effet, sur le plancher pelvien qu'aboutit toute la pression abdominale dans l'effort. Si ce plancher, qui est constitué par les muscles et aponévroses du périnée et aussi par le muscle releveur de l'anus, vient à faire défaut par insuffisance physiologique ou par traumatisme partiel ou total, l'utérus, sur lequel vient porter la pression abdominale, reste mal soutenu, et maintenu à sa place par les moyens de suspension seuls. Alors, à chaque instant et particulièrement dans l'effort, il se trouve constamment abaissé; les ligaments suspenseurs, dont l'élasticité est à chaque instant mise en jeu, finissent par se relâcher. D'autre part, cet utérus se trouve en même temps attiré en bas, par un vagin qui s'abaisse lui-même, grâce à l'absence du périnée.

On peut donc décrire de la manière suivante les actes successifs qui aboutissent à la formation d'un prolapsus.

L'utérus plus ou moins enflammé devient gros, lourd ; ses ligaments, atteints eux-mêmes ordinairement par une mauvaise involution utérine, se relâchent, les ligaments utéro-sacrés surtout se ramollissent, et la matrice tombe en rétro-déviation. Par suite, son axe se confond plus ou moins exactement avec celui du vagin. Si alors, au moment de l'accouchement qui a amené les lésions précédentes, il y a eu une déchirure plus ou moins marquée du périnée, avec lésion du releveur de l'anus et de la sangle que ce muscle fournit à la paroi postérieure du vagin, ce conduit musculaire, dont les parois sont elles aussi atteintes souvent par la subinvolution, est ramolli et tend à tomber vers le rectum. Alors, la paroi antérieure, qui n'est plus soutenue par la postérieure et par la sangle vaginale, porte à faux et descend sous la pression vésicale qu'aucune résistance ne contrebalance plus. A la vulve, devenue béante, on voit apparaître la saillie formée par la paroi vaginale antérieure qui semble descendre la première, comme l'ont dit certains auteurs, et qui, en réalité, ne s'abaisse que par suite de l'affaissement primitif de la paroi postérieure. A ce moment, comme l'a fait remarquer BOUILLY (Congrès de chirurgie, 1896), le soutien cesse d'être assuré puisqu'il n'y a plus contact des parois vaginales, et que la paroi vaginale antérieure, tendue comme un voile, sans soutien, porte à faux, puisque enfin, le vagin est béant et la vulve entr'ouverte. Les deux parois vaginales peuvent descendre à la fois et ensemble, le plus souvent la paroi postérieure est affaissée, et l'antérieure, seule, paraît descendre et prolaber. Puis peu à peu, dans ce canal béant et en partie abaissé, l'utérus, qui est déjà rétro-dévié, s'engage progressivement, parcourant peu à peu tout le conduit vaginal, franchissant parfois la vulve, et arrivant tout entier au dehors, accompagné, dans quelques cas, d'un vagin totalement retourné en doigt de gant.

Si, au contraire, les moyens de suspension résistent et maintiennent l'utérus en place, il peut y avoir du prolapsus vaginal seul, ce que l'on observe, d'ailleurs, chez quelques malades. D'autres fois, les tractions observées par le vagin sur l'utérus qui résiste, aboutissent, du moins la plupart des auteurs s'ac-

cordent à l'admettre, à *l'allongement hypertrophique du col* qui
accompagne tant de prolapsus.

Il ne faudrait pas conclure de ce qui précède que toute lésion
de l'appareil de soutènement, tout traumatisme périnéal aboutisse fatalement au prolapsus génital. Il existe un certain nombre
de cas de déchirure partielle et même totale du périnée, sans
aucune tendance à l'abaissement utérin.

Il faut, en effet, pour que le prolapsus se produise, qu'il

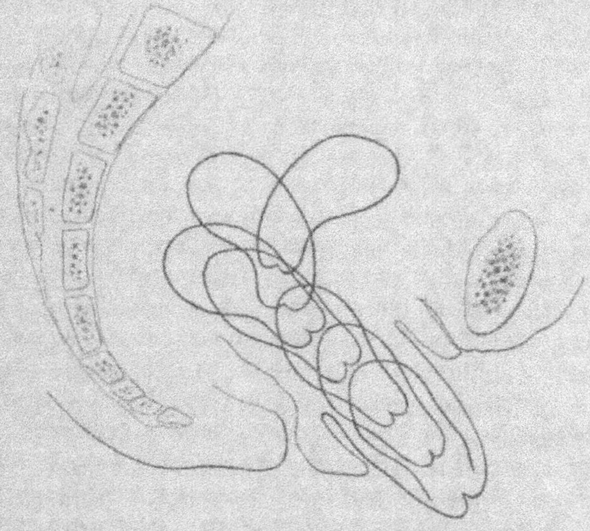

Fig. 106.
Schéma montrant la progression et les divers degrés du prolapsus
utérin (HOWARD-KELLY).

vienne s'ajouter à ces lésions mécaniques un état spécial de
dystrophie des tissus qui les prédispose à la descente. Ce sont
de vraies dégénérescences des muscles (BOUILLY) qui les rend
flasques, mous, relâchés, incapables de jouer leur rôle de soutien ou de sangles résistantes et élastiques. TUFFIER qui a
montré dans ces cas la fréquence de l'entéroptose, de la chute
du rein et de la paroi abdominale, en fait une sorte de maladie
générale à manifestations multiples et particulières. C'est la

même affection qui donne lieu à l'entéroptose de GLÉNARD. Ce serait, pour TUFFIER, une sorte de ralentissement nutritif; pour REYNIER, une véritable sénilité précoce du système nerveux; une manifestation de l'arthritisme, pour RICHELOT. Cette dystrophie spéciale qui, pour DOLÉRIS, serait le résultat d'un déséquilibre nerveux général ou local, paraît porter à la fois sur l'élément nerveux, l'élément musculaire et l'élément vasculaire. On retrouve cet élément prédisposant, plus ou moins accentué dans tous les cas de prolapsus, et en particulier à un degré assez marqué dans le prolapsus aigu, dans les cas de prolapsus des vierges et des nullipares. Presque toujours alors, on voit la lésion de l'utérus succéder à une chute, à un effort qui, dans des organismes absolument sains, serait insuffisant pour vaincre la résistance des moyens de fixité de l'organe. Quelle qu'en soit la nature vraie, cette dystrophie musculaire est, à des degrés divers et très variables, une condition pathogénique importante des prolapsus. Aussi, suivant l'intensité de cette lésion, on peut les diviser en deux grandes classes : 1° un prolapsus accidentel, local, dans lequel cette dystrophie est négligeable et les phénomènes mécaniques prédominants, lésion peu grave et qui guérit facilement, surtout par l'intervention opératoire; 2° un prolapsus pour ainsi dire dystrophique, dans lequel la chute utérine n'est qu'un simple épisode d'une sorte de chute abdominale totale, de *panoptose* qui s'accompagne d'entéroptose, de chute du rein, d'hémorrhoïdes, de chute des parois abdominales; c'est là une lésion grave, de cure difficile, et suivie presque fatalement de la récidive après les tentatives opératoires.

3° Anatomie pathologique. — Il est indispensable, pour pouvoir étudier complétement les lésions possibles du prolapsus, de créer quelques catégories qui permettront de tenir compte des diverses variétés de cette complexe affection. En effet, il existe plusieurs formes anatomiques qui résultent de lésions légèrement différentes.

A. PROLAPSUS VAGINAL SECL. — Le prolapsus du vagin peut constituer une lésion isolée, permanente, ou n'être que le premier degré d'un prolapsus en voie d'évolution.

Cette colpocèle peut être partielle ou totale ; elle résulte de la laxité considérable de ses parois, de leur mobilité. C'est souvent le résultat d'une sorte de subinvolution vaginale.

Cet *abaissement* se présente sous l'aspect suivant : la malade étant dans la position du spéculum, on aperçoit une vulve béante, conséquence d'une déchirure périnéale plus ou moins profonde, partielle ou totale. D'ordinaire, ce périnée plus ou moins déchiré est flasque, souvent saillant en avant, bombé, parfois réduit à la muqueuse et à la peau (déchirure interstitielle). On aperçoit, par la fente vulvaire entr'ouverte, une double saillie de la muqueuse vaginale, bilobée, en huit de chiffre, qui augmente pendant l'effort, car celui-ci amène un déroulement plus ou moins complet des parois vaginales. Elle est revêtue par la muqueuse du vagin qui a ordinairement conservé ses plis transversaux mais qui est souvent nettement épaissie. La saillie supérieure est constituée par la *cystocèle* ; la saillie inférieure est tantôt formée par la muqueuse vaginale seule, tantôt par une *rectocèle*.

La cystocèle, qui peut, dans un certain nombre de cas, exister seule et constituer toute la lésion, est à peu près constante dans les colpocèles antérieures. Cependant, la chute de la paroi vaginale antérieure sans abaissement vésical est possible, il peut arriver que le cul-de-sac péritonéal antérieur dilaté et abaissé repousse en bas et en avant la muqueuse vaginale sans entraîner la vessie. Souvent, dans ce cas, il se fait une chute de l'intestin dans cette poche péritonéale, une véritable hernie vaginale antérieure. Ces faits étudiés par Breisky et Ethéridge sont absolument exceptionnels. Au début, la cystocèle n'est visible que dans la position debout ; plus tard, elle apparaît dans le décubitus dorsal. Elle se montre sous la forme d'une tumeur arrondie, saillante, de volume variable, remplissant plus ou moins complétement toute l'ouverture vulvaire dont elle peut écarter les lèvres.

La vessie ainsi herniée arrive à prendre une forme en bissac ; son fond descend alors plus bas que l'urètre, et forme une poche inférieure dilatée, tandis que sa partie supérieure reste en place, maintenue par l'ouraque et les ligaments suspenseurs. L'urètre au lieu d'être droit, présente une concavité antérieure et inférieure. Dans les cas extrêmes, il peut se couder brusquement sur le rebord du ligament de Carcassonne.

La colpocèle postérieure peut exister seule ; elle est assez fréquente à l'état de chute vaginale simple ; d'autre fois, on observe en même temps, une chute de la paroi rectale ou *rectocèle*. La rectocèle se présente sous la forme d'une tumeur cylindroïde, longitudinale, soulevant la muqueuse vaginale postérieure : elle est formée par la hernie de la paroi antérieure de l'ampoule rectale. La rectocèle peut exister seule ; souvent, elle coexiste avec la cystocèle ; mais, dans le plus grand nombre des cas, elle est moins volumineuse que celle-ci.

Quelquefois, mais rarement, on a constaté une chute limitée, partie supérieure et postérieure du vagin, formant une *élytocèle* vaginale. Le plus souvent, cette lésion est due à la présence d'une hernie intestinale qui se produit dans le cul-de-sac de Douglas et déprime la paroi postérieure du vagin. Cette élytocèle connue depuis Garengeot 1736 et Haen 1768, a été étudiée par Rutter, Bérard, Zuckerkandl et Berger. J'en ai moi-même publié une observation en 1896. Mais c'est une lésion qui fait partie de l'histoire des hernies intestinales, et qu'il suffit de signaler ici en passant.

Avec les lésions vaginales que nous venons de décrire, on trouve tantôt un utérus abaissé, tantôt, au contraire, un organe normalement situé. Le maintien de l'utérus à sa place peut tenir à la résistance de ses ligaments suspenseurs ou à d'autres conditions dont les principales sont : des *adhérences péritonéales* pathologiques, ou liées à des annexites qui immobilisent et fixent la matrice ; l'existence d'une *antéflexion utérine* ; car, alors le fond utérin, en antéflexion, reste retenu par les aponévroses pelviennes ; une *rétroflexion marquée*, le fond de l'utérus demeurant alors accroché sur le fond du cul-de-sac de Douglas.

B. Chute du vagin et de l'utérus, prolapsus complet de l'utérus sans hypertrophie du col. — Le plus souvent, la chute vaginale, telle que nous venons de la décrire, entraîne la chute secondaire de l'utérus. Pour que celle-ci se produise, sous l'influence de la traction vaginale, il faut, nous l'avons déjà vu,

que l'utérus ait déjà subi une légère rétro-déviation préliminaire ; cette condition n'est pas absolument indispensable, puisqu'il existe exceptionnellement des abaissements avec antéversion. Mais il faut aussi que les ligaments suspenseurs soient

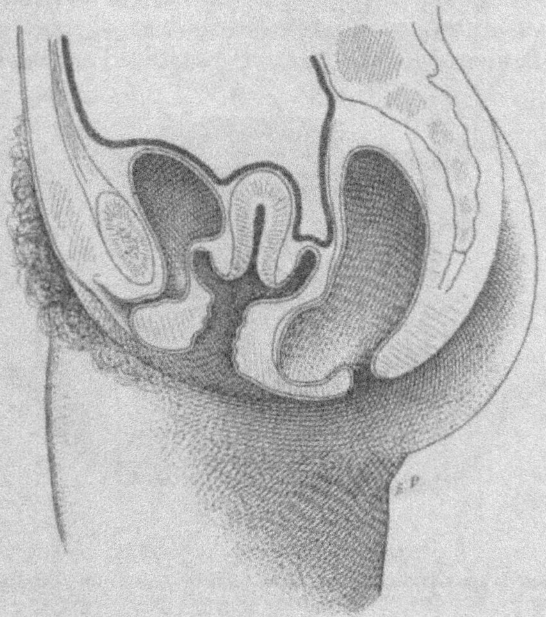

Fig. 167.
Prolapsus au début (1er degré).

relâchés, que l'action de l'effort s'exerce sur des tissus relâchés
ou déchirés.

Alors, peu à peu, l'utérus descend dans le conduit vaginal
dilaté et prolabé ; entraînant avec lui, le plus souvent, l'abaissement des culs-de-sac vaginaux ou au moins d'une partie de
ces culs-de-sac. On distingue plusieurs degrés au prolapsus
utérin.

Dans le premier, l'utérus est *abaissé*, non encore apparent au
dehors, contenu tout entier dans la cavité vaginale. Dans le

second degré, l'utérus est *abaissé* et *apparent*, le col est à la vulve, et la franchit même, mais le corps est encore dans le vagin. Le troisième est caractérisé par l'*issue complète de l'utérus et du vagin* au dehors, le tout formant une tumeur extérieure à la partie inférieure de laquelle se voit l'orifice cervical. D'ordinaire, ce troisième degré est l'aboutissement progressif des deux autres ; la tumeur génitale franchit d'habitude l'anneau vulvaire

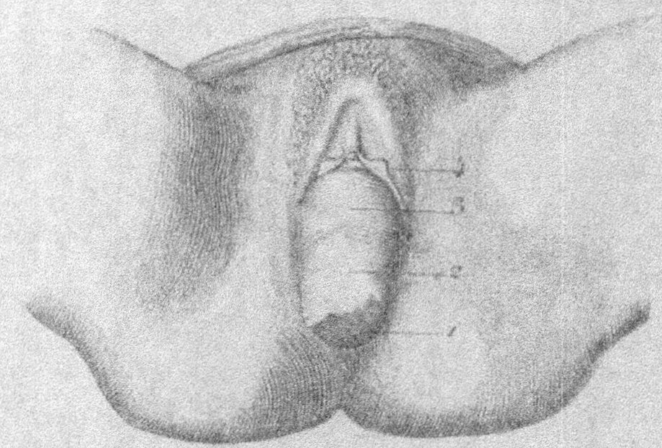

Fig. 108.

Prolapsus complet de l'utérus.

1, museau de tanche ulcéré. — 2, paroi antérieure du vagin recouvrant le corps de l'utérus. — 3, cloison vésico-vaginale et vessie. — 4, cul-de-sac antérieur du vagin.

au cours d'un effort. Il se produit une véritable luxation utérine tantôt *réductible*, tantôt *irréductible*.

Nous décrirons ici seulement ce troisième degré ; il sera aisé de reconstituer par la pensée les lésions intermédiaires.

Le *prolapsus* complet forme, entre les cuisses de la malade, une tumeur arrondie, bosselée, en battant de cloche, pyriforme, atteignant au moins le volume du poing, quelquefois plus. Son extrémité inférieure est large et ronde ; son extrémité supérieure plus étroite, constituant un véritable pédicule, est enserrée, plus ou moins exactement, par l'anneau vulvaire, le plus souvent dilaté.

La tumeur est à peu près complétement enveloppée par la muqueuse vaginale inversée, dont on reconnaît parfaitement les plis transversaux. Si elle est depuis longtemps au dehors,

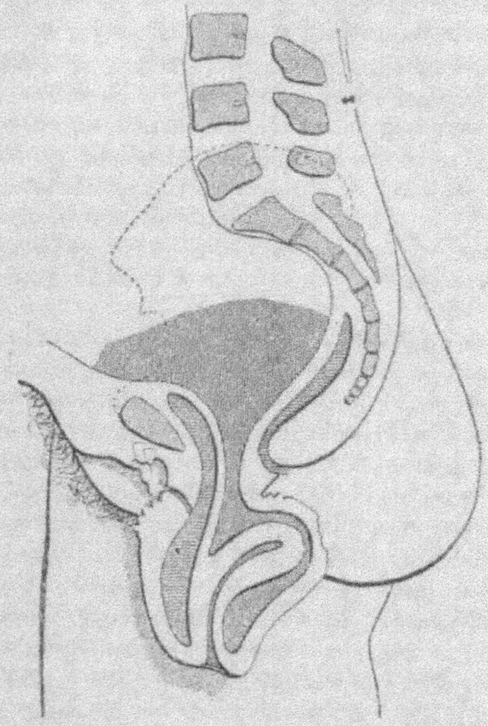

Fig. 109.
Prolapsus complet avec cystocèle.

cette muqueuse peut être modifiée ; elle devient rugueuse, sèche, cutisée, et porte parfois des ulcérations plus ou moins étendues ; elle est souvent bleuâtre, violacée, très congestionnée.

Au pôle inférieur de cette masse, on trouve l'orifice du col, variable de forme et de dimensions, mais dont les lèvres sont effacées et comme absorbées par la distension vaginale (LEGUEU).

Au contraire, à la partie supérieure, au niveau de la vulve, il existe toujours un sillon circulaire de profondeur et d'étendue variables, dû à la réflexion du vagin, car son inversion n'est jamais absolument totale.

La tumeur est constituée par l'utérus entier, enveloppé des parois vaginales plus ou moins complètement inversées, le plus souvent accompagné d'une grande partie de la vessie (cystocèle), quelquefois aussi d'une rectocèle plus ou moins développée. Cette dernière lésion est moins fréquente. L'utérus est en position variable : il est tantôt à peu près rectiligne, tantôt antéfléchi, tantôt rétrofléchi. L'utérus antéfléchi peut, mais le fait est rare, amener la chute de la paroi vaginale antérieure sans cystocèle. L'utérus rétrofléchi s'accompagne assez souvent de rectocèle.

C. Prolapsus du vagin et de l'utérus avec allongement hypertrophique du col. — Pour bien comprendre les aspects divers du prolapsus avec allongement hypertrophique du col, il faut dire un mot de cette lésion qui avait été entrevue, au xviie siècle, par Job ab Meckren, mais qui a été surtout bien étudiée par Huguier dans un mémoire resté célèbre, présenté à l'Académie de médecine, en 1860. Dans ce travail, Huguier chercha à démontrer que, sauf exception extrême, le prolapsus utérin n'existait pas ; que, dans presque tous les cas, il n'y avait qu'un allongement hypertrophique du col pouvant arriver à descendre jusqu'à la vulve et même en dehors, entraînant le vagin et les viscères voisins, alors que le fond utérin restait en place et n'était pas abaissé. Il n'y avait donc, le plus souvent, que de faux prolapsus. Depaul combattit, avec succès, devant l'Académie, cette doctrine trop exclusive. Il est aujourd'hui démontré que l'hypertrophie du col existe souvent, qu'elle peut exister seule sans prolapsus, mais qu'elle se combine le plus ordinairement avec lui, qu'elle est d'habitude secondaire à celui-ci, ou qu'elle l'accompagne, et, enfin, qu'il peut exister, des prolapsus complets sans allongement hypertrophique.

Il faut néanmoins remercier Huguier d'avoir appelé l'attention sur cette lésion méconnue avant lui, d'en avoir montré l'importance et indiqué le traitement (amputation sus-vaginale).

L'allongement hypertrophique du col, donne à l'utérus un
aspect cylindroïde plus ou moins régulier, avec un col de longueur et de volume variable. L'ensemble de l'organe peut
atteindre jusqu'à 12 et 15 centimètres, quelquefois plus.

La nature de cet allongement est difficile à préciser. Dans les
cas où il est primitif, faut-il y voir une hyperplasie simple par
suractivité nutritive, ou une hypertrophie
inflammatoire suite d'une métrite parenchymateuse localisée au col (GALLARD) ?

Les lésions ordinaires de la métrite
chronique paraissaient indiscutables dans
les cols examinés par OLIVIER et par POLLIET,
amputés, le plus souvent, pour des hypertrophies secondaires qui sont les plus fréquentes. La masse du col est formée par un
tissu conjonctif lâche œdémateux, avec des
lymphatiques très dilatés, des veines trans-
formées en sinus irréguliers, à parois
épaisses, des artères atteintes d'endartérite
et de périartérite, des glandes enflammées
et hypertrophiées, et des faisceaux musculaires lisses peu nombreux, mais très nettement hypertrophiés. La nature inflamma-

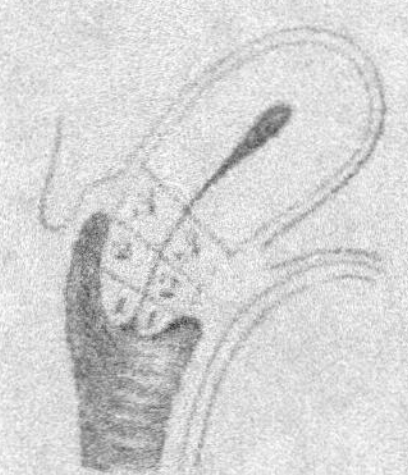

Fig. 110.
Division schémati-
que du col, d'après
SCHRŒDER.

1, 1, portion sous-va-
ginale. — 2, 2, portion
moyenne (sous-vaginale
en arrière, sus-vaginale
en avant). — 3, 3, por-
tion sus-vaginale.

toire de ces lésions est certaine ; ce sont celles que l'on retrouve
dans les métrites parenchymateuses.

D'ailleurs, l'allongement hypertrophique ne se montre pas
toujours sous le même aspect ; il peut porter sur les divers segments du col. Pour bien faire comprendre ces différences,
SCHRŒDER a divisé le col en trois segments (voy. fig. 110) :
1° une portion inférieure, *intra-vaginale*, située tout entière
dans le vagin et délimitée par une ligne horizontale passant au
niveau du cul-de-sac antérieur, le plus bas ; 2° une portion
moyenne, intra-vaginale en arrière, sus-vaginale en avant, comprise entre la ligne précédente, et un plan passant au niveau du
cul-de-sac vaginal postérieur ; 3° enfin, une partie *sus-vaginale*
comprenant toute la région du col située au-dessus du cul-de-sac
vaginal postérieur.

1° Si l'hypertrophie porte sur le segment inférieur *intra-vaginal*, le col peut se développer et s'allonger dans le vagin, entraînant un peu les culs-de-sac vaginaux, qui, cependant, ne sont pour ainsi dire pas abaissés, mais l'utérus reste en place. L'al-

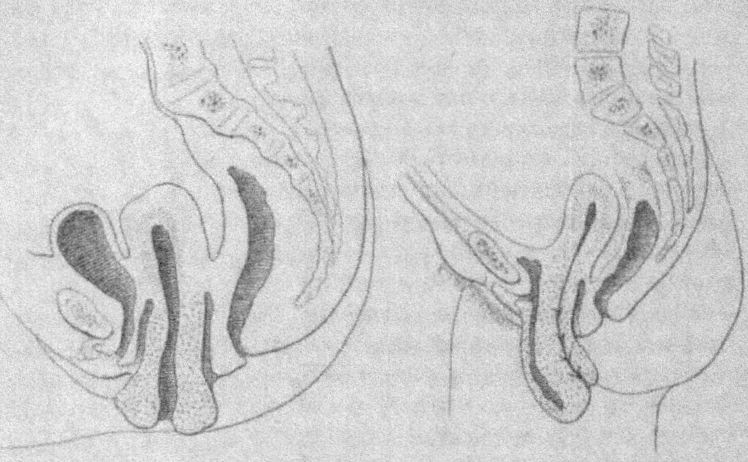

Fig. 111.

Prolapsus avec hypertrophie de la portion vaginale du col (GRAILY HEWITT).

Fig. 112.

Coupe d'un prolapsus utérin avec allongement de la portion intermédiaire du col (SCHAUTA).

longement hypertrophique n'est qu'une lésion isolée, c'est un *faux prolapsus*.

2° Si l'allongement porte sur la portion moyenne, sous-vaginale en arrière, sus-vaginale en avant, les lésions sont très différentes. Le cul-de-sac antérieur descendra en même temps que le col, et sera plus ou moins complètement effacé, le col sera allongé avec ou sans hypertrophie, et, quand il y aura de l'hypertrophie, il sera le siège d'une congestion passive inflammatoire. Enfin, le cul-de-sac postérieur du vagin sera plus ou moins complètement conservé.

La tumeur présente alors l'aspect suivant : le col est épaissi, cylindroïde, ordinairement violacé rougeâtre ; le fond utérin, plus ou moins abaissé, est encore dans l'excavation pelvienne ;

il existe une cystocèle notable avec inversion souvent totale du vagin antérieur. Le cul-de-sac vaginal postérieur est ordinairement intact ; il n'y a pas de rectocèle.

3° Quand l'allongement porte sur le troisième segment qui est tout entier sus-vaginal, il ne peut exister sans que les deux culs-de-sac vaginaux antérieur et postérieur descendent également. Le vagin est tout à fait inversé ; le col qui occupe la partie centrale de la tumeur est très allongé, mais souvent petit, et sans hypertrophie vraie. La cystocèle est très considérable, et la vessie en bissac. Il y a peu ou pas de rectocèle. Dans certains cas de cette classe, chez des femmes jeunes, à tissus résistants, Pozzi tend à admettre que l'allongement hypertrophique serait primitif, au moins comme phénomène de début.

La conservation de la longueur du museau de tanche,

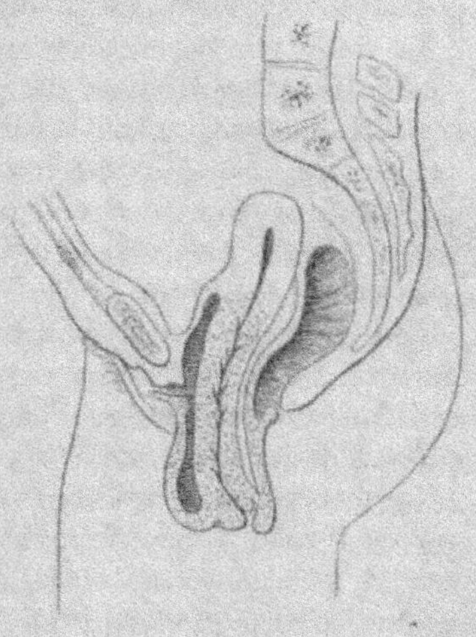

Fig. 113.

Coupe d'un prolapsus utérin avec allongement de la partie sus-vaginale du col (Schauta).

dans ces cas, serait un signe d'allongement primitif du col avec conservation des insertions vaginales.

D. Lésions concomitantes. — Les changements de situation de l'utérus et du vagin ne peuvent exister sans lésions des organes déplacés.

L'*utérus*, en dehors de l'allongement hypertrophique précédemment étudié, présente les altérations de l'endométrite et de la métrite parenchymateuse ; dans le plus grand nombre des cas, il est augmenté de volume et de poids.

Les vaisseaux utérins et utéro-ovariens sont dilatés, flexueux ectasiques, leurs tuniques sont épaissies et sclérosées ; on constate de l'endartérite et de la péri-artérite ; il y a des stases veineuses.

Le *vagin* inversé a des parois épaissies, souvent œdémateuses. La muqueuse subit une véritable cutisation, et bien souvent, elle présente des ulcérations traumatiques.

La *vessie* qui est si souvent entraînée dans le prolapsus est profondément déformée ; elle est ordinairement en bissac. La portion déprimée est tout entière au-dessous du canal de l'urètre qui s'ouvre à la partie moyenne ou supérieure du réservoir vésical. Cette vessie, qui se vide mal, est souvent infectée ; de là, des cystites consécutives, qui sont parfois accompagnées de concrétions calculeuses.

Les *uretères* sont fréquemment tiraillés et allongés ; on observe aussi de l'urétéro-pyélite ascendante, et des lésions rénales inflammatoires (FéRé). Ces dernières se rencontrent surtout dans les prolapsus invétérés.

Le *rectum* est, nous l'avons vu, moins souvent entraîné que la vessie. Quand il existe de la rectocèle, cette tumeur est formée par la paroi antérieure de l'ampoule rectale entraînée par le vagin. Cette dilatation partielle peut s'accompagner de la stagnation de matières fécales accumulées ; aussi existe-t-il très souvent de la rectite et, en particulier, de la rectite glaireuse.

Les *ligaments utérins* sont toujours altérés dans les prolapsus complets.

Les *ligaments larges* sont allongés, distendus, amincis ; d'ordinaire, ils entraînent dans le cul-de-sac postérieur les ovaires et les trompes qui restent rarement à leur place (DUPLAY et CHAPUT). Ces organes présentent souvent des lésions inflammatoires. Dans le bassin vu par en haut, ces ligaments figurent deux cordes tendues retenant les cornes utérines.

Les *ligaments ronds* sont allongés et amincis. Leur amincissement paraît plus en rapport avec la sénilité du sujet qu'avec le degré d'abaissement de l'utérus.

Les *ligaments utéro-sacrés* sont déformés et relâchés : ils prennent l'aspect de bandelettes aplaties, peu saillantes.

Le *péritoine pelvien* présente lui aussi des lésions. Les culs-de-sac péritonéaux sont entraînés par l'utérus, ils deviennent plus profonds et sont abaissés. La séreuse se montre très lâche, elle glisse sur les plans sous-jacents et subit une véritable locomotion dont il est difficile de fixer les limites. Pour Farrsen, elle ne serait pas mobilisée au delà du détroit supérieur. Il semble au contraire que cette limite doive être largement dépassée dans les cas d'entéroptose.

Le *tissu cellulaire* est dissocié, distrophié, aminci.

Toutes ces lésions sont, cependant, encore mal connues dans leur intimité et réclameraient de nouvelles recherches.

Les *lésions du plancher pelvien* méritent de nous retenir. Le périnée, nous le savons déjà, est toujours amoindri dans le prolapsus, il est souvent moins long parce qu'il présente des déchirures vraies. C'est dans ces cas que l'on observe la béance et l'agrandissement de la vulve sur lesquels DUPLAY et CHAPUT ont insisté justement. D'autres fois, le périnée, sans déchirure apparente, est aminci, défaillant, saillant en bas. Habituellement, cette lésion est due à une déchirure musculaire interstitielle, et le périnée est réduit à la muqueuse et à la peau.

Dans le plus grand nombre des cas, il y a une déchirure vraie du périnée plus ou moins grande; nous avons vu que cette déchirure jouait un rôle prépondérant dans la pathogénie du prolapsus. Elle peut porter non seulement sur les muscles périnéaux proprement dits, mais aussi sur les muscles profonds et, en particulier, sur le releveur de l'anus et les aponévroses. On a trouvé les corps musculaires pâles, amincis, atrophiés. Il serait nécessaire de reprendre cette étude avec précision, de faire la dissection attentive des diverses couches musculaires, et d'étudier histologiquement les faisceaux et les fibres, de rechercher les lésions nerveuses et vasculaires (sanguines et lymphatiques). Cette étude détaillée donnerait peut-être le secret de cette dystrophie musculaire, que nous avons signalée, et qui joue un rôle important dans la production des prolapsus génitaux.

E. LÉSIONS INCONSTANTES. — Il existe dans beaucoup de prolapsus un certain nombre de lésions, qui sont probablement le résultat de cette dystrophie des tissus que nous venons d'indiquer, qui peuvent coexister avec le prolapsus et expliquer quelquefois sa production. Ce sont : les *entéroptoses*, le *rein mobile*, auquel on a voulu attribuer une grande valeur, et parfois aussi l'*hépatoptose*, les *éventrations*, les *varices*, les *hémorroïdes*, etc.

3° Symptômes des prolapsus. — Le prolapsus se produit quelquefois d'une manière *aiguë*, *brusque* ; le plus souvent d'une façon *lente*, *insidieuse*, c'est le prolapsus *chronique*.

Le prolapsus aigu, au moins comme début, suivi ensuite d'une progression lente, serait, d'après TRÉLAT, assez fréquent. Les prolapsus aigus proprement dits, sont ceux qui arrivent d'emblée au deuxième ou troisième degré. Ils se produisent souvent dans la période puerpérale, parfois en dehors, et même chez les vierges. Ils surviennent pendant un effort violent, s'accompagnent d'une douleur très vive pouvant aller jusqu'à la syncope, de vomissements, de rétention d'urine et quelquefois de signes de péritonite. Ces faits sont exceptionnels. Le prolapsus est ordinairement chronique. Il se développe d'une manière lente et insidieuse, peut se traduire par des symptômes *fonctionnels*, des symptômes *généraux* et des *signes physiques*.

a. *Symptômes fonctionnels.* — Au début, ils sont assez vagues : la malade se plaint de pesanteur, de tiraillements dans le bas-ventre et dans les reins. Elle a, dans la station debout, une sensation de corps étranger, de quelque chose qui tombe entre les jambes, et cette gêne disparaît dans le décubitus dorsal. Quelques malades, quand elles s'assoient, ressentent comme un corps étranger, qui remonte dans le bassin. Certaines d'entre elles souffrent beaucoup et sont très gênées avec un prolapsus au début, un abaissement utérin à peine marqué ; d'autres vont et viennent, exerçant même des métiers pénibles, avec une chute utérine accusée, quelquefois avec un prolapsus complet ; cette dernière forme s'observe surtout chez les femmes du peuple. En général, à ces symptômes s'ajoutent les signes ordinaires de la métrite, douleur spéciale, leucorrhée, etc.

Les *troubles urinaires* sont à peu près constants. En commençant, ce sont quelques envies fréquentes, un peu de douleur, souvent un peu d'incontinence qui se montre à peu près exclusivement quand la malade est debout, au moment de l'effort, pendant les crises de toux, ou les accès de rire, très exceptionnellement, au lit, dans les mêmes conditions (COMAS). Cette incontinence a pu simuler une fistule vésico-vaginale, dans un cas de GÉRARD-MARCHAND.

La pollakiurie, qui s'observe fréquemment, tient parfois à la pression de l'utérus sur la vessie, parfois aussi à de la rétention, surtout dans les cas de cystocèle. Lorsque cette lésion est accentuée, la rétention est la règle, et il arrive que les malades sont obligées de presser avec la main sur leur hernie vésicale pour parvenir à la vider. C'est surtout alors que l'on rencontre aussi de la cystalgie et même de la cystite avec tous ses symptômes.

La *constipation* s'observe souvent. Les selles sont difficiles, douloureuses, principalement quand il existe un degré plus ou moins accentué de rectocèle. On peut voir survenir de la douleur et des phénomènes de rectite.

La *menstruation* est ordinairement régulière et ne présente pas de troubles marqués. La fécondation est possible, même dans les prolapsus complets, à condition qu'ils soient réductibles. Les avortements peuvent survenir, mais souvent aussi la grossesse suit son cours normal, et aboutit à un accouchement à terme. D'ailleurs, à mesure que la grossesse se développe, l'utérus est maintenu à sa place, puis dans l'abdomen par ses dimensions mêmes. D'habitude, le prolapsus se reproduit, de lui-même, après l'accouchement.

b. *Symptômes généraux*. — Ils ne sont pas constants. Ils sont surtout d'ordre réflexe et sont liés à la neurasthénie et aux phénomènes de ptose généralisée que l'on observe chez certaines malades atteintes de prolapsus. Dans ce cas, comme nous l'avons déjà dit, l'abaissement génital n'est qu'un épiphénomène, un incident de la maladie générale qui cause la chute tous les viscères abdominaux, la *panoptose*. Les malades éprouvent alors des tiraillements, des douleurs dans tout le ventre, dans les reins, au foie, etc. Elles digèrent mal, souffrent de l'estomac, ont des vomissements, et tous les signes de la dyspepsie neuro-motrice avec dilatation. Elles ont des palpitations, des crises nerveuses, de l'insomnie ; leur caractère s'altère, elles maigrissent et sont en proie à des souffrances constantes qu'il est souvent à peu près impossible de soulager. A côté de ces prolapsus graves il en est d'autres, les plus nombreux peut-être, où les malades n'éprouvent guère que les signes fonctionnels précédemment étudiés, ne ressentant de leur infirmité qu'une gêne plutôt que des douleurs véritables.

c. *Signes physiques.* — Les signes physiques sont très variables suivant le degré de l'affection.

Dans un premier degré, alors que l'utérus abaissé est encore contenu dans le vagin, on voit, dans la position du spéculum, la vulve légèrement béante et, entre les lèvres, une saillie muqueuse arrondie, antérieure, plus ou moins accentuée. C'est la cystocèle parfois seule, parfois accompagnée d'une saillie postérieure due à la chute de la paroi vaginale postérieure avec ou sans rectocèle. Pendant l'effort, ces saillies augmentent, par suite d'un véritable déroulement du vagin, puis s'effacent et remontent quand l'effort a cessé. Au toucher, le col est très abaissé, plus ou moins voisin de la vulve, très mobile ; le plus souvent, le corps est en rétro-déviation.

Dans le second degré, entre les saillies vaginales antérieure et postérieure, apparaît le col qui est à cheval sur l'orifice vulvaire, et que l'on reconnaît à son aspect rose pâle, à son orifice.

Dans le troisième degré, le prolapsus est complet, il forme une tumeur extérieure dont le volume varie entre celui d'un poing et une tête de fœtus, arrondie, piriforme, à grosse extrémité inférieure. Elle est constituée, en avant, par la muqueuse vaginale inversée, rugueuse, sèche, plus ou moins distendue suivant le degré et le volume de la cystocèle qu'elle recouvre. Cette muqueuse vaginale présente encore quelques plis transversaux. Puis, immédiatement en arrière, on voit le col, souvent petit, peu distinct, dont les lèvres sont effacées, grâce à la distension des parties voisines. L'orifice cervical n'occupe pas toujours exactement le pôle inférieur de la tumeur ; il est tantôt en avant, tantôt en arrière, suivant le degré d'abaissement de chacune des parois vaginales. Quand le col est très hypertrophié, il apparaît sous la forme d'une masse arrondie, saillante, avec un orifice cervical arrondi, entouré d'un gros bourrelet rougeâtre, livide. Souvent, enfin, la partie saillante du prolapsus présente des irritations, des ulcérations dues au frottement de la masse prolabée contre les vêtements.

Dans ces grosses tumeurs prolabées la palpation permet de déceler la forme de l'utérus. Toute la portion vaginale, et même la cystocèle donnent la sensation d'une masse mollasse, peu élastique sauf le cas de réplétion vésicale ; elle produit, à la pression, un bruit de gargouillement quand il existe un peu d'entérocèle, chose très rare. Si, dans le prolapsus, se trouve un utérus non hypertrophié, la palpation permet de délimiter et de trouver les caractères physiques normaux de cet organe. S'il y a, au contraire, de l'allongement hypertrophique, on sent, au milieu de la tumeur, une sorte de cylindre élastique et rénitent, qui se continue avec le corps de l'utérus, resté souvent dans le bassin, en arrière du pubis.

D'ailleurs, il est toujours indiqué de pratiquer le cathétérisme de l'utérus prolabé, pour faire le diagnostic de l'allongement hypertrophique. Dans les cas simples, la cavité utérine a conservé ses dimensions, quand il y a de l'allongement, on peut constater 12, 14, 15 centimètres et même plus, de diamètre vertical.

4° Marche et pronostic. — Dans l'étude de la marche du prolapsus, il faut mettre à part les prolapsus aigus, produits brusquement sous l'influence d'une chute ou d'un effort exagéré, qui constituent presque une affection à part et sont très rares.

Pour les prolapsus chroniques, qui forment l'immense majorité des faits, la production de la lésion est absolument progressive, presque fatale, dans un temps très variable. Certains prolapsus évoluent en quelques mois, d'autres mettent des années à se produire, depuis le début de l'abaissement jusqu'à la chute totale. Certaines malades souffrent dès les premières périodes de l'affection ; d'autres, au contraire, arrivent à porter, presque sans douleur, un prolapsus complet, éprouvant une gêne plus ou moins accusée et surtout l'impossibilité de faire un effort véritable.

Lorsque la tumeur est totale, elle peut être le siège de phénomènes inflammatoires, d'ulcérations. Les tissus s'épaississent, s'enflamment ; les parties prolabées contractent entre elles des adhérences et la tumeur peut devenir irréductible, parfois même

se sphacéler. D'autre part, à la longue, les troubles urinaires
s'accentuent, la vessie, qui se vide mal, arrive à s'infecter, et
l'infection peut gagner l'uretère, les reins et engendrer les accidents les plus graves.

Le *pronostic* du prolapsus est donc très variable, et parfois grave. D'ailleurs, le pronostic varie aussi, suivant le
mécanisme de l'affection. Quand le prolapsus n'est qu'un accident partiel, isolé, lié à une simple déchirure du périnée sans
autres lésions, sa gravité est moindre, et il est ordinairement
curable. Quand, au contraire, il s'accompagne de déchéance marquée des tissus, de ptoses multiples des organes abdominaux,
quand il devient un simple épiphénomène d'une ptose généralisée,
son pronostic et plus sérieux, et, le plus souvent dans ces cas,
la récidive est de règle, même après les opérations les plus complètes et les mieux combinées.

5° **Diagnostic**. — Le diagnostic différentiel des prolapsus
génitaux est ordinairement facile, et les affections avec lesquelles
il sera nécessaire de le distinguer diffèrent, suivant le degré de la
lésion. Au début, alors qu'il n'y a guère qu'un peu de cystocèle
apparente, ou une légère chute vaginale, la cystocèle pourra
être confondue avec une urétrocèle; l'examen attentif, au doigt
et à la sonde, qui permet de retrouver l'orifice de communication
de l'urétrocèle avec le canal urétral, l'absence de changement de
volume pendant l'effort, permettront de distinguer cette dernière
affection.

Quand la lésion est plus accentuée, et que la tumeur sort de la
vulve, un examen un peu attentif par la palpation bimanuelle,
le cathétérisme utérin, le cathétérisme vésical, et le toucher
rectal, permettront de distinguer le prolapsus de certains polypes
utérins, de l'inversion utérine et de certains kystes du vagin.

Le diagnostic différentiel sera donc en général aisé, mais il
sera plus indispensable encore de savoir reconnaître le *degré* du
prolapsus, l'état de l'*utérus*, les lésions des *ligaments et du périnée*. Le degré du prolapsus sera reconnu, grâce à l'étude attentive des symptômes. Dans les premiers degrés, alors que l'utérus abaissé est encore intra-vaginal, ou que le col est seulement à

la vulve, la malade devra être successivement examinée debout, couchée dans la position du spéculum, au repos et pendant l'effort. Le toucher vaginal et la palpation bimanuelle permettront de reconnaître le degré d'abaissement des culs-de-sac du vagin, et celui de l'utérus. L'examen de la vulve, pendant l'effort, indiquera la quantité de prolapsus des parois vaginales, et comme, avec cette chute vaginale, l'existence et le degré de la cystocèle et de la rectocèle sont très variables, il sera nécessaire de faire un examen minutieux de la vessie par le cathétérisme et du rectum par le toucher rectal, pour préciser exactement le degré de déplacement de chacun de ces viscères.

Quand, au contraire, la tumeur est au dehors, la palpation attentive, aidée encore du cathétérisme vésical et du toucher rectal, suffira pour donner une notion exacte du contenu du prolapsus.

L'état de l'utérus sera révélé par la palpation bimanuelle, que l'organe soit encore dans le vagin ou au dehors. Dans le prolapsus complet, une palpation attentive permettra de saisir et d'explorer parfaitement l'utérus s'il n'est pas hypertrophié, d'en saisir le fond, le corps, le col, d'en apprécier la forme, la situation, la direction, de savoir s'il est antéfléchi ou rétrofléchi.

Si le prolapsus s'accompagne d'allongement hypertrophique, nous avons vu que l'utérus se présente, dans la tumeur prolabée, sous la forme d'un cylindre allongé, plus ou moins large, avec un col plus ou moins augmenté de volume, et un corps vertical dont l'extrémité supérieure est ordinairement encore dans le bassin, en arrière du pubis. Le cathétérisme utérin confirme le diagnostic.

Il est plus utile, souvent, de diagnostiquer le degré de *réductibilité de l'utérus*. Elle est facile et constante, dans les cas de prolapsus incomplet, à moins qu'il n'existe quelque tumeur utérine ou pelvienne qui s'oppose à cette réduction. Dans les prolapsus complets, ordinairement la tumeur est réductible ; mais, le plus souvent aussi, la réduction ne se maintient pas, la tumeur est incoercible, elle se reproduit immédiatement et spontanément. D'autres fois, la tumeur est facilement réductible dans la position couchée et se reproduit dès que la malade est debout.

L'irréductibilité peut être parfois passagère, elle est due alors à de la congestion ou de l'inflammation, et disparaîtra après un traitement approprié. Elle est définitive, au contraire, quand elle est due à des adhérences péritonéales anciennes, ou à certaines altérations, telles qu'un fibrome utérin par exemple.

Le chirurgien devra étudier en détail, si cela est possible, l'état du plancher pelvien, des ligaments utérins, des culs-de-sac péritonéaux.

Il est facile de voir quelle est l'étendue et le degré de la déchirure du périnée, si elle est interstitielle ou véritable, d'apprécier le degré de musculature de ce plancher périnéal, sa résistance, sa tonicité.

Il est, au contraire, plus difficile de pouvoir distinguer avec soin l'état de résistance ou de relâchement de l'appareil de suspension utérine. Lorsqu'avec un périnée presque intact, l'abaissement est très accentué, il est certain que la chute est due, en grande partie, à la déchéance des ligaments suspenseurs. Dans d'autres cas, le diagnostic précis est souvent difficile. Dans les prolapsus complets, presque tous les éléments entrent en jeu, il est difficile de retrouver la part de chacun. Dans certains prolapsus complets, il peut y avoir, en même temps, de *l'entérocèle* qu'il faudra savoir reconnaître à sa consistance pâteuse, à la production du gargouillement intestinal dans la manœuvre de réduction. L'étude exacte de la part proportionnelle qui revient au *périnée* et à l'appareil de soutènement, d'une part, aux ligaments utérins et aux appareils de suspension, d'autre part, est très importante, car cette notion peut être la source d'indications très différentes.

Enfin, il sera très important aussi de savoir reconnaître la part qu'il faut faire, dans chaque cas, aux phénomènes mécaniques et aux phénomènes dystrophiques dans la pathogénie du prolapsus. Si les phénomènes dystrophiques sont peu accentués, le prolapsus résulte d'accidents traumatiques et mécaniques, et il sera, le plus souvent, facilement curable. Dans le cas contraire, le pronostic devient plus grave et la récidive

opératoire probable. Il faut donc savoir découvrir ces phénomènes dystrophiques. On les reconnaîtra à la coexistence avec
le prolapsus des accidents suivants ; entéroptose, affaiblissement
de la paroi abdominale et des sangles musculaires, rein mobile,
abaissement du foie, hernies, varices, troubles dyspeptiques et
psychiques. Tous ces signes de sont pas toujours réunis chez les
mêmes malades, mais ils ont tous une certaine valeur.

6º Traitement. — Le traitement des prolapsus génitaux
peut être *prophylactique ou curatif*. — Le *traitement prophylactique* consistera dans les réparations immédiates des déchirures ou des défectuosités périnéales, et surtout dans l'établissement des soins appropriés dans les suites de couches, pour
obtenir, par l'hygiène ou par une thérapeutique spéciale, une
involution naturelle et complète de l'utérus et des tissus péri-
utérins. — Le *traitement curatif* sera *médical* ou *chirurgical*.

1º *Traitement médical*.

Tout traitement des prolapsus doit obéir à deux indications :
1º *réduire le déplacement ;* 2º le *maintenir réduit*.

1º Réduction. — La réduction du prolapsus est ordinairement facile. Elle se fait toute seule, ou à peu près, par l'application des appareils destinés à le maintenir réduit, dans les prolapsus incomplets, le simple abaissement.

Dans les prolapsus complets, ordinairement, on les réduit
en saisissant la tumeur dans la main, et en exerçant une
poussée douce et méthodique, qui refoulera, peu à peu, dans le
bassin, les organes herniés.

Ce taxis sera un peu plus difficile, quand les parois vaginales
sont épaissies et enflammées. Lorsqu'il existe des adhérences
péritonéales secondaires, un gonflement inflammatoire considérable, ou d'autres lésions surajoutées, cette réduction peut être
impossible. Un examen attentif permet, d'ordinaire, de reconnaître et de diagnostiquer cette irréductibilité et ses causes.

2º Maintien de la réduction. — La tumeur réduite, il

est nécessaire de la maintenir par un appareil spécial, car parfois, elle est incoercible et se reproduit spontanément sitôt qu'elle a été réduite, d'autres fois elle se reproduit sous l'influence des efforts. Les moyens employés pour maintenir la réduction des prolapsus sont de plusieurs ordres. On a, tour à tour, recommandé, les injections vaginales astringentes, les injections sous-cutanées d'ergotine, le tamponnement du vagin, la columnisation et le massage. Le massage génital d'après la méthode de Thure Brandt, vanté par Preuschen et Winaver qui auraient obtenu par ce moyens des guérisons de prolapsus complets, est peu usité en France et mériterait, peut-être, d'être employé dans certains cas.

Cependant, parmi les moyens les plus usités pour maintenir les prolapsus, il faut noter les *ceintures* et les *pessaires*. Ce sont là, simplement, des moyens palliatifs.

La *ceinture* hypogastrique donne souvent un soulagement léger. Elle sert surtout à soutenir le poids de la masse intestinale, chez les femmes qui ont un ventre développé et ptosique, et de l'empêcher de peser autant sur les organes pelviens.

Les *pessaires* employés sont de différentes formes. Les uns se contentent de maintenir l'utérus réduit, d'autres ont, en même temps, pour but de placer l'utérus dans une bonne situation. Quel que soit le mode d'action, quelle que soit la forme du modèle employé, les pessaires ne peuvent agir, que si le périnée a conservé une tonicité suffisante, et leur fournit un point d'appui efficace. D'ailleurs, ils ne peuvent être employés avec fruit que lorsque la lésion n'est pas trop avancée. Cet appareil constitue un moyen palliatif souvent avantageux, qui peut soulager beaucoup la malade, et retarder l'évolution presque fatale du prolapsus. Souvent, son efficacité est de faible durée ; à mesure que la lésion progresse, que les parois vaginales se relâchent davantage, il faut donner à l'appareil des dimensions de plus en plus considérables. Il arrive, enfin, un moment où nul pessaire ne suffit à maintenir l'utérus réduit, et où le seul traitement possible est une intervention chirurgicale.

Les modèles les plus fréquemment usités sont l'anneau de caoutchouc de Dumontpallier, celui de Hodge, le pessaire en

traineau de Schultze, l'appareil en gimbelette. L'instrument à
ailettes de Zwanck Schilling, le pessaire à air de Gariel, sont
moins bons; ils dilatent trop complètement le vagin et le
périnée. Cependant, chez les femmes très âgées, qui par leur âge
ou par suite de lésions viscérales graves ne peuvent supporter

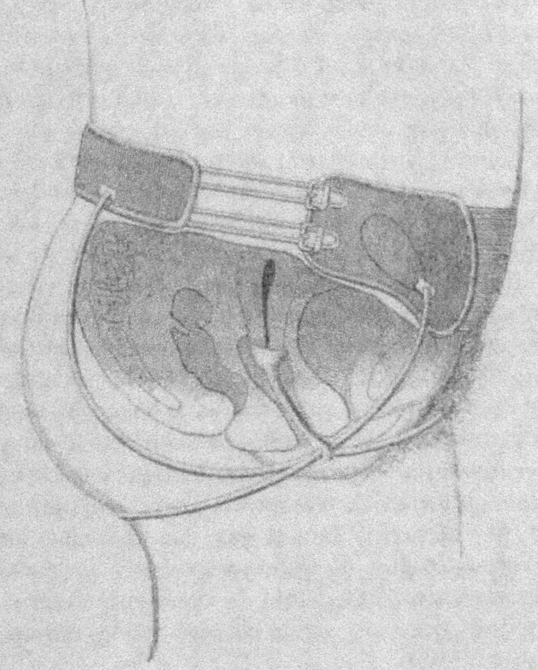

Fig. 114.
Hystérophore de Cutter en place.

une restauration opératoire, le pessaire de Gariel est souvent
l'appareil qui fera la meilleure contention.

Quel que soit le modèle employé, il doit être retiré assez souvent, nettoyé avec soin, et il faut que le vagin lui-même soit
maintenu très propre, pour éviter les excoriations et les irritations qui rendent souvent le port de ces appareils pénible et
intolérable. Dans les cas très légers, et douloureux, un pessaire

bien choisi constitue souvent, pendant longtemps, un traitement avantageux et très efficace, surtout au voisinage de la ménopause.

Lorsque le périnée n'offre pas un point d'appui qui permette l'action des pessaires, chez les femmes vieilles, à tissus très ramollis, ou chez les malades qui, avec un prolapsus avancé, refusent systématiquement toute intervention, on a souvent employé des *hystérophores*, appareils destinés à soutenir l'utérus en place en prenant un point d'appui ailleurs que sur le périnée. Ce sont, pour la plupart, avec des modèles différents, des pessaires à tige soutenus par une ceinture. Les principaux sont ceux de SCANZONI, COURTY, GRANCOLLOT; on peut adapter à ces tiges les pessaires DUMONTPALLIER. L'hystérophore de CUTTER dont la tige supporte une sorte de cuvette, celui de BOROSEY ou appareil en bourdon ont été très souvent usités. Ces appareils sont d'un entretien difficile, ils produisent souvent des excoriations et des irritations aux points de contact, ils sont gênants par leur volume et par leur forme. Il convient donc de restreindre le plus possible leur usage, et de multiplier, autant qu'on le pourra, les corrections opératoires, qui leur sont de beaucoup supérieures.

Avant d'aborder l'étude du traitement chirurgical nous devons mentionner quelques tentatives thérapeutiques spéciales.

C'est ainsi qu'Iglis PARSONS aurait guéri quelques prolapsus en faisant, par le vagin, dans la base des ligaments larges des injections interstitielles de quinine destinées à produire une sclérose du paramétrium capable de maintenir l'utérus préalablement réduit. HIKMANN aurait observé, par ce moyen, un cas de guérison.

D'autre part, on a essayé, dans le même but, des injections de paraffine liquide le long des parois du vagin. THOMAS DOUGLAS, W. STONE auraient ainsi obtenu des succès; mais PFANNENSTIEL, KOFMANN et ENROZ ont rapporté, à la suite de cette opération, des cas d'embolie pulmonaire. Nous croyons donc devoir déconseiller ces moyens thérapeutiques.

2° *Traitement chirurgical.*

Les opérations qui ont été employées dans le traitement des prolapsus sont multiples, et présentent des buts divers.

Les unes ont pour résultat de refaire le soutien inférieur et le plancher pelvien, ce sont toutes les *colporraphies* et *périnéorraphies*, les *cloisonnements du vagin*, etc.

Un second groupe est formé par celles qui reconstituent les moyens de suspension, soit indirectement, comme le raccourcissement des ligaments ronds, soit directement en fixant l'utérus par en haut, comme toutes les hystéropexies. Enfin, un troisième groupe comprend les opérations qui suppriment l'utérus, les hystérectomies vaginales ou abdominales, qui s'accompagnent de sutures des ligaments, ou de résection large du vagin prolabé.

Nous examinerons rapidement chacune de ces méthodes opératoires. Mais, avant d'aborder leur étude détaillée, nous devons parler de certaines opérations préliminaires souvent très utiles ; le *curettage* qui remédie à la métrite concomitante, et les *amputations du col*, employées principalement dans les cas d'allongement hypertrophique, ou lorsque le col est gros et enflammé.

Nous n'insisterons pas, ici, sur l'amputation conoïde d'Huguier aujourd'hui justement abandonnée à cause de l'atrésie utérine fréquente qu'elle occasionnait. Il faut toujours faire l'amputation anaplastique du col, et le procédé à lambeau de Hégar Simon, que nous avons déjà décrit à propos des métrites, nous paraît le plus recommandable. Il n'est pas besoin de toujours enlever un fragment considérable du col hypertrophié, car une ablation même partielle est suffisante pour provoquer dans tout l'organe un travail important d'involution, qui en diminue le poids et le volume.

Nous ne mentionnerons que pour mémoire les procédés compliqués, tels que ceux de Foller (de Lille) et celui de Westermark qui ajoutent à la suppression d'une partie du col, des colporraphies partielles fronçant plus ou moins le vagin, et formant une cicatrice plus ou moins solide du vagin et du col en partie fusionnés.

1° Opérations qui ont pour but la reconstitution du soutien inférieur. — Les opérations qui cherchent à reconstituer l'appareil de soutènement de l'utérus sont, au point de vue du prolapsus, les opérations *primordiales*; dans bien des cas elles peuvent, à elles seules, suffire à amener la guérison complète de la lésion. Les autres, qui s'adressent à l'appareil supérieur ou à l'utérus, sont, d'ordinaire, diversement groupées autour des premières et doivent être considérées comme des opérations *complémentaires*. Au premier rang de ces reconstitutions il faut placer les *colpopérinéorraphies* et les *colporraphies antérieures* qui ont pour résultat de reconstituer le corps périnéal, de rétrécir et de raccourcir le vagin.

A. COLPOPÉRINÉORRAPHIES. — Les procédés très nombreux de colpopérinéorraphie appartiennent à deux méthodes principales : la méthode de l'avivement à laquelle il faut rattacher les procédés de HÉGAR, de MARTIN, le nouveau procédé d'EMMET et la méthode du dédoublement dont dépendent les procédés de LAWSON-TAIT et de DOLÉRIS. Enfin depuis quelques années, on a ajouté à la colpopérinéorraphie ordinaire la suture des releveurs de l'anus, destinée à augmenter encore la solidité de la reconstitution péritonéale.

a. *Colpopérinéorraphie par avivement.* — Nous décrirons ici le procédé de HÉGAR, celui de MARTIN et le nouveau procédé d'EMMET.

Colpopérinéorraphie de Hégar. — La malade, dûment préparée et purgée, est endormie et placée dans la position dorsosacrée. Les parois vaginales largement écartées, le chirurgien délimite sur la paroi vaginale postérieure, tendue avec trois pinces fixatrices, un triangle isocèle de 6 à 7 centimètres de base, à la peau, remontant à 6 ou 7 centimètres dans le vagin. On trace alors, au bistouri, des incisions limitant le triangle d'avivement, en ayant soin de donner à sa base une forme concave, à l'union de la peau du périnée et de la muqueuse vaginale, et une direction légèrement convexe en dedans aux deux côtés. On avive toute la surface ainsi délimitée, en disséquant avec soin la muqueuse vaginale, et la muqueuse seule, pour obtenir un avivement très aplani, très régulier.

On réunit les deux moitiés de la base l'une à l'autre par quelques points de suture placés au bord de l'incision cutanée, et les deux côtés latéraux par d'autres points, qui parcourent le tissu situé au-dessous du plan d'avivement dans toute son étendue. Ces points sont noués et fixés en reconstituant la paroi vaginale postérieure. Ces sutures sont ordinairement faites à

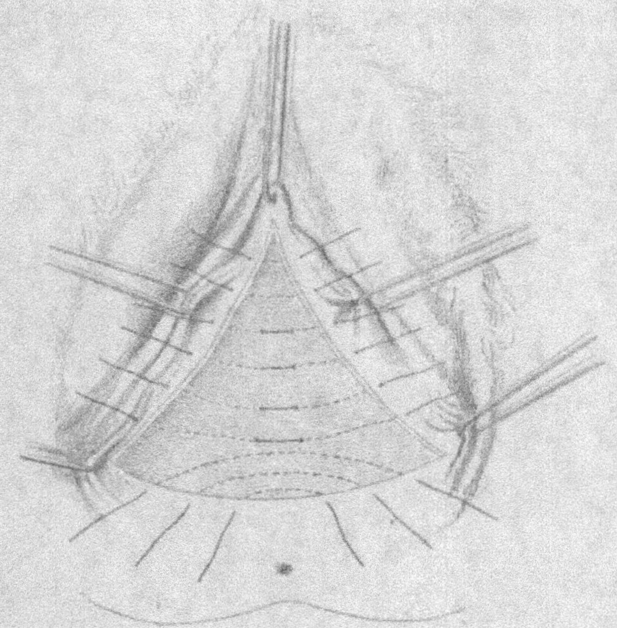

Fig. 115.
Colpopérinéorraphie (procédé de HÉGAR).

points séparés et au fil d'argent (HÉGAR) ou au crin de Florence. Pozzi préfère les sutures continues.

Colpopérinéorraphie ou périnéauxis de Martin. — Il diffère surtout du précédent, par la manière de pratiquer l'avivement. Au lieu d'enlever un large triangle vaginal postérieur, MARTIN fait, le long de la paroi vaginale postérieure, deux avivements triangulaires allongés, de chaque côté de la colonne postérieure du vagin qu'il respecte et longe par deux incisions verticales. Ces deux avivements triangulaires, viennent par leur base, se confondre avec un large avivement en croissant, au niveau de l'union de la muqueuse et de la peau. Les deux avivements vaginaux sont réunis isolément par des sutures continues à étages. La large surface avivée inférieure est réunie aussi par des sutures continues, en surjet, au catgut.

Bishoff a légèrement modifié ce procédé, en faisant un tracé

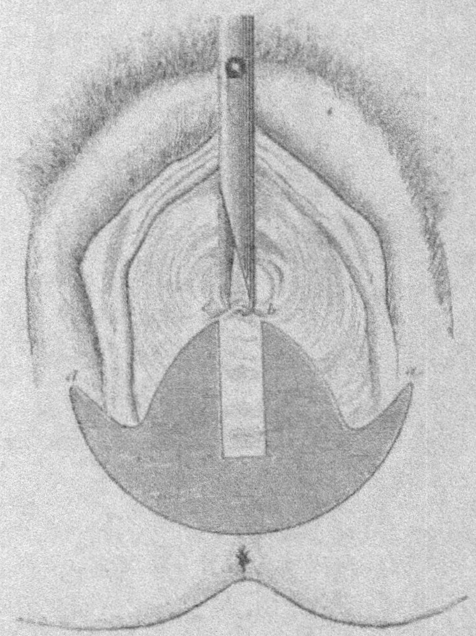

Fig. 416.
Colpopérinéorraphie. Procédé de Martin (avivement).

différent des surfaces d'avivement, tout en respectant lui aussi la colonne postérieure.

Nouveau procédé d'Emmet. — D'après Pozzi, le procédé le plus répandu en Amérique, serait le nouveau procédé d'Emmet, bien décrit par Baldy et Howard-Kelly. L'avivement a la forme d'un triangle à base curviligne et à sommet bifide. L'incision totale représente un **M** dont les deux jambages un peu écartés seraient réunis par une ligne courbe. La suture isolée de chaque corne vaginale rappelle celle des triangles vaginaux dans l'opé-

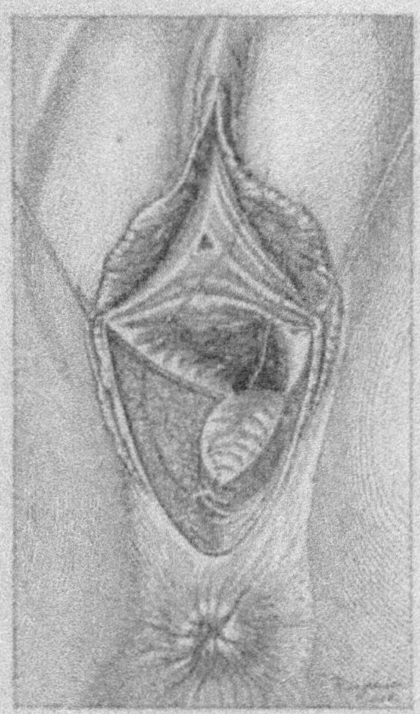

Fig. 117.

Colpopérinéorraphie (nouveau procédé d'Emmet) (Pozzi).

Un crin de Florence est placé dans le triangle d'avivement droit.

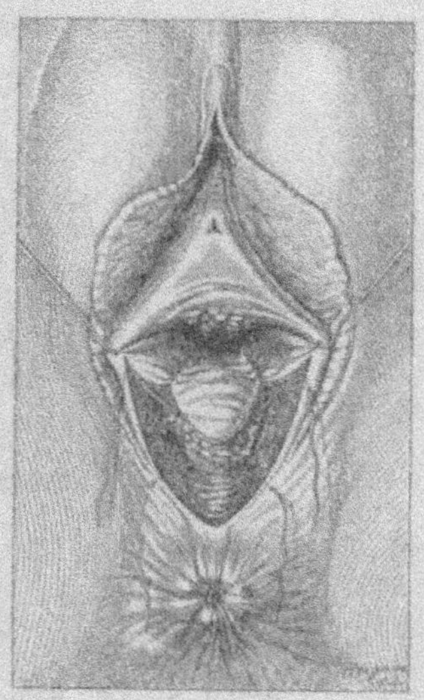

Fig. 118.

Colpopérinéorraphie (nouveau procédé d'Emmet) (Pozzi).

Les sutures sont placées sur les avivements latéraux. Deux sutures en bourse sont placées et non serrées.

ration de Martin. Puis, dans le triangle restant, on place une série de crins de Florence en bourse cheminant obliquement près la surface avivée et destinée à affronter sur la ligne médiane les bords de la peau qu'ils traversent. Le fil supérieur dit point de traction est placé très obliquement dans la partie supérieure du triangle et prend un point d'appui sur la pointe de la languette vaginale médiane. L'occlusion parfaite est obtenue par quelques points superficiels au catgut (fig. 117 et 118).

b. *Colpopérinéorraphies par dédoublement.* — Les deux principaux procédés de dédoublement sont ceux de LAWSON-TAIT et DOLÉRIS. Nous ne reviendrons pas sur le premier que nous avons déjà décrit à propos des déchirures complètes du périnée. Nous ne décrirons ici que le procédé de DOLÉRIS.

Colpopérinéoplastie par glissement, procédé de Doléris. — Le

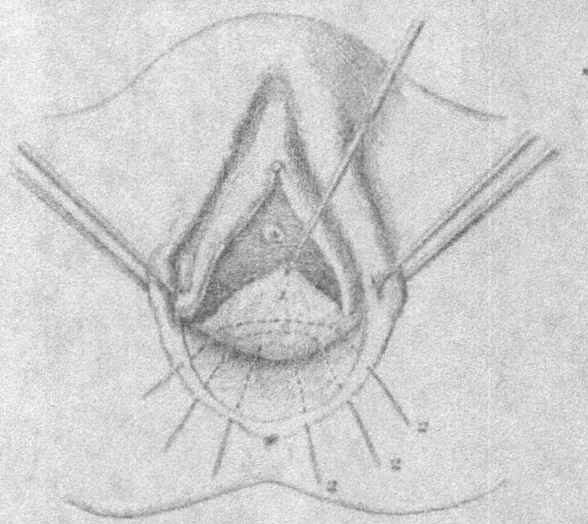

Fig. 119 (A).
Colpopérinéoplastie par glissement. Procédé de DOLÉRIS.
1, lambeau disséqué et relevé. — 2, 2, 2, mise en place des fils.

procédé de DOLÉRIS, combinaison du procédé de dédoublement de LAWSON-TAIT et de la suture d'EMMET, a l'avantage de faire un périnée épais et long, en rétrécissant notablement la vulve. Il a le tort, dit-on, de raccourcir la paroi postérieure du vagin, ce qui rendrait son emploi difficile en même temps que l'opération d'ALEXANDER ou les hystéropexies.

Ce reproche est un peu théorique, car j'ai pu souvent, et avec succès, combiner ensemble ces diverses opérations.

Pour la pratiquer, on trace, au bistouri, une incision courbe à la limite de la peau et de la muqueuse, sur une étendue fixée préalablement. Les tissus sont tendus par des pinces. La lèvre muqueuse de l'incision est saisie, isolée, et le lambeau vaginal,

ainsi amorcé, est disséqué soit au bistouri, soit avec les doigts.
La dissection au bistouri paraît préférable, car elle n'enlève que
la muqueuse seule et respecte mieux le tissu cellulaire prérectal,
souvent peu abondant. Cette dissection est poussée jusqu'au
point choisi pour limiter la perte de substance de la paroi vagi-

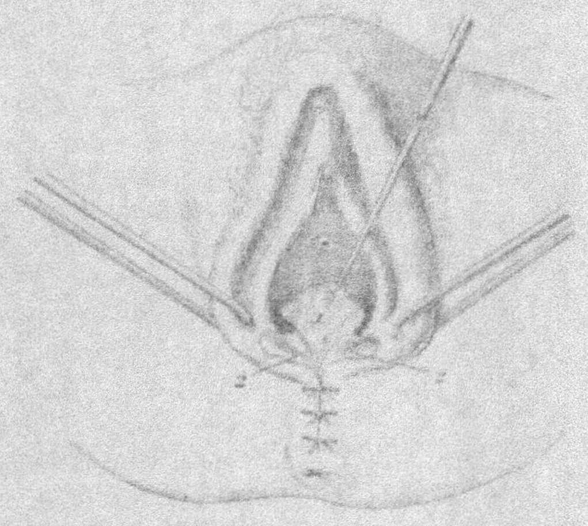

Fig. 119 (B).
Le lambeau 1 est relevé, prêt à être réséqué suivant la ligne 2, 3 ; les fils sont serrés.

nale postérieure, sur une hauteur de 3 à 4 centimètres au moins,
et parfois dans l'espace décollable jusqu'au voisinage du cul-de-
sac péritonéal. La suture s'opère avec une aiguille courbe et, de
préférence avec des crins de Florence. Le premier point est le
plus médian. L'aiguille pénètre à gauche de l'anus, chemine
dans les tissus et vient accrocher la base du lambeau vaginal
disséqué, pénétrant ou non dans le vagin, puis elle suit un chemin inverse pour redescendre et ressortir à droite de l'orifice
anal. Les autres fils sont placés pareillement, un peu en dehors,
distants chacun d'un centimètre environ. Lorsqu'ils sont successivement serrés, en commençant par le point anal, ils réunissent
sur la ligne médiane, les deux moitiés de l'incision cutanée. On

réséque alors le lambeau vaginal qui flotte, et l'on termine la réunion par quelques points de suture.

De la suture des releveurs de l'anus. — Depuis quelques années le rôle important bien démontré du releveur de l'anus, dans la résistance et la tonicité du périnée a poussé certains chirurgiens à compléter l'opération de la colpopérinéorraphie par la suture sur la ligne médiane de ces muscles releveurs. Elle mérite d'être rapprochée des périnéorraphies par avivement et surtout par dédoublement.

C'est ZIGENSPECK qui, le premier, au Congrès de Munich (septembre 1899), a publié un procédé de suture des releveurs dans le traitement opératoire du prolapsus. KUSTNER, dès 1901, préconise sa méthode. En France, DELBET avait déjà employé la suture des releveurs dès 1896, et il publia son procédé en 1902, à la Société de Chirurgie, alors que plusieurs de ses collègues, POTHERAT, HARTMANN et RICARD avaient

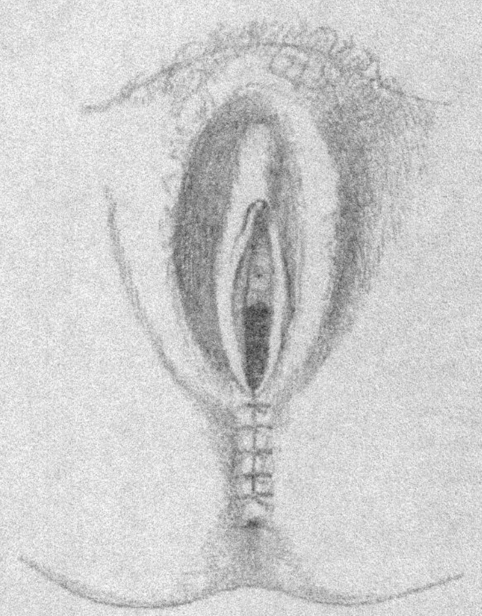

Fig. 119 (C).
Opération terminée.

déjà pratiqué cette suture des releveurs, dont la découverte n'est pas toujours très aisée, ainsi que le déclare ROUTIER. Mais le meilleur procédé de myorraphie des releveurs paraît être celui qu'ont décrit MM. DUVAL et PROUST en 1902[1]. C'est celui que nous rapporterons ici.

Myorraphie des releveurs. — On fait l'incision primitive de DOLÉRIS en prolongeant ses extrémités jusqu'au bord externe des grandes lèvres. Par décollement latéral pendant que l'on attire l'anus en bas, on tend les bords internes des releveurs qui deviennent plus ou moins saillants dans les parties latérales de

---

[1] P. DUVAL et R. PROUST, Presse médicale, 22 nov. 1902

la plaie. On poursuit le décollement recto-vaginal en sectionnant
sur la ligne médiane la bandelette recto-vaginale, dont la section
permet au doigt de pénétrer dans la *zone décollable* inter-vagino-
rectale et de séparer ainsi les deux organes jusqu'au cul-de-sac

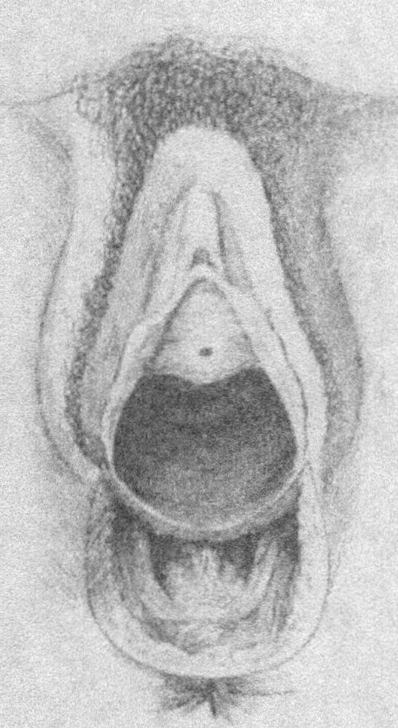

Fig. 120. — Myorraphie des releveurs. Isolement de la bandelette recto-vaginale (DUVAL et
PROUST).

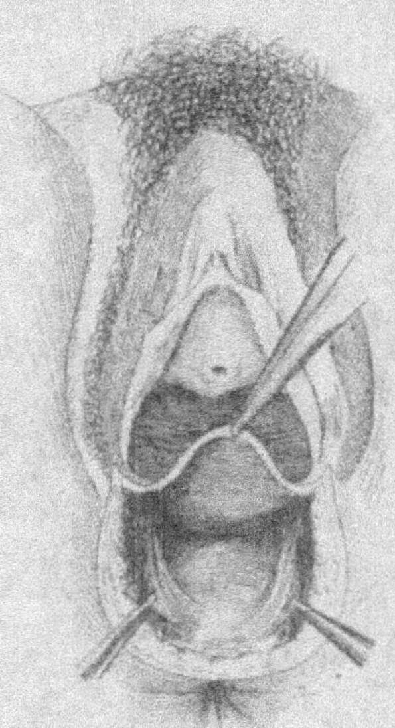

Fig. 121. — Myorraphie des releveurs. Dénudation de la face
interne des muscles. Décollement du rectum et du vagin
(DUVAL et PROUST).

de Douglas. Après refoulement du rectum, on saisit et on éverse
le bord de chaque muscle releveur pour apercevoir sa face
interne. Une série de trois à quatre points de suture au catgut
fort, ayant la forme d'un ∩ renversé réunissant les deux faces
internes des muscles en prenant point d'appui sur la base de la
languette vaginale relevée. Une seconde série de points superficiels au catgut réunit les bords des muscles releveurs. La terminaison de l'opération se fait comme dans le procédé de
DOLÉRIS.

B. Colporraphie antérieure. — Les procédés que nous venons de décrire constituent, nous l'avons déjà dit, les opérations principales, fondamentales du prolapsus. Cependant, souvent, si la chute vaginale est considérable, il y aura lieu de faire,

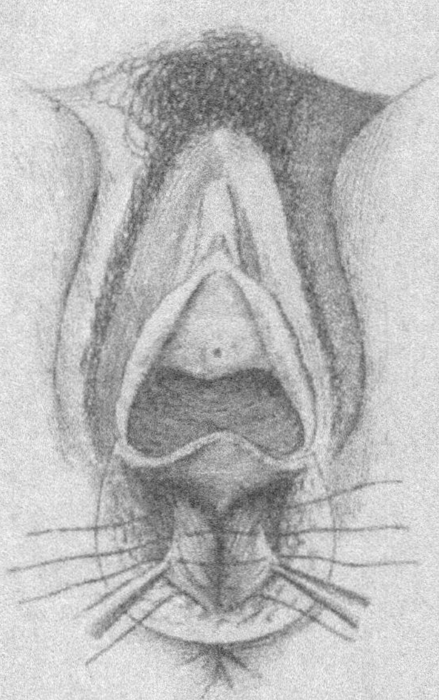

Fig. 122. — Myorraphie des releveurs. Les muscles sont éversés pour montrer la disposition des sutures profondes (Duval et Proust).

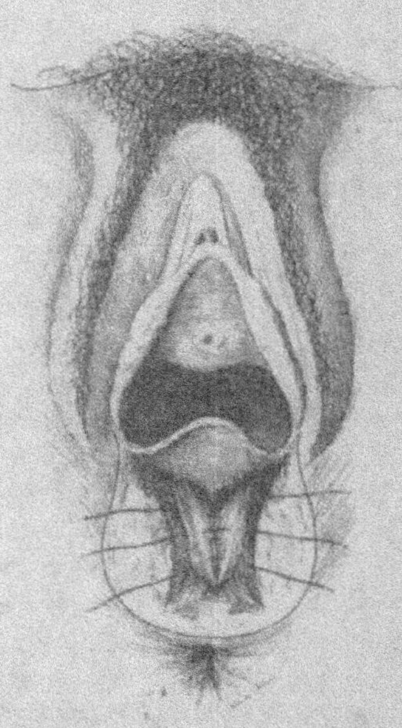

Fig. 123. — Myorraphie des releveurs. Adossement des bords inférieurs des muscles (Duval et Proust).

en même temps, une *colporraphie antérieure*, pour corriger cet abaissement vaginal et la cystocèle qui en résulte.

La colporraphie antérieure la plus simple est celle de Hégar. Pour l'exécuter, on trace, sur la partie saillante de la paroi vaginale, et proportionnellement à l'étendue de cette saillie, une ovale à extrémité supérieure très arrondie. La muqueuse ainsi circonscrite est avivée avec soin, et les deux bords latéraux sont réunis par une série de points séparés, au catgut fort ou au fil d'argent (HÉGAR). STOLTZ ferme l'avivement par une suture en bourse, faite avec un fil qui en parcourt tout le pourtour. La suture serrée, tous les tissus sont réunis par froncement.

Certains chirurgiens ont ajouté à la colporraphie antérieure la suture de la partie antérieure des releveurs de l'anus qui semble donner à la vessie un point d'appui plus solide que la suture vaginale simple. C'est DELANGLADE (de Marseille) qui, le premier, a communiqué à la Société de Chirurgie, en décembre 1902, deux opérations de ce genre suivies de succès. Cette myorraphie antérieure des releveurs fut réinventée en Angleterre par GROVES le 1er février 1905 et CHAPUT vient à son tour en apporter de nouveaux cas à la Société de Chirurgie, le 29 mars 1905. La technique de CHAPUT consiste dans une incision transversale du vagin à 5 centimètres au-dessous du méat. La dissection de la lèvre supérieure de l'incision permet de décoller la vessie, et en prolongeant cette séparation vésicale sur les parties latérales d'aller à la recherche des bords internes des releveurs, plus difficiles ici à trouver que dans le périnée postérieur, et de les réunir par quelques points de suture sur la ligne médiane. Les quelques succès obtenus n'ont pas, dans tous les cas, empêché quelques récidives tardives.

Il existe encore d'autres opérations qui ont été consacrées à la réfection du plancher pelvien dans les cas de prolapsus. Mais, les unes, comme l'épisiorraphie ou suture des grandes lèvres, l'avivement et la suture de l'orifice vulvaire, l'infibulation, la ligature vaginale de FRANCK sont justement abandonnées.

C. COLPOPEXIE. — Les autres opérations, qu'il s'agisse du cloisonnement de LE FORT, de l'opération de FREUND ou des autres sont de véritables colpopexies, c'est-à-dire des opérations à indication restreinte et à valeur incertaine.

L'opération de LE FORT a pour but d'établir un cloisonnement partiel vertical du vagin qui supporte l'utérus réduit. Après avoir avivé sur les faces antérieure et postérieure du vagin, un rectangle de 4 à 5 centimètres, LE FORT en réunit les surfaces de haut en bas par des points de suture au fil d'argent ou au crin. La suture avec du catgut fort est souvent préférable. Ce procédé n'est pas toujours fidèle : il est peu employé de nos jours.

DUBOURG avait remplacé la suture des rectangles avivés par deux lambeaux muqueux pris sur les parties latérales du vagin rabattus et réunis sur la ligne médiane pour former une sangle

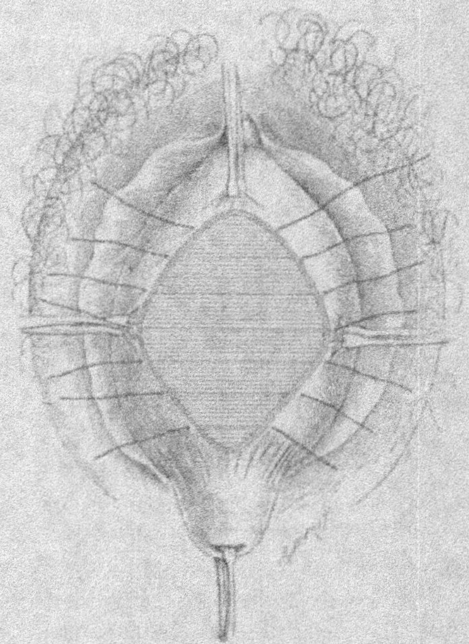

Fig. 121.

Colporraphie antérieure. Procédé de Hégar.

supportant l'utérus. Cette pratique n'a pas été imitée. Ces cloisonnements ne mériteraient guère d'être appliqués que chez les vieilles femmes incapables de supporter des opérations plus complètes.

FREUND a eu l'idée de rétrécir le vagin à l'aide d'une série de points de suture circulaires, placés dans l'épaisseur de ses parois, et laissés longtemps en place, pour amener une inflammation locale et une cicatrice résistante.

Il se sert de fils d'argent, qu'il serre modérément, pour permettre l'écoulement des liquides, et qu'il laisse très longtemps

en place, de manière à former une barrière à plusieurs étages,
et à produire dans les tissus voisins une inflammation susceptible
d'aboutir à la formation d'une sorte de tissu cicatriciel rétrac-
tile, qui résistera à la pression.

Comme l'opération de Le Fort, celle de Freund, peut être
exceptionnellement appliquée
à des femmes âgées et faibles,
incapables de faire les frais
d'une opération plus complète.

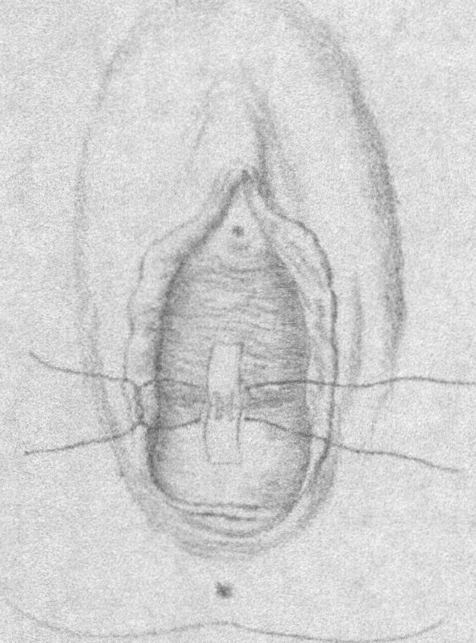

Fig. 125.
Cloisonnement du vagin.
Procédé de Le Fort.

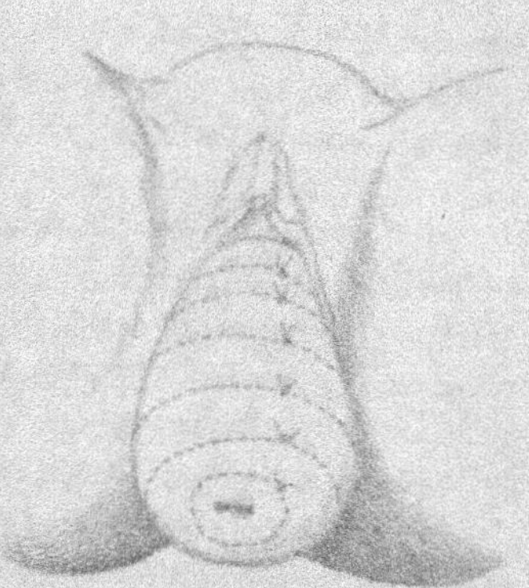

Fig. 126.
Disposition circulaire des fils
dans le procédé de Freund.

Les autres colpopexies sont des procédés qui ont pour but de
rétrécir le vagin et de le fixer en quelque sorte aux parois pelviennes. Péan avait, en 1887, décrit un procédé qui n'a pas été
adopté. Byford a cherché à atteindre, par la voie inguinale,
dans les cystocèles accusées, l'extrémité supérieure du vagin
pour le suturer à la paroi abdominale, faisant ainsi une *colpo-
cystorraphie*. Goubanoff (de Moscou) a imaginé de soutenir le
vagin, à l'aide d'un fil passé de gauche à droite dans la paroi
vaginale postérieure en comprenant largement dans la suture
le releveur de l'anus et son aponévrose. La constriction du fil

rapproche les bords du releveur, raccourcit le vagin et consolide le plancher pelvien. On peut reprocher à ce procédé une exécution difficile. D'après Legueu, ces diverses colpopexies n'ont pas donné de résultats très favorables.

On peut rapprocher des colpopexies l'opération de P. Müller (de Berne) qui est une colpopexie par colpectomie, qui s'adresse surtout aux cas de prolapsus complet avec éversion totale du vagin, et aux femmes âgées, alors qu'il n'est plus question de rapports sexuels. L'opération consiste dans l'excision totale du vagin ; ensuite on columnise à l'aide d'une série de sutures séparées, ou d'une suture continue rapprochant les surfaces avivées tout l'emplacement du vagin extirpé, sans s'occuper de l'utérus que l'on laisse au-dessus de cette colonne vaginale. Dans les cas d'hypertrophie du col, on peut le régulariser d'un coup de ciseau ; s'il existe quelque sécrétion utérine, P. Müller fait un curettage préalable suivi d'une cautérisation avec une solution concentrée d'acide phénique. Pfantz, Bumm, Brose, Jentzeu Stoker auraient employé avec succès le procédé de Müller, qui a été exposé dans la thèse de H. Bieuly (Berne, 1902), mais qui n'a pas été, à notre connaissance, exécuté en France.

Enfin, dans certains cas compliqués, Freund et après lui Wertheim, ont imaginé l'opération suivante : à travers une incision du cul-de-sac antérieur l'utérus est luxé dans le vagin, et on suture aux parois avivées du vagin les faces correspondantes de l'utérus renversé.

Après avoir rappelé rapidement ces diverses opérations, nous n'insisterons longuement ni sur les accidents opératoires des colpopérinéorraphies, ni sur leurs soins consécutifs. Les accidents sont rares ; ce sont l'ouverture du péritoine, la blessure du rectum, la suppuration et la déhiscence de la suture. Une attention soutenue pendant l'opération, une asepsie minutieuse dans les jours qui suivent suffiront à les prévenir.

Dans les soins consécutifs, deux points seulement méritent l'attention : le moment où il faut provoquer les selles, l'époque de l'enlèvement des sutures. La miction doit être, autant que possible, assurée par des cathétérismes ; la sonde à demeure a souvent l'inconvénient de provoquer de la cystite.

Il est avantageux de constiper les malades pendant les premiers jours pour éviter l'infection des sutures par les matières ; mais il est bon de vider l'intestin le quatrième ou le cinquième jour, à l'aide d'une purgation ou d'un lavement purgatif, avant l'ablation des fils.

Le moment de cet enlèvement varie avec le procédé employé ; quand il s'agit de sutures, au fil d'argent ou au crin de Florence, à points séparés, il est bon de retirer le fil le plus voisin de l'anus vers le sixième jour ; les autres entre le septième et le onzième jour, suivant l'état de la suture, le degré de constriction et de déchirement des tissus sous l'action des fils. Dans tous les cas, la malade ne devra se lever qu'après la cicatrisation complète, vers le douzième ou quinzième jour.

2° Reconstitution des moyens de suspension. — Les opérations qui cherchent à reconstituer l'appareil de suspension de l'utérus, comprennent surtout des *pexies*, c'est-à-dire des fixations supérieures des organes prolabés. Les principales sont : l'opération d'ALQUIÉ-ALEXANDER, les hystéropexies abdominales, et quelques procédés particuliers de cystopexies ou de fixation postérieure de l'utérus.

a. *Opération d'Alquié-Alexander*. — L'opération d'ALQUIÉ-ALEXANDER, ou raccourcissement des ligaments ronds, que nous avons décrite à propos des rétrodéviations, convient beaucoup mieux à cette lésion qu'au prolapsus. Elle est ici absolument insuffisante, au moins quand elle est employée seule. Combinée avec les restaurations périnéales, elle peut, dans certains cas, être avantageuse ; mais elle est surtout indiquée quand avec le prolapsus il existe une rétrodéviation très marquée.

Mais, dans les cas où la fixation supérieure est nécessaire, il nous paraît préférable, ainsi que nous l'avons déjà dit, à propos du traitement des rétrodéviations, de pratiquer le raccourcissement intra-péritonéal des ligaments ronds, et de choisir en particulier le procédé DOLÉRIS-RICHELOT que nous avons déjà décrit. Ce procédé peut même souvent être employé de préférence à l'hystéropexie abdominale.

b. *Hystéropexies*. — Nous laisserons de côté toutes les fixations vaginales qui ne sont ici absolument d'aucune utilité ; nous n'avons en vue que l'hystéropexie abdominale, dont les divers procédés ont déjà été décrits au chapitre des rétrodéviations. L'hystéropexie est diversement interprétée dans le traitement des prolapsus. Tandis que LEGUEU la considère comme la meilleure des colpopexies indirectes, POZZI et BOUILLY s'entendent pour en contester l'efficacité. A l'étranger, KELLY, MÜLLER, HOFMEIER, FREUND s'accordent à considérer cette opération comme inefficace contre le prolapsus. On a en effet cité de nombreux cas de récidive. Mais, cependant, combinée avec les divers procédés de restauration périnéale, surtout lorsque l'utérus ne présente pas un allongement hypertrophique manifeste, elle peut être très avantageuse, et plus sérieusement efficace que l'opération d'ALEXANDER. Ainsi, dans une thèse de Halle 1895, RAUHUST, sur 55 hystéropexies pour prolapsus, relève 3 morts. Sur 50 cas revus, il a trouvé 19 p. 100 de récidives, 15 p. 100 d'améliorations, 60 p. 100 de guérisons. La récidive, quand elle se produit, commence toujours par la paroi vaginale antérieure.

Il existe, à côté de ces grandes méthodes, utiles dans certains cas, en les combinant avec les divers procédés de restauration périnéale, un certain nombre d'opérations particulières, peu usitées, dont la valeur est incertaine ou mal établie, et que nous devons au moins énumérer, pour être complet.

PICQUÉ a imaginé (Thèse de LACAN, Paris, 1890-91) une *colpopexie* indirecte, dans laquelle il suture l'utérus à la paroi abdominale par trois fils passés dans la corne utérine et fixés aux piliers inguinaux, à l'aide d'une laparotomie latérale.

D'autres auteurs ont eu l'idée de corriger le prolapsus en fixant la vessie à la paroi. On peut grouper leurs procédés sous le nom de *cystopexies*.

e. *Cystopexies.* — Ainsi, KIDD fait une *hystéro-cysto-ventropexie* dans laquelle il réunit la partie antérieure de la vessie à la paroi abdominale, la face postérieure de la vessie à l'utérus, l'utérus enfin à la paroi du ventre. VLACCOZ et DUMORET ont proposé, après avoir découvert la vessie par une laparotomie médiane, de la coudre à la paroi abdominale. VLACCOZ en suture à la fois les tuniques musculeuse et séreuse au péritoine pariétal,

DUMORET ne prend dans la suture que le péritoine vésical. TUFFIER agit, au contraire, dans la région sous-péritonéale, il fait l'incision de la taille hypogastrique au niveau de la cavité de RETZIUS et fixe la vessie latéralement à droite et à gauche.

Enfin, à côté de ces cystopexies, il faut citer encore quelques modes opératoires particuliers. FROMMEL a fait, sans succès du reste, le raccourcissement des ligaments utéro-sacrés par la laparotomie. SANGER a eu l'idée de pratiquer la rétrofixation du col par le cul-de-sac postérieur. Il fait passer un point de suture à travers le col utérin, les ligaments utéro-sacrés et le cul-de-sac vaginal postérieur. On lui a justement reproché le danger de blesser le rectum et aussi les anses intestinales que peut contenir le cul-de-sac de Douglas. Nous nous bornerons à mentionner la tentative tout à fait illusoire de FEHLING, d'appliquer l'hystéropexie vaginale à la cure du prolapsus.

3° Les hystérectomies appliquées à la cure des prolapsus. — Certains chirurgiens ont songé à traiter le prolapsus par l'hystérectomie. Les unes ont employé l'*hystérectomie vaginale*, d'autres l'*hystérectomie abdominale*.

a. *Hystérectomie vaginale.* — Mise en œuvre d'abord dans certains cas, où l'utérus prolabé était, en outre, atteint d'une autre lésion, fibrome ou cancer, l'hystérectomie vaginale fut choisie bientôt, pour combattre le prolapsus simple.

C'est CHOPPIN qui, en 1867, pratiqua le premier l'hystérectomie vaginale dans un prolapsus simple. Cette opération fut employée d'abord surtout à l'étranger, où nous trouvons les faits de PATTERSON, DE CORRADI en 1876, de HAHN, de KEHRER en 1877, puis ceux de TEUFFEL, MARTIN, KALTENBACH, MUNCHMEYER, MÜLLER, NEGRETTO, BALDY, etc. ASH, en 1889, put faire, sur ce sujet, un travail important basé sur huit observations recueillies à la clinique de Breslau. En France, il existait quelques observations éparses dues à RICHELOT, TERRILLON, etc., quand parut, en 1893, un important rapport de QUÉNU, à la Société de Chirurgie, à propos de deux observations communiquées par LEJARS. Ce rapport fut l'objet d'une discussion très intéressante devant cette Société, au début de 1894, et, dans les

années qui suivirent, il fut publié à la Faculté de Paris, un certain nombre de thèses sur les indications et la technique de
l'hystérectomie vaginale dans les prolapsus.

Il résulte de ces travaux, que l'hystérectomie vaginale, pour
être efficace dans le prolapsus, doit être pratiquée avec une

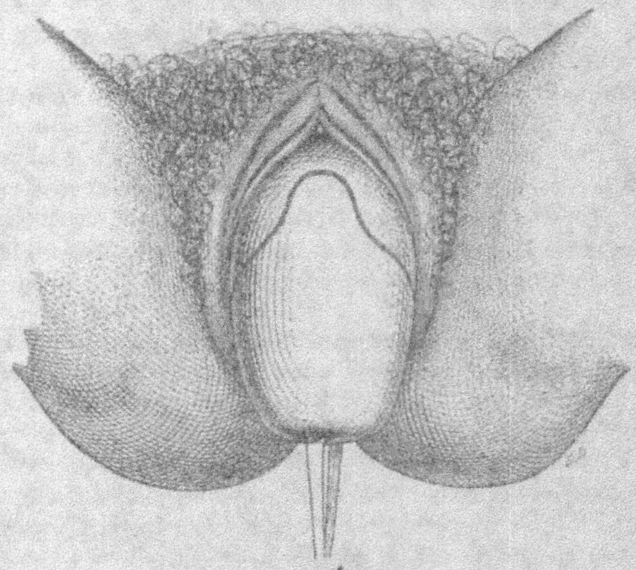

Fig. 127 A.

Hystérectomie avec résection vaginale. Procédé de l'auteur.
Tracé de l'incision antérieure.

technique un peu modifiée, et accompagnée d'opérations plastiques spéciales. Elle présente aussi des indications particulières.

La technique de l'hystérectomie a été modifiée par certains
auteurs, qui ont cru devoir ajouter à l'ablation de l'utérus, soit
des fixations du vagin aux ligaments larges, soit des résections
plus ou moins considérables du vagin prolabé.

RICHELOT et DOYEN font l'hystérectomie avec des pinces à
demeure, suivant le procédé décrit à propos du traitement
du cancer de l'utérus. La plupart des chirurgiens emploient,

au contraire, dans les prolapsus, la ligature des pédicules vasculaires.

b. *Fixation du vagin au ligament large.* — Certains auteurs, pour empêcher la récidive du prolapsus vaginal après l'ablation de l'utérus, ont eu l'idée de réunir ensemble les moignons des ligaments larges et de les suturer à la tranche vaginale. BEVERLY

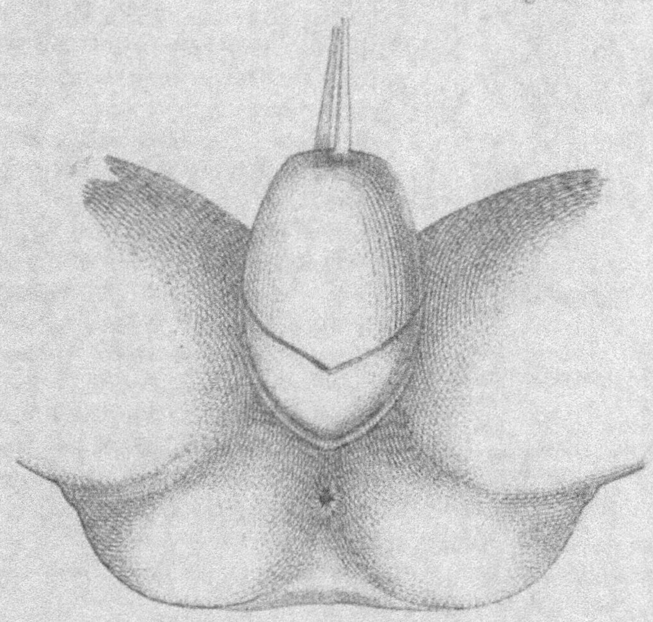

Fig. 127 B.
Hystérectomie avec résection vaginale. Procédé de Farrscu.
Tracé de l'incision postérieure.

MAC MONAGLE (de San-Francisco), suture les ligaments larges l'un à l'autre. MARTIN (de Berlin), les réunit de façon que leur partie cruentée fasse saillie dans le vagin. CZEMPIN coud le vagin aux moignons des ligaments larges. QUÉNU a perfectionné ce procédé. Après avoir lié les ligaments larges avec de la soie plate, il les réunit sur la ligne médiane, en nouant les fils du côté gauche avec ceux du côté droit. Il ferme le péritoine en

avant et en arrière, et il oblitère exactement le vagin avec une
suture au catgut, qui comprend, à la fois, les lèvres de l'incision
vaginale et le pédicule. Il espère ainsi obtenir une rétraction
cicatricielle qui maintiendra et fixera le vagin en haut.

c. *Hystérectomie avec résection vaginale.* — D'autres chirurgiens, et en particulier FAURE et POZZI, accompagnent l'extirpation de
l'utérus d'une large résection vagi-
nale. Au lieu de désinsérer le vagin
autour du col, on pratique une incision en V, comprenant toute la
partie antérieure du vagin jusqu'à
l'urètre, et une semblable, quoique
un peu moins longue, sur la paroi
postérieure. La dissection du lambeau antérieur, qu'il faut décoller
de la vessie, est souvent difficile.
L'utérus est alors enlevé, accompagné de ses deux lambeaux vaginaux.
Les ligaments larges sont liés, les
vastes pertes de substances vaginales
réunies par des sutures qui réduisent
la vessie et rétrécissent le vagin. En

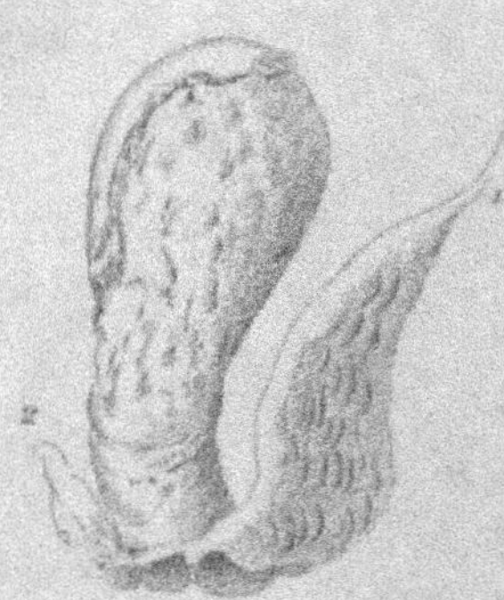

Fig. 128.

Hystérectomie avec résec-
tion vaginale, Procédé de
Pozzi.

1, lambeau vaginal antérieur.
2, lambeau vaginal postérieur.

outre, les moignons des ligaments larges sont suturés au vagin
pour amener, comme dans le procédé précédent, une solide
colpopexie par la rétraction cicatricielle.

DELBET ajoute à l'hystérectomie vaginale une colpocystopexie,
par l'intermédiaire des ligaments ronds qu'il suture au vagin
au-dessous de la vessie, et une vaste colporraphie antérieure.

TUFFIER a imaginé de compléter l'ablation vaginale de l'utérus
par une colpopexie abdominale. Après avoir exécuté l'hystérectomie vaginale, il fait la laparotomie, saisit la tranche vaginale
qu'il suture exactement avec des fils de soie, dont les chefs sont
portés de dedans en dehors à travers le péritoine et les muscles
abdominaux que l'on prend largement. Ils ressortent par la
tranche de la plaie abdominale et sont noués fortement, ce qui
fixe le vagin fermé derrière la paroi.

Deux seules observations de ce procédé sont rapportés dans la thèse de son élève Ilgr (Krom) (Paris, 25 janvier 1899). Dans une d'elles, il existait une légère récidive de la cystocèle, dix mois après l'opération.

Les interventions que nous venons de décrire sont d'une exécution difficile. Leurs accidents les plus importants sont l'*hémorragie*, assez fréquente, 22 fois sur 30 cas (Zolonitsky), due surtout aux lésions des vaisseaux enflammés et sclérosés, et les *blessures de la vessie* dont le décollement est ordinairement très malaisé. Ces hystérectomies présentent une certaine gravité. Hartmann et du Bouquet ont noté 5 morts sur 55 opérations. Zolonitsky, 9 morts sur 130 cas.

Les indications de l'hystérectomie vaginale pour le prolapsus sont assez précises. Elle ne doit être faite que dans les prolapsus complets, irréductibles, ou ayant perdu droit de domicile (Pozzi), chez des femmes ayant dépassé la ménopause, ou dont l'utérus présente, en outre, d'autres lésions (cancers, fibromes, etc.). Elle peut être encore indiquée, d'après Boully, quand l'utérus petit, atrophié, est complètement sorti de la vulve et entouré, de tous côtés, par un prolapsus vaginal total.

Les contre-indications sont : le jeune âge relatif de la malade, la débilité sénile, la déchéance vitale résultant d'une lésion organique du cœur, du poumon, des reins ou de toute autre cause.

d. *Hystérectomie abdominale*. — Certains auteurs, frappés des mauvais résultats donnés par l'hystérectomie vaginale, ont essayé de faire des opérations plus complètes en enlevant l'utérus par la voie abdominale. C'est ainsi que Jacobs, de Bruxelles, a imaginé l'opération appelée par lui la *trachélopexie ligamentaire*.

Après avoir fait une hystérectomie abdominale supra-vaginale et fermé le moignon utérin par la suture de Schræder, il pratique la *trachélopexie*, c'est-à-dire la suture de ce moignon utérin aux ligaments larges, aussi haut que possible. Il passe un ou deux points dans le col et dans les tissus qui forment le moignon supérieur des ligatures latérales. La constriction de ces sutures élève le col et le place à la hauteur des ligaments larges.

Dans les cas de prolapsus où la coexistence d'autres lésions peut commander une hystérectomie subtotale, on peut pour éviter la récidive du prolapsus, suturer les ligaments larges au moignon cervical. J'ai pratiqué facilement cette opération dans un cas, trop récent encore pour pouvoir apprécier exactement le résultat obtenu.

Toutes ces opérations, hystérectomies vaginale et abdomi-

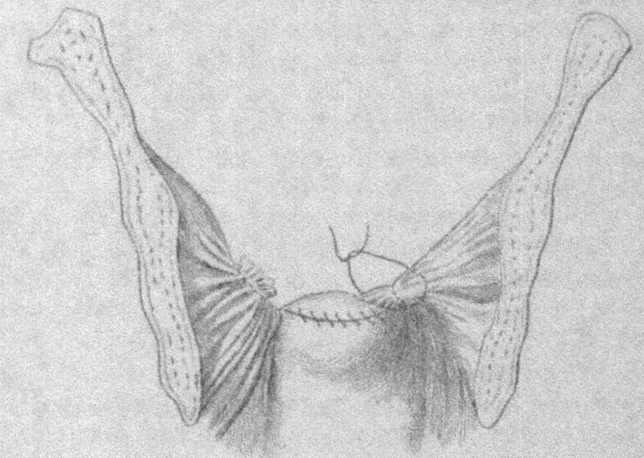

Fig. 129.
Trachélopexie ligamentaire. Procédé de Jacobs.

nale, paraissent bien graves, pour guérir une lésion qui est ordinairement curable, à l'aide d'opérations moins périlleuses. Leurs résultats sont souvent incertains. En effet, il paraît démontré que, souvent, à la suite de l'hystérectomie simple, le prolapsus se reproduit. Zoloknitsky a trouvé 23 récidives sur 62 hystérectomies simples, soit 37 p. 100 de récidives. Les opérations de Quénu, et de Fritsch, Pozzi, ont donné des résultats meilleurs; cependant, leurs auteurs croient le plus souvent nécessaire d'y associer une large colpopérinéorraphie.

Quant à l'opération de Jacobs nous ne savons pas si elle a été souvent employée et nous ignorons les résultats tardifs. Mais elle paraît avoir inspiré des méthodes nouvelles, entre autres l'hystérectomie abdominale avec colpopexie. Dans ce cas, au lieu de l'hystérectomie subtotale de Jacobs, on pratique la totale avec fixation du vagin à la paroi. Cette fixation a été faite de différentes façons par Tuffier (thèse de Iliaff) (Paris, 1897), par Legueu, par Delassus (thèse de Beauvais, Lille, 1905). Pollosson a adopté une suture musculo-musculaire des deux organes sans réfection pelvienne[1].

Au contraire, dans bon nombre de cas, les opérations plastiques du périnée et du vagin, seules ou combinées avec l'amputation du col, l'hystéropexie et plus rarement l'opération d'Alexander, ont donné des résultats très satisfaisants.

Ainsi Martin aurait obtenu, par ces moyens, 85 p. 100 de guérisons, Landfreed, sur 60 cas, 47 guérisons et 13 récidives. Niedergall à Bâle, Munchmeyer à Dresde ont publié des statistiques qui se rapprochent des précédentes. Bouilly dit aussi avoir obtenu de très heureux résultats, et il fait, avec raison, ressortir ce fait que les récidives opératoires s'observent surtout chez les femmes chez lesquelles la dystrophie des tissus est considérable, et chez lesquelles le prolapsus s'accompagne de ptoses multiples.

4° Des indications dans les cas de prolapsus génital. — Avant de faire un choix parmi les nombreux moyens thérapeutiques que nous venons de passer en revue, il faut se souvenir que le prolapsus est une maladie complexe, très variable dans le nombre et le degré des lésions qui la causent, très variable aussi comme formes cliniques, et qu'à des causes multiples doivent répondre des traitements multiples, groupés et réunis suivant les indications particulières de chaque cas.

Dans les cas de *prolapsus incomplet*, si la lésion est peu accentuée, et se traduit par peu de symptômes, le traitement médical peut assez souvent constituer un palliatif suffisant. Cela est surtout vrai dans les cas récents survenant pendant la période

[1] Noma Vieux-Person, *Hystérectomie abdominale avec colpopexie dans le traitement de certains prolapsus.* Thèse de Lyon, 1906.

puerpérale, avant que l'involution utérine soit terminée, et qu'on peut encore espérer, par cette involution, une guérison définitive. L'emploi judicieux des *pessaires* et du *massage utérin*, aidé par les bains, le repos et une bonne antisepsie utérine et vaginale, peut constituer, pendant longtemps, un traitement avantageux et utile, et épargner à certaines malades une intervention opératoire.

Lorsque l'affection est pénible, ou se développe au point de rendre les moyens précédents insuffisants, il faut se souvenir que l'opération fondamentale du prolapsus utérin est la reconstitution du plancher pelvien à l'aide de la *colpopérinéorraphie* en première ligne et souvent aussi des *colporraphies antérieures*. Chez un certain nombre de malades ces opérations, très fréquemment suffisantes, seront utilement complétées par le *curettage* et les *amputations du col*. Ces dernières sont indiquées dans les cas d'infection utérine, ou d'allongement hypertrophique du col. Il y a quelques années, l'amputation du col se faisait dans tous les cas de lésions inflammatoires avec déchirures, éversion, dégénérescence kystique, etc. Elle est uniquement réservée aujourd'hui aux lésions très accentuées.

Dans certains cas rebelles, et surtout dans les prolapsus complets, il peut arriver que les opérations précédentes deviennent insuffisantes. Cependant, bon nombre de prolapsus complets seront guéris par les opérations qui reconstituent l'apppareil de soutènement. Mais, si le relâchement des moyens de suspension est total ou la réduction de déplacement très difficile à obtenir et à maintenir, il faudra ajouter aux opérations plastiques, toujours nécessaires, et qui sont la base de tout traitement opératoire, quelques-unes des interventions agissant par la fixation de l'utérus. La fixation intra-péritonéale, ou pariétale des ligaments ronds, ou bien parfois l'hystéropexie seront choisies de préférence, l'opération d'ALEXANDER, pourra être avantageuse dans les cas où l'utérus sera plutôt rétrodévié que prolabé.

Enfin, chez les femmes vieilles, ayant dépassé la ménopause, avec prolapsus total irréductible ou incoercible, ou si la lésion utérine s'accompagne d'annexites chroniques inguérissables, ou bien encore si l'utérus prolabé est atteint de fibrome ou de cancer, il pourra être indiqué d'avoir recours à l'*hystérectomie*. Si le chirurgien choisit la voie vaginale, l'hystérectomie doit être accompagnée de la résection vaginale large ou de la suture des ligaments larges, mais surtout d'une colpopérinéorraphie étendue qui est la meilleure garantie contre la récidive. Dans l'hystérectomie abdominale totale ou subtotale, le vagin ou le moignon utérin pourront être utilement fixés au ligament large.

Les autres opérations ne trouveront leurs indications que dans des cas tout à fait particuliers et exceptionnels.

ARTICLE V

INVERSION UTÉRINE

On désigne sous le nom d'*inversion utérine* le renversement de l'utérus sur lui-même, son invagination en doigt de gant, de telle façon que que sa surface interne devienne externe et réciproquement.

1° Etiologie et pathogénie. — L'élargissement de la cavité utérine, et le ramollissement partiel des parois de l'organe sont, dit Schultze, les conditions nécessaires pour que l'inversion puisse se produire. Si, alors, la pression utérine devient inférieure à la pression abdominale, la portion relâchée de l'utérus se laisse refouler ou inverser en dedans.

Ce début d'inversion étant produit (dépression en cul-de-bouteille), la contraction utérine intervient alors, saisit la portion déprimée de la paroi, et la pousse peu à peu vers le col, qui, déjà élargi et ramolli, se dilatera pour la laisser passer.

Ces conditions se trouvent surtout réalisées dans deux circonstances : l'existence de tumeurs pédiculées intra-utérines (*polypes fibreux*) ou à la suite des *accouchements*.

1° L'inversion par *fibrome* forme une classe à part ; on l'observe surtout dans les tumeurs sessiles ou à pédicule court insérées près du fond et sur le fond de l'utérus.

Le plus souvent, l'inversion est amorcée par des tractions intempestives ou des tentatives opératoires, parfois aussi la contraction utérine s'exerçant sur le polype lui-même peut suffire à commencer le renversement rendu possible par l'hypertrophie et la vascularisation exagérée due à la présence du fibrome. Denucé a signalé un cas d'inversion produite par une tumeur cancéreuse.

2° Les inversions de cause obstétricale sont de beaucoup les plus fréquentes, bien que très rares, puisque Bercel n'a trouvé qu'un cas sur 19.000 accouchements. Cette variété forme cependant, à peu près, les quatre cinquièmes des cas connus et, dans une statistique devenue classique, Crosse sur 400 cas d'inversion en a trouvé 350 d'obstétricales et 50 par fibromes.

Dans les accouchements, les conditions favorables à l'inversion sont préparées par l'inertie utérine, surtout par celle du segment inférieur. Le fond de la matrice se déprime sous l'influence de la pression abdominale augmentée par les efforts exagérés, en particulier par l'accouchement debout, ou bien sous l'action de tractions excessives exercées sur le dôme utérin par suite de la brièveté du cordon, vraie ou artificielle (circulaire), ou par suite de la maladresse de l'accoucheur. L'inversion peut alors être complétée, soit par l'action principale de ces causes occasionnelles, soit par l'intervention de la contraction utérine.

Rokitansky croyait que la lésion débutait toujours au niveau de l'implantation placentaire, par une sorte de paralysie de cette zone placentaire. On sait aujourd'hui que cette idée est erronée, et que l'inversion débute exclusivement par le fond de l'utérus.

Quelquefois, elle est tardive et se montre plusieurs jours, ou même plusieurs semaines après l'accouchement. Il s'agit d'ordinaire alors d'une inversion partielle (en cul-de-bouteille) (Mauriceau), produite au moment du travail et méconnue, qui se complète plus tard, grâce à la contraction utérine, d'une manière tantôt lente, tantôt brusque.

L'inversion peut, exceptionnellement, offrir des alternatives d'augmentation et de retrait, *inversion intermittente* (Denucé). Une inversion obstétricale peut être considérée comme prédisposant à la reproduction de la lésion dans les accouchements ultérieurs.

2° Anatomie pathologique. — Tous les auteurs classiques décrivent trois degrés à l'inversion utérine. — Dans le premier, on constate seulement une simple dépression du fond de l'utérus repoussé dans la cavité du corps.

Dans le second degré, le fond inversé a franchi le col, et forme une tumeur saillante dans le vagin.

Dans le troisième degré, l'inversion est totale, le col lui-même étant inversé et retourné.

Or, ces divisions sont un peu artificielles. En effet, le premier

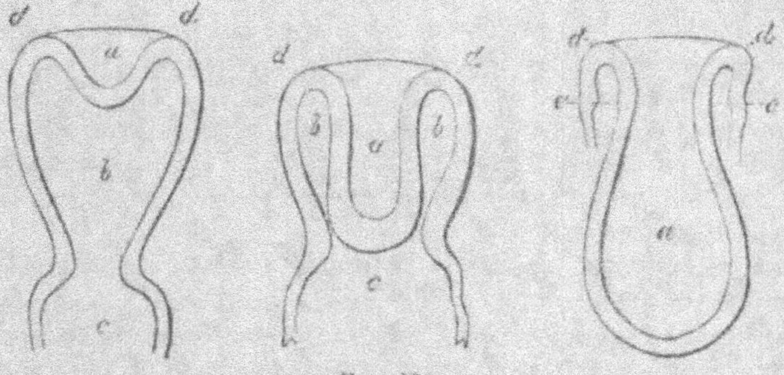

Fig. 130.

Les degrés de l'inversion utérine.

a, dépression du fond invaginé. — *b*, cavité utérine. — *c*, vagin.
d, bords de l'entonnoir.

degré ne s'observe jamais, il est théoriquement possible, mais s'il existe, il est toujours méconnu.

Le second degré est de beaucoup le plus fréquent, c'est celui qui fait l'objet de la plupart des observations connues. Quant au troisième, il est absolument exceptionnel, et ne s'observe guère que lorsque l'inversion se complique de prolapsus vaginal.

Aussi, Pozzi a-t-il proposé une autre division en deux variétés, suivant que l'inversion s'accompagne ou non de prolapsus. Le premier cas, *inversion sans prolapsus*, correspond à l'ancien deuxième degré, la tumeur reste vaginale et traverse un col conservé. Dans la deuxième, *inversion avec prolapsus*, la tumeur est extérieure et pend en dehors de la vulve.

Nous n'insisterons pas sur les *inversions aiguës* (Pozzi), qui sont puerpérales, très graves, souvent fatales, dans lesquelles la malade meurt par hémorragie, et dont la description trouve sa place dans l'étude des accidents obstétricaux.

Les lésions que présente l'utérus inversé sont variables dans les *inversions récentes* et dans les *chroniques*.

Dans les *inversions récentes*, ordinairement de cause puerpérale, l'utérus inversé, habituellement contenu dans la cavité vaginale, se présente sous la forme d'une petite tumeur allongée, ovoïde, du volume d'une mandarine ou d'une petite orange, qui remplit le fond du vagin. Elle est rouge, spongieuse, très vasculaire ; sa surface, molle, tomenteuse, irrégulière, est parfois recouverte, par places, de débris placentaires. Vers son pôle inférieur, distant de 2 centimètres environ, on voit deux petits orifices, parfois peu visibles et très difficiles à découvrir, parce qu'ils sont masqués par la muqueuse hypertrophiée ; ce sont les orifices tubaires.

Vers sa partie supérieure, la tumeur allongée se rétrécit, se prolonge à travers le col qui l'enserre, étranglée par ce bourrelet cervical. Le col est compris entre deux gouttières circulaires ; l'une extérieure plus large, formée par des culs-de-sac vaginaux, l'autre plus étroite, entre la tumeur et le col, forme un sillon dans lequel on peut faire pénétrer un stylet. Ce sillon est de profondeur inégale, plus profond en général en arrière qu'en avant ; sa profondeur est inversement proportionnelle au degré de l'inversion.

Dans l'inversion complète, on trouve une continuation directe du bord de la tumeur avec la muqueuse vaginale, sans interposition d'un bourrelet cervical. Comme nous l'avons déjà dit, cette inversion totale ne s'observe que dans les cas accompagnés de prolapsus (Schultze).

Dans l'*inversion chronique*, c'est-à-dire ancienne, la tumeur formée par l'utérus inversé subit quelques transformations qui lui donnent l'aspect et la consistance d'un polype fibreux (Pozzi). Le pédicule, c'est-à-dire la partie rétrécie qui pénètre dans le col, est enserré par lui. La tumeur qui lui fait suite, est arrondie, dure, ferme ; la surface en est rouge, villeuse. La mu-

queuse présente les lésions de l'endométrite chronique (Schroeder) et, à la longue, son épithélium cylindrique se transforme
en épithélium pavimenteux.

Quand cette inversion chronique se complique de prolapsus,
c'est-à-dire dans les cas d'inversion totale, on voit cette surface extérieure, par suite des frottements qu'elle subit, s'irriter ;

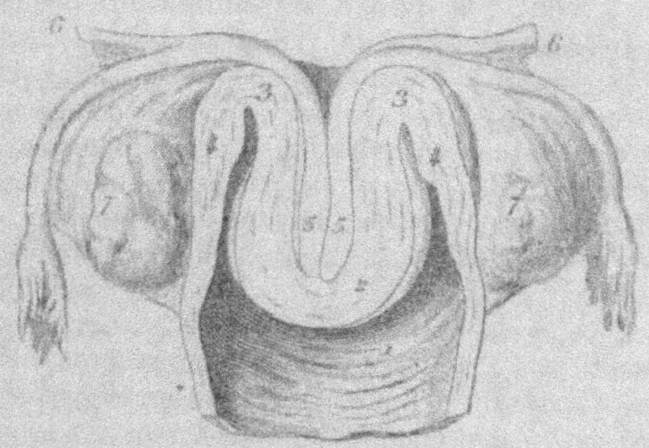

Fig. 131.
Inversion de l'utérus.

1, vagin. — 2, fond de l'utérus. — 3, 3, bords supérieurs de l'inversion. — 4, 4,
portion du col non inversé. — 5, 5, trompes entraînées par l'inversion. — 6, 6, ligaments ronds. — 7, 7, ovaires.

son épithélium se cutise et, souvent, elle s'enflamme et devient
le siège d'ulcérations locales, de cause mécanique. Enfin, dans
les inversions causées par des fibromes, on observe ordinairement sur l'extrémité de la tumeur le fibrome, sessile ou pédiculé, qui a causé l'inversion. Si l'on examine une inversion
depuis la cavité péritonéale, on observe, entre la vessie et le
rectum, à la place ordinaire de l'utérus, une vaste cavité où
s'enfonce le péritoine et où s'engagent aussi l'extrémité interne
des trompes, parfois les ovaires et l'extrémité interne des ligaments larges. Dans les inversions post-puerpérales, cette cavité
paraît plus grande et les anses intestinales peuvent y pénétrer.

Les inversions subissent, à la longue, un certain nombre de

modifications secondaires variables, dont quelques-unes constituent des accidents graves.

D'ordinaire, par suite de la constriction exercée par le col sur le pédicule, il se fait une sorte de congestion chronique ; la circulation veineuse est gênée, tandis que l'apport artériel continue ; ce qui produit une congestion intense, une augmentation de volume variable et souvent des hémorragies, parfois très graves, par déchirure vasculaire. Fréquemment aussi, au bout d'un certain temps, la tumeur devient *irréductible*. Cette irréductibilité peut tenir à deux causes : d'abord, à l'augmentation de volume de la tumeur, qui ne serait pas toujours due à la contraction cervicale, ensuite, aux adhérences qui s'établissent entre la face séreuse de l'utérus devenue cavitaire et les organes qui sont entraînés dans cette cavité, trompes, ovaires, anses intestinales.

La matrice inversée peut aussi se *gangrener*. Cet accident est extrêmement rare et a pu, exceptionnellement aussi, être suivi de guérison spontanée. Enfin, l'utérus inversé puerpéral peut subir l'involution post-puerpérale ; cette involution a, quelquefois mais rarement, abouti à une véritable atrophie utérine.

3° Symptomatologie. — L'inversion qui se produit immédiatement après l'accouchement est due à des tractions brusques et intempestives sur le placenta. Le fond de l'utérus apparaît alors à la vulve avec le placenta. C'est un accident très grave, donnant lieu souvent à des hémorragies mortelles ; celles-ci sont moins sérieuses et peuvent manquer dans les inversions partielles. La réduction manuelle est ordinairement facile, elle a pu cependant rester impossible (BATTLEHNER, 1888).

Si cette réduction n'est pas faite, l'utérus peut se sphacéler ; de là, des accidents ordinairement mortels de septicémie et de péritonite. Quelquefois, l'hémorragie s'arrête peu à peu, l'inversion devient chronique et l'utérus inversé subit son involution post-puerpérale.

Le plus souvent, l'apparition de l'inversion se fait seulement quelques jours après l'accouchement, tantôt brusquement sous l'influence d'un effort, en produisant une vive douleur capable d'aller jusqu'à la syncope, tantôt d'une manière sournoise et lente ; l'hémorragie persiste peu abondante, et l'examen seul fait découvrir la matrice inversée.

Lorsque la lésion est ancienne, la douleur spontanée est insignifiante ou nulle. Il y a souvent des hémorragies presque continuelles et peu abondantes, s'exagérant au moment des règles. On constate aussi de la leucorrhée et tous les signes du syndrome utérin. On a observé, même, des troubles de compression du côté de la vessie et du rectum.

Quand l'inversion est causée par un fibrome, l'apparition de la tumeur est précédée par des hémorragies abondantes et souvent par des douleurs expulsives.

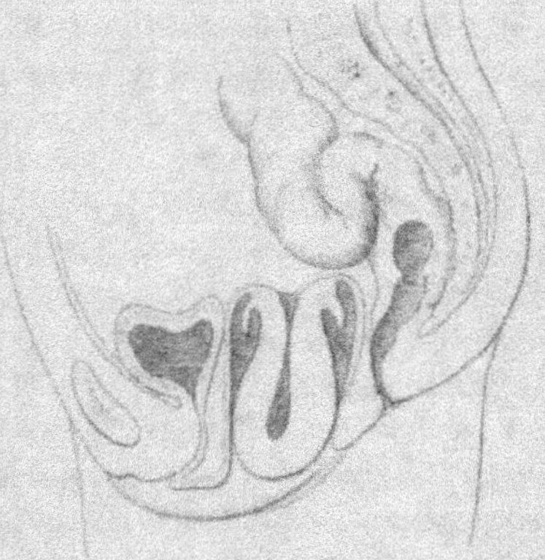

Fig. 152.

Utérus inversé à travers le col intact.

Le *toucher* permet de constater, le plus souvent dans le vagin, l'existence d'une tumeur régulière, arrondie ou ovalaire, lisse ou tomenteuse. Cette tumeur est dure, peu sensible au toucher d'après certains auteurs ; pour d'autres, au contraire, toujours sensible et même un peu contractile (DENUCÉ). Elle est même susceptible d'une réduction partielle, qui ne persiste pas. La tumeur est entourée par le col utérin qui enserre son pédicule rétréci. Entre elle et le col, existe un sillon circulaire dans lequel l'hystéromètre pénètre facilement, et s'enfonce d'une profondeur variable, ordinairement plus grande en arrière qu'en avant, et d'autant moins accentuée que l'inversion est plus complète.

D'ailleurs, le palper bi-manuel démontre que le fond de l'utérus n'est plus à sa place, et le toucher rectal, combiné avec le cathétérisme vésical, permet au doigt de suivre facilement la sonde, sans aucune interposition d'un corps utérin.

L'inversion aiguë peut se terminer rapidement par la mort, si elle est méconnue.

L'inversion chronique peut persister longtemps sans modifications. A la longue, grâce aux hémorragies qu'elle produit, elle peut amener une anémie grave.

D'ordinaire, l'affection n'a pas tendance à rétrocéder : il existe, cependant, dans la science, quelques observations authentiques de guérison par réduction spontanée. Cette terminaison se voit aussi dans les inversions par fibromes, après ablation de la tumeur.

Enfin, il peut survenir un certain nombre de graves complications, l'étranglement intestinal, le sphacèle de la tumeur, susceptibles d'amener la mort par péritonite et septicémie. Il existe quelques rares cas de guérison spontanée après la gangrène de la tumeur.

4° Diagnostic. — L'inversion ne peut guère être confondue qu'avec un prolapsus ou un polype fibreux du col.

Le prolapsus sera ordinairement facile à reconnaître, grâce à l'effacement des culs-de-sac vaginaux, à la présence de l'orifice utérin au sommet de la tumeur, à la dimension souvent exagérée de cet utérus donnée par le cathétérisme.

Le polype fibreux du col est parfois plus difficile à distinguer d'une inversion : on peut également prendre une inversion pour un polype, ou un polype pour une inversion. Enfin on peut méconnaître une inversion compliquée de fibrome.

Certains signes indiqués par les auteurs classiques n'ont rien d'absolu. Ce sont : la *sensibilité* particulière de la muqueuse utérine inversée affirmée par Tillaux, Guéniot, Gosselin, Denucé, qui peut manquer absolument (Lefresvot, Polaillon, Berger, Ribemont) ; la *souplesse* plus grande et la *couleur plus foncée du tissu utérin*, le fibrome étant ferme et clair, les inversions anciennes deviennent souvent dures et claires ; la *recherche des orifices tubaires*, signe important, mais rarement positif, car cette recherche est, le plus souvent, absolument infructueuse.

Le diagnostic résulte de *la palpation combinée avec le toucher* qui permet de constater la présence ou l'absence du corps utérin à sa place, du *toucher rectal combiné avec le cathétérisme vésical* qui fournit la même constatation, enfin du *cathétérisme de l'utérus*. Dans les cas de polype fibreux, le cathéter donne un diamètre utérin au moins normal, souvent agrandi, il permet parfois de délimiter le siège exact et les dimensions du pédicule du polype. Dans l'inversion, la pénétration du cathéter entre la tumeur et le col, est inégale, plus marquée souvent en arrière qu'en avant, et d'autant moins profonde que l'inversion est plus accusée.

Quant au diagnostic de l'inversion compliquant les polypes fibreux, elle sera étudiée avec les fibromes de l'utérus.

5° Pronostic. — L'inversion est très grave. L'inversion aiguë est souvent mortelle.

L'inversion chronique est une affection toujours sérieuse ; elle tend à s'aggraver par les hémorragies, les leucorrhées, les douleurs, et les accidents septiques qu'elle provoque.

Elle n'a pas tendance à rétrocéder, et on ne peut compter ni sur les cas rares de réduction spontanée, ni sur les chances encore plus exceptionnelles de guérison après gangrène.

6° Traitement. — Il n'existe qu'un véritable traitement de *l'inversion utérine* : c'est la réduction de la matrice renversée. Celle-ci est d'autant plus facile que l'inversion est plus récente. Aussi, est-elle, d'ordinaire, très aisée dans les *inversions aiguës* et devient-elle parfois très difficile dans les chroniques. Il ne faut pas croire, cependant, que l'ancienneté de la lésion soit toujours un obstacle insurmontable à la réduction, puisqu'on trouve des exemples de réduction après de longues années (cas de AUBIGÉ, trente ans). Ce sont là, cependant, des exceptions.

A. RÉDUCTION. — Les divers procédés de réduction se divisent en deux groupes : les *procédés de douceur* et les *procédés de force*.

a. *Procédés de douceur*. — Le repos, les injections chaudes, le massage sont des moyens adjuvants qu'il faut essayer, mais le véritable procédé de douceur c'est l'application de la *pression continue* sur la tumeur à réduire. Cette pression s'obtient par des moyens variés : le pessaire à air, le ballon hydrostatique de Neugebauer, le pessaire de Gariel, le repositoire d'Aveling, le colpeurynter employé surtout à l'étranger, ou bien le tamponnement méthodique du vagin par de la gaze iodoformée renouvelée tous les deux jours, préconisé par Pozzi. Ces traitements

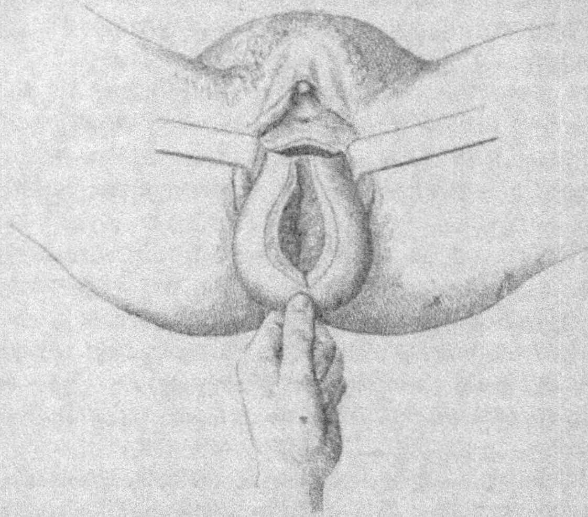

Fig. 133.
Colpohystérectomie antérieure. Incision du cul-de-sac vaginal antérieur et de la paroi antérieure de l'utérus.

ont une action lente, sont parfois longs, la réduction pouvant demander un mois et plus, pendant lequel la malade souffre et peut avoir des hémorragies. A part ces quelques inconvénients, la méthode est ordinairement efficace. Hofmeier ne l'a jamais vue échouer.

b. *Procédés de force*. — Ils sont ordinairement plus expéditifs, mais moins efficaces, et, dans les cas de difficultés très grandes, ils doivent céder le pas à une opération radicale. Ce taxis forcé peut s'obtenir soit à l'aide de la main, *réduction manuelle*, soit avec des *instruments*.

Le taxis *avec les instruments*, repoussoirs de Wiardel, instrument de White de Buffalo, pessaire à tiges de Barnes, de Duncan, d'Aveling, etc., dont on trouvera la description dans le livre si complet de mon maître, M. Denucé, est aujourd'hui justement abandonné.

La *réduction manuelle*, qui a donné quelques succès, se pra-

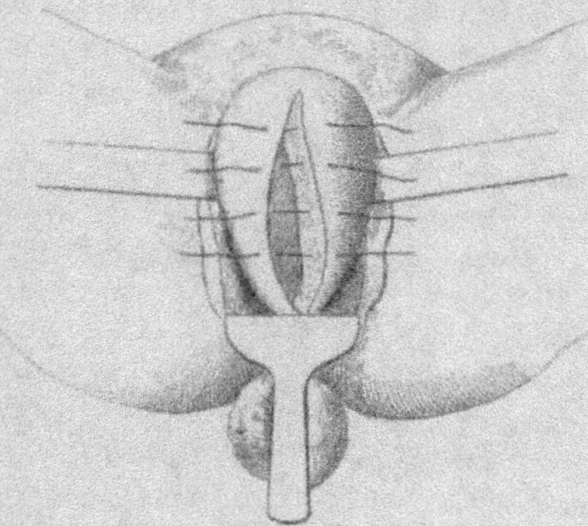

Fig. 134.

Colpohystérotomie antérieure. Sutures du corps de l'utérus réinversé.

tique sous le sommeil chloroformique. La tumeur, saisie avec la main droite, peut être repoussée de plusieurs manières : refoulement périphérique; refoulement latéral, etc. Tantôt on cherche la réduction en masse, tantôt la réduction successive de chaque corne (Nœggerath).

Ce traitement a donné lieu parfois à des accidents graves : ruptures de l'utérus (Depaul, Nélaton), hernie de l'intestin à travers la déchirure (Le Chortais, Delbet) Pouey a préconisé récemment la traction élastique prolongée qui aurait donné de beaux succès et paraît une combinaison des procédés de force et de douceur.

B. Traitement opératoire. — Quand la réduction ne peut pas être obtenue, il est nécessaire d'avoir recours à une intervention

chirurgicale. Les opérations se divisent en deux groupes : celles
qui ont pour but de rendre la réduction possible, et celles qui
cherchent l'extirpation de la tumeur inversée.

a. *Opérations destinées à faciliter la réduction.* — Les plus
simples sont les incisions verticales du col jusqu'à l'isthme pour
détruire l'anneau constricteur formé par les fibres circulaires du
col et de l'isthme. Préconisées par COURTY, MARION SIMS et BARNES,

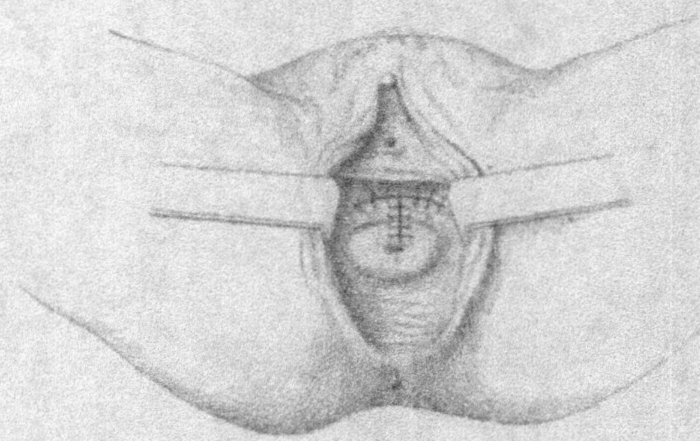

Fig. 433.
Colpohystérotomie antérieure. Utérus réduit. Sutures du cul-de-sac
antérieur du vagin et du col utérin.

elles ont été dernièrement bien réglées par SEGOND et son élève
FARSSON (*Thèse de Paris*, 1902). Il conseille de sectionner entièrement la portion sous-vaginale du col par deux incisions latérales profondes. Les lèvres de l'inversion sont saisies avec des
pinces et on opère la réduction, ordinairement assez facile ; il
est inutile de suturer les incisions.

La réduction opératoire dans les cas irréductibles peut être
faite, soit par la voie abdominale, soit par la voie vaginale.

α) *Voie abdominale.* — GAILLARD-THOMAS, après avoir ouvert le
ventre, dilata l'anneau cervical avec un instrument spécial
pour opérer la réduction par le vagin. Ce procédé a été imité
par MALINS et MUNDÉ. Sur treize cas réunis par OUI, la réduction fut obtenue neuf fois. EVERKE (de Bruken), après laparotomie, fit au bourrelet cervical deux incisions médianes qu'il

put réunir après la réduction. BRENMANN (*Rev. méd.*, Canada 1901), après laparotomie, perfora le fond de l'utérus avec un trocart et attacha à l'instrument un gros bourrelet de gaze aseptique avec lequel il réduisit l'utérus en retirant son trocart.

β) *Voie vaginale*. — Ces procédés compliqués ou infidèles doivent céder le pas aux opérations par la voie vaginale qui peuvent se rattacher à deux méthodes : la colpo-hystérotomie antérieure de KEHRER, perfectionnée par SPINELLI et par OUI (de Lille), la colpo-hystérectomie postérieure par la méthode de KUSTNER.

L'opération de KEHRER est une colpo-hystérotomie antérieure, avec incision totale de l'utérus du col jusqu'au fond après incision transversale du cul-de-sac antérieur. La réduction obtenue à travers la plaie, on suture l'utérus et le cul-de-sac. OUI, en 1901, en a rapporté neuf cas avec un seul insuccès. Il préfère ce procédé au suivant, car on évite la rétroversion qui subsiste après la réduction.

La méthode de KUSTNER, perfectionnée par SPINELLI et par DURET (1898), consiste à inciser la paroi postérieure, partiellement ou totalement, après incision du cul-de-sac de DOUGLAS. On réduit alors l'organe et on suture les lèvres de la plaie.

b. *Extirpation de la tumeur renversée*. — L'ablation de l'utérus inversé par l'*hystérectomie* est indiquée seulement par l'abondance et la gravité des hémorragies ou par la gangrène totale ou partielle de l'utérus inverse.

Il faut alors avoir recours à l'hystérectomie vaginale totale faite par BALDY en 1891 et en France par LEGUEU et par DURET en 1894. Son exécution est d'ordinaire facile et la guérison est la règle.

SECTION III

DES TUMEURS DE L'UTÉRUS

L'utérus présente, à étudier, plusieurs variétés de tumeurs : les unes *bénignes* constituées par les fibro-myomes et les adéno-myomes, les autres *malignes* qui comprennent les épithéliomas, les sarcomes et les déciduomes.

CHAPITRE PREMIER

TUMEURS BÉNIGNES

Les fibro-myomes et adéno-myomes qui constituent le groupe des tumeurs bénignes de l'utérus, présentent cette particularité de ne contenir dans leurs éléments constitutifs, que les éléments histologiques qui se rencontrent normalement dans l'utérus : fibres musculaires lisses, éléments conjonctifs, éléments glandulaires.

ARTICLE PREMIER

FIBRO-MYOMES DE L'UTÉRUS

Les fibro-myomes utérins appelés encore *fibromes*, *corps fibreux*, *tumeurs fibreuses*, *hystéromes* (Broca), etc., sont les plus fréquentes des tumeurs utérines. A peu près spéciales à la matrice dont elles rappellent la structure, elles sont *bénignes*, car elles ne sont pas susceptibles de généraliser et ne récidivent pas après

leur ablation. Mais, tandis que nombre d'entre elles restent latentes et méconnues, que d'autres ne constituent qu'une infirmité légère, beaucoup deviennent graves et peuvent même entraîner la mort par les accidents qu'elles occasionnent.

§ 1. — ANATOMIE PATHOLOGIQUE

Les fibro-myomes sont très fréquents. BAYLE prétendait qu'on
les observait chez une femme sur cinq, après trente ans.

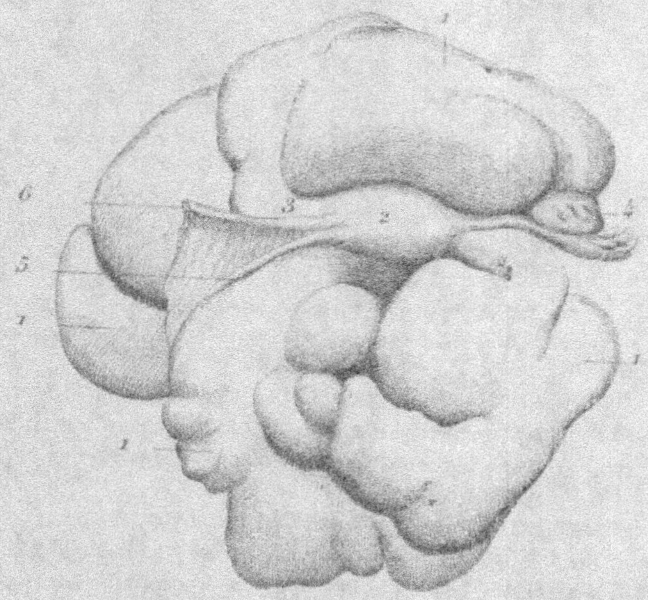

Fig. 196.

Énorme fibrome utérin.

1, 1, masses fibromateuses multilobées. — 2, fond de l'utérus. — 3, ligament
utéro-sacré disparaissant dans la tumeur. — 4, annexes gauches. — 5, ligament rond
droit. — 6, trompe droite.

1° Caractères macroscopiques. — Souvent uniques, ils sont
souvent aussi multiples. Leur nombre est alors très variable ; on
en en voit quatre ou cinq chez la même malade. Certains utérus

peuvent en être comme criblés, ils sont dits en *dégénerescence myomateuse* (Pozzi).

Leur volume est aussi très différent. Ils peuvent rester tout petits, gros comme un pois ou une noisette, ou bien s'accroître et prendre toutes les dimensions, jusqu'à remplir tout l'abdomen. Ces volumes extrêmes se voient souvent dans les fibromes kys-

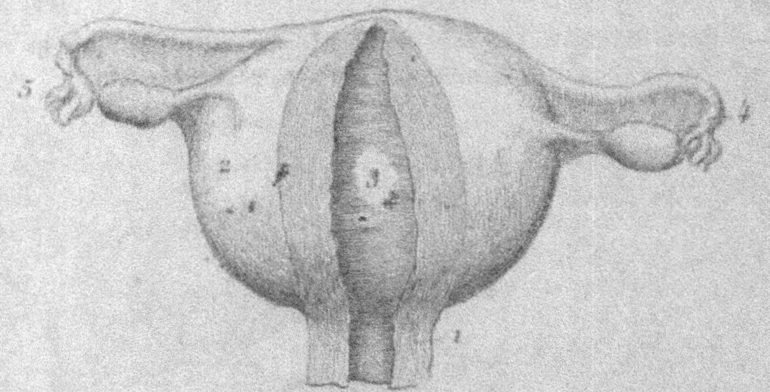

Fig. 137.

Fibrome utérin de la paroi antérieure.

1, col utérin. — 2, face postérieure de l'utérus. — 3, cavité utérine ouverte.
4, annexes droites. — 5, annexes gauches.

tiques. Parmi ces cas énormes, citons le fibrome vu par HUNTER de New-York, 1887, qui pesait 140 livres. La malade qui le portait était morte d'épuisement.

La forme des fibromes est variable ; fréquemment très irrégulière. Elle est cependant, d'ordinaire, plus ou moins arrondie, présentant souvent des lobes multiples, ou bien, sur une masse commune, des saillies secondaires sessiles ou pédiculées, presque toujours globuleuses.

Ce sont des tumeurs solides, dures, criant sous le couteau. Leur consistance peut cependant varier beaucoup. Parfois, elles sont si ramollies qu'elles présentent de la pseudo-fluctuation ; d'autres fois, elles prennent une densité extrême, leur tissu devient très fibreux, très dur.

A la coupe, le fibro-myome est blanc grisâtre ou blanc rosé.

Mais il peut être plus coloré, rose ou rouge vif. Cette teinte se
voit dans les tumeurs molles, elle est due soit à certaines dégénérescences, soit à la prédominance excessive des fibres musculaires lisses. Cette coupe présente une surface nette, mais souvent

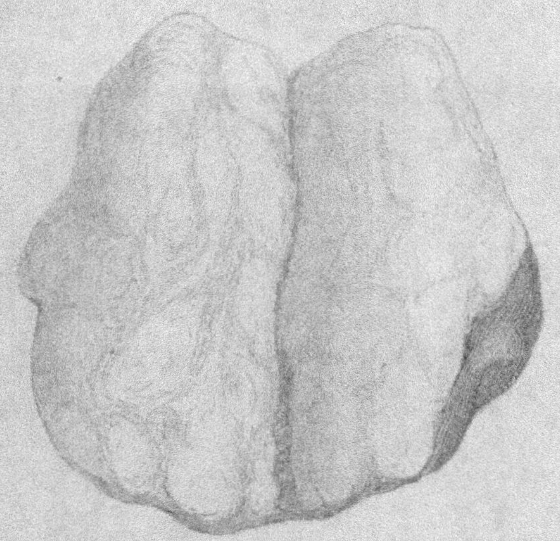

Fig. 138.
Coupe d'un fibrome montrant la disposition lobulée du tissu
fibromateux.

elle est convexe et l'on observe une saillie des parties centrales
de la tumeur, comme si cette portion centrale tendait à s'énucléer sous la pression plus grande des couches périphériques.

Le tissu paraît constitué par un ou plusieurs noyaux, qui semblent, même à l'œil nu, formés par des fibres enroulées en tourbillon autour d'un axe central ; quand ces nodules fusionnés ou
juxtaposés sont nombreux, la coupe prend un aspect noueux irrégulier.

La tumeur est ordinairement entourée par une capsule de
tissu utérin épaissi, condensé, qui semble tassé par refoulement.
Entre cette capsule et le fibro-myome, existe une zone plus ou

moins large de tissu cellulaire lâche dans lequel rampent les vaisseaux destinés à la nutrition de la tumeur. La laxité de ce tissu
cellulaire est telle, surtout dans les petites tumeurs, que les
fibromes s'énucléent par simple pression, une fois la capsule
ouverte. D'autre fois, au contraire, l'encapsulement n'est pas

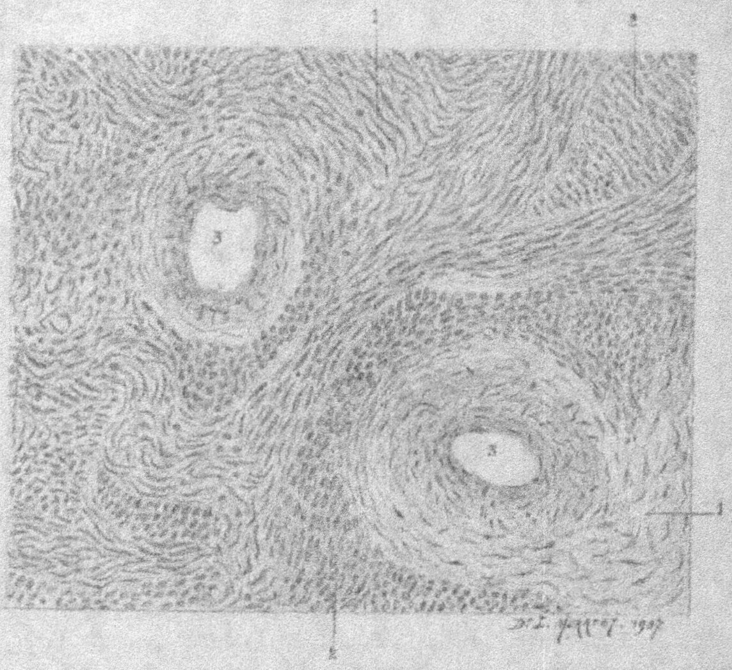

Fig. 139.

Fibro-myome utérin (J. Rocne).

1, tissu fibreux. — 2, tissu myomateux coupé obliquement. — 3, gros vaisseaux
entourés d'une épaisse zone fibreuse.

complet ; sur un ou plusieurs points le fibrome se continue sans
ligne de démarcation avec le tissu utérin.

2ª **Caractères histologiques**. — Au point de vue histologique, ces tumeurs se composent de deux éléments constants :
du tissu musculaire et *du tissu fibreux*, souvent difficiles à diffé-

rencier. Ainsi que l'a remarqué Vogel, cette structure se rapproche de celle du tissu utérin.

Si ces éléments sont constants, leur proportionnalité est éminemment variable. Parfois, surtout dans les fibromes mous, l'élément musculaire est tout à fait prédominant, tandis que dans ceux qui sont durs et blancs, le tissu fibreux forme la presque totalité de la tumeur.

Les *fibres musculaires* lisses très multipliées, mais non hypertrophiées, ont leurs caractères ordinaires, un contour net, un noyau en bâtonnet. Elles forment des faisceaux de directions et de dimensions irrégulières. Sur une coupe, on en voit de perpendiculaires, d'obliques et d'horizontales. Les fibres musculaires forment à peu près exclusivement le centre de chaque nodule, se groupant en tourbillon autour d'un point central occupé par un petit vaisseau ou un capillaire. Les faisceaux musculaires qui, en s'éloignant de ce centre, s'entremêlent de faisceaux conjonctifs, forment souvent des rubans musculaires allant d'un nodule à un nodule voisin.

Le *tissu conjonctif* composé d'éléments fibreux grêles avec des cellules à petits noyaux et une substance intercellulaire abondante (Costes) est surtout accumulé à la périphérie des nodules et envoie dans leur intérieur des faisceaux qui s'interposent aux faisceaux musculaires. La multiplication des éléments conjonctifs est considérable dans les tumeurs vieilles, non actives ; dans les tumeurs jeunes, au contraire, le tissu musculaire est largement prédominant.

On a exceptionnellement trouvé au sein des fibromes des éléments et débris glandulaires dont l'origine est diversement interprétée. Les uns, avec Recklinghausen, y voient des débris fœtaux provenant du corps de Wolff, les autres avec Legueu et Marien, des éléments provenant des glandes de la muqueuse, isolés et entraînés par le développement du tissu néoplasique.

La présence des *vaisseaux sanguins*, contestée autrefois et même niée par Levret et Cruveilhier qui n'avaient observé que de vieilles tumeurs à vaisseaux atrophiés, est aujourd'hui démontrée. Les fibromes contiennent des artères, des veines et des capillaires. Il y a toujours des vaisseaux nombreux dans les tumeurs jeunes (Virchow). Souvent, à la surface des gros fibromes, on voit de très gros vaisseaux veineux et artériels pouvant atteindre parfois le volume du petit doigt. Mais les parties centrales sont peu vasculaires, les artères y sont petites et très rétractiles : de là, la possibilité de pratiquer le morcellement sans grand souci de l'hémostase.

Cependant, au centre de chaque nodule existe un petit vaisseau, tantôt réduit à son endothélium, tantôt muni d'une couche musculaire et d'une adventice, autour duquel se fait le tourbillon des fibres musculaires.

Dupuytren, Klebs, Billroth ont décrit dans les fibromes des vaisseaux et des lacunes lymphatiques auxquels Koeberlé et Lebec ont fait jouer un rôle important dans la formation des fibromes kystiques. Poirier a décrit un réseau de gros troncs lymphatiques sous-séreux à la surface de certaines tumeurs. Astruc et Dupuytren ont décrit des nerfs dans les fibromes, Bidder en a démontré l'existence, Hirtz a décrit leur terminaison. Lorey a vu des fibres nerveuses à double contour. Hanot, en 1873, a montré à la Société anatomique de véritables plexus nerveux dans un fibrome.

3° **Histogenèse**. — L'histogenèse des fibromes utérins a donné lieu à de nombreuses théories. Sans revenir à celle de Velpeau qui les croyait dus à l'organisation de caillots sanguins épanchés dans le tissu utérin, ou à celle de Cruveilhier qui les considérait comme des corps organisés parasitaires, il faut repousser l'hypothèse de Vogel qui pensait que les nouvelles cellules naissaient d'un exsudat ou cystoblastème, et celle de Forster qui admet la formation du fibro-myome par segmentation des cellules musculaires de l'utérus ; Cornil et Ranvier ont prouvé que cette explication était erronée et ils ont démontré qu'il existait une néoformation et non une hyperplasie des cellules musculaires.

On admet, aujourd'hui, généralement la théorie vasculaire. Klebs avait vu, en 1876, que les nodules primitifs prenaient leur origine dans la prolifération des tissus conjonctifs et musculaires de certains vaisseaux ; autour des artérioles spécialement, pour

Rœger. Kleinwachter, en 1883, les fait provenir des cellules
rondes qui se trouvent autour de certains capillaires en voie
d'oblitération. Gottschalk, en 1894, fait développer le tissu néoplasique autour d'une artère noyau qu'il oblitérerait et les cel-

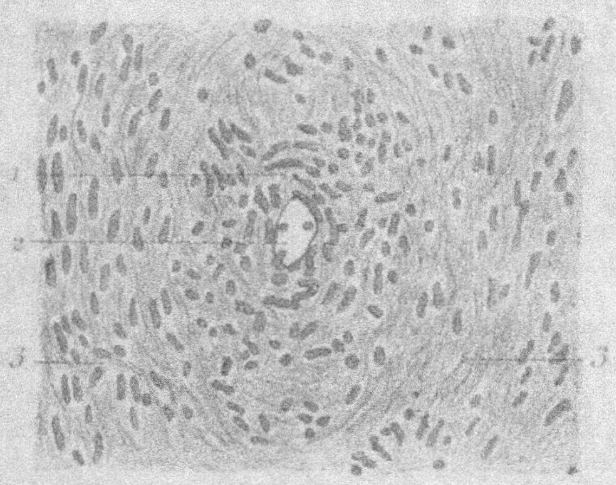

Fig. 140.
Développement du fibro-myome (André Claisse).
1, couronne proliférante autour d'un petit vaisseau sanguin (2). — 3, 3, faisceaux
musculaires.

lules nouvelles proviendaient des éléments cellulaires de la
paroi vasculaire.

La théorie vasculaire, soutenue en France par Pilliet (1894), et
par Costes (1895), est adoptée sans réserve par J. Hyenne dans
son excellente thèse[1] et par André Claisse (Th. Paris, 1900). Pour
ces auteurs le fibro-myome provient des capillaires utérins dont
l'endothélium reste intact, mais dont l'adventice engendre une
zone de cellules embryonnaires qui se multiplient et forment
des rangées concentriques de fibres musculaires lisses, orientées
autour du vaisseau, les plus jeunes centrales repoussant les plus

[1] J. Hyenne, *Étude anatomo-clinique des principales dégénérescences des fibromes de l'utérus*, Thèse doctorat Paris, 24 mars 1898.

âgées à la périphérie. Les capillaires émettent aussi des pointes d'accroissement autour desquelles se forment, par le même mécanisme, de nouveaux nodules.

Le tissu conjonctif apparait secondairement. Lorsqu'il existe autour du capillaire central un certain nombre de couches musculaires, les plus éloignées du vaisseau, ne recevant plus assez de sang, disparaissent peu à peu et sont remplacées par des faisceaux conjonctifs. De là, la présence du tissu conjonctif à la périphérie des nodules et au pourtour de la tumeur.

Dans certains cas, l'histogenèse a paru un peu différente. Pilliet a vu se former des noyaux de fibrome, dans la paroi d'une trompe enflammée, à la suite de la prolifération inflammatoire des vaisseaux. Legueu et Mariex les ont vus se développer autour des débris glandulaires intra-fibromateux, à la suite de leur inflammation. Ricken a observé un cas de fibromatose apparaissant autour de tubes épithéliaux qui semblaient être des débris du corps de Wolff. Malgré ces quelques faits exceptionnels, la théorie vasculaire de Pilliet, exposée ci-dessus, est universellement adoptée.

Il resterait à savoir sous quelle influence se fait le développement des éléments du fibrome. Simpson y voyait un reliquat de la grossesse. La constatation des fibromes chez les vierges suffit à juger cette hypothèse. Serait-ce le résultat des poussées congestives de la menstruation ? Pourquoi n'y en a-t-il pas alors chez toutes les femmes.

Faut-il attribuer le fibrome à l'infection ? Broussais et Amussat avaient admis l'idée d'une action d'irritation locale, d'une inflammation. Galippe et Landouzy ont trouvé dans deux tumeurs des microbes, micrococoques sphériques réunis deux à deux ou en chapelets, ou bâtonnets isolés et réunis deux à deux, qu'ils ont crus pathogènes. Vedeler a trouvé des amibes. Les recherches ultérieures, plusieurs fois répétées, et dernièrement par Hyenne, n'ont pas confirmé ces faits. Cependant, on est porté encore à admettre la possibilité d'une action spéciale infectieuse ; mais c'est une hypothèse qui, malgré les faits cités, de Pilliet de Legueu et Mariex et les raisons données par Claisse est loin d'être démontrée.

Une fois constitué, le fibrome présente un développement très variable. Certains restent tout petits et absolument stationnaires ; d'autres s'accroissent lentement, d'une façon continue et atteignent ainsi un gros volume ; d'autres, après être demeurés longtemps stationnaires, prennent tout d'un coup un développement très rapide. Cette marche galopante s'observe surtout dans certains myomes interstitiels du corps et dans les fibromes kystiques.

Leur marche est ordinairement en rapport avec l'activité circulatoire de l'utérus. Tout ce qui tend à augmenter la circulation utérine semble accroître le fibrome et réciproquement. Ainsi, pendant la grossesse, les tumeurs prennent ordinairement un accroissement rapide, elles tendent souvent à s'atrophier sous l'action de la ménopause. Cette influence de la ménopause paraît aujourd'hui moins constante qu'on ne le pensait il y a quelques années.

4° Transformations et dégénérescences. — En dehors de ces différences d'évolution, les fibromes peuvent subir un certain nombre de transformations et de dégénérescences, que nous devrons étudier en détail.

Les unes aboutissent à l'induration et à l'atrophie des fibromyomes ; les autres au contraire en amènent le ramollissement, en s'accompagnant parfois d'une augmentation de volume ; enfin, il peut se produire des transformations malignes.

A. Dégénérescence fibreuse. — La dégénérescence fibreuse, connue depuis longtemps, peut être regardée comme une sorte de guérison. Levret, Cruveilhier, Robin l'avaient déjà décrite. Les tumeurs deviennent dures, prennent à la coupe un aspect brillant et nacré, leur lobulation apparente a souvent disparu. Le microscope révèle la prédominance du tissu fibreux ; tantôt alors, il y a un développement excessif du tissu fibreux périnodulaire, les nodules deviennent petits et atrophiés ; tantôt, ceux-ci sont parcourus par des bandelettes fibreuses d'épaisseur variable, enserrant et isolant des îlots irréguliers de fibres musculaires lisses. Les vaisseaux deviennent rares, aplatis, leur lumière est déformée par la pression des fibres voisines. Cette dégénérescence est partielle ou totale. Au sein de ces tissus fibreux, on voit parfois des points ramollis, parfois des cavités à parois irrégulières remplies d'une bouillie blanchâtre. Celle-ci se compose d'une substance amorphe vaguement fibrillaire, à peine colorée. Ce sont de véritables foyers de nécrobiose dus à la compression et à la destruction des vaisseaux.

Leur rareté est le caractère prédominant de cette sorte de sclérose, sans qu'on puisse dire si elle en est la conséquence ou la cause. Cette transformation fibreuse devient une guérison du fibrome ; c'est à elle qu'il faut attribuer l'atrophie de ces tumeurs après la ménopause.

B. Dégénérescence calcaire. — C'est la plus anciennement connue de ces transformations ; c'est à elle que sont dus les pierres et calculs de la matrice, signalés par Hippocrate, étudiés au xviiie siècle, à l'Académie de Chirurgie. Elle peut succéder à la précédente (Virchow et Sevastopoulo) ou se produire directement. Elle survient dans les fibromes anciens et surtout dans les sous-séreux ; elle est rare dans les sous-muqueux.

La calcification peut débuter à la périphérie des tumeurs et leur former une coque dure ; le plus souvent, elle apparaît en plein tissu par des points isolés qui se réunissent pour constituer des amas plus ou moins considérables. Pillet et Costes la font naître autour des vaisseaux, Piquand, au contraire, dans les parties les moins vascularisés. D'après Hénocque, la transformation calcaire ne détruit pas les éléments histologiques du fibro-myome ; pour Piquand, ces éléments, normaux au début, s'altèrent progressivement à mesure que se développent les îlots de calcification, les fibres musculaires disparaissent, les vaisseaux diminuent et, finalement, il ne reste plus qu'un stroma peu abondant, presque amorphe, infiltré de sels calcaires.

La calcification des fibromes semble due à une diminution de la circulation et à une altération du sang que Piquand rattache, l'une et l'autre, à l'artério-sclérose. L'analyse chimique montre que les amas calcaires sont formés de carbonate et de phosphate de chaux.

Il faut rattacher à la calcification les transformations car-

tilagineuses et *osseuses*, signalées par certains auteurs, qui ne sont plus admises.

C. DÉGÉNÉRESCENCE CARTILAGINEUSE. — La dégénérescence cartilagineuse, décrite par BIDDER, CRUVEILHIER, BERNAUDEAU (thèse de Paris, 1857) n'est qu'une forme de dégénérescence fibreuse; jamais on n'a pu y découvrir, au microscope, de cellules cartilagineuses.

D. DÉGÉNÉRESCENCE OSSEUSE. — La dégénérescence osseuse ne peut être regardée que comme une erreur d'interprétation de certaines calcifications. Les observations de WEDL, BIDDER, FREUND, VON KRAUSS, n'ont pas été histologiquement vérifiées. Les auteurs les plus récents PILLIET, COSTES, HYENNE n'ont pu trouver de tissu osseux, dans aucun cas.

Avant de décrire les dégénérescences qui amènent le ramollissement des fibromes, nous devons dire un mot des changements que leur impose la grossesse. Pendant son évolution, les fibromes s'accroissent, participent à l'hypertrophie et à l'hyperplasie des éléments utérins. Cette prolifération active porte surtout sur les éléments conjonctifs de la tumeur. Les fibres musculaires au contraire, dont le volume est accru, ont souvent un noyau et un protoplasme granuleux, et présentent souvent les fragmentations spéciale de la fibre utérine pendant la gestation. Puis, au voisinage de l'accouchement, le plus souvent les fibromes se ramollissent, et permettent, par ce fait, l'issue naturelle du fœtus qu'ils semblaient auparavant devoir empêcher. Parfois, après l'accouchement, ils subissent une régression, une atrophie qui peut aller, dans de rares cas, jusqu'à leur disparition; d'autres fois aussi, leur accroissement continue.

E. DÉGÉNÉRESCENCE GRAISSEUSE. — On a cru devoir attribuer toute cette évolution à la dégénérescence graisseuse. VIRCHOW et CORNIL ont étudié histologiquement ces faits. Pour CORNIL (1893), au début, la plupart des faisceaux musculaires subissent la même hypertrophie que le reste des éléments utérins. Ils compriment les autres faisceaux interposés, en arrêtent la circulation et causent la mortification de nombreuses cellules; de là, des géodes pleins de débris musculaires granulés, graisseux, d'éléments conjonctifs, de globules blancs nombreux. Ceux-ci, à la limite des parties mortifiées, deviennent des phagocytes qui détruisent les débris et les granulations protéiques et graisseuses. Après l'accouchement, il y a une sorte d'involution du fibrome analogue à celle de l'utérus, qui peut aboutir à la disparition d'un certain nombre de lobules. Il en résulte une atrophie notable, parfois une disparition plus ou moin complète de la tumeur.

Ce n'est pas là une véritable *dégénérescence graisseuse*. Celle-ci, qui aurait été, dit-on, souvent constatée, formerait un mode de guérison des fibromes, et c'est grâce à elle que disparaîtraient certains fibromes, vus pendant la vie, non retrouvés à l'autopsie. Brieger, Bartels, Clarke, Simpson ont observé des faits analogues, mais sans examen histologique. D'après Klob et Virchow, cette dégénérescence graisseuse atteindrait, à la fois, les fibres musculaires et les éléments conjonctifs, et produirait, au moins, un arrêt d'accroissement, parfois de l'atrophie. Or, cette altération n'a été constatée que deux fois au microscope, par Freund et par Martin, et, dans les deux cas, il n'en était résulté aucune diminution de la tumeur.

Nous n'insisterons pas sur la *dégénérescence amyloïde* dont il n'existe qu'un cas, celui de Staatz. Les causes les plus ordinaires de ramollisement des myomes sont les *dégénérescences œdémateuses et myxomateuses*. Ces dernières ne sont pas admises par tous les auteurs.

Depuis Cruveilhier, qui, le premier, a montré que le ramollissement des myomes et les géodes étaient dus à leur transformation œdémateuse, tous les auteurs, Lebert, Broca, Cornil et Ranvier, Quénu, Delbet, Pozzi, Cazin, J. Hyenne, etc. ont admis l'existence de cette dégénérescence.

Virchow avait cru qu'à côté de l'œdème il existait, aussi, une dégénérescence myxomateuse, due à la formation d'un véritable tissu myxomateux avec prolifération cellulaire. Cette théorie, soutenue un moment par Pilliet, a été abandonnée complètement, même par Virchow. Cependant, il existe, à côté de l'œdème simple, une dégénérescence muqueuse ou colloïde, signalée par beaucoup d'auteurs, étudiée par Jousselin[1], qui se rapprocherait de l'œdème, pour Orr et Ziegler, au point de ne pouvoir pas exactement les séparer.

Nous décrirons donc la *dégénérescence œdémateuse*, et la *dégénérescence muqueuse ou colloïde*.

F. Dégénérescence œdémateuse. — Elle peut être limitée à de rares points disséminés, devenir étendue ou même se généraliser et enfin aboutir à la formation de pseudo-kystes.

Au début, certains points s'imbibent de sérosité et se ramollissent. Puis, l'infiltration gagne, dissocie les faisceaux musculaires et conjonctifs et arrive à y former de véritables aréoles. Le fibrome devient gélatineux, d'apect jaune verdâtre, tremblotant. Les aréoles, en se réunissant, forment, au sein des masses gélatineuses, de véritables cavités irrégulières, dont les parois inégales sont formées du tissu même de la tumeur ; plus tard, par leur confluence, elles peuvent aboutir à la création de véritables tumeurs fibro-kystiques.

Histologiquement, les cellules musculaires ou conjonctives sont infiltrées de sérosité, qui non seulement les dissocie mais les gonfle. Leur protoplasma devient granuleux et leurs noyaux se ratatinent.

L'infiltration, en pénétrant entre les bandes musculaires et conjonctives, les dissocie en faisceaux ténus. Puis, les mailles conjonctives s'élargissent et forment les aréoles, qui sont limitées par des bandes de fibrilles ne renfermant plus que quelques rares noyaux.

Au niveau des points infiltrés, on voit un accroissement réel du nombre des vaisseaux, les uns adultes, les autres embryonnaires. On voit aussi des amas de noyaux arrondis, embryonnaires, autour de ces jeunes vaisseaux. Les mailles du tissu œdémateux contiennent également un nombre plus ou moins grand de cellules rondes, ayant l'aspect de lymphocytes. Pour Pilliet et Costes, l'infiltration débuterait par la paroi vasculaire ;

[1] Jousselin, *Les dégénérescences muqueuses et myxomateuses (infiltration colloïde) des fibromes de l'utérus*, Th., Paris, mars 1899.

pour Hyenne dans le tissu conjonctif internodulaire. On peut

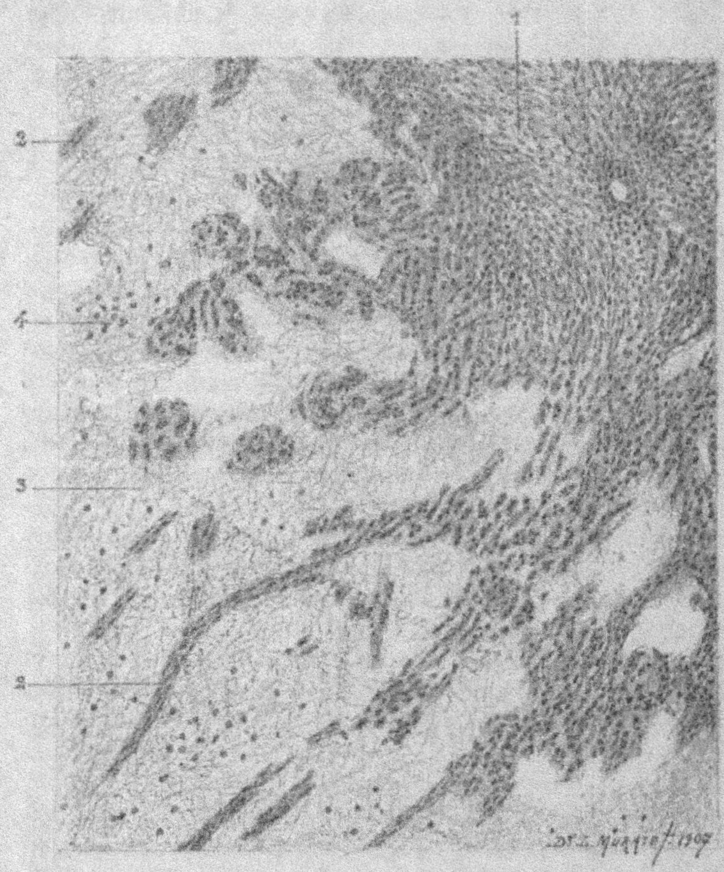

Fig. 14

Fibrome œdémateux de l'utérus (Rocue).

1, tissu myomateux. — 2, faisceaux musculaires dissociés par l'œdème.
3, réseau œdémateux. — 4, leucocytes.

observer aussi quelques placards de nécrose et des hémorragies
interstitielles.

Le liquide est une sérosité jaune verdâtre ou rosée, légèrement visqueuse, qui se colore à l'air et contient surtout des albuminoses, de l'hydropisine et de la sérine. Il est stérile.

G. Dégénérescence muqueuse ou colloïde. — Absolument niée par Hyenne, elle est considérée par Kœster et Rumler comme un aspect de l'œdème des tissus conjonctifs ou adipeux ; elle a été bien étudiée par Jousselin.

La substance muqueuse ou colloïde apparaît, dans l'intérieur des cellules conjonctives ou embryonnaires, sous forme d'amas globuleux autour des noyaux, dans le protoplasma. Le fibrome ainsi atteint, en totalité ou par places, a un aspect blanchâtre gélatineux particulier. Cette substance molle, tremblotante, se laisse aisément écraser sous le doigt, il s'en écoule de la sérosité, mais il reste une matière cohérente qui est de la mucine ou un albuminoïde voisin (substance colloïde).

Cette dégénérescence, limitée à certains points, forme les pseudo-cavités à parois anfractueuses et irrégulières, les *géodes*, si bien décrits par Cruveilhier.

Il semble parfois que l'œdème et la dégénérescence muqueuse puissent être réunis dans le même fibrome.

H. Fibromes kystiques. — Les fibromes kystiques, qui peuvent être l'aboutissant des transformations précédentes ne constituent pas une entité morbide spéciale. La formation des kystes signalée par Lizars (1823), étudiée par Cruveilhier, Routh 1863, Billroth, Schrœder, Müller, Virchow, Lebec, Druon, Lattoux etc., résulte d'altérations multiples et diverses.

Les kystes, que l'on trouve souvent dans les fibromes, sont très variables de nombre, de forme, de dimensions et d'origine. Tantôt petits, multiples, irréguliers, ce sont les *géodes* de Cruveilhier ; d'autres fois, ils forment des cavités nombreuses, assez vastes, pouvant communiquer entre elles et donner à la tumeur un aspect aréolaire pareil à celui de certains kystes ovariques. D'autres fois, en se réunissant, ils créent de grands kystes, susceptibles de prendre un grand développement et d'envahir plus ou moins complètement toute la tumeur.

Ces cavités sont parfois lisses et régulières; plus souvent, elles sont anfractueuses, irrégulières, et hérissées de brides et de cloisons incomplètes.

Leur contenu varie suivant leur nature. D'après la structure de leurs parois on les divise en *pseudo-kystes* et *kystes vrais* dont les origines sont différentes.

1° Les *pseudo-kystes* sont des cavités irrégulières, creusées au

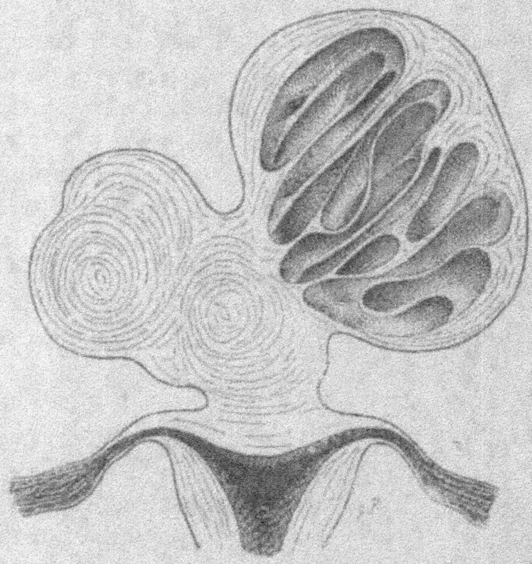

Fig. 142.
Fibrome kystique.

sein du tissu fibromateux, sans paroi propre, et dont le contenu est en contact avec les éléments même du néoplasme. Ils sont souvent le résultat et l'aboutissant du *ramollissement* et de la *dégénérescence œdémateuse*, dont les aréoles, en se réunissant, forment des cavités plus ou moins considérables, suivant le mécanisme déjà indiqué.

Ils peuvent aussi résulter de la *transformation muqueuse ou colloïde*, comme nous venons de le dire plus haut.

Dans la *transformation fibreuse*, on voit aussi, par suite de la compression des vaisseaux, se produire de petites cavités pseudo-

kystiques, d'origine nécrobiotique, pleines de bouillie blanchâtre.
Elles atteignent rarement des dimensions importantes.

Ces pseudo-kystes nécrobiotiques, par oblitération vasculaire,
s'observent plus souvent dans certaines *dégénérescences sarcoma-*

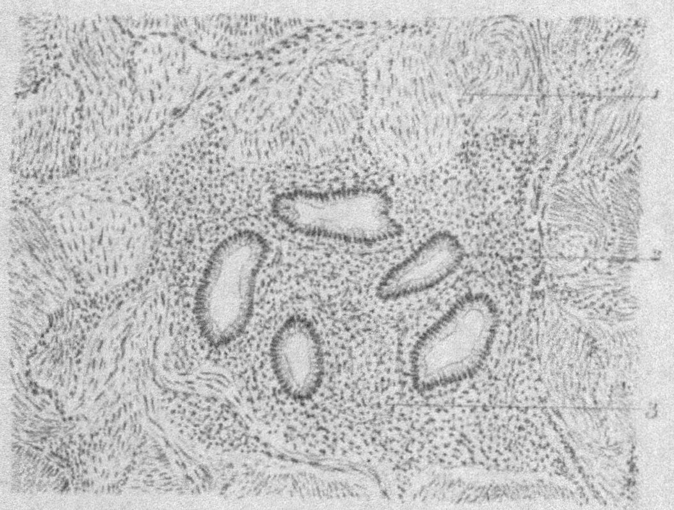

Fig. 143.
Adénome développé dans un fibro-myome utérin
(LEGUEU et MARIEN).

1, tissu fibro-myomateux. — 2, coupe glandulaire. — 2, infiltration embryonnaire.

teuses ainsi que PILLIET l'a montré. Sa théorie, combattue par
PAVIOT et BÉRARD, est soutenue par COSTES et HYENNE. Les cellules embryonnaires naissent et s'accumulent autour de certains
vaisseaux, des capillaires surtout. Les cellules endothéliales des
vaisseaux, ainsi entourés, se multiplient par couches successives
et oblitèrent le vaisseau. Il en résulte une nécrobiose partielle
dans un territoire vasculaire, et la formation de petites cavités,
qui, se fusionnant, finissent souvent par constituer de grands
kystes sarcomateux.

Dans ces pseudo-kystes, on trouve un liquide jaunâtre, plus ou moins séreux, contenant des granulations graisseuses et protéiques, des débris de tissu conjonctif et de fibres musculaires lisses plus ou moins dégénérées, souvent même du sang plus ou moins altéré, en abondance variable, surtout dans les kystes sarcomateux.

2° Les *kystes vrais* se distinguent des précédents en ce que leur cavité, ordinairement lisse et plus régulière, est tapissée par une membrane propre, dont l'origine diffère suivant qu'elle est recouverte par un *endothélium ou par un épithélium cylindrique*.

a. *Kystes à endothélium*. — KŒBERLÉ, le premier, en 1869, a émis l'idée que certains kystes des fibromes étaient dus à des dilatations de vaisseaux ou de sinus lymphatiques. BILLROTH, en 1872, adopta cette théorie, en attribuant le kyste à la dilatation d'un espace lymphatique du tissu conjonctif. L'existence de l'endothélium lymphatique sur une membrane propre a été démontrée histologiquement par LÉOPOLD (de Leipzig) et FEHLING qui ont appelé ces tumeurs *myomes lymphangiectasiques*, par LEBEC et aussi par DOLÉRIS en 1883, par REIN et par MÜLLER. L'origine des lymphatiques dans le tissu conjonctif permet de comprendre que l'œdème et le ramollissement s'associent parfois aux dilatations lymphatiques pour produire, dans la même tumeur, des kystes et des pseudo-kystes.

b. *Kystes à épithélium cylindrique*. — Quelques-uns de ces kystes, peu nombreux à la vérité, sont tapissés, au contraire, d'une couche de cellules épithéliales cylindriques, à gros noyau, sans cils vibratils.

Ces faits, publiés en Allemagne par BABÉS, RUGE et VEIT, BREUS, SCHROEDER, SCOTTLANDER, RECKLINGHAUSEN, ROLLY ; en France par LEGUEU et MARIEN, ont été diversement interprétés.

Pour BABES, CANNITZER, HAUZER, il s'agirait de rudiments de glande de la muqueuse utérine égarés dans le tissu myomateux par irrégularité de développement pendant la vie embryonnaire. BREUS, KLEIN, BARABAN (de Nancy), LATTEUX croient que ce sont des débris aberrants du corps de WOLFF et peut-être du canal de GARTNER. SCHROEDER, VOGT, SCOTTLANDER, LEGUEU et MARIEN croient à une formation non embryonnaire, à une sorte d'hypertrophie irritative des glandes muqueuses s'invaginant dans les faisceaux musculaires, séparées et entraînées par le développement ultérieur du myome. Enfin, Lohlein en 1889 et Schatz regardent ces cavités comme une transformation kysta-dénomateuse des glandes utérines.

Les kystes vrais sont beaucoup plus rares que les pseudo-kystes. Ils contiennent souvent un liquide limpide et légèrement jaunâtre qui se coagule, plus ou moins complétement, au contact de l'air.

I. Dégénérescences malignes. — Les fibromes peuvent subir certaines dégénérescences malignes.

a La *dégénérescence sarcomateuse*, niée par certains auteurs, R. Lee, Safford, Walter, Cruveilhier, admise par d'autres Wenzel, Valentin, Rokitansky, à une époque où le sarcome mal connu pouvait être confondu avec le cancer, est aujourd'hui universellement admise. Son existence a été démontrée par Virchow, Kunert, Schroeder, Cornil et Ranvier, Costes, Hyenne, etc. Il ne s'agit pas d'une simple coïncidence, comme l'a cru Laurent, mais d'une véritable transformation.

Pilliet, Paviot et Bérard considèrent la dégénérescence sarco-mateuse comme très fréquente et devant se rencontrer dans 50 p. 100 des cas; pour Piquand, au contraire, on ne l'observe-rait que dans 2 p. 100 des cas de fibromes.

Cette dégénérescence peut être partielle et se borner à des points très limités; d'autres fois, elle peut envahir, plus ou moins complétement, toute la tumeur.

L'origine de cette transformation a suscité trois théories principales.

Les uns, à la suite de Virchow, admettent que le tissu sarco-mateux se développe aux dépens du tissu conjonctif des myomes, et la multiplication des cellules sarcomateuses amène la dispa-rition progressive des cellules musculaires. Birsch-Hirschfeld, Chrowback, Gusserow, Hegar, Léopold admettent ces idées.

La plupart des auteurs acceptent, au contraire, l'origine vas-culaire soutenue à l'étranger par Amann, Orth, Pfannenstiel, Kleinschmidt, en France par Cornil et Ranvier et surtout par Pilliet et Costes, Hyenne. D'après ces derniers auteurs, les cellules

aplaties de l'endothélium vasculaire se segmentent, se multiplient
en formant autour des vaisseaux une couche de nombreuses
cellules embryonnaires arrondies, proéminantes, qui, en continuant à se multiplier, produisent une série de couches concen-

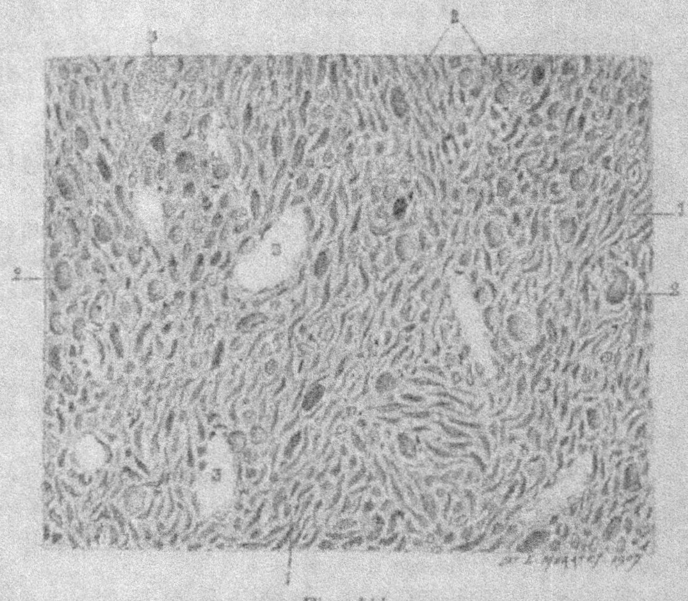

Fig. 144.

Fibrome en dégénérescence sarcomateuse (J.-R. Roche).

1, tissu myomateux reconnaissable. — 2, cellules sarcomateuses. — 3, vaisseaux
sans parois propres.

triques. Le même processus se répète sur les nombreuses
pointes d'accroissement vasculaire, et ces amas cellulaires péné-
trent le tissu du myome. Les cellules musculaires irritées s'hypertrophient, leur protoplasma devient irrégulier, leurs noyaux
granuleux, et elles disparaissent pour faire place au tissu sarcomateux, qui s'étend peu à peu.

Pendant ce temps, souvent, la multiplication des cellules arrive
à oblitérer la lumière des vaisseaux. On observe alors un arrêt de
la circulation, une nécrobiose de ce territoire vasculaire et, ulté-

rieurement, la formation de pseudo-kystes sarcomateux, dont nous avons déjà décrit le mécanisme en étudiant les fibromes kystiques.

CONDAMIN, PAVIOT et BÉRARD, Mme ULESKO-STROGANOWNA ont décrit, sous le nom de *cancer musculaire lisse*, des tumeurs utérines malignes dans lesquelles, à côté des cellules musculaires adultes, il y aurait, les infiltrant et tendant à les remplacer, de nombreuses cellules musculaires lisses à caractère essentiellement embryonnaire. HYENNE range cette tumeur parmi les sarcomes, et, d'après lui, dans leur travail, les auteurs que nous venons de citer, auraient, à l'imitation de VAN KALDEN, WILLIAMS et PICK, soutenu que la dégénérescence sarcomateuse était le résultat d'une transformation directe des cellules musculaires opinion qu'il repousse.

b. *Transformation carcinomateuse.* — Quant à la transformation carcinomateuse des fibro-myomes, elle a donné lieu, au début du siècle dernier, à des controverses nombreuses dont l'histoire est rapportée tout au long dans les thèses de DE BOUCAUD (Bordeaux, 1898) et de VERSTRAETE (Paris, 1898).

De nos jours, la théorie de la spécificité cellulaire semble avoir fait justice de ces discussions et les gynécologues sont unanimes à nier la possibilité d'une dégénérescence épithéliale primitive des fibro-myomes.

Les faits observés doivent être rapportés à une transformation substitutive du fibrome en cancer aux dépens d'éléments épithéliaux existant, soit dans le fibrome lui-même (débris Wolffiens ou Mullériens), soit dans l'utérus (épithélium et glandes de la muqueuse), soit partout ailleurs dans l'organisme (propagations et métastases).

En résumé, le fibro-myome ne dégénère pas en cancer, il est envahi par la néoplasie épithéliale dont les éléments se substituent à son tissu propre et, si l'on conserve encore les termes de dégénérescence primitive et secondaire, ces termes n'ont plus d'autre signification que celle-ci : c'est que le cancer naît d'éléments épithéliaux situés, soit dans le fibrome, soit en dehors de lui.

M. PIQUAND, qui a repris récemment la question du développement d'un épithélioma dans un fibro-myome, a pu en réunir 45 observations dont 24 de développement primitif, 14 d'envahissement du fibrome par un cancer de la muqueuse utérine, 2 d'envahissement du fibrome par un cancer viscéral de voisinage (ovaire) et 2 de métastases cancéreuses venues d'un organe éloigné (sein-poumon). Je puis ajouter à cette liste deux observations recueillies dans mon service par J. R. Roche.

Certaines tumeurs fibreuses présentent un développement vasculaire extraordinaire, et méritent le nom de myomes *télangiectasiques ou caverneux* (Virchow). Non seulement on observe alors un développement exagéré des artères et des veines, mais les capillaires eux-mêmes se développent, forment des aréoles, des lacunes vasculaires, et tout le tissu ressemble à un angiome caverneux. Les portions dégénérées prennent l'aspect d'éponges gorgées de sang et peuvent doubler de volume au moment des règles (Kiwish, Cruveilhier).

J. Inflammation, suppuration, gangrène. — Les fibromes peuvent aussi être atteints d'inflammation, de suppuration et de gangrène, et ces diverses altérations paraissent souvent liées les unes aux autres. Ces accidents s'observent dans toutes les variétés, interstitiels, sous-séreux ou sous-muqueux, mais ils paraissent plus fréquents chez ces derniers.

L'infection et la gangrène des fibromes sont tantôt *superficielles* et tantôt *totales*. Dans le premier cas, la coque extérieure est seule ramollie et altérée à une profondeur variable; dans le second, toute la tumeur se transforme en une masse noirâtre, ramollie, putrilagineuse, très fétide, dans laquelle on trouve histologiquement toutes les altérations du sphacèle.

Ces deux formes, qui ont surtout été étudiées dans les fibromes exposés (sous-muqueux et polypes) paraissent répondre à des pathogénies différentes.

Le sphacèle superficiel serait de cause *inflammatoire*, l'autre de cause *ischémique*. La gangrène par inflammation est de cause extérieure. L'inflammation débute par la muqueuse de revêtement du fibrome, ou par la muqueuse utérine, pour s'étendre jusqu'à la tumeur.

Elle peut succéder, a des blessures de la muqueuse, accidentelles ou chirurgicales (exploration septique, cathéter, dilatation, électrisation à haute tension), ou bien provenir de la compression et de l'oblitération des vaisseaux nutritifs de la
muqueuse infectée (thromboses, phlébites, etc.). L'étendue et
l'intensité de l'inflammation régleront l'étendue et l'intensité de

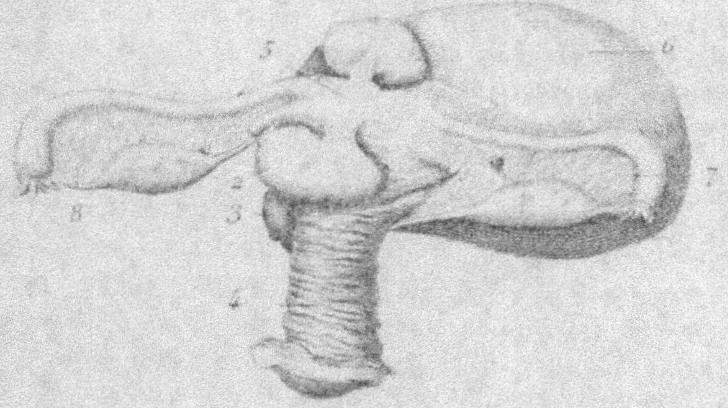

Fig. 143.

Fibrome interstitiel développé en arrière et à gauche avec noyaux
sous-séreux.

1, 2, 3, noyaux sous-séreux. — 4, col utérin. — 5, fond de l'utérus. — 6, fibrome
interstitiel. — 7, 8, annexes

la suppuration ou du sphacèle. Cette lésion s'accompagne de
thrombose et de phlébite des petits vaisseaux.

La *gangrène par ischémie* est d'origine mécanique. Elle est due,
surtout dans les fibromes pédiculés, à la torsion du pédicule
ou à son élongation exagérée (POZZI), à la contraction exagérée
du col sur le pédicule des fibromes accouchés, à la thrombose
des vaisseaux pédiculaires (QUÉNU). Le plus souvent, la tumeur,
ainsi ischémiée, se ramollit, s'infiltre, s'œdématie, se nécrobiose ;
mais, il n'y a de véritable gangrène que si elle est en même
temps atteinte d'infiltration (QUÉNU).

Ces complications gangréneuses sont graves, non seulement en
elles-mêmes, mais surtout à cause des phénomènes infectieux et
de la septicémie secondaire qu'elles entraînent, par suite de

la rétention fréquente et de l'absorption des détritus mortifiés.

L'infection des fibromes non exposés est moins fréquente, et ses altérations sont moins bien expliquées. Il est possible que, comme pour les variétés précédentes, il y ait, là aussi, les résultats d'une infection d'origine muqueuse apportée dans les vaisseaux de la capsule par voie lymphatique; ou bien, que les lésions soient dues à des phlébites ou à des thromboses de même origine. HARTMANN et MIGNOT ont cru voir, dans un cas de ce genre, l'action pathogène d'un microbe spécial, anaérobie, qui aurait été retrouvé dans certains kystes du vagin et dans la bartholinite suppurée (DOLÉRIS). REYMOND a trouvé dans un fibrome suppuré du bactérium coli commune. Ce sont là, encore, des observations isolées, et ces faits, incomplètement connus, réclament de nouvelles recherches.

4° Rapports des fibromes avec l'utérus. — Les fibromes peuvent prendre naissance sur toutes les régions du tissu utérin, aussi bien dans le *col* que dans le *corps*. Cette dernière origine est la plus fréquente.

Toujours nés au sein du tissu musculaire de l'utérus, ils peuvent, suivant les hasards de leur développement, affecter avec cet organe des rapports topographiques variables, très importants au point de vue clinique. Les uns restent toujours complètement enveloppés et inclus dans ce tissu utérin, ce sont les fibromes *intra-pariétaux* ou *interstitiels*. D'autres arrivent à se libérer par un côté et viennent faire saillie à la face extérieure, en se recouvrant du feuillet péritonéal, ce sont les *fibromes sous-séreux*; ou bien ils se portent vers la cavité muqueuse, au sein de laquelle ils se développent en restant sessiles (*fibromes sous-muqueux*), ou en devenant pédiculés (*polypes fibreux*). Enfin, quelques-uns, qui naissent sur les bords latéraux de l'utérus, se développent en s'isolant entre les deux feuillets du ligament large qu'ils séparent ; ils forment les fibromes *intra-ligamentaires*.

a, *Fibromes interstitiels*. — Les fibromes interstitiels sont fréquemment multiples, parfois très nombreux, mais de développement très inégal. D'ordinaire, l'un deux seul devient prédo-

minant et peut acquérir de grandes dimensions. Parfois on
rencontre, au contraire, deux ou trois grosses tumeurs développées sur le même utérus. Ces néoplasmes s'observent aussi bien
dans le col, que dans le corps ; cependant, ils paraissent plus

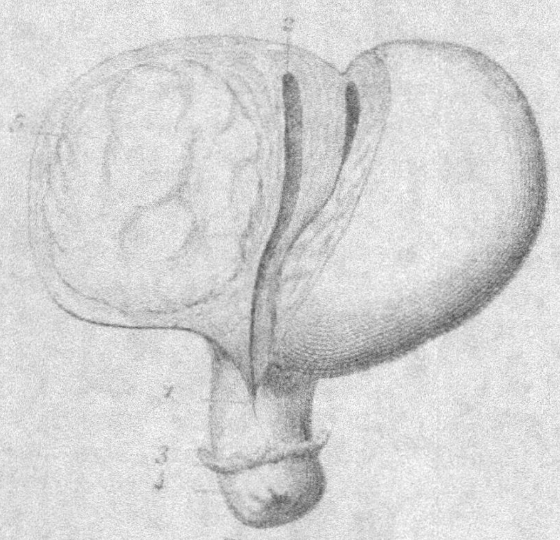

Fig. 146.

Fibrome interstitiel montrant l'encapsulement de la tumeur.

1, col utérin. — 2, cavité interne. — 3, insertion vaginale. — 4, museau de tanche.
5, capsule du fibrome.

fréquents dans la paroi postérieure du corps au voisinage du
fond.

Les fibromes interstitiels restent toujours encapsulés, et n'arrivent jamais à être en contact direct soit avec la muqueuse,
soit avec la séreuse. Ceux du corps sont en général plus mous,
plus musculaires, plus vasculaires. Ceux du col sont plus durs,
plus fibreux, plus énucléables.

Leur volume est extrêmement variable. Parfois très petits, du
volume d'un pois, d'une cerise, ils peuvent acquérir aussi un
développement considérable, et arriver à remplir tout le ventre.
On en a signalé qui pesaient jusqu'à 140 livres (HUNTER).

b. — *Fibromes sous-péritonéaux.* — Les fibromes sous-périto-

néaux ou sous-séreux naissent, ordinairement, au niveau du fond
ou de la face postérieure de l'utérus. Dissociant partiellement
la capsule de tissu utérin qui les enveloppait, ils arrivent en
contact avec la séreuse qu'ils soulèvent tout en restant largement
implantés dans le tissu utérin, et en demeurant encore *sessiles*.
A mesure qu'ils se développent, ils se séparent progressivement

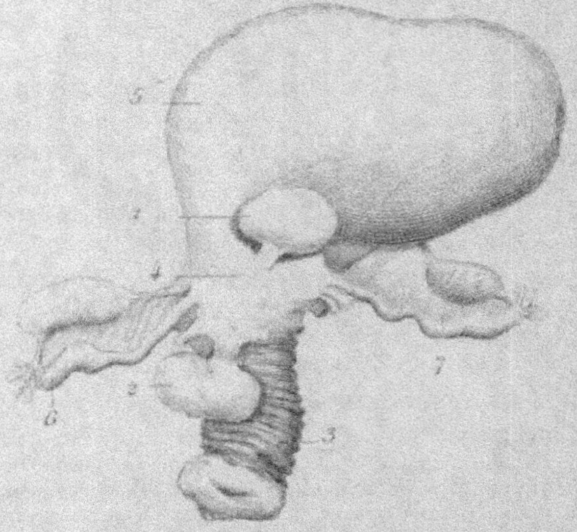

Fig 147.

Fibrome interstitiel avec noyaux sous-péritonéaux pédiculés.

1, 2, noyaux sous-péritonéaux pédiculés. — 3, col de l'utérus allongé. — 4, insertion
du noyau sous-séreux. — 5, fibrome interstitiel. — 6, 7, annexes.

de la matrice et se *pédiculisent*. Ils sont alors reliés à l'utérus
par un pédicule de forme et d'aspect variable, tantôt court et
large qui fixe la tumeur à la matrice, tantôt long et grêle, ce qui
donne au fibrome une mobilité indépendante. Quelle que soit
sa forme, ce pédicule est toujours constitué par une enveloppe
séreuse engaînant une quantité plus ou moins considérable de
tissu fibro-myomateux, et les vaisseaux destinés à nourrir la
tumeur. Ces vaisseaux sont souvent rares et petits et c'est surtout
dans ces cas, que ces tumeurs subissent les transformations

fibreuses et calcaires ; d'autres fois, au contraire, ils sont très volumineux ; on a vu des artères du volume d'une plume d'oie (CHAMBERS, GRAILY HEWET).

Dans certains cas, le pédicule s'allonge et s'amincit tellement qu'il peut arriver à se rompre complètement, sans que pour cela le néoplasme se mortifie et se gangrène. Sa vitalité est alors entretenue par les vaisseaux contenus dans des adhérences secondaires qu'il a contractées avec les organes voisins (HUGUIER, NÉLATON), que ces adhérences soient antérieures à la rupture du pédicule, comme le croit GUSSEROW, ou postérieures comme le pense ROKITANSKY. Mais elles n'existent pas toujours, DEPAUL, TURNER ont observé des fibromes libres dans la cavité abdominale. Tous ces faits sont très rares, et on ne peut pas toujours affirmer que ces fibromes libres de la cavité abdominale soient constamment d'origine utérine.

Quand le pédicule est long et mince, la tumeur très mobile peut prendre toutes les positions. Elle se déplace au sein des anses intestinales, et provoque souvent de l'ascite, ou des adhérences avec l'épiploon, l'intestin ou les autres organes abdominaux.

Enfin, parfois, la tumeur peut exécuter un mouvement de rotation amenant la torsion du pédicule. Cet accident signalé par VIRCHOW, a été étudié par GUNTHER, MACÉ, PLANQUE, BERNARD, dans leurs thèses, par ERSILIO FERRONI (1899) et moi-même (1903).

La rotation est, en général, peu marquée et ne dépasse guère deux tours de spire ; elle produit surtout des lésions vasculaires caractérisées par une congestion intense avec thromboses veineuses et hémorragies interstitielles. L'ischémie complète est rare. Le stroma du fibrome reste souvent normal et sa mortification s'observe rarement. De plus, la torsion s'accompagne de réaction péritonéale plus ou moins intense et cette réaction se manifeste anatomiquement par de nombreuses adhérences aux tissus et organes voisins. Enfin, dans quelques cas, surtout avec des pédicules courts, la torsion amène une véritable rotation axiale de l'utérus lui-même, bien étudiée par ERSILIO FERRONI.

c. *Fibromes intra-ligamentaires.* — Les fibromes intra-ligamen-

taires naissent ordinairement des parties latérales de l'utérus ;
ils sont plus ou moins nettement pédiculés et se développent
entre les deux feuillets du ligament large. Ils peuvent atteindre
un volume assez considé-
rable. Certains auteurs ont
pensé que ce sont parfois
ces fibromes dont le pédicule s'est étiré et rompu,
qui constituent les fibro-
myomes du ligament large.
Si cette origine est exacte
pour quelques-uns, il n'en
est pas moins vrai que
l'existence des fibromes primitifs des ligaments larges
est aujourd'hui complète-
ment démontrée.

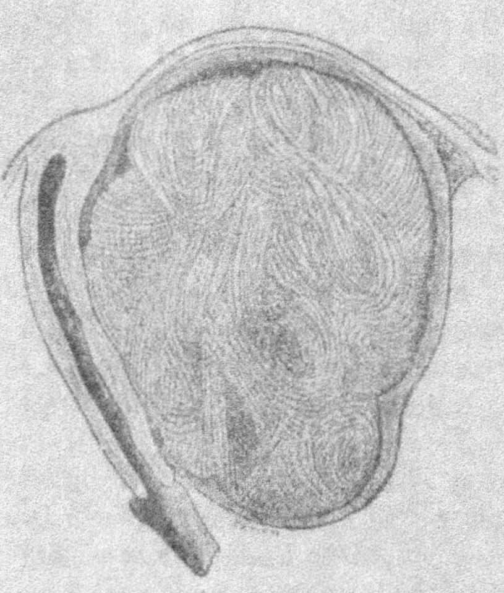

Fig. 148.

Fibrome utérin intra-ligamentaire.

Il faut rapprocher de cette
variété, les fibromes volumineux qui naissent de la
portion sus-vaginale du col,
se développent dans le bas-
sin, et ont été décrits, par Pozzi, sous le nom de fibromes
pelviens. Comme les précédents, ils sont complètement inclus
dans le ligament large ; comme eux, ils déplacent souvent
l'utérus soit latéralement, soit vers le haut, et prennent un grand
développement sous et rétro-péritonéal.

Ce sont tous ces fibromes inclus qui amènent les plus grands
déplacements de la vessie, qu'ils entraînent souvent tout à fait
en haut, vers l'abdomen. Ils peuvent même déplacer largement
le cul-de-sac antérieur du péritoine, cul-de-sac abdomino-vési-
cal, qu'ils font remonter plus ou moins haut, parfois jusqu'au
voisinage de l'ombilic, ainsi qu'il m'a été donné de l'observer
chez deux malades. Cette ascension de la vessie et du cul-de-sac
péritonéal est importante à connaître, au point de vue chirurgical, car sa méconnaissance peut exposer le chirurgien à blesser
le réservoir urinaire au cours de l'hystérectomie abdominale.

d. *Fibromes sous-muqueux.* — Comme les fibromes sous-séreux, les fibromes sous-muqueux peuvent être sessiles ou pédiculés.

La plupart des fibromes sessiles sont souvent enveloppés d'une capsule utérine et on peut rencontrer toutes les transitions entre un fibrome interstitiel, qui déforme la cavité utérine en soulevant la muqueuse, et un véritable fibrome sous-muqueux.

Les fibromes sous-muqueux pédiculés sont connus sous le nom de *polypes fibreux.* Ils sont ordinairement uniques, mais peuvent cependant être multiples. Le polype fibreux est souvent un ancien fibrome sessile, qui se pédiculise en se développant. Ils prennent naissance dans le col, et dans le corps utérin ; le plus souvent, ils proviennent du corps et naissent au voisinage du fond.

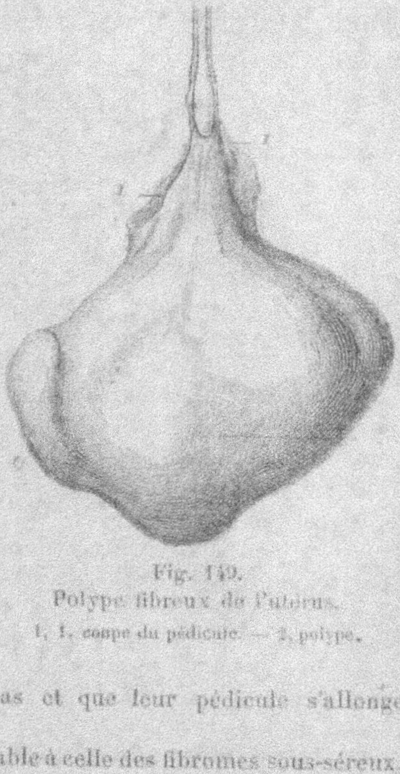

Leur forme est variable ; mais ils sont ordinairement arrondis ou ovalaires, plus ou moins allongés, suivant qu'ils descendent plus ou moins bas et que leur pédicule s'allonge et s'amincit.

Fig. 149.
Polype fibreux de l'utérus.
1, 1, coupe du pédicule. — 2, polype.

Leur structure est comparable à celle des fibromes sous-séreux. Ils sont formés par une masse de tissu fibro-myomateux, engaînée dans une enveloppe muqueuse complète et ils se continuent, plus ou moins directement, avec le tissu utérin au niveau du pédicule. Celui-ci contient aussi les vaisseaux du polype tantôt peu développés, tantôt très importants, mais d'habitude suffisants pour assurer sa nutrition, car les dégénérescences régressives des polypes sont rares. VIRCHOW n'a jamais vu de polypes calcifiés et ne croit pas qu'il y en ait. Il semble cependant que c'est surtout à cette dégénérescence du polype que sont dues les pierres utérines, si bien étudiées, au XVIII° siècle, par LOUIS.

Le pédicule des polypes est très variable, il est tantôt court et large, tantôt long et grêle ; son allongement excessif et sa

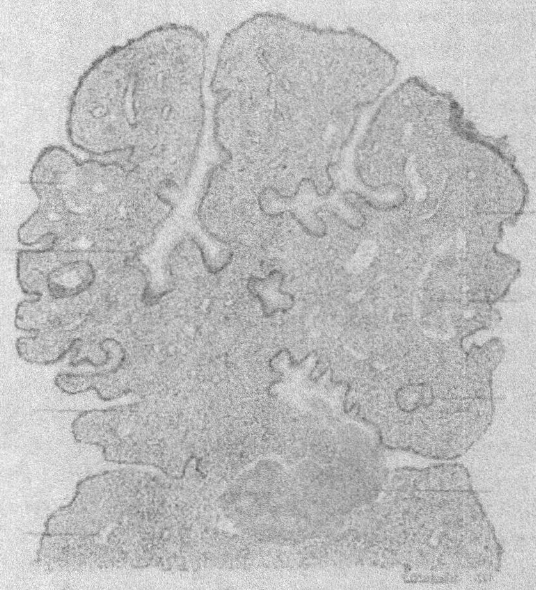

Fig. 150.
Polype adéno-myomateux.

rupture spontanée sont plus rares ici que dans les fibromes sous-séreux.

La muqueuse qui recouvre les polypes est quelquefois altérée, surtout lorsqu'ils sont volumineux et intra-vaginaux ; elle devient amincie, atrophiée, s'ulcère facilement. Son épithélium cylindrique s'aplatit et finit par desquamer, et on ne trouve plus, alors, à sa surface, qu'une sorte de vernis amorphe dont l'ulcération se produit très aisément.

Tout polype utérin peut parcourir trois phases. Dans la première, qu'il ne franchit quelquefois jamais, il reste complètement contenu dans la cavité utérine, qu'il peut d'ailleurs déformer et distendre énormément, en acquérant un gros volume : ce sont les *polypes intra-utérins*. Dans une seconde phase, l'utérus plus ou moins dilaté devient intolérant, se contracte et tend à accoucher du polype, et à l'expulser vers le vagin. Ce travail de dilatation peut durer plus ou moins longtemps, et le polype, alors apparent, ou même engagé à travers l'orifice cervical, finit par le franchir et par devenir *intra-vaginal*. Parfois, ce travail de dilatation se fait par étapes successives, intermittentes, se produisant surtout au moment de la menstruation. La tumeur peut se montrer, s'engager, puis rentrer dans l'utérus, pour ressortir plus tard. Ce sont les polypes à *apparitions intermittentes*.

D'autres fois, l'issue du polype a lieu par un autre mécanisme. L'utérus ne se contracte pas pour l'expulser, mais la tumeur continuant à s'accroître, dilate le col, le traverse et continue son développement dans le vagin. Devenue très volumineuse, elle se compose de deux parties renflées, l'une dans le corps utérin, l'autre dans le vagin, reliées par une portion intermédiaire, rétrécie, au niveau du col. En continuant à se développer, elle peut même arriver à franchir la vulve.

En dehors de ces formes rares, quand le polype est devenu *intra-vaginal*, son pédicule plus ou moins allongé, reste toujours dans la cavité utérine, mais le fibrome lui-même peut acquérir dans le vagin un volume considérable et donner lieu à des manifestations cliniques comme aussi à des indications opératoires particulières. Pozzi a donné à cette variété le nom de « polypes énormes ». Enfin, quelquefois, si le pédicule reste court, le polype peut entraîner avec lui la paroi utérine et produire une inversion plus ou moins complète.

Nous avons vu que la muqueuse qui revêt le fibrome pédiculé subissait, dans certains cas, des altérations profondes, qu'elle desquamait et pouvait s'ulcérer. Si la muqueuse utérine et la muqueuse vaginale subissent en des points correspondants des lésions semblables, les deux plaies peuvent s'unir, et le polype contracte alors des adhérences secondaires capables de rendre les interventions opératoires plus difficiles.

5° Lésions concomitantes ou secondaires. — Chez les fibromateuses, l'appareil génital tout entier, et aussi certains viscères tels que le cœur, le rein et le foie présentent des

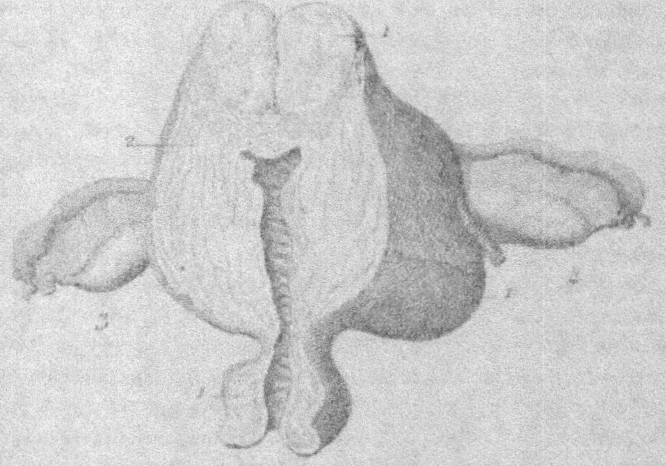

Fig. 151.

Fibromes multiples avec hypertrophie de la paroi utérine.

1, 1, 1, noyaux fibromateux. — 2, paroi utérine hypertrophiée. — 3, 4, annexes.

lésions d'ordre divers et dont l'importance clinique peut devenir considérable.

L'utérus est le siège des modifications les plus notables, et parmi ces modifications, certaines sont manifestement liées à la présence et aux modalités diverses du fibrome, alors que d'autres semblent en être indépendantes. Ces dernières se rencontrent dans toute leur pureté dans les utérus ne contenant que peu de fibromes de faible volume et semblent appartenir en propre, non point à l'utérus fibromateux, mais à ce que nous nommerons avec CLAISSE, l'utérus fibrogène.

La paroi musculaire présente une hypertrophie plus ou moins marquée, elle est souvent molle, congestive, avec des vaisseaux abondants et dilatés. L'utérus est augmenté dans toutes ses dimensions et sa cavité, légèrement agrandie, mesure de 7 et demi à 8 centimètres, quelquefois plus. GUYON a donné à cette hypertrophie le nom de « grossesse fibreuse ».

Les lésions de la muqueuse ont été étudiées par GUSSEROW, VON CAMPE, WYDER, SCHMALL, UTER, SEMB, ROBATSSOW en Allemagne, par MARCHESI et RIZZETI en Italie, et, en France, par mon élève ROCHE. Le type primitif de ces lésions est une hypertrophie généralisée du stroma et surtout des glandes, sans altération notable des éléments anatomiques ; les vaisseaux capillaires sont le plus souvent normaux. Rien, dans ces lésions, ne manifeste l'influence de l'inflammation septique et ROCHE les a classées parmi les « pseudo-métrites ». Ce type anatomique primitif est souvent altéré dans sa forme. Au voisinage des noyaux fibromateux la muqueuse s'atrophie, surtout aux dépends de ses glandes : WYDER et SCHMALL insistent tout particulièrement sur cette atrophie dont, toutefois, on ne saurait faire une loi absolue. Enfin, l'infection septique peut venir modifier ce type primitif et lui imprimer son cachet propre sans qu'on puisse dire que ces fibromateuses soient spécialement prédisposées aux métrites vraies.

Du fait de l'existence du fibrome, l'utérus subit des déformations et des déplacements parfois considérables. Suivant la région où naît la tumeur et les hasards de son développement il peut être attiré en haut, refoulé en bas, repoussé à droite, à gauche, en arrière, en avant, en un mot, subir toutes les déviations possibles. Dans un grand nombre de cas, ces déviations s'accompagnent de déformations marquées : agrandissement, irrégularités, torsion, enroulement, etc.

Les grosses tumeurs abdominales ont surtout pour résultat d'allonger l'utérus, de l'élever vers l'abdomen ; les polypes volumineux le dilatent, le déforment plus ou moins irrégulièrement ; les fibromes sous-séreux le déplacent, habituellement, plus qu'ils ne le déforment ; cependant, ils entraînent souvent de véritables torsions de l'utérus sur son axe surtout lorsqu'ils sont implantés près des cornes utérines (EMILIO FERRONI).

Toutes ces modifications de forme et de volume, jointes à l'hypertrophie propre de l'utérus, produisent habituellement une déformation et un agrandissement plus ou moins marqués de la cavité utérine. L'existence des fibromes volumineux n'entraînant aucun agrandissement de cette cavité est exception-

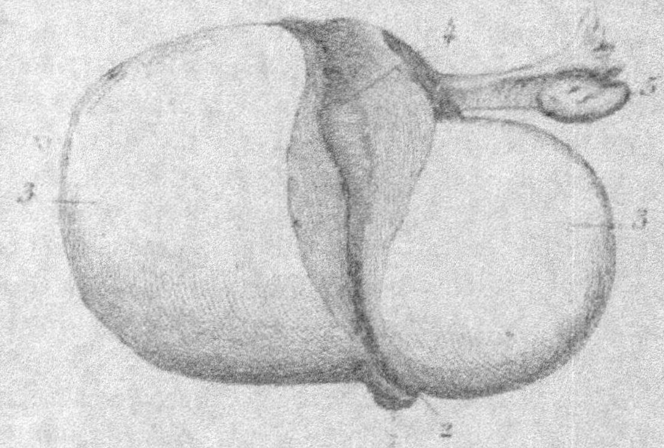

Fig. 152.

Fibrome avec grande déformation de la cavité utérine.

1, col. — 2, orifice cervical. — 3, fibromes interstitiels. — 4, cavité utérine.
5, annexes.

nelle. Cet allongement, tantôt petit, tantôt considérable, peut atteindre 12, 15, 18 centimètres et même plus. Quand il peut être constaté par le cathétérisme, il constitue un signe diagnostique important.

Les lésions des annexes ont été étudiées dans leur ensemble par Gnéco, M. DIXON-JONES, CONSTANTIN DANIEL (*Rev. de Gyn. et de chir. abd.*, 1903) et par DEVAUX. POPOFF et d'ANNA ont étudié séparément les lésions tubaires ; quant aux modifications de l'ovaire, elles ont été décrites par POPOFF, BULIUS, POMPE VAN MEERDERWOORT et par mon élève ROCHE dans sa thèse inaugurale.

Les trompes paraissent souvent normales, ou bien allongées et comme étirées lorsque les fibromes ont notablement élevé le fond de l'utérus. Microscopiquement, elles présentent une hypertrophie plus ou moins marquée de leurs franges avec, parfois, un léger degré de salpingite catarrhale (MAYERHOFER-POPOFF). Cette hypertrophie de la muqueuse peut déterminer l'oblitération de la portion interstitielle, produite, d'autres fois, par coudure ou par compression (GRÉCO). Si les trompes ont été infectées on trouve, en coïncidence avec le fibrome, toutes les lésions salpingiennes, possibles : pyosalpinx, hydrosalpinx, hématosalpinx. TARNIER et Mme HENRY considéraient même la grossesse tubaire comme plus fréquente chez les fibromateuses.

Le type primitif des lésions de l'ovaire est caractérisé, d'après ROCHE, par une augmentation plus ou moins considérable du volume de l'organe due à l'infiltration œdémateuse du stroma et aussi à l'augmentation numérique et à la dilatation des vaisseaux. L'ovaire des fibromateuses semble être le siège d'une activité fonctionnelle exagérée; les follicules adultes (kystes folliculaires, micro-kystes) y sont en grand nombre et, pour un âge donné, les follicules primordiaux sont moins nombreux que normalement; par contre, il existe un plus grand nombre de cicatrices folliculaires (corpora fibrosa). Dans ces ovaires, tous les éléments nobles, follicules primordiaux, follicules murs, corps jaunes, sont normaux histologiquement.

L'infection septique, transmise surtout par la voie péritonéale, vient souvent altérer ce type primitif. Le plus fréquemment atténuée et chronique d'emblée, elle détermine des scléroses d'intensité variable, à point de départ périphérique; l'ovaire devient « scléro-kystique », puis uniquement scléreux.

Dans de rares cas, une infection aiguë peut produire de la suppuration ovarienne (JACOBS).

Certains fibromes provoquent aussi des troubles de voisinage, et en particulier des troubles de compression dans tous les organes contenus dans le bassin. Ce sont les organes urinaires qui subissent les plus importants. L'*urètre* peut être comprimé, tordu, étiré, si la vessie est déplacée. La *vessie* peut être comprimée, déviée, refoulée sur les parties latérales. Certains fibromes, devenus abdominaux, l'entraînent avec eux, l'élèvent, l'attirent, elle peut alors être étalée au-devant de la tumeur. On la trouve, aussi, élevée par le déplacement en haut du cul-de-sac péritonéal antérieur dans certaines tumeurs intra-ligamentaires. Il est toujours nécessaire de rechercher avec soin sa situation, pour ne pas la blesser au cours des opérations. La *compression des ure-tères*, produite surtout par les gros fibromes pelviens, entraîne des lésions graves de l'appareil urinaire : hydro-néphrose, pyélite, pyélonéphrite, néphrite secondaire, etc. Ces altérations, signalées en 1849 par Murphy, ont été bien *étudiées depuis*, prin-cipalement par Pozzi (*Annales gynécologiques*, 1884) et par Hubert (thèse Bordeaux, 1898) et dernièrement par A. Vénot (Congrès d'Alger, avril 1907). Leur connaissance est très importante au point de vue opératoire.

La compression du *rectum* produit de la constipation et parfois de l'occlusion intestinale. Cette dernière complication a été étudiée dans la thèse de mon élève Mazet (Bordeaux, 1907), qui a démontré que cette occlusion pouvait avoir plusieurs mécanismes. Elle provient tantôt de la compression directe du rectum par le fibrome, tantôt de l'étranglement d'une anse grêle entre un fibrome pelvien et la paroi du bassin, tantôt par la torsion ou la compression de l'intestin par des brides et des adhérences au niveau du fibrome. La compression des gros *vais-seaux*, et en particulier des *veines*, peut occasionner des œdèmes des membres inférieurs, des phlegmatia, des thromboses locales quelquefois compliquées d'embolie pulmonaire. Ces lésions ont été bien décrites par Legrand (thèse Paris, 1879) et par Henri Bastard (thèse Paris, 1882).

Enfin, certains organes peuvent subir, de par le fait de l'exis-tence des fibromes, des altérations importantes. Bantock a vu le foie gros chez certaines myomateuses, et attribue cette lésion à leur tumeur.

Le cœur est souvent lésé aussi dans les gros fibromes. L'hy-pertrophie, avec ou sans dilatation des cavités cardiaques, et souvent altération de la fibre musculaire, peut-être parfois le résultat des lésions rénales, mais peut aussi exister en dehors d'elles (Sébileau). Ultérieurement, on peut observer deux formes d'altérations de la fibre cardiaque : *l'altération graisseuse*, *l'atrophie brune du myocarde* (HOFMEIER).

§ 2. — ÉTIOLOGIE

Les fibromes utérins sont des tumeurs fréquentes, plus, même, que la clinique ne le révèle, puisque certains restent silencieux toute la vie. NONAT et BAYLE ont donné dans leur statistique le chiffre 1 sur 5 femmes. POLLOCK croit, au contraire, qu'on en rencontre à peine une fois sur 100 femmes. KLOB pense qu'il en existe chez 40 p. 100 des femmes après cinquante ans. De ces chiffres divers nous pouvons retenir ce fait qu'ils sont très fréquents.

Ils naissent toujours après la puberté et avant la ménopause, ils auraient leur maximum de fréquence entre vingt et cinquante ans. La race nègre y serait particulièrement prédisposée (GAILLARD-THOMAS, DEMARQUAY).

L'état physiologique de la femme ne paraît avoir aucune influence bien établie. On les trouve aussi bien chez des vierges, que chez des mères de famille, ou des femmes restées stériles.

La stérilité, que l'on a parfois regardé comme une cause, est plus souvent une conséquence des fibromes. PROCHNOWICK pensait que la syphilis, la malaria, la fièvre typhoïde avaient une action pathogénique, cela n'a pas été prouvé. Il en est de même de la subinvolution utérine post-puerpérale invoquée par FEHLING.

Enfin, l'hérédité, signalée par WINCKEL, ENGSTRÖM, paraît jouer un certain rôle. Pour ma part, je connais plusieurs cas de fibromes héréditaires, c'est-à-dire de mères et de filles atteintes successivement de fibromes. Dans cette influence de l'hérédité on peut voir, avec VERNEUIL et RICARD, la manifestation d'une véritable diathèse néoplasique qui, pour BACHELOT, se confondrait avec la grande diathèse neuro-arthritique.

§ 3. — SYMPTÔMES

Les fibromes utérins présentent deux ordres de symptômes : des symptômes fonctionnels, qui sont à peu près les mêmes dans toutes les variétés, et des signes physiques qui varient avec les formes cliniques de la tumeur. Il faut noter, cependant, qu'un assez grand nombre de fibromes, même assez développés, ne donnent jamais lieu à aucune manifestation clinique.

1° Signes fonctionnels. — Les signes fonctionnels sont des *hémorragies utérines*, des *écoulements, leucorrhéiques* ou *hydrorrhéiques*, et des *douleurs*. On peut y joindre les *troubles de compression*.

a. *Hémorragies*. — L'hémorragie utérine est souvent le premier et parfois le seul symptôme des fibromes utérins. Elle débute par de simples *ménorrhagies*; les règles sont plus abondantes et plus longues; l'écoulement est tantôt lent et prolongé, tantôt rapide et copieux; parfois des règles, très fortes au début, se prolongent longtemps sous forme d'un simple suintement. Quel que soit leur type, elles peuvent durer dix, douze, quinze, jours et plus. La quantité de sang perdue peut être considérable; il est d'ordinaire très pur, très coloré, liquide, mais il se mélange souvent de caillots de volume et d'aspect variables, qui se forment soit dans le vagin, soit dans la cavité utérine. Dans ce dernier cas, leur expulsion est souvent accompagnée de coliques.

D'habitude, au bout d'un certain temps, à ces ménorrhagies s'ajoutent des *métrorrhagies*, accidentelles et irrégulières au début, mais devenant souvent habituelles. L'écoulement se montre à la moindre occasion, secousse, effort, fatigue, émotion, etc. La malade peut arriver ainsi à perdre du sang presque continuellement, et elle ne sait plus distinguer les règles des autres hémorragies.

Souvent, surtout à la période ménorrhagique, un peu avant la perte, la malade se sent gonflée, ballonnée, sa tumeur est plus lourde et semble plus grosse, la marche devient difficile, la nervosité excessive. L'écoulement sanguin fait disparaître tous ces phénomènes.

Ces hémorragies peuvent devenir très graves; elles produisent une anémie et une cachexie spéciales, mais elles ne sont, pour ainsi dire, jamais mortelles. On ne cite guère qu'un cas de mort.

celui de Duncan, dans lequel il existait une rupture d'un sinus utérin.

L'hémorragie n'est pas absolument constante et Bouilly la considérait comme d'autant plus importante que la tumeur fibreuse est plus voisine de la muqueuse utérine. Ajoutons que cette loi n'a rien d'absolu.

Le sang ne provient pas de la tumeur elle-même, sauf certains cas d'ulcérations, de polypes, mais du muscle utérin congestionné à l'excès et de la muqueuse. Cette congestion et ces hémorragies exagérées dans leur fréquence, leur abondance et leur durée peuvent être rattachées à la suractivité fonctionnelle de l'ovaire. On s'explique ainsi la disparition de ce symptôme après la ménopause naturelle ou artificielle.

b. *Leucorrhée.* — La leucorrhée qui accompagne les fibromes ne présente rien de particulier : c'est l'écoulement muqueux ou muco-purulent ordinaire des endométrites, avec ses colorations et sa quantité variables.

Quelquefois, on observe, en outre, un écoulement aqueux abondant, *hydrorrhée intermittente* signalée par Nonat en 1844, bien étudiée par Trélat dans ses cliniques, par Mlle Coutzarida et par Nègre (thèse de Bordeaux, 1893).

Cet écoulement, qui survient le plus souvent sans signe prémonitoire, peut se montrer aussi bien la nuit que le jour, pendant la marche qu'au repos. Le plus souvent, la malade se sent brusquement inondée ; la perte peut être soudaine et très courte, parfois au contraire, elle est continue pendant quelques heures. L'hydrorrhée peut se montrer en dehors de la période cataméniale, mais, d'habitude, elle est en rapport avec les règles, et se produit soit pendant les quelques jours qui les précèdent, soit, de préférence, pendant les cinq ou six jours qui les suivent.

La quantité du liquide est très variable : elle peut aller jusqu'à un litre à peu près, en une fois. Quand ces pertes se répètent pendant plusieurs jours de suite, le liquide peut atteindre une grande quantité. Le volume de la tumeur ne paraît avoir aucune influence sur la production de l'hydrorrhée.

Le liquide est presque toujours très aqueux, incolore ou citrin, il est parfois plus épais, gommeux, et même sanguinolent :

exceptionnellement, il peut contenir des concrétions fibrineuses (cas observé chez une malade). Il est inodore. Très riche en albumine, il se coagule en masse par l'acide azotique.

L'hydrorrhée se constate surtout dans les fibromes interstitiels, quelquefois dans les sous-muqueux. HÉGAR et NÉGRIER en font une hypersécrétion pathologique des glandes utérines. CHASSIGNAT une lymphorragie venant de la muqueuse. Dans quelques cas exceptionnels, le liquide a pu provenir d'un hydro-salpinx se vidant dans l'utérus (DUBOURG et PÉAN).

c. *Douleurs.* — Les douleurs constituent le symptôme fonctionnel le moins constant, car il est un assez grand nombre de fibromes qui ne donnent jamais lieu à aucune douleur. Quand elles existent, elles sont variables de caractère et de nature.

Certains fibromes, et en particulier ceux qui sont très volumineux, donnent lieu à des tiraillements douloureux, des sensations de pesanteur, de gêne mécanique et amènent même de véritables névralgies lombo-abdominales.

Il existe aussi des tumeurs qui paraissent douées d'une sensibilité spéciale, et qui sont douloureuses par elles-mêmes. Un examen détaillé semble localiser souvent ces douleurs, soit dans l'ovaire, soit dans le cul-de-sac postérieur du péritoine. L'intégrité de ces organes, constaté opératoirement, permet d'accepter avec QUÉNU la sensibilité spéciale du fibrome, tout en accordant que ces faits sont très rares. D'ordinaire, en effet, les tumeurs fibreuses ne sont pas sensibles.

Les fibromes sous-muqueux, et en particulier les polypes, donnent lieu à de véritables coliques utérines, à des douleurs expulsives dues à la contraction du muscle utérin faisant effort pour chasser le polype contenu dans sa cavité. De même que les tiraillements et les névralgies, ces contractions douloureuses sont plus marquées pendant les périodes des règles.

Il faut signaler, ensuite, les douleurs dues à la compression des organes pelviens, et en particulier des branches du plexus sacré qui causent, chez quelques malades, de véritables névralgies. Ces douleurs par compression sont au maximum, dans les fibromes pelviens sous-ligamentaires, ou bien dans ceux qui sont, par leur volume, enclavés dans la ceinture osseuse du pelvis.

Enfin, dans bon nombre de cas, les douleurs sont dues aux annexites secondaires qui accompagnent les fibro-myomes. Ce serait, pour Boully, la cause peut-être la plus fréquente des douleurs dans cette maladie.

2° Troubles de compression. — Nous avons déjà vu que, bien souvent le développement du fibrome dans la cavité pelvienne ne pouvait se faire sans produire des compressions des organes pelviens, *vaisseaux, nerfs*, et surtout *viscères*. Comme nous l'avons déjà dit, ces signes sont au maximum dans les tumeurs incluses dans les ligaments larges ou enclavées dans le bassin.

Les compressions des nerfs produisent des douleurs localisées, de véritables névralgies, surtout dans le sciatique, mais jamais de paralysie vraie.

Les compressions des vaisseaux donnent lieu à des œdèmes localisés principalement dans les jambes, à des hémorroïdes, des varices, des phlegmatia alba dolens, de la thrombose veineuse, étudiée par Bastard 1882, qui siège surtout dans le membre inférieur gauche. Cette thrombose s'est terminée parfois par la mort à la suite d'embolies (Duguet, Bastard, Levrat).

Parmi les compressions viscérales, les plus importantes sont celles des organes urinaires.

L'urètre et le col de la vessie peuvent être comprimés par des fibromes enclavés ou pelviens, de gros polypes et aussi par de petites tumeurs amenant de la rétrodéviation. Cette compression, d'abord intermittente au moment des règles, peut devenir continue. Elle produit de la dysurie, de la cystalgie avec pollakiurie, parfois de la cystite, surtout après le cathétérisme, et de la rétention d'urine. Ce dernier symptôme est souvent le premier signe d'un fibrome, ignoré jusque-là. Dans les rétentions complètes, le développement de la vessie a pu en imposer pour un kyste ovarique.

La compression des uretères, signalée par Meaux 1849, étudiée par Pozzi, en 1884, et expérimentalement par Hubert (thèse de Bordeaux 1898) amène des lésions rénales graves qui deviennent, quand elles sont méconnues, une cause fréquente de morts post-opératoires (Pozzi).

La compression unilatérale ou bilatérale, produite contre les parois pelviennes par les gros fibromes pelviens et pelvi-abdominaux, produit des lésions rénales déjà étudiées et qui se révèlent surtout par de l'albuminurie. Celle-ci peut manquer (observations de Hanot, Fourestier, Berthod) ; quand elle existe, elle peut être due soit à une congestion rénale passagère produite par la compression incomplète de l'uretère (expérience de Hubert), soit à des lésions rénales confirmées, suite ordinaire des compressions prolongées. Dans son rapport déjà cité du Congrès d'Alger (1907), A. Venot a démontré, qu'à côté de lésions rénales indiscutablement dues à la compression des uretères, il peut en exister aussi d'autres qui ne reconnaissent pas cette cause, qui sont préexistantes dans certains cas, ou qui ont des pathogénies spéciales : intoxication digestive (Delagénière), action toxique particulière due à l'anémie hémorrhagique (Webster), action d'une sécrétion ovarienne pathologique (Fick). — Ces hypothèses méritent d'être mieux confirmées ; mais elles permettent d'affirmer que la compression de l'uretère n'est pas la cause unique des lésions rénales au cours des fibromes.

Chimiquement, les deux albuminuries congestive ou brightique n'ont aucun caractère distinctif. Aussi, le diagnostic exact des lésions rénales doit se faire à l'aide des autres signes du brightisme et de l'urémie (douleurs de tête, vertiges, troubles cardiaques, œdème, etc.) et de l'examen très détaillé des urines (abondance, urée, pus, recherches des cylindres, etc.). Les lésions rénales confirmées constituent une contre-indication opératoire. Si, au contraire, l'albuminurie est purement fonctionnelle, elle devient une indication précise de l'intervention.

La compression de l'*intestin*, et en particulier du *rectum*, fréquente dans les tumeurs pelviennes, produit de la constipation, des hémorroïdes, de la coprostase pouvant entraîner une sorte d'intoxication par résorption des matières (*coprémie* de Barnes).

Dans certains cas, cette compression peut aller jusqu'à l'occlusion intestinale et amener ainsi la mort de la malade.

Parmi les troubles secondaires des fibromes, il faut noter les *troubles cardiaques*. Les lésions du cœur dans les fibromes signalées par Hofmeier en 1884, étudiées depuis par Fehling, Dower, Fenwick, Sebileau, sont de diverses natures.

Elles sont dues à l'augmentation de pression causée par le développement des fibromes, aux lésions rénales, à l'anémie.

Toute tumeur abdominale, en augmentant la pression vasculaire peut réagir sur le cœur. Aussi, les fibromes peuvent exagérer les lésions existantes ou en créer de nouvelles, soit par eux-mêmes, soit à la suite des lésions rénales. D'autre part, nous savons qu'ils entraînent certaines dégénérescences de la fibre cardiaque. Ces lésions se traduisent par des palpitations, des essoufflements faciles, de l'oppression, un affaiblissement des bruits du cœur et aussi par des bruits de souffle divers.

L'auscultation du cœur doit donc toujours être faite avec soin, car ces lésions sont d'un pronostic grave en elles-mêmes et au point de vue opératoire.

3° **Signes physiques**. — Les signes physiques, qui seuls permettent de faire le diagnostic des fibromes, ainsi que nous le verrons plus loin, peuvent se ranger en trois groupes : les *caractères physiques de la tumeur*, les *rapports avec l'utérus*, les *modifications de la cavité utérine*.

a. *Caractères physiques de la tumeur.* — Les caractères physiques de la tumeur, sa forme, son volume, sa consistance, sont étudiés à l'aide des différents modes d'exploration gynécologique. L'inspection abdominale ne peut donner des renseignements que dans les cas de tumeurs volumineuses susceptibles de soulever ou de déformer la paroi du ventre.

La palpation, seule et ensuite combinée avec le toucher vaginal, permet de connaître la forme, le volume exact et la consistance du fibro-myome. La forme et le volume varient beaucoup avec les différents types cliniques que nous étudierons au diagnostic. La consistance est ordinairement dure, solide, très résistante. Parfois cependant, elle peut être très ramollie, et il est permis de se demander s'il existe ou non de la fluctuation. Si, quelquefois, le ramollissement donne lieu à de la fausse fluctuation, dans les fibromes kystiques on peut constater de la fluctuation véritable.

Enfin, la percussion, quand elle est possible, indique toujours une matité absolue de la tumeur, souvent entourée par la sonorité intestinale. L'auscultation peut parfois permettre d'y entendre des souffles.

Ces explorations physiques doivent être faites surtout en dehors de la période des règles, car celles-ci amènent souvent des changements de volume et même de consistance qui peuvent entraîner des erreurs.

b. *Rapports avec l'utérus.* — Les rapports de l'utérus avec la tumeur sont souvent difficiles à apprécier justement. Ils se constatent à l'aide du toucher vaginal et surtout de la palpation bi-manuelle.

Ils varient avec les différents types cliniques. Il faut, sous ce chef, étudier non seulement les déviations et déplacements imprimés par la tumeur à l'utérus, mais aussi les connexions du fibrome et de la matrice. Dans la plupart des cas, la transmission à la tumeur des mouvements imprimés à l'utérus, et réciproquement, constitue un signe important.

Dans certains cas, le toucher rectal est nécessaire pour préciser ces notions.

c. *Modifications de la cavité utérine.* — Le cathétérisme utérin, très important ici, est un mode d'exploration qui ne doit jamais être négligé pour étudier les *modifications de la cavité utérine.* Il n'est pas toujours possible à cause des irrégularités de forme imprimées à l'utérus, de la saillie de noyaux fibromateux dans sa cavité. Dans les cas difficiles, l'emploi de cathéters à courbure choisie ou de cathéters flexibles peut rendre des services. Le cathétérisme doit être pratiqué avec les précautions antiseptiques les plus absolues, la plus grande prudence et la plus grande douceur, pour éviter les blessures de la muqueuse, source possible d'infection.

Presque toujours, il indique un allongement de la cavité utérine, tantôt petit et peu significatif, tantôt considérable. La cavité peut atteindre 10, 12, 15 centimètres et même plus. Cet agrandissement utérin est un signe très important, il ne manque presque jamais, sauf dans certains fibromes pédiculés sousséreux.

Dans les polypes, le cathétérisme peut quelquefois, mais c'est rare, permettre de circonscrire le pédicule et de préciser son point d'insertion.

Dans les fibromes petits, douteux, on peut, après dilatation préalable, pratiquer, avec l'abaissement de la matrice, un toucher intra-utérin qui permet de déceler les minuscules tumeurs non perceptibles par les autres moyens d'exploration physique.

§ 4. — MARCHE

La marche des fibromes est éminemment variable. Nous savons déjà que bon nombre d'entre eux restent petits, stationnaires, sans jamais donner lieu à aucun signe et sont découverts à l'autopsie, sans que rien les ait fait soupçonner pendant la vie.

Leur marche est irrégulière. Elle est souvent lente, leur développement se fait alors progressivement pendant des années, tantôt régulier, tantôt irrégulier et par poussées. Parfois, au contraire, ils affectent une marche très rapide, *galopante* (Pozzi). Ils emportent souvent alors la malade par anémie hémorragique, cachexie rapide ou bien à la suite de phénomènes de compression graves.

Enfin, bien des fois, au moment de la ménopause, leur développement s'arrête ; ils s'atrophient plus ou moins complètement, et leurs signes fonctionnels, les hémorragies surtout, cessent.

Malheureusement, dans certains cas, la ménopause ne les arrête pas ; quelquefois même, elle semble leur donner un coup de fouet.

Leur marche peut aussi être modifiée par quelques circonstances accidentelles. La grossesse, quand elle survient, car souvent le fibrome est une cause de stérilité, imprime, pendant sa durée, un coup de fouet à la tumeur qui s'hypertrophie. Après l'accouchement, tantôt elle s'atrophie et peut disparaître, d'autres fois, après une sorte de sub-involution, elle continue son développement. Certaines transformations ou dégénérescences peuvent aussi amener des modifications dans l'évolution des fibromes. Les dégénérescences *fibreuses et calcaires* provoquent un arrêt de développement avec induration spéciale, parfois un peu d'atrophie. Les *transformations œdémateuses* et *myxomateuses* causent un développement rapide, entraînent des troubles de compression avec un ramollissement assez marqué de la tumeur ; les *transformations kystiques*, des phénomènes d'accroissement et de ramollissement encore plus considérables. Enfin, les *dégénérescences sarcomateuses* entraînent une évolution très rapide avec ramollissement, mais aussi des phénomènes de malignité nets et précoces et souvent des accidents de généralisation.

L'étude clinique de toutes ces dégénérescences est encore très incomplète, et leur diagnostic reste souvent tout à fait incertain.

D'ailleurs, la marche du fibrome peut être aussi très modifiée par la production de complications diverses. Nous avons déjà signalé les accidents rénaux et leur mécanisme, les obstructions intestinales, les thromboses et les embolies pulmonaires. Nous n'y reviendrons pas.

Nous devons étudier ici les adhérences, l'ascite, les phénomènes de suppuration et de sphacèle.

Les adhérences, toujours inflammatoires, qui s'établissent entre le fibrome, la paroi abdominale, l'intestin, l'épiploon, etc., se révèlent par des douleurs et des poussées de péritonite plus ou moins accentuées.

L'*ascite* est rare. Elle s'observe surtout avec les tumeurs très mobiles. Elle devient sanguinolente dans les transformations malignes.

L'inversion utérine peut accompagner l'élimination de certains polypes (voy. Inversion). Quelques-uns même, chez des vieilles femmes surtout, peuvent amener des prolapsus génitaux.

Les *phénomènes d'inflammation et de gangrène*, qu'il n'est pas possible de séparer cliniquement, résultent d'infections du fibrome à la suite de lésions de la muqueuse et souvent aussi de phénomènes mécaniques d'ischémie. La gangrène est superficielle ou totale. Sous l'influence de ces altérations, la tumeur se ramollit, devient fluctuante, très sensible. Il se produit des écoulements vaginaux purulents et très fétides. La malade maigrit, perd l'appétit, la fièvre s'allume, et il se développe des accidents de septicémie ou de pyohémie qui, le plus souvent, l'emportent, à moins qu'on n'ait réussi à obtenir la guérison par une intervention pratiquée à temps. Parfois, l'élimination spontanée de la tumeur sphacélée, surtout possible dans les tumeurs sous-muqueuses et pédiculées, peut amener une guérison spontanée.

Quand la gangrène occupe un polype apparent au col, on a parfois pu croire à un cancer utérin.

Il faut noter encore parmi les complications du fibrome, la coexistence d'une autre tumeur : ce sont surtout des kystes de l'ovaire et des cancers utérins.

La coexistence des kystes ovariens avec les fibromes, étudiée par EUGÈNE MONOD, ZALUDÈS (thèse de Bordeaux, 1899), n'est pas très rare. Ordinairement, la présence d'un kyste imprime une marche et un développement plus rapides au fibrome utérin préexistant, et devient une indication d'intervention opératoire.

La coexistence du fibrome avec le cancer utérin a été étudiée par BOURGEOIS, DE BOUCAUD, VERSTRAETE et, plus récemment, par PIQUAND (Ann. de Gyn. et d'Obst., 1905). Cette coexistence est fréquente et PIQUAND a pu réunir 137 observations de cancers du col, 179 observations de cancers du corps, coïncidant avec des fibromes. Encore, faut-il considérer que cette coexistence passe souvent inaperçue, parce que le cancer du corps ou du col existe surtout avec de petites tumeurs fibreuses et aussi, parce que la néoplasie maligne est souvent trop étendue, quand les malades viennent consulter, pour permettre un examen détaillé ou une intervention radicale qui feraient faire le diagnostic. (Coexistence des fibromes utérins et d'un cancer du col.)

Dans l'état actuel de nos connaissances sur la fréquence et les causes de cette association néoplasique, nous gardons ce que VERSTRAETE appelle « l'opinion de l'École bordelaise » et ne nous croyons pas autorisé à voir dans le fibrome une cause prédisposante au cancer de l'utérus.

La présence de l'épithélioma est sans influence sur la marche du fibrome ; elle devient une indication opératoire de premier ordre dans les limites où le néoplasme malin est, lui-même, curable.

§ 5. — Terminaison

En dehors de ceux qui restent toute la vie stationnaires, et alors souvent méconnus, les fibromes se terminent par la *guérison* ou par la *mort*.

La guérison se produit de deux façons, par *atrophie* ou par *élimination*.

La disparition totale par atrophie a été signalée en dehors de la grossesse. Elle est absolument exceptionnelle, et parmi les observations citées de DORAN, RIGBY, RAYFER, MOSETIG, DUNCAN, etc., plusieurs sont discutables ; des tumeurs inflammatoires auraient, d'après GUSSEROW, souvent été prises pour des fibromes.

L'atrophie à la suite de la grossesse, signalée par SCHRŒDER, GUSSEROW, DORAN, GUÉNIOT, etc., est, elle aussi, exceptionnelle. Le plus souvent, après l'accouchement, la tumeur continue à évoluer et parfois plus rapidement. Le mécanisme de toutes ces atrophies est encore inconnu.

La disparition totale par atrophie aurait été vue aussi après la ménopause ; celle-ci, cependant, ne produit le plus souvent qu'une atrophie partielle avec transformations fibreuses et disparition de tous les signes fonctionnels.

Cette influence favorable de la ménopause, regardée autrefois comme constante (VERNEUIL, KŒBERLÉ, SPENCER-WELLS, SANGER, etc.), est aujourd'hui très discutée ; elle peut manquer dans un assez grand nombre de cas. Certains chirurgiens (PÉAN, DOYEN, JACOBS, CULLINWORTH, LATWERS, etc.) soutiennent même que la ménopause aurait une influence néfaste, précipitant le développement des fibromes et y produisant des dégénérescences malignes. Cette opinion est inexacte dans sa généralisation. S'il est vrai que les transformations malignes se montrent surtout au voisinage de la ménopause et, le plus souvent, après elle ; il reste démontré que la ménopause, habituellement retardée chez les fibromateuses, amène, dans un assez grand nombre des cas, la guérison clinique de la tumeur. D'autres fois celle-ci continue son évolution après l'âge critique.

L'élimination des fibromes, leur expulsion au dehors est exceptionnelle. Cependant elle ne serait, pour Pozzi, que l'aboutissant d'un effort naturel de l'évolution des fibromes, se traduisant par la pédiculisation sous-muqueuse ou sous-séreuse. C'est dire que cette élimination est plus fréquente dans les tumeurs pédiculées.

On l'observe surtout dans les polypes : le pédicule s'allonge, se rompt, la tumeur mortifiée ou saine est éliminée, pendant un effort un accouchement, quelquefois au cours d'une exploration. Cette élimination s'accompagne parfois de douleurs et d'hémorragies. La même évolution se rencontre chez certaines tumeurs interstitielles, qui rompent leur capsule du côté de la muqueuse et deviennent ainsi cavitaires.

Quelques fibromes pédiculés ou non, mais le plus souvent mortifiés, peuvent aussi être éliminés en se frayant un chemin à travers les parois des viscères creux, intestin, vessie, vagin, ou même à travers les parois abdominales. La perforation est le résultat d'une ulcération produite par une compression prolongée. Fleming, Lisfranc, Demarquay ont vu des fibromes calcifiés tomber dans la vessie où ils ont été pris pour des calculs. Lisfranc en a observé un qui fut éliminé par le rectum. Roux, Larcher, en ont vu qui avaient perforé le vagin. Schroeder, Pozzi ont signalé leur engagement possible dans un sac herniaire et dans un diverticule de la paroi abdominale. Loir, Jacobs ont constaté des perforations de cette paroi. Tous ces cas sont exceptionnels.

Enfin, trop souvent aussi, les fibromes entraînent la mort par les accidents qu'ils provoquent. Celle-ci peut survenir à la suite d'une sorte de cachexie anémique produite par des hémorragies répétées ; par les lésions rénales et l'urémie qu'elles entraînent ; par les lésions cardiaques et l'asystolie ; par des poussées successives de péritonite chronique, par embolie pulmonaire, à la suite de thrombose veineuse ; par la péritonite aiguë, par infection du péritoine à la suite de sphacèle du fibrome ou de rupture de kystes. Cet accident produit aussi une sorte de shock. La mort arrive encore par septicémie à la suite de l'infection et de la gangrène des tumeurs.

§ 6. — DIAGNOSTIC

Le diagnostic des fibromes utérins est en général facile; cependant, dans certains cas, il peut présenter des difficultés très réelles, et quelquefois insurmontables. Quelle que soit l'importance des symptômes fonctionnels, le diagnostic ne peut être fait qu'à l'aide des signes physiques qui fournissent trois notions indispensables : 1° les caractères physiques de la tumeur; 2° les rapports de cette tumeur avec l'utérus; 3° les modifications de la cavité utérine. Plusieurs cas peuvent se présenter. Le fibrome à son début ne forme pas encore de tumeur accessible aux explorations ordinaires et se révèle par des signes de métrite, *type métritique de Pozzi*; ou bien il existe, et c'est le cas de beaucoup le plus fréquent, une véritable tumeur. Celle-ci peut être *vaginale*, *pelvienne* ou *abdominale*. De là, plusieurs catégories de faits qui doivent être examinés tour à tour, car les erreurs à éviter sont variables dans chaque groupe.

1° Fibrome à type métritique. — Dans cette variété, le fibrome, interstitiel ou sous-muqueux, est trop petit pour être perçu par l'examen physique. L'utérus n'est pour ainsi dire pas augmenté de volume, le cathétérisme donne un diamètre normal ou un allongement insignifiant et insuffisant, les symptômes se réduisent à des hémorragies persistantes, régulières ou non. Il n'y a que peu ou pas de leucorrhée et ordinairement pas de douleurs.

L'ensemble des signes est celui d'une *métrite hémorragique* et la distinction entre les deux affections est parfois presque impossible par les moyens ordinaires. Le diagnostic certain ne peut souvent être obtenu que par le toucher intra-utérin, après dilatation préalable, ou même par le toucher bimanuel utéro-abdominal, qui permet de sentir le noyau fibromateux. Le diagnostic devra aussi parfois être fait avec un *début de grossesse* irrégulière, accompagné d'hémorragie, ou avec des *accidents abortifs* : il résultera alors de l'examen détaillé de tous les signes fonctionnels. Naturellement, en cas de grossesse possible, l'exploration directe, et le toucher utérin, devront être évités.

La distinction de ces cas avec le début du *cancer du corps utérin* est souvent fort difficile. Quelquefois, la fétidité de certains écoulements, l'existence de douleurs spontanées ou provoquées et surtout de douleurs à type paroxystique, l'augmentation de volume de l'utérus, permettront de reconnaître le cancer. Le curettage explorateur et l'examen histologique, parfois très délicat, des débris qu'il fournit seront un adjuvant précieux.

2° Fibromes à type vaginal. — Ils comprennent deux ordres de faits : les polypes fibreux et les fibromes du museau de tanche.

Les *polypes fibreux* présentent, on le sait, trois périodes : une période de début, intra-utérine, une période vaginale et, entre les deux, une période d'apparitions intermittentes, qui peut d'ailleurs faire défaut. Les polypes intra-utérins, n'étant pas encore vaginaux, doivent être étudiés avec les tumeurs pelviennes.

Les *polypes à apparitions intermittentes* peuvent être méconnus s'ils ne sont pas examinés au moment opportun, c'est-à-dire au moment où les polypes se montrent, ce qui arrive surtout pendant les règles : l'exploration intra-utérine à l'aide de la dilatation du col complétera le diagnostic.

Les *polypes fibreux vaginaux* sont, d'ordinaire, faciles à reconnaître. Ils forment une tumeur lisse, arrondie ou allongée, dont le pédicule est enserré par les lèvres intactes, mais souvent amincies, du col. Le cathétérisme et le toucher permettront souvent de préciser le point d'insertion de la tumeur.

On peut confondre certains polypes avec l'*inversion utérine*. Mais cette lésion est relativement rare en dehors de l'accouchement, l'utérus inversé est plus rouge, tomenteux, saignant, plus mou ; il aurait une sensibilité spéciale, symptôme inconstant, d'après Gussenow, Guéniot, Denuce. Malgré ces signes, le diagnostic est fourni par les explorations physiques. La palpation bimanuelle, souvent recto-abdominale, montre la présence de l'utérus à sa place normale dans le polype, son absence dans l'inversion. Le cathétérisme révèle la conservation ou l'agrandissement de la cavité utérine dans le polype, sa réduction à un simple sillon circulaire, de profondeur variable, dans l'inversion. Si celle-ci est produite par le fibrome, le diagnostic peut être plus difficile. Outre les signes ordinaires de l'inversion, on constate dans le vagin une tumeur en deux parties : la première le plus souvent inférieure, bosselée ou lisse, dure, insensible, blanchâtre, c'est le fibrome ; l'autre supérieure, rouge, tomenteuse, saignante, sensible parfois, c'est l'utérus. Malgré ces signes, parfois fort peu précis, le diagnostic est souvent très difficile.

Si l'inversion est totale, on ne retrouve pas de bourrelet cervical autour du pédicule, il y en a un au contraire si elle est partielle.

Le diagnostic entre le polype et l'inversion peut être très malaisé en présence de très gros polypes remplissant assez le vagin, pour rendre impossibles le toucher et le cathétérisme. Si, alors, par suite de la résistance de la malade, ou par hypertrophie des parois, le toucher bimanuel est impraticable, souvent le diagnostic ne peut être fait qu'à l'aide d'une exploration sous le chloroforme.

Les adhérences secondaires des polypes enflammés avec la paroi utérine ou la paroi vaginale peuvent en rendre l'exploration très difficile et le diagnostic très incertain (TERRIER) [1].

Les *fibromes* du museau de tanche sont sessiles ou pédiculés. Les premiers forment des tumeurs de volume variable, à bords nettement définis, fermes et élastiques. Ils seront parfois difficilement distingués des *cancers interstitiels* du col qui sont cependant plus irréguliers, plus bosselés, à bords mal définis, infiltrés. Ceux qui sont pédiculés ont l'aspect de tumeurs lisses, élastiques, et ils se continuent avec une seule lèvre du col, point capital. Le doigt explorateur reconnaîtra facilement la lèvre saine et l'orifice cervical libre, ce qui fera le diagnostic et empêchera de les confondre avec un polype ou une inversion.

3° Fibromes à type pelvien. — Sous le nom de fibromes

---

[1] TERRIER et REYNAUD, *Revue de Chirurgie*, Paris, avril 1900, p. 489.

pelviens nous comprenons ceux qui ne dépassent pas la ceinture osseuse du bassin, quel que soit leur volume ou leur situation.

Suivant les rapports que la tumeur affecte avec l'utérus on peut, avec Legueu, distinguer deux cas : ou bien le néoplasme médian fait tellement corps avec l'utérus qu'il semble formé par l'utérus lui-même, augmenté de volume ; ou bien il est plus ou moins franchement latéral, plus ou moins indépendant de la matrice.

a. *La tumeur semble formée par l'utérus augmenté de volume.* — Dans certains cas, l'utérus, plus ou moins agrandi et augmenté de volume a gardé une forme absolument régulière, son corps est volumineux, son col à peu près normal, parfois un peu diminué de hauteur, aminci et un peu entr'ouvert. Il s'agit soit d'un fibrome interstitiel, médian et arrondi, soit d'un fibrome sous-muqueux, ou bien encore d'un polype intra-utérin. Le diagnostic de ces diverses variétés se fait par le cathétérisme, à l'aide de palpations bimanuelles attentives et parfois aussi par le toucher intra-utérin.

Cependant souvent, en face d'une tumeur si régulière, on peut penser à la *possibilité d'une grossesse*, surtout si les métrorrhagies sont peu accentuées. Le ramollissement du col, rare dans les fibromes de ce volume, l'état des seins, les troubles sympathiques, vomissements, etc., la recherche des autres signes fonctionnels, peuvent révéler la gravidité. Maintes fois, le diagnostic précis est impossible, et, comme en cas de grossesse, toute exploration intra-utérine doit être évitée, par peur d'un avortement, il faut laisser au temps le soin de préciser le diagnostic.

Un *avortement* avec retard de subinvolution, peut aussi être confondu avec ces fibromes, car il existe des hémorragies, l'utérus reste volumineux, mou et entr'ouvert. Le plus souvent, la marche des accidents, la fièvre possible, la nature des produits expulsés feront reconnaître l'avortement. Quand ces renseignements manquent, l'erreur peut être facilement commise. La confusion est plus facile avec le *cancer primitif du corps utérin* : fréquemment alors, l'utérus est douloureux au contact, et à l'exploration intérieure, les pertes deviennent fétides, il peut exister des crises douloureuses paroxystiques et la cachexie est rapide. Cependant si l'on a affaire à un polype intra-utérin, sphacélé, le diagnostic peut être très difficile, et l'examen détaillé de chaque signe est nécessaire.

Quand on est en présence d'un petit fibrome interstitiel, de volume variable, mais n'occupant qu'une partie de l'utérus, vers le fond, en avant ou en arrière, on peut facilement le confondre avec une *antéflexion* ou une *rétroflexion* suivant la position du fibrome. L'exploration bimanuelle très attentive, la réduction du déplacement, le cathétérisme et la direction de la sonde utérine permettront ordinairement le diagnostic. Il est plus embarrassant quand les déviations coexistent avec un petit fibrome du fond utérin. Il faut ajouter aux modes d'exploration précédents, la palpation abdominale du fond utérin, pendant que le cathéter est dans la cavité utérine manœuvre qui permettra, dans quelques cas, une appréciation précise de la tumeur.

b. *La tumeur est développée à côté de l'utérus.* — Les fibromes pelviens comprennent des fibromes latéraux ou irréguliers dont le volume n'est pas encore suffisant pour qu'ils soient devenus abdominaux ou bien des fibromes intra-ligamentaires, sous-péritonéaux, ou enclavés. La plupart de ces tumeurs donnent de bonne heure naissance à des troubles de compression très marqués. Leur diagnostic est souvent facile.

Cependant, dans un assez grand nombre de cas, il n'en est pas ainsi. Les affections qui peuvent être confondues avec eux sont les ovaro-salpingites, les kystes ovariques petits et surtout les kystes para-ovariens, l'hématocèle, les grossesses extra-utérines.

Les *salpingites* se distinguent surtout parce qu'elles sont souvent bilatérales, plus molles, moins tendues, moins bien limitées, douloureuses. Elles peuvent être adhérentes à l'utérus, mais on trouve souvent un sillon de séparation entre les deux organes ; enfin, elles présentent des poussées fébriles, et ne produisent pas d'allongement de la cavité utérine. La fièvre, le cathétérisme, la sensibilité sont les principaux éléments de diagnostic. D'ailleurs, le fibrome est plus dur, plus irrégulier, plus bosselé, il fait davantage corps avec l'utérus, et il produit un allongement important de la cavité utérine.

Les *kystes ovariques* et les *kystes para-ovariques* ne sont guère confondus avec les fibromes que lorsqu'ils sont immobilisés, adhérents ou inclus, très tendus, qu'ils amènent des troubles de compression pelvienne. Le diagnostic est alors, parfois, très difficile avec les fibromes intra-ligamentaires et inclus. Dans les deux cas la tumeur semble se développer dans le plancher pelvien et y prendre une adhérence extrême. Cependant, en général, les kystes sont plus réguliers, plus rénitents, parfois fluctuants. L'utérus est refoulé par le kyste et en paraît plus ou moins indépendant, sa cavité n'est pas agrandie, il est rarement hémorragique. Dans le cas de fibrome, la tumeur moins régulière est plus dure, elle fait davantage corps avec l'utérus, qui est agrandi, et qui est souvent le siège d'hémorragies importantes.

Lorsqu'il s'agit de fibromes œdémateux ou kystiques du ligament large, le diagnostic devient à peu près impossible et, dans les cas rapportés par Struonecker, le diagnostic avant l'opération a presque toujours été : kyste de l'ovaire.

Un fibrome enclavé dans le Douglas peut être facilement confondu avec une *hématocèle* ancienne. La brusque production des accidents est en faveur de l'hématocèle, mais non d'une façon absolue, car Leguer a vu un fibrome produire brusquement des douleurs et des pertes. La consistance dure des vieilles hématocèles, leur adhérence possible à l'utérus peuvent en imposer pour un fibrome. La limitation exacte de la tumeur, facile dans le fibrome, difficile dans l'hématocèle qui reste souvent un peu diffuse, peut constituer un bon signe diagnostic. Dans les cas difficiles, l'observation prolongée peut éclaircir les doutes, car, à la longue, le fibrome se développe et l'hématocèle tend à diminuer et à disparaître.

La *grossesse extra-utérine* est souvent d'un diagnostic très délicat, lorsque le kyste fœtal est adhérent à l'utérus, dur, et qu'il donne lieu à des hémorragies. Cependant, la tumeur ne fait pas corps avec l'utérus comme le fibrome, on observe fréquemment du ramollissement du col, souvent aussi un faux travail ou l'expulsion d'une caduque, et enfin les signes sympathiques de la grossesse. De plus, la grossesse ectopique se développe plus rapidement, d'ordinaire, que les fibromes. Enfin, Pilliet aurait pu retrouver, au microscope, dans les caillots hémorragiques provenant de la grossesse tubaire, des villosités choriales.

Dans quelques cas, des restes de pelvi-péritonite, de cellulites, des foyers localisés de péritonite tuberculeuse, en un mot, des *exsudats inflammatoires* péri-utérins ont pu être confondus avec des fibromes : surtout, quand il y a, en même temps, un utérus un peu gros, infecté, facilement hémorragique. Ce n'est que par l'étude soignée des antécédents, et une exploration physique très attentive que l'on évitera l'erreur, d'ailleurs assez fréquente. C'est à ces exsudats pris pour des fibromes qu'il faut, d'après GUSSEROW, attribuer un certain nombre des observations de disparition spontanée des tumeurs fibreuses.

4° Fibromes abdominaux et pelvi-abdominaux. — Parmi les fibromes abdominaux, il existe deux catégories : tantôt il s'agit de fibromes pelvi-abdominaux, tantôt de tumeurs exclusivement contenues dans l'abdomen.

Dans le premier cas, la tumeur, en partie abdominale, en partie pelvienne, est formée par des fibromes interstitiels plus ou moins volumineux, partiellement inclus dans le ligament large ou tout à fait libres. Le diagnostic en est, en général, assez facile, car habituellement le tableau symptomatique est assez complet.

Les tumeurs purement abdominales comprennent tantôt des myomes interstitiels, inclus ou non dans le ligament large, mais ayant gagné l'abdomen, parce que leur volume est trop gros pour qu'ils puissent encore être contenus dans le bassin, ou bien des cystofibromes, ou des fibromes pédiculés sous-séreux insérés au fond de l'utérus et par suite abdominaux dès leur naissance.

Dans les deux cas, les erreurs de diagnostic peuvent souvent être faites, surtout quand le tableau clinique est incomplet et imprécis. D'ailleurs, les signes les plus importants, au point de vue de ce diagnostic, sont les *caractères physiques* du fibrome. Celui-ci perd parfois sa consistance ferme et montre un ramollissement qui peut aller jusqu'à de la pseudo-fluctuation, ou bien il est lisse, arrondi, régulier au point de ressembler à une tumeur liquide. La transmission des mouvements de l'utérus à la tumeur d'habitude très nette, est parfois très difficile à juger surtout dans les tumeurs pédiculées sous-séreuses, elle peut même faire défaut. Enfin, l'élévation de l'utérus vers l'abdomen constitue aussi un bon signe diagnostique.

Dans les deux cas, les fibromes sont surtout confondus avec la *grossesse* ou avec les *kystes de l'ovaire*.

Quand il s'agit de très grosses tumeurs interstitielles la confusion avec la *grossesse* ne peut se faire qu'avec une grossesse avancée, et, à ce moment, l'examen attentif de tous les signes, et en particulier la recherche des signes de certitude, nécessaire seulement dans les cas de grossesse à marche irrégulière, devra permettre de préciser le diagnostic. L'erreur est plus facile à commettre quand il s'agit de tumeurs peu développées, de volume moyen, à une époque où les signes de certitude sont encore incertains ou n'existent pas. Il peut se faire alors, surtout si la grossesse se développe avec des hémorragies, que le diagnostic soit extrêmement difficile à poser.

Il existe des cas d'erreurs relativement assez nombreux. J'ai observé un cas dans lequel plusieurs chirurgiens et accoucheurs avaient conclu à un fibrome utérin, chez une malade ayant des hémorragies. La grossesse ne fut reconnue qu'au cours de la laparotomie pratiquée pour enlever le fibrome. Le ventre fut refermé, et la grossesse continua sans incidents.

Enfin, quand elle survient dans un utérus atteint d'allongement hypertrophique sus-vaginal, on peut croire à un fibrome pédiculé, sans transmission des mouvements de la tumeur à l'utérus. Dans les cas embarrassants, l'expectation est un des meilleurs moyens de faire le diagnostic, car, d'habitude, l'évolution ultérieure de la grossesse produira certainement des symptômes indiscutables.

La confusion des fibromes avec les kystes ovariens, est l'erreur la plus commune et le nombre des erreurs connues est très considérable. Le plus souvent, on rencontre un fibrome quand on croit avoir affaire à un kyste ; la confusion inverse, kystes pris pour des fibromes, est plus rare. Les signes ordinaires des deux affections, quand ils sont complets, sont assez nets pour éviter toute erreur. Mais lorsque l'une des deux affections, par la prédominance de certains signes communs, par suite de troubles de son évolution clinique, grâce à la modification de certains symptômes, ou bien à cause de l'altération de certains signes physiques, présente un tableau clinique très modifié, l'erreur est très facile. La rapidité d'évolution est si variable, suivant les cas, qu'elle peut perdre tout caractère distinctif. L'état général reste bon dans le fibrome, il est plus rapidement altéré dans les kystes. Les variations de consistance qui peuvent faire croire à la fluctuation dans certains fibromes ramollis, qui empêchent au contraire de la préciser dans les kystes trop aréolaires ou trop distendus; les adhérences anormales du kyste avec l'utérus; l'élévation de la matrice par le kyste adhérent; un léger allongement de la cavité utérine possible dans certains kystes; l'existence d'hémorragie dans certaines tumeurs ovariennes, leur absence dans certains fibromes, sont autant de causes d'erreur qui peuvent tromper les plus expérimentés. Ce n'est, dans ces cas douteux, que par un examen répété, par une analyse détaillée de chaque symptôme, que l'on pourra éviter les erreurs.

Celle-ci sera encore plus facile à commettre entre un fibrome pédiculé sous-séreux ramolli, et un petit kyste ovarique libre et mobile, entre un fibrome kystique mobile et fluctuant et un gros kyste; les hémorragies, l'allongement de la cavité utérine, qui manquent souvent dans les tumeurs pédiculées, sont les seuls signes sur lesquels on peut compter et quelquefois la confusion est inévitable.

Enfin, dans les fibromes sous-séreux pédiculés, il sera souvent difficile de distinguer la tumeur fibreuse des tumeurs solides de l'ovaire; la marche rapide de la tumeur, surtout si elle est de mauvaise nature, la cachexie rapide, l'ascite, l'absence des hémorragies et surtout l'absence d'allongement utérin pourront parfois servir d'éléments de diagnostic.

Les *tumeurs flottantes* sont facilement reconnues à leur siège, à leur mobilité, à leur absence de connexion avec l'appareil génital.

Le *cancer* du péritoine, principalement quand des masses nombreuses en gâteau, envahissant le grand épiploon et contractant des adhérences avec l'appareil génital, forment une tumeur qui semble dépendre de l'utérus, sera aussi difficile à reconnaître. Le nombre et la dissémination des tumeurs, l'ascite sanguinolente, la cachexie rapide, l'absence d'agrandissement de l'utérus et d'hémorragies utérines fixent, d'ordinaire, l'opinion.

Le diagnostic de la variété des fibromes, se déduira surtout de l'ensemble des signes physiques : les fibromes pédiculés sous-muqueux, les polypes, les gros fibromes interstitiels ou les sous-séreux sessiles, les sous-séreux pédiculés se reconnaîtront ordinairement aux particularités des signes physiques et surtout à leurs rapports avec l'utérus. Quant aux cysto-fibromes, leur diagnostic est quelquefois assez facile, quand des symptômes kystiques nets s'ajoutent à l'histoire symptomatique vraie d'un myome utérin. Souvent aussi, ils sont méconnus et confondus avec les kystes.

Avant de quitter ce chapitre nous devons dire un mot du diagnostic des complications des fibromes. Nous venons de parler de celui des tumeurs fibro-kystiques. Quant aux autres dégénérescences, elles peuvent souvent passer inaperçues. Les transformations fibreuse et calcaire pourront, parfois, se reconnaître au ratatinement, à l'induration excessive de la tumeur, à la diminution des phénomènes fonctionnels et, en particulier, des hémorragies.

Les dégénérescences œdémateuses, mucoïdes, graisseuses pourront souvent être méconnues, car le ramollissement plus ou moins marqué du néoplasme, coïncidant avec un accroissement de volume peut être pris pour une étape naturelle du développement normal. Ce sont, d'ailleurs, des états encore assez mal connus cliniquement.

Quant à la dégénérescence sarcomateuse, elle se reconnaîtra quelquefois à un accroissement particulièrement rapide de la tumeur coïncidant avec la venue, assez rapide aussi, des phénomènes de cachexie. Celle-ci pourra être assez souvent confondue avec la cachexie anémique, hémorragique que l'on constate dans certains cas de gros fibromes avec grandes pertes de sang. Souvent aussi, elle pourra être méconnue.

D'ailleurs, ces transformations malignes pourront être encore confondues avec les *infections et le sphacèle de la tumeur*, surtout quand il s'agit de fibromes interstitiels.

Ici aussi, l'infection se traduit par un accroissement avec ramollissement de la tumeur, par de la douleur, de la fièvre, et par un état général mauvais qui peut être pris pour l'état cachectique d'une tumeur maligne. L'examen très attentif des symptômes et de la marche, peut aider au diagnostic, quand il s'ajoute au tableau clinique des écoulements sanieux, fétides, qui sont presque caractéristiques. En effet, c'est surtout ce symptôme, corroboré par l'aspect noirâtre ramolli, putrilagineux, de ces fibromes utérins sphacélés, qui permettra de reconnaître ordinairement ces accidents.

Cependant, dans certains cas, un examen incomplet a pu faire croire tantôt à un cancer du col, tantôt à un cancer intra-utérin quand le polype est encore contenu dans l'utérus.

Il n'est pas toujours facile de diagnostiquer la coexistence d'une grossesse avec un fibrome. Nous avons déjà vu, d'une part, que le fibrome peut être une cause d'avortement et d'autre part que la grossesse donne un coup de fouet au fibrome.

Le diagnostic sera facile ou possible lorsque le fibrome étant déjà connu, on voit survenir chez la malade des signes qui peuvent faire penser à une grossesse, et encore plus si l'on constate les signes physiques de la grossesse, si souvent masqués par la tumeur. Mais, le diagnostic de la coexistence de la grossesse et du fibrome, chez une malade que l'on voit pour la première fois, est souvent très difficile, surtout si le fibrome tout petit, était inconnu avant le coup de fouet que lui a imprimé la grossesse. On peut, tout en reconnaissant cette dernière, méconnaître l'existence du corps fibreux.

Le diagnostic ne peut se faire qu'en analysant, avec soin, tous les symptômes, et les erreurs seront fréquentes.

Il en est de même lorsqu'on se trouve en présence d'un corps fibreux compliqué de cancer du corps de l'utérus. L'existence des symptômes propres à cette dernière affection, en particulier des douleurs à type paroxystique, peut faciliter le diagnostic. On devra toujours penser à une dégénérescence maligne du fibrome ou de la muqueuse utérine lorsque, chez une fibromateuse, on voit revenir des hémorragies plusieurs mois après la ménopause.

La coexistence d'un kyste de l'ovaire avec un fibrome est révélée surtout par l'examen physique. Souvent facile, le diagnostic de cette coexistence restera néanmoins, dans quelques cas, une surprise opératoire.

§ 7. — Pronostic

Au point de vue vital, les fibromes sont des tumeurs bénignes car ils ne récidivent ni ne se généralisent. Beaucoup d'entre eux restent inaperçus ; un assez grand nombre ne donnent lieu qu'à des signes peu marqués et sans gravité.

Cependant, à mesure que les fibromes évoluent, les transformations qu'ils subissent, les accidents souvent graves, parfois mortels, qu'ils provoquent, peuvent assombrir leur pronostic. Outre cela, certains auteurs ont fait de la présence du fibrome une prédisposition aux dégénérescences malignes de la muqueuse utérine, aux lésions inflammatoires des annexes et même, ont vu dans cette prédisposition un motif suffisant pour enlever tout fibrome diagnostiqué avec l'utérus qui le supporte, en l'absence de toute autre indication opératoire. Comme on le verra plus loin, nous n'adoptons pas cette conduite qui reviendrait à traiter le fibrome comme une tumeur maligne.

L'influence bienfaisante de la ménopause, certaine et indiscutable dans beaucoup de cas, est toutefois moins constante qu'on ne le croyait autrefois. C'est surtout vers cette époque que se montrent les dégénérescences malignes du fibrome et de la muqueuse utérine et les malades arrivées à l'âge climatérique devront être l'objet d'une surveillance particulière.

Au point de vue fonctionnel, la stérilité relative des fibromateuses est un fait d'observation ancienne. Winckel et Süsnorr trouvent une femme stérile sur 8 femmes saines et une sur 3,14 fibromateuses ; la statistique de Leroux donne sensiblement les mêmes résultats. En outre, les fibromateuses non stériles sont peu portées à la multiparité, les fausses couches sont fréquentes chez elles et aussi les présentations vicieuses au moment de l'accouchement. Le fibrome peut aussi être une cause de dystocie ce qui agrave encore le pronostic pour la mère et l'enfant. Enfin TARNIER et Mme HENRY voyaient dans la fibromatose une prédisposition aux grossesses ectopiques, prédisposition niée depuis par GRÆCO.

§ 8. — TRAITEMENT

Il n'y a pas encore bien longtemps le traitement des fibromes était exclusivement médical. Aujourd'hui, grâce à l'antisepsie et à l'asepsie, grâce aux progrès de la technique opératoire, le traitement tend à devenir presque exclusivement chirurgical.

Cependant, comme les opérations radicales demeurent souvent graves, comme elles ne sont pas indiquées dans tous les cas, et qu'elles sont même parfois contre-indiquées, comme enfin certaines malades se refusent à toute intervention, il y a lieu, dans certains cas, d'avoir recours au traitement médical, soit à titre palliatif, soit comme préparation à une opération éventuelle.

Nous décrirons donc un traitement *médical* et un traitement *chirurgical*. Celui-ci doit comprendre deux ordres d'interventions : les opérations *palliatives* et les opérations *radicales*.

A) — TRAITEMENT MÉDICAL

Le traitement médical est employé parfois à titre palliatif, symptomatique pour combattre certains symptômes, les hémorragies par exemple, soit à titre curatif pour amener la régression de la tumeur.

Les médicaments internes employés dans ce but sont d'une efficacité plus que douteuse. On a successivement mis en œuvre l'arsenic (GUÉNIOT), le *phosphore*, le *mercure*, l'*iodure* et le *bromure de potassium* (SIMPSON), le *chlorure de chaux*, etc. Ces moyens sont aujourd'hui à peu près abandonnés. Cependant, le bromure est encore usité pour calmer quelques douleurs, l'arsenic à titre de tonique général.

Certains médicaments ont été donnés à titre d'excitants de la fibre musculaire, à la fois comme hémostatiques et curatifs.

Au premier rang de ces médicaments, il faut mettre l'ergotine, employée surtout, suivant la méthode d'Hildebrand, en injections sous-cutanées. Celles-ci, pratiquées à la dose de 5 centigrammes, se font deux ou trois fois par semaine, avec des instruments et des solutions parfaitement stérilisées, sous peine de produire des nodosités douloureuses et parfois des abcès. L'aiguille doit être enfoncée en plein muscle, dans les fessiers ou le deltoïde de préférence.

Si la dose ordinaire est dépassée, cette méthode peut amener des crampes, des vomissements et de la fièvre.

Même dans les cas les plus favorables, cette médication a une action très lente, puisque Schrœder a fait, chez une malade, 400 injections, Winckel plus de 1500. D'ailleurs, au sujet des résultats obtenus, les opinions sont très variables : si certains auteurs, Hildebrand, Jager, Byford, Leopold, etc., ont publié des cas de guérison et de nombreuses améliorations, il y a eu souvent aussi des insuccès et même des accidents.

Elle est capable de produire une véritable amélioration, surtout en ce qui concerne les hémorragies, mais son action sur le développement et la régression des tumeurs est très douteuse ; il en est de même de son effet favorable sur l'énucléation des fibromes. Elle est, du reste, à peu près abandonnée aujourd'hui. On peut cependant employer aussi, avec quelque avantage, l'ergotine par la voie stomacale.

Certains auteurs, Delore, Heurteaux, Schucking, ont même essayé de faire, à titre palliatif, les injections d'ergotine directement dans les fibromes eux-mêmes. Cette méthode très mauvaise a, le plus souvent, occasionné des accidents d'intoxication, d'inflammation, de suppuration et même de péritonite mortelle.

Enfin, il est un certain nombre de médicaments qui sont exclusivement employés à titre d'hémostatiques, pour combattre les hémorragies. Ce sont la teinture de *cannabis Indica*, préconisée par Churchill et par Clixrock, à la dose de XXX gouttes par jour, en trois fois; l'*extrait fluide d'hydrastis Canadensis*

(XX gouttes trois fois par jour), dont Pozzi et Schatz paraissent avoir retiré de bons effets, tandis qu'Henricius (d'Helsingfort) lui dénie toute action ; l'*extrait d'Hammamelis Virginica*, à la dose de XX à LX gouttes par jour, dont j'ai souvent observé l'action réelle; l'*antipyrine* (2 à 4 grammes par jour, en lavements) (Chouppe) ou encore le *viburnum prunifolium* et l'*ustilago naiadis*. Ces médicaments peuvent servir utilement à combattre les hémorragies ; mais, quand celles-ci sont trop violentes, on devra parfois avoir recours aux applications directes de perchlorure de fer, aux injections vaginales chaudes avec des liquides antiseptiques et de la gélatine, et même au tamponnement vaginal ou utérin.

Parmi les moyens médicaux, nous devons encore parler du traitement hydrominéral et de l'électricité.

Les *eaux chlorurées sodiques*, de Salies-de-Béarn (Basses-Pyrénées), de Dax, de Briscous Biarritz, de Salins (Jura), de Kreuznach, Salzbrunn, Hale, etc., paraissent jouer un rôle important dans le traitement des fibromes. Elles ne font pas disparaître les tumeurs, mais elles produisent une amélioration importante dans l'état local et dans l'état général et elles ont une action indéniable sur les phénomènes de congestion pelvienne. On les emploie en bains, en douches, en injections vaginales, en compresses d'eaux mères sur le ventre. Elles sont contre-indiquées dans les cas de lésions cardiaques et dans certains fibromes très hémorragiques; mais, elles constituent un appoint thérapeutique très important dans les tumeurs à évolution lente, et surtout au voisinage de la ménopause.

L'*application de l'électricité* aux fibromes utérins mérite de nous arrêter plus longtemps.

Imaginée par Ciniselli en 1869, pratiquée, en 1870 et 1871, par Cutter et Brown, depuis par de nombreux auteurs et très bien étudiée récemment par Zimmern[1], l'électrisation des fibromes constitue une véritable méthode thérapeutique. Les courants faradiques, employés puis rejetés, ont été repris ces derniers

---

[1] Zimmern, *Journal de Gynécologie et de Chirurgie abdominale*, 1900, p. 111, 215, 393, 645.

temps (Raymond et Malti, Engelmann, Veyrier) ; ils sont peu usités. Les courants continus interrompus de Chéron et Aimé Martin sont complètement abandonnés.

L'électrolyse se fait à l'aide de courants continus, et d'après plusieurs procédés qui sont : la galvano-puncture, l'électrolyse intra-utérine, l'électrolyse vaginale et cervicale.

Le courant est appliqué à l'aide d'une électrode *génitale* et d'une électrode *abdominale*.

L'*électrode génitale* variable est constituée par un instrument capable d'être introduit dans l'utérus [hystéromètre en platine inattaquable, petit cylindre de charbon de cornue (Apostoli), spirale de platine autour d'un mandrin, etc.].

L'*électrode abdominale* est formée de plaques très étendues, recouvrant presque tout le ventre et de structure diverse [terre glaise (Apostoli), coussins de mousse comprimée (Schaefer, de Berlin), plaques de feutre mouillé (Foveau, Debedat), lame de cuivre nickelé garni de ouate et de gaze (Bergonie), etc.].

La *galvano-puncture*, méthodisée par Apostoli, consiste à faire pénétrer dans le tissu même du fibrome, soit à travers le vagin, soit par le col, un électrode métallique pointu dans lequel on fait passer un courant de haute tension. Cet instrument est dangereux, il peut blesser les gros vaisseaux ou les organes voisins (vessie, rectum); il devient grave en cas d'erreur de diagnostic. La plaie qu'il fait peut causer des abcès et des suppurations interminables, de la gangrène et même de l'infection purulente. Pour éviter ces accidents, Apostoli a substitué à son instrument primitif un trocart filiforme ne pénétrant qu'à un centimètre. Ce nouvel appareil, moins dangereux, ne peut être utile que dans certains cas exceptionnels.

L'électrolyse intra-utérine est le procédé de choix. L'électrode s'introduit, avec ou sans spéculum, avec la plus grande douceur, et sans causer de douleur. Les séances seront courtes, 3 à 10 minutes, de faible tension au début, 40 à 50 Ma, ne dépassant jamais, par la suite, 100 Ma. Elles ne seront pas trop fréquemment répétées, seulement tous les 10, 15 à 30 jours, et seront suivies d'un repos de quelques heures. L'électrisation produit de légères douleur, parfois un petit écoulement de sang, le jour de la séance ;

il peut y avoir aussi quelques pertes sanguines et séreuses, les jours suivants.

Suivant les cas, l'électrolyse intra-utérine sera positive ou négative.

L'*électrolyse positive* est surtout hémostatique et coagulante. Il ne faut pas dépasser beaucoup 50 Ma, et s'arrêter lorsque le courant amène de la sensibilité utérine. Certains auteurs, APOSTOLI, ENGELMAN, etc., ont souvent, cependant, employé de très hautes intensités. On peut la pratiquer même pendant l'écoulement sanguin ; il faut faire un assez grand nombre de séances pour obtenir un effet hémostatique durable.

L'*électrolyse négative* a surtout pour but d'obtenir la réduction du volume des fibromes ; elle s'adresse, de préférence, aux tumeurs avec troubles de compression. Elle s'emploie avec la même technique et une intensité moindre, elle est plus douloureuse que la positive, amène souvent un écoulement séreux abondant, mais elle produit, plus tard, un soulagement plus manifeste.

Certains auteurs et parmi eux DANION, se sont contentés d'*électrolyse vaginale* ou *cervicale* avec des électrodes spéciaux. Ce sont là des procédés de puissance et de valeur très secondaires, applicables, peut-être, quand la pénétration intra-utérine est impossible, chez des femmes âgées ou très hyperesthésiques, mais à rejeter en dehors de ces indications.

Les résultats immédiats de l'électrolyse sont, ainsi que nous l'avons déjà indiqué dans un précédent travail[1], l'arrêt des hémorragies, la diminution de certaines douleurs, l'amélioration de l'état général, et, rarement, un certain état de régression. L'action hémostatique est l'effet le plus certain de l'électrolyse. La diminution de la tumeur, ordinairement incertaine, s'observe surtout au voisinage de la ménopause, dont l'électricité aiderait l'action. Sous l'influence des courants, certains fibromes auraient tendance à se pédiculiser. D'ordinaire, les résultats immédiats restent permanents, et les diminutions de volume, sauf de très rares cas, deviennent définitives.

[1] BERGONIÉ et BOURSIER, *Congrès de Chirurgie*, Paris, 1893, p. 112.

L'électrolyse, surtout quand elle est mal appliquée, peut produire des accidents : des *hémorragies*, si les malades ne se reposent pas après les séances; des *accidents inflammatoires*, surtout lorsque les fibromes s'accompagnent de lésions annexielles; de la *leucorrhée* dans les cas d'antisepsie insuffisante, et quelquefois des *atrésies utérines*.

L'emploi de ce traitement reconnaît des contre-indications tenant soit à la *malade*, soit à la *tumeur*. Elle ne doit pas être employée chez les malades atteintes de lésions cardiaques, de mal de Bright, de maladie de Basedow, d'hémophylie, de certaines lésions hépatiques, de chloro-anémie grave, et surtout dans les cas de grossesse. Elle est contre-indiquée aussi dans les *tumeurs* qui s'accompagnent d'annexite, dans les fibromes à marche galopante (Pozzi), dans les tumeurs avec ascite abondante, a dégénérescence maligne, ou infiltrées de sels calcaires, et aussi dans les fibromes kystiques, ou pédiculés. Elle ne doit pas non plus être employée lorsqu'il existe des accidents sérieux de compression.

Cette méthode s'adresse surtout aux tumeurs interstitielles, uniques, de volumes petit et moyen, hémorragiques, plutôt molles que dures, et chez les femmes qui s'approchent de la ménopause.

B) — Traitement chirurgical

Avant d'aborder l'étude des opérations employées pour combattre les fibromes qui se divisent en deux groupes, suivant qu'elles sont *palliatives* ou *curatives*, il nous paraît utile de dire un mot des indications et des contre-indications opératoires.

1° Indications et contre-indications opératoires. — Il est en effet démontré que, sauf certaines dégénérescences, moins fréquentes, peut-être, que ne l'ont soutenu quelques chirurgiens (Jacobs, Gussenow), les fibromes sont des tumeurs histologiquement bénignes, qui ne généralisent et ne récidivent pas. Leur existence ne constitue donc pas à elle seule une obligation opératoire, une indication causale. Nous savons, en effet, qu'un certain nombre d'entre eux font toute leur évolution d'une manière silencieuse, restent même méconnus ou ne se révèlent jamais par aucun accident important.

D'autres, au contraire, par leur marche, leur évolution, les accidents qu'ils engendrent, forment des tumeurs cliniquement graves et nécessitent des interventions chirurgicales efficaces et rapides. Les indications opératoires se tirent alors, exclusivement, des manières d'être, des modalités du fibrome ou des accidents qu'il engendre.

De là, trois variétés d'indications : 1° certaines particularités de l'évolution de la tumeur ; 2° l'exagération de certains symptômes ; 3° l'existence de complications ou d'accidents. On a dit que l'*âge* seul de la malade pouvait être une indication opératoire. Sans revenir sur le rôle de la ménopause précédemment étudié, on peut admettre qu'en présence d'une malade voisine de l'âge critique, il est permis, à condition qu'elle ne présente aucune autre indication, de temporiser pour obtenir le bénéfice éventuel de la cessation des règles. Si, au contraire, les règles ont cessé, tout fibrome qui tend à s'accroître doit être opéré.

De même, si après la ménopause nettement confirmée, on voit revenir des hémorragies périodiques ou non, on doit toujours penser à une dégénérescence maligne siégeant soit dans le fibrome, soit dans la muqueuse utérine et en rechercher soigneusement les autres symptômes.

Enfin, un fibrome, survenant chez une femme jeune devrait, d'après certains chirurgiens (LEGUEU), être toujours opéré en raison de l'accroissement ultérieur certain et des accidents possibles. Même dans ce cas, nous croyons que l'opération doit être soumise à l'existence des indications ordinaires.

a. *Évolution du néoplasme.* — Le *volume* considérable du fibrome causant une gêne, une infirmité, souvent incompatible avec le travail, est une cause suffisante d'intervention. L'*accroissement de la tumeur*, surtout quand il est continu et prolongé, constitue une seconde indication. Elle est urgente dans les cas de développement rapide, de marche *galopante* ; mais elle existe aussi avec des marches moins accélérées, quand l'accroissement est continu et avant l'apparition des accidents et des troubles de compression. Cette indication est encore plus absolue, quand le fibrome continue à grossir après la ménopause. Enfin, lorsque l'évolution a une tendance *cavitaire*, que le néoplasme sessile ou pédiculé tend à se développer vers la cavité utérine, il doit être opéré. D'ailleurs, dans ce cas, il provoque rapidement des symptômes et en particulier des hémorragies qui constituent une indication véritable.

b. *Exagération de certains symptômes*. — Les *hémorragies*, répétées et abondantes, ménorragies ou métrorragies, douloureuses ou non, suffisent à justifier une intervention, surtout quand elles résistent aux moyens médicaux.

Il en est de même de *l'hydrorrhée*, pour peu qu'elle soit abondante et habituelle. Dans ce cas, elle résiste à toute thérapeutique, et son existence est, pour quelques auteurs, Bouilly, Koeberle, un motif suffisant d'intervention.

Enfin, certaines *douleurs* intenses répétées, même en dehors des lésions annexielles ou des troubles de compression, peuvent constituer une indication opératoire.

c. *Accidents et complications*. — Parmi les complications, il faut distinguer celles qui sont causées par la présence et l'évolution de la tumeur, et les accidents dont elle peut être le siège. En premier lieu, il faut noter les *lésions annexielles*, complications assez fréquentes des fibro-myomes de toutes les variétés, bien qu'elles amènent d'ordinaire, des adhérences qui compliquent l'acte opératoire ; et aussi les *ascites* secondaires. L'ascite est une indication opératoire pour la plupart des chirurgiens, en particulier pour Bouilly et Vautrin, et nous acceptons cette indication, malgré l'avis contraire de Koeberle.

Enfin, doivent être considérées aussi comme des indications opératoires, la plupart des troubles de compression *vasculaires*, qui provoquent des œdèmes, des phlébites, des embolies et même des artérites ; les compressions *nerveuses* avec leurs douleurs, névralgies, névrites. On doit y ajouter les compressions *viscérales*, d'abord celles qui portent sur les *intestins* et qui causent des constipations, des entérites, parfois même de véritables phénomènes d'obstruction, ainsi que les *compressions des organes urinaires* avec leurs troubles vésicaux, cystite, cystalgies, pollakiurie, polyurie parfois même des rétentions. Quant aux accidents de compression

de l'uretère suivis souvent d'urétérite ascendante, de lésions
rénales variables, depuis la congestion simple jusqu'aux néphrites
les plus graves, l'interprétation est plus difficile; car toutes
ces lésions peuvent parfois ne se révéler que par un seul signe,
l'*albuminurie*, dont la signification est variable. La présence de
l'*albuminurie* est une indication opératoire, quand elle résulte
seulement d'une lésion légère ou congestive du rein, tandis qu'au
contraire elle peut être considérée comme une contre-indication
absolue, si, par suite des circonstances qui l'accompagnent, elle
révèle une lésion étendue et avancée du filtre rénal.

Il est très délicat de savoir dans lequel des deux cas on se
trouve et l'on ne devra rien négliger pour asseoir son diagnostic. L'analyse des urines et leur examen microscopique, la
recherche des cylindres épithéliaux, les diverses méthodes
d'exploration des fonctions rénales, élimination du bleu de
méthylène, épreuve de la glycosurie phloridzique, etc., devront
successivement être mises en œuvre.

Enfin, parmi les complications qui surviennent dans le tissu
même de la tumeur, le sphacèle ou gangrène, les dégénérescences malignes (sarcomateuses ou autres), constituent des indications opératoires urgentes. Parmi les autres transformations
évolutives, la dégénérescence kystique, la dégénérescence myxomateuse ou colloïde doivent être considérées comme des indications opératoires, tandis que d'autres, telles que les transformations fibreuse, graisseuse ou calcaire, capables d'annoncer une
sorte de fin d'évolution, de mort physiologique du tissu, peuvent être considérées comme des motifs de temporisation, s'il
n'existe pas, en même temps, d'autres indications.

La coexistence avec le fibrome d'une autre tumeur génitale,
telle qu'un épithéliome utérin ou un kyste ovarique est une raison d'intervention quand il n'y a pas de contre-indication tenant
à l'évolution ou à l'étendue du second néoplasme. En particulier, lorsqu'une tumeur maligne vient compliquer le fibrome,
les indications opératoires sont celles de la tumeur surajoutée.

Nous examinerons ultérieurement la conduite à tenir, quand
le fibrome s'accompagne de grossesse.

Mais, à côté de ces indications, il existe aussi certaines contre-indications opératoires au premier rang desquelles il faut placer la bénignité absolue de certains fibromes. On peut ranger parmi ces contre-indications opératoires, les *états d'affaiblissement excessif*, l'anémie qui suit les grandes hémorragies, mais ce ne sont que des contre-indications passagères ; il faut, à l'aide d'un traitement tonique et même d'injections de sérum, remonter la malade pour rendre au plus tôt l'intervention possible.

Les contre-indications vraies sont les états cachectiques causés par les maladies générales, tuberculose, cancer, diabète, etc., le mal de Bright ou plutôt les néphrites avancées (nous nous sommes déjà expliqués sur ce point), ainsi que les affections du cœur, et en particulier les lésions cardiaques causées par le fibrome qui ont été étudiées précédemment. Enfin, l'âge avancé des malades contre-indique les grandes opérations radicales, et ne permet que certaines opérations palliatives peu graves.

2° Opérations palliatives. — Les opérations palliatives, assez nombreuses, dont beaucoup ne sont employées aujourd'hui qu'exceptionnellement, ne nous arrêteront pas longtemps, car leur importance a beaucoup diminué depuis le succès croissant des opérations radicales, dû surtout aux progrès de l'asepsie et de la technique opératoire.

a. *Dilatation utérine*. — Nous ne citerons guère que pour mémoire, la *dilatation utérine*, pratiquée autrefois par Baker-Brown et Nélaton, reprise par Kaltenbach, qui est rapide ou lente et se fait surtout alors à l'aide des bougies de Hégar. Elle peut être hémostatique, mais elle sert surtout à calmer les douleurs quand elles sont produites par la contractilité et l'étroitesse du canal cervical (Kaltenbach). Elle peut soulager, dans les cas de tumeurs cervicales, petites, et surtout au voisinage de la ménopause. Les *injections intra-utérines*, tantôt modificatrices, tantôt aseptiques, faites avec de la teinture d'iode ou du perchlorure de fer, ont été employées tantôt seules, tantôt comme complément du curettage ; il ne faut en user qu'avec grande prudence à cause du danger de leur pénétration à travers des trompes dilatées et perméables. Les *crayons de chlorure de zinc* ont été surtout préconisés par LANOYENNE comme modificateurs de la métrite et hémostatiques. A leur suite, ordinairement, les hémorragies diminuent ainsi que les douleurs.

b. *Section bilatérale du col.* — La section bilatérale du col a été appliquée aussi aux petites tumeurs voisines du col. Elle peut aller jusqu'à intéresser, au voisinage de l'isthme, certaines branches de l'artère utérine, qu'on est même parfois obligé de lier. Elle favorise l'hémostase, et facilite l'engagement et la pénétration des tumeurs pédiculées dans le col.

c. *Incision de la capsule et scarification intra-utérine.* — Elles ont été employées parfois avec fruit par MARTIN. On arrive ainsi à sectionner quelques vaisseaux qui se rétractent et on obtient une hémostase plus ou moins durable.

d. *Curettage.* — Le curettage est une méthode plus sérieuse. Il doit être surtout mis en œuvre dans les cas de tumeurs petites, plus ou moins douloureuses, dans les fibromes à *type métritique*, dont il combat l'hémorragie. Proposé par WINCKEL en 1876, adopté en Amérique par COE, en Allemagne par WYDER, usité par EDIS, MARTIN, LÉOPOLD, PICHEVIN, CHÉRON, etc., il a été surtout étudié dans les thèses de CUELLAR (Paris, 1891), BAREAUD (Paris, 1891), M. DESMOLIÈRES (Paris, 1895). Il résulte de ces travaux, que le curettage peut présenter quelques inconvénients ; il est parfois un peu grave et il risque, s'il n'est pas fait avec soin, d'entraîner des accidents septiques, soit du côté de l'utérus, soit du côté des annexes. Il est difficile quelquefois de le faire complet à cause des irrégularités de la cavité utérine, et, comme il ne touche en rien au fibrome, il n'empêche pas la récidive fréquente des lésions de la muqueuse. Il faut le pratiquer avec douceur, surtout au niveau des saillies fibromateuses et éviter avec soin de perforer les points amincis. Enfin, il est bon de faire suivre ce curettage de cautérisations liquides avec la teinture d'iode ou le perchlorure de fer par exemple. Malgré ces quelques inconvénients, il donne souvent des résultats très satisfaisants surtout dans les fibromes hémorragiques. On voit les hémorragies cesser, souvent pendant longtemps, quelquefois définitivement ; le fibrome non détruit peut parfois rester stationnaire après le curettage. Enfin, grâce à la cessation des hémorragies, le plus souvent, l'état général s'améliore et la malade revient à la santé.

e. *Castration*. — La castration, qui avait pour double but d'arrêter les hémorragies et d'amener l'atrophie consécutive du fibrome, a été longtemps considérée comme une opération de

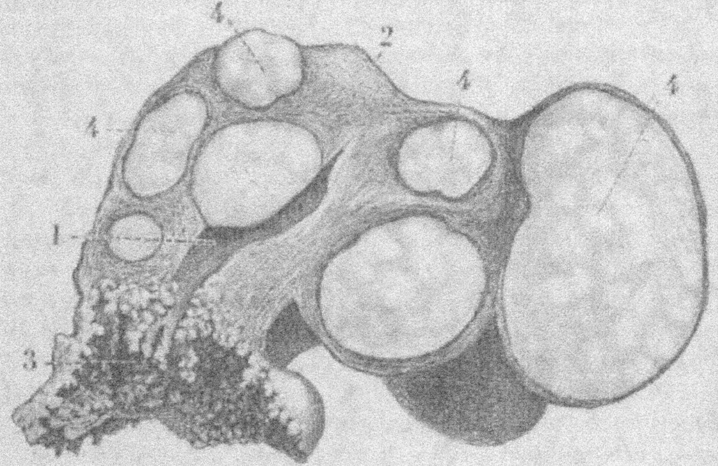

Fig. 153.

Coexistence de fibromes avec un cancer du col (ANDRÉ BOURSIER).
1, cavité utérine. — 2, muscle utérin. — 3, épithélioma ulcéré du col.
4, 4, 4, noyaux fibromateux.

choix. Appliquée pour la première fois au traitement des fibromes par TRENHOLME en 1876, elle a été vulgarisée et préconisée surtout par BATTEY et HEGAR, principalement par ce dernier. Elle a été surtout pratiquée en France par TERRILLON, POZZI, TERRIER, BOUILLY, SEGOND, etc., et semblait indiquée dans les fibromes interstitiels à évolution abdominale. A l'exception des très grosses tumeurs et des fibromes kystiques, on l'employait aussi pour combattre les fibromes pelviens et intra-ligamentaires au début de leur évolution. Usitée surtout dans les cas hémorragiques, elle était alors préférée à l'hystérectomie qui, à cette époque surtout, était, à juste titre, considérée comme beaucoup plus grave.

La castration n'est pas toujours une opération bénigne, puisque des statistiques importantes, celle de Hegar et celle de Tessier, lui reconnaissent une mortalité de 11 p. 100 et de 14 p. 100. Elle est quelquefois aussi très difficile à pratiquer dans les cas d'adhérences nombreuses, de grande brièveté des ligaments larges, ou de changements considérables des rapports, dans les fibromes très irréguliers. Le plus souvent, on obtient, par ce moyen, un arrêt définitif ou au moins longtemps prolongé des hémorragies, souvent aussi une atrophie marquée de la tumeur. Mais ces résultats ne sont pas absolument constants, et l'opération n'a souvent amené aucune amélioration ; de plus, sa gravité est actuellement aussi grande au moins que celle des opérations radicales.

Aujourd'hui, grâce aux progrès de la technique et de l'asepsie, la castration est délaissée au profit de la myomectomie et de l'hystérectomie. Elle reste seulement une méthode d'exception, une ressource utile, dans les cas où les malades sont trop faibles pour supporter une opération radicale.

f. *Ligatures atrophiantes*. — Les ligatures atrophiantes ont été utilisées pour amener une guérison par atrophie des fibromes. Cette méthode très ancienne, puisqu'elle a été proposée pour la première fois par Johann Muys en 1629 et par Harvey en 1654, n'a été appliquée au traitement des tumeurs utérines et en particulier aux fibromes que dans ces dernières années, et principalement par Fritsch (1885), Goubaroff et Sneguireff (1889), Ryguier (1890), Dorsett en Amérique. Elle a été très bien décrite par Gottschalk de Berlin (16 septembre 1892) et par Franklin Martin de Chicago (16 décembre 1892). Elle a été décrite et pratiquée en France par Tuffier, et par Hartmann et Fredet. Ce sont surtout ces deux derniers auteurs qui l'ont proposée comme opération exécutée de parti pris, pour des fibromes utérins opérables et non compliqués.

L'opération consiste surtout dans la ligature des artères utérines pratiquée par la voie vaginale. Voici, d'après Hartmann et Fredet, le manuel opératoire. Après avoir incisé la muqueuse vaginale autour du col, on pratique deux fentes latérales un peu longues allant jusqu'à la paroi latérale du vagin. Le doigt

introduit décolle la muqueuse vaginale, puis la vessie en avant,
le col est aussi libéré en arrière. Les tissus sous-jacents à la
muqueuse sont sectionnés dans la hauteur d'un centimètre.
Alors, en attirant fortement l'utérus en bas, on isole facilement,
avec le doigt, dans la base du ligament large et sans léser le
péritoine, le pédicule utérin, dans lequel on sent facilement

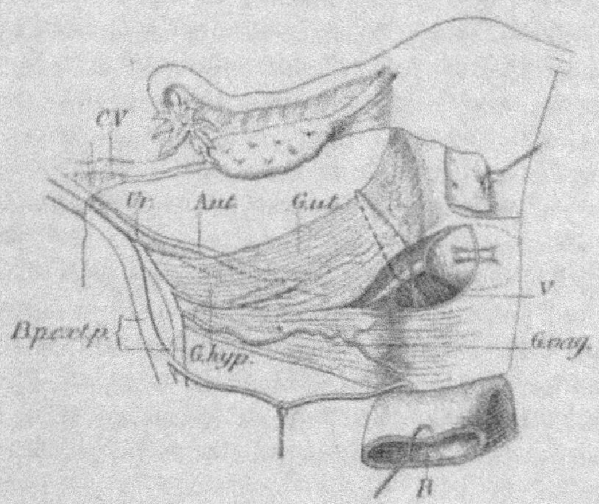

Fig. 154.

Ligature du pédicule vasculaire utérin par le vagin.

G. *hyp.*, gaine hypogastrique. — G. *ut.*, gaine utérine. — G. *vag.*, gaine vaginale.
— B. *p. ext. p.*, branches postérieures extra-pelviennes. — A. *ut.*, artère utérine. —
Ur., uretère. — R, rectum. — C. V., cordon vasculaire des annexes.

battre l'utérine. On entoure ce pédicule avec une soie, que l'on
passe à l'aide d'une aiguille de Cooper, et on lie fortement. Au
moment de la ligature le col devient pâle et exsangue. Pansement vaginal, guérison facile.

Hartmann et Freder ont réuni, en 1898, quarante-quatre cas
de ligature appliquée aux fibromes, sans aucune mort. Dans
tous, l'arrêt des hémorragies a été obtenu ; et, le plus souvent,
les fibromes ont diminué de volume, ou, tout au moins, se sont
arrêtés dans leur développement. Une malade de Frederick de
Buffalo, aurait pu, après l'opération, devenir enceinte et mener

sa grossesse à bon port. Fréquemment, la ligature des utérines serait suivie d'acétonurie notable et prolongée (Hartmann et Fredet).

Cette méthode, préconisée au Congrès international de Paris (août 1900) par Delagenière et Gottschalk, serait surtout indiquée dans les fibromes hémorragiques interstitiels, de moyen et petit volume, développés dans la portion moyenne et inférieure de l'utérus, sans adhérence et chez les femmes âgées, voisines de la ménopause. Elle est contre-indiquée dans les tumeurs du fond de l'utérus et les fibromes intra-ligamentaires. Goullioud, de Lyon, a substitué à la ligature le pincement des artères utérines à l'aide d'une pince longuette qu'il laisse en place vingt-quatre à quarante-huit heures. Il aurait obtenu des résultats favorables.

Enfin, parmi les opérations palliatives on peut encore citer celles qui ont pour but de réduire une tumeur enclavée dans le bassin pour faire cesser des phénomènes de compression. C'est dans ce but que Pozzi pratiqua, une fois, la *laparo-hystéropexie* chez une malade trop épuisée pour subir une opération radicale : c'est là une pratique d'exception qui pourrait cependant trouver son utilité.

3° **Opérations curatives**. — Les opérations curatives ont toutes pour but d'enlever complètement la ou les tumeurs fibreuses, seules, ou avec l'utérus, quand elles n'en sont pas isolables. Ces opérations comprennent trois méthodes principales : la résection ou myomectomie, l'énucléation, et enfin l'hystérectomie. Chacune de ces méthodes, suivant les particularités de chaque cas clinique, et aussi suivant la doctrine et les habitudes du chirurgien, peut se pratiquer par la voie vaginale ou par la voie abdominale.

A. Résection ou myomectomie. — C'est la méthode particulière des fibromes pédiculés, que l'on aborde tantôt par la voie vaginale, quand il s'agit des polypes fibreux, tantôt par la voie abdominale, s'il faut traiter des fibromes sous-séreux.

a. *Résection par voie vaginale*. — La résection par la voie vaginale est applicable à tous les polypes fibreux, qu'ils soient encore intra-utérins, ou devenus vaginaux, et aussi aux fibromes pédiculisés insérés sur la portion vaginale du col.

La résection des fibromes pédiculés dans le vagin est ordinairement très facile. La malade étant placée dans la position dorso-sacrée, le vagin dilaté par des valves, le point d'insertion du pédicule reconnu avec le doigt, qui d'ordinaire passe facilement à travers un orifice cervical dilaté, le polype est saisi avec une pince à griffe ou une pince de Museux. Si le pédicule est très mince, il suffit de le tordre pour le rompre et enlever le polype. S'il est épais et résistant, la torsion devient moins avantageuse. Il suffit alors de faire abaisser le polype, et aussi, parfois l'utérus à l'aide de pinces fixatrices confiées à un aide. L'opérateur reconnaît et explore alors le pédicule avec l'index gauche et le sectionne, en prenant son doigt comme guide, à l'aide de ciseaux courbes un peu longs.

Il n'est pas absolument indispensable que la section du pédicule porte juste sur le point d'implantation de la tumeur, car le pédicule se rétracte, et, le plus souvent, la petite portion laissée en place s'étale et disparaît.

On a préconisé un certain nombre de moyens d'exérèse, tels que l'anse galvanique, les serre-nœuds, les écraseurs linéaires, la ligature élastique qui nous paraissent souvent difficiles à appliquer et toujours inutiles. L'hémorragie, qu'ils avaient surtout pour but de prévenir, est tellement exceptionnelle, qu'on peut la négliger. A l'imitation de Pozzi, nous recommandons exclusivement l'emploi des ciseaux, déjà usités et recommandés par Dupuytren. Dans les cas exceptionnels où l'opérateur craindrait une hémorragie, il n'y a qu'à saisir le pédicule avec une grande pince hémostatique avant de le sectionner, et de laisser, après, cette pince en place pendant vingt-quatre ou quarante-huit heures.

Le polype enlevé, la cavité utérine est lavée à grande eau et bourrée avec une gaze antiseptique mollement serrée, que l'on retire au bout de deux ou trois jours. Ce pansement suffit, en général, à assurer l'hémostase et à désinfecter la cavité. Le curettage pratiqué quelques jours après l'opération, recommandé par Pozzi et Legueu, ne nous paraît utile que s'il y a des phénomènes marqués d'infection.

Il est des cas où l'opération est plus compliquée.

Quand le polype est très gros et remplit la cavité vaginale au point d'empêcher le doigt explorateur d'atteindre le pédicule, il faut souvent commencer par en amoindrir le volume, pour pouvoir l'enlever. On peut y arriver en obtenant son *allongement opératoire*, soit à l'aide des *incisions profondes*, en escalier de Simon, soit avec les *incisions spiroïdes* de Hegar, ou bien encore par l'ablation de *tranches* ou de *fragments conoïdes*. Mais, tous ces moyens sont peu usités, et les chirurgiens, de nos jours, emploient surtout le *morcellement* qui consiste à enlever morceau par morceau, tranche par tranche, la tumeur en évidant surtout son centre. On l'amoindrit ainsi assez pour arriver à en saisir le pédicule et à agir comme précédemment. Ce morcellement est surtout employé dans les *polypes géants*, qui remplissent à la fois le vagin et la cavité utérine qu'ils dilatent au point que son fond peut remonter jusqu'à l'ombilic, ou même au delà. Dans ce cas, l'opération est longue et laborieuse ; quelquefois même l'utérus, après l'ablation du polype, est si aminci et si altéré, qu'on peut être obligé de terminer l'opération par une hystérectomie vaginale, mais ces cas sont exceptionnels. Après l'ablation de ces grosses tumeurs, il est nécessaire de faire, pendant plusieurs jours, un tamponnement aseptique soigné, parfois même des injections antiseptiques intra-utérines. Quand, au contraire, le polype est contenu dans l'intérieur de l'utérus, et que l'orifice utérin est trop étroit pour qu'on puisse le saisir et l'enlever, il y a lieu de débrider cet orifice pour se créer un passage. Les deux lèvres étant alors saisies par des pinces fixatrices, on sectionne le col à droite et à gauche, sur les deux extrémités de son diamètre transversal, jusqu'au niveau de l'isthme pour se créer un passage : les incisions sont réunies par un ou deux points de suture après l'ablation de la tumeur.

L'ablation des polypes fibreux peut donner lieu à deux accidents : l'*hémorragie* et l'*inversion utérine*.

L'*hémorragie* est absolument exceptionnelle ; quand elle arrive, on peut s'en rendre facilement maître, par le pincement du pédicule, ou bien à l'aide du tamponnement utérin.

L'*inversion* utérine est quelquefois plus grave. Il arrive qu'elle se produise au cours des efforts de traction exercés sur le polype pour l'abaisser et saisir son pédicule. On reconnaît alors son existence par la production, au-dessus du polype, d'une seconde tumeur plus rouge, plus molle, plus saignante ; on incise à la limite des deux tumeurs et on réduit la portion inversée.

Mais, parfois, cette inversion est méconnue, et la résection du pédicule peut alors entamer la paroi utérine et même la perforer. Cette perforation utérine n'est pas toujours très grave, si la désinfection utérine est soigneusement faite ; on pratique un tamponnement très aseptique, et la plaie peut guérir. Lorsqu'on a le moindre doute sur l'asepsie intra-utérine, il faut faire immédiatement une laparotomie pour suturer la perforation par l'abdomen (SÄNGER), ou plutôt pratiquer sur l'heure, l'ablation de l'utérus par l'hystérectomie vaginale.

b. *Résection par voie abdominale*. — Cette opération, qui s'adresse exclusivement aux fibromes pédiculés sous-séreux, est ordinairement des plus simples. Après avoir pratiqué la laparotomie et saisi le fibrome implanté sur l'utérus, on sectionne son pédicule, après l'avoir solidement étreint avec un fil de soie ou de catgut, ou bien avec une ligature en chaîne, suivant son volume.

L'opération, qui doit être faite avec l'asepsie la plus rigoureuse, est ordinairement suivie de succès.

B. ÉNUCLÉATION. — La présence à peu près constante d'une capsule entourant et isolant les fibromes, ainsi que la laxité du tissu qui les relie à cette capsule, devait faire naître, dans l'esprit des chirurgiens, l'idée d'inciser cette capsule et d'énucléer la production fibromateuse. Cette énucléation peut se pratiquer soit par le vagin, soit par l'abdomen.

a. *Énucléation par la voie vaginale*. — L'énucléation par le vagin est une opération ancienne. Elle a été imaginée par VELPEAU en 1840, exécutée avec succès et défendue par AMUSSAT qui lui a donné son nom, pratiquée par L. BOYER, BÉRARD, MAISONNEUVE, etc. Malheureusement, une série d'insuccès et d'accidents la firent bientôt rejeter, surtout à la suite des cri-

tiques de JARJAVAY et de GUYON. Cependant, elle avait conservé
quelques partisans en Allemagne et en Amérique où elle avait
été défendue par ATLEE. Elle fut en partie reprise en France,
à la suite des travaux de POZZI et de l'opération de PÉAN avec
morcellement, puis, après avoir été complètement remplacée

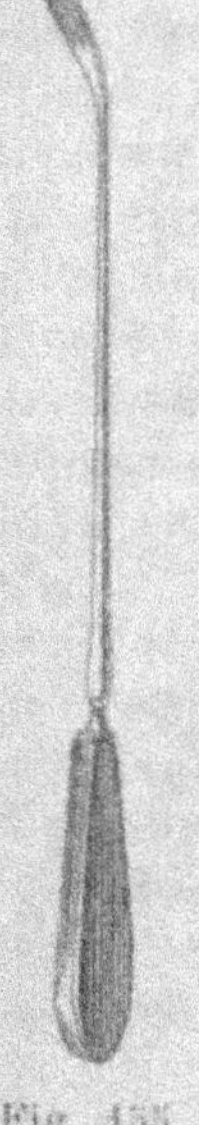

par l'hystérectomie, elle paraît aujourd'hui revenir en faveur. L'énucléation par le vagin comprend deux groupes d'opération : *l'énucléation
vaginale* proprement dite, dans laquelle le chirurgien aborde le fibrome par le vagin ou par
la cavité utérine élargie ou incisée, et *l'énucléation transvaginale*, dans laquelle les culs-de-sacs
vaginaux sont incisés pour atteindre des fibromes,
à travers le péritoine pelvien.

L'*énucléation vaginale* simple s'adresse aux
fibromes du col, à ceux de la cavité cervicale,
et aux tumeurs sous-muqueuses du corps, qui,
tout en faisant saillie vers la muqueuse, en sont
séparées par une capsule musculaire.

Après avoir assoupli, ou dilaté le vagin, s'il
est besoin, le chirurgien pratique, s'il le faut, la
dilatation du col, avec des tiges de laminaire,
des bougies de HEGAR, souvent même en employant à la fois ces deux moyens. D'autres
fois, on incise bilatéralement le col, ou bien, à
l'exemple de CHROBACK, on fait des incisions multiples radiées.

Fig. 155.
Énucléateur
de Pozzi.

La malade est en position dorso-sacrée, l'utérus
abaissé et dilaté, la tumeur est saisie avec une pince de MUSEUX,
et on pratique, dans un premier temps, au bistouri ou aux ciseaux, l'incision large de la capsule. Puis, on décortique le
fibrome dans sa cavité capsulaire, soit avec le doigt, soit avec une
spatule. POZZI, SEGOND se servent, à cet effet, d'une spatule montée,
mousse et légèrement concave (fig. 155). On est quelquefois obligé
de couper avec des ciseaux certains tractus et certaines adhérences. Le fibrome énucléé est, dans un dernier temps, accroché, à
l'aide de tractions plus ou moins vigoureuses, avec de fortes

pinces de Museux, des pinces à faux-germes, etc. Pour extirper quelques-unes de ces tumeurs un peu volumineuses, il peut être nécessaire de les fragmenter. Aussi, Frankenhauser et Martin ont inventé, dans ce but, des pinces spéciales, analogues au céphalotribe et au forceps, Segond et Braun des instruments pour pincer, égruger la tumeur ou la broyer.

L'opération simple que nous venons de décrire s'adresse spécialement aux tumeurs de petit et de moyen volume. Celles qui dépassent, plus ou moins, le volume du poing ne peuvent guère être extirpées par le vagin qu'à l'aide du *morcellement* méthodisé et bien exposé par Péan et son élève Secheyron.

Le col est libéré par une incision circulaire de la muqueuse vaginale, isolé, fortement abaissé et sectionné bilatéralement avec des ciseaux mousses, pour le transformer en deux valves, l'une antérieure et l'autre postérieure. Dans cet utérus largement ouvert, le fibrome reconnu est saisi par des pinces, attiré en bas, et largement incisé. Les lèvres de l'incision sont saisies le plus haut possible par une forte pince destinée à l'abaisser et à faire l'hémostase, et on résèque, au ciseau ou au bistouri, la portion sous-jacente et libre. Avant de retirer la première pince, on en place une autre au-dessus, et on résèque encore la partie sous-jacente. On excise ainsi la tumeur morceau par morceau. Si le fibrome ne saigne pas, les pinces servent seulement à saisir et à abaisser la tumeur, sans hémostase préalable.

On arrive ainsi, peu à peu, jusqu'à la partie supérieure du myome, qu'il devient facile de décortiquer et d'énucléer. Il est possible ainsi d'atteindre et d'enlever successivement plusieurs fibromes, dans la même séance.

Après leur ablation, il reste une vaste poche communiquant avec la cavité utérine. On saisit les points saignants avec des pinces hémostatiques longues que l'on laisse à demeure vingt-quatre ou quarante-huit heures, on fait une large irrigation chaude, et un bon bourrage avec de la gaze antiseptique.

On peut rapprocher de ce morcellement, l'opération décrite par Segond au Congrès de Paris, 1900. Cet auteur préconise, pour arriver à enlever par morcellement, non seulement les tumeurs cavitaires, mais de gros fibromes interstitiels de 1 000

et 1 200 grammes, *l'hystérotomie cervico-vaginale uni ou bilatérale*.

Le col, dans ce procédé, est incisé latéralement dans toute sa
hauteur jusqu'au delà de l'isthme : le museau de tanche débridé
devient ainsi une gueule largement ouverte au fond de laquelle
on peut aisément voir, toucher et manœuvrer. Il est ainsi per-

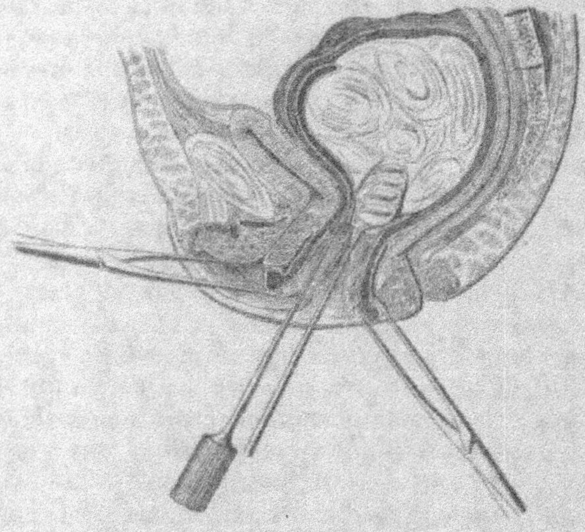

Fig. 456.

Hystérectomie cervico-vaginale avec morcellement.
Procédé de Segond (L. Darrigues).

Le couteau décrit un mouvement de circumduction autour du tire-bouchon enfoncé
dans le fibrome ; le col est largement éversé.

mis d'atteindre les fibromes et de les énucléer, avec ou sans
morcellement, suivant leur volume.

Certains auteurs ont pratiqué, au contraire, pour se donner du
jour, *l'hystérotomie médiane* qui permettrait plus facilement, au
dire de ses partisans, Ségueau et Schwartz, l'exploration de la
cavité utérine et l'enlèvement des fibromes. Cette opération n'est
que le premier temps de l'hystérectomie vaginale, par le procédé
de Doyen. Après avoir sectionné la muqueuse vaginale sur la
demi-circonférence antérieure du col, le chirurgien, isole celui-

ci et le sépare peu à peu de la vessie. Puis, le col est saisi et abaissé, est incisé verticalement sur la ligne médiane, les lèvres de l'incision sont prises par des pinces et attirées en bas, puis l'incision est prolongée sur la face antérieure de l'utérus, plus ou moins haut, suivant les nécessités de chaque cas, sans craindre d'ouvrir, s'il le faut, le cul-de-sac péritonéal. Le fibrome énucléé ou morcelé, le péritoine et la face antérieure de l'utérus sont soigneusement suturés, ainsi que l'incision vaginale, et la cavité utérine reconstituée est irriguée et pansée comme dans le morcellement ordinaire.

L'énucléation des fibromes par la voie vaginale, avec ou sans morcellement, avec ou sans hystérotomie bilatérale ou médiane, peut donner lieu à un certain nombre d'accidents qui sont : l'*hémorragie*, l'*inversion utérine*, la *blessure et la perforation utérine* et, tardivement, la *septicémie*.

L'*hémorragie*, souvent insignifiante, peut, dans certains cas, devenir considérable. Dans les cas d'énucléation simple, il suffit de terminer l'opération pour laisser l'utérus revenir sur lui-même, l'hémostase se fait toute seule souvent ; dans le cas contraire, un tamponnement bien fait arrête l'écoulement. Dans le morcellement, il faut souvent placer sur les parties saignantes un assez grand nombre de pinces à forcipressure; l'irrigation chaude, le tamponnement assureront ensuite l'hémostase.

L'*inversion utérine*, si elle est reconnue, peut parfois faciliter l'énucléation complète et, le fibrome enlevé, la réduction est ordinairement facile. Quand elle est méconnue, elle peut exposer l'opérateur à faire une blessure plus ou moins profonde à la paroi utérine et parfois même à la perforer.

La *perforation utérine* n'est pas très grave si la cavité utérine est aseptique. Il se produit alors, autour de la perforation, une péritonite adhésive qui protège la grande séreuse et la plaie peut guérir. Mais, comme il est difficile en présence de la métrite à peu près constante dans les fibromes, d'être certain de l'asepsie de l'utérus, pour éviter toute infection, il paraît prudent, toutes les fois qu'on aura constaté une perforation, de faire immédiatement l'hystérectomie vaginale.

Enfin la *septicémie*, avec ses manifestations locales et générales, est à craindre toutes les fois qu'il reste une grande cavité difficile à nettoyer, capable de conserver des détritus ou des sécrétions, ou quand l'utérus se rétracte mal après l'énucléation. Il faut alors combattre immédiatement l'infection par des grands lavages antiseptiques répétés, des injections et un drainage soigneusement faits, et aussi par des injections sous-cutanées de sérum, si les premiers moyens ne suffisent pas. L'énucléation par la voie vaginale n'est indiquée que dans un certain nombre de cas et n'est pas applicable à tous les fibromes. Elle ne convient qu'aux *fibromes de petit volume*, c'est-à-dire à ceux qui n'atteignent pas l'ombilic et ne sont pas très développés latéralement. En effet, même à ces limites, ont fait une opération longue et laborieuse, et la cavité, qui logeait le fibrome, est souvent d'une hémostase ou d'une désinfection difficiles. Il faut aussi que les tumeurs soient *uniques* ou peu *nombreuses*. Cette méthode doit être rejetée dans les cas de *fibromes nettement sous-péritonéaux*, de *fibromes non encapsulés*, qui se continuent directement avec la paroi utérine, ou enfin, lorsqu'ils s'accompagnent de lésions *inflammatoires* des *annexes*, ce qui s'observe très souvent.

Nous devons encore parler ici d'un mode d'énucléation qui s'exécute aussi par la voie vaginale, c'est l'*énucléation transvaginale*, méthode imaginée par CZERNY 1881, employée par OLSHAUSEN, LE FORT, etc. Elle a pour but d'aller énucléer, avec ou sans morcellement, suivant leur volume, les fibromes nés de la partie inférieure du corps de l'utérus ou de la partie sus-vaginale du col, qui se développent vers le Douglas, ou se dirigent vers le vagin dont ils repoussent la paroi.

On incise alors la paroi vaginale pour atteindre directement le fibrome, en traversant le cul-de-sac péritonéal, s'il est nécessaire, en décollant la vessie en avant, si ce décollement est utile. L'opération terminée, on suture le péritoine, et la plaie vaginale si cela est possible. Lorsque le fibrome se développe en bas et en arrière, en dédoublant la paroi vagino-rectale, on peut l'atteindre par cette méthode, ou bien, à l'exemple de POZZI, l'aborder par le périnée, à l'aide d'une *perineotomie transversale*, c'est-à-dire en faisant une incision allant d'un ischion à l'autre, pour dédoubler la cloison et aller à la rencontre de la tumeur.

Nous citerons encore, pour être complet, des opérations exceptionnelles qui ont été pratiquées aussi par la voie vaginale. C'est la *destruction partielle par dilacération* de BAKER-BROWN qui, après avoir incisé la capsule, dilacérait la masse fibromateuse avec des ciseaux ou un trépan, ainsi que la *destruction partielle par cautérisation* de GREENHALG, qui ouvrait la capsule au fer rouge et détruisait partiellement la tumeur par le feu. La plupart des tentatives furent suivie de mort. Ce sont des méthodes aujourd'hui justement condamnées et tombées dans l'oubli.

b. *Énucléation par la voie abdominale.* — L'énucléation des fibromes par la voie abdominale tend à redevenir, tout à fait en faveur. Ce n'est pas une opération récente. En effet, SPENCER WELLS l'avait pratiquée en 1863, SPIEGELBERG en 1874 et elle a été bien décrite et méthodisée par MARTIN de Berlin, en 1878. Conservée comme une méthode assez habituelle par quelques chirurgiens étrangers, elle fut presque complétement abandonnée en France et réservée à quelques cas exceptionnels, malgré les observations éparses de DOLÉRIS, publiées, en 1891, par son élève B. CHEVALIER, d'Ottawa (Canada), les quelques tentatives de RICARD et la communication de TÉMOIN (de Bourges) qui en rapporta cinq cas au Congrès de chirurgie de 1896. A ce moment d'ailleurs, les progrès de l'hystérectomie, et en particulier de l'hystérectomie abdominale totale étaient tels que l'ablation de l'utérus, soit par le vagin, soit par l'abdomen, était considérée comme la méthode de choix par excellence. Les auteurs classiques (POZZI, LEGUEU) considéraient l'énucléation abdominale comme une méthode exceptionnelle, ne pouvant s'adresser qu'à quelques rares cas de fibromes uniques, pas trop gros, et éloignés de la muqueuse. Depuis quelque temps, principalement à la suite de la communication d'OLSHAUSEN au dernier Congrès allemand de chirurgie, de celle de TUFFIER à la Société de chirurgie, juin 1900, et de la thèse de son élève ZWIREL (Paris, 1900), après les travaux de MARTIN, de TÉMOIN, de MONPROFIT, au Congrès international de Paris (août 1900), et la thèse de son élève MONTNIÈRE, après la monographie de TUFFIER, la tendance chirurgicale s'est modifiée. L'énucléation, en étendant ses indications, tend à devenir l'opération indiquée dans un assez grand nombre de cas, et à restreindre d'autant le domaine de l'hystérectomie.

Sa technique est en général simple. L'abdomen étant ouvert par une laparatomie médiane, la malade étant dans la position renversée, l'utérus est saisi et, autant que possible, attiré au dehors de l'abdomen, dont la cavité est protégée par des compresses aseptiques. Cet utérus peut avoir été désinfecté et curetté auparavant (TUFFIER), ou bien l'on agit sans curettage préalable (TÉMOIN, MONPROFIT). Le ou les fibromes reconnus, l'incision de leur capsule se fait tantôt en portant le bistouri sur les parties les plus saillantes de la tumeur (TÉMOIN, MONPROFIT), tantôt en incisant, autant que possible, sur la ligne médiane *avasculaire* (TUFFIER). La capsule ouverte, le fibrome est saisi avec des pinces à griffes et l'énucléation se fait avec les doigts rapidement et ordinairement avec facilité. Si la cavité utérine est ouverte pendant cette décortication, on peut la désinfecter par des attouchements avec une solution phéniquée forte, ou mieux la drainer avec un drain en caoutchouc allant jusque dans le vagin, ou avec une mèche de gaze. Dans un cas, POZZI a fait une hystéropexie abdominale en laissant la plaie abdominale béante. Cette ouverture de la cavité utérine n'a plus la gravité qu'on lui attribuait autrefois.

Si l'incision a porté sur la ligne médiane de l'utérus il peut ne pas y avoir de vaisseaux à lier; dans les autres cas, les plus ordinaires, la cavité du fibrome, bien que très rétractée, saigne abondamment, il y aura lieu de lier avec soin tous les vaisseaux qui donnent. On est souvent surpris de la rétraction considérable des plus grandes cavités.

L'hémostase complète assurée, on suture la cavité, suivant les cas, avec un ou plusieurs plans de suture en capiton ou en surjet au catgut ou à la soie. Il n'est ordinairement pas nécessaire de réséquer les bords de cette cavité, comme l'a, quelquefois, fait TÉMOIN, car habituellement, après l'énucléation du myome, la cavité qui le contenait se rétracte considérablement.

Si l'opération a ouvert la muqueuse utérine, il sera bon de la suturer; quand on a ouvert ou déchiré la trompe, on pourra faire la salphingorraphie, comme TUFFIER, ou enlever les annexes blessés (TÉMOIN).

Les résultats immédiats sont en général bons ; cependant, quelques malades sont mortes de septicémie péritonéale, avec ou sans hémorragie secondaire ; TUFFIER a signalé aussi quelques cas de péritonite circonscrite suivis de guérison.

Les résultats éloignés sont excellents. ZWIBEL, dans sa thèse.

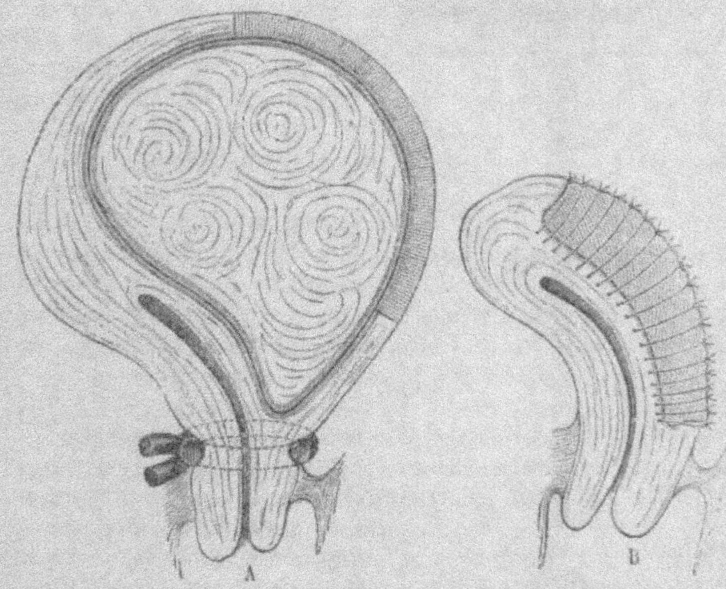

Fig. 157.

Myomectomie abdominale.

A, incision de la capsule. — B, suture après énucléation.

sur 562 opérations, a pu relever 4 récidives et 18 cas de grossesses consécutives. La plupart de ces grossesses ont abouti à des accouchements à terme. Les indications exactes de la myomectomie ou énucléation abdominale ne sont peut-être pas encore parfaitement établies. Cependant, quand la malade présente les indications ordinaires du traitement chirurgical, on choisira l'énucléation abdominale, s'il s'agit d'une femme *jeune*, susceptible d'avoir des enfants. Cette indication d'agir est, pour

MONPROFIT, la plus importante. Il faut, en outre, que les fibromes interstitiels ne soient pas trop volumineux, qu'ils n'aient pas trop déformé l'utérus, qu'ils ne soient pas trop nombreux. Cependant, TUFFIER et MONPROFIT ont enlevé jusqu'à 8, 12 fibromes et encore plus chez la même malade. Enfin, condition essentielle, il ne faut pas qu'il y ait de lésions importantes du côté des annexes, à moins que ces lésions ne soient unilatérales.

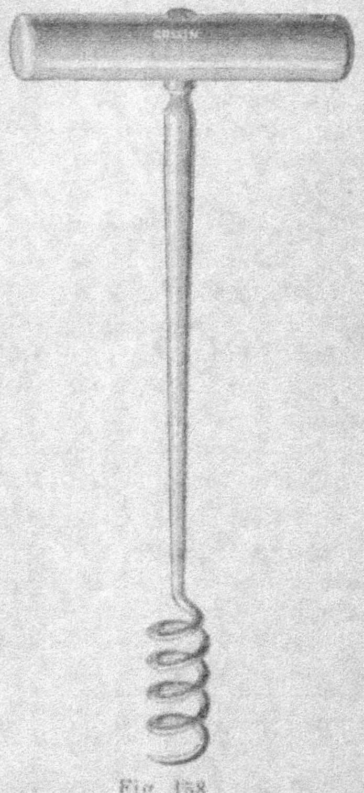

TUFFIER range encore parmi les contre-indications, les fibromes télangiectasiques, et le sphacèle des fibromes, ainsi que l'âge avancé des malades. Nous croyons qu'il faut y ajouter l'existence de fibromes kystiques et de fibromes diffus, non encapsulés (TUFFIER).

On peut rapprocher de l'énucléation abdominale, la *décortication* des fibromes intraligamentaires, inclus dans le ligament large, et qui sont au moins autant pelviens qu'abdominaux. Il faudra, dans ce cas, inciser plus ou moins largement le feuillet du ligament large qui sera le plus accessible. Puis, saisissant avec des pinces le feuillet séreux, on

Fig. 158.
Tracteur en spirale de SEGOND.

isolera, le plus rapidement possible, avec les doigts, le néoplasme, en suivant dans le tissu cellulaire le plan de clivage. La tumeur isolée est attirée au dehors avec le tire-bouchon ou l'élévateur de REVERDIN, ne tenant plus que par son pédicule utérin, que l'on pourra sectionner et lier s'il est étroit, énucléer parfois en incisant la capsule. Si les connexions sont trop intimes, l'opérateur se verra, parfois, obligé de pratiquer une hystérectomie totale.

La loge du fibrome évacuée, il faudra faire une hémostase très soignée, lier tous les vaisseaux avec soin, et même bourrer la cavité avec des mèches de gaze iodoformée pour terminer l'hémostase. On pourra suturer complètement les deux feuillets du ligament large, si l'on n'a à redouter ni hémorragie ni infection, et, dans le cas contraire, il sera prudent de drainer cette cavité et, quelquefois en même temps, de la bourrer exactement avec de la gaze qui servira à la fois de drain et de tampon hémostatique.

C. HYSTÉRECTOMIE. — Enfin, dans un assez grand nombre de cas qui ne sont pas justiciables des opérations qui précèdent, il reste à la chirurgie la ressource d'enlever à la fois le fibrome et l'utérus. Cette opération, à laquelle TILLAUX a donné le nom d'hystérectomie, peut, elle aussi, être pratiquée par la voie vaginale ou par la voie abdominale.

a. *Hystérectomie vaginale.* — L'hystérectomie vaginale pour la cure des fibromes a été préconisée par KOTTMANN en 1882, pratiquée dans la même année par PÉAN. Cette opération, qui a été bientôt faite par de nombreux chirurgiens, n'a pu devenir courante que parce qu'elle a bénéficié de deux grands perfectionnements techniques : le *morcellement* d'abord, imaginé par PÉAN pour la myomectomie vaginale, et qui a été appliqué non seulement au fibrome, mais à l'utérus lui-même, et le *pincement hémostatique des ligaments larges avec pinces à demeure* dû à RICHELOT.

L'hystérectomie vaginale a été, pendant quelques années, considérée comme la méthode la meilleure pour la cure des fibromes, et les chirurgiens n'hésitaient pas à l'appliquer même à des grosses tumeurs, à des fibromes allant jusqu'à l'ombilic (SEGOND). Les progrès considérables de l'hystérotomie abdominale, dans ces dernières années, ont, aujourd'hui, fait préférer cette dernière opération dans la plupart des cas ; mais, l'hystérectomie vaginale mérite cependant encore d'être conservée et décrite.

Elle peut se pratiquer avec ou sans morcellement. Quand elle est faite sans morcellement ou avec la simple incision médiane, sa technique est absolument celle qui sera exposée pour la cure du cancer de l'utérus. Nous nous bornerons donc, en renvoyant à ce chapitre, à décrire ici les précédes d'hystérectomie vaginale avec morcellement.

Il existe deux grands procédés d'hystérotomie vaginale avec morcellement, autour desquels viennent se grouper, avec des détails variables, les particularités de la pratique de chacun.

Le premier procédé, qui est celui de Péan, suivi par Segond, Richelot, etc., peut ainsi se décrire.

Le col est saisi au niveau des commissures par deux pinces fixatrices. La muqueuse vaginale est incisée, aux ciseaux ou au bistouri, sur son pourtour, et ce col est libéré, disséqué et isolé circulairement, sur les côtés jusqu'à la base du ligament large, en avant et en arrière jusque dans la cavité péritonéale, dont les culs-de-sac sont incisés. On saisit les artères utérines par deux pinces placées à la base du ligament large. Puis le col, isolé et abaissé, est incisé bilatéralement, et divisé en deux valves antérieure et postérieure. Ces valves sont saisies à la base par une forte pince et la portion inférieure est réséquée. Puis, peu à peu, on réséque ainsi, par fragments successifs, sans hémostase préventive, celle des parois utérines qui bascule le mieux ou les deux à la fois, en ayant soin de ne jamais réséquer aucun fragment sans qu'il ait été saisi, à sa base, par une pince.

On arrive ainsi peu à peu à attirer à la vulve le fond de l'utérus qui bascule en avant ou en arrière ; on place, alors, de haut en bas, sur le ligament large tordu, une série de grandes pinces destinées à assurer l'hémostase et on détache, aux ciseaux, l'utérus en dedans des pinces.

Celui-ci enlevé et l'hémostase assurée, on bourre mollement le vagin avec de la gaze, en protégeant les parois vaginales et la vulve contre la pression des pinces, grâce à l'interposition de lanières de gaze aseptiques. Puis, on place, souvent, une sonde à demeure dans la vessie.

Quelques auteurs, et en particulier Bouilly, ferment partiellement la portion médiane de la plaie vaginale par quelques points de suture.

Le second procédé, qui a été préconisé par DOYEN, QUÉNU, etc., se distingue du précédent par l'absence d'hémostase préventive, la conservation du col jusqu'à la fin de l'opération, et l'absence de bascule de l'utérus au moment de son extraction.

Après saisie du col, incision du cul-de-sac vaginal, isolement du col et ouverture des culs-de-sac péritonéaux antérieur et postérieur comme dans le cas précédent, l'utérus est sectionné sur sa paroi antérieure, soit sur la ligne médiane seule, soit suivant un grand V ouvert vers le fond (procédé DOYEN). Ce V est réséqué par morcellement avec la portion de fibrome sous-jacent, si cela est nécessaire. L'utérus, ainsi amoindri, est bientôt assez réduit pour descendre sans basculer à la vulve ; on peut alors saisir les ligaments larges de chaque côté, avec une ou deux grandes pinces à mors élastiques, assurer ainsi l'hémostase et enlever l'organe. D'autres fois (procédé QUÉNU, MÜLLER), on peut,

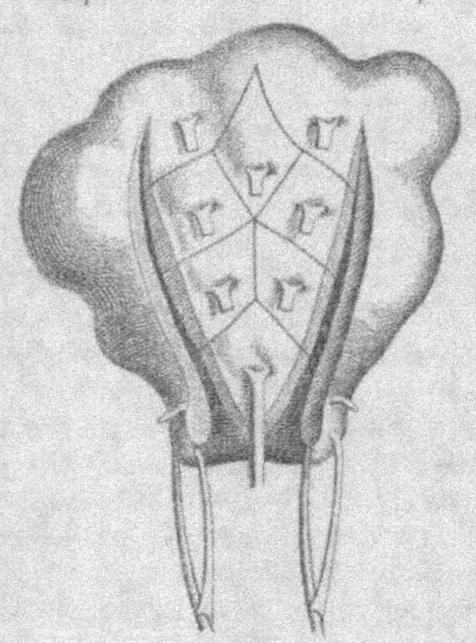

Fig. 159.
Morcellement d'un utérus fibromateux (DOYEN).

en premier lieu, achever la section de la matrice sur la ligne médiane, et la partager en deux segments latéraux qui sont séparément détachés, après application des pinces sur chaque ligament large. Le pansement est le même que précédemment.

D'ordinaire, les pinces sont retirées au bout de quarante-huit heures. L'hémostase est complète, les hémorragies au moment de la sortie des pinces sont exceptionnelles ; il en existe cependant quelques cas. Dans les quelques jours qui suivent l'opération, vers le huitième ou neuvième jour environ, les parties du ligament large saisis par les pinces, s'éliminent sous forme de débris sphacélés, et la guérison s'obtient en une quinzaine de jours environ.

Cette opération peut donner lieu à quelques complications. Ce sont, d'abord, l'*hémorragie* primitive ou secondaire, parfois très tardive (dixième, quinzième jour), le *pincement et la blessure de l'uretère*, l'*occlusion intestinale* avec ou sans pincement de l'intestin et la *septicémie*, accident commun à toutes les hystérectomies. Enfin, quelques malades succombent au *schock opératoire* plus fréquent ici à cause de la longueur de certaines opérations, car le morcellement des gros fibromes peut parfois demander plusieurs heures.

On peut aussi observer quelques accidents tardifs, qui viennent plutôt, d'habitude, retarder la guérison que la compromettre. Ce sont la *phlébite*, les *eschares sacrées* signalées par LEGUEU, par SEGOND et bien étudiées dans la thèse de GIRARD, des *hémorragies* tardives que j'ai déjà indiquées, et enfin des *troubles cardiaques* qui peuvent être le résultat des altérations cardiaques dues aux fibromes.

Il est difficile aujourd'hui de tracer exactement les indications de l'hystérectomie vaginale dans le traitement des fibromes. Il y a quelques années, un certain nombre de chirurgiens acceptaient entièrement, ou avec quelques modifications de détail, la formule de SEGOND : *Toute tumeur fibreuse ne dépassant pas le niveau de l'ombilic doit être, sauf exception, enlevée par la voie vaginale.*

Aujourd'hui les fibromes volumineux sont enlevés avec succès par l'hystérectomie abdominale qui a beaucoup restreint le champ de la vaginale. Cette dernière opération paraît aujourd'hui réservée à l'ablation des fibromes de petit et de moyen volume encore facilement accessibles (BOULLY, RICARD). Ce mouvement en faveur de l'hystérectomie abdominale s'accentue de plus en plus avec les progrès de l'asepsie et de la technique opératoire. Le premier temps des interventions abdominales devient un moyen d'exploration précieux, le chirurgien a sous l'œil les lésions utérines et annexielles et peut régler son intervention en toute connaissance de cause, suivant sa doctrine et ses habitudes opératoires. Cet avantage, qu'une mortalité, chaque jour décroissante, ne vient plus contrebalancer, explique la tendance de la plupart des opérateurs à aborder les fibromes par la voie abdominale.

b. *Hystérectomie abdominale.* — Les premières opérations de fibromes par la voie abdominale ont été le résultat d'erreurs de diagnostic. Les chirurgiens GRANVILLE 1827, ATLEE 1844, CH. CLAY, HEATH 1843, croyaient avoir affaire à des tumeurs ovariennes : d'ailleurs la plupart de leurs tentatives aboutirent à des insuccès.

Ce sont KIMBALL (1er septembre 1853), et KŒBERLÉ (1863) qui, les premiers, attaquèrent, délibérément et avec diagnostic préalablement posé, les tumeurs fibreuses de l'utérus par la voie abdominale. Sans vouloir ici faire l'historique complet de l'hystérectomie abdominale pour fibrome, nous rappellerons que cette opération a présenté diverses phases caractérisées par des méthodes spéciales dont chacune constituait un progrès sur la précédente.

L'hystérectomie abdominale a été d'abord une *hystérectomie supra-vaginale à pédicule externe.* Bientôt, pour remédier à certains accidents, et grâce aux progrès chirurgicaux, est venue la période de l'*hystérectomie supra-vaginale à pédicule perdu,* avec les nombreux procédés de suture du pédicule. Enfin, dans une troisième période, encore actuelle, apparaît l'*hystérectomie abdominale totale* avec ses nombreux procédés. Nous rangerons sous le même titre, l'*hystérectomie supra-vaginale basse ou subtotale* (RICARD) préférée par un certain nombre de chirurgiens, et qui n'est en réalité qu'une variété de la totale.

Les deux grands dangers de l'hystérectomie abdominale sont l'*hémorragie* et l'*infection*, et c'est pour les prévenir surtout qu'ont été, tour à tour, employées les différentes méthodes.

KŒBERLÉ qui, le premier, méthodisa l'opération d'*hystérectomie avec pédicule externe*, eut l'idée de remplacer la ligature en masse avec des fils, par une anse métallique serrée et maintenue par un serre-nœud. Le pédicule, ainsi étreint, était fixé dans l'angle inférieur de la plaie abdominale : l'hémostase était aussi assurée par des nombreuses pinces à forcipressure. PÉAN ajouta à cette pratique la fixation du pédicule par deux broches d'acier mises

en croix et destinées à empêcher le glissement de la ligature métallique appliquée à l'aide de l'ingénieux serre-nœud de CINTRAT.
Cette méthode fut bientôt perfectionnée par KLEBERG (d'Odessa)
qui imagina, en 1877, de remplacer le fil métallique par une ligature élastique, plus capable d'assurer une constriction constante.

Le procédé de KLEBERG fut méthodisé par MARTIN en 1878, et
le traitement extra-péritonéal fut tout à fait perfectionné par
HEGAR qui, en outre d'une meilleure application de la ligature
élastique, imagina d'isoler exactement le pédicule, hors de la
cavité abdominale, par une suture exacte et très complète du
péritoine pariétal au-dessous du lien élastique.

Malgré toutes ces précautions et ces perfectionnements, il existait encore d'assez nombreux faits d'hémorragie secondaire et
d'infection. La momification du pédicule était longue à obtenir,
sa mortification dépassait souvent le niveau du lien élastique, ce
qui pouvait occasionner des accidents infectieux secondaires, de
plus la chute du pédicule créait un point faible dans la paroi
abdominale, etc.

C'est pour remédier à tous ces inconvénients que fut inventée
l'*opération à pédicule perdu*, dans laquelle on cherchait à rentrer
et à abandonner dans la cavité abdominale le pédicule utérin,
comme cela se faisait pour celui des kystes de l'ovaire.

Cette nouvelle méthode fut imaginée par SCHROEDER en 1878,
et par SPENCER WELLS en 1880. SCHROEDER, après avoir fait l'hémostase provisoire avec la ligature élastique (tube de caoutchouc),
sectionne le pédicule utérin quelques centimètres au-dessus de
cette ligature. Après destruction au thermo-cautère de la muqueuse
utérine, il évide le pédicule en forme d'entonnoir (OLSHAUSEN).
Il suture alors, très exactement, par plusieurs plans de suture,
les parois internes de cette plaie utérine par points séparés ou
en surjet. La suture est souvent consolidée par plusieurs
points profonds à la soie, puis on assure l'affrontement très
exact du péritoine par une suture superficielle à points séparés
ou en surjet. Certains auteurs (MARTIN, LÉOPOLD) ont ajouté
à ces précautions, après l'enlèvement du lien élastique, une
constriction en masse du pédicule par une ligature en chaîne
avec un fort catgut ou une soie qui traversait en double ce pédi-

cule d'avant en arrière et permettait d'en étreindre chaque moitié dans un lien séparé. MARTIN fait, en outre, le drainage par le cul-de-sac postérieur du vagin.

Ces moyens furent perfectionnés dans une série de procédés secondaires. Nous pouvons mentionner la *ligature élastique perdue* de CZERNY et d'OLSHAUSEN qui laissaient à demeure le lien de caoutchouc, lequel arrivait à la longue à couper le pédicule et à s'éliminer par le vagin. SCHWARZ et ALBERT ont recouvert la ligature élastique perdue d'une manchette péritonéale. ZWEIFEL, après avoir fait la ligature en chaîne des ligaments larges, pratique, à travers le pédicule utérin, une série de ligatures partielles formant une suite continue. LANNELONGUE (de Bordeaux) assure l'hémostase par une suture spéciale du moignon utérin dite suture du cordonnier. CHROWBACH, RICHELOT protègent la surface cruentée en la recouvrant d'un lambeau péritonéal.

A côté de ces procédés, il faut mentionner la méthode mixte ou *juxta-pariétale* dans laquelle le pédicule, suturé comme dans le procédé de SCHROEDER, au lieu d'être abandonné à lui-même dans le ventre, est fixé contre la paroi abdominale et isolé de la cavité péritonéale par une collerette séreuse pariétale consue sur le moignon, au-dessous de sa suture propre. Ce sont les procédés de WÖLFLER, de HACKES et de SANGER.

La multiplicité de tous ces procédés est un témoignage de leur insécurité. Quels que fussent les perfectionnements de la technique, les accidents étaient fréquents ; l'hémorragie post-opératoire ou secondaire, l'infection péritonéale, surtout, emportaient un nombre trop considérable de malades. POZZI, dans la 3ᵉ édition de son *Traité de gynécologie*, en 1897, publie de nombreuses statistiques, d'où il résulte, qu'à ce moment, l'hystérectomie supra-vaginale, avec traitement externe du pédicule, donnait encore une mortalité de 21,6 p. 100 et la méthode intra-péritonéale 25, 79 p. 100.

Les complications que nous venons de citer et la gravité des accidents provenant du pédicule, qu'il soit interne ou externe, devaient donner aux chirurgiens l'idée de supprimer ce pédicule ou d'en laisser le moins possible et de mettre ce qui restait hors d'état de nuire en produisant des hémorragies secondaires. Alors furent méthodisées les deux opérations qui se partagent actuellement la faveur des chirurgiens, l'hystérectomie totale et l'hystérectomie supra-vaginale basse (RICARD), avec ligature, séparée des utérines, à laquelle LONGUET a donné le nom d'hystérectomie subtotale.

L'hystérectomie abdominale totale, qui avait été faite, dès 1853, par un Américain, BARNHAM de Lowel (Massachusetts) qui l'a pratiquée une quinzaine de fois, puis une fois par PÉAN en 1881, fut reprise, pratiquée et méthodisée par BARDENHEUER, à partir de 1881. Comparée d'abord aux hystérectomies abdominales partielles, puis à la vaginale, la nouvelle opération parvint, peu à peu, à gagner du terrain. Elle est acceptée par AUG. MARTIN (de Berlin) en 1888, par FRITSCH en 1890, par CHROWBACK en 1891 ; en Amérique, elle est introduite par MARY DIXON JONES (16 février 1890), bientôt acceptée et défendue par EASTMAN, POLK, PRYOR, KELLY, etc. En Angleterre, elle est inaugurée, en 1892, par BOWEMAN-JESSET, adoptée par SINGLY (de Dublin), LAURIE, CHRISTOPHE, MARTIN, etc. En Belgique, ROUFFART dès 1891, JACOBS en 1893 s'en déclarent les défenseurs.

En France, le succès de l'opération vaginale a poussé les chirurgiens à combiner les procédés mixtes mi-vaginaux, mi-abdominaux et a retardé l'essor de l'hystérectomie abdominale. Malgré quelques tentatives isolées, ce sont les communications de GUERNOMPREZ à l'Académie (septembre 1891), de DOYEN au Congrès de chirurgie de 1893, qui marquent l'entrée de cette opération dans la pratique. Depuis, les travaux de RICHELOT, TERRIER, QUÉNU, SCHWARTZ, MONPROFIT, etc., l'ont vulgarisée.

L'hystérectomie supra-vaginale avec ligature séparée des utérines a été décrite pour la première fois par SCHRÖDER en 1884, BASSINI en 1886, HOFMEIER en 1888, méthodisèrent cette opération et l'exécutèrent d'une façon réglée. Peu à peu, elle fut adoptée par LAUWERS en Belgique, MILSON en Angleterre, CHROBACK en Allemagne, NOBLE et KELLY en Amérique. Ce dernier auteur fit connaître, en 1896 son procédé « par section continue » que SEGOND introduisit chez nous en l'appliquant, il est vrai, à l'hystérectomie totale.

En France, l'hystérectomie subtotale, préconisée par TERRIER

RICARD, J.-L. FAURE, a conquis une large place dans la chirurgie des fibromes, et, malgré les craintes exprimées par RICHELOT (*Soc. de Chir.* 1903) sur l'avenir du moignon utérin, cette opération tend de plus en plus à se substituer à l'hystérectomie totale quand la présence d'indications spéciales, et en particulier, d'une tumeur maligne coïncidant avec le fibrome, ou d'un fibrome du col, ne vient pas commander une exérèse plus large.

Les procédés employés pour exécuter l'hystérectomie abdominale totale ou subtotale sont nombreux, nous ne décrirons que les principaux. Mais, avant d'entrer dans cette description, nous devons dire un mot des opérations, que l'on peut qualifier de mixtes, dans lesquelles une partie des manœuvres se fait par le vagin, l'autre par l'abdomen.

On les divise en *hystérectomie abdomino-vaginale* ou *vagino-abdominale*, suivant que la tumeur est attaquée, d'abord, par l'abdomen ou par le vagin.

α) *Hystérectomie abdomino-vaginale.* — Dans un premier groupe d'opérations, à la suite de PÉAN et de BARDENHEUER (1ᵉʳ procédé), le chirurgien débute par l'abdomen, extirpe la tumeur fibreuse à l'aide d'une hystérectomie sus-vaginale : puis il enlève, dans un second temps, par la voie vaginale, le col resté en place. BOUILLY, GOUILLOUD, SCHWARTZ ont pratiqué cette opération.

On peut aussi ranger dans les opérations *abdomino-vaginales* celles dans lesquelles l'utérus est enlevé tout entier par la voie abdominale, mais où le chirurgien, après avoir isolé la tumeur fibromateuse et l'utérus en avant et en arrière, faisait ensuite l'hémostase des ligaments larges, à l'aide de grandes pinces introduites par le vagin désinséré, afin de saisir ces ligaments comme dans l'hystérectomie vaginale. Ce sont les procédés de DOYEN (1ᵉʳ procédé), de LAUPHÉAR, de RICHELOT (1ᵉʳ procédé).

β) *Hystérectomie vagino-abdominale.* — Dans le second groupe la manœuvre est inverse. Le chirurgien commence par la libération du col par le vagin. Suivant les procédés, il pratique ou non le pincement des ligaments larges par la voie vaginale (ROUFFART, JACOBS) ; puis, il ouvre ensuite le ventre et extirpe utérus et tumeur par la voie abdominale. Ces procédés qui ont été décrits avec quelques variantes par BARDENHEUER, BOLDT,

ROUTIER (1er procédé), ROUFFART, JACOBS, MONLONGUET, etc., sont,
comme les autres opérations mixtes, à peu près complètement
abandonnés aujourd'hui. Cependant, dans certains cas exceptionnels, chez des femmes très grasses, à vagin profond, à ligaments
peu extensibles, la désinsertion primitive du col par le vagin peut
être un moyen commode de faciliter l'opération. Ces méthodes
mixtes, auxquelles on semble vouloir revenir dans le traitement
du cancer, sont abandonnées aujourd'hui, même par leurs
auteurs, dans le traitement des fibromes. Néanmoins, comme le
dit très justement RICARD, elles pourront rester comme un procédé de nécessité pour certains cas particuliers ou pour remédier à certaines erreurs de technique.

γ) *Hystérectomie abdominale totale.* — Les fibromes utérins,
plus ou moins confondus avec l'utérus, en épousent, comme dit
RICARD, les connexions vasculaires et forment des tumeurs à
quatre pédicules vasculaires anatomiquement connus. La ligature des deux utéro-ovariennes en haut, des deux utérines en bas
doit assurer une hémostase parfaite. Les variétés dans la manière de pratiquer cette hémostase ont fait naître une foule de
procédés. De même, le mode d'incision des culs-de-sac vaginaux,
le choix du cul-de-sac à attaquer, l'antérieur, le postérieur, le
latéral, ont fourni aussi un certain nombre de procédés différents. Il est impossible de les décrire tous, nous essaierons de les
grouper en un petit nombre de méthodes principales.

Nous devons indiquer, d'abord, qu'il y a quelques années, bon
nombre de chirurgiens pratiquaient l'opération en deux temps.
Après avoir fait l'hémostase de la partie supérieure des ligaments larges, ils enlevaient la plus grande partie de la tumeur
en incisant l'utérus, au-dessus d'un lien élastique, hémostatique, placé le plus bas possible. Puis, dans un second temps,
ils extirpaient le pédicule cervical et faisaient l'hémostase des
utérines (CHROWBACK, MARTIN, POLK, DELAUNAY, etc.). Ces procédés sont aujourd'hui à peu près délaissés, et ne sont plus regardés que comme des expédients applicables seulement dans certains cas exceptionnels. On enlève presque toujours le fibrome
et l'utérus sans les morceler.

On peut, avec RICARD, diviser les méthodes opératoires en deux

grands groupes : l'hystérectomie abdominale *sans hémostase
préalable*, l'hystérectomie *avec hémostase préalable*.

L'*hystérectomie abdominale sans hémostase préalable* appartient

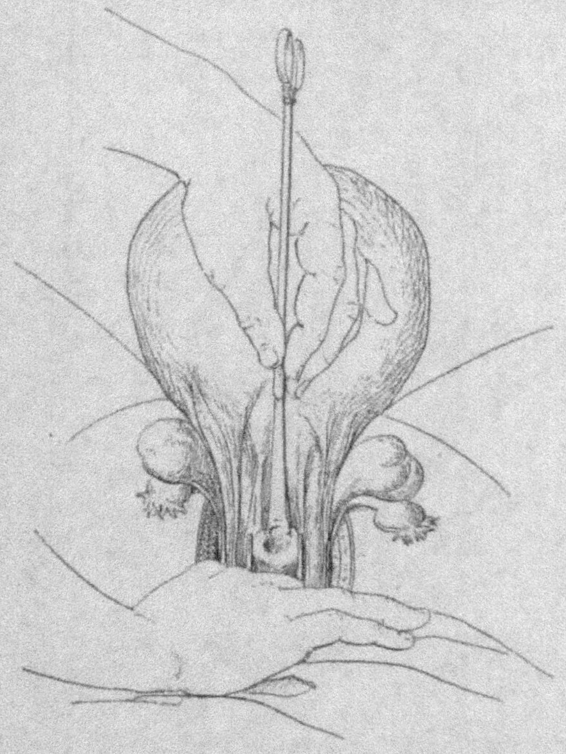

Fig. 160.
Hystérectomie abdominale (procédé de DOYEN).
Prise du col par le cul-de-sac postérieur après désinsertion du vagin.

en propre à DOYEN et son procédé peut être décrit en quelques
mots. Le ventre ouvert et la malade mise en position inclinée,
la masse fibromateuse, saisie avec le tire-bouchon (DOYEN, SE-
GOND, DELAZENIÈRE) ou bien avec l'élévateur de REVERDIN, est
isolée, désenclavée s'il le faut, attirée hors de l'abdomen et for-

tement basculée sur le pubis. L'opérateur ouvre le cul-de-sac
postérieur du vagin aux ciseaux ou au bistouri, directement ou

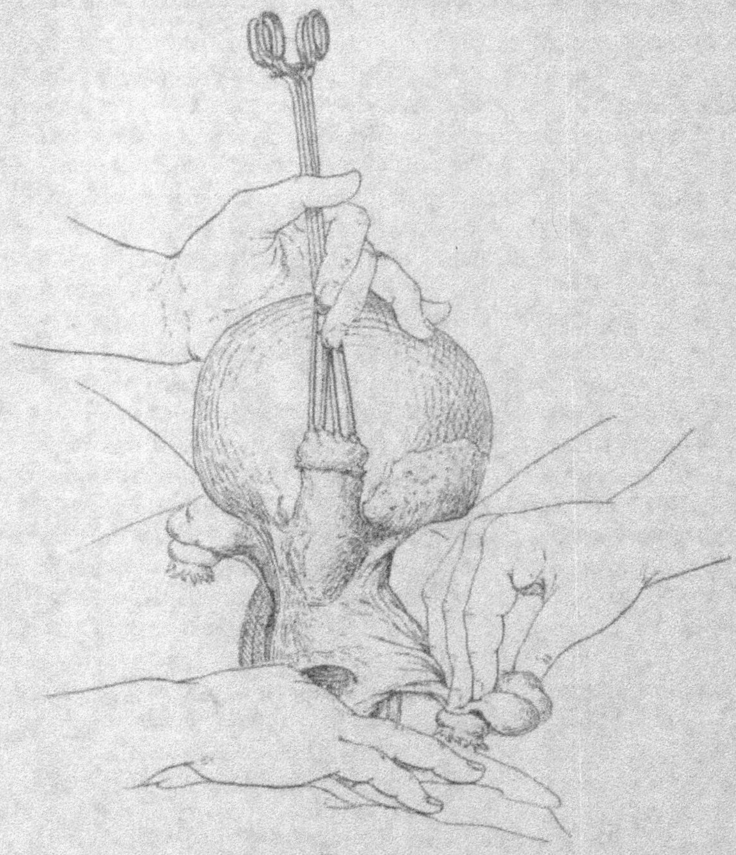

Fig. 161.
Hystérectomie abdominale (procédé de DOYEN).
Décollement vésical par traction du col.

en se guidant sur une pince introduite dans le vagin. Le col est
saisi avec une pince spéciale, attiré en haut et rapidement libéré,
en quelques coups de ciseaux, de ses insertions vaginales. Ce col

ainsi isolé est attiré en haut, et se détache, en un instant, de la vessie de bas en haut, sans danger de lésion de celle-ci ni des urètères. L'index gauche est introduit de l'abdomen vers le pubis sous le ligament large, droit, isolé et sectionné ; même manœuvre vers le côté gauche. La tumeur enlevée, le chirurgien

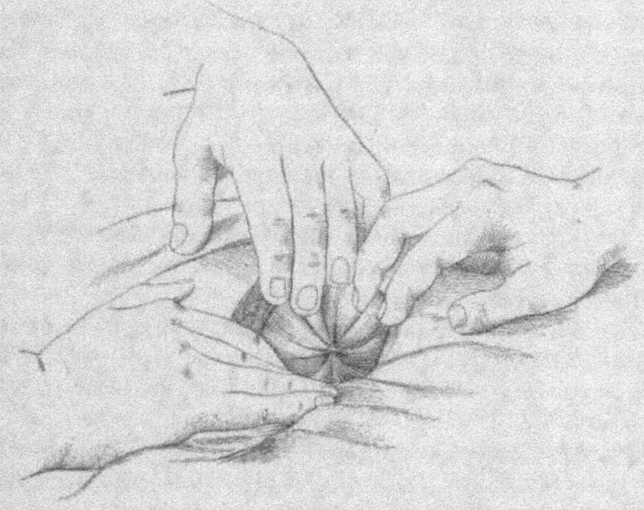

Fig. 162.
Hystérectomie abdominale (procédé de DOYEN).
Fermeture en bourse de la séreuse pelvienne.

saisit et lie les quatre pédicules vasculaires, c'est-à-dire les deux utérines, les deux utéro-ovariennes, et les ligatures, après résection des annexes, sont attirées vers le vagin. On met quelques ligatures ou un surjet sur la tranche vaginale et le péritoine est fermé par une suture en bourse.

Ce procédé, simple et élégant, n'est pas toujours d'une application facile, quoi qu'en dise son auteur, dans les cas où le cul-de-sac postérieur est difficilement accessible, même après l'énucléation de quelques fibromes sous-péritonéaux postérieurs.

L'hystérectomie abdominale avec hémostase préalable a donné

naissance à une foule de procédés divers, différant entre eux non seulement par les différents procédés d'hémostase, mais aussi par les diverses méthodes d'incision et de désinsertion vaginales.

Certains chirurgiens, parmi lesquels Pozzi, Reynier, Reclus, Ch. Nélaton, etc., adoptent le procédé de Doyen avec quelques modifications : ils font l'hémostase préventive de la partie supérieure des ligaments larges, sectionnés avec les annexes entre deux pinces à pédicules ; ils laissent, de plus, le vagin ouvert et, tout en reconstituant le plus souvent le plancher séreux par un surjet, ils établissent un bon drainage vaginal à l'aide d'une mèche de gaze iodoformée ou simplement stérilisée. J'ai souvent, et avec avantage, employé ce procédé.

La plupart des chirurgiens pratiquent l'hystérectomie avec hémostase provisoire, et avec des variétés très nombreuses de détails sur certains points.

D'ordinaire, après avoir ouvert le ventre, la malade étant en position déclive, la masse fibromateuse est saisie au tire-bouchon ou au tracteur de Reverdin, isolée ou désenclavée et attirée au dehors.

On pratique alors l'*hémostase préventive de l'étage* supérieur des ligaments larges (Chroback, Martin, Polk, Baldy, Le Bec, Delbet, Ricard, Delagenière, Jacobs, etc.).

Le plus grand nombre place les pinces hémostatiques ou bien applique directement une ligature au catgut ou à la soie sur cette partie supérieure en dehors des annexes. Quelques-uns (de Barker, Kelly, etc.) conservent les ovaires ou au moins l'un d'eux pour éviter les accidents d'une ménopause prématurée.

Puis, à l'aide d'une incision du *revêtement péritonéal* en avant et en arrière, ils taillent une collerette séreuse isolée de l'utérus, les uns en avant et en arrière, d'autres en avant seulement. La plupart isolent à ce moment, par une dissection directe, la vessie de l'utérus (Chroback, Polk, Baldy, Delagenière, Edebohls, Monprofit).

C'est, le plus souvent, après ce temps opératoire que se pratique la recherche et la ligature des utérines. Beaucoup d'opérateurs avec Polk, Chroback, Edebohls, Jacobs, Richelot, etc., vont tout droit à la recherche de l'utérine, par la dissection directe du ligament large le long de l'utérus. Les uns la pincent, avant de la lier, d'autres la lient directement (EDEBOHLS), d'autres la sectionnent d'abord (DELBET) et saisissent le bout qui donne. Certains chirurgiens, au contraire, ne recherchent l'utérine qu'après l'ouverture du vagin, et étreignent dans une même pince, ou dans un même fil la région de l'utérine et le dôme latéral du vagin (LEBEC, GUERMONPREZ, BOWEMAN-JESSET, etc.).

Reste à pratiquer le dégagement de la partie inférieure de l'utérus, c'est-à-dire l'ouverture du vagin et sa désinsertion. Ici encore les procédés varient. Les uns commencent par attaquer le cul-de-sac antérieur (POIRIER, RICHELOT, MONPROFIT, BALDY, GUERMONPREZ, TERRIER, SCHWARTZ, etc.); d'autres le postérieur (JACOBS, DELAGENIÈRE, CHROBACK, MARTIN, POLK, etc.); d'autres enfin, avec RICARD et DELBET, incisent d'abord le cul-de-sac qui leur paraît le plus accessible. Enfin GOUILLOUD, après avoir isolé le vagin aussi bas que possible, le sectionne aux ciseaux, après l'avoir saisi et étreint dans une pince à forcipressure coudée, pour éviter toute infection.

La tumeur et l'utérus enlevés, la plupart des chirurgiens refont le plus souvent un plancher séreux, soit par une suture en bourse comme DOYEN, soit par un surjet réunissant les deux collerettes antérieure et postérieure. Quelques-uns cependant laissent ouverte cette cavité séreuse comme dans l'hystérectomie vaginale, assurant ainsi un large drainage inférieur.

Le traitement du vagin est lui aussi différent. Que le plancher séreux ait été ou non refait, certains chirurgiens suturent exactement le vagin (POLK, CHROBACK, RICHELOT, TERRIER, etc.); d'autres, au contraire, laissent le vagin ouvert et font un drainage vaginal avec une mèche de gaze stérilisée ou iodoformée placée dans le vagin par l'abdomen. Enfin, quelques-uns cousent ensemble la collerette séreuse et la tranche vaginale, pour mieux assurer le drainage pelvien.

Quant au drainage abdominal, il n'est fait de parti pris que par un petit nombre d'opérateurs. La plupart des chirurgiens, surtout ceux qui pratiquent le drainage vaginal, ne drainent l'abdomen avec une mèche ou un drain, que dans les cas d'asepsie douteuse, ou après une opération longue et douloureuse.

Hystérectomie subtotale. — Comme dans l'hystérectomie totale, on peut diviser les procédés en deux groupes, suivant que l'on fait ou non l'hémostase préalable. Dans le premier groupe, nous décrirons la technique du professeur Terrier.

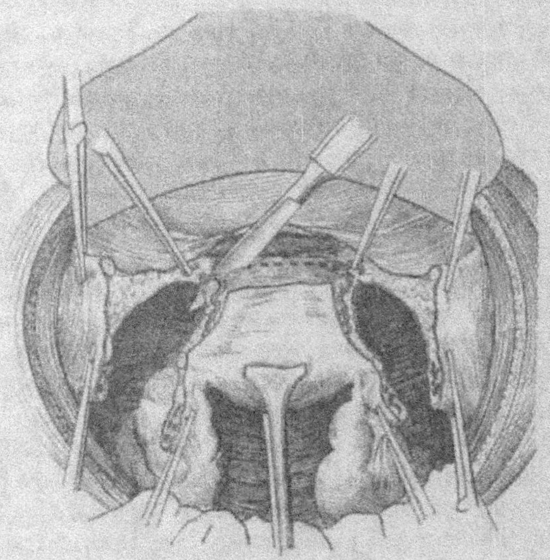

Fig. 163.

Hystérectomie subtotale.

Section du collet des utérines. Procédé de Terrier (d'après Gosset).

Procédé de Terrier. — Le ventre ouvert, et après avoir placé des écarteurs appropriés, on saisit l'utérus avec une pince ou un tire-bouchon, suivant son volume, et on l'attire le plus haut possible hors de la plaie abdominale, en détruisant doucement les adhérences lorsqu'il en existe. On isole alors le grand péritoine avant de commencer l'hystérectomie proprement dite.

Le premier temps de cette opération comprend l'hémostase et la section des ligaments larges. Si l'on commence par la droite, l'aide attire l'utérus vers la gauche, tendant ainsi le

bord supérieur du ligament large droit. Le pédicule vasculaire
utéro-annexiel est saisi et coupé entre deux pinces placées parallèlement et à faible distance l'une de l'autre. L'emplacement
de ces pinces est variable ; lorsque l'annexe est libre et qu'on
veut l'enlever en totalité, les pinces sont placées en dehors de
l'ovaire ; elles sont placées entre l'ovaire et la trompe lorsque
le chirurgien veut conserver la glande génitale ; enfin, dans les cas
d'annexite volumineuse et adhérente, coïncidant avec le fibrome,
les pinces se placent au voisinage de la corne utérine, saisissant
à la fois le pédicule vasculaire, la trompe et le ligament rond. La
section sépare ainsi l'annexe dont on ne s'occupera qu'après
l'ablation de l'utérus. Si le ligament rond n'a pas été compris
dans la première prise, il est, à son tour, saisi entre deux pinces
et sectionné ; puis on divise l'espace clair, avasculaire, du ligament large jusqu'au voisinage de la base et l'on passe ensuite à
l'hémostase et à la section du ligament large opposé.

Le second temps comprend l'incision du péritoine pré-utérin
suivant une ligne concave vers le bas, passant un peu au-dessus
du cul-de-sac vésico-utérin et rejoignant les deux incisions latérales. La collerette péritonéale ainsi délimitée est décollée de
l'utérus jusqu'au fond du cul-de-sac vésico-utérin ; à partir de
cet endroit, on sépare la vessie du col de l'utérus jusqu'au delà
de l'insertion vaginale. Le doigt coiffé d'une compresse est
l'instrument de choix pour effectuer ce décollement.

Enfin, l'hystérectomie est terminée par la résection du col,
d'avant en arrière, au moyen du bistouri. Nous reviendrons plus
loin sur les temps terminaux de l'opération qui sont communs
à tous les procédés.

Dans le second groupe, nous décrirons le procédé de KELLY,
dit procédé américain, et celui de KELLY-FAURE ou hystérectomie
par décollation.

Procédé américain. — Le chirurgien placé à droite de la
malade, saisit l'aileron supérieur du ligament large gauche, lie
l'artère utéro-ovarienne, la saisit avec une pince du côté utérin,
et sectionne le ligament large en dedans de la ligature. Après
avoir lié, saisi et coupé de même le ligament rond, on poursuit
l'incision du ligament large, de haut en bas, jusqu'au voisinage

de l'artère utérine. On taille alors, en avant de l'utérus, une
collerette péritonéale que l'on décolle en entraînant la vessie
avec elle ; l'utérine, mise à nu dans cette manœuvre, est liée par

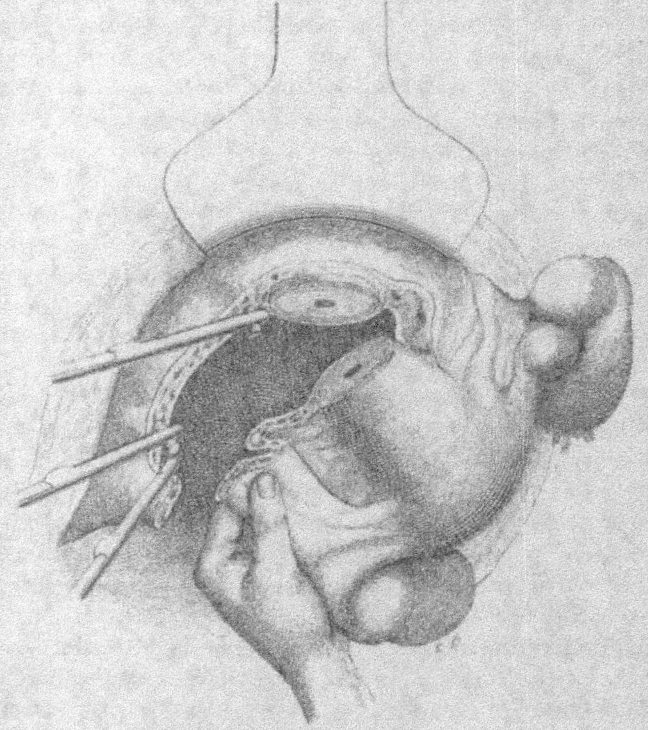

Fig. 154.

Incision continue transverse (H. KELLY).

Le ligament large gauche a été coupé de haut en bas, l'artère utérine est pincée,
le col sectionné et l'utérine droite apparente.

transfixion le plus bas possible. La section transversale du col
faite avec le bistouri ou les ciseaux, on découvre et on lie les
vaisseaux utérins du côté droit et, successivement, en sectionnant le ligament large de bas en haut, l'artère du ligament
rond et l'utéro-ovarienne.

Segond, qui introduisit en France le procédé d'hystérectomie

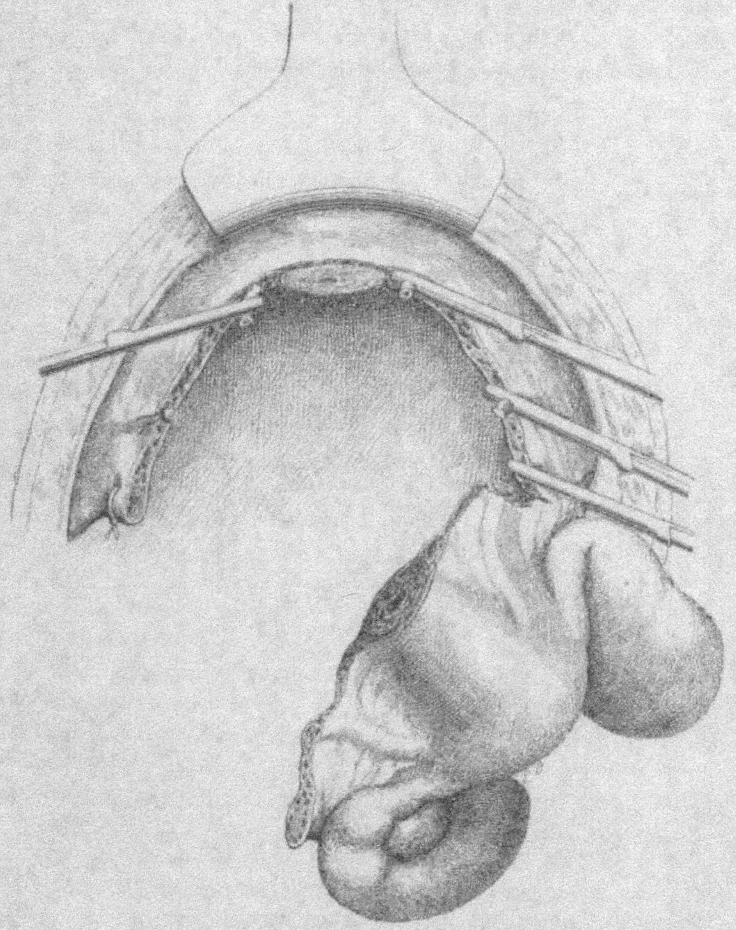

Fig. 165.

Les pédicules vasculaires sont saisis. L'utérus ne tient plus que par le pédicule utéro-ovarien droit (d'après Constantin Daniel).

« par section continue transverse » de Kelly, l'adapta à l'hysté-rectomie totale. L'opération est la même, sauf que la première utérine est liée plus bas et le vagin désinséré après ouverture du cul-de-sac latéral.

Procédé de Kelly-Faure (Hystérectomie par décollation). — « La manœuvre capitale qui fait l'originalité et donne toute sa

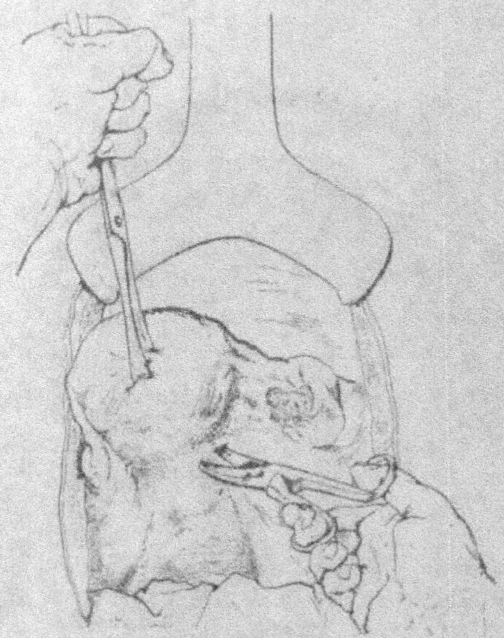

Fig. 166.

Hystérectomie par décollation.

L'utérus est attiré en haut et en avant. Les ciseaux se préparent à trancher l'isthme utérin (d'après J.-L. Faure).

valeur à ce procédé consiste dans la section première du col » (C. Daniel).

Le ventre ouvert et l'utérus attiré en haut et en avant, contre le pubis, on attaque l'isthme utérin à l'aide de forts ciseaux courbes. La sensation transmise par les ciseaux indique à une main habituée les limites de la section. Cette section n'offre d'ailleurs aucun danger, car elle aboutit en avant au-dessus du cul-de-sac vésico-utérin. Le col sectionné, l'index et le médius introduits dans la plaie effondrent le péritoine pré-utérin, soulèvent l'utérus et, en se rejoignant au pouce resté en arrière, pédiculisent le ligament large droit qui est saisi par une pince et sectionné en dedans de celle-ci. On renverse alors l'utérus vers la gauche et le ligament large gauche est, lui aussi, saisi et sectionné. Suivant que les utérines ont été intéressées ou non par la section du col, elles sont saisies isolément ou avec le reste du ligament large. La section préalable des artères et leur pincement isolé sont préférables au point de vue de la sécurité de l'hémostase. Cette hémostase est assurée par la ligature des utérines et des pédicules utéro-annexiels et l'opération terminée comme dans les autres procédés.

Pour les cas simples où l'isthme est seulement accessible et où il n'y a pas de grosses lésions annexielles, l'hystérectomie par décollation est une opération facile, rapide et réduisant au minimum l'effusion sanguine. La déchirure du péritoine antérieur se fait, le plus souvent, avec une régularité remarquable, et sur la pièce enlevée, la surface dépéritonisée présente la forme d'un losange parfait dont la cavité utérine occupe le centre.

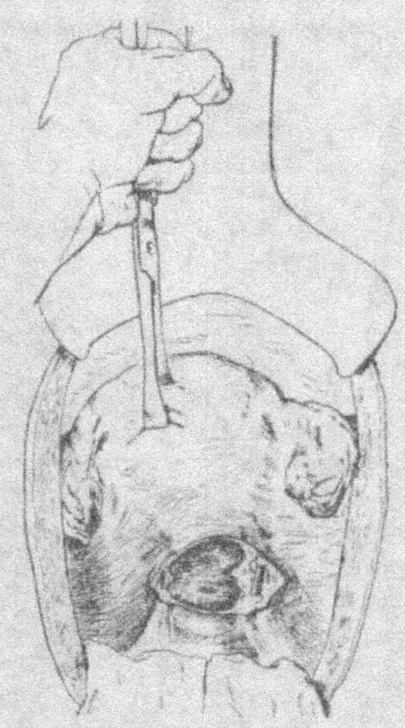

Fig. 167.

Hystérectomie par décollation.

L'isthme utérin a été sectionné. Le corps ne tient plus au col que par une languette de tissu utérin. On aperçoit l'artère utérine droite (d'après J.-L. Faure).

Revenons maintenant sur des points de technique communs à tous les procédés.

L'incision isthmique du col tend de plus en plus à se substituer à l'incision basse juxta-vaginale, et de nos jours, l'hystérectomie

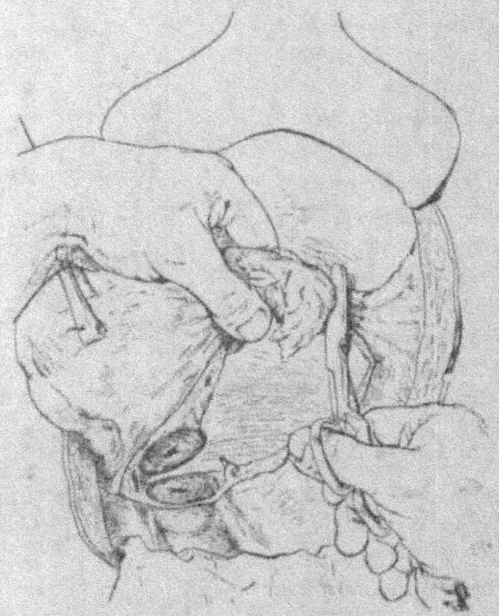

Fig. 168.
Hystérectomie par décollation.
Pincement du ligament large droit (d'après J.-L. Faure).

subtotale diffère surtout de l'ancienne supra-vaginale par la ligature systématique des artères utérines. La façon de pratiquer cette incision varie suivant les opérateurs; certains, comme J.-L. Faure, se contentent d'une incision transversale, d'autres, comme Terrier, pratiquent un évidement conoïde, Pozzi taille dans le col deux lambeaux qui seront réunis dans le plan frontal. De même, beaucoup de chirurgiens cautérisent plus ou moins fortement la cavité cervicale alors que d'autres n'en ont cure.

L'accord est à peu près complet sur la nécessité de suturer la plaie cervicale et cette suture se fait par une série de points profonds au catgut, séparés ou en surjet.

L'hémostase des utérines et des pédicules utéro-annexiels est rendue plus certaine par l'emploi des ligatures transfixées.

Enfin, dans tous les procédés, l'opération est terminée par la réfection du plancher péritonéal pelvien, au-dessus du moignon cervical ; cette péritonisation est avantageusement complétée par l'enfouissement des pédicules cruentés.

Si l'hémostase a été bien faite, le drainage n'est nécessaire que dans les cas où le chirurgien a des raisons de suspecter l'asepsie de son opération. Ce drainage peut se faire, soit par l'orifice cervical agrandi, s'il le faut, par une incision sagittale postérieure, soit par le cul-de-sac vaginal postérieur, soit plus simplement par l'angle inférieur de la plaie abdominale.

Indications des divers procédés d'hystérectomie abdominale. — Sauf les cas où la présence d'un fibrome du col ou d'une tumeur maligne coïncidant avec un fibrome utérin commande impérieusement l'hystérectomie totale, le choix d'une méthode opératoire reste subordonné à la doctrine et aux habitudes de chaque chirurgien. Malgré les craintes exprimées par RICHELOT sur la dégénérescence possible du moignon cervical, l'hystérectomie subtotale pour fibrome voit le nombre de ses adeptes augmenter chaque jour, à cause de la rapidité d'exécution et de la facilité d'hémostase que cette opération comporte.

Dans chaque méthode, le choix du procédé opératoire est soumis à quelques règles générales. C'est ainsi que, dans l'hystérectomie totale, le procédé de DOYEN et ceux qui en dérivent conviennent parfaitement dans les cas où le Douglas est libre et facilement accessible ; que dans les cas d'annexite unilatérale, le procédé de KELLY-SEGOND, en commençant par le côté sain, permet une exérèse rapide et facile et qu'enfin, dans les cas où le Douglas est rempli par un fibrome ou par des annexes volumineuses, il vaudra mieux attaquer le vagin par le cul-de-sac antérieur.

De même, dans l'hystérectomie subtotale, le procédé de décollation convient quand il n'y a pas de grosses lésions annexielles, quand l'isthme est facilement accessible et pas trop volumineux et que les noyaux fibromateux n'ont pas envahi les ligaments larges. Les indications du procédé américain sont les mêmes que dans la totale ; enfin, quand il existe de grosses annexites bilatérales, la technique de TRAUER devient le procédé de choix lorsque la tumeur est trop volumineuse pour permettre d'utiliser l'hémisection utérine (FARRE-KELLY) qui sera décrite plus loin.

Dans la pratique, il est bon que le chirurgien ait en main ces différents procédés et que, dans chaque cas particulier, il n'hésite pas à emprunter à l'un et à l'autre ce qui lui semble utile pour augmenter la rapidité et la sécurité de son intervention.

D. ACCIDENTS ET COMPLICATIONS DE L'HYSTÉRECTOMIE ABDOMINALE. — Malgré tous ses perfectionnements, l'hystérectomie abdominale pour fibrome reste une opération grave qui peut donner lieu à de nombreux accidents, soit pendant l'opération, soit après.

a. *Accidents opératoires.* — Ils peuvent être communs à tous les procédés. Ce sont :

1° L'*hémorragie*, beaucoup moins fréquente que dans les hystérectomies partielles et moins à redouter, car les vaisseaux sont à peu près sous les yeux de l'opérateur et qu'il n'y a qu'à pincer et à lier tout ce qui saigne.

2° *Des blessures viscérales.* — L'*intestin* est dans certains cas si adhérent au fibrome qu'il faut faire très attention pour ne pas le déchirer. Si l'adhérence ne peut être, sans danger, rompue ou disséquée, on détachera l'intestin en lui laissant accolée une mince lamelle de la capsule du fibrome que l'on abandonnera, après l'avoir touchée au thermo-cautère. Si l'intestin a été déchiré, il faudra le recoudre immédiatement, suivant les procédés usités pour les sutures intestinales.

La *vessie* est plus souvent blessée que l'intestin dans l'hystérectomie, non seulement à cause de ses rapports naturels avec l'utérus, mais aussi parce qu'il arrive souvent qu'elle soit déplacée, attirée en haut par la masse fibromateuse à laquelle elle est plus ou moins intimement accolée. Elle a pu être sectionnée ou déchirée vers son sommet par une traction exagérée, comme cela m'est arrivé en soulevant trop vigoureusement un gros fibrome avec l'élévateur de Reverdin.

La blessure reconnue doit être fermée avec soin, à l'aide de plusieurs plans de suture et on place, dans la vessie, une sonde à demeure que l'on laisse ouverte. Cette suture réussit le plus souvent. D'ailleurs, dans tous les procédés qui, comme ceux de Doyen et de Kelly, décollent la vessie de bas en haut, cette blessure ne se produit pas.

La ligature ou la blessure des *uretères* est plus grave. La ligature des uretères, qui se produit surtout quand on fait trop largement la ligature du pédicule vasculaire inférieur, est facile à éviter lorsque l'on élève fortement l'utérus en haut, car alors l'uretère resté en contact avec le vagin s'éloigne du col.

Les blessures de l'uretère sont une *déchirure latérale* ou une *section complète*.

Dans la blessure latérale, Pozzi conseille une suture exacte de la plaie, faite suivant les règles de la suture intestinale, avec sonde à demeure dans l'uretère, avec ou sans marsupialisation de cette suture.

Si la section est complète, on peut suturer les deux bouts comme l'ont fait Schopf et Pozzi (Congrès de Chirurgie, 1906), ou bien, ce qui vaut mieux et si cela est possible, aboucher le bout supérieur à la vessie, par une *uretéro-cysto-néostomie* (procédé de Bazy), comme l'ont fait, avec succès, Pozzi, Martin et nous-même.

La néphrectomie immédiate, proposée par certains auteurs, doit être rejetée, au moins le plus souvent, car elle complique trop une opération déjà grave.

b. Complications post-opératoires. — Les complications post-opératoires sont :

1° Les *hémorragies secondaires*, qui sont heureusement rares. Elles peuvent être précoces ou tardives. Si elles sont précoces et que le diagnostic en soit fait, il faut réouvrir le ventre et lier le vaisseau qui donne.

Les hémorragies tardives sont plus graves ; elles proviennent ordinairement de pédicules infectés, et sont souvent mortelles, à moins qu'on ne puisse encore intervenir à temps.

Les complications post-opératoires les plus fréquentes et les plus graves sont le *schok*, la *septicémie* et la *péritonite*.

2° Le *schok*, le collapsus, surviennent surtout après les opérations longues et laborieuses, chez les malades qui ont perdu beaucoup de sang, ou qui étaient affaiblies auparavant par un état général mauvais, des reins insuffisants ou un cœur altéré. Pour éviter ces accidents, il faut tâcher d'opérer vite, avec toutes les précautions antiseptiques et la plus grande économie du sang.

Les injections sous-cutanées de caféine et d'éther, les grandes injections de sérum peuvent combattre efficacement un shock peu accentué.

3° La *septicémie*, cause ordinaire de la mort après l'hystérectomie, peut être due à des fautes d'asepsie, à l'infection du péritoine par le vagin ou l'utérus, par la rupture d'une poche salpingienne ou pelvienne.

La réfection soignée du plancher séreux, dans certains cas, et aussi le grand drainage vaginal que font beaucoup de chirurgiens, peuvent parfois la prévenir. Elle se montre dans les quarante-huit heures qui suivent l'opération. Les réouvertures de l'abdomen et les grands lavages bien faits, les grandes injections sous-cutanées de sérum pouvant aller à un litre et même plus ont guéri quelques malades. ANGELESCO rapporte un cas d'injection sous-cutanée quotidienne de 4 litres de sérum, pendant trois jours, avec laquelle on a réussi à guérir une malade. Cependant on tend à éviter aujourd'hui ces injections aussi abondantes.

4° La *péritonite*, ordinairement généralisée, n'est qu'une des formes de la septicémie. Quelquefois, à l'aide d'application de glace, et de grandes injections de sérum, on peut voir un début de péritonite se localiser, et aboutir à une suppuration partielle ou à une phlegmasie locale, dont on vient à bout ultérieurement.

5° La dilatation aiguë post-opératoire de l'estomac, complication possible de toute intervention chirurgicale, s'observe surtout après les laparotomies et, par conséquent, vient parfois compliquer l'hystérectomie abdominale.

Cet accident signalé par GROSS (de Nancy) en 1878, a fait l'objet des travaux de Thibaut (1882), Hunter (1887), Müller (1900), Helling (1901), Régnier (1903), Chavannaz (1904), Roux de Brignolles (1906), Rousseau (Th. Bordeaux, 1907) et de discussions à la Société de Chirurgie (1905 et 1906). La pathogénie est obscure (théorie mécanique, réflexe, infectieuse). Il éclate dans les premiers jours qui suivent l'opération et se traduit par des signes fonctionnels importants ; sensations de pesanteur, dyspnée, nausées et vomissements noirâtres, salivation intermittente, douleur dans la région lombo-dorsale gauche (Chavannaz). L'état général est rapidement atteint, le pouls est petit, rapide, les extrémités sont froides. A l'examen on trouve tous les signes d'une grosse dilatation stomacale.

Si l'on n'intervient pas, la mort ne tarde pas à survenir, produite par auto-intoxication et par action réflexe sur la circulation cardiaque (Régnier).

Le traitement de choix est le lavage de l'estomac qui a donné, dans quelques cas, des résultats inespérés. Dans des cas graves, Jaboulay a tenté la gastrostomie.

6° L'*obstruction intestinale* a été observée, dans un certain nombre de cas, comme après toutes les laparotomies. Il faut, pour l'éviter, faire peu d'antisepsie violente du péritoine, pratiquer une asepsie soignée de toute la séreuse, et éviter les contusions et dilacérations de cette membrane. Une intervention secondaire a pu réussir dans quelques cas.

Il faut se souvenir aussi, comme le rappelle justement Pozzi, que plusieurs des faits publiés, sous ce nom, ne sont que des pseudo-étranglements dus à la paralysie intestinale de la péritonite infectieuse.

7° Enfin l'*embolie pulmonaire* peut être aussi une cause de mort soudaine, contre laquelle nous sommes totalement désarmés. Cette terrible complication, qui se produit parfois un certain nombre de jours après l'opération, huit, dix, vingt jours (Folet) a été, dernièrement, bien étudiée par plusieurs auteurs et en particulier par Marrinet (thèse de Bordeaux, 1900) et par Michel (*Revue de gynécologie et de chirurgie abdominale*, août 1900).

On peut voir survenir aussi des suppurations de la paroi abdominale au niveau de la suture, et même des escarres sacrées comme dans l'hystérectomie vaginale, mais ces dernières sont exceptionnellement rares.

§ 9. — FIBROMES ET GROSSESSES

Dans un assez grand nombre de cas le fibrome de l'utérus est une cause de stérilité ; cependant, assez souvent encore, on voit survenir des grossesses dans les utérus fibromateux.

Le fibrome peut alors, par l'effet même de la gravidité, subir un certain nombre de modifications, soit dans sa structure intime, soit dans son évolution, qui en changent la marche, et qui peuvent, à leur tour, avoir une très grosse influence sur l'évolution de la grossesse.

D'habitude, sous l'influence de la grossesse, le fibrome subit un accroissement très marqué et assez rapide. Comme nous l'avons déjà vu à propos de l'anatomie pathologique des tumeurs fibreuses, cet accroissement est dû à des modifications intimes portant à la fois sur le tissu conjonctif, et sur l'élément musculaire de la tumeur. Le tissu conjonctif présente une activité circulatoire exagérée qui entraine une hyperplasie marquée avec production colloïde ; en un mot il offre tous les signes d'une prolifération active. Du côté des faisceaux musculaires, on trouve une augmentation du volume de la fibre cellule, mais, en même temps, son noyau et son protoplasma deviennent granuleux, et subissent, souvent, la fragmentation spéciale de la fibre utérine pendant la gestation. Ces modifications expliquent la régression possible de la tumeur après l'accouchement.

Souvent les modifications que nous venons d'énumérer évoluent sans provoquer aucun accident, sans compromettre, en quoi que ce soit la marche normale de la grossesse qui se termine par un accouchement normal et à terme. D'autres fois, suivant le caractère histologique du fibrome et d'après son point d'implantation sur l'utérus et son siège, ces altérations peuvent amener des accidents qui compromettent ou interrompent la grossesse et mettent en danger non seulement l'enfant, mais la mère. Quelquefois enfin, après une grossesse normale et sans autres

accidents, le fibrome, au moment de l'accouchement, peut devenir une cause de dystocie.

Aussi, suivant les cas, le chirurgien peut-il être appelé a intervenir soit pendant la *grossesse*, soit au *moment du travail*.

1º Interventions pendant la grossesse. — Comme la
grossesse peut, souvent, évoluer normalement dans un utérus
fibromateux, et que c'est même là le cas le plus fréquent, il est
un précepte admis aujourd'hui par tous les chirurgiens et mis
en lumière a la Société de gynécologie et de pœdiatrie de Paris
(avril-juillet 1901), c'est que chez les *fibromateuses, en dehors des
accidents graves survenant au cours de la gestation, il est absolument indiqué de laisser la grossesse évoluer complètement jusqu'au
terme*. La même opinion a été soutenue dans un travail récent
par L. Thumix[1] (de Berlin, 1901).

Les interventions au cours de la grossesse ne peuvent donc
être indiquées que par la présence des accidents graves et non
pas à cause de la gestation seule.

Ces accidents sont de plusieurs sortes. En première ligne, à
cause de l'accroissement rapide de la tumeur, il faut placer tous
les troubles de compression pouvant s'exercer sur les organes
urinaires, digestifs, circulatoires ou nerveux, que nous avons
déjà étudiés dans les fibromes non gravidiques. On peut y ajouter de la péritonite par distension rapide de la séreuse, de l'ascite et des accidents du côté du fibrome lui-même, torsions pédiculaires, suppurations et gangrènes, marche galopante par
transformation œdémateuse et kystique.

Il faut encore mentionner les accidents de la grossesse, tels
que les avortements, qui se produisent principalement dans les
premiers mois de la gestation, et les hémorragies répétées dues
souvent a des insertions vicieuses du placenta.

Toutes ces complications donnent lieu à des douleurs, des
névralgies, des hémorragies, et amènent des troubles de la
santé qui se traduisent par de l'oppression, de la difficulté de la
marche, de l'anémie progressive, parfois même un véritable état
cachectique.

[1] L. Thumix, *Archiv. f. Gynækol.*, Bd. LXIV, H. t. 3, p. 457.

Les accidents au cours de la grossesse sont surtout provoqués par les tumeurs élevées et volumineuses, abdominales, par les tumeurs sous-péritonéales, pédiculées ou sessiles, et aussi par les myomes à évolution cavitaire, et en particulier les polypes fibreux, cause si fréquente d'avortements.

La conduite à tenir varie suivant les circonstances. Les interventions obstétricales, avortement provoqué et accouchement prématuré, ne sont justifiées que dans des cas tout à fait particuliers, quand la vie de la mère est en danger, et que la continuation ou la terminaison de la grossesse paraissent absolument impossibles.

D'autre part, ainsi que l'établit justement TURNER[1], les interventions chirurgicales sur ces utérus fibromateux gravides ne doivent être faites que pour parer à des accidents ou complications menaçant directement la vie de la femme, pour éviter un avortement et exceptionnellement pour supprimer une cause de dystocie ultérieure. Il ajoute même que toute intervention radicale qui consiste à enlever l'utérus n'est indiquée, avant le septième mois, que si la vie de la femme est directement menacée, et, après cette date, si la vie du fœtus et celle de la mère sont en danger.

En obéissant à ces indications, le traitement variera suivant la nature et le siège du fibrome. Dans les fibromes à évolution vaginale, qu'il s'agisse d'un polype fibreux, ou d'un noyau fibromateux du col, l'extirpation de la tumeur doit être faite par les voies naturelles. S'il s'agit de polypes fibreux, on doit faire la section du pédicule, opération rare, puisque CHADBAZIAN dans sa thèse (*Des fibromes du col de l'utérus au point de vue de la grossesse et de l'accouchement*, Paris, 1882) n'en rapporte que 7 cas, qui ont donné 6 succès et une mort. Dans les cas de noyaux fibromateux du col, il est indiqué d'en faire l'énucléation, si cette opération n'est pas dangereuse. Dans les 5 observations de ce genre, rapportées par TURNER, toutes les malades guérirent, mais l'intervention provoqua deux fois l'avortement.

[1] TURNER, *Des interventions chirurgicales dans les fibromes gravidiques*, Th. de Paris, 28 mars 1900.

Lorsqu'au contraire, il s'agit de fibromes volumineux, de l'isthme ou du corps, interstitiels, ou sous-séreux, il faut avoir recours à des opérations plus graves. Tantôt, on peut se borner à enlever la tumeur seule, par la myomectomie abdominale ; tantôt, on se voit forcé de sacrifier l'utérus, et de pratiquer

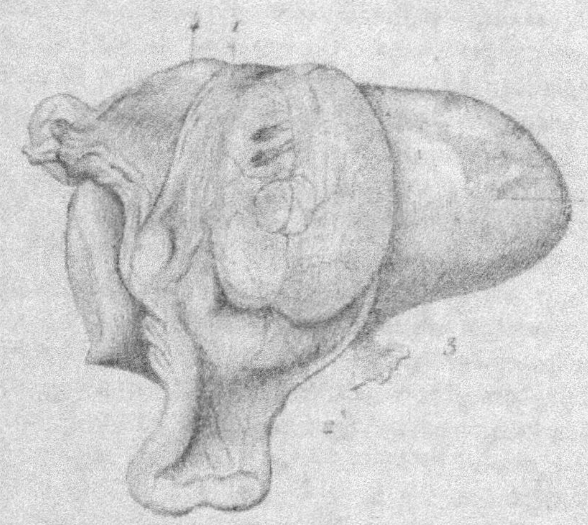

Fig. 169.

Fibrome avec une grossesse.

1, coupe de la paroi antérieure de l'utérus. — 2, kyste fœtal.
3, 4, noyaux fibromateux.

l'hystérectomie soit par la voie vaginale, soit par la voie abdominale.

Qu'elle s'adresse à des fibromes pédiculés, ou à des masses sessiles, mais facilement énucléables, la myomectomie a été souvent employée dans les utérus gravides. TURNER a pu réunir 77 opérations de ce genre pratiquées de 1874 à 1900 ; avec 16 morts maternelles et 43 accouchements à terme, ce qui fait 20,8 p. 100 de mortalité maternelle, et 45,5 p. 100 de mortalité fœtale ou embryonnaire.

Lorsque l'utérus doit être sacrifié, le chirurgien peut l'enlever par la voie vaginale ou la voie abdominale. L'hystérectomie vaginale, moins grave peut-être et dont les indications sont ici les mêmes que pour les fibromes non gravidiques, présente deux difficultés : la vascularisation plus intense de l'utérus et le ramollissement de son tissu.

Aussi, depuis quelques années, les chirurgiens semblent devoir, de plus en plus, préférer l'hystérectomie abdominale, qui, mieux réglée et faite avec des précautions particulières d'hémostase, devient la méthode de choix. On a tantôt pratiqué l'hystérectomie sus-vaginale, tantôt l'hystérectomie totale. TURNER a pu réunir 37 opérations sus-vaginales faites de 1890 à 1900 avec six morts, c'est-à-dire une mortalité de 18 p. 100, et 31 ablations totales, faites dans la même période, avec une seule mort due au collapsus. Il semble donc que, lorsque les accidents forcent à opérer un fibrome gravidique, il soit préférable, si la myomectomie est possible, de la pratiquer afin d'essayer de laisser la grossesse continuer son cours et arriver à terme, et que, d'autre part, si l'utérus doit être sacrifié, l'opération de choix soit l'hystérectomie abdominale totale : néanmoins, les progrès de la technique de l'hystérectomie subtotale et les commodités que donne cette opération peuvent de nos jours en légitimer l'emploi.

2° Interventions au moment du travail. — Les chirurgiens n'ont habituellement à intervenir vis-à-vis des fibromes gravidiques, au moment du travail, que si la tumeur constitue une cause de dystocie.

Or les fibromes peuvent amener la dystocie de plusieurs façons : 1° en produisant des positions vicieuses du fœtus (*dystocie fœtale*); 2° en amenant des troubles de la contraction utérine et de l'inertie (*dystocie utérine*) ; 3° en créant un obstacle absolu au passage du fœtus (*dystocie fibreuse*).

Nous ne nous occuperons ici ni des *dystocies fœtales* ni de la *dystocie utérine* qui sont, ordinairement, justiciables des interventions obstétricales. Nous n'avons qu'à étudier la dystocie fibreuse.

Celle-ci est en général produite par certains fibromes du col, mais surtout par les fibromes des régions inférieures du corps de l'utérus et de l'isthme, interstitiels ou pédiculés, et, quel que soit le point d'implantation du néoplasme, par des tumeurs pelviennes obstruant en partie le bassin.

Cependant, comme ces tumeurs, par suite des modifications intimes que subissent les fibromes au cours de la grossesse et que nous avons étudiées plus haut, sont susceptibles, pendant toute la durée de la gravidité et même au moment du travail, de présenter des transformations dont les principales sont : l'assouplissement ou ramollissement du fibrome et l'ascension de la tumeur, susceptibles, jusqu'au dernier moment, de transformer les conditions mécaniques du travail, et de rendre possible et facile un accouchement qui, peu auparavant, apparaissait comme tout à fait improbable, il n'est possible de faire un diagnostic certain de la dystocie fibreuse, que lorsqu'on la constate au moment même de l'accouchement.

Aussi, ainsi que je l'ai établi dans un travail récent[1], ne doit-on intervenir chirurgicalement pour combattre une dystocie fibreuse, qu'au moment même de l'accouchement, s'il ne se fait pas spontanément, et si les interventions obstétricales (forceps et versions) sont impossibles, ou n'ont pas, très rapidement, donné de résultats. Le meilleur moment pour intervenir est le début du travail, avant la rupture des membranes, s'il est possible.

Dans ce cas, le chirurgien peut avoir recours à des interventions diverses.

Dans les fibromes à évolution vaginale, polypes fibreux, ou fibromes du col, c'est par les voies naturelles qu'il convient d'agir, par résection ou énucléation suivant les cas. Ces opérations sont en général faciles et bénignes.

Dans les fibromes à évolution pelvi-abdominale, la tumeur doit être abordée par la voie haute. Les chirurgiens ont tour à tour eu recours à la myomectomie, à la symphyséotomie, à l'opération césarienne conservatrice, simple ou suivie de castration ovarienne ou de myomectomie, à l'opération de Porro, à l'hystérectomie abdominale.

---

[1] BOUASIER (André), *Des interventions chirurgicales dans les cas de dystocie par fibromes*. Rapport au Congrès de Gynécologie et d'Obstétrique. Nantes, septembre 1901.

La myomectomie, si usitée au cours de la grossesse, n'a été employée qu'une fois par LOUREN pour enlever un fibrome dystocique. Avec une tumeur unique et pédiculée, cette méthode pourrait être très avantageuse.

La symphyséotomie qui a été mise en pratique par plusieurs auteurs et en particulier par LEPAGE, 1893, avec succès, est condamnée, à juste titre, par VARNIER (Congrès de Moscou, 1897) pour plusieurs raisons, dont la principale est qu'elle élargit la ceinture osseuse, sans supprimer l'obstacle fibreux.

L'opération césarienne conservatrice, qui a été pendant long-temps la seule ressource chirurgicale dans les faits de ce genre, et dont le manuel opératoire est décrit dans les traités d'accou-chements, n'avait donné, jusqu'en 1880, que des résultats déplo-rables; mais elle s'est améliorée beaucoup, depuis que SAENGER a préconisé la suture totale de l'incision utérine. Elle donnerait encore, d'après les statistiques récentes de TURNER, d'OLSHAUSEN, de LÉOPOLD et de ZWEIFEL, une mortalité de 8 p. 100. C'est donc encore une opération sérieuse, capable de rendre des services, mais qui, en outre, a l'inconvénient de conserver les fibromes, source des accidents, dangers nouveaux pour les grossesses ultérieures.

Certains opérateurs ont complété la césarienne par la castra-tion ovarienne, par la ligature et la résection des trompes : MONTPROFIT, MACLÉOD, MARTIN (de Rouen) l'ont fait suivre, avec succès, de la myomectomie. Avec ce dernier complément, l'opé-ration césarienne devient une méthode de choix; malheureuse-ment cette pratique ne peut qu'être exceptionnelle.

L'opération de Porro, ou amputation utéro-ovarique, comme complément de la césarienne, est en général facile, d'exécution rapide et elle a l'avantage, après avoir permis de sauver l'en-fant, de supprimer la tumeur fibreuse, c'est-à-dire elle devient curative. Malgré les inconvénients et les complications qui pro-viennent du pédicule utérin, qu'il soit fixé à l'extérieur, ou abandonné dans l'abdomen, cette intervention peut être d'un utile secours, surtout entre les mains de ceux qui ne sont pas rompus à la pratique de la chirurgie abdominale.

Nous avons pu réunir vingt et une opérations de Porro faites depuis 1890 et pratiquées pour dystocie fibreuse, avec deux morts seulement, soit une mortalité d'un peu plus de 8 p. 100.

Les inconvénients qui proviennent du pédicule ont amené les chirurgiens à utiliser l'hystérectomie abdominale totale. Depuis 1890, les opérations de ce genre se sont multipliées et nous avons pu en réunir un total de dix-huit, avec quinze guérisons maternelles et trois morts, dont deux (cas de FAIRZ et de JEWETT) ne sont pas imputables à l'opération. Il resterait donc une mortalité d'environ 6 p. 100, c'est-à-dire analogue, à peu près, à celle que donne l'hystérectomie totale pour les fibromes non gravidiques. Cette opération, radicale et curative, est d'ordinaire assez facile à pratiquer, malgré l'énorme développement du système vasculaire utérin, et demande seulement une hémostase particulièrement attentive et soignée. D'habitude, quand le fœtus n'est pas mort, elle est précédée de l'incision césarienne, qui permet d'obtenir un enfant vivant. Dans le cas contraire, l'utérus gravide doit être enlevé sans être ouvert, pour éviter toute chance d'infection maternelle.

De nos jours le chirurgien a le choix entre l'hystérectomie abdominale totale et la subtotale ; ce choix restant subordonné aux indications particulières de chaque cas. Il en est de même pour le procédé opératoire, qui devra être choisi de façon à diminuer autant que possible l'hémorragie et la durée de l'intervention. Dans mon service, M. ROCHE a pu, avec succès, chez une femme à laquelle mon collègue HIRIGOYEN venait de faire une opération césarienne à terme, pour fibrome dystocique, enlever l'utérus fibromateux par section première du col, bénéficiant ainsi de la rapidité et des facilités d'hémostase que comporte ce procédé[1].

ARTICLE II

ADÉNO-MYOMES DE L'UTÉRUS

Sous le nom d'adéno-myomes, on a décrit des tumeurs diffuses de l'utérus caractérisées histologiquement par les éléments suivants :

[1] HIRIGOYEN.

a) Des cavités d'aspect glandulaire, de forme et de dimensions variables, tapissées par une seule couche d'épithélium qui peut être cylindrique ou, au contraire, plus ou moins aplati. Cet épithélium porte parfois des cils vibratiles très nets.

b) Une couche de tissu adéno-lymphoïde semblable à celui qui forme le stroma de la muqueuse utérine et qui présente souvent

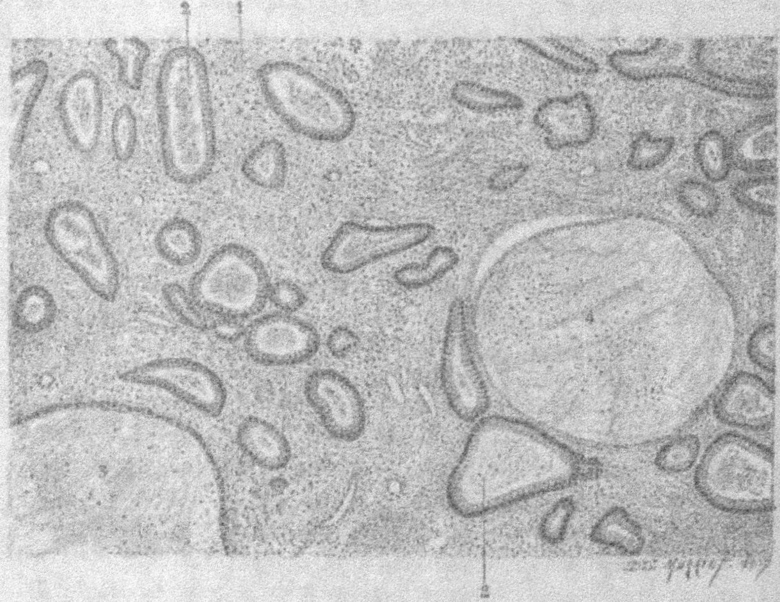

Fig. 470.

— Adéno-myome de l'utérus (J. Roche).

1, tissu interstitiel myomateux. — 2, cavités adénomateuses. — 3, tube glandulaire très dilaté. — 4, kyste formé aux dépens d'un tube glandulaire.

des traces d'inflammation plus ou moins marquée (LRBERT et MAMRX, CLAISSE). Cette couche peut être très réduite ou même manquer complètement dans les adéno-myomes péritubaires (CLAISSE, JAYLE et COHN). L'épithélium repose alors sur la couche suivante.

c) Une zone de tissu myomateux qui se différencie du reste de la paroi utérine par une plus grande densité des faisceaux musculaires, séparés seulement par de minces tractus conjonctifs.

Macroscopiquement, les adéno-myomes sont des tumeurs de petit volume, de consistance assez ferme, se développant surtout dans les couches les plus externes du muscle utérin. Ces tumeurs peuvent devenir kystiques ou télangiectasiques. Un caractère sur lequel insistent la plupart des auteurs, est l'absence de capsule d'enveloppe qu'ils considèrent comme constante. Malgré cette affirmation, nous voyons Legueu et Marien décrire des tumeurs circonscrites et séparées des tissus voisins par des tractus de tissu conjonctif; enfin, j'ai opéré un adéno-myome interstitiel du col utérin, gros comme une mandarine et nettement encapsulé sur tout son pourtour.

L'histogénèse des adéno-myomes de l'utérus a donné lieu à de nombreuses théories. En Allemagne, on pense que ces formations ont une origine congénitale.

Recklinghausen soutient l'origine wolffienne des cavités glandulaires; Kossmann, Lockstaet, les font dériver du canal de Müller. En France, au contraire, Legueu et Marieu, Claisse, considèrent l'inflammation de la muqueuse comme la cause déterminante de ces tumeurs. Cette inflammation retentit sur le muscle et par irritation, détermine la formation des nodules myomateux. Ces nodules englobent les éléments muqueux autour desquels ils ont pris naissance et les entraînent dans leur migration centrifuge.

Chacune de ces théories est passible de nombreuses objections et la pathogénie des adéno-myomes, surtout encapsulés, demande de nouvelles recherches.

Les adéno-myomes de l'utérus sont considérés par tous les auteurs comme des tumeurs bénignes; néanmoins, Legueu et Marieu, Claisse, etc., signalent la possibilité de leur dégénérescence maligne et tout le monde est d'accord, aujourd'hui, pour attribuer dans certain cas aux éléments glandulaires contenus dans les fibromes, la dégénérescence épithéliale primitive de ces tumeurs.

Aux adéno-myomes de l'utérus il faut rattacher encore certains polypes glandulaires présentant les mêmes caractères anatomiques. Les glandes et le stroma périglandulaire ont le même aspect ; enfin, dans ce stroma, on trouve, outre des capillaires, des vaisseaux plus volumineux autour desquels rayonnent des travées plus ou moins importantes de fibres musculaires lisses. La présence de ces derniers éléments montre la participation évidente du muscle utérin à la formation de ces polypes adénomateux.

CHAPITRE II

TUMEURS MALIGNES DE L'UTÉRUS

Il faut comprendre, sous ce nom, l'ensemble des néoplasmes malins susceptibles de se développer dans l'utérus, qui, bien qu'appartenant à des espèces anatomiques différentes, sont encore désignés sous la dénomination clinique de *cancers utérins*, probablement à cause de la très grande prédominance, comme fréquence, des épithéliomas qui forment le cancer proprement dit. Ces tumeurs peuvent se montrer soit dans le *col*, soit dans le *corps* ; aussi, nous étudierons séparément : 1° les *cancers du col* ; 2° les *cancers du corps*.

ARTICLE PREMIER

CANCER DU COL UTÉRIN

Nous désignons sous le nom de cancers du col utérin l'*épithélioma* et quelques rares variétés de *sarcomes*.

§ 1. — ÉPITHÉLIOMA DU COL DE L'UTÉRUS

1° Anatomie pathologique. — A. FORMES ANATOMIQUES. — L'épithélioma du col de l'utérus peut présenter, au début, plusieurs formes : la forme *papillaire ou bourgeonnante*, la *forme interstitielle*, la *forme cavitaire*.

a. *Forme papillaire*. — Elle se développe surtout sur la partie intra-vaginale du col. Elle naît, le plus souvent, sur un point quelconque du museau de tanche sous la forme d'une petite plaque indurée, rapidement bourgeonnante, ou bien elle ressemble au début, à une érosion de métrite qui se couvre bientôt de bourgeons exubérants et dont la base s'indure. D'autres fois, elle apparaît sur le bord même des lèvres de l'orifice cervical sous la forme d'une saillie verruqueuse indurée, très rouge, qui soulève la muqueuse et grandit rapidement ; elle peut encore se montrer sur les parties du col qui avoisinent le plus les culs-de-sac vaginaux, plus souvent au niveau du cul-de-sac postérieur. C'est cette variété particulière que Pozzi a décrite à part sous le nom de *cancer liminaire*.

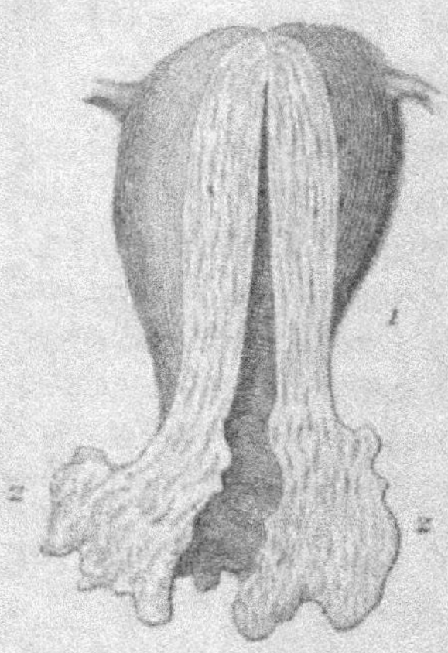

Fig. 171.
Épithélioma du col utérin à forme bourgeonnante.
1, utérus. — 2, 2, épithélioma.

Le néoplasme épithélial se développe, d'ordinaire, aux dépens des cellules pavimenteuses de la muqueuse du museau de tanche ; dans certains cas, cependant, il naîtrait, au dire de Pozzi, des cellules cylindriques qui existent dans les couches profondes de cet épithélium stratifié.

Bientôt la tumeur prolifère, se développe, envahit plus ou moins complétement toute la surface vaginale du col, ainsi que l'orifice cervical et forme une masse bourgeonnante, fongueuse, irrégulière, en choux-fleurs, qui remplit plus ou moins la cavité vaginale. Puis, elle ne tarde pas à envahir les tissus voisins et en particulier les culs-de-sac vaginaux ; il est plus rare de la voir pénétrer dans la cavité cervicale.

b. *Forme interstitielle*. — La forme interstitielle se montre sous l'aspect de noyaux indurés, uniques ou multiples, siégeant dans la profondeur même du col, soulevant plus ou moins la muqueuse cervicale interne ou externe. Ces divers noyaux peuvent, par leur développement, se fusionner, et envahir plus ou moins haut le col. La muqueuse restée longtemps saine, finit par être infiltrée et ulcérée.

Souvent alors, la tumeur prolifère vers le vagin, prenant une forme secondaire qui ressemble aux masses fongueuses de la variété papillaire.

c. *Forme cavitaire*. — La forme cavitaire débute par la muqueuse de la cavité cervicale d'où la dénomination d'*épithélioma endo-cervical*. Elle se développe soit aux dépens de l'épithélium de revêtement de cette muqueuse cervicale, soit et plus souvent peut-être, aux dépens de l'épithélium des glandes de cette muqueuse; de là, le nom fréquent d'*adéno-carcinome du col* que lui donnent les Anglais et les Allemands. Tantôt cette muqueuse est envahie, plus ou moins complétement, par des végétations épithéliales pouvant prendre la forme polypeuse et arrivant ainsi à faire saillie en dehors du col; tantôt, au contraire, elle est détruite, à mesure de son envahissement, par une ulcération progressive capable parfois de ronger presque toute la masse du col sans changer beaucoup sa forme extérieure.

Cette forme cavitaire se propage beaucoup plus souvent au corps de l'utérus que les précédentes.

Quel que soit le mode de début, lorsque la tumeur est largement développée et arrive à la période d'ulcération, elle se présente sous deux grands aspects suivant que la prolifération l'emporte sur l'ulcération ou réciproquement.

Dans le premier cas, le vagin est plus ou moins rempli par une masse irrégulière plus ou moins lobulée, fongueuse, fragile, à sillons irréguliers et anfractueux, à la surface de laquelle il devient souvent impossible de retrouver les éléments constitutifs des organes. Les bourgeons épithéliaux s'ulcèrent, se nécrosent à leur surface, se recouvrant par places d'une couche grise pseudo-membraneuse.

Au contraire, dans d'autres cas, le col est plus ou moins détruit, et l'on ne constate qu'une vaste ulcération irrégulière et anfractueuse reposant sur un tissu très induré, largement béante, et saignant peu au contact.

B. Variétés histologiques. — L'épithélioma du corps utérin ne présente que deux variétés : l'*épithélioma pavimenteux*, lobulé, et tubulé, et l'*épithélioma cylindrique*.

a. *Épithélioma pavimenteux*. — L'épithélioma pavimenteux se

présente surtout dans la forme papillaire et dans la forme
interstitielle, c'est-à-dire dans les cas où le néoplasme débute
par la portion vaginale du col. Il se rapproche d'ailleurs de
l'épithélioma vaginal. La tumeur est constituée par des cellules
pavimenteuses formant des boyaux épithéliaux pénétrant dans

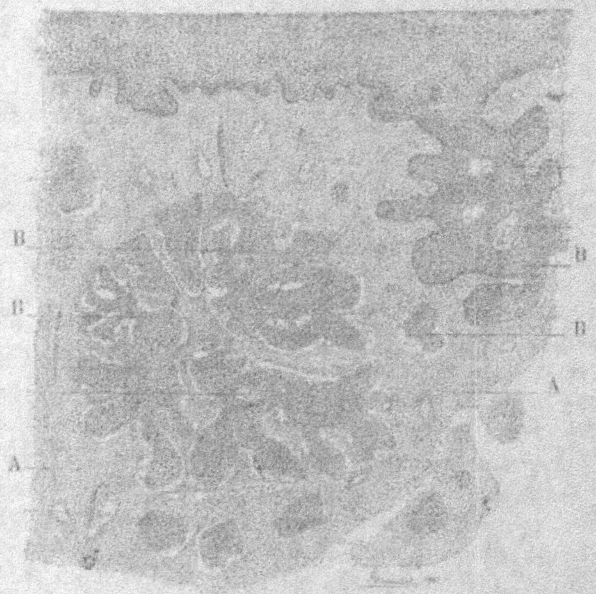

Fig. 172.
Épithélioma du col.
A, A, revêtement normal. — B, bourgeon épithéliomateux.

le col qu'ils envahissent diversement. Souvent ces épithéliomas
respectent les glandes de la muqueuse cervicale. Suivant la disposition de ces boyaux, l'épithélioma est lobulé ou tubulé. Quand
il est lobulé, les cellules peuvent subir la dégénérescence colloïde ou former par place des globes épidermiques, moins nombreux, d'après Delbet, qu'on ne l'aurait cru autrefois; on y trouve
aussi des globes muqueux.

Dans la forme tubulée on ne voit pas de globes épidermiques, mais, parfois, d'après CORNIL, les boyaux épithéliaux sont si larges, si étalés qu'il est difficile de les distinguer de la forme lobulée. Souvent même dans cette forme, les cellules épithéliales se déforment par pression réciproque et deviennent cubiques.

b. *Épithélioma cylindrique.* — L'épithélioma cylindrique serait plus spécialement réservé aux tumeurs qui se développent dans la cavité cervicale. Cependant cette distinction ne serait pas absolue, car on sait qu'il existe des épithéliums cylindriques erratiques sur la partie profonde de la muqueuse du museau de tanche et parfois alors, à ce niveau, peuvent aussi se montrer des épithéliomas cylindriques (WILLIAMS, POZZI). Ils paraissent, d'ordinaire, débuter surtout par les glandes de la muqueuse cervicale. Le début par l'épithélium de revêtement de la muqueuse est si rare qu'on a pu le mettre

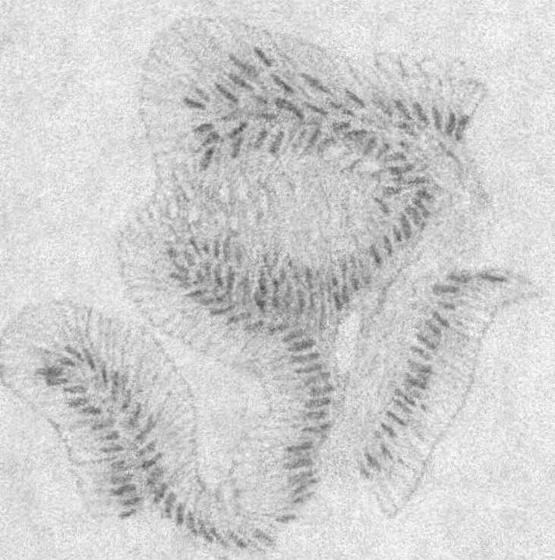

Fig. 173.

Coupe d'un épithélioma cylindrique du col de l'utérus (CLADO-MARTIN).

en doute. WILLIAMS, CORNIL, DELBET ont observé ces débuts glandulaires. L'épithélium de la glande se modifie, prolifère. Au lieu d'une seule couche de cellules, il s'en produit plusieurs, les plus profondes gardent leurs caractères cylindriques, les plus centrales au contraire présentent des formes atypiques variables. Tantôt il y a plusieurs assises, tantôt toute la cavité glandulaire est bourrée de cellules épithéliales comme une alvéole carcinomateuse. D'ailleurs, bientôt les culs-de-sac glandulaires cèdent, les bourgeons épithéliaux deviennent infiltrants, le tissu conjonctif prolifère à son tour et la tumeur se rapproche de plus en plus du type carcinomateux. C'est bien là l'adéno-carcinome des Allemands, c'est cette forme qui a été décrite à part sous le nom d'épithélioma atypique ou carcinome.

C. EXTENSION ET PROPAGATION. — Ces cancers épithéliaux du col ne tardent pas à se développer et même à gagner les tissus et les organes voisins. Nous devons donc étudier leur extension au *corps même de l'utérus*, au *vagin*, au *tissu cellulaire et aux organes du petit bassin*.

L'envahissement du corps utérin par le cancer du col est d'une fréquence variable suivant la variété histologique. Tous les auteurs s'accordent à le regarder comme fréquent dans l'épithélioma cylindrique, surtout quand il naît dans la cavité cervicale ; il se propage alors, le plus souvent, par la muqueuse. Dans les formes pavimenteuses lobulée ou tubulée, cet envahissement serait plus rare, et plus tardif (POZZI). WILLIAMS, FRAENKEL, DELBET, ont vu, le plus souvent, que cette forme atteint tout au plus quelques millimètres du corps ou bien que celui-ci n'est envahi que lorsque les lésions sont très étendues et que le cancer a déjà infiltré les organes voisins, ligaments larges, rectum, vessie, etc. (DELBET). Ils attribuent l'intégrité relative du corps utérin à l'origine différente des lymphatiques du col et du corps. Cette opinion paraît cependant exagérée et, depuis quelques années, on a publié un certain nombre d'observations qui démontrent l'envahissement possible du corps par le cancer du col. SECOND, TERRIER, GOUILLOUD, LEROY, etc., en ont observé plusieurs exemples. Tantôt l'envahissement du corps se fait par la muqueuse ; d'autres fois, il existe dans le tissu même de l'utérus des traînées épithéliales qui, suivant ou non des vaisseaux, remontent assez haut dans le muscle utérin (observations de RICHELOT, BÉGOUIN, BOURSIER, 1895, LABADIE-LAGRAVE et LEGUEU, etc.). Enfin, dans un certain nombre de cas, on trouve dans le corps utérin des noyaux cancéreux isolés et tout à fait séparés du cancer du col : des faits analogues ont été publiés par BISWANGER, LÉOPOLD, RUGE et VEIT, KRYSINSKY, TERRIER, BRAUN (de Vienne), BOLD, POZZI, et nous-mêmes. Ils paraissent moins rares qu'on ne l'a cru longtemps et il n'est plus permis de les considérer comme de simples coïncidences, ou bien, avec WINTER, comme des inoculations secondaires du col par des sécrétions venues d'un corps utérin cancéreux. JACOBS, en 1905, a montré que la propagation du cancer du col au corps utérin peut se faire par les lymphatiques, par la muqueuse ou par métastase, et il a présenté des figures histologiques montrant comment, avec un cancer du col, des points éloignés du corps utérin peuvent être atteints.

D'ailleurs, à côté de ces envahissements possibles de corps, il existe, dans la muqueuse corporéale des utérus atteints de cancer du col, des lésions qui ont été diversement interprétées. ABEL, en 1888, examinant 7 utérus enlevés par LANDAU pour des cancers du col, trouva une lésion constante qu'il attribua a une *dégénérescence sarcomateuse*. Cette découverte amena une série de recherches de contrôle et tour à tour, ECKARD, FRAENKEL, SAUMENHAUS, OERTHMANN, OLSHAUSEN examinèrent un grand nombre de pièces et arrivèrent à démontrer que les lésions constatées par ABEL sont en effet assez constantes ; mais, qu'au lieu d'être le résultat d'une dégénérescence sarcomateuse, il s'agit, dans tous les cas, d'une lésion inflammatoire, d'une métrite avec infiltration embryonnaire de la partie profonde de la muqueuse. Tout au plus peut-on admettre, avec POZZI, que cette inflammation met l'utérus en état d'imminence morbide au point de vue de la propagation des lésions. D'ailleurs, on tend a la considérer comme une fausse métrite.

La propagation du cancer du col au *vagin* est une des plus fréquentes, presque constante d'après WAGNER. Cette extension au vagin est très rapide et très précoce dans la forme papillaire surtout, et on voit alors la lésion se développer vers le bas et envahir la plus grande partie du conduit vaginal. Dans l'épithélioma cavitaire la propagation vaginale est plus lente et se produit souvent avec l'envahissement du corps utérin. Cette prise du vagin peut se faire de deux manières, tantôt de proche en proche par extension progressive, c'est là le cas le plus fréquent, c'est la règle absolue dans les cancers luminaires (POZZI) ; d'autres fois, il se forme, dans le point du vagin en contact avec la lésion du col, un noyau isolé sans lésion intermédiaire du cul-de-sac, comme une véritable greffe cancéreuse ainsi que l'ont observé entre autres FISCHER et CZEMPIN. Le mode de début n'influe en rien sur le développement ultérieur de la lésion vaginale.

Le tissu conjonctif péri-utérin ou paramétrium des Allemands qui se continue avec le tissu cellulaire des ligaments larges est, d'ordinaire, envahi de bonne heure. On constate rapidement des infiltrations de ce tissu sous forme d'indurations mal limitées et diffuses, de noyaux plus ou moins étendus, parfois de cordons indurés qui s'étalent plus ou moins loin dans l'épaisseur des ligaments larges et limitent la mobilité utérine. Ces infiltrations néoplasiques peuvent être la conséquence de la propagation directe et de proche en proche de la lésion initiale, ou se faire par la voie lymphatique. Ce sont les lésions du paramètre que cherchent à enlever les opérations nouvelles d'extirpation large par la voie abdominale, et ce sont elles qui sont probablement l'origine des récidives locales post-opératoires, dans la cicatrice, si fréquentes encore.

WERTHEIM a fait faire l'étude détaillée de ces lésions chez 80 de ses opérées. Sur ces 80 cas, le paramètre était cancéreux chez 45 malades, 26 fois des deux côtés, 19 fois d'un seul. Les lésions ne portaient pas uniquement sur les parties les plus voisines de l'utérus ; dans un grand nombre des cas, le cancer avait envahi les parties les plus externes du paramètre et 11 fois il existait des foyers tout à fait indépendants du cancer primitif.

Enfin, à côté des infiltrations néoplasiques, dans un certain nombre de cas, l'infiltration du tissu cellulaire est de nature inflammatoire. Il se forme un véritable phlegmon produisant une induration plus ou moins étendue du tissu cellulaire du bassin. Parfois l'élément inflammatoire s'associe aux infiltrations néoplasiques, et alors chez quelques malades les masses inflammatoires peuvent l'emporter de beaucoup sur les noyaux néoplasiques. Quelle que soit la nature de cette infiltration, quand elle est étendue, la matrice paraît tout entière saisie dans une sorte de gangue indurée et solide qui l'emprisonne et l'immobilise, se propageant parfois jusqu'aux parois de l'excavation. Les *ligaments larges* sont eux aussi infiltrés, épaissis, et deviennent rapidement inextensibles.

Au sein de ce tissu cellulaire, dans lequel l'envahissement épithéliomateux se fait, probablement surtout, en suivant les vaisseaux lymphatiques, les vaisseaux sanguins et les nerfs sont à leur tour emprisonnés, comprimés et même envahis par le néoplasme. Les cellules épithéliomateuses s'infiltrent en particulier dans les gaines nerveuses, et spécialement dans les branches d'origine des nerfs sciatiques. De là, des œdèmes et les douleurs souvent intolérables de cette affection.

Parmi les organes plongés dans le tissu cellulaire du petit bassin, ceux qui sont le plus souvent comprimés et envahis sont les *uretères* dont les lésions ont, ordinairement, les plus graves conséquences. Ils peuvent être intéressés de plusieurs façons : ils peuvent être parfois seulement emprisonnés et comprimés par le tissu conjonctif induré inflammatoire ou néoplasique ; d'autres fois, ils sont à la fois comprimés et infiltrés par le néoplasme ; ils peuvent être aussi envahis et oblitérés par un bourgeon cancéreux, ou plus rarement rétrécis et aplatis par tiraillement. Ils sont toujours plus ou moins oblitérés sur un point voisin de la lésion cervicale. Leur altération est unilatérale, ou bilatérale, et, dans ce cas, parfois plus avancée d'un côté que de l'autre. Au-dessus du point rétréci, ils sont dilatés, flexueux, en chapelet, ils atteignent parfois la dimension d'un intestin de poulet et même plus, exceptionnellement celles de l'intestin grêle. Ces lésions sont extrêmement fréquentes ; LANCEREAUX les regarde comme constantes dans les cas où la mort n'a pas été causée par un accident intercurrent.

On constate une dilatation analogue dans les calices et dans le bassinet, qui affectent parfois la forme d'une poche volumineuse, profonde, coiffant, à la façon d'un casque, le moignon rénal, d'après RAYER. L'urine qui y est renfermée est tantôt claire, inodore, contenant souvent de l'albumine, pauvre en urée et en sels, d'autres fois c'est une urine trouble, purulente, par suite de l'infection vésicale secondaire (LABOUSSE, thèse Bordeaux 1899).

Les lésions rénales sont diversement interprétées ; dans tous les cas on constate de l'ectasie rénale, les papilles s'effacent, leur sommet est déprimé, les calices se trouvent dilatés, le parenchyme rénal est refoulé, aminci. Mais, en même temps, dans la plupart des observations, il existe des lésions inflammatoires secondaires bien étudiées par LANCEREAUX, CORNIL et BRAULT, et ARTAUD. Malgré quelques divergences de détails, ces auteurs admettent l'existence d'une néphrite interstitielle diffuse qui se distingue de la néphrite interstitielle primitive ordinaire.

Les lésions que nous venons de décrire résultent de l'oblitération de l'uretère, ainsi que l'on démontré, depuis longtemps, les expériences de STRAUSS et GERMONT, CHARCOT et GOMBAULT, OLLIVIER et LETULLE, en France, et celle d'ALBARRAN en Allemagne. STRAUSS, et GERMONT ont fait des ligatures aseptiques de l'uretère et amené ainsi une ectasie, avec atrophie consécutive du parenchyme rénal, tandis que les ligatures septiques de CHARCOT et GOMBAULT ont démontré qu'il peut s'ajouter à ces simples phénomènes mécaniques de véritables éléments inflammatoires, de la néphrite réelle. Ce sont des lésions à la fois mécaniques et inflammatoires que l'on observe le plus souvent dans les oblitérations de l'urètre par la propagation de l'épithélioma du col utérin (LABOISSE).

La *vessie* est, elle aussi, souvent envahie, soit directement par suite de l'infiltration de la cloison utéro-vésicale, soit par la propagation des noyaux vaginaux secondaires. Un des premiers effets de l'envahissement vésical est de déterminer de l'infection vésicale, qui ne tarde pas à causer de l'urétérite et de la pyélonéphrite ascendante. On voit quelquefois, dans ces cas, se produire des abcès miliaires du rein. Cette lésion est rare puisque, sur 54 cas, CARON et FÉRÉ ne l'ont trouvée que 7 fois. On observe, le plus souvent, la néphrite interstitielle diffuse que nous avons décrite plus haut.

Lorsque les lésions sont trop avancées, souvent ces noyaux cancéreux de la vessie s'ulcèrent, se mortifient et il s'établit de larges communications vésico-vaginales laissant écouler constamment, par le vagin, une urine altérée donnant aux sécrétions vaginales une odeur infecte.

Le *rectum* est plus rarement envahi que la vessie, cependant sa lésion n'est pas exceptionnelle. Elle peut aboutir, aussi, à une destruction plus ou moins étendue de la cloison recto-vaginale avec passage constant des matières fécales par le vagin. Dans les cas très avancés, l'utérus étant à moitié détruit, le vagin peut devenir une sorte de cloaque où s'ouvrent à la fois la vessie et le rectum.

Les *ovaires*, les *trompes* restent ordinairement indemnes, mais ils peuvent exceptionnellement être envahis par des noyaux

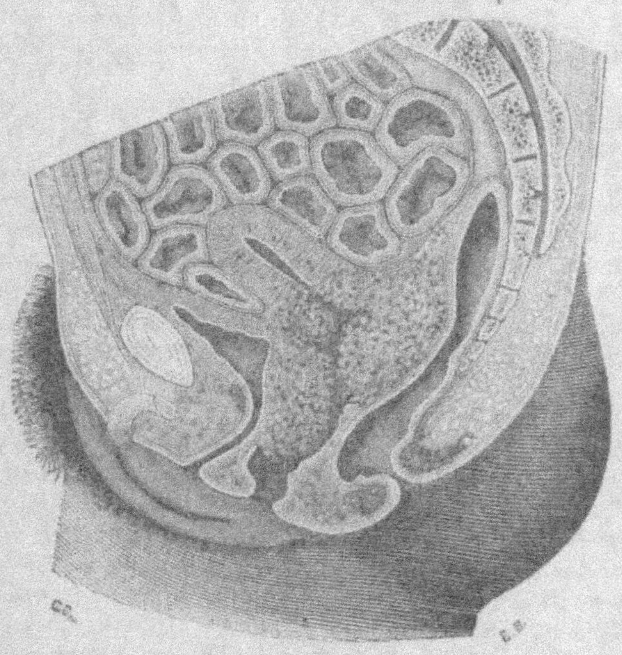

Fig. 174.

Cancer du col utérin propagé à la vessie et au rectum.

secondaires d'épithélioma. Cette dégénérescence secondaire des ovaires dans le cancer du col utérin a été récemment étudiée par MM. JAYLE et PAPIN[1]; elle peut, d'après eux, se produire de plusieurs manières. Il existe des cancers de l'ovaire par propaga-

[1] JAYLE et PAPIN, *De la Dégénérescence néoplasique des ovaires dans le cancer de l'utérus*. Revue de Gynécol. et de Chirurg. abdom., 1904, p. 939.

tion directe, surtout dans les cas avancés inopérables, des lésions secondaires par métastases dues peut être à des embolies veineuses, plus souvent à des infections par voie lymphatique ; et aussi des cas de cancer primitif coexistant avec un cancer primitif du col. Enfin, on a pu, exceptionnellement, observer des cas de papillome (CZERNIX, CULLEN) ou de fibrome de l'ovaire (1 cas) pris ou déjà envahis par les éléments épithéliaux utérins.

Le *péritoine* pelvien est rarement pris. Il s'établit, en effet, dans les culs-de-sac péritonéaux des adhérences qui le protègent, en fermant leurs cavités au voisinage du néoplasme. Il peut être néanmoins atteint ; LANCEREAUX a trouvé trois fois des péritonites sur 23 cas, FÉRÉ et CARON 9 fois sur 21.

L'envahissement des *ganglions pelviens* est plus important à connaître. Il a été surtout étudié depuis l'emploi de l'hystérectomie abdominale qui a permis de mieux voir les lésions. Les lymphatiques de l'utérus ont été, après les recherches anciennes de CRUVEILHER, SAPPEY, LÉOPOLD, LUCAS-CHAMPIONNIÈRE, FIOUPPE, fort bien étudiés dans ces derniers temps par RUSSELL, POIRIER, WALLICH, PEISER en Allemagne 1898, et enfin par MARCILE dans son excellente thèse[1]. Il résulte de ces travaux que les ganglions lymphatiques du bassin peuvent être divisés en trois grands groupes : 1° un *groupe iliaque externe* formant une chaîne autour des vaisseaux iliaques externes le long du bord interne du psoas ; 2° un *groupe iliaque interne ou hypogastrique* distribué le long des branches de l'éventail formé par les branches de l'hypogastrique ; 3° enfin un groupe *iliaque primitif* dont les uns accompagnent en dedans ou en arrière les vaisseaux iliaques primitifs, les autres sont distribués le long des faces latérales du sacrum, et, au niveau du promontoire, dans la bifurcation de l'aorte. Ces derniers communiquent avec les groupes latéro-aortiques ou lombaires.

Or, les lymphatiques du col de l'utérus constituent deux groupes de vaisseaux : les uns postérieurs vont dans les ganglions moyens

---

[1] MAURICE MARCILE. *Lymphatiques et ganglions ilio-pelviens*, Th. Paris, mars 1902.

du groupe iliaque externe : les autres transversaux, séparés des précédents par l'uretère, se jettent, les uns dans le groupe des ganglions de l'hypogastrique, les autres dans les ganglions du

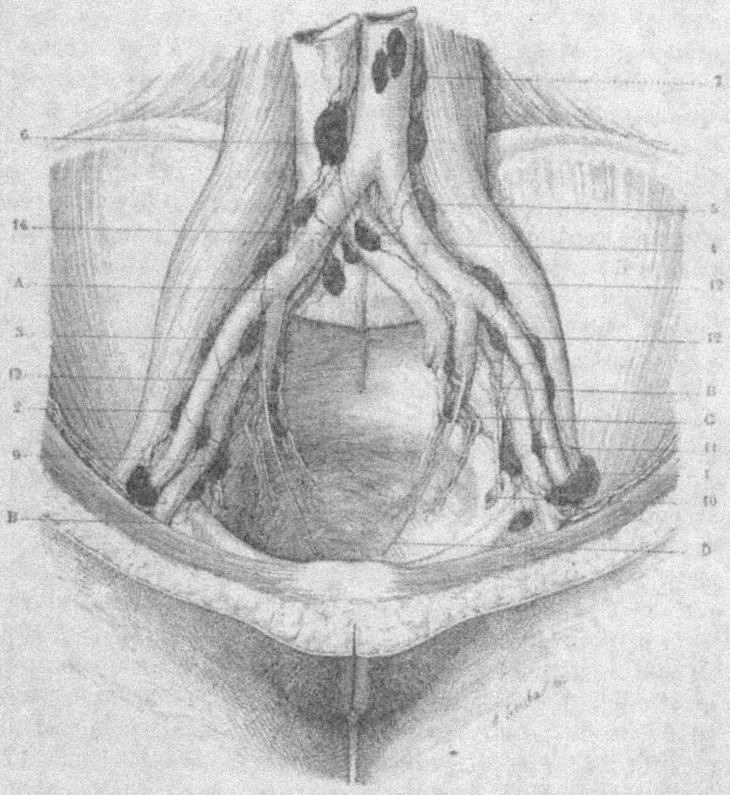

Fig. 175.
Topographie des ganglions iléo-pelviens (vue de face)
(d'après M. MARCILLE).

groupe sacré latéral et du promontoire. Les lymphatiques du corps utérin forment deux pédicules principaux partant de la région des cornes utérines pour aller en suivant les vaisseaux utérins et utéro-ovariens se jeter dans les ganglions lombaires, et deux pédicules accessoires dont l'un va se jeter dans les ganglions moyens du groupe iliaque externe, l'autre suivant le ligament rond, et moins important, va gagner un ganglion inguinal.

Ce sont surtout ces ganglions que l'on trouve hypertrophiés et souvent envahis secondairement dans les cancers du col de l'utérus. Cet envahissement ganglionnaire serait constant d'après MACKENRODT, SEELIG, GUSSENBAUER, SCHUCHARDT, CLARK, ROUFFART et RIESS, etc. même dès le début de la maladie et alors qu'il n'y a pas d'hypertrophie ganglionnaire apparente. Cependant, les recherches anatomo-pathologiques montrent que cet envahissement n'est pas aussi absolu. DITTRICH ne l'a trouvé que dans 40 p. 100 des cas, BLAU dans 33 p. 100, DYBOWSKY dans 28 p. 100, RUSSELL dans 50 p. 100. ROGER WILLIAMS n'en a rencontré que 56 fois sur 78 autopsies.

Si d'autre part, on examine le nombre de lésions ganglionnaires constatées pendant les opérations abdominales, on voit que BELLŒUF dans sa thèse (Paris 1900) constate que cet envahissement existait 24 fois sur 52. RICARD l'a noté 2 fois sur 9, SEGOND 4 fois sur 6, LEGUEU 3 fois sur 9, PICQUÉ et MAUCLAIRE 2 fois sur 8, JACOBS 27 fois des ganglions cancéreux sur 50 hystérectomies. WERTHEIM a trouvé des ganglions cancéreux dans la proportion de 22 p. 100. STAFLER, en 1901, sur 57 opérations de WERTHEIM a trouvé 18 fois des ganglions cancéreux, soit 31,5 p. 100. JOANNESCO, au Congrès de Rome, rapporte des examens très complets faits par ses assistants dans 13 cas, et 8 fois les ganglions étaient cancéreux, soit 61,5 p. 100. Certains opérateurs ont trouvé des proportions beaucoup moindres : ainsi MICHAUD a pu faire 11 hystérotomies abdominales sans trouver de ganglions et je n'ai moi-même que rarement constaté des hypertrophies ganglionnaires appréciables au cours de mes opérations.

D'ailleurs, il faut savoir que, dans un certain nombre de cas les ganglions hypertrophiés ne sont nullement cancéreux, mais simplement enflammés (BRÖSE, PICQUÉ et MAUCLAIRE). Ainsi FUNKE sur 26 cas d'extirpations ganglionnaires de FREUND n'a trouvé que 8 fois des ganglions cancéreux, KÖNIG de Berne sur

7 cas d'extirpations ganglionnaires a trouvé 5 fois les ganglions non cancéreux, WERTHEIM et JOANNESCO ont signalé des faits analogues.

Les ganglions les plus souvent pris sont ceux du groupe iliaque externe puis ceux qui sont situés à la bifurcation des iliaques, etc., mais il n'est pas possible de fixer, comme on a voulu le faire, des étapes d'envahissement régulières et toujours les mêmes (HARTMANN et LECÈNE). Le volume des ganglions n'est nullement en rapport avec la nature des lésions (GUTHRON); les ganglions cancéreux ne sont pas toujours les plus volumineux. Il semblerait plutôt que la consistance du ganglion hypertrophié, sa dureté avec aspect blanc grisâtre, ait plus de signification que le volume (DÖDERLEIN, WERTHEIM). Enfin, nous devons ajouter que l'état clinique du paramètre n'est pas en rapport direct avec l'état des ganglions. On a trouvé souvent des lésions connexes, mais on a observé aussi des paramètres infiltrés avec des ganglions non cancéreux, et des ganglions cancéreux dans des paramètres souples.

Il faut enfin noter la possibilité des adénopathies à distance, puisque PETIT et TURNER ont signalé des adénopathies susclaviculaires, surtout à gauche, dans des cas de cancer du col.

Parmi les altérations secondaires qui peuvent se manifester à distance, indépendantes de la généralisation et de la propagation, il faut noter les lésions du *foie* et du *cœur*.

Le *foie* est fréquemment atteint de dégénérescence graisseuse ainsi que l'a signalé LECA. Cette altération paraît être le résultat de la résorption des produits septiques à la surface du cancer cervical utérin : elle a d'ailleurs été aussi signalée dans d'autres formes de septicémie chirurgicale (VERNEUIL).

Le *cœur* paraît souvent altéré dans les cas de cancer du col accompagné de lésions rénales. Certains auteurs ont décrit, conformément à la théorie de TRAUBE, une hypertrophie du cœur analogue à celle que l'on constate dans les autres néphrites : ce sont STRAUSS, ARTAUD, WEIL et TOUVENOT. Or, cet état d'hypertrophie paraît au contraire une exception dans les cas qui nous occupent. Ainsi LANCEREAUX, sur 23 autopsies, a rencontré 21 fois un cœur normal ou petit, atrophié, mou, flasque et graisseux, 2 fois seulement de l'hypertrophie du ventricule gauche, qui pouvait être expliquée par des lésions concomitantes de l'aorte ou des artères. LETULLE, sur 75 autopsies de néphrites dans les cas de cancer utérin, a trouvé 58 fois le cœur normal ou atrophié, 4 fois l'hypertrophie due à des lésions aortiques ou valvaires, 13 fois de l'hypertrophie simple. Mlle WARCHAWSKAIA, sur 16 observations personnelles, a observé 8 fois un cœur normal, 16 fois un cœur atrophié, 2 cas d'hypertrophie dont un avec lésions aortiques. Il semble donc que, le plus souvent, la loi de TRAUBE soit ici en défaut et que l'atrophie cardiaque est plus fréquente que l'hypertrophie et paraît être la règle. Cette atrophie semble résulter de la dénutrition et de la cachexie à laquelle succombent les malades (LABOISNE, Th. Bordeaux, 1899).

La généralisation de l'épithélioma du col est rare, cependant elle a été quelquefois observée : on l'a plus souvent notée dans les épithéliomas cylindriques ou cavitaires, que dans les formes pavimenteuses. Les noyaux secondaires se montrent surtout dans les os, la plèvre, l'estomac, le foie, la vésicule biliaire, le cerveau, les capsules surrénales.

2° **Etiologie**. — L'étiologie du cancer du col est encore fort mal connue.

La *fréquence* de cette lésion est très grande. D'après la statistique si importante de T. G. SIMPSON, le cancer est plus fréquent chez la femme que chez l'homme et, chez celle-ci, c'est le cancer utérin qui tient la première place comme fréquence. On peut ajouter que les cancers de la partie vaginale semblent plus fréquents que les épithéliomas de la cavité cervicale, malgré la statistique de SARENHAM qui dit le contraire (DELBET).

Les principales causes prédisposantes, sont : l'*âge*, la *race*, l'*hérédité*, la misère physiologique et certaines lésions locales de l'utérus.

a. *Age*. — Le cancer du col se montre surtout pendant la période de l'activité utérine. Il est rare avant vingt ans, malgré quelques observations exceptionnelles de GUSSEROW, ECKARDT, GLATTER, BEIGEL, etc. ; il est rare aussi après soixante ans. GUSSEROW, qui a pu réunir une statistique de 3385 cas, a démontré que le maximum de fréquence avait lieu de quarante à cinquante ans (1 169 cas) ; après, viennent la période de cinquante à soixante ans (836 cas) et celle de trente à quarante (770 cas).

b. *Race*. — L'influence de la race a été surtout étudiée aux États-Unis. Il résulte des recherches des chirurgiens américains que les négresses, qui sont surtout exposées aux fibromes utérins, sont bien moins souvent atteintes de cancer utérin que les femmes de race blanche.

c. *Hérédité*. — L'hérédité paraît indiscutable, mais non fatale. SCHROEDER sur 948 cas a pu relever 78 faits d'hérédité. La plupart des chirurgiens ont constaté des faits incontestablement héréditaires.

d. *Misère physiologique*. — La misère physiologique, les *privations* semblent avoir une influence réelle sur la production de tous les cancers et en particulier de celui de l'utérus. Il est en effet plus fréquent dans les classes pauvres que chez les femmes riches. D'après SCHROEDER, on observerait une fréquence de 3,4 p. 100 dans les malades de l'Hôpital et au contraire 2,2 p. 100 dans la clientèle privée. MARTIN a observé des résultats à peu près analogues.

e. *Causes prédisposantes locales*. — On a considéré certaines lésions utérines comme des causes prédisposantes locales, mais leur influence n'est pas, jusqu'ici, nettement établie. EMMET et BREISKY ont regardé les métrites cervicales et les déchirures du col comme une cause de cancer, fait nié et repoussé par WILLIAMS. On a invoqué aussi l'influence des accouchements répétés, qui paraît, du reste, basée sur ce seul fait que le cancer du col est plus fréquent chez les multipares.

MARTIN, WINCKEL, etc., pensent que la blennorragie prédispose au cancer. Cependant, cette lésion est relativement rare chez les prostituées. Il en est de même de l'action de certaines ulcérations syphilitiques. On peut simplement dire que toutes les inflammations, toutes les lésions locales peuvent constituer des points plus disposés à subir la dégénérescence cancéreuse que les muqueuses saines.

En résumé, ici comme pour les autres organes, nous ne connaissons pas les causes vraies du cancer, malgré les efforts faits pour déceler la nature parasitaire de cette affection. Certains auteurs, entre autres Sandakowitz et Ruffer, avaient cru pouvoir attribuer aux coccydies un rôle pathogène qui n'a pas été sérieusement confirmé. Il faut citer aussi les recherches récentes de Léopold (de Leipzig) communiquées au Congrès de Paris (août 1900). Cet auteur a cherché à établir par des expériences très curieuses, poursuivies depuis 1894 avec l'aide de Rosenthal, que le cancer pouvait être souvent causé par des blastomycètes. Ces résultats ont encore besoin d'être contrôlés et confirmés. Il en est de même de la valeur réelle du micrococcus neoformans de Doyen.

3° Symptomatologie. — Le cancer du col présente à étudier des *symptômes fonctionnels* et des *signes physiques*.

A. Symptômes fonctionnels. — Le début de la maladie est très insidieux et très obscur. Souvent, la lésion évolue silencieusement sans donner naissance à aucun symptôme.

a. *Période latente*. — Il existe une véritable *période latente* de durée très variable et qu'il est impossible de déterminer. En effet, les premiers signes peuvent apparaître lorsque la lésion est encore très limitée et douteuse ; d'autres fois, ils se révèlent alors que le cancer est très développé et a déjà très largement dépassé les limites du col, sans que nous connaissions aucune explication de ces variations cliniques. Enfin, dans quelques cas, on constate à peine quelques signes de métrite, et quelquefois même de métrite hémorragique, bien que cette forme soit plus fréquente dans les cancers du corps.

b. *Période d'état*. — A la période d'état, alors que la tumeur en plein développement commence à s'ulcérer, le cancer du col se révèle par trois symptômes : l'*hémorragie*, la *leucorrhée* et les *douleurs*.

α) L'*hémorragie* constitue ordinairement le premier en date des symptômes importants. Elle peut même précéder la période d'ulcération. Ainsi que le fait remarquer Pozzi, il existe parfois des hémorragies fluxionnaires résultant de la métrite concomitante. Les hémorragies se présentent de diverses manières.

Tantôt il survient une première hémorragie, fort abondante, en dehors des règles, durant plus ou moins longtemps, après un effort ou une fatigue; tantôt, à la suite d'une perte menstruelle de forme ou d'allure ordinaire, il persiste un suintement sanguin abondant, résistant, et qui peut durer plusieurs semaines et même plus. D'autres fois, surtout chez les femmes qui sont au voisinage de l'âge critique, des hémorragies reviennent à intervalles assez réguliers, et d'une abondance telle que les malades croient à un rétablissement de la fonction menstruelle. Puis, peu à peu, les hémorragies augmentent, se rapprochent, reviennent sans causes, irrégulières et profuses. Leur continuité est souvent plus remarquable que leur abondance, car elles sont rarement aussi graves que les grandes hémorragies que l'on constate dans les fibromyomes.

Dans les dernières périodes de la maladie, souvent ces hémorragies cessent tout à fait, ou deviennent beaucoup moins fréquentes; elles sont, parfois, remplacées par une espèce de liquide fortement teinté, mais qui n'a plus tous les caractères du sang. Cependant, l'hémorragie peut se reproduire au moindre attouchement, pendant l'examen, sous l'action du doigt ou du spéculum, quelquefois au contact de la canule d'injection.

β) La *leucorrhée* qui s'ajoute bientôt à l'hémorragie est au moins aussi constante. Au début, elle ressemble tout à fait à la leucorrhée utérine de la métrite, puis, elle ne tarde pas à devenir plus aqueuse, séreuse presque, et alors elle peut être extraordinairement abondante. Il existe parfois une véritable *hydrorrhée* que certains auteurs ont cru, à tort, en dehors de la grossesse, caractéristique de l'épithélioma (M⁽ˡˡᵉ⁾ Courzakuda). Bientôt ce liquide s'altère, il devient plus ou moins épais, quelquefois mélangé de pus; il prend l'aspect d'une eau sale, grisâtre, épaisse, contenant parfois des débris mortifiés du néoplasme, ou bien il est mélangé de sang et constitue un écoulement d'eau roussâtre comparé souvent par les malades à des *raclures de boyaux* ou de la *lavure de chair*. En même temps, cet écoulement prend une fétidité toute particulière, odeur fade repoussante, rappelant souvent celle de la putréfaction et de la gangrène. Elle est spéciale et caractéristique; elle peut parfois être perçue à distance, et incommode à la fois les malades et leur entourage. Ces pertes âcres et irritantes, amènent souvent des érythèmes douloureux des parties génitales externes et de la face interne des cuisses.

Enfin, dans les dernières périodes de l'affection, si la malade présente des perforations de la vessie ou du rectum, l'urine et les matières fécales viennent encore se mélanger à ces pertes et rendre leur fétidité absolument insupportable.

γ) Le troisième grand symptôme est constitué par les *douleurs* qui peuvent se montrer de très bonne heure, mais qui, souvent, constituent un symptôme tardif de la maladie. Les douleurs précoces sont ordinairement peu intenses, et sont souvent produites soit par la métrite, soit par des troubles inflammatoires de voisinage. Les véritables douleurs du cancer sont, malheureusement, tardives dans beaucoup de cas. Elles surviennent à des périodes variables et sont surtout dues à la compression, et à l'infiltration des troncs nerveux par les cellules cancéreuses. Elles n'apparaissent parfois que dans la période ultime de l'affection.

Elles sont remarquables par leur intensité, leur ténacité, leur résistance aux médicaments. Elles siègent principalement dans le bas-ventre, sans localisation bien précise, s'irradient aux lombes, aux fesses, à la racine des cuisses, et suivent parfois les troncs nerveux sciatiques ou autres. Elles prennent toutes les formes, engourdissements, fourmillements, brûlures, morsures, élancements, etc. Ces douleurs séparées au début par des intervalles de repos et revenant par crises, deviennent, plus tard, absolument continues, intolérables, d'une violence extraordinaire et ne laissent plus aux malades un instant de repos.

La morphine elle-même reste parfois impuissante à les calmer, malgré l'emploi de doses rapidement croissantes. A ces douleurs, s'ajoutent aussi celles qui résultent du mauvais accomplissement des fonctions naturelles : constipation opiniâtre, due parfois à l'envahissement du rectum, parfois en partie à la gêne mécanique de la défécation, de là une sorte de coprémie ; douleurs urinaires amenées soit par la cystite de voisinage, soit par les rétentions d'urine de cause mécanique.

A mesure que se développent ces symptômes, on voit peu à

peu s'altérer l'état général. Celui-ci peut, cependant, en dehors de la période latente, se maintenir bon et absolument *intact* chez certaines malades, pendant un temps très long, malgré le développement marqué des lésions locales, si l'appétit est conservé ainsi que le sommeil, si les douleurs ne deviennent pas trop intenses.

Mais, lorsque les pertes et les hémorragies sont très abondantes, que les douleurs deviennent très vives, on voit, pendant la période d'envahissement, les malades perdre l'appétit, avoir de l'anorexie, du dégoût alimentaire, parfois quelques vomissements ; la constipation s'installe et devient opiniâtre, le ventre se ballonne, les malades dorment mal à cause de leurs douleurs, elles s'anémient par suite des pertes de sang et commencent à maigrir rapidement. Ces phénomènes s'accusent bientôt, avec une rapidité variable suivant les cas, suivant les complications, et l'on voit, peu à peu, apparaître les signes de la cachexie.

c. *Période de cachexie*. — Elle se manifeste par la teinte jaune paille de la peau, qui devient en même temps sèche et rugueuse. Cette teinte, considérée longtemps comme l'apanage du cancer, est due en partie à l'anémie, à l'hémorragie, en partie aussi à la coprémie.

En même temps, les malades perdent tout appétit, leur dégoût alimentaire devient extrême, elles digèrent mal ce quelles mangent, et vomissent souvent ; leur amaigrissement atteint ses dernières limites, elles perdent totalement leurs forces, arrivent à ne plus pouvoir se mouvoir ; leurs jambes se gonflent, s'œdématient, par œdème cachectique ou phlegmatia alba dolens. Elles présentent des symptômes d'urémie.

C'est à cette période que se montrent, le plus souvent, les grandes ulcérations qui détruisent les parois du rectum et de la vessie, et amènent l'écoulement par le vagin des urines et des matières fécales. Aussi, les malades empestées par toutes ces sécrétions, anéanties par les douleurs de toutes sortes qui les torturent d'une manière continue, semblent se détruire peu à peu sans pouvoir, quelquefois pendant longtemps, arriver à mourir.

B. Durée et terminaison. — La mort est la terminaison naturelle de la maladie, dont la durée totale est très variable. D'après Lebert et Gusserow, le cancer du col durerait en moyenne douze à quinze mois, West indique dix-sept mois et Lever vingt mois. Simpson donne une moyenne de deux ans à deux ans et demi et F. Backer de trois ans.

Il est à peu près impossible de fixer exactement la durée de la maladie. A côté de ces cas moyens on en voit évoluer très rapidement, en quelques mois ; d'autres, au contraire, durent plusieurs années. Tous les chirurgiens ont vu des cancers du col évoluer en trois et quatre ans, Cœary en a vu qui ont duré sept à huit ans ; F. Backer a observé un cancer utérin pendant onze ans ; Emmet a vu des femmes survivre cinq, six, et huit ans.

Nous ne savons pas les raisons de ces variations. Peut-être la forme papillaire est-elle moins rapidement mortelle que la forme cavitaire (Arnott), mais nous ignorons encore pourquoi certains cancers évoluent rapidement, d'autres lentement.

La mort survient soit par les progrès de la cachexie, soit ordinairement par une cause intercurrente due aux complications du cancer du col.

C. Complications. — Parmi les complications susceptibles d'amener la mort, nous devons noter : la *péritonite* tantôt par perforation, tantôt par propagation, mais c'est là une terminaison assez peu fréquente (38 fois sur 135 cas, Delbet). On a vu aussi les malades mourir de *pleurésie*, de *pneumonie.* La *phlébite* et la *phlegmatia alba dolens* qui surviennent presque toujours dans la période cachectique, peuvent amener des *embolies pulmonaires* rapidement mortelles, parfois même des *embolies cérébrales.*

La *septicémie*, qui paraît être la terminaison naturelle de la cachexie cancéreuse, est assez rare, ainsi que le fait remarquer Gusserow, et cela malgré la résorption incessante qui se fait au niveau des ulcérations cancéreuses. Cette rareté est due à ce que l'ulcération porte sur le tissu néoplastique beaucoup moins propre à l'absorption que les tissus normaux, et aussi à ce que les thromboses des vaisseaux s'opposent en même temps à la résorption.

Dans le plus grand nombre de cas, ce sont les lésions urinaires, et en particulier les altérations rénales, dont nous avons établi la grande fréquence à l'anatomie pathologique, qui causent la mort. Ainsi que l'a démontré MERKLEN dans sa thèse sur l'*anurie* (1881), souvent ces lésions restent longtemps latentes. D'ailleurs, leur évolution est différente suivant que l'on a affaire à une obstruction lente de l'uretère ou à une obstruction brusque.

Dans les cas d'obstruction lente, souvent le premier signe est une polyurie assez marquée ; les malades font, par jour, 2 à 3 litres et même plus d'une urine pâle, légèrement opaline qui contient une faible quantité d'urée et fréquemment de l'albumine. A cette période de polyurie limpide succède ordinairement une phase d'insuffisance urinaire, dans laquelle la quantité peut tomber à 300 ou 200 grammes par jour, et même moins. Pendant longtemps, du reste, les variations journalières de la quantité des urines sont considérables, ainsi que j'ai pu le constater chez certaines malades étudiées spécialement à cet effet.

A ce moment, l'intoxication s'établit lentement, sournoisement ; on voit survenir les petits signes du brightisme, céphalée, épistaxis, insomnie, etc. Bientôt, éclatent brusquement les phénomènes urémiques, le plus souvent dans la forme gastro-intestinale ; nausées, hoquets, vomissements répétés, intolérance gastrique absolue, haleine fétide. Puis, se montre une apathie singulière, de la torpeur, de la somnolence ; la température s'abaisse, la malade peu à peu tombe dans le coma, et meurt après quelques crises convulsives. L'urémie à forme éclamptique peut se rencontrer aussi, mais reste plus rare.

D'autres fois, au cours du cancer, tantôt à la dernière période, tantôt à une phase beaucoup moins avancée, brusquement et sans signes prémonitoires, on voit survenir de l'anurie. Cette anurie subite, signe ordinaire des obstructions brusques, peut se montrer parfois, alors que le cancer est encore ignoré. Elle peut durer plusieurs jours, huit jours environ, et se terminer par la venue des grands accidents urémiques et la mort. DEBOVE et DREYFUS ont vu, exceptionnellement, durer cette phase de tolérance dix-sept et vingt et un jours. ROBERTS a vu, une fois, les urines reprendre leur cours après une anurie de huit jours et la malade survivre.

Quelquefois, les accidents urinaires sont dus à l'infection vésicale avec suppuration urinaire. Les autres symptômes restent au second plan, et cette septicémie urinaire hâte la terminaison fatale.

Notons encore la rareté exceptionnelle des morts par hémorragie. Féré et Canon ne l'ont notée que cinq fois sur 51 observations. Signalons enfin, pour être complet, la mort à la suite de la généralisation, terminaison possible mais très rare.

Parmi les complications du cancer du col, il faut faire une place à part à la grossesse. Le plus souvent, les femmes atteintes de cancer du col sont stériles ; cependant on a vu, nombre de fois, des grossesses se produire, et même plusieurs grossesses pendant la durée d'un épithélioma du col.

La grossesse aurait pour effet d'activer le développement du cancer du col d'après Pozzi, Legueu, Condamin, Quenu, Mayrier. Cette opinion est en partie infirmée par les recherches récentes de Oui (de Lille) [1], qui pense que cette aggravation du cancer par la grossesse peut exister, mais n'est pas fatale.

Quant à l'action du cancer sur la grossesse, il semble démontré que dans un certain nombre de cas le cancer provoque l'interruption de la grossesse. D'après Cohnstein il y aurait interruption dans 30 p. 100 de cas : 15 p. 100 d'avortement ; 15 p. 100 d'accouchements prématurés. Bar, sur 151 cas, note 38 accouchements prématurés et 15 avortements. Theilhaber au contraire n'a relevé que 9 fois pour 100 l'interruption de la grossesse et Pinard a vu à Baudelocque 10 femmes sur 11 atteintes de cancer mener leur grossesse à terme. Oui, dans le travail déjà cité, arrive à une statistique globale de 271 grossesses cancéreuses avec 62 interruptions, soit 23 p. 100. D'après Hanks, l'avortement se montrerait surtout avant le 5e mois.

Si la grossesse arrive au terme, l'accouchement présente souvent des accidents ; déchirures du col, ruptures utérines en

[1] Oui, *Indications thérapeutiques dans le cas de cancer utérin compliquant la grossesse*, Rapport présenté au Congrès de Gynécologie, d'Obstétrique et de Pœdiatrie, Alger, avril 1907.

présence d'un col indilatable, déchirures d'organes voisins, avec
production d'emblée ou secondaire de fistules vésico ou recto-vaginales ; c'est souvent aussi la mort par épuisement, ou par infection puerpérale. On pense que cette mortalité immédiate (51 sur
126 cas, COHNSTEIN) pourrait être atténuée notablement par une
meilleure conduite de l'accouchement.

Quant au fœtus, qui est perdu ou compromis dans 23 p. 100
des cas représentant les avortements ou accouchements prématurés, il présente une mortinatalité de 21,7 p. 100, d'après HERMANN,
dans l'accouchement à terme. On pense qu'une intervention
rationnelle peut abaisser ces chiffres. Aussi THEILHABER a montré que 40 opérations césariennes donnent 31 enfants vivants
contre 10 morts, tandis que l'expectation donne, sur 47 cas,
20 enfants vivants seulement.

D. Signes physiques. — Les signes physiques doivent être toujours étudiés et recherchés, car il est impossible de faire le
diagnostic du cancer par l'étude seule des symptômes fonctionnels.

Il est rare que l'on ait l'occasion d'examiner une femme au
début de l'affection ; la période latente est toujours assez longue,
et, le plus souvent, les signes physiques sont très largement apparents quand la malade se présente au chirurgien. Les résultats
du toucher et de la palpation bi-manuelle sont variables suivant les formes anatomiques.

Dans la *variété papillaire*, on trouve, dans le vagin, une masse
irrégulière, fongueuse, bourgeonnante, souvent très friable et saignant au moindre contact. Tantôt cette masse se développe sur
une partie limitée du col, le reste demeurant sain ; tantôt, au
contraire, le champignon épithéliomateux a enveloppé et recouvert tout le museau de tanche ; on ne touche que lui, et il est
impossible de retrouver le col.

Dans la *forme interstitielle*, au début, on trouve un col un peu
augmenté de volume, parfois contenant un ou deux noyaux
volumineux et indurés. Quelquefois tout le col est dur, fibreux,
ligneux : au spéculum, il est rouge plus ou moins violacé ; sa surface, surtout au niveau de l'orifice, est irrégulière, mamelonnée.

D'autres fois, la tumeur est déjà ulcérée ; on trouve une ulcération plus ou moins étendue, à bords très indurés, à fond rouge ou violacé, sans gros bourgeons, mais saignant facilement sous le doigt. Le plus souvent, cette ulcération est au voisinage de l'orifice et ses caractères physiques peuvent se rapprocher beaucoup des ulcérations de certaines métrites.

Dans la *forme cavitaire*, les phénomènes physiques ne sont que plus tardivement apparents, lorsque les lèvres de l'orifice cervical sont déjà largement entr'ouvertes, évasées au dehors. On trouve, alors, une large ulcération, ayant plus ou moins détruit la partie interne des deux lèvres ; le doigt pénètre dans une cavité, à base dure, dont les bords sont plus ou moins amincis suivant qu'une plus grande épaisseur du col a déjà été détruite. D'autres fois, au contraire, on voit sortir du col une

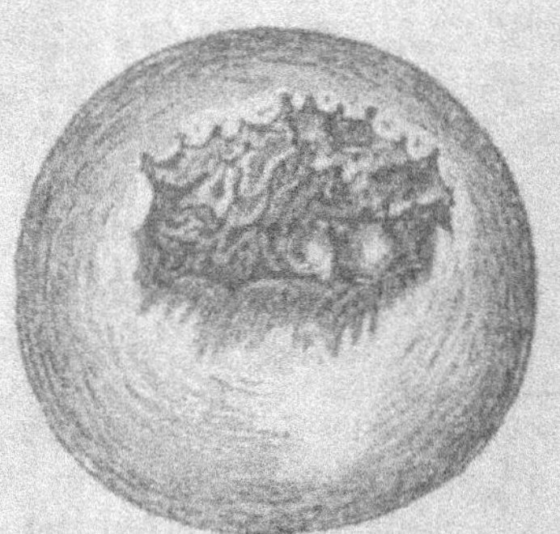

Fig. 176.

Cancer du col. Forme cavitaire au début (Pozzi).

masse rouge, épithéliomateuse, à aspect polypeux, saignant facilement, faisant issue à travers un orifice notablement agrandi.

Quelle que soit la variété primitive, dont les caractères restent cependant longtemps distincts, lorsque le cancer est largement développé, qu'il a envahi le vagin et tous les tissus voisins, le doigt pénètre au milieu d'une masse néoplasique, d'ordinaire, largement ulcérée, au sein de laquelle il n'est plus possible de reconnaître les organes primitifs. Cette sorte d'étui néoplasique saigne facilement dans bien des cas. Enfin, lorsque les organes voisins sont infiltrés et ulcérés, le doigt vaginal arrive à pénétrer dans la vessie ou dans le rectum, parmi des masses néoplasiques mollasses, saignantes, qui s'effritent au moindre contact.

L'examen au spéculum permet de voir, dans les premières périodes, les caractères que nous venons d'énumérer et que nous avons déjà décrits dans l'anatomie pathologique. Quand la lésion est très développée, son emploi doit être évité, sauf pour pratiquer certains pansements, car le contact de l'instrument peut amener des hémorragies souvent redoutables. Il en est de même de l'hystérométrie qui ne donne que rarement des renseignements nécessaires ; il faut, au contraire, s'en abstenir toutes les fois qu'elle n'est pas indispensable, car elle peut être très nuisible et cause souvent des hémorragies graves ou des perforations.

4° Diagnostic. — Le diagnostic du cancer du col est le plus souvent facile. Il est toujours nécessaire, pour le faire, de pratiquer l'examen physique de la lésion par le toucher vaginal au moins. En effet, les symptômes fonctionnels ne donnent que des présomptions, l'examen physique seul, une certitude.

Ce diagnostic n'offre réellement de difficultés que dans les premières périodes de la maladie, alors que les lésions n'ont pas encore atteint un développement suffisant. On est rarement consulté à ce moment, car le cancer ne détermine encore aucun symptôme, à moins que les malades n'aient en même temps de la métrite. On voit alors naître, sous les yeux, l'épithélioma, qui se borne tantôt à un simple noyau induré, à une hypertrophie plus ou moins marquée du col infiltré, ou bien à une toute petite ulcération. Dans ces périodes de début, le diagnostic reste le plus souvent très difficile, parfois même impossible. On a beaucoup écrit sur ce diagnostic précoce du cancer qui serait extrêmement utile pour permettre des interventions précoces et par suite capables d'amener des guérisons vraies plus fréquentes, mais on n'a pas découvert de moyens positifs de faire ce diagnostic de début, les lésions n'ont pas encore la netteté suffisante et bien des erreurs peuvent être commises.

Dans ces périodes initiales et surtout avant l'ulcération, il est parfois difficile de différencier le cancer du col de certaines formes de *métrite chronique*. Dans les cas où l'on sent sur la muqueuse un noyau induré, faisant légère saillie, immobile, et qui paraît rouge violacé, ou bien lorsque tout le col est simplement augmenté de volume et induré, il est difficile de distinguer cette hypertrophie d'une infiltration néoplasique. La dureté ne constitue pas un signe suffisant, elle est égale dans les deux cas. Les signes donnés par Spiegelberg : perte de la mobilité de la muqueuse dans le cancer, perte de l'élasticité du col et de la dilatabilité par la laminaire, sont infidèles, très difficiles à constater et n'ont pas grande valeur. Souvent l'observateur est forcé d'attendre pour faire le diagnostic, et d'observer la marche de la lésion ; d'après Pozzi, quand le doute existe, la plupart du temps, il ne s'agit pas d'un cancer.

Certaines ulcérations de métrites peuvent aussi être confondues avec le début de l'ulcération épithéliomateuse, surtout quand ces érosions portent sur de gros cols atteints d'hypertrophie folliculaire. D'ordinaire, les érosions de la métrite sont granuleuses, fermes, résistantes, ne se laissent pas effriter sous le doigt, et leurs bords ne sont pas indurés. Dans le cancer, au contraire, les érosions qui portent sur des parties très dures sont molles, se laissent déchirer et pénétrer par l'ongle, et sont souvent de forme irrégulière. Elles saignent facilement. Ces caractères ne sont pas toujours très nets, et il existe des cas très difficiles à différencier.

D'ailleurs, à part ces formes de détail, la nature des erreurs de diagnostic varie un peu avec les formes anatomiques de l'épithélioma.

Dans la *forme papillaire*, il peut être confondu avec le *papillome bénin*, lésion utérine très rare dont j'ai observé un cas. Ce papillome se présente sous la forme de végétations multiples, parfois en forme de crêtes de coq, mais plus fermes que l'épithélioma, ne saignant pas si facilement au moindre contact, ne reposant pas sur un col induré, et ne provoquant pas de pertes fétides. Il s'accompagne souvent d'une vaginite purulente très différente de l'écoulement roussâtre et fétide du cancer. L'*hypertrophie folliculaire* forme une masse grenue, ferme, parsemée de grains indurés produits par les kystes, ne saignant pas facilement ; l'écoulement qui l'accompagne n'est pas fétide. Cette hypertrophie est rouge ou rose vif, l'épithélioma est plus pâle.

On peut parfois confondre l'épithélioma papillaire avec un fibrome du col ou avec un polype fibreux traversant le col, lorsqu'ils sont sphacélés et en partie détachés. Dans les deux cas, on trouve un écoulement fétide, des hémorragies abondantes, de la douleur parfois, et un néoplasme à l'aspect fongueux et sphacélé. Souvent même, la malade, affaiblie par l'anémie hémorragique, infectée par la septicémie due au sphacèle, parait en proie à la cachexie cancéreuse. L'examen attentif permet de faire le diagnostic ; dans les polypes fibreux sphacélés, le doigt trouvera l'orifice cervical mince comme une collerette, entourant complètement la masse morbide, et il sera toujours possible d'introduire l'index entre le col et le fibrome mortifié sur tout son pourtour. Quant au diagnostic de la forme papillaire avec les différents sarcomes du col, nous y reviendrons après avoir étudié ces derniers.

Dans la forme *interstitielle*, lorsque le cancer se révèle par une nodosité plus ou moins circonscrite et non encore ulcérée, il pourra être confondu avec un petit noyau de fibromyome. Ce dernier est ordinairement mieux limité, sans infiltration ni inflammation autour de lui, la muqueuse glisse facilement à son niveau, ce qui n'existe pas au niveau des noyaux épithéliomateux (SPIEGELBERG).

Dans la forme *cavitaire*, il n'y a guère d'erreur possible que lorsque l'épithélioma cylindrique donne lieu à ces végétations à formes polypeuses qui viennent faire saillie à travers l'orifice cervical et peuvent en imposer pour certains polypes muqueux. Dans les deux cas, on peut rencontrer des hémorragies, des écoulements fétides, des tumeurs molles s'effritant sous le doigt et saignant fortement au contact. Cependant, dans les cas de cancer, le plus souvent, l'écoulement est séreux et non muqueux, l'orifice utérin est agrandi par l'ulcération, le col lui-même est infiltré et induré, caractères qui n'existent pas avec les polypes muqueux ou glandulaires inflammatoires. Dans certains cas très difficiles, il sera nécessaire de dilater le col pour faire un toucher intra-utérin et même un curettage, afin de pouvoir lever tous les doutes.

Il existe encore une difficulté de diagnostic signalée par DELBET, et qu'il nous a été donné d'observer : c'est la coexistence, chez les vieilles femmes, du rétrécissement du tissu supérieur du vagin et d'une métrite catarrhale. On rencontre souvent, dans cette forme-là, la métrite purulente particulière aux femmes âgées et dont les sécrétions deviennent facilement fétides. On peut d'autant mieux croire, alors, à un cancer que le col est inaccessible au doigt explorateur, et que, d'autre part, ces rétrécissements vaginaux sont quelquefois dus à des réactions inflammatoires causées par le cancer lui-même. Dans le cas de doute, il faut suffisamment dilater le rétrécissement vaginal pour permettre un examen direct du col qui suffira, d'ordinaire, à établir le diagnostic.

Il n'est pas possible non plus de faire le diagnostic de la variété histologique de l'épithélioma du col par l'examen clinique. Tout au plus, au début, quand la lésion est limitée, pourra-t-on soupçonner la variété pavimenteuse ou cylindrique, suivant que l'on aura affaire à une forme papillaire, ou à un cancer cavitaire; mais ce sont là seulement des présomptions.

Lorsque la maladie est très avancée, quand le néoplasme a envahi tout le col, et même en partie les organes voisins, le diagnostic est des plus simples : l'ensemble des symptômes fonctionnels fournit au chirurgien une présomption, que l'examen direct, surtout par le toucher vaginal, ne tardera pas à changer en certitude. Il n'y a pas lieu d'insister sur ce point.

Diagnostic des propagations. — Il est plus important, pour compléter le diagnostic, d'essayer de reconnaître exactement si la tumeur s'est propagée aux organes et aux tissus voisins et, quel est le degré exact de cette propagation. C'est une notion des plus importantes au point de vue du choix du traitement.

La propagation du cancer au corps de l'utérus est très difficile à reconnaître par le toucher seul. Parfois, combiné à la palpation, il permet de percevoir un corps bosselé, irrégulier, envahi. A la rigueur, le diagnostic peut s'établir après dilatation, par la vue et le toucher. Les données fournies par la vue sont secondaires et ne montrent que la superficialité des lésions. Le toucher est plus important; seul ou combiné au palper, il renseigne sur l'existence de noyaux cancéreux musculaires, sur l'état infiltré ou ramolli du muscle utérin, sur la forme des parties ulcérées. Malheureusement, dans les cols friables et déchirant sous le doigt, on ne peut pas toujours pratiquer cette exploration sans danger d'hémorragie ou de déchirures graves.

La propagation au vagin est facile à trouver par le toucher seul, soit sous forme de plaques ou d'infiltrations indurées, soit à l'état d'ulcérations saignantes.

Il est plus difficile de reconnaître exactement la propagation cancéreuse aux tissus voisins, au tissu cellulaire pelvien et à la base des ligaments larges. Cet envahissement a lieu, presque constamment, quand le vagin est pris, mais il peut exister avec un vagin intact.

Ordinairement, il existe certains symptômes permettant de reconnaître cette propagation, ce sont : *l'immobilité plus ou moins complète de l'utérus, les indurations en bloc ou en traînées des culs-de-sac latéraux, peut-être aussi les douleurs.*

L'immobilité de l'utérus, plus ou moins complète, est ordinairement très facile à constater, même au début. On sait qu'à l'état normal, l'utérus est à peu près mobile dans tous les sens et, en particulier, qu'il est facile de l'abaisser dans le vagin, soit dans la palpation bi-manuelle, soit en exerçant une traction sur son col avec une pince. Or, dans les cas de propagation de cancer au tissu péri-utérin, cet abaissement devient plus ou moins impossible ; quand la lésion est très étendue, l'utérus paraît entièrement saisi dans une sorte de bloc de plâtre qui l'immobilise.

Si l'affection est moins étendue, l'abaissement peut être simplement diminué, tout en restant en partie possible. Il est difficile parfois de bien apprécier ces nuances dans le degré d'abaissement. Il arrive même que l'utérus ne s'abaisse qu'en entraînant les organes voisins et en particulier la vessie qui déjà lui est normalement adhérente. L'abaissement partiel de la vessie dû à une propagation directe peut être très difficile à reconnaître. Il est quelquefois plus facile de reconnaître l'adhérence partielle des culs-de-sac vaginaux. D'autres fois, l'utérus est absolument fixé, comme s'il était retenu soit en avant et en arrière, soit sur les côtés, au niveau du ligament large, par une corde inextensible.

Cette immobilité peut cependant parfois être causée par autre chose que la propagation cancéreuse ; elle peut être due à l'existence d'une annexite adhérente d'une part, ou bien à certaine brièveté et résistance particulière des ligaments utéro-sacrés (J. Texier, Thèse de Bordeaux, 1897). Un examen attentif permettra de reconnaître ces dispositions.

Dans les cas de propagation au tissu péri-utérin, on pourra trouver au toucher, au fond des culs-de-sac latéraux du vagin, une sorte d'induration plus ou moins étendue et mal limitée, une perte de souplesse caractéristique, que le doigt apprend très bien à apprécier. Quelquefois, au dire de Pollosson, on constate cliniquement que le col est agrandi transversalement soit d'une manière symétrique ou circonférentielle, soit bilatéralement, soit d'un seul côté. Le plus souvent, ce sont là des signes de l'infiltration commençante du paramètre. D'autres fois, au contraire, cet élargissement du col peut être dû à des noyaux situés encore dans l'épaisseur du tissu utérin avec paramètre sain. Il y a lieu d'examiner ces cas avec le plus grand soin. Parfois aussi, on constate une *induration en traînée*, ordinairement latérale, qui est due à une traînée néoplasique, ou bien à un cordon de lymphangite ou de péri-lymphangite épithéliomateuse.

Presque toujours alors, au cours de l'opération, on rencontre des lésions de propagation plus étendues que le simple examen sans anesthésie ne l'avait fait soupçonner.

Quelquefois, en outre, on peut percevoir aussi des masses ganglionnaires situées dans la profondeur du bassin, au voisinage de la bifurcation de l'iliaque primitive, ou dans la région sacrée. Leur constatation par l'examen clinique est exceptionnelle et souvent très difficile.

Enfin, il ne faut pas oublier que le toucher rectal constitue un très utile mode d'exploration permettant de bien vérifier l'état du ligament large et du cul-de-sac postérieur.

Parmi les complications, il faudra étudier avec soin l'*état des reins*, rechercher par la palpation méthodique les hydronéphroses et les grosses lésions rénales, mais surtout examiner avec soin les urines, pour découvrir la polyurie, l'albuminurie, la proportion de l'urée et des autres éléments. La recherche des cylindres peut aussi donner au clinicien des indications précieuses au point de vue de l'intervention. Il sera bon encore d'étudier l'état du cœur, ses altérations étant, le plus souvent, la conséquence des lésions rénales.

5° Pronostic. — Le pronostic de l'épithélioma du col est absolument fatal : la maladie abandonnée à elle-même se termine toujours par la mort.

Nous avons déjà vu que sa durée est variable suivant les cas ; de là, certaines différences, non dans la gravité, mais dans la rapidité de l'évolution.

Le pronostic varie encore avec l'*âge* des malades. L'affection marche d'autant plus vite, en général, que les malades sont plus jeunes : elle a son maximum de rapidité chez les femmes de vingt à trente ans ; elle est moins rapide en général chez les malades vieilles ou voisines de la ménopause. Ce sont aussi les mêmes malades jeunes qui présentent, d'habitude, après les opérations d'hystérectomie, les récidives les plus nombreuses et les plus précoces.

Certaines *formes* anatomiques paraissent aussi plus graves que les autres. Certains cancers peu saignants (forme cavitaire, variété dure) (Pozzi) semblent plus lents à évoluer que les autres.

Les généralisations sont très rares. Après l'opération, on voit survenir des récidives malheureusement très fréquentes, soit *sur place*, ce qui est le plus fréquent, soit dans les *ganglions*, soit *à distance*.

§ 2. — SARCOMES DU COL DE L'UTÉRUS

Les sarcomes développés aux dépens de la muqueuse du col sont fort rares. Il n'en existe qu'un petit nombre d'observations, qui ont été primitivement décrites sous des noms différents : « Sarcome papillaire hydropique, myxo-sarcome strio-cellulaire, fibrome papillaire cartilagineux, adéno-myxome, myxome enchondromateux arborescent du col, etc., et que l'on désigne aujourd'hui sous la dénomination de *sarcome kystique en grappe du col utérin* et de sarcome racemeux.

Signalés pour la première fois par Ch. Mansfield Clarke, puis par Siebold, ils ont été surtout observés par Freund, Spiegelberg, Rein, Kuntz, Weber, Pernyce, Munde, Kleinchmidt, Pfan-

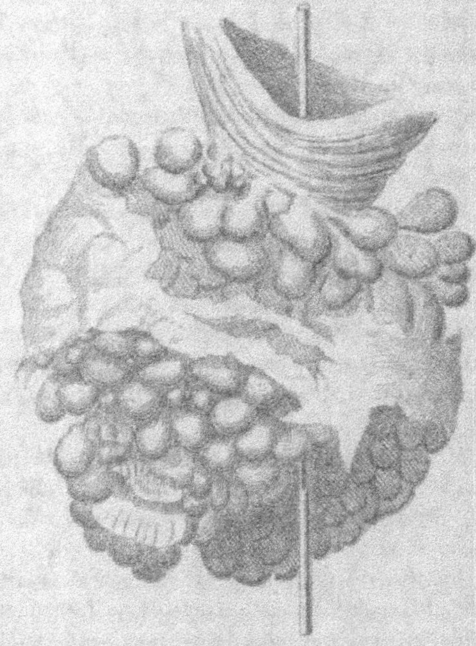

Fig. 177.
Myxo-sarcome en grappe du col utérin (Pernice).

nenstiel, qui en a donné une bonne description, Hubert Williamsons. En France, leur étude a été essayée par Gayman, qui en a observé un cas opéré par le professeur Terrier (Th. de Paris 1893) et par Ozenne (*J. méd.* Paris, 1895). Vu le petit nombre d'observations connues, il est difficile d'en tracer une histoire bien précise.

1° Anatomie pathologique. — La tumeur débute par une ou plusieurs végétations polypiformes au niveau de la muqueuse du col, ordinairement près de l'orifice externe. Elles ressemblent aux polypes muqueux, mais sont plus molles, gélatineuses, friables. Elles s'accroissent rapidement et constituent une tumeur ayant la forme caractéristique d'une grappe de raisin.

On trouve alors une partie périphérique composée de petits corps sphériques ou ovoïdes, plus ou moins aplatis, et une portion centrale sous forme de tige, plus ferme, se continuant avec le pédicule de la tumeur sortant de l'orifice du col.

Au début, ces petits polypes périphériques s'isolent facilement, ils ont des pédicules minces, s'écrasent sous le doigt ; leur volume varie de celui d'un pois à celui d'une noix. Plus tard, ils se fondent ensemble et forment des lobes plus ou moins sessiles, dans lesquels on peut encore distinguer microscopiquement, les végétations primitives. Cette tumeur s'accroît rapidement, remplit tout le vagin et peut atteindre le volume d'une tête d'enfant ; d'autres fois, mais plus rarement, elle franchit l'isthme et se développe dans le corps de l'utérus.

Histologiquement les parties centrale et périphérique diffèrent complètement. *Dans la partie centrale* et dans le pédicule existe un tissu conjonctif très vasculaire, avec des amas de cellules sarcomateuses rondes, fusiformes ou ramifiées. Elles ont un gros noyau, un ou plusieurs nucléoles. Souvent, elles sont en kariokinèse, preuve de leur activité. Elles forment, d'ordinaire, des couches concentriques avec un vaisseau au centre. Les vaisseaux participent à la formation du néoplasme, leurs tuniques externe et moyenne ont disparu et sont remplacées par des couches de cellules fusiformes ou étoilées ; les parois vasculaires sont formées seulement par un endothélium. Les vaisseaux lymphatiques très dilatés constituent un des modes de formation des kystes (PRAXENSTIEL). *Dans la partie périphérique* formée par les grains de la grappe, le tissu sarcomateux est plus riche en petites cellules. Chaque petit polype est constitué, au centre, par une substance intercellulaire, homogène, transparente, finement cellulaire, contenant des cellules rondes, fusiformes et étoilées. A la périphérie, existe un épithélium stratifié, à cellules tantôt cylindriques, tantôt pavimenteuses, en rapport avec le point de départ du néoplasme, muqueuse endocervicale, muqueuse vaginale du col. Dans beaucoup de ces polypes, existent des kystes à contenu visqueux, plus ou moins colorés, ou une infiltration œdémateuse avec des infarctus hémorragiques. Les kystes sont formés par des dilatations des vaisseaux sanguins ou lymphatiques.

On trouve, en outre, parfois, dans ces tumeurs du cartilage hyalin (5 fois), des fibres musculaires (3 fois). Celles-ci diffèrent des fibres musculaires de l'adulte et ressemblent aux fibres musculaires striées fœtales.

Nous avons vu que la lésion se développait le plus souvent vers le vagin, rarement vers la cavité utérine. À la période ultime, ce sarcome peut donner lieu à des métastases dans le poumon (KÜNDRAT), dans les ganglions du bassin (REIN) dans tout le bassin, et le plus souvent dans le tissu péri-utérin.

2° Symptômes. — Lorsque la tumeur se développe dans le vagin elle peut acquérir un grand volume sans donner lieu à aucun symptôme. Quand au contraire, elle envahit le corps utérin, elle provoque rapidement de violentes douleurs.

Comme signes fonctionnels on trouve des hémorragies utérines, métrorragies ou ménorragies irrégulières, fréquentes, souvent très considérables. Il faut ajouter à ces symptômes des douleurs de reins, des sensations de pesanteur, souvent un écoulement hydrorrhéique.

Au toucher, on découvrira, au début, une végétation molle et friable représentant un polype muqueux très mou; plus tard, le tissu prend la forme en grappes très caractéristique que nous avons précédemment décrite.

Si, dans la première période, on peut confondre la tumeur avec un polype muqueux dont elle se distingue par son extrême friabilité, par un suc visqueux, filant, blanc jaunâtre; plus tard, sa forme en grappe caractéristique, constatée par le spéculum et par le toucher, permet de la différencier des formes papillaires de l'épithélioma cervical et aussi des *polypes racemeux du col*, tumeur bénigne dont la forme glandulaire pourrait aussi prêter

un peu à la confusion, et dont le diagnostic a été signalé par
Pozzi.

Les sarcomes du col ont en général une marche très rapide ;
abandonnés à eux-mêmes, ils se terminent par la mort qui survient par péritonite, par occlusion intestinale, et, le plus souvent, par cachexie. Leur récidive post-opératoire est fréquente.

§ 3. — TRAITEMENT DU CANCER DU COL

Les épithéliomas et les sarcomes donnent lieu aux mêmes
indications thérapeutiques ; leur traitement doit être étudié simultanément.

Le traitement des cancers du col est *curatif* et *palliatif*. Le
traitement curatif est ici, comme pour les autres cancers, l'ablation la plus complète et la plus large possible du néoplasme. Le
traitement palliatif, réservé aux cancers qui ne sont plus justiciables des opérations curatives, comprend de nombreux moyens.

A) TRAITEMENT CURATIF

Les opérations curatives sont de deux ordres, suivant que le
chirurgien se borne à enlever le néoplasme seul, ou bien, avec
lui, tout l'organe qui le supporte. Dans le premier cas, on fait
une *amputation du col* c'est-à-dire une *hystérectomie partielle*.
Dans le second on pratique l'*hystérectomie totale* qui peut se faire
par la *voie vaginale*, par la *voie sacrée* ou par la *voie abdominale*.

1° *Hystérectomie partielle, amputation du col.*

Les amputations du col ont longtemps constitué la seule opération que l'on employait contre les cancers de cet organe ; elles
sont aujourd'hui abandonnées en faveur de l'hystérectomie.

Il y a quelques années, au début de la grande extension de
l'hystérectomie, ces opérations étaient encore défendues par
SCHROEDER, HOFMEIER, CHROWBACK, SPENCER WELLS, VERNEUIL,
WILLIAMS, PAWLICK, etc.

Ces amputations du col réservées aux seules lésions extrêmement petites peuvent être tantôt des *amputations sous-vaginales ou intra-vaginales*, tantôt des *amputations supra-vaginales*.

Elles ont été faites au thermocautère (VERNEUIL), à l'aide de l'anse galvanique ou du galvano-cautère (BYRNE), ou bien avec le bistouri. Quelques auteurs, comme KOEBERLÉ, BAKER (de Boston), ont cautérisé par le feu la tranche du col amputée au bistouri. Que l'on agisse au-dessus ou au-dessous de l'insertion vaginale, le manuel opératoire est à peu près le même; il se rapproche de l'amputation biconique analogue au procédé de SIMON HÉGAR, employé dans les métrites et les déchirures du col.

D'après SCHRŒDER, qui l'a le mieux décrit, après avoir incisé au bistouri ou aux ciseaux la muqueuse vaginale au niveau de son insertion utérine, le col étant fortement abaissé, on le libère du tissu qui l'entoure, comme dans le premier temps de l'hystérectomie

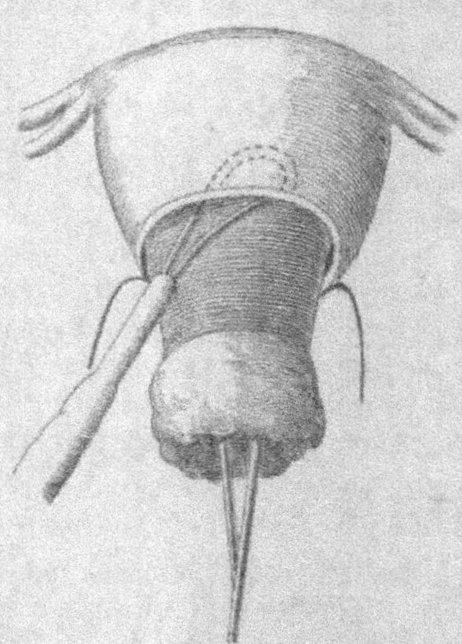

Fig. 178.
Amputation sus-vaginale du col.
Procédé de BYRNE.
Décortication et désinsertion à l'aide du couteau galvanique.

vaginale. SCHRŒDER avait coutume de placer, au-dessus et à travers chaque cul-de-sac latéral, une anse solide de fil qui devait saisir et même lier l'artère utérine à son arrivée dans le col et aussi abaisser les culs-de-sac. Lorsque le col est suffisamment isolé et que le tissu sain est atteint, après avoir incisé les deux commissures, on ampute chaque lèvre, en taillant un lambeau conique, puis on réunit la muqueuse cervicale avec la tranche de la muqueuse vaginale. Si, dans le temps de dissection du col, en ouvre par hasard le cul-de-sac péritonéal, soit en avant soit en arrière, on ferme cette déchirure par quelques points de suture au catgut.

Cette opération peut se pratiquer sans danger depuis l'antisepsie. En 1882, Pawlick comptait encore 9 morts sur 136 cas; Delbet, dans le Traité de chirurgie, a pu quelques années plus tard réunir 356 opérations avec 5,9 p. 100 de mortalité.

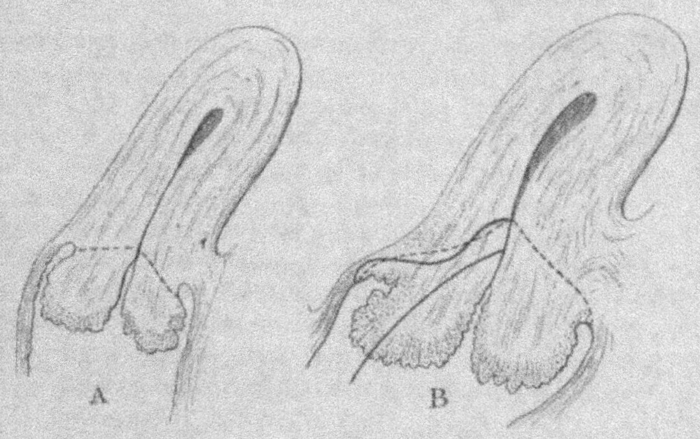

Fig. 179.

Amputation sous-vaginale du col de l'utérus.

A, tracé de l'incision. — B, mise en place des fils de suture.

Si dans les premières années de l'hystérectomie, Hofmeier, Baker, Verneuil ont pu opposer les succès donnés par l'amputation haute du col aux résultats de la nouvelle opération ; s'il est vrai encore que ces amputations ont donné quelques succès durables et définitifs, elles ont été si souvent suivies de récidives rapides qu'elles sont, aujourd'hui, complètement abandonnées. D'ailleurs la difficulté extrême, l'impossibilité souvent absolue du diagnostic de la limitation exacte des lésions, la propagation si fréquente du néoplasme au corps utérin, déjà démontrée plus haut, ont fait abandonner ces opérations forcément incomplètes, et fait appliquer par tous aujourd'hui à l'utérus le principe de chirurgie générale, qui veut qu'un organe atteint de tumeur maligne soit, autant que possible, extirpé dans son entier.

2° *Hystérectomies totales.*

Les hystérectomies totales peuvent, nous l'avons déjà vu, se pratiquer par la *voie vaginale*, la *voie sacrée*, et la *voie abdominale.*

1° Hystérectomie par voie sacrée. — Imaginée par Hochenegg (de Vienne) et Hartzfeld, elle a été pratiquée, pour la première fois et le même jour, par Hochenegg et par Gersuny en 1889. Elle a été employée ensuite par Vinbow, Roux, Köchler, Muller, Kufferath, Goldmann et, en France, par Terrier et par Michaux.

Elle consiste à enlever l'utérus en faisant la résection temporaire du sacrum et du coccyx, comme le faisait Kraske pour l'ablation du rectum. L'opération a été modifiée par Zuckerkandl, et par Wolfer qui ont remplacé cette résection temporaire par des incisions para-sacrée et para-rectale. Tous ces procédés visaient les cas qui n'étaient pas justiciables de l'opération vaginale.

Cette opération grave et difficile a donné une grosse mortalité 16 p. 100 (Morestin), 24 p. 100 (Westermack cité par Leguer). Les résultats tardifs ont été mauvais et les récidives très multipliées. Aussi a-t-elle été tout à fait abandonnée et avantageusement remplacée par l'hystérectomie abdominale.

Les deux seules méthodes, qui se partagent, actuellement, la faveur des chirurgiens, sont l'*hystérectomie vaginale* et l'*hystérectomie abdominale.*

2° Hystérectomie vaginale. — L'idée d'enlever l'utérus cancéreux par le vagin n'est pas nouvelle. Cette opération fut essayée et pratiquée incomplétement, mais avec succès, par Langenbeck en 1813. En 1822, Sauter de Constance, fit la première hystérectomie vaginale pour cancer avec succès ; la malade survécut quatre mois avec une fistule vésico-vaginale. En 1828, Blundell répéta la même opération, heureusement aussi, et, en 1829, Récamier la pratique à son tour, avec un égal bonheur, en donne une technique complète, avec hémostase par ligature préventive des ligaments larges. Dans les quelques années qui suivirent, de nouvelles tentatives furent faites, mais avec de tels insuccès que l'opération fut complétement laissée de côté.

Elle ne fut reprise que grâce à la méthode antiseptique par Czerny (d'Heidelberg) en 1878 ; et, à la suite de l'opération de Czerny, la méthode fut rapidement adoptée en Allemagne, en Suisse, en Amérique. Elle trouva plus de résistance en Angleterre. Elle fut introduite en France par Demons (de Bordeaux) en 1882, et, simultanément ou à peu près, par Péan et Eug. Bœckel. Depuis, elle s'est vulgarisée peu à peu et est devenue tout à fait courante. Il n'y a plus à citer, comme historique, que quelques perfectionnements de technique, tels que l'emploi méthodique des pinces à demeure par Richelot, 1885, l'hémisection verticale de Muller et Quénu, l'hémisection antérieure seule de Doyen, etc.

A. Indications et contre-indications. — L'hystérectomie vaginale ne peut être pratiquée dans tous les cas de cancer du col. Elle doit obéir à des indications aujourd'hui absolument précises, bien déterminées dans la thèse de mon élève Texier (Bordeaux, 1897).

L'hystérectomie vaginale n'est indiquée que dans les cas de lésions nettement *limitées* à l'utérus. La propagation de la lésion du col au corps, soit par extension directe, soit par coexistence de noyaux secondaires du fond de l'utérus n'est pas une contre-indication, tandis qu'elle en constitue une pour les amputations du col sous ou sus-vaginales. Mais il faut s'assurer exactement que la lésion n'a pas dépassé le tissu de l'utérus, que le vagin et surtout que les ligaments larges et le paramétrium sont absolument intacts. Nous avons indiqué déjà les moyens de faire ce diagnostic souvent si délicat, qui parfois ne peut être précisé que sous le chloroforme, et dont les principaux éléments sont : la souplesse complète des culs-de-sac vaginaux, la conservation intégrale de la mobilité utérine et la possibilité de l'abaissement de la matrice.

L'âge de la malade et la marche de la maladie ne fournissent pas d'indications ou de contre-indications. L'opération peut être tentée à tous les âges, sauf peut-être chez des malades trop vieilles ; d'ailleurs, le cancer du col est rare dans la vieillesse extrême. Quant à la marche de la maladie, elle peut constituer, si elle est très rapide, un élément d'aggravation de pronostic, une chance plus grande de récidive post-opératoire, mais c'est plutôt l'étendue des lésions que leur marche qui fournit une véritable contre-indication.

Certaines circonstances telles qu'une anémie hémorragique très prononcée, l'existence de lésions péri-utérines inflammatoires aiguës peuvent constituer une contre-indication passagère ; il faut alors, à l'aide de soins appropriés, guérir ces accidents, et obéir ensuite aux indications ordinaires.

Il n'en est pas de même des lésions urinaires, dilatation de l'uretère et surtout néphrites et pyélo-néphrites secondaires, souvent manifestées par de l'albuminurie et d'autres troubles des urines, qui constituent une contre-indication opératoire absolue quand les lésions rénales sont accentuées, de même, du reste, que le diabète, la tuberculose avancée, les lésions cardiaques ou hépatiques. Il faudrait aussi ajouter la cachexie trop prononcée, ou les signes de la généralisation ; mais il est exceptionnel que ces états généraux graves ne coïncident pas avec des lésions déjà trop étendues pour que la question de l'intervention puisse sérieusement se poser.

B. TECHNIQUE. — L'hystérectomie vaginale peut se pratiquer d'après plusieurs méthodes.

La première comprend l'ablation de l'utérus intact, avec ou sans renversement, l'hémostase étant faite préventivement par la ligature ou le pincement des ligaments larges ; la seconde est caractérisée par la section médiane complète ou incomplète de l'utérus suivie de l'hémostase préventive des ligaments larges.

Quelle que soit la méthode suivie, les premiers temps de l'opération sont analogues.

La malade ayant été préalablement purgée et baignée, l'asepsie vaginale ayant été faite aussi complète que possible par de larges irrigations antiseptiques, multipliées pendant les jours qui ont précédé l'opération, elle est endormie et placée dans la position dorso-sacrée ; elle y sera maintenue soit par des aides, soit par la fixation des cuisses sur des porte-jambes

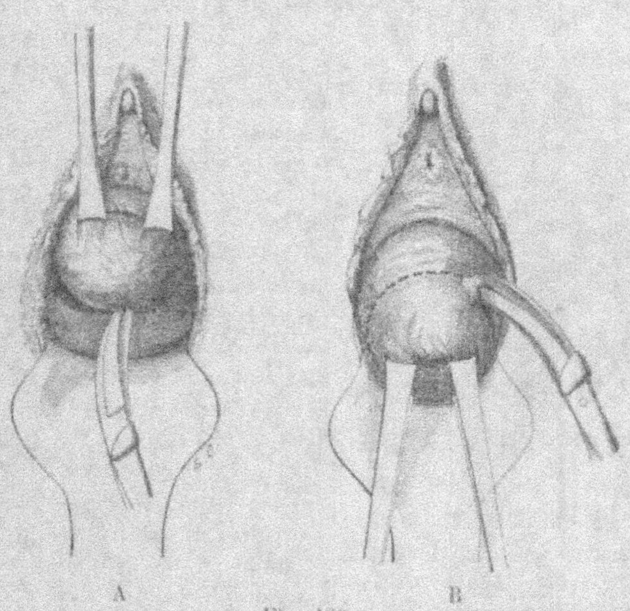

Fig. 180.

Hystérectomie vaginale.

A, attaque de l'insertion vaginale postérieure avec les ciseaux courbes. — B, achèvement de la section circulaire de l'insertion vaginale après abaissement du col vers la fourchette.

appropriés. La vessie est vidée par le cathétérisme et la région vulvaire rasée et lavée avec soin.

Le col est alors saisi avec des pinces fixatrices et abaissé.

Lorsqu'il est très friable, il faut prendre des pinces de Museux à bords larges ou même certains instruments spéciaux tels que celui de Brennecke ou la pince de Demons qui s'introduisent fermés et assez haut dans le col et même dans la cavité utérine et s'implantent dans le tissu sain, sans risque de déchirure.

L'utérus abaissé, l'insertion vaginale est incisée circulairement, soit au bistouri, soit avec des ciseaux courbes, dont la
pointe mousse est tournée vers le col. Agissant d'abord en
arrière, on détache les tissus au ras du col avec les ciseaux,
avec le doigt, et on arrive rapidement au cul-de-sac péritonéal
que l'on ouvre et que l'on incise
largement, en agrandissant l'ouverture avec deux doigts, s'il est
nécessaire. On agit de la même
façon en avant, en décollant avec
précaution la vessie de la face
antérieure de l'utérus avec l'index
ou avec des ciseaux courbes ma-
nœuvrés avec grande précaution.
On arrive ainsi, assez rapidement,
sur le cul-de-sac péritonéal que
l'on reconnaît à son reflet bleuâtre
et à ses rapports, et que l'on ouvre
avec les ciseaux ou avec le doigt.
Quelquefois l'ouverture de ce cul-
de-sac péritonéal présente quelques
difficultés ; il se laisse refouler par
le doigt et est difficile à saisir.
On est obligé alors de le prendre
avec une pince à griffe et de
l'abaisser fortement pour le reconnaître et l'ouvrir sûrement.
Sa non-ouverture peut gêner

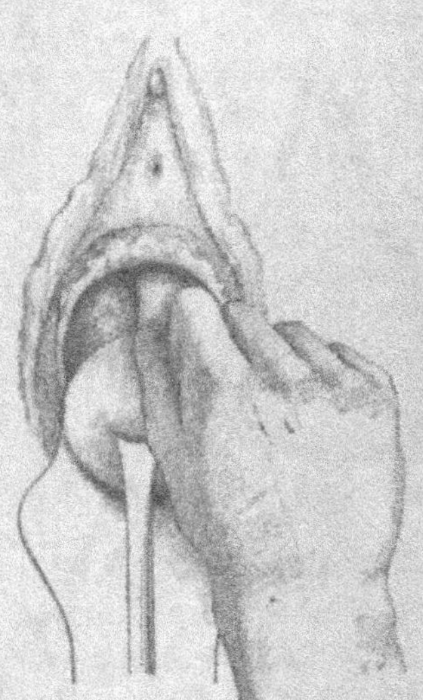

Fig. 181.
Hystérectomie vaginale.
(J.-L. FAURE).
Décollement de la vessie.

l'abaissement utérin. Cependant, certains chirurgiens, SEGOND
entre autres, ne s'en préoccupent pas et l'ouvrent quand il se
présente.

a. *Première méthode : hystérectomie en bloc*. — L'utérus peut
être amené au dehors soit directement par traction, soit après
basculement de son corps en avant ou en arrière ; le plus souvent l'opération se fait par basculement.

b. *Méthodes de ligatures* (MARTIN). — Après ouverture du cul-
de-sac, et isolement du col, MARTIN (de Berlin) place une série

de points de suture tout le long de l'incision vaginale qui comprennent toute l'épaisseur des tissus jusqu'au péritoine inclusivement, et assurent l'hémostase vaginale.

Le col de l'utérus étant alors isolé et la plaie largement ouverte avec une grande valve, on saisit, avec une pince, le fond de l'utérus, que l'on fait basculer dans la plaie en arrière. L'utérus renversé et le fond amené presque à la vulve, on peut saisir les ligaments larges renversés et tordus, les ailerons se trouvant en bas et la base en haut. On en fait alors la ligature en trois ou plusieurs paquets, avec de la soie ou du catgut, en ayant soin d'entre-croiser les fils. On sectionne ensuite le ligament large entre la suture et l'utérus. On procède de même pour le côté opposé et on fait une toilette complète de la plaie.

Ce procédé est peu employé actuellement, il n'est pas toujours d'une exécution facile, surtout quand les ligaments larges sont peu extensibles, ce qui arrive souvent. Les ligatures sont difficiles à bien placer sur des pédicules obliques dont l'étreinte est incertaine ; de là, quelquefois, glissement des fils et hémorragies secondaires.

Aussi, certains auteurs ont-ils essayé de faire cette opération sans renversement de l'organe. Après avoir placé les ligatures inférieures et libéré le plus haut possible le col, on abaisse progressivement l'utérus avec plus de facilité. On place alors successivement, de bas en haut, trois ou quatre anses de fils sur le ligament large gauche, on incise entre les ligatures et la matrice. L'utérus détaché d'un côté bascule latéralement, et on peut ainsi lier, plus aisément, le ligament large droit.

Certains auteurs font les ligatures au catgut, d'autres à la soie. OLSHAUSEN emploie la ligature élastique à titre définitif. HEGAR et KALTENBACH ont recommandé cette même ligature mais à titre provisoire, et la remplacent par des fils de soie, complication bien inutile.

c, Hémostase par forcipressures à demeure. — Les difficultés réelles, dans bon nombre de cas, de la mise en place de ligatures bien situées et solides ont engagé la plupart des chirurgiens à employer la méthode imaginée par RICHELOT, en 1885, c'est-à-dire à assurer l'hémostase à l'aide de longues pinces élastiques à forcipressure, laissées à demeure trente-six ou quarante-huit heures, et qui étreignent solidement tout le ligament large.

Comme dans la méthode à ligature, l'opération se fait avec ou sans basculement du corps utérin, les premiers temps de l'opération sont identiques.

d. *Hémostase in situ.* — Les culs-de-sac antérieur et postérieur largement ouverts, l'utérus est libéré en avant et en arrière et on l'abaisse aussi fortement que possible en le portant obliquement à droite, de manière à bien tendre le ligament large gauche. On accroche alors avec un ou deux doigts le bord supérieur du ligament large gauche, et on étreint tout ce ligament avec une forte pince en s'assurant que sa pointe libre en dépasse le bord supérieur, et ne comprend entre ses mors ni épiploon ni intestin. Si l'on n'est pas certain de tout saisir, on peut mettre à côté d'elle une ou plusieurs pinces plus légères pour compléter la prise. On coupe alors le ligament entre la pince et l'utérus, au ras de l'organe. Celui-ci est ensuite attiré en bas et l'on répète la même manœuvre, mais plus facilement, sur le ligament large du côté opposé. Les pinces peuvent être placées, suivant les nécessités de chaque cas et l'état d'intégrité ou de maladie des annexes, soit en dedans, soit en dehors de celles-ci.

e. *Hémostase avec renversement.* — La même opération peut être faite en faisant basculer le corps utérin, soit en avant, soit en arrière.

Le ligament large se présente alors tordu sur son axe, ramassé et diminué de hauteur. On le saisit avec l'index en crochet, et on le prend dans les mors d'une pince longuette en la fixant de haut en bas, c'est-à-dire de sa base à son bord supérieur. On s'assure que la pince a bien étreint tout le ligament large et n'a saisi que lui, et on coupe au ciseau le ligament au ras de l'utérus. On prend ce dernier à pleines mains, on l'abaisse fortement et on place plus facilement encore la pince sur l'autre ligament large qui est sectionné le long de l'utérus.

Bien que l'hémostase par forcipressure, adoptée par la presque universalité des chirurgiens, ait beaucoup facilité l'hystérectomie vaginale, cette opération reste souvent difficile et longue : l'utérus ne descend pas, surtout s'il est un peu volumineux, les ligaments larges résistent et ne se laissent pas distendre, aussi certains auteurs ont-ils imaginé de sectionner l'utérus sur la ligne médiane, totalement ou en partie, pour en faciliter l'abaissement.

C. MÉTHODE DE SECTION MÉDIANE COMPLÈTE OU INCOMPLÈTE SUIVIE D'HÉMOSTASE ET DE SECTION DES LIGAMENTS LARGES. — Pour faciliter la descente de l'utérus, certains chirurgiens ont imaginé de pratiquer la section verticale médiane, tantôt complète, tantôt incomplète.

a. *Section médiane et totale.* — Ce procédé imaginé par MULLER (1882), a été repris et perfectionné par QUÉNU (1891). Le col est saisi latéralement avec deux fortes pinces, la muqueuse vaginale est désinsérée sur tout son pourtour, la portion cervicale est dénudée largement en avant et en arrière et le cul-dessac postérieur est ouvert.

On incise alors verticalement, sur la ligne médiane, la portion du col libérée. Les pinces à traction reportées plus haut et sur le côté, on abaisse une nouvelle portion d'utérus, que l'on dénude avec soin et qui est incisée à son tour sur la ligne médiane.

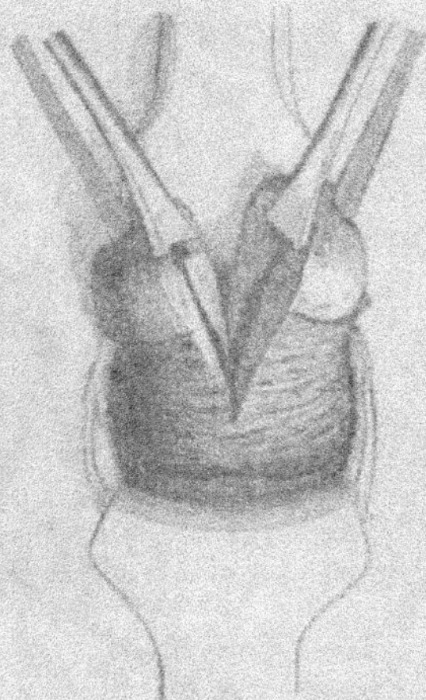

Fig. 182.

Hystérectomie vaginale. Procédé MULLER-QUÉNU.

Hémisection du col et de la partie inférieure du corps de l'utérus.

Bientôt, on arrive au fond de l'utérus que l'on accroche avec le doigt introduit par le cul-de-sac qui a été ouvert et on achève l'incision médiane. On saisit à ce moment près du fond chaque moitié utérine, et on l'attire en dehors, en lui faisant subir un mouvement de torsion. On peut alors faire l'hémostase préventive de chaque ligament large, au moyen de pinces ou bien avec des ligatures, puis on réseque chaque moitié de l'utérus. Certains chirurgiens, dès le début de l'opération, placent à l'aide d'une aiguille courbe, une ligature sur l'étage inférieur du ligament large.

b. *Hémisection médiane antérieure.* — Ce procédé a été imaginé par Doyen, dès 1887. Le col est saisi latéralement par deux pinces à griffe qui y demeurent pendant toute l'opération. Le vagin étant désinséré et le col isolé, on sectionne, de haut en bas, aux ciseaux, sa paroi antérieure, en ouvrant souvent ainsi le cul-de-sac vésico-utérin. On saisit avec de nouvelles pinces les lèvres de la section, on incise une nouvelle portion, et les pinces sont reportées le plus haut possible. On peut sectionner ainsi la

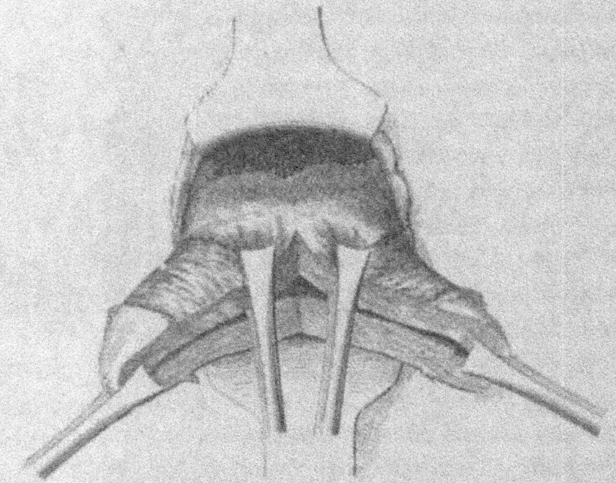

Fig. 183.
Hystérectomie vaginale. Procédé Müller-Quénu.
L'hémisection est presque terminée. L'utérus s'ouvre et s'abaisse peu à peu.

paroi antérieure jusqu'au fond, si cela est nécessaire; mais, la plupart du temps, le renversement progressif se fait sans difficulté, sans qu'il soit nécessaire de prolonger très haut cette incision, l'utérus est alors plus ou moins aisément amené à la vulve.

On saisit le ligament large gauche au delà des annexes, avec une longue pince à mors élastiques, que l'on place de bas en haut, en s'assurant qu'elle comprend bien entre les mors tout le ligament large et qu'elle ne saisit que lui. Une pince plus petite est ordinairement appliquée au-dessous et en dehors de la précédente, et le ligament est sectionné au ras de l'utérus. Même manœuvre pour le côté droit. Ce procédé donne, d'ordinaire, les plus grandes facilités opératoires ; c'est celui que j'emploie le plus souvent et je m'en suis toujours très bien trouvé.

Pour pouvoir enlever plus facilement les tissus péri-utérins et même chercher à isoler l'uretère par la voie vaginale SCHUCHARDT a imaginé de faire au fond du vagin des incisions libératrices, et MACKENRODT de sectionner les ligaments larges au thermo-cautère ce qui diminue les dangers d'inoculation. Grâce à l'emploi de ces perfectionnements SCHAUTA et CHRÓBACK ont pu utilement étendre leur opérabilité par la voie vaginale.

A côté de ces principaux procédés, il en existe certains

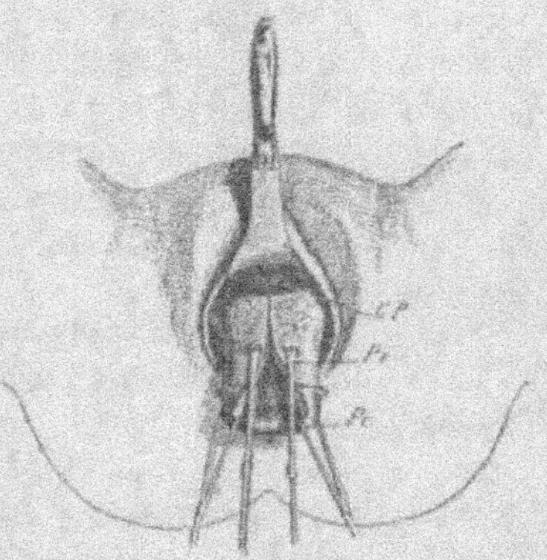

Fig. 184.

Hystérectomie vaginale par hémisection antérieure (procédé de Doyen).

Pr, pinces placées sur les lèvres de l'hémisection — Cl', cul-de-sac péritonéal. — Pc, pinces à demeure sur le col.

autres, tels que la décortication sous-péritonéale de l'utérus, qui ne sont pour ainsi dire jamais employés, et qui ne méritent pas d'être décrits.

Il faut cependant mentionner l'hystérectomie vaginale avec incision paravaginale de SCHUCHARDT (1893) : c'est une incision périnéale oblique qui sectionne latéralement la paroi vaginale et aboutit à la fosse ischio-rectale et qui donne beaucoup de jour pour exécuter l'hystérectomie vaginale. Cette incision, simple comme nous venons de l'indiquer ou double (procédé de STAUDE de Hambourg) permet, au dire de SCHUCHARDT, de faire par le vagin une hystérectomie élargie, de réséquer le paramètre, d'enlever les ganglions et de disséquer l'uretère. SCHAUTA a adopté le procédé Schuchardt. Enfin, dernièrement, l'opération de SCHUCHARDT-SCHAUTA ou colpo-hystérectomie totale par voie vulvo-périnéale a encore été modifiée. Les opérateurs commencent par désinsérer le vagin qu'ils disséquent circulairement et qu'ils ferment par une suture, puis ils pratiquent l'incision para-vaginale de SCHUCHARDT ce qui leur permet de faire, après dissection du vagin et de la base du paramètre, l'ouverture du péritoine et l'ablation large du bloc utéro-vaginal, en allant, s'il le faut, extirper les ganglions pelviens et disséquer l'uretère. Puis le péritoine est refermé et l'anneau vulvaire est reconstitué après, par la suture du vagin et celle de l'incision para-vaginale.

Quel que soit le procédé opératoire employé, les pansements et les soins ultérieurs sont à peu près toujours les mêmes et des plus simples.

Quand l'hémostase est assurée et la région opératoire bien nettoyée, que l'opération ait été faite à l'aide de pinces ou de ligatures, certains opérateurs diminuent la plaie vaginale en plaçant un ou deux points de suture sur la tranche vaginale, soit au milieu s'il y a des pinces, soit sur les côtés. Quelquefois, si cette tranche vaginale saigne trop, il est nécessaire d'y placer quelques pinces à forcipressure.

Pour tout pansement, le vagin est mollement bourré avec des mèches de gaze aseptique ou antiseptique. Les mèches doivent être introduites entre les deux groupes de pinces, puis à la partie inférieure les pinces réunies en un ou deux groupes, et ordinairement liées ensemble, sont soigneusement entourées d'une collerette de gaze, afin que leur contact direct ne vienne pas blesser l'anneau vulvaire. Les manches des pinces extérieures à la vulve sont enveloppés dans une compresse de gaze, et le tout est recouvert de ouate aseptique.

Une sonde molle, en caoutchouc rouge, est introduite dans la vessie et laissée à demeure.

Les pinces doivent être retirées au bout d'un temps, variable suivant les chirurgiens, trente-six heures (FOLLET), quarante-huit heures, trois jours. Il faut les retirer avec la plus grande douceur, sans brusquerie ni secousses, sans enlever la mèche, qui ne doit être changée que le cinquième ou le sixième jour.

En renouvelant les mèches, on doit faire un lavage antiseptique du vagin, avec du sublimé ou du cyanure d'hydrargyre au 1/3000 environ. Ce lavage se fait à la seringue, très doucement, avec la plus faible pression.

Les mèches sont enlevées le huitième ou le dixième jour, et on fait alors des irrigations vaginales quotidiennes très douces, qui facilitent l'issue des lambeaux sphacélés des ligaments larges, toujours consécutifs à l'emploi des pinces ; les débris mortifiés tombent, ordinairement, entre le sixième et le douzième jour.

La sonde à demeure est sortie au bout de quelques jours. Les malades peuvent, d'ordinaire, se lever vers le vingtième jour.

D. DIFFICULTÉS ET ACCIDENTS DE L'HYSTÉRECTOMIE VAGINALE. — L'hystérectomie vaginale peut être rendue très difficile par certaines circonstances. Parmi ces difficultés, il faut signaler, en première ligne, l'*étroitesse ou la rigidité du vagin et de la vulve.* Cette disposition se rencontre en particulier chez les vierges, ou chez les femmes qui présentent des rétrécissements et des atrésies congénitales ou acquises. On peut, à l'exemple de certains chirurgiens, pratiquer une dilatation préalable du vagin à l'aide du tamponnement ou mieux du ballon de Petersen (SEGOND) ou du pessaire de Gariel. CHAPUT a même proposé le *débridement systématique ou bilatéral de la vulve.* Dans les cas de véritables difficultés, cette étroitesse du conduit vaginal doit être considérée comme une indication formelle de l'hystérectomie abdominale.

La *fixité et l'immobilité de l'utérus* qui empêchent l'abaissement, peuvent tenir à des adhérences inflammatoires, au gros volume de l'utérus, à la rétraction des ligaments utéro-sacrés, ou à une rigidité spéciale des ligaments larges. Dans cette dernière hypothèse, il s'agit souvent d'une propagation mal reconnue de l'épithélioma, et c'est là une contre-indication opératoire. S'il existe une rétraction des ligaments utéro-sacrés, leur section préliminaire s'impose. Quant aux adhérences inflammatoires, ou au gros volume de l'utérus, ils peuvent, s'ils sont très accentués, constituer une indication pour l'opération abdominale ; le plus souvent, ils ne produisent qu'une difficulté qu'on parvient à surmonter avec un peu d'habileté et de patience. L'hémisection de la paroi antérieure (Doyen), aide beaucoup, dans ce cas, à la descente de la matrice. Le morcellement doit être, autant que possible, évité dans le cancer pour empêcher l'inoculation épithéliomateuse de la plaie.

La friabilité extrême du col, ou son absence par suite de l'ulcération peuvent rendre la prise de l'organe et son abaissement très difficiles. Il faut alors varier l'instrumentation, employer les pinces spéciales intra-utérines de Demons ou de Brenneke, ou, si la prise est trop difficile, avoir recours à l'hystérectomie abdominale.

Parmi les accidents auxquels peut donner lieu l'opération, et dont quelques-uns très graves peuvent entraîner la mort, il faut distinguer ceux qui se produisent au cours même de l'intervention ou ceux qui surviennent dans la suite.

Dans l'étude des accidents opératoires, il faut placer au premier rang l'*hémorragie*. Cet accident, en somme assez rare, paraît résulter surtout d'une faute du chirurgien. Elle est ordinairement due à un mauvais pincement du ligament large, par une pince mal serrée ou qui laisse glisser les tissus qui se rétractent. Il faut peu s'arrêter aux hémorragies qui proviennent de la tranche vaginale que l'on peut facilement saisir, ou des tissus dégénérés qui doivent être enlevés. Le choix de la pince destinée aux ligaments larges est donc très important : nous ne saurions trop recommander l'emploi des pinces de Doyen dont les mors souples et élastiques, ont une force de pression à peu près égale tout le long de leurs branches.

Si la pince a lâché le ligament large, il faut, en écartant largement le vagin, essayer de le ressaisir, de l'abaisser et de le pincer à nouveau. Quand on ne peut réussir, on devra faire une laparotomie immédiate pour pouvoir rechercher et lier les vaisseaux qui donnent.

La blessure de l'*uretère*, signalée dans un certain nombre de cas, est facile à éviter lorsque l'utérus s'abaisse facilement, sans entraîner la vessie. Elle ne se produit guère que si l'utérus est très gros, ou si, le ligament large étant envahi, le chirurgien est forcé de placer les pinces très en dehors. C'est d'ordinaire l'uretère droit qui est pincé (28 fois à droite pour 7 fois à gauche, TERRIER). Aucun procédé opératoire ne met à l'abri de cet accident. Pour l'éviter, SECOND fait, dans les culs-de-sac latéraux, de petites incisions antéro-postérieures qui fournissent un lambeau plus largement décollable.

Si l'on s'aperçoit de la blessure de l'uretère, il faut le suturer immédiatement par une suture à deux plans, dont un distinct pour la muqueuse, après avoir mis dans sa cavité une sonde à demeure.

Si la blessure passe inaperçue, et si l'urine s'écoule par le vagin, on verra se former, plus tard, une fistule *urétéro-vaginale* qui se révélera par ses symptômes ordinaires et nécessitera un traitement opératoire spécial (voy. *Fistules urinaires*, p. 225). Lorsque, au contraire, l'urine s'écoule dans le péritoine, la malade ne tardera pas à être emportée par une péritonite.

Quand les deux uretères ont été pincés ou liés, la mort arrive par anurie. Dans les cas de pincement unilatéral, il peut se produire aussi une anurie réflexe mortelle, mais le plus souvent, surviennent des lésions ultérieures du rein (hydronéphrose pyonéphrose, etc.).

La blessure de la *vessie* est parfois difficile à éviter si le cancer s'est propagé du côté de cet organe. Pour l'éviter, il vaut mieux toujours pratiquer, au doigt ou avec un instrument mousse, le décollement utéro-vésical. L'écoulement de l'urine dans la plaie annonce ordinairement cet accident, qui peut quelquefois passer inaperçu si la vessie est vide au moment de l'opération. Lorsque l'on s'en aperçoit, il faut immédiatement suturer la plaie vésicale ; cette suture peut être suivie de guérison. Si les sutures ne tiennent pas, ou quand la perforation n'a pas été vue, l'urine peut couler dans le péritoine et la malade meurt de péritonite, ou bien elle s'écoule par le vagin, et cette évacuation peut être facilitée par une bonne position, et un tamponnement vaginal très lâche. On constatera la formation d'une fistule vésico-vaginale qui réclamera, plus tard, l'opération spéciale à cette lésion si cette fistule est tout entière située sur des tissus sains, et non sur des tissus néoplasiques.

La blessure du *rectum*, heureusement exceptionnelle, est grave, surtout si elle est large et haute. Il est indiqué de la réparer immédiatement par une suture bien faite, ou bien il se formera ultérieurement, spontanément ou par l'échec de la suture, une fistule recto-vaginale qui sera traitée plus tard.

La chute de l'intestin dans le vagin sera facilement réduite. Le pincement de l'intestin grêle, s'il est prolongé et serré, pourra amener plus tard une péritonite par perforation, ou, au moins, une fistule entéro-vaginale.

E. Accidents et complications post-opératoires. — Ils sont, en général, beaucoup plus importants. Les plus graves sont le *shock opératoire*, l'*urémie*, la *septicémie et la péritonite septique*, ainsi que l'*occlusion intestinale*.

Sous ce nom de *shock opératoire* on décrit encore une série d'accidents très graves, à marche très rapide, qui ne se rencontrent qu'après les opérations longues et laborieuses, chez les malades hémorragiques et affaiblies. Ce ne sont peut-être que des phénomènes septiques ultra-toxiques. Ils sont plus fréquents après l'opération abdominale qu'après l'hystérectomie vaginale, et seront surtout étudiés après l'hystérectomie abdominale. Ils sont souvent mortels.

L'*urémie*, qui est aussi une cause fréquente de mort, succède, le plus souvent, au pincement ou à la ligature des uretères, ainsi que nous l'avons déjà vu. Elle peut être due aussi à des lésions urétéro-rénales préexistantes à l'opération, et exagérées par l'intoxication chloroformique et par le shock opératoire. La crainte de cet accident nous fait rechercher avec soin l'albuminurie et les autres signes urinaires qui permettent de reconnaître ces lésions rénales que nous regardons, quand elles sont accusées, comme des contre-indications opératoires.

La mort peut encore être produite, après l'hystérectomie, par une *péritonite* ou par la *septicémie*. Ces accidents sont beaucoup moins fréquents ici que dans les opérations abdominales.

La péritonite peut être due à la chute dans le péritoine des débris sphacélés consécutifs à la pression des pinces à demeure, à l'écoulement intra-péritonéal de l'urine ou des matières fécales, dans les cas de blessure de la vessie ou de l'intestin, ou bien à des causes d'infection péritonéale par fautes d'asepsie chirurgicale qui échappent parfois. On peut observer plusieurs formes d'accidents septiques : péritonite suraiguë qui se confond avec le shock, péritonite aiguë, péritonite subaiguë, etc. Dans les formes moins graves, on peut rencontrer des faits de pelvi-péritonite localisée, avec ou sans suppuration, qui ne font que retarder la guérison. Outre les traitements ordinaires de la péritonite, glace, strychnine, opiacés, sérum de MARMOREK, etc., il faudra surtout avoir recours aux injections intra-veineuses ou sous-cutanées de sérum de HAYEM. Le sérum qui a été injecté souvent à dose massive, 1000 à 1500 grammes par jour, et même plus, est employé plus fréquemment à dose moindre de 500 à 1000 grammes par jour, et par des injections un peu moins abondantes (200 à 300 grammes) mais répétées. Dans certains cas, il pourra être indiqué de pratiquer par la laparotomie un très large lavage du péritoine au sérum avec drainage consécutif. On cite quelques rares cas de guérison, dont un dû à PICQUEVIS, obtenue par ce moyen.

Enfin, mais beaucoup plus rarement qu'après les opérations abdominales, on peut observer, après l'hystérectomie vaginale, des occlusions intestinales, souvent mortelles, qui sont tantôt précoces, tantôt tardives. Les occlusions précoces se confondent souvent avec les péritonites, dont le diagnostic différentiel est toujours fort difficile à établir. Les occlusions tardives peuvent être dues à un pincement intestinal dans la cicatrice du vagin, à une position vicieuse de l'intestin avec adhérences secondaires des anses entre elles, ou de l'intestin à la cicatrice, enfin on a vu l'occlusion produite par un tamponnement vaginal trop élevé ou trop serré. Si l'on ne peut en saisir la cause et lever l'obstacle directement, il est souvent indiqué (LABADIE-LAGRAVE et LEGUEU, GUESSE) de faire un anus artificiel qui permet de rétablir le cours des matières, rapidement et sans fatigue, chez des malades déjà très épuisées, en remettant à plus tard l'opération radicale.

Il existe d'autres accidents consécutifs, ordinairement moins graves. Il faut placer au premier rang les *hémorragies secondaires*. Celles-ci se produisent ordinairement au moment de l'enlèvement des pinces. Certains chirurgiens ont cru pouvoir, pour les éviter, laisser les pinces en place soixante-douze heures ; cette pratique n'a pas été imitée. Les pinces doivent être enlevées très doucement : on les ouvre d'abord sur place, et on ne les retire, que s'il ne vient pas de sang, dans le cas contraire on peut les resserrer immédiatement, ressaisir le ligament large et ajourner leur enlèvement.

L'hémorragie paraît peu après l'ablation des pinces, elle peut être très grave parfois et amener la mort : ordinairement, elle n'est pas trop sérieuse et s'arrête par un simple tamponnement. Dans le cas contraire, il faut ouvrir le ventre pour aller à la recherche du vaisseau qui saigne et le lier.

D'autres fois, les hémorragies sont *tardives*, elles se produisent à la chute des eschares le septième jour (BAUDRON), douzième jour (PEYROT). Cet accident est très rare. Je l'ai cependant observé deux fois, le neuvième et le quinzième jour ; il s'agissait les deux fois d'hémorragies très importantes. Les injections chaudes, le tamponnement en viennent ordinairement à bout, au besoin la cautérisation, la forcipressure seront mises en œuvre. Il est exceptionnel d'avoir besoin de faire une laparotomie pour lier les vaisseaux. Nous ne citerons que pour mémoire l'*élévation fréquente de température* au moment de l'enlèvement des pinces ; parfois même, mais exceptionnellement, il peut se produire des *accidents septiques* plus ou moins graves, même mortels.

Il faut dire un mot des *eschares sacrées* signalées par TERRIER et HARTMANN, par LEGUEU, VILLAR de Bordeaux, SECOND et étudiées dans la thèse de GIRARD (Bordeaux). J'en ai moi-même observé deux cas. Ces eschares se montrent assez rapidement, sont sacrées et non fessières, ressemblent à celles du décubitus acutus, et guérissent, d'ordinaire, assez facilement, mais souvent avec une grande lenteur. Leur pathogénie est encore très mal expliquée. Je rapprocherai de ces faits un exemple d'abcès tardif de la fesse qu'il m'a été donné d'observer à la suite d'une hystérectomie vaginale pour cancer, qui avait été pratiquée très facilement.

F. Résultats immédiats. — Pour se rendre un compte exact des résultats opératoires que donne l'hystérectomie vaginale dans le cancer du col, il faut rejeter complètement les statistiques anciennes, vieilles de quelques années. En effet, les perfectionnements de la technique opératoire, la précision plus nette des indications, ont complètement changé les résultats de cette opération.

Nous sommes loin du temps où Martin, en 1887, publiant les statistiques de Fritsch, Léopold, Olshausen, Schroeder, trouvait une mortalité de 15 p. 100, où Bouilly avait une léthalité de 19 p. 100, etc. En 1889, Barrault et Cheyzon, sur une totalité de 1605 cas appartenant à 16 chirurgiens étrangers rencontrent encore une mortalité de 16,4 p. 100. Plus près de nous, en confondant les statistiques anciennes et récentes, Picqué et Mauclaire en 1899, ne trouvent plus qu'une mortalité de 8,8 p. 100, et Beltœuf, dans sa thèse (Paris, 1900), a pu réunir une somme de 3.057 opérations avec 254 morts soit une léthalité de 8,30 p. 100.

Ce sont les chiffres qui se rapprochent le plus de la vérité, bien que certaines statistiques tout à fait nouvelles et ne portant surtout que sur des opérations récentes aient donné encore de meilleurs résultats.

Ainsi, en 1900, Hofmeier, accuse une mortalité de 7 p. 100 sur 200 opérations, Richelot, de 6 p. 100 sur 100 opérations. Dimitri de Ott, de 2 p. 100, Olshausen de 1 p. 100. Bouilly, dans une nouvelle série de 56 opérations, n'a plus que 3 morts; soit 5,35 p. 100. On peut donc en conclure que la mortalité n'est guère plus que de 6 p. 100 environ, c'est-à-dire que l'opération peut être regardée comme relativement bénigne.

L'opération de Schuchardt avec incision paravaginale donne une mortalité un peu plus forte. Sur 58 opérations, Schuchardt a perdu 7 malades, soit 12 p. 100. La nouvelle opération plus complète, dite de Schuchardt-Schanta, décrite plus haut, donne des résultats analogues. Schavta l'a exécutée 218 fois avec une mortalité globale de 11 p. 100.

G. Résultats tardifs — Malheureusement, les résultats tardifs ne se sont pas améliorés dans la proportion des résultats opératoires. Dans le plus grand nombre des cas, on voit survenir rapidement la récidive, qui se reproduit ordinairement *in situ*, c'est-à-dire au niveau de la cicatrice vaginale, quelquefois dans les ganglions. En mettant de côté les cas où l'hystérectomie vaginale, par suite de diagnostic erroné sur la limitation des lésions, n'a pas enlevé toute la tumeur, et où il y a, suivant l'expression de Richelot, non récidive, mais *continuation* de la tumeur, même dans les cas où l'opération est faite pour des lésions très limitées, on peut presque dire que la récidive est la règle.

Il existe cependant des cas de guérison réelle, dans lesquels, après quatre, cinq, huit, dix ans et même plus, la récidive n'est pas survenue, mais ils sont peu nombreux. On tend à admettre aujourd'hui comme guéries les malades qui n'ont pas de récidive au bout de cinq ans.

Le plus souvent, celle-ci se fait pendant la première année. Cependant, tous les chirurgiens peuvent rapporter quelques cas heureux. Ainsi que le disait Richelot, au Congrès de Paris (août 1900) : « Ott de Saint-Pétersbourg a des guérisons persistantes après douze, onze, dix, huit et six ans ; Landau après neuf, huit, sept, six, cinq, quatre ans, Le Dentu et Pozzi après six ans, Quénu, Terrier et Hartman, Routier après cinq ans, Olshausen, Fritsch, Lauwers, etc., ont des résultats analogues. » Richelot lui-même rapporte des cas de survie sans récidive après treize ans et demi, onze ans, dix ans, neuf ans, etc. Ces quelques chiffres suffisent à prouver que dans certains cas, l'hystérectomie vaginale peut donner lieu à des guérisons réelles du cancer. Il reste à établir dans quelle proportion on voit survenir ces guérisons. Il est difficile de donner à ce sujet des chiffres précis. Landau, en 1898, sur 104 opérées en avait 32 sans récidive, proportion considérable et qui dépasse de beaucoup la moyenne. Sur ces 32 cas, il y en avait 18, soit 17 p. 100, opérés depuis plus de trois ans, et 13, soit 12 p. 100, opérés depuis cinq ans au moins. Pour Terrier et Hartmann 30 p. 100 des malades survivant à l'opération paraissent définitivement guéries. Bellœur a pu réunir un total de 884 hystérectomies vaginales, empruntées à un grand nombre de chirurgiens, sur lesquelles il a trouvé 93 femmes survivant encore après trois ans, soit 18, 28 p. 100, et 26 seulement encore saines au bout de cinq ans, soit 3 p. 100. Ces chiffres paraissent plus conformes à la réalité des choses. Ils se rapprochent des statistiques de Byrnes 12 p. 100 et de Richelot, 10 p. 100.

L'opération de Schuchardt-Schauta a permis à ses auteurs d'atteindre une opérabilité de 43 à 44 p. 100, bien supérieure à celle que l'on observe dans les hystérectomies vaginales simples.

Les résultats tardifs de ces opérations élargies sont aussi très importants. Aussi Schuchardt avec l'incision paravaginale sur 25 malades opérées depuis plus de cinq ans en a 10 encore en vie, ce qui donne une guérison définitive d'environ 40 p. 100. Schauta sur ses 218 opérations par le procédé Schuchardt-Schauta obtint une guérison durable de 16 à 17 p. 100 pour les malades opérées depuis plus de quatre ans.

Ce procédé opératoire a été essayé en France par J.-L. Faure, mais ses opérations sont encore trop récentes pour qu'on puisse en apprécier les résultats.

En résumé, l'hystérectomie vaginale dans le cancer du col doit être considérée comme une opération relativement bénigne, au point de vue opératoire, mais susceptible seulement de donner une guérison définitive dans la proportion de 3 à 8 p. 100 environ. Mais, si la récidive rapide est malheureusement fréquente, dans un assez grand nombre de cas elle donne une survie prolongée, sans grosses douleurs, avec une récidive retardée, ce qui constitue, en somme, un bénéfice réel. Si elle n'est pas, aussi souvent que l'on l'avait espéré, une opération réellement radicale, elle constitue, bien des fois, suivant l'expression de Bouilly, « la meilleure des opérations palliatives. »

3° Hystérectomie abdominale totale. — C'est pour faire mieux, pour étendre les indications opératoires en faisant une opération plus large et mieux dirigée, pour pouvoir enlever plus loin les tissus infectés, et pratiquer l'ablation des ganglions et des lymphatiques épithéliomateux, que l'on a repris, dans ces dernières années, l'hystérectomie abdominale dans le cancer du col.

A. Historique. — L'opération n'est pas nouvelle. Le 30 janvier 1878, Freund pratiquait, avec succès, sa première hystérectomie abdominale pour cancer et sa malade vivait encore, en 1904, en parfaite santé. Après quelques tentatives isolées, cette opération ne tarda pas à tomber dans l'oubli, à cause de sa gravité excessive, car, d'après Ahlfeld, en 1880, 7 opérations donnaient 71 p. 100 de mortalité. D'ailleurs, les progrès rapides de l'hystérectomie vaginale firent tout à fait oublier la méthode de Freund. Ce n'est que vers 1890, que les récidives fréquentes du cancer après l'hystérectomie vaginale, la sécurité plus grande dans les opérations abdominales, devenues plus familières par les perfectionnements de la technique, et la position renversée de Trendelenburg, firent revenir les chirurgiens à l'opération par la voie haute. Celle-ci est pratiquée en Allemagne, dès 1890, par Gusserow, Zweifel, Hofmeier, Schauta, Kuster, etc., par Riess, 1899, Clark, 1895, Russel, Kelly, Pryor en Angleterre et en Amérique, par Rouffard et Jacobs en Belgique. Elle fut introduite en France par Monprofit en 1895, Terrier en 1896, et pratiquée par Quénu, Michaux, Reynier, Leguen, Faure, Hartmann puis recommandée par Jonnesco, Cullen, Sneguireff, Ricard, etc., qui s'en sont fait les défenseurs au Congrès de Paris, alors que de Ott, Bouilly, Richelot restaient partisans de l'hystérectomie vaginale. Deux ans après, au Congrès international de gynécologie et d'obstétrique de Rome, la plupart des chirurgiens étrangers Freund, Cullen, Wertheim, Jonnesco, Spinelli venaient vanter les avantages de l'opération abdominale. Jonnesco faisait connaître son procédé personnel avec extirpation des ganglions pelviens et lombaires, et ablation des territoires lymphatiques.

Les opérations par la voie haute se sont depuis beaucoup généralisées, avec des procédés variables, mais elles n'ont peut-être pas donné tous les résultats que l'on espérait en 1902, ainsi que nous l'étudierons plus loin. Enfin, depuis quelque temps, certains chirurgiens, tout en acceptant les opérations larges,

IMBERT et PIERI (de Marseille), J.-L. FAURE ont paru revenir aux procédés vagino-abdominaux qui semblent faciliter certains temps de l'acte chirurgical.

Quelques auteurs ont même appliqué les opérations larges à la voie vaginale. Telle est la récente opération de SCHUCHARDT-SCHAUTA ou colpo-hystérectomie totale par la voie vulvo-périnéale que nous avons déjà décrite (p. 694).

B. TECHNIQUE — L'hystérectomie abdominale totale pour cancer, diffère un peu de celle qui est employée contre les fibromes. Beaucoup de chirurgiens cherchent, en enlevant l'utérus, à enlever aussi une grande étendue du vagin, la plus grande partie possible du paramètre et les ganglions pelviens. D'autres ont ajouté l'ablation systématique de tous les territoires lymphatiques, c'est-à-dire d'une grande partie du tissu cellulaire du bassin, pratiquant ainsi l'évidement pelvien. C'est dire que les procédés d'hystérectomie abdominale pour cancer sont très nombreux et très variables suivant l'étendue de l'opération projetée. Parmi les procédés les plus larges, il faut citer ceux de WERTHEIM et de JONNESCO que nous allons décrire en quelques mots.

Procédé de Wertheim. — Après une laparotomie médiane dans la position de TRENDELENBURG, l'auteur met à nu les uretères dans leur partie pelvienne, il incise le cul-de-sac utéro-vésical, décolle la vessie, lie et sectionne les ligaments ronds et infundibulo-pelviens. Il lie ensuite les utérines sur le doigt passé le long des uretères, puis il dénude complètement les uretères jusqu'à la vessie qu'il décolle complètement de la paroi vaginale antérieure. Il décolle alors le paramétrium et il le sectionne le plus près possible des parois du bassin, tandis que les uretères sont écartées en dehors. Le vagin est libéré et saisi le plus bas possible par des pinces courbes le fermant exactement et sectionné au-dessous de ces pinces. Puis, le chirurgien enlève tous les ganglions avec le tissu cellulaire qui les entoure, dans la région des gros vaisseaux, le long des vaisseaux iliaques externes et internes. On péritonise, on draine par le vagin et on ferme le ventre.

Procédé de Jonnesco. — Le procédé de Jonnesco est peut-être encore plus compliqué. Après avoir sectionné et lié les ligaments ronds et les ligaments infundibulo-pelviens, et sectionné les ligaments larges, il fait la ligature préventive des hypogastriques, décolle la vessie aussi largement que Wertheim, dissèque, comme lui, les uretères et coupe les utérines entre deux ligatures. Puis, il sectionne le Douglas et les ligaments utéro-sacrés, décolle profondément le rectum du vagin et coupe celui-ci très bas entre deux pinces. Ensuite, il pratique l'évidement ilio-lombo-pelvien, c'est-à-dire la dissection et l'extirpation de tout le tissu cellulaire du pelvis, des fosses iliaques et des lombes avec tous les vaisseaux et les ganglions lymphatiques qu'ils contiennent et cela jusqu'au niveau de l'artère rénale.

Ces opérations très étendues constituent de très graves traumatismes qui ont donné au début une grosse mortalité opératoire (Wertheim, 20 p. 100, Jonnesco, 34 p. 100). Depuis, avec une habileté acquise plus grande, la mortalité opératoire s'est abaissée notablement, mais on peut observer de très nombreux accidents. C'est ainsi, par exemple, que la dissection complète de l'uretère peut amener parfois la blessure de ce conduit, souvent aussi son sphacèle (Northom, 2 cas, Winter, 1 cas, Schauta, 1 cas, Wertheim, 9 cas sur ses 90 premières opérations).

Le décollement étendu de la vessie peut occasionner des troubles vésicaux et parfois de véritables cystites, quelquefois aussi la blessure de ces organes (Northom, 8 blessures de la vessie, une nécrose, Pollosson, 1 blessure avec fistule, Clarke, 1 blessure). La recherche systématique des ganglions, l'excision du tissu conjonctif qui les contient peut causer la blessure des gros vaisseaux (Northom), mais elle constitue aussi une large porte ouverte à l'infection et a été souvent l'origine de phlegmons pelviens graves.

De là, pour éviter ces accidents, sont venues de nombreuses modifications à la technique opératoire. Mackenrodt ouvre le ventre par une large incision transversale basse pour isoler et séparer du péritoine le champ opératoire; Kroenig (de Leipzig), suivi par Mackenrodt, a proposé de rechercher l'uretère en incisant le péritoine, mais de l'écarter sans le dépouiller de son atmosphère celluleuse ; de plus, il conseille de fixer la vessie au péritoine pour éviter les accidents de cystite.

En outre, beaucoup de chirurgiens se sont aperçus que l'évide-

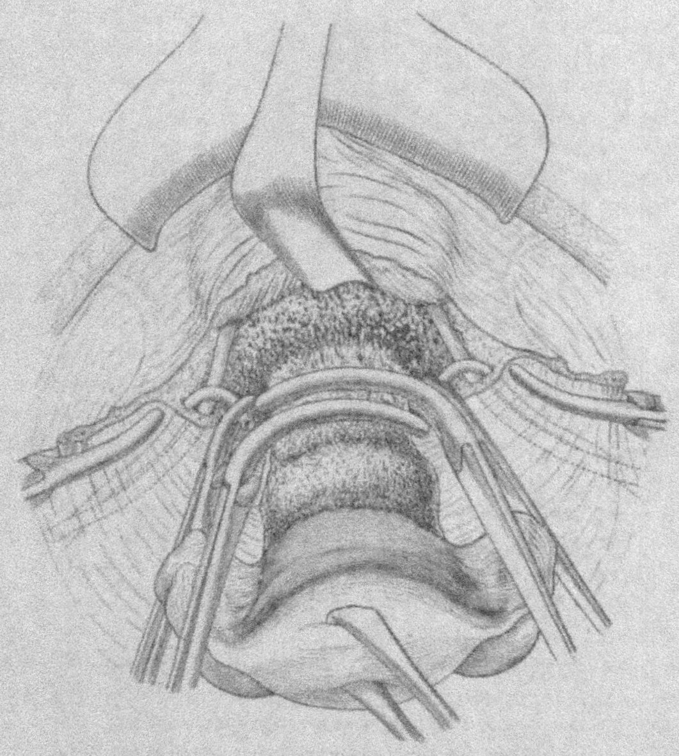

Fig. 185.

Procédé de WERTHEIM modifié par J.-L. FAURE.

Placement des pinces courbes sur le vagin au-dessous du néoplasme.

ment pelvien et l'excision totale et complète de tout le système lymphatique (ganglions et territoires vasculaires) étaient matériellement impossibles, et aggravaient inutilement une opération déjà grave (TERRIER, PICHEVIN, DOEDERLEIN).

Aussi, tout en conservant une hystérectomie abdominale large, ils ont un peu modifié les techniques primitives. Ainsi DOEDERLEIN, au Congrès de Breslau en 1904, dit qu'il se borne à enle-

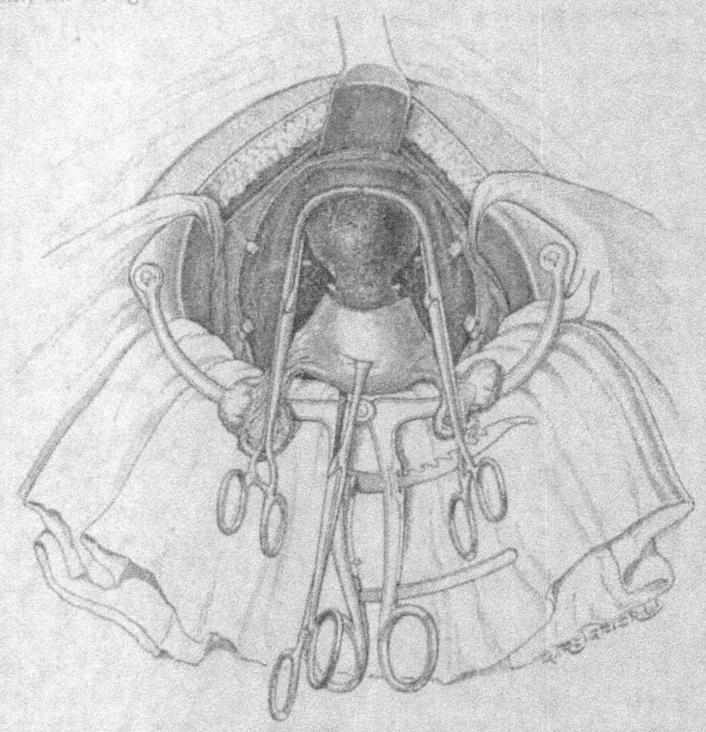

Fig. 186.

Hystérectomie pour cancer. Procédé de Pozzi.

Placement des pinces sur le vagin juste au ras du col.

ver les ganglions indurés, et qu'il évite de trop détruire le tissu cellulaire pelvien.

POLLOSSON se borne à faire une ablation très large de l'utérus avec les parties adjacentes du ligament large, du paramétrium et du vagin, toutes ces parties étant enlevées en une masse unique. Cette ablation est facilitée par la dissection pelvienne et l'écartement des uretères au début de l'opération, le vagin est, avant sa section, fermé par des pinces et la recherche des ganglions altérés ou tuméfiés doit se faire dans la limite « où cette recherche n'entraînera pas une aggravation trop grande de l'opération. »

J.-L. FAURE, tout en restant partisan de l'opération de WERTHEIM qu'il pratique depuis 1902, et à laquelle il a ajouté la ligature préventive de l'hypogastrique, déclarait à la Société de Chirurgie en novembre, 1906, qu'il ne ferait plus aujourd'hui les larges évidements pelviens et les longues dissections du tissu cellulaire du bassin, auxquelles il attribue une part importante de sa forte mortalité opératoire primitive. HARTMANN, qui est lui aussi un adepte convaincu de la voie abdominale, repousse les grands délabrements et se borne à enlever largement le paramètre qui entoure le pédicule utérin et la partie supérieure du vagin. POZZI adopte lui aussi une technique analogue ; après avoir refoulé avec soin la vessie, lié les pédicules utéro-ovariens et les ligaments ronds, il va à la recherche de l'uretère qu'il écarte, sectionne les ligaments utéro-sacrés, et libère le vagin en arrière. Il sectionne le vagin le plus bas possible après l'avoir fermé avec des pinces en L. En résumé, tous ces procédés ont pour but d'écarter l'uretère afin de pouvoir enlever avec sécurité la plus grande étendue possible du paramètre, et toute la partie supérieure du vagin.

Depuis quelque temps, J.-L. FAURE préoccupé de faciliter l'élévation de l'utérus a eu l'idée d'appliquer à l'hystérectomie abdominale l'ancien procédé vagino-abdominal modifié. Il incise circulairement le vagin, au voisinage de sa partie moyenne, et, après avoir suturé inférieurement la tranche vaginale disséquée qu'il ferme complètement, il reprend l'opération abdominale et l'achève avec la plus grande facilité. WALTHER dit avoir lui aussi employé avec avantage ce procédé.

C. RÉSULTATS. — Pour bien apprécier la valeur des opérations abdominales dans le cancer du col, il faut en étudier successivement les résultats immédiats et les résultats éloignés.

Résultats immédiats. — Bien que la mortalité opératoire ait été notablement diminuée à mesure que l'opération a été mieux faite et sa technique perfectionnée, il faut convenir que l'hystérectomie pour cancer reste toujours une opération grave. Certes, nous sommes loin de l'époque où Alhfeld, en 1880, avait publié sur l'opération de Freund une statistique donnant 73 p. 100 de mortalité, où Picqué et Mauclaire en 1899 donnent une proportion de 35 morts p. 100, où Bellœuf, dans sa thèse, en 1900, en ne réunissant que les opérations de 1890 à 1900, arrivait encore à une léthalité de 27,9 p. 100, tandis que les opérations faites de 1895 à 1900 donnaient une mortalité de 22 p. 100. Dans tous ces cas, il ne s'agissait que de l'hystérectomie simple, et non encore des opérations *élargies*, beaucoup plus considérables et plus graves, telles que les opérations de Wertheim, de Jonnesco, de Mackenrodt, etc.

La statistique des premières années de ces opérations élargies n'est guère plus brillante que celle qui précède. Ainsi Pozzi, dans son rapport au Congrès de Rome, en 1902, reproduit des statistiques allemandes donnant encore 28 et 32 p. 100 de mortalité; il nous rappelle qu'au Congrès de Giessen, en 1901, les opérations réunies de Hofmeier, d'Amann (de Munich), de Freund donnaient encore une léthalité de 19 p. 100, que Wertheim dans ses quatre premières séries avait une mortalité opératoire de 20 p. 100 et Jonnesco de 34 p. 100 avec son procédé. Peu à peu cependant les résultats se sont améliorés. Ainsi, en 1904, Doret et Besson, avec une opération moins étendue que celle de Wertheim, sans recherche systématique des ganglions, avaient une mortalité de 19 p. 100, et, la même année, au Congrès de Breslau, les opérations élargies donnaient à Mackenrodt une mortalité opératoire de 19 p. 100, à Veil 15 p. 100, à von Franke 15 p. 100, et si, dans le service de Knöxig, l'opération de Mackenrodt arrivait au chiffre de 28 p. 100 de mort, l'opération de Wertheim ne produisait que 3,8 p. 100 de terminaisons fatales. Si Jacobs à la même époque avait une mortalité de 6,3 p. 100, Bumm accusait 13,32 p. 100, Bröse 27 p. 100, Pollosson 18 p. 100, Döderlein 16 p. 100.

Aussi, en 1906, dans un travail considérable consacré à l'état de la lutte contre le cancer utérin, Opitz, tout en rappelant que certains chirurgiens tels que Northom, Kelly, Clarke, Döderlein,

Krönig publiaient des séries d'opération avec une mortalité très faible et même nulle, établissait cependant que la mortalité moyenne de l'opération était encore de 18 p. 100. La même année, Schindler, étudiant les résultats de la clinique de Gratz depuis 1899 que l'on y pratique l'opération de Faure élargie, rassemble 117 cas avec 16 morts opératoires, soit 13,67 p. 100 ; Wertheim dans ses dernières séries est arrivé à une mortalité opératoire de 9 p. 100 et E. Bauer réunissant les résultats des cliniques de Mackenrodt, Wertheim, Krönig, Rosthorn arrive à la mortalité moyenne de 11 p. 100. En France, outre les résultats ci-dessus indiqués de Doumer et de Pollosson nous ne pouvons indiquer que ceux de J.-L. Faure qui accusait encore, en 1907, une mortalité opératoire de 33 p. 100, soit 6 sur 18 ; mais il dit que cette mortalité considérable est due à ce qu'il opérait des malades trop avancées, qu'il faisait des évidements pelviens auxquels il a renoncé, et une recherche systématique des ganglions qui lui paraît dangereuse. On sait, en effet, aujourd'hui que c'est à ces grands délabrements opératoires qu'il faut attribuer la gravité particulière des opérations abdominales par cancer. Opitz avait déjà fait remarquer que la différence de mortalité varie avec les différents procédés d'opération abdominale, et qu'en général *plus étendues sont les plaies nécessaires, et plus nombreux sont les décès.*

Schindler, dans le travail cité plus haut, cherche les causes de la mortalité opératoire, qui est due à la sévérité de l'acte chirurgical, à la perte du sang et aussi à la durée de la narcose. Il reconnaît que l'infection septique est la cause principale de cette mortalité opératoire. Cette infection est favorisée par l'extension qu'on a donné à ces opérations, par l'importance des dévastations auxquelles on se livre (extirpation des ganglions, des tissus lymphatiques et des tissus pelviens) et aussi peut-être par les lésions secondaires opératoires telles que blessures et fistule secondaire de la vessie, fistules de l'uretère par blessure et par nécrose, blessure des gros vaisseaux, suppuration étendues et graves du paramétrium. Aussi, certains chirurgiens tels que Faure, Hartmann et certains autres sont-ils d'avis qu'il est préférable de ne pas faire la recherche systématique des ganglions ni l'évidement pelvien, et d'enlever seulement avec l'utérus, le paramètre très largement et la partie supérieure du vagin.

b. *Résultats tardifs*. — Pozzi disait à Rome, dans son rapport de 1902, qu'il fallait attendre quelques années pour juger les résultats de ces opérations abdominales. Si, dans ce but, on veut adopter les préceptes de Winter et de Wertheim qui ne considèrent comme guéris que les cas indemnes de récidives cinq ans après l'opération, on ne peut considérer comme valables que les statistiques de ces dernières années. Il ne faudrait donc pas faire état des résultats communiqués au Congrès de Breslau en 1904 par Döderlein, qui, avec des opérations datant de deux ans au plus, signalait une proportion de 64 p. 100 de cas sans récidives, tandis que Mackenrodt, avec des opérations datant de un an à trois ans, atteignait le chiffre de 77 p. 100 sans récidive. La même année, Wertheim, parmi ses malades opérées depuis trois ans et plus, atteignait une proportion de 27,7 p. 100 de cas restés guéris, et pour les malades opérées depuis plus de quatre ans pouvait produire 18,8 p. 100 de guérisons. Il est vrai que Jacobs pratiquant la même opération ne pouvait réunir sur 95 opérations que 7 cas sans récidives, et un seul datant de plus de cinq ans. En 1905, à la Société de Gynécologie de Berlin, Mackenrodt et Brunet sur 70 cas obtenaient la proportion de 47 p. 100 sans récidives, et Braun sur 75 opérations accusait 30 p. 100 de guérisons définitives; c'est aussi la même proportion qui est obtenue par Döderlein.

Les recherches les plus récentes donnent des résultats un peu moins brillants. Cependant, Opitz, en 1906, dit que la moyenne des chirurgiens obtient par la voie abdominale environ 20 p. 100 de guérisons définitives, ce qui fait que les Allemands sont en grande majorité partisans des opérations abdominales dans le cancer du col. G. Brunet, en 1906, résumant les résultats de quatre grandes cliniques, peut réunir 12 cas opérés depuis 1901 avec 7 guérisons définitives, soit 58 p. 100, tandis que sur 22 cas opérés en 1902 il n'en trouve que 11 sans récidive, c'est-à-dire 50 p. 100 seulement. Schismer, dans la grande statistique qu'il a publiée, signale 22 p. 100 de guérisons définitives. D'autre part, WERTHEIM, en 1906, peut réunir 60 cas opérés depuis plus de cinq ans avec 36 cas sans récidives, c'est-à-dire 60 p. 100 de guérisons définitives.

En France nous ne trouvons que la statistique de Faure communiquée en novembre 1906 à la Société de chirurgie et en avril 1907 au Congrès d'Alger. Sur 18 malades il en perd opératoirement 6, et des 12 qui ont survécu 7 restent sans récidives, pendant des périodes variant de un an et quatre mois à quatre ans à huit mois.

Toutes les statistiques que nous venons de signaler ne doivent peut-être pas être acceptées sans discussion, car certaines d'entre elles comprennent, sans distinction, des cancers du col et des cancers du corps qui donnent de bien meilleurs résultats que les premiers. Néanmoins, on ne peut qu'être frappé des résultats signalés ci-dessus. Il faut avouer que, si les opérations abdominales élargies donnent encore une forte mortalité opératoire, leurs résultats définitifs fournissent une proportion de guérisons bien plus importante que n'en ont jamais donné les opérations vaginales même perfectionnées et élargies (opérations de CHROBACK, de SCHAUTA et SCHUCHARDT).

D. AVANTAGES DE L'OPÉRATION ABDOMINALE. — Un des principaux avantages des opérations abdominales nouvelles, c'est l'*extension de l'opérabilité* signalée à peu près par tous les opérateurs. Avant la période des opérations abdominales, la moyenne opératoire était d'environ 20 p. 100, chiffre indiqué par Mme KANTZEL dans sa thèse[1], POZZI, dans son rapport du congrès de Rome, rappelle que BURKHARDT (de Greifswald) avait une opérabilité de 26 p. 100, tandis que celle de la clinique de Breslau était de 22,9 p. 100 et celle de la clinique de Dresde de 20 p. 100.

Avec les opérations abdominales la proportion des cas opérables s'est beaucoup élevée. Au congrès de Breslau en 1904, DÖDERLEIN atteint la proportion de 68 p. 100. KRÖNIG, d'après PANKOW, obtiendrait une opérabilité de 61,7 p. 100 par l'opération

[1] MAD. KANTZEL, *Du curettage palliatif comme traitement de l'épithélium inopérable du col de l'utérus*, Th. Bordeaux, 1907.

de Wertheim et de 87 p. 100 par le procédé de Mackenrodt. Winter (de Kœnigsberg), à la suite de la campagne qu'il a menée auprès des médecins et des sages-femmes et même des malades pour obtenir un examen plus précoce des femmes atteintes, voit son opérabilité monter de 54,9 à 71,9 p. 100. Mackenrodt et Brunet en 1905, à la Société de gynécologie de Berlin, signalent la proportion de 90 p. 100. Mais, dans les derniers travaux, ces chiffres ont été un peu abaissés. Schauder, dans sa statistique si intéressante de la clinique de Gratz, accuse une opérabilité de 46 p. 100. G. Brunet, dans son dernier travail déjà cité, atteint 50 p. 100. Enfin, Wertheim, en 1906, déclare qu'avec son procédé il opère une femme sur deux, tandis qu'au temps où il opérait exclusivement par la voie vaginale, il n'en opérait qu'une sur six.

En France, l'opérabilité est moindre. Cependant, en 1904, Doret et Bresson avaient une proportion de 39 p. 100 et Pollosson, en 1905, atteint le chiffre de 56 p. 100.

Si certains de ces chiffres ne peuvent être atteints que grâce à une éducation des médecins et des malades qui amènent ces dernières au chirurgien beaucoup plus tôt qu'auparavant, ce qui permet de voir un plus grand nombre de cas opérables, il faut avouer aussi que la voie abdominale, permettant des opérations plus larges, augmente beaucoup l'opérabilité.

En effet, le second avantage de la voie haute, c'est la possibilité d'enlever des lésions plus étendues ; c'est-à-dire d'enlever tout le paramètre et la partie supérieure du vagin.

Nous ne reviendrons pas ici sur la question de l'évidement pelvien et de la recherche systématique des ganglions. Nous avons déjà signalé la gravité des grands délabrements pelviens ; et nous savons d'après Baisch, Döderlein, J.-L. Faure, Hartmann, etc., qu'il est absolument impossible d'enlever et quelquefois de découvrir tous les ganglions. Il faut, cependant, signaler la possibilité d'enlever les gros ganglions cancéreux apparents comme un des avantages de la voie haute.

Il faut encore y ajouter la possibilité de rectifier certains diagnostics d'extension des lésions, et aussi de reconnaître et d'enlever certaines lésions du voisinage, inflammations annexielles, ovarites, etc., qui échappent souvent au chirurgien dans les opérations par la voie vaginale.

Enfin, le plus précieux des avantages de ces opérations abdominales, c'est de pouvoir appliquer ces exérèses larges et complètes à des lésions encore très limitées, ce qui contribue à augmenter beaucoup la proportion des guérisons définitives.

Indications. — Il résulte de ces considérations que les indications de l'hystérectomie abdominale sont plus étendues que celles de l'opération vaginale. La voie haute pourra être usitée pour les cas où le cancer aura légèrement dépassé le col et envahi le paramètre, et la base des ligaments larges, ou bien la partie supérieure du vagin. Elle permettra aussi l'ablation des ganglions volumineux et malades.

Mais il ne faut pas la réserver uniquement, comme on l'a fait au début, aux cas avancés qui n'étaient plus justiciables de l'opération vaginale.

L'extension des lésions, et surtout l'envahissement des organes voisins doivent être et sont universellement considérés comme des contre-indications absolues.

Le succès ne réside pas toujours dans l'extension de l'acte opératoire, qui peut parfois donner de beaux résultats, mais surtout dans l'application des opérations larges aux lésions très limitées, c'est-à-dire, suivant l'expression de FAURE, dans les opérations larges et précoces.

L'hystérectomie abdominale sera encore la méthode de choix dans les cas où le vagin sera peu dilaté ou peu dilatable, atteint d'atrésie ou de sténose congénitales ou acquises, quand le corps utérin est trop volumineux pour être abaissé sans morcellement. C'est encore la méthode à choisir quand, à côté du cancer du col, existe une autre tumeur, kyste de l'ovaire, fibrome utérin, lésions annexielles, etc. Enfin, en outre des contre-indications opératoires générales (lésions hépatiques, cardiaques, diabète, lésions rénales confirmées, cachexie trop avancée, etc.), il en existe de spéciales, telles que l'*embonpoint exagéré des malades* ou leur *âge trop avancé*. On sait, en effet, que chez les femmes trop grasses ou chez celles qui ont dépassé la soixantaine, la laparotomie acquiert une gravité considérable : et, dans ces cas, il vaudra peut-être mieux, si possible, avoir recours à la voie vaginale.

B) TRAITEMENTS PALLIATIFS

Toutes les fois que les lésions du cancer du col sont trop étendues pour permettre d'essayer une opération radicale, ou quand les malades se refusent à toute intervention, il faut mettre en œuvre les traitements palliatifs susceptibles de soulager les souffrances, de diminuer les hémorragies ou les pertes, et de soutenir l'état général des malades. Ces résultats peuvent être poursuivis par plusieurs ordres de moyens, les uns *médicaux*, les autres *chirurgicaux*.

1° Traitements médicaux. — Parmi les moyens médicaux, il faut placer au premier rang les injections *vaginales antiseptiques*, chaudes, biquotidiennes au moins, faites avec une solution de sublimé, avec du permanganate de potasse, du cyanure de mercure, soit encore avec de l'eau boriquée dans les cas de perforation vésicale ou rectale. On emploiera aussi, quelquefois avec succès, les injections au chloral, en solution à 5 grammes p. 100, qui sont à la fois antiseptiques et calmantes. Ces injections, en essayant d'obtenir l'asepsie vaginale, diminuent les pertes et empêchent en partie la résorption des matières septiques. On peut encore employer avec succès, dans les cas de fortes pertes blanches fétides, des injections au formol (une cuillerée par litre de la solution aqueuse à 40 p. 500.

Il sera nécessaire aussi de combattre les *hémorragies* et d'économiser le sang, soit à l'aide de divers moyens hémostatiques, tampons de perchlorure de fer, tampons de térébène (BERAUX), tampons enduits de glycérine ichtyolée à 20 p. 100, de solution de thygénol, etc. Ces derniers topiques diminuent à la fois les pertes leucorrhéiques et les hémorragies, et constituent parfois un traitement palliatif d'une certaine efficacité. Quel que soit le moyen employé, la diminution des pertes leucorrhéiques ou sanglantes amène, d'ordinaire, une amélioration marquée, une reprise des forces, ou, tout au moins, un retard dans la production de la cachexie.

Mais, souvent, le but principal du traitement médical, dans les dernières périodes surtout, sera l'apaisement des *douleurs*. Tous les calmants possibles ont été employés dans ce but, chloral, valériane, opium, belladone, etc., et le chirurgien sera autorisé à varier à l'infini toutes les préparations calmantes possibles. On emploiera ces médicaments soit à l'intérieur, soit localement sous forme de pommades, de tampons vaginaux, de suppositoires belladonés ou opiacés. On s'est aussi servi de la ciguë, du condurango, de la térébenthine, médicaments le plus souvent inutiles, parfois d'une digestion difficile. Presque toujours, l'établissement de la période douloureuse amènera le chirurgien à la pratique des injections de morphine, soulagement véritable dans certains cas, infidèle parfois. Il sera prudent d'en limiter l'emploi, et de n'augmenter que très lentement les doses, pour éviter un abus fatal, qui trouble les fonctions digestives et déprime les forces.

Il sera, au contraire, indiqué de relever l'état général de la malade par une médication générale tonique, et d'avoir recours aux amers pour soutenir les fonctions digestives si rapidement altérées : le quinquina, le columbo, les vins toniques composés, la strychnine, la teinture de noix vomique, etc., seront les médicaments les plus souvent usités dans ce double but. Les altérations rénales nécessiteront souvent l'établissement du régime lacté.

Les vomissements, et en particulier les vomissements urémiques, devront parfois être calmés par des remèdes spéciaux. WINCKEL a préconisé une goutte de teinture d'iode à chaque repas dans ce but.

Enfin, la *constipation* devra être combattue avec soin ; elle est, pour les malades, une gêne pénible, une source de douleurs et parfois d'hémorragies par suite d'efforts. Une nourriture rafraîchissante, les lavements laxatifs de toute sorte, souvent même l'emploi des médicaments spéciaux, rhubarbe, podophylle, évonymine, cascarine, etc., qui sont d'ailleurs très nombreux, seront les moyens auxquels il faudra avoir recours, en les variant très fréquemment, pour éviter l'accoutumance si facile.

2° Traitements chirurgicaux. — A côté de ces moyens médicaux qu'il faudra mettre en œuvre, suivant les indications particulières de chaque cas, les progrès du développement du néoplasme cervical peuvent être combattus à l'aide d'un certain nombre de petites opérations palliatives, dont l'emploi judicieux peut donner d'excellents résultats, et qui peuvent se résumer en quatre groupes : 1° *les cautérisations* ; 2° *les injections interstitielles* ; 3° *le curettage palliatif* ; 4° *les ligatures artérielles*.

a. *Cautérisations.* — La cautérisation est *actuelle* ou *potentielle*.

α) Le cautère actuel, fer rouge ancien ou thermo-cautère, est rarement employé seul, sauf pour la destruction de bourgeons rapidement exubérants, surtout dans les récidives post-opératoires. Le plus souvent, il est usité comme complément du curettage palliatif ; son action est peu profonde.

β) La cautérisation *potentielle*, usitée pour détruire les néoplasmes exubérants a été faite à l'aide de tous les caustiques : nitrate d'argent, acide acétique, acide chromique, perchlorure de fer, nitrate acide de mercure, pâte de Vienne, chlorure de zinc, etc. Parmi ces caustiques, il faut signaler spécialement la solution alcoolique de brome à 1/5 usitée à l'étranger, en ayant soin de garnir le vagin de tampons imbibés d'une solution de bicarbonate de soude, ainsi que le caustique de Filhos et la pâte de Canquoin dont on se servait sous formes de flèches ou de cônes enfoncés au sein du tissu néoplasique. Outre que leur action est très douloureuse, elle ne peut pas être toujours mesurée, et les accidents de perforation, de péritonite qu'ils ont causés en ont fait presque abandonner l'emploi.

Le chlorure de zinc a été aussi mis en œuvre en solution par Maisonneuve et Demarquay, Marion Sims, Van de Warker, à titre de caustique isolé. A l'exemple de Frænkel, nous l'employons surtout pour compléter l'action du curettage palliatif.

Enfin, parmi ces caustiques, il faut faire une place à part au carbure de calcium préconisé par Guinard, il y a quelques années. On place au fond du vagin, en le maintenant par un tamponnement peu serré, un morceau de carbure de calcium. Au contact du néoplasme, sous l'influence de l'humidité, il se décompose en acétylène et oxyde de calcium, et produit une cautérisation profonde, qui donne une vive douleur pendant quelques heures. Au bout de trois à quatre jours, on défait le pansement, on lave pour enlever les débris de carbure et on trouve une mortification profonde des bourgeons néoplasiques avec désinfection et cessation momentanée des pertes et des hémorragies. Cependant, cet agent est souvent infidèle ; on ne peut limiter l'action du caustique qui dépasse les tissus malades, et est susceptible de provoquer des accidents. Il est presque abandonné aujourd'hui.

b. *Injections interstitielles.* — Les injections interstitielles ont pour but d'arriver aussi à mortifier certaines parties du néoplasme et, en vertu d'une certaine action élective, parfois d'en arrêter la marche. Nous avons surtout en vue ici les injections interstitielles de bleu de méthylène et celles d'alcool.

Les *injections de bleu de méthylène* ont été employées par Mosetig, en 1892. Après avoir désinfecté le vagin et râclé à la curette les fongosités friables, on fait, dans le tissu néoplasique, avec une seringue de Braun, des injections interstitielles d'une solution de 1/500 de bleu de méthylène ; elles doivent être répétées tous les deux ou trois jours et accompagnées d'applications de tampons imbibés de la même solution. Mosetig a aussi donné le même remède à l'intérieur, en 2 pilules de 3 centigrammes. On aurait ainsi obtenu de véritables améliorations, avec diminution des douleurs et cessation des hémorragies. Nous n'avons pas l'expérience personnelle de cette médication.

Il en est de même des injections *interstitielles d'alcool* faites par Schultze et Vuiller. Après désinfection vaginale, on injecte dans le néoplasme, et spécialement dans sa partie dure et résistante, quelques gouttes d'alcool, en commençant par le centre. On fait plusieurs injections à la fois, 9 à 12 piqûres, en allant du centre à la périphérie, et on répète ces injections quatre à cinq fois par semaine. Ce traitement, qui est douloureux, amènerait une mortification partielle du néoplasme.

c. *Curettage palliatif.* — Le curettage palliatif paraît être, jusqu'à présent, la meilleure des opérations purement palliatives, et sa pratique est aujourd'hui assez généralement adoptée. Ce traitement, qui n'est pas applicable dans tous les cas, a vu assez bien préciser ses indications par Mme KANTZEL (thèse de Bordeaux, avril 1900). Il trouve ses indications dans les hémorragies graves et répétées, les leucorrhées et pertes séreuses très abondantes, certaines formes de douleurs dues à la rétention intra-utérine de débris et de liquides septiques. Il n'a pas la même valeur dans toutes les formes anatomiques. Indiqué surtout dans les tumeurs bourgeonnantes, il peut être aussi appliqué à certaines formes ulcéreuses, mais on ne doit le pratiquer dans l'épithélioma interstitiel que si le néoplasme est ulcéré. Son emploi est contre-indiqué par l'envahissement trop considérable et l'ulcération des organes voisins, la cachexie trop profonde, la généralisation, un état septicémique trop avancé, et l'existence d'accidents urémiques graves.

Sa technique peut être variable. Après les soins préliminaires ordinaires et une antisepsie vaginale pratiquée pendant quelques jours aussi complète que possible, le curettage doit être fait à la curette tranchante, et sans dilatation préalable, car celle-ci est ordinairement inutile, souvent dangereuse. La malade, en position dorso-sacrée, est chloroformée. Les parois du vagin sont écartées avec des valves, et le chirurgien, saisissant avec des pinces fixatrices, ou des pinces de Museux, les lèvres antérieures et postérieures du col, les abaisse s'il peut, ou tout au moins, les fixe. La curette tranchante, manœuvrée avec douceur, attaquera tous les tissus fongueux et friables et les détruira avec soin jusqu'au moment où elle portera sur des tissus durs, criants et résistants. On pourra compléter l'action de la curette en coupant aux ciseaux les débris et les languettes musculaires et néoplasiques.

Après un grand lavage, ayant pour but d'arrêter l'hémorragie qui est rarement considérable, on peut diversement terminer l'opération. La suture des parties cruentées, faite par A. MARTIN (de Berlin), n'est pas justifiée et n'a pas été adoptée en France. On se contente surtout de cautériser violemment les surfaces néoplasiques et la plaie opératoire, au chlorure de zinc, ou avec la solution de brome, avec de l'acide nitrique nitreux, ou du perchlorure de fer pur. On peut aussi employer le thermo-cautère.

qu'il ne faut pas craindre de manœuvrer vigoureusement, car son action est très superficielle. Il est surtout usité à titre hémostatique. Souvent aussi, on peut combiner, avec avantage, le cautère actuel et les caustiques chimiques. Après l'opération, bourrage vaginal pendant quelques jours, puis injections antiseptiques. Les malades pourront se lever, entre huit et quinze jours après. Cette intervention est ordinairement très simple et exempte de complications : dans quelques rares cas, on a noté, cependant, des perforations de la vessie, et des péritonites à la suite de l'ouverture du cul-de-sac postérieur.

Les résultats sont ordinairement favorables : les écoulements et les hémorragies sont momentanément supprimés, l'état général se relève, et il se produit une amélioration de durée variable, suivant la forme clinique, l'étendue de la lésion, l'âge et l'état de la malade. Cette petite opération, qui peut être répétée avec avantage et sans danger, arrive, dans certains cas, à donner à la malade, outre l'amélioration, une survie souvent inespérée.

d. *Les ligatures artérielles*. — On a essayé aussi d'arrêter le développement des cancers inopérables par la ligature des artères destinée à nourrir le néoplasme. Ce procédé a été bien étudié par M. DE ROUVILLE[1]. Les vaisseaux liés ont varié avec les opérateurs. On a lié : 1° les *hypogastriques*, soit par la voie transpéritonéale (PAYOR, GOUILLOUD, ROUX, KELLY), soit par la voie sous-péritonéale (DE ROUVILLE) ; 2° les *utérines* (BAUMGARTNER, HARTMANN et FREDET, KATO, DOURSETT), tantôt par la voie vaginale très difficile dans les cas d'envahissement du paramètre, tantôt par la voie transpéritonéale, en abordant l'artère par la fossette ovarienne (RUMPF, HARTMANN et FREDET), ou bien par la partie postérieure du ligament large. Enfin on a pratiqué aussi des ligatures complexes (TUFFIER, HARTMANN, IWANOV, MORESTIN, etc.). Les artères liées sont tantôt les hypogastriques avec les utérines et les utéroovariennes, tantôt on y ajoute la ligature de l'artère du ligament rond : les groupements d'artères liées sont très variables suivant les cas

[1] DE ROUVILLE, *Les ligatures artérielles dans le cancer inopérable de l'utérus*, Annales de Gynécologie et d'Obstétrique, 1905, p. 161.

Quelle que soit la méthode employée, toutes ces ligatures artérielles n'ont jamais produit qu'une amélioration passagère, et jamais l'atrophie du néoplasme d'abord espérée. Quant à leur action sur les principaux symptômes : hémorragies, pertes fétides, douleur, voici ce qui a été constaté. Dans certains cas, ces ligatures ont amené une amélioration durable des hémorragies, d'autres fois une amélioration passagère, quelquefois rien. Quant aux pertes fétides, le résultat est médiocre, inférieur à celui qui a été noté pour les hémorragies. Il en est à peu près de même pour les douleurs. En résumé, les ligatures constituent un traitement palliatif, d'exécution parfois difficile, utile dans certains cas d'hémorragie, mais dont l'efficacité est inférieure à celle du curettage palliatif.

3° Traitement de l'anurie cancéreuse. — La présence de certaines complications, en particulier les accidents urémiques, peuvent amener le chirurgien à pratiquer certaines opérations palliatives s'adressant uniquement à l'accident intercurrent. C'est ainsi que, dans un cas d'anurie au cours d'une récidive post-opératoire de cancer du col, le professeur LE DENTU pratiqua une urétérostomie qui donna quelques jours de survie à la malade. JAYLE et LABBÉ, PICQUÉ, CHAVANNAZ ont, dans les mêmes circonstances, fait, avec succès, des néphrotomies qui ont pu réussir à rétablir le cours des urines chez leurs malades et à prolonger leur existence pendant plusieurs mois. Cette opération très rationnelle, doit être pratiquée de bonne heure, dès que l'anurie est confirmée, avant que la malade soit en proie aux accidents urémiques graves.

4° Cancer du col et grossesses. — Lorsqu'une grossesse survient au cours d'un cancer du col, ou que le cancer du col apparaît chez une femme gravide, ces deux lésions ont en général une mauvaise influence réciproque. La marche de la tumeur est, d'ordinaire, vivement accélérée par la présence de la grossesse. Cette mauvaise influence de la grossesse sur le cancer pourrait quelquefois faire défaut (cas de MONTGOMMERY, SPIEGELBERG, PINARD, VARNIER). Souvent aussi, la grossesse est fortement troublée par le néoplasme du col. Ainsi, sur 213 cas, HERMANN, cité par BAR, mentionne 28 avortements, 34 accouchements prématurés et seulement 23 accouchements à terme. D'après les recherches de OUI[1], l'interruption prématurée de la grossesse existerait dans 23 p. 100 des cas environ : et, dans les cas où la grossesse arrive à terme, la mortalité immédiate de l'accouchement et des suites de couches peut être très améliorée par la conduite de l'accoucheur. Quant à l'enfant, l'interruption de la grossesse le tue, on le compromet, dans un quart des cas environ, une intervention bien conduite devant le sauver, le plus souvent, au moment de l'accouchement à terme. Aussi, quelques chirurgiens sont-ils d'avis d'intervenir au cours de la grossesse, en prenant, suivant les cas, l'intérêt de la mère ou celui de l'enfant. La conduite à tenir est différente pendant la grossesse ou au moment de l'accouchement.

a. *Pendant la grossesse.* — On se conduira différemment suivant que le cancer est inopérable ou non.

Si le cancer est inopérable, il est indiqué de favoriser, par un traitement palliatif et des pansements, l'évolution de la grossesse jusqu'à la période de viabilité de l'enfant, et on agira comme il sera dit plus loin.

Si le cancer est opérable la conduite variera avec l'âge de la grossesse. Cependant, certains auteurs BOUILLY, PINARD, VARNIER, CHAMPETIER DE RIBES sont d'avis qu'il ne faut pas opérer et tout faire pour amener l'enfant à terme. D'autres, surtout parmi les gynécologues, pensent qu'il faut toujours opérer si le cancer est limité et si la malade peut espérer une guérison. Certains autres enfin, tels que SEGOND, sont des interventionnistes modérés. Le mode opératoire variera suivant les périodes.

α) *Avant le 3ᵉ mois* : pendant les premiers mois de la grossesse, si le diagnostic est fait et la lésion limitée, on a souvent pratiqué l'hystérectomie vaginale sans évacuation préalable de l'utérus. THIELHABER rapporte 17 opérations de ce genre sans un insuccès.

---

[1] OUI (de Lille), *Des indications thérapeutiques dans le cas de cancer utérin compliquant la grossesse*, Rapport présenté au Congrès de Gynécologie, d'Obstétrique et de Pœdiatrie. Alger, avril 1907.

β) *Entre le 3ᵉ et le 7ᵉ mois*, la conduite est plus embarrassante, et la conclusion différera suivant l'étendue de la lésion et l'âge de la grossesse, c'est-à-dire la distance qui sépare encore de la viabilité. Étant donnée la proportion des interruptions spontanées de la grossesse, dans le cancer du col, il est souvent logique d'intervenir quand les lésions sont limitées et qu'on peut espérer procurer à la mère une survie prolongée ou la guérison.

γ) *Quand le fœtus est viable, c'est-à-dire après le 7ᵉ mois*, il semble qu'il n'y ait plus un intérêt marqué à intervenir et qu'au contraire la meilleure conduite à tenir est d'attendre le terme de la grossesse, ainsi que le montre Orɪ, dans son rapport, où il a réuni un grand nombre d'opérations. Il faut rejeter les amputations du col qui ont donné en général de mauvais résultats.

On a fait, avec succès, des hystérectomies vaginales précédées ou non d'avortement provoqué ou d'évacuation de l'utérus par opération césarienne abdominale ou vaginale avant la viabilité du fœtus. On a pu réunir 55 cas de ce genre; 13 autres fois, la même opération avait été faite presque au terme de la grossesse avec fœtus viable. La mortalité opératoire a été de 4,44 p. 100. Sept de ces malades étaient restées guéries de leur cancer au delà de quatre ans. Le même auteur a rassemblé 13 hystérectomies abdomino-vaginales avec 2 morts, et 27 hystérectomies abdominales à toutes les périodes de la grossesse soit avant, soit après la viabilité, avec 3 morts, soit 14,8 p. 100. Il faut ajouter, en plus, que les 106 hystérectomies, qui ont eu des suites variables, n'ont permis d'avoir que 14 enfants vivants.

Enfin, il produit un second tableau de 35 hystérectomies vaginales ou abdominales faites à la fin de la grossesse ou à terme qui ont donné aussi 14 enfants vivants.

On pense que, lorsqu'on opère dans les premiers mois de la grossesse, il est absolument contre-indiqué de provoquer l'évacuation préalable de l'utérus qui ne peut que multiplier les chances d'infection.

b. *Pendant le travail.* — L'expectation ne doit être admise que lorsque la lésion est limitée et que la dilatation s'effectue assez facilement aux dépens de la partie saine du col.

Dans le cas contraire, il faut proscrire toutes les extractions forcées à travers un col difficilement dilatable. Dès que les difficultés sont évidentes, et que la vie du fœtus est menacée, il faut recourir à l'opération césarienne en se rappelant que plus tôt on opère, meilleurs sont les résultats.

Dans les cas de cancer inopérable, l'opération de Porro est préférable à la césarienne conservatrice. Si le cancer est opérable, il paraît indiqué de faire la césarienne suivie d'une hystérectomie totale, si l'état général de la malade le permet. Cette opération est toujours très grave.

c. *Pendant les suites de couches.* — Il paraît indiqué d'intervenir toutes les fois que le cancer est opérable et de faire l'hystérectomie. On a pu réunir 24 hystérectomies faites dans ces conditions avec un seul décès opératoire, et 3 guérisons sans récidive, après plus de quatre ans.

ARTICLE II

CANCERS DU CORPS UTÉRIN

Le corps de l'utérus peut être envahi par les néoplasmes cancéreux du col ou bien, au contraire, le cancer peut y naître primitivement. C'est de cette dernière lésion que nous nous occuperons ici.

Les cancers primitif du corps utérin ne sont pas aussi rares qu'on l'a cru longtemps. Si Pichot, en 1876, n'a pu en rassembler que 44 cas, dans les auteurs anglais et français, Gusserow a pu en réunir, quelques années plus tard, 122 observations, et le nombre des faits connus est actuellement beaucoup plus considérable.

On désigne, sous ce nom, aujourd'hui, un certain nombre de néoplasmes malins de nature anatomique différente, dont les caractères cliniques peuvent être, dès maintenant, différenciés et distingués, mais dont les indications thérapeutiques sont les mêmes et dont le traitement opératoire est identique.

Les cancers du corps comprennent :

1° *Les épithéliomas primitifs du corps,* appelés aussi adénomes malins, carcinomes, adéno-carcinomes par les Anglais et les Allemands;

2° *Les sarcomes utérins* qui présentent deux variétés ; 1° les sarcomes de la muqueuse ; 2° les fibro-sarcomes, ou corps fibreux devenus sarcomateux.

3° *Le déciduome malin*.

Nous décrirons successivement chacune de ces tumeurs.

§ 1. — ÉPITHÉLIOMA DU CORPS DE L'UTÉRUS

L'épithélioma du corps de l'utérus n'est pas de connaissance

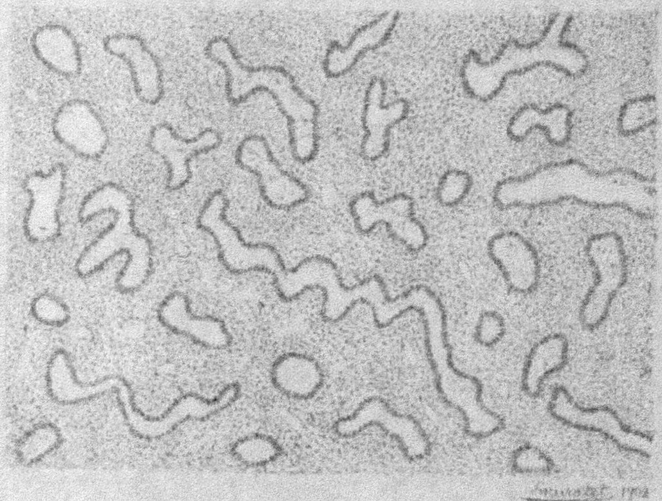

Fig. 187.

Adénome bénin de l'utérus.

Les tubes glandulaires sont normaux, revêtus d'une seule couche de cellules. Le tissu interglandulaire est encore normal.

très ancienne, puisque, le premier, SIMPSON, en 1874, a cru devoir, dans son livre, consacrer un chapitre à cette maladie dont il avait observé 7 cas. Depuis, les observations se sont rapidement multipliées et PICHOT, dans sa thèse, en 1876, en rapportait déjà

44 observations. L'histoire de cette maladie a été surtout élucidée par les mémoires de Ruge et de Veit, les travaux histologiques de Cornil et Brault, et une série de bonnes thèses : celles de Valat élève de Terrillon en 1888 (Paris), celle de Bisch

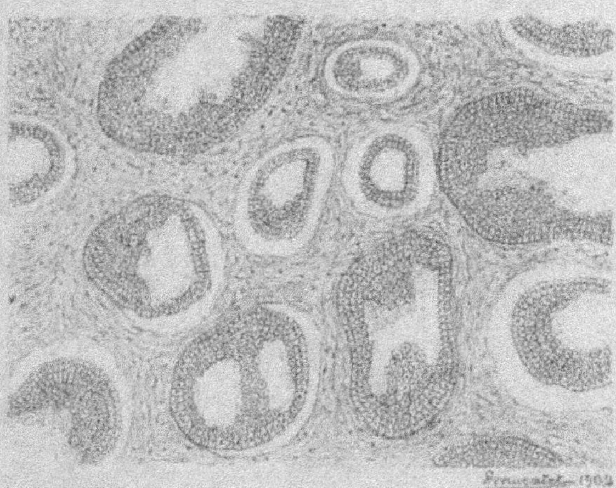

Fig. 188.

Adénome de l'utérus évoluant et devenant de l'adéno-épithélioma.

Certains tubes glandulaires sont encore normaux. Les autres sont envahis par les cellules néoplasiques à couches multiples.

(Lyon, 1892), celle de Baugère (Bordeaux, 1893) et celle de Boissier (Montpellier, 1899).

Avant d'entrer directement dans l'étude de l'épithélioma du corps utérin, nous devons dire un mot de ce qui a été décrit à l'étranger sous le nom d'*adénome de l'utérus*. Il existerait deux variétés de cette lésion : un *adénome bénin typique*, qui n'est d'ailleurs que l'hypertrophie, en nombre et en volume, des glandes utérines, et que nous avons déjà décrit comme la lésion caractéristique des métrites glandulaires (voy. *Métrites*) ; 2° un *adénome malin* qui n'est autre chose que le début de l'épithélioma. En effet, ici, la prolifération des glandes est atypique : elles se multiplient en se repliant les unes sur les autres, leur lumière s'élargit ; l'épithélium change de type, il s'aplatit, grossit, devient stratifié ; la prolifération épithéliale arrive à remplir plus ou moins complètement le canal glandulaire. Il s'agit, là, d'un épithélioma intra-glandulaire. C'est le commencement de l'épithélioma utérin, et ce début par les glandes, bien démontré aujourd'hui, explique la transformation possible de certaines lésions inflammatoires en épithélioma. Celle-ci a pu, au dire de Pozzi, être suivie par Braïsky, par Léopold chez la même malade, à l'aide de curettages successifs.

Cette évolution justifie aussi certaines dénominations, employées surtout à l'étranger : *épithélioma glandulaire, carcinome glandulaire, adéno-carcinome*.

1° Anatomie pathologique. — L'utérus est presque toujours augmenté de volume, il peut atteindre le volume du poing, quelquefois même celui d'une tête de fœtus. Cet accroissement se fait plutôt en longueur qu'en largeur. D'ordinaire, sa surface extérieure est lisse et unie. La coque, dure et résistante au début, devient friable par places, à mesure que la tumeur progresse.

La cavité utérine peut prendre de grandes dimensions, atteindre 10, 12, 14 et même 15 centimètres de diamètre vertical, comme dans un cas de Bisch. Quelquefois aussi, malgré le volume de l'utérus, l'hystéromètre donne des dimensions normales, ce qui s'explique par l'épaisseur souvent énorme que prennent les parois utérines.

A. Variétés. — L'épithélioma du corps se présente sous deux aspects : la forme *circonscrite* et la forme *diffuse*.

a. *Forme circonscrite*. — Elle produit une tumeur saillante, à base d'implantation plus ou moins large, parfois pédiculée, pouvant s'étendre soit vers la cavité utérine, soit vers le péritoine, à travers les couches musculaires. Le néoplasme est irrégulièrement arrondi, pousse en « choux-fleurs », bosselé par de nombreux bourgeons papillaires riches en vaisseaux, friables ; il en résulte des ulcérations faciles et des hémorragies abondantes. Son volume varie de la grosseur d'une amande à celle d'un œuf de poule. Sa couleur est grisâtre, sa consistance friable. Cette tumeur s'implante le plus souvent sur le fond de l'utérus

29 fois sur 38 cas, soit 76 p. 100 (BRUGÈRE). D'après HOFMEIER, cette forme aurait une origine glandulaire et proviendrait souvent d'un adénome.

b. *Forme diffuse*. — La forme diffuse ou infiltrée, interstitielle, envahit toute la muqueuse en s'arrêtant à l'orifice interne du

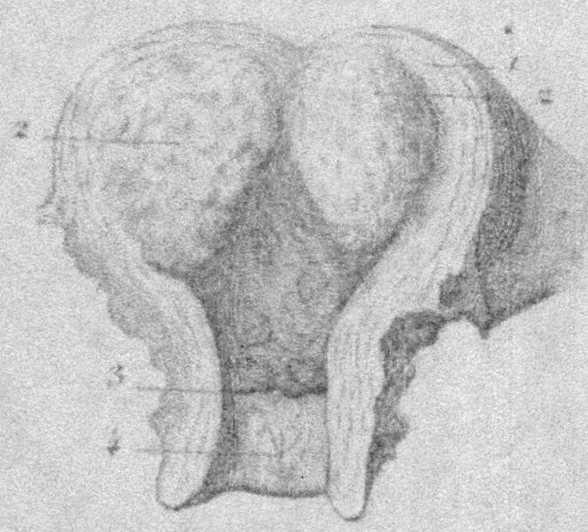

Fig. 189.

Cancer primitif du corps utérin.

1, paroi utérine. — 2, 2, masse épithéliomateuse. — 3, limite inférieure du néoplasme au niveau de l'isthme. — 4, col sain.

canal cervical. Elle serait la plus fréquente (WILLIAMS, VALAT). Toute la muqueuse, dans ces cas, est bourgeonnante, déchiquetée, et il est impossible de savoir le lieu où la lésion a débuté. Elle a plus de tendance à s'étendre à travers la muqueuse, qui offre, au toucher des points durs à côté de points ramollis déjà dégénérés, et couverts de débris sphacélés, non adhérents, très fétides.

La forme diffuse naîtrait, d'après HOFMEIER, de l'épithélium superficiel de la muqueuse et il serait possible de trouver, au-dessous, des glandes normales.

Le col peut être pris secondairement, mais, d'ordinaire, il reste indemne, le plus souvent un peu épaissi et congestionné. On a signalé des noyaux secondaires du col par greffe (WINTER). La lésion reste très longtemps renfermée dans l'utérus et les propagations aux organes voisins sont relativement très tardives.

B. Lésions histologiques. — Quelle que soit la forme macroscopique, les lésions histologiques sont, à peu près, toujours identiques. Le cancer primitif du corps se présente presque toujours sous l'aspect d'un épithélioma cylindrique tubulé et lobulé.

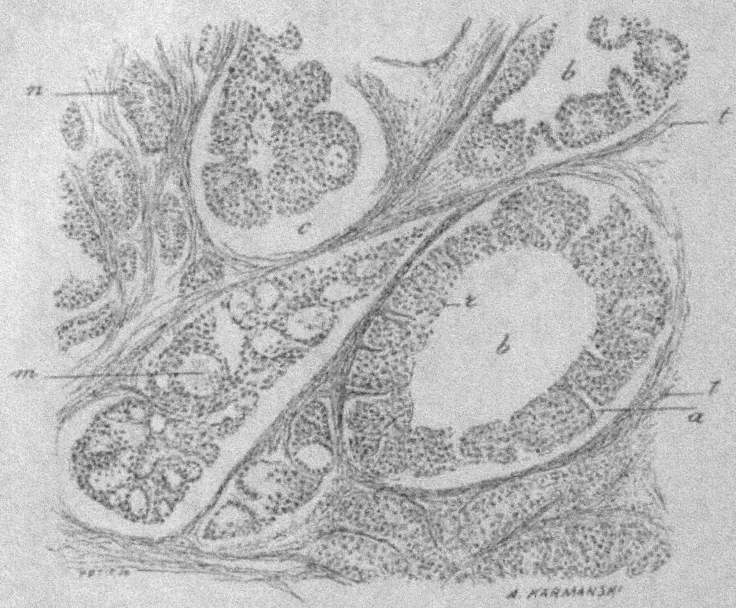

Fig. 190.

Coupe d'un épithéliome du corps utérin (d'après V. Cornil).

Les *tubes épithéliomateux* très larges sont anastomosés dans
tous les sens, très nombreux et très ramifiés. Leurs bourgeonnements se dirigent en tous sens, tantôt vers l'extérieur du tube,
tantôt formant des bourgeons saillants dans leur cavité. On
trouve, au sein du tissu néoplasique, de grandes cavités contenant un liquide muqueux avec des cellules en suspension.

Le *tissu conjonctif*, qui sert de charpente aux végétations, présente un aspect variable, suivant les points. Réduit à de minces
travées, là où les végétations sont multipliées, il prend ailleurs
un développement suffisant pour simuler les alvéoles épais du

carcinome. Des vaisseaux capillaires s'en détachent qui pénètrent dans la couche épithéliale, sous forme de papilles revêtues par cette dernière.

A un plus fort grossissement, on voit que les couches épithé-

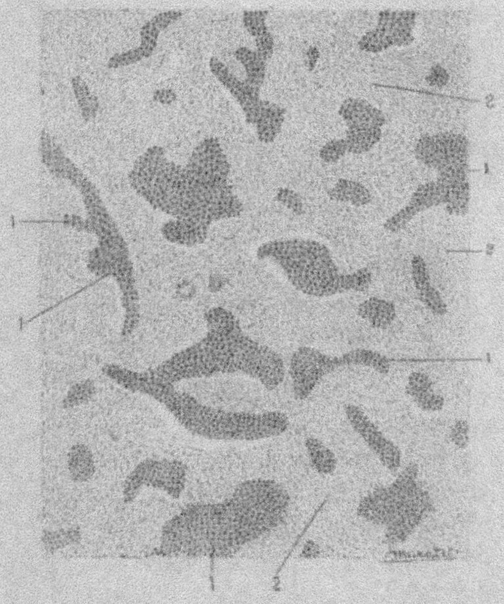

Fig. 191.

Épithélioma du corps de l'utérus secondaire à un cancer du foie.

1, 1, 1, tubes épithéliaux. — 2, 2, stroma utérin.

liales sont multiples. La couche profonde serait formée de cellules cylindriques régulières : ce sont des cellules longues avec des noyaux fortement colorés. Les couches successives sont composées de cellules polyédriques, parfois pavimenteuses ; les plus internes se chargent de granulations et leur noyau finit par s'atrophier.

Dans certains cas, il est très difficile de distinguer les lésions de l'épithélioma du corps de celles de la métrite. Cornil et

Bregère, après lui, ont insisté sur ces difficultés. Les caractères distinctifs seraient les suivants, d'après Cornil.

La membrane basale d'endothélium sous-épithélial, qui existe toujours dans les métrites, manquerait dans le cancer. Ce caractère est souvent très difficile à constater. Dans le cancer, il y a un manque d'adhésion entre la première assise des cellules et la paroi du tissu conjonctif. Delber et Bregère croient que ce détachement des cellules a peu de valeur, parce qu'il peut être dû à l'action des réactifs.

On peut citer encore l'absence complète de cils vibratiles dans le cancer. On a encore donné comme caractère en faveur de cette lésion la pénétration des glandes dans le tissu musculaire.

Mais, le signe qui paraît le plus important est la multiplicité des assises des cellules épithéliales dans les cavités glandulaires, car celles-ci sont toujours réduites à une seule couche dans les métrites (Rüge, Bregère). Cette donnée paraît suffisante pour permettre, d'ordinaire, un diagnostic histologique.

A côté des faits précédents, nous devons citer, pour être complets, quelques rares cas d'épithéliomas non plus cylindriques mais pavimenteux primitifs du corps de l'utérus. Ces faits ont été observés par O. Pierung, Gebhard, Pfannenstiel, Lohlein, Flaischlen, Hischmann, etc. Ces faits peu connus seraient, d'après Legreu, liés à la leucokératose utérine. D'ailleurs, quelques auteurs auraient vu, par suite d'une anomalie de développement, certains points de la muqueuse utérine revêtus d'épithélium pavimenteux.

C. Lésions consécutives et secondaires. — Nous avons déjà indiqué que l'épithélioma du corps reste très longtemps cantonné dans l'organe utérin, sans se propager aux tissus voisins. En effet, la propagation au tissu péri-utérin, si fréquente dans le cancer du col, est ici exceptionnelle, au moins très tardive.

Ordinairement, la paroi musculaire est très lente à se laisser envahir et détruire, ce qui explique le retard des propagations.

Le *péritoine* et les *intestins* peuvent être envahis et adhérer à l'utérus. La *vessie* a été prise dans un cas de Valat. Les ovaires et les trompes, ainsi que le vagin, ont parfois présenté des noyaux secondaires.

Les *ganglions prévertébraux* ont été trouvés envahis, mais leur recherche a été rarement faite.

Il existe quelques cas de généralisations, avec noyaux secondaires du foie et des poumons. STEIN a publié un cas de coexistence de cancer du corps utérin avec de la tuberculose utérine. Enfin, RITT a signalé, dans sa thèse (Zurich 1902), un fait de coexistence de carcinome et de sarcome du corps de l'utérus. Le sarcome avait même produit des métastases multiples dans le foie.

2° Étiologie. — Le cancer du corps est beaucoup moins fréquent que celui du col, mais il n'est pas aussi rare qu'on l'a cru longtemps. Si COE n'a trouvé que 15 cas sur 9 000 malades, SANGER, OLSHAUSEN, MARTIN ont soutenu que, sur 100 cancers utérins, on rencontrait 34 cas de cancers primitifs du corps. BRUGÈRE a noté une proportion de 27 p. 100 par rapport au cancer du col. Il fait, d'ailleurs, remarquer que la fréquence paraît varier avec chaque pays, et la proportionnalité entre les deux variétés d'épithélioma serait de 22 p. 100, pour les chirurgiens anglais et américains, de 28 p. 100 en France et de 34 p. 100 en Allemagne.

Parmi les causes prédisposantes, ni l'hérédité, ni les influences diathésiques ne présentent rien de certain. D'après les statistiques de GUSSEROW, PICHOT, VALAT, le maximum de fréquence s'observerait entre cinquante et soixante ans. BRUGÈRE prétend qu'exceptionnel avant trente-cinq ans, il présente son maximum de fréquence entre quarante et cinquante ans. Ce serait véritablement le cancer de la ménopause, comme l'a appelé POZZI.

Parmi les causes occasionnelles, il n'y a rien de bien certain. La grossesse est regardée comme une cause ayant une influence réelle par BODLT, EMMET, etc. BRUGÈRE ferait, souvent, naître le cancer du corps sur la cicatrice placentaire. Au contraire, SCHROEDER, MARTIN, HOFMMEIER, POZZI croient que le cancer du corps s'observe assez fréquemment chez les vierges ou les femmes stériles.

3° Symptômes. — Ils se distinguent en symptômes fonctionnels et symptômes physiques :

A. Symptômes fonctionnels. — Les symptômes fonctionnels que présente le cancer du corps utérin se rapprochent beaucoup de ceux du col : il se révèle, comme lui, par trois signes principaux : les *hémorragies*, les *écoulements séreux* et les *douleurs*.

a. *Hémorragies.* — Les hémorragies constituent, d'ordinaire, le premier symptôme. Souvent très abondantes, parfois insignifiantes, elles ne sont pas continues et peuvent quelquefois avoir des apparitions périodiques qui font croire à la malade au retour des règles, surtout si elle a dépassé la ménopause. Chacune d'entre elles dure plusieurs jours ; puis elles se rapprochent et peuvent arriver à être continues. D'autres fois, après avoir été très intenses, elles disparaissent pour ne plus revenir. Dans quelques rares cas, elles peuvent manquer tout à fait. Le sang est normal ou noirâtre, pur ou mélangé de caillots, parfois de pus, et même de débris de la tumeur.

b. *Écoulements séreux.* — Les écoulements séreux peuvent se montrer au début, ou suivre les hémorragies. Au début, il existe un écoulement clair et limpide, citrin et inodore, une véritable hydrorrhée, que certains auteurs, entre autres Mᶫˡᵉ Coutzarida, ont, à tort, regardé comme pathognomonique du cancer du corps, lorsqu'elle se montre en dehors de la grossesse. Plus tard, cet écoulement se modifie, est formé d'une eau roussâtre, qui se transforme assez rapidement en un liquide séro-purulent sanieux et d'odeur infecte. Son existence est presque constante. Son abondance, très variable, peut devenir considérable ; son odeur excessivement infecte produit un supplice non seulement pour la malade, mais aussi pour son entourage. Cet écoulement peut alterner avec les hémorragies, et amène souvent des irritations et des excoriations sur les parties génitales externes et le haut des cuisses.

c. *Douleurs.* — Les douleurs sont tantôt primitives, tantôt au contraire tardives et, alors, elles augmentent d'intensité dans les dernières périodes de la maladie. Au début, la douleur paraît sous forme de lourdeur, de pesanteur lourde, puis elle augmente, pour arriver à devenir vive, violente, déchirante, intolérable. Simpson, Pozzi, après eux, Brugère et plus récemment A. Venot ont signalé, comme phénomènes très caractéristiques, des crises à forme paroxystique, intermittentes, revenant quotidiennement à des heures fixes et d'une durée à peu près égale.

Cette douleur, qui siège au bas-ventre, s'irradie aux lombes, à la partie supérieure des cuisses, aux fosses iliaques, au siège. Elles paraissent surtout dues à la propagation des cellules néoplasiques le long des filets et des troncs nerveux.

Brugère décrit deux types cliniques distincts. Dans le premier, le plus fréquent, l'hémorragie, signe de début, se répète et augmente de fréquence et d'intensité jusqu'à la fin. L'écoulement séreux lui fait suite, devient vite abondant et très fétides, et les douleurs apparaissant tardivement, augmentent rapidement d'intensité jusqu'à être intolérables.

Dans un second type, plus rare, la maladie débute par des douleurs intenses qui diminuent souvent ensuite ; l'écoulement séreux qui se montre plus tard peut être abondant, mais n'est que très peu ou même pas fétide, et les écoulements sanguins font défaut pendant toute l'évolution de la maladie.

B. *Signes physiques.* — Les signes physiques, perçus par le toucher et le spéculum, montrent un col sain ou à peine induré et rénitent. En même temps, l'utérus paraît augmenté de volume, plus lourd, dévié souvent par son poids, mais il reste ordinairement et longtemps mobile. Il est élargi, globuleux, à surface lisse d'habitude et quelquefois bosselée, fréquemment douloureux à la palpation. Le *spéculum*, qui montre l'intégrité du col, permet de pratiquer l'hystérométrie laquelle indique, d'ordinaire, une augmentation notable des dimensions de sa cavité. Souvent aussi, malgré l'augmentation très réelle du volume de l'organe, les dimensions de sa cavité restent à peu près normales, à cause de l'épaisseur des parois. Cet examen doit être fait avec la plus grande douceur à cause de la friabilité du néoplasme ; il provoque souvent des hémorragies.

4° Marche, terminaisons. — La marche de la maladie est lente et insidieuse. Les hémorragies et les pertes finissent par amener un état d'anémie marquée ; à mesure que les pertes prennent le caractère fétide, la malade perd l'appétit, la digestion devient pénible, la constipation opiniâtre. Les malades maigrissent, et, peu à peu, s'installe la cachexie cancéreuse avec tous ses caractères. La marche est en général plus lente que celle des cancers du col ; la durée moyenne est de deux ans à deux ans et demi, trente-trois mois en moyenne pour VALAT, deux ans et quatre mois pour BUROSE.

La mort est, le plus souvent, consécutive à la cachexie cancéreuse et à la péritonite ; elle peut être due aussi à l'hémorragie, à la généralisation, à l'embolie, à l'envahissement de l'intestin et à l'obstruction.

5° Diagnostic. — Le diagnostic du cancer du corps utérin est ordinairement facile, quand la maladie est confirmée et que le tableau clinique est complet.

Le diagnostic avec le cancer du col sera en général aisé, à ce moment, et se fera par le simple examen physique qui permet de constater l'intégrité du col. Cependant, dans les cas avancés, quand les fongosités de la cavité utérine descendent dans le col et presque dans la cavité vaginale, un examen minutieux pourra être nécessaire. C'est surtout dans les premières périodes, lorsque la malade présente seulement des hémorragies, auxquelles vient se joindre un léger accroissement de volume de l'organe, que l'affection pourra être confondue, soit avec la métrite et principalement avec *celle qui revêt la forme hémorragique*, soit avec un *fibrome utérin* et en particulier un *polype intra-corporéal*.

La *métrite hémorragique*, surtout quand elle survient chez des femmes vieilles ou au voisinage de la ménopause, peut se manifester, elle aussi, seulement par des hémorragies et une augmentation de volume. Dans certains cas, la survenance des douleurs et des écoulements séreux, aidera au diagnostic, mais parfois aussi ces signes seront insuffisants, car il existe des métrites douloureuses et fétides. Il n'y a, quelquefois, que deux moyens d'arriver à faire le diagnostic : l'exploration digitale après dilatation utérine, l'examen histologique des détritus fournis par le curettage. La nécessité de faire le curettage et le diagnostic de la lésion par l'examen histologique des lambeaux de

muqueuse obtenus par la curette s'impose dans tous les cas
d'hémorragie un peu résistante, sans tumeur apparente, chez
les femmes approchant de la ménopause ou l'ayant dépassée.
Cette pratique a été conseillée par la Société d'Obstétrique, de
Gynécologie et de Pædiatrie de Paris, dans une discussion
récente provoquée par une communication de QUÉNU (1907).

Les *fibromes interstitiels* et les *polypes cavitaires* se reconnai-
tront car ils se montrent, d'ordinaire, à un âge plus jeune et leur
évolution est différente. De plus, ils se développent, d'ordinaire,
plus rapidement. L'hystéromètre peut aider au diagnostic. Enfin,
quand les fibromes sont sphacélés, les symptômes fonctionnels
peuvent arriver à se confondre absolument. Là encore, le toucher
intra-utérin pourra être d'une grande utilité.

Quant au diagnostic avec le *sarcome utérin*, nous en reparlerons
après avoir étudié cette dernière maladie.

La maladie reconnue, le chirurgien devra, en outre, rechercher l'étendue des lésions, les propagations possibles, le degré de
mobilité utérine et examiner, s'il le peut, l'état des ganglions,
constatation utile au point de vue de l'intervention.

6° Pronostic. — Le pronostic est fatal si la maladie est
abandonnée à elle-même. Quand le diagnostic est précoce, et
quand on peut pratiquer une intervention radicale, on observe
souvent des succès plus durables que dans le cancer du col.

§ 2. — SARCOMES DU CORPS UTÉRIN

LANGENBECK, ROKITANSKY en 1861, PAGET en 1863 avaient déjà
publié des observations de sarcome de l'utérus quand VIRCHOW,
en 1865, décrivit la transformation sarcomateuse des fibromes
de l'utérus, et le sarcome primitif de la muqueuse. A sa suite
VEIT, en 1867, GUSSEROW, HEGAR en 1871, WINCKEL 1872, SPIE-
GELBERG 1872, etc., etc., publièrent sur le sujet des faits nouveaux qui sont résumés dans la thèse de PROVIGNE (Zurich
1876). A partir de ce moment, les faits se multiplièrent. En
Angleterre, ROGER WILLIAMS fit paraître en 1897 un important
travail. En France, PÉAN donna une observation à l'Académie

de Médecine, puis, sans relater tous les faits publiés, nous devons citer un bon travail de TÉARILLON 1896, la thèse d'AUBUX (Paris, 1896), sur le sarcome de la muqueuse, les études histologiques de PILLIET, de HYCENNE, une communication de QUÉNU 1902 sur les sarcomes du parenchyme utérin, une clinique de LE DENTU et un mémoire très complet de PICQUAND[1].

Il résulte de tous ces travaux que le sarcome de l'utérus doit être divisé en deux grandes variétés :

1° Les *sarcomes du parenchyme utérin* dont la plupart sont des fibromes ayant subi la dégénérescence sarcomateuse ;

2° Les *sarcomes de la muqueuse utérine.*

A) SARCOMES DU PARENCHYME UTÉRIN

1° Anatomie pathologique. — Le sarcome du parenchyme utérin peut revêtir deux formes, le *sarcome diffus* et le *sarcome circonscrit.*

a. *Sarcomes diffus.* — Le sarcome diffus est très rare. PICQUAND n'en a pu réunir que 10 cas. Il est dû à une infiltration diffuse par prolifération et dégénérescence des éléments conjonctifs intra-musculaires. Il arrive à constituer une hypertrophie plus ou moins considérable de l'utérus qui conserve sa forme. A la coupe, la paroi utérine très épaissie, molle et friable, est d'une couleur rougeâtre ou violacée. Parfois, il existe des noyaux séparés disséminés ou confluents.

b. *Sarcomes circonscrits* (fibro-sarcomes). — Ce sont de beaucoup les plus fréquents. Ils résultent souvent de la dégénérescence d'un fibrome, sous forme d'une masse régulière, molle, d'aspect lardacé et de couleur foncée, entourée de tissu utérin. Ils peuvent être encapsulés, ou se continuer sans séparation avec le tissu utérin. Comme les fibromes, ils peuvent être interstitiels, sous-muqueux ou sous-séreux. Les sous-muqueux prennent souvent la forme polypeuse, et en parvenant dans le vagin deviennent irréguliers et peuvent affecter la forme de sarcome en

---

[1] PICQUAND, *Le sarcome de l'utérus*, Revue de Gynéc. et de Chirurg. abd., 1905, pages 397, 519 et 817.

grappe (HEMZU, PICK). Les sarcomes pédiculés sous-séreux forment souvent des tumeurs volumineuses, irrégulièrement bosselées et leur pédicule s'enfonce toujours dans la paroi utérine. Les vaisseaux de ces tumeurs sont ordinairement très dilatés. Les sarcomes sous-muqueux, les plus fréquents, forment les 37 p. 100 des sarcomes parenchymateux. Les sarcomes sont lardacés, jaunâtres, plus ou moins foncés, avec des parties rouges violacées et noirâtres. Ils subissent souvent la dégénérescence kystique, et les cavités kystiques, qui sont le résultat de l'œdème ou de la nécrose partielle de la tumeur, peuvent parfois acquérir un très grand volume.

Histologiquement, ce sont des sarcomes fuso-cellulaires ou globo-cellulaires, parfois à cellules mélangées. Les sarcomes à cellules fusiformes paraissent les plus fréquents. On y trouve parfois des cellules étoilées, myxomateuses, ce sont des myxosarcomes, et parfois aussi des cellules géantes (28 cas, PICQUAND) avec des noyaux multiples (2 à 10), occupant surtout le centre des cellules. La substance interfibrillaire forme un réseau conjonctif à travées fibrillaires. Les vaisseaux, ordinairement abondants, prennent parfois un tel développement que la tumeur revêt l'aspect angiomateux. Leur paroi est d'habitude réduite à un simple endothélium. Il existe quelques rares cas de sarcomes lymphangiectasiques. On rencontre, parfois, dans ces tumeurs, des fibres musculaires lisses, des noyaux cartilagineux et même des fibres musculaires striées.

Les sarcomes du parenchyme, peuvent envahir le paramètre et le péritoine, rarement les trompes et les ovaires, quelquefois la paroi abdominale et le vagin. Ils peuvent, généralement, produire des tumeurs métastatiques un peu partout ; mais, les organes les plus souvent atteints sont les poumons, le foie, les reins, la plèvre, le cœur, le péricarde, le cerveau, etc. Ces généralisations paraissent se faire surtout par la voie sanguine.

2° Symptômes. — Au début, les signes sont ceux d'un fibrome utérin, aussi bien au point de vue fonctionnel qu'au point de vue physique.

Puis, quand la tumeur s'ulcère, les *hémorragies*, parfois très abondantes, tendent à devenir continues, la *leucorrhée* devient séreuse, très considérable, extraordinairement fétide, avec des débris néoplasiques gangréneux, et les *douleurs*, rapidement très fortes, intolérables, prennent souvent le caractère de paroxysmes intermittents que nous avons indiqués déjà pour l'épithélioma du corps.

Parfois, à travers le col dilaté, on voit surgir un bourgeonnement friable de la tumeur. Le corps est augmenté de volume et peut devenir très gros, il est souvent rétroversé, et n'est que très tardivement immobilisé. La cachexie ne tarde pas à survenir. Si la tumeur n'a pas été enrayée par une opération précoce, il y a, d'ordinaire, après l'intervention, une courte période d'amélioration suivie de récidive rapide (*fibrome récidivant*).

3° Diagnostic. — Au début, comme dans le cancer du corps, le diagnostic sera souvent très difficile avec la *métrite hémorragique* et un *fibro-myome*.

Plus tard, au moment des pertes fétides et de la cachexie, on confondra facilement le fibro-sarcome avec un *fibrome sphacélé* ou un *épithélioma du corps*.

Mais, souvent aussi, il sera très difficile de le distinguer d'autres dégénérescences qui produisent comme lui l'augmentation de volume et le ramollissement du fibrome, telles que les dégénérescences œdémateuses et kystiques.

Le diagnostic se fera surtout par l'examen histologique des débris, et peut-être, avec le cancer du corps, par suite de l'âge un peu plus jeune des malades.

4° Étiologie. — On ne sait rien de précis. L'âge même n'est pas très différent de celui des malades atteintes d'épithélioma du corps. D'après Gusserow, la tumeur ne s'observe guère que de trente à soixante ans et elle aurait son maximum de fréquence entre quarante et cinquante. Un grand nombre de femmes atteintes seraient stériles, vingt-cinq sur soixante-quatorze d'après Gusserow.

5° Pronostic. — Le pronostic est très grave et il présente son maximum de gravité, quand les malades sont jeunes et que la maladie suit une marche rapide. En effet, si certaines tumeurs évoluent en quatre mois, d'autres peuvent durer dix ans : la moyenne est de trois ans environ (Pozzi). Dans les cas graves, la récidive post-opératoire est de règle.

B) SARCOMES DE LA MUQUEUSE UTÉRINE

1° Division. — Les sarcomes de la muqueuse utérine présentent deux variétés : 1° les *sarcomes circonscrits*, qui paraissent être les plus fréquents ; 2° les *sarcomes diffus*.

A. SARCOMES CIRCONSCRITS. — Ils peuvent revêtir deux formes : 1° la *forme polypeuse* ; 2° la *forme de tumeur intra-pariétale*.

a. *Polypes sarcomateux.* — Observée pour la première fois par VIRCHOW, cette forme assez fréquente naît dans le tissu profond de la muqueuse et forme, sur la cavité, une masse arrondie plus ou moins bosselée et lobulée qui se pédiculise peu à peu. D'un volume en général peu considérable, cette tumeur a une consistance molle et inégale et renferme souvent du tissu fibreux. Elle est revêtue par l'épithélium de la muqueuse plus ou moins aminci, disparaissant même par places. La muqueuse utérine, en dehors de la tumeur, est parfois atrophiée, plus souvent épaissie, enflammée avec des lésions d'endométrite chronique.

b. *Sarcome intra-pariétal d'origine muqueuse.* — Dans ces cas, encore peu connus, le sarcome, né dans la muqueuse, s'étend vers le muscle utérin et le pénètre plus ou moins. L'utérus prend le même aspect que dans le sarcome interstitiel. Tantôt la tumeur est nettement séparée du tissu utérin, tantôt elle l'infiltre. Cette variété peut quelquefois amener de l'inversion utérine, d'autres fois elle perfore le muscle utérin et végète à l'extérieur. Ces perforations peuvent amener des péritonites généralisées, sauf les cas de formation d'adhérences préliminaires.

B. SARCOMES DIFFUS DE LA MUQUEUSE. — Décrits par VIRCHOW, en 1865, ils restent néanmoins peu fréquents. Dans un utérus aussi altéré, dont la forme régulièrement arrondie ou ovoïde ressemble à celle d'une grossesse à terme, on trouve, à la coupe, une couche externe ayant les caractères du muscle utérin, et une couche interne plus épaisse formée par un tissu néoplasique blanchâtre mou et friable. Le volume est moyen, rarement très exagéré. Le péritoine qui enveloppe l'utérus est lisse et non altéré; le muscle utérin, souvent épaissi mais quelquefois aminci, entoure complètement le néoplasme, et ses vaisseaux sont dilatés. Ordinairement, le tissu néoplasique gris rose, lardacé, mol-

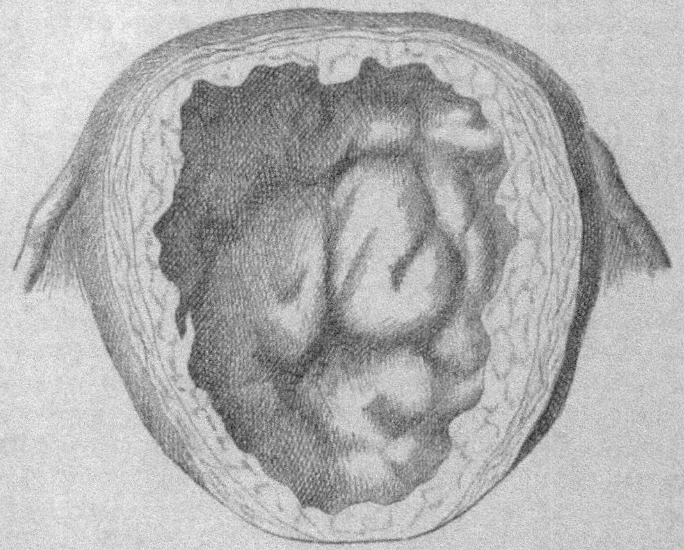

Fig. 192.
Sarcome diffus de la muqueuse utérine (Jouon et Vignard).

lasse, parsemé de foyers hémorragiques, est nettement séparé du tissu musculaire. Quelquefois, cependant, la couche musculaire est légèrement infiltrée. La surface utérine cavitaire est mamelonnée, bosselée, polypeuse, végétante parfois. Les trompes, le plus souvent oblitérées, sont rarement envahies. La tumeur est habituellement limitée au corps utérin. Le col reste quelquefois perméable; souvent, il est oblitéré par le tissu néoplasique qui passe en pont au-dessus de son orifice interne. Dans ce cas, il y a une dilatation plus ou moins considérable de l'organe, pro-

duite par l'accumulation du liquide dans sa cavité : ce liquide
est ordinairement du sang, rarement du pus. Cette hématomé-

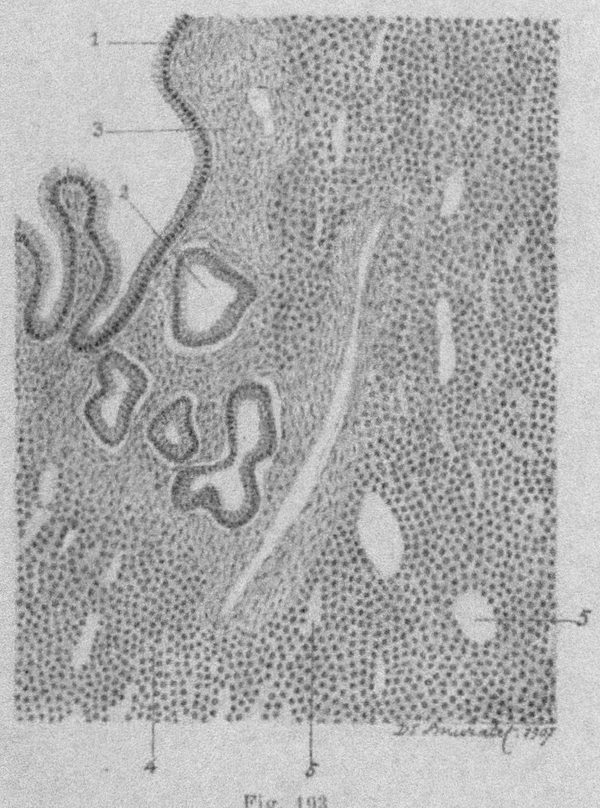

Fig. 193.

Sarcome de la muqueuse utérine (Roche)

1, épithélium de revêtement de la muqueuse. — 2, tubes glandulaires. — 3, stroma
muqueux normal. — 4, sarcome globo-cellulaire. — 5, vaisseaux sans parois propres

trie peut devenir considérable (DURET, 8 litres, TERRILLON, 12 litres,
PÉAN, 15 litres).

La généralisation, moins fréquente que dans les autres formes,
peut siéger dans tous les organes, surtout dans les poumons, le

péritoine, l'intestin, le rein, le foie, etc. L'envahissement des viscères voisins est rare.

Histologiquement, les sarcomes de la muqueuse sont surtout globo-cellulaires ; ils peuvent contenir des cellules fusiformes et des cellules géantes. La substance inter-cellulaire est très variable, les vaisseaux sont abondants et la structure embryonnaire.

Ces sarcomes peuvent subir la dégénérescence myxomateuse, et parfois la transformation angiomateuse. Le lymphosarcome est exceptionnel (WILLIAMSANN, GOW, JANVRIN). Enfin, il existe quelques rares cas de mélano-sarcomes.

Le sarcome de l'utérus est une affection rare dont il est difficile d'établir exactement la fréquence ; cependant, PICCOLAND a pu en réunir 416 cas. Son étiologie vraie est à peu près inconnue ; on a invoqué, successivement, l'hérédité néoplasique, toutes les causes d'irritation et d'inflammation utérine, les traumatismes obstétricaux et la stérilité, sans établir de preuves certaines d'aucune de ces causes. L'influence de l'âge est plus importante. On trouve quelques cas dans la première enfance, 12 au-dessous de cinq ans, peu dans l'adolescence, et le maximum de la maladie existe autour de cinquante ans, c'est-à-dire au voisinage de la ménopause. Les sarcomes de la première enfance constituent des tumeurs un peu analogues à celles que nous avons décrites sous le nom de sarcomes du vagin.

2° Symptômes. — L'*hémorragie* paraît être le premier symptôme. De type et d'abondance très variables, ces pertes alternent souvent avec les leucorrhées, elles sont tantôt continues et tantôt intermittentes et disparaissent si le col s'oblitère. Cette oblitération n'empêche pas l'hémorragie ; seulement le liquide s'accumule dans la cavité et constitue l'*hématométrie*.

L'*écoulement leucorrhéique*, ordinairement très clair et très séreux, est de quantité très diverse. Il constitue souvent une véritable hydrorrhée.

Les *douleurs* sont, en général, peu marquées au début : sensations de poids, gêne. Quand le néoplasme est développé et a dépassé les limites de l'utérus, les douleurs deviennent très marquées, elles sont vives, lancinantes, s'irradient au sacrum, à la région lombaire, aux membres inférieurs.

A mesure que l'utérus grossit, apparaissent les phénomènes de compression, les troubles urinaires, la constipation, l'oppression, etc. Puis, l'appétit se perd, la malade maigrit peu à peu, se cachectise lentement, car la maladie dure trois et quatre ans d'ordinaire. A l'inspection du ventre, on voit, quand l'utérus grossit, l'abdomen prendre la forme et le volume de la grossesse. La palpation fait reconnaître la tumeur utérine, ovoïde, régulière, très développée, surtout lorsqu'il existe de l'hématomètre, et souvent alors franchement fluctuante. Cette masse est ordinairement mobile.

Quand elle est devenue tout à fait abdominale, le col s'élève et peut, parfois, devenir inaccessible au doigt vaginal. A l'hystéromètre, on trouve un agrandissement notable de la cavité utérine.

Quand le col n'est pas oblitéré et que le toucher utérin est possible, le doigt trouve une cavité irrégulière, tapissée de bosselures inégales, très molles ; à la curette, on peut enlever les fragments du néoplasme.

L'évolution de la tumeur est très lente. Elle a duré huit ans chez la malade de TERRILLON, vingt ans chez celle de PÉAN.

L'*hématomètre*, complication fréquente, se montre quand les hémorragies cessent ; c'est surtout alors que se produisent les troubles de compression.

La mort survient par cachexie progressive due aux hémorragies, aux troubles digestifs, à la résorption des produits toxiques formés par le néoplasme. Elle peut être hâtée par l'apparition de métastases sarcomateuses dans les divers organes, surtout dans le poumon, ou bien par des accidents de septicémie en rapport avec la putréfaction du tissu néoplasique ; enfin, quelquefois, elle est causée par des accidents d'urémie ou d'occlusion intestinale.

3° Diagnostic. — Le sarcome diffus est souvent, malgré sa marche lente, très difficile à reconnaître à cause du peu de particularité de ses symptômes. On ne fait, d'habitude, le diagnostic que par l'examen histologique d'un fragment détaché. Le diagnostic différentiel est variable, suivant qu'il y a ou non de l'hématomètre.

a. *Sarcome sans hématomètre.* — La tumeur qui apparaît alors se distingue des *fibromes* par l'absence de bosselures, d'irrégularités, par une consistance moindre ; *de la grossesse*, par la présence des hémorragies, l'absence de modification des seins et du col et par sa marche ; des *endométrites hémorragiques*, par l'analyse détaillée des symptômes et le développement utérin. Dans certains cas cependant, cette distinction clinique semble presque impossible, l'examen histologique permet seul le diagnostic, et la disparition des glandes est un caractère important en faveur du sarcome.

L'*épithélioma du corps* est la maladie qui se rapproche le plus du sarcome : mêmes hémorragies, mêmes pertes fétides, mêmes signes fonctionnels. Le toucher intra-utérin fera reconnaître, dans les cas d'épithélioma, un néoplasme plus irrégulier, plus anfractueux, plus déchiqueté, saignant plus facilement sous le doigt. Quelquefois, la distinction entre les deux ne peut se faire qu'au moyen du microscope : et, dans les cas difficiles à interpréter, on reconnaîtra le sarcome à la régularité des éléments cellulaires et à l'état embryonnaire des vaisseaux. Enfin, le *déciduome* se distinguera le plus souvent par le jeune âge des malades, le rapport entre l'apparition de la tumeur et une grossesse normale ou anormale et les résultats de l'examen histologique des débris formés par le curettage.

b. *Sarcome avec hématomètre.* — Ordinairement, la tumeur est très volumineuse et souvent fluctuante ; aussi, elle a été parfois confondue avec un *kyste ovarique* (PÉAN, TERRILLON) dont elle se distingue par l'absence d'indépendance de la tumeur avec l'utérus, quand on peut la reconnaître. Dans le cas contraire, elle a été prise pour un *fibrome kystique*. D'habitude, le cystofibrome a une forme moins régulière et le corps utérin reste, dans ce cas, plus perméable.

4° Pronostic. — Le pronostic de cette maladie est très grave. Cependant, la lésion évolue plus lentement que l'épithé-

lioma du corps utérin, elle a moins de tendance à s'étendre et à
se généraliser.

§ 3. — DÉCIDUOME MALIN

Le *déciduome malin* n'est pas la seule tumeur qui puisse provenir des débris placentaires. Les débris de cet organe, qui persistent parfois après la délivrance, disparaissent, d'ordinaire, par
exfoliation et nécrose, soit spontanément, soit après avoir causé
des phénomènes d'infection. Parfois cependant, ils peuvent se
greffer sur la muqueuse utérine et donner naissance à un
polype placentaire, tumeur conjonctive, scléreuse, ressemblant
aux autres polypes utérins. Quelquefois, ils peuvent, au lieu de
régresser, proliférer et devenir le point de départ d'une tumeur,
d'un néoplasme. Celui-ci est variable d'allure. Tantôt il évolue
en gardant la structure de la villosité choriale avec son vaisseau
central, et revêtue à l'extérieur de cellules déciduales, mais sans
tendance à envahir et à détruire le tissu environnant, ayant
ordinairement la disposition de polypes, de tumeur pédiculée.
C'est le *déciduome bénin* dont LEJARS, HARTMANN et TOUPET, LEGUEU
et MARIEN ont publié quelques rares exemples et dont l'histoire
clinique est encore très incomplète.

D'autres fois, il existe des tumeurs un peu plus envahissantes,
pouvant pousser des prolongements dans la paroi utérine, que
MAYER, ZAHN, KAHLDEN ont décrites sous le nom de *polype placentaire destructif* et qui seraient, d'après DURANTE, une forme
de passage entre les polypes bénins et le véritable *déciduome
malin*.

Celui-ci est une tumeur encore incomplètement connue, dont
le premier cas appartient à MAYER (1878), qui a été bien
décrite d'abord par SÆNGER (1888) et dont les observations sont
aujourd'hui très nombreuses. CHIARI, PFEIFFER, GOTTSCHALK,
KŒNITZ, KLEIN, MENGE, BISCH-HIRSCHFELD, sont les premiers qui
en ont publié. Les premiers travaux français sont le mémoire
de NOVÉ-JOSSERAND en 1894, puis les observations de PANTOR, de
JEANNEL (congrès de Lyon 1894), le mémoire de CAZIN (1986). On
peut ajouter l'important travail de MARCHAND en Allemagne (1895),

ceux de Rudge, de Durante, enfin la thèse de Bellin, celle de Jules Meroz (Paris, 27 nov. 1900), la thèse de Genore (Toulouse, 1901), celle de Briquet (Nancy, 1904), celle d'Estoule (Paris, 1905) et enfin l'excellent mémoire de Trillat et Viollet couronné, en 1905, par la Société de médecine de Lyon.

1° Étiologie. — Un seul fait étiologique est bien établi, c'est que le déciduome malin est une tumeur spéciale qui se développe toujours à la suite d'une *grossesse*. Tantôt, elle se produit directement à la suite d'une grossesse simple, tantôt elle n'est que le résultat de la transformation d'un polype placentaire, tantôt elle succède à une môle hydatiforme. Elle peut se montrer très vite après l'accouchement, un à quatre mois (Cook, Koentz), parfois, au contraire, après un intervalle plus long, un à deux ans (Rosinelli, Lohlein). Quant aux rapports du déciduome malin avec la môle, il résulte de la statistique la plus complète que, sur 98 cas connus, 48 paraissent consécutifs à des môles, 50 à des accouchements (Meroz).

Pour Trillat et Viollet, l'existence de la môle se trouverait dans 30 au 40 p. 100 des cas. Enfin, d'après les mêmes auteurs, le maximum de fréquence de la maladie serait autour de 30 ans, notion importante par rapport à l'âge ordinaire des malades atteints de carcinome utérin.

2° Anatomie pathologique. — Elle se divise en macroscopique et microscopique.

a. *Macroscopique*. — Au début, la tumeur se présente sous la forme de noyaux, quelquefois multiples, qui ne prennent que tardivement un développement suffisant pour modifier le volume de l'utérus. Ils naissent surtout vers le fond de l'utérus. Leur volume varie d'un pois à une orange.

De forme variable, parfois sessiles, plus souvent pédiculés, ils ont tantôt une surface lisse, tantôt un aspect de mamelon ou de framboise. Leur consistance est molle et friable, ils s'écrasent facilement sous le doigt. De couleur grisâtre, leur parenchyme est souvent semé de taches hémorragiques.

La tumeur, d'abord implantée sur la muqueuse, envahit rapidement le muscle utérin qu'elle détruit parfois assez profondément pour atteindre le tissu sous-séreux (HARTMANN et TOURET). Dans l'épaisseur du muscle, il peut exister des noyaux secondaires. La tumeur engendre rapidement des noyaux métastatiques dans le vagin, les ligaments larges, les ovaires, ou, à distance, dans le poumon surtout, dans le diaphragme, le foie, la rate et

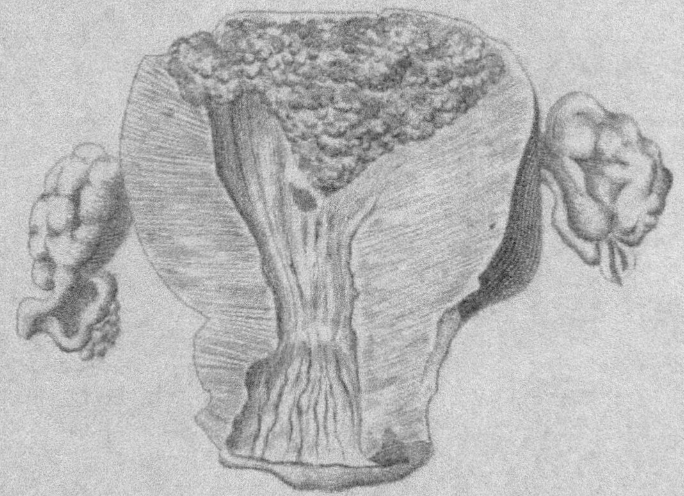

Fig. 194.
Déciduome malin (GOTTSCHALK).

le tube digestif. Une des plus curieuses est celle qui se fait dans les parois du vagin.

b. *Microscopique*. — Le déciduome malin est essentiellement composé de deux sortes de cellules ; les cellules *claires* et les cellules *syncitiales ou masses plasmodiales* de DURANTE. Les *cellules claires*, les moins nombreuses, sont arrondies ovoïdes, avec une membrane d'enveloppe très nette ; elles deviennent polygonales par pression réciproque lorsqu'elles sont groupées. Leur protoplasma est clair, transparent ; le noyau, ordinairement unique, est arrondi, rarement divisé, quelquefois vésiculeux ; ces cellules proviendraient probablement des cellules de la couche de LAN-

DUANS. Elles ne contiennent pas l'élément caractéristique du déciduome et font défaut dans certaines tumeurs.

Les *cellules syncitiales*, élément caractéristique du déciduome, ou *masses plasmodiales*, sont très variables de forme et de dimen-

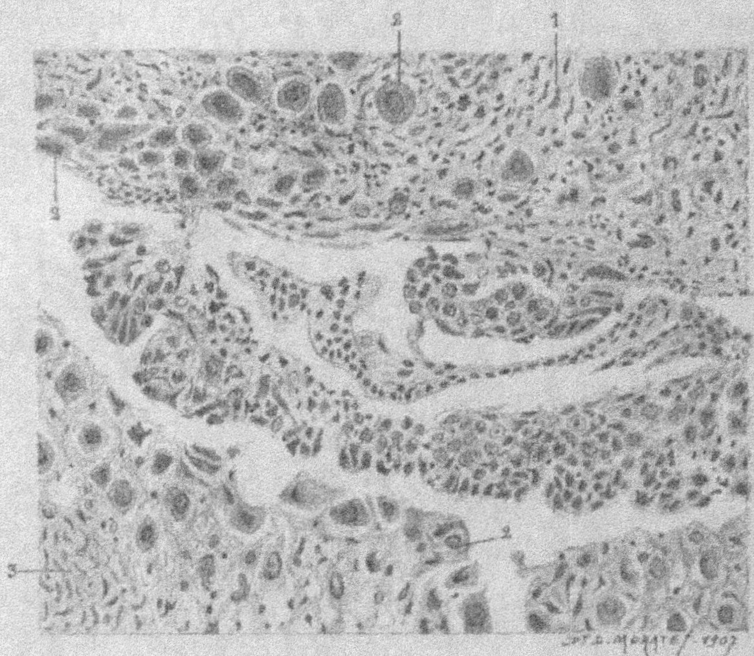

Fig. 195.

Déciduome malin de l'utérus (J.-R. Rocne).

1. tissu conjonctif interstitiel infiltré de très nombreux leucocytes. — 2. cellules déciduales. — 3. nodules myomateux.

sions. Ce sont des amas de protoplasma souvent informe et sans démarcations cellulaires. Sans membrane d'enveloppe, elles forment de vastes amas de cellules géantes, irrégulières et déchiquetées, ou se fragmentant en masses plus restreintes. De leurs bords partent des prolongements de forme et de dimension diverses, véritables pointes d'accroissement (Comn.). Ces prolongements, qui pénètrent dans les lacunes vasculaires, formeront souvent des embolies néoplasiques, origine des métastases. Le protoplasma, ordinairement homogène, est parsemé souvent de noyaux disséminés sans ordre, tantôt ovalaires, tantôt échancrés ou en demi-lune qui se multiplient par division directe. Ces cellules, que l'on trouve à la périphérie de la tumeur, forment la zone d'accroissement du néoplasme. En outre des noyaux, on peut trouver dans ces masses des vacuoles, des leucocytes, des hématies.

Suivant le groupement de ces éléments, le déciduome peut revêtir deux formes principales : la *forme villeuse*, la *forme aréolaire*.

Dans la *forme villeuse*, les végétations néoplasiques donnent l'impression de villosités arborescentes ramifiées, dans lesquelles on ne trouverait aucun vaisseau; la circulation se ferait à l'aide de lacunes sans parois. Chaque villosité est recouverte à sa surface d'une couche de *masses plasmodiales* et son stroma est formé de cellules claires.

Dans la *forme aréolaire*, les masses plasmodiales dessinent un réseau irrégulier dont les mailles enveloppent les amas de cellules claires. Là aussi, la circulation se fait dans des lacunes vasculaires sans parois propres.

Quelle que soit sa forme, le déciduome malin est constitué par le revêtement de la villosité choriale qui s'est mis à proliférer et à envahir le tissu utérin. Cet envahissement est toujours commencé par les masses plasmodiales, les cellules claires ne viennent qu'après.

Le néoplasme pénètre le muscle utérin, en dissocie les fibres et se prolonge surtout le long des vaisseaux. Les veines sont plus souvent atteintes que les artères. La paroi musculaire des vaisseaux est envahie, puis la couche endothéliale est détruite, et la cellule plasmodiale pénètre librement dans la cavité vasculaire. D'autres fois, la masse plasmodiale se met à la place de la paroi vasculaire dont la cavité reste béante; de là, l'aspect de vacuole pleine de sang. Enfin, on peut aussi trouver des lacunes vasculaires au milieu des cellules claires.

La destruction des vaisseaux, la pénétration des cellules syncitiales dans leur cavité expliquent la fréquence des hémorragies et la formation des métastases.

3° Pathogénie. — L'origine des masses plasmodiales et la nature même du déciduome malin sont encore très discutées. Il existe, sur ce point, plusieurs théories qui peuvent se diviser en deux groupes.

a. *Premier groupe*. — Le déciduome proviendrait de la caduque, les cellules claires et les masses syncitiales se formeraient aux dépens des grosses cellules déciduales ; la tumeur proviendrait du tissu conjonctif utérin modifié par la grossesse, ce serait un sarcome. Cette opinion est défendue par Chiari, Pfeifer, Menge, Nové-Josserand et Lacroix, Bacon, Macaigne, Gottlchalk, etc.

b. *Deuxième groupe*. — Le second groupe de théories fait provenir le déciduome des organes embryonnaires. Pour les uns il s'agirait d'un sarcome, pour les autres d'un épithélioma placentaire.

Le syncitium, substance initiale de la tumeur, serait pour les uns d'origine maternelle, et proviendrait de l'épithélium utérin, ou de l'épithélium glandulaire, même de l'endothélium vasculaire, mais pas des cellules conjonctives de la muqueuse. Pour d'autres, il dérive des débris de l'ectoderme fœtal. De cette divergence d'opinion naissent des théories diverses.

Korsmann, Williams, Ruge, en font un carcinome syncitial venant de l'épithélium utérin. Turner, Freund, Pfannenstiel, font provenir le syncitium de l'endothélium maternel et concluent que le déciduome est un endothélioma à cellules géantes.

Les autres auteurs admettent tous, avec des variétés, que le déciduome malin est un épithélioma placentaire. Pour Marchand et Rosixelli il aurait une double origine fœtale et maternelle, syncitium (épithélium utérin), cellules de Langhans (ectoderme fœtal). Pour Frænkel, Appelstedt et Abschoff, il dériverait du syncitium seul, celui-ci étant pour eux d'origine fœtale. Enfin, Duranxe, s'appuyant sur les travaux de Mathias Duval sur le placenta des rongeurs et sur la théorie de Prenant basée sur ces recherches, fait provenir le syncitium de l'ectoderme fœtal, de l'ectoplacenta de M. Duval, et fait du déciduome un *épithélioma ectoplacentaire syncitial*. Cet ectoplacenta, avec ses masses plasmodiales, et ses lacunes vasculaires, rappelle

la structure du déciduome, qui ne serait qu'un ectoplacenta
végétant au delà de ses limites naturelles, en vertu d'une malignité spéciale et de cause inconnue.

De ces diverses théories il résulte seulement, comme bien démontré jusqu'ici, que le déciduome, tumeur sans doute épithéliale, exige pour se manifester la présence antérieure d'une villosité
choriale dont le revêtement épithélial prolifère à certain moment et arrive à former la tumeur maligne que nous venons de
décrire.

4° Symptômes et marche. — Le début est ordinairement
très insidieux ; exceptionnellement, la maladie peut évoluer sans
se révéler par d'autres symptômes que les métastases.

Les *hémorragies* utérines, qui cependant ont pu quelquefois
faire défaut, constituent le symptôme essentiel du déciduome.
Elles se montrent tantôt brusquement au bout d'un temps variable après l'accouchement, de cinq à huit semaines à deux ans,
tantôt, surtout dans les cas de môles, elles débutent par un
suintement insignifiant. Elles sont, d'habitude, très abondantes,
très résistantes à tous les traitements, même au curettage, et
parfois incoercibles. Il y a même eu des cas de mort par hémorragie (CHIARI, HARTMANN).

Les autres symptômes sont secondaires, ce sont : des *écoulements* séreux, souvent roussâtres, rarement fétides, sauf dans les
dernières périodes après infection de la cavité utérine par les
débris sphacélés et aussi, surtout à la suite d'interventions ;
des *douleurs* souvent peu marquées. Il y a, alors, de la fièvre et
très souvent une hyperthermie considérable. Certaines malades
auraient succombé à cette hyperthermie.

L'état général s'altère rapidement ; les malades, minées par
l'hémorragie ou infectées, s'amaigrissent, s'épuisent et meurent,
le plus souvent, par les progrès d'une cachexie à marche rapide,
avec albumine, œdème des jambes, etc.

Au toucher, l'utérus est augmenté de volume, rarement beaucoup ; cependant, CAZIN a trouvé 15 et 18 centimètres d'hystérométrie. Par la palpation bimanuelle, on constate quelquefois
des irrégularités de la paroi. Le col est en général fermé, sou-

vent aussi il est entr'ouvert, et, par le toucher intra-utérin, le doigt peut percevoir une tumeur limitée, extrêmement friable. Le ramollissement circonscrit permet de faire pénétrer le doigt dans une cavité à bords nettement délimités et fermes, creusée au sein du tissu utérin, allant parfois jusqu'à la surface séreuse (Nové-Josserand et Lacroix, Fochier, Gottschalk).

Dans le courant de cette évolution rapide de la maladie apparaissent les *métastases*, qui se montrent à peu près dans 90 p. 100 des cas et qui, d'ordinaire, ont lieu par voie sanguine. Elles peuvent affecter tous les organes ; mais, les plus fréquentes sont celles du vagin et du poumon : ces dernières existent dans la proportion de 50 p. 100.

Les *métastases vaginales*, perceptibles par la vue et souvent par le toucher, se présentent sous la forme d'une masse végétante friable, très molle, quelquefois rénitente ou fluctuante, rapidement ulcérée et donnant alors naissance à de fortes hémorragies (J. Metoz).

Les *métastases pulmonaires* peuvent se révéler par de la toux, de la fièvre, des expectorations sanguinolentes, quelquefois de véritables hémoptysies (Ch. Monod). A l'auscultation, on trouve des craquements, parfois des gargouillements et des frottements pleuraux.

D'après Trillat et Viollet, il y aurait lieu d'admettre plusieurs formes suivant la marche de la maladie : la forme *ordinaire* qui est celle que nous venons de décrire ; la forme *foudroyante aiguë* qui se distingue par la rapidité de sa marche et emporte les malades en quelques mois ou quelques semaines ; une forme *infectieuse* rare avec un état général fébrile, et des formes *anormales* qui se manifestent par des localisations rares et sont encore mal connues.

D'ordinaire, la marche de la tumeur est rapide, elle évolue en six à huit mois, et quelquefois plus vite, comme nous venons de le voir. La mort est ordinairement causée par l'hémorragie, l'infection, la cachexie et les métastases et en première ligne les métastases pulmonaires. Le *pronostic* du déciduome est des plus graves et la mort en est la terminaison naturelle. Jusqu'à ces derniers temps, on le considérait comme la plus grave des tumeurs malignes de l'utérus. Cependant depuis ces dernières années on a rapporté quelques faits de guérison spontanée du déciduome. Ces faits rapportés par Trillat-Viollet appartiendraient à Pick, Schauta, Schlagenhaufer, Schmidt, Zagorfansky-Kessel, Blumreich, von Franqué, Hörmann, Littauer et Riesel. Ils méritent d'être observés à nouveau et bien étudiés, car ils feraient du chorio-épithéliome une tumeur tout à fait spéciale.

La récidive est très fréquente après les opérations ; d'ailleurs, les cas d'intervention sont encore trop peu nombreux pour que la question de survie ou de guérison opératoire puisse être jugée.

5º Diagnostic. — La plupart du temps, le déciduome a été confondu avec une métrite *hémorragique*, surtout après les avortements, ou avec un *fibrome*. Cependant, la gravité de l'hémorragie, sa résistance aux interventions, les relations de cette hémorragie avec des phénomènes de grossesse normale ou molaire pourraient mettre sur la voie du diagnostic. Le toucher intra-utérin et le curettage permettent d'obtenir des débris et de faire un diagnostic histologique. L'apparition des métastases affirmera la nature de la maladie.

§ 4. — ENDOTHÉLIOME DE L'UTÉRUS

On décrit, depuis quelques années, sous le nom d'endothéliomes utérins une série de tumeurs qui paraissent provenir des cellules endothéliales des vaisseaux lymphatiques ou sanguins. Ces tumeurs pourraient, peut-être, être rattachées aux sarcomes utérins.

1º Anatomie pathologique. — La tumeur est formée par des éléments cellulaires de forme tout à fait atypique, disposés en bourgeons, en lobules ou en travées anastomosées entre elles, et plongés au sein d'un stroma conjonctif assez abondant. Les cellules sont arrondies ou polyédriques, volumineuses, avec un gros noyau qui se colore fortement et ressemblent aux cellules de l'épithélioma. D'ailleurs, les épithéliums glandulaires ou de revêtement restent sains et indépendants des néoplasmes.

La plupart des observations d'entholium utérin sont d'origine allemande, italienne ou anglaise. Cova, dans les *Archives italiennes de gynécologie*, en 1904, a résumé à peu près tous les cas connus.

Ces endothéliomes peuvent siéger soit dans le corps, soit dans le col. Les endothéliomes du col paraissent plus fréquents que ceux du corps dont Pozzi a pu, dans sa dernière édition, réunir 7 cas à l'aspect végétant et fongueux. Ceux du col se présentent aussi, d'après Pozzi, sous la forme d'une masse végétante, d'aspect velouté, de consistance dure.

2° Symptômes. — Les symptômes sont tout à fait analogues à ceux du cancer de l'utérus et consistent surtout en *métrorrhagies, leucorrhée et douleurs*.

3° Diagnostic. — Le *diagnostic* n'en a jamais été fait que par l'examen histologique.

4° Traitement. — *Leur traitement* est le même que celui des autres cancers de l'utérus.

§ 5. — TRAITEMENT DES CANCERS DU CORPS DE L'UTÉRUS

L'opération radicale s'impose toutes les fois que l'on a affaire à une lésion limitée au corps utérin sans propagation aux tissus voisins ou sans généralisation.

L'opération radicale doit donc, toujours, être aussi précoce que possible. Cette précocité est d'autant plus à recommander que la tumeur est plus maligne ; c'est dire qu'elle devra être plus grande encore dans les sarcomes et les déciduomes que dans les épithéliomes primitifs qui ont une marche plus lente.

Cette opération radicale reconnaît comme contre-indications : 1° un trop mauvais état général, ne permettant pas à la malade de supporter l'opération ; 2° la propagation de la lésion aux organes voisins ; 3° l'existence de métastases, surtout fréquentes dans les sarcomes et les déciduomes.

Les opérations partielles doivent être rejetées. Il faut avoir recours aux hystérectomies soit *vaginales*, soit *abdominales*.

1° Hystérectomie vaginale. — Elle est encore admissible dans les cancers du corps utérin, et surtout dans les sarcomes et les déciduomes qui ne se généralisent pas par voie lymphatique, toutes les fois que l'utérus n'est pas trop volumineux et qu'il peut passer à travers la plaie vaginale sans morcellement, à cause du danger des greffes secondaires. Cette absence de morcellement est encore plus nécessaire dans les cas de déciduome (LEINEL) que pour les autres cancers. Il faut aussi que l'utérus ne soit pas trop friable afin de ne se pas déchirer dans les manœuvres de traction. Jusqu'à ces dernières années, l'hystérectomie vaginale, moins grave, a été employée de préférence. PICQUAND a pu réunir 66 cas d'hystérectomie vaginale pour fibro-sarcome du corps avec 5 morts opératoires, soit 7 p. 100, et 63 opérations abdominales avec 7 morts soit 11 p. 100 de mortalité opératoire. TRILLAT et VIOLET, dans leur travail déjà cité sur le déciduome malin, rassemblant les observations connues jusqu'en 1903, avaient pu réunir 57 cas d'hystérectomie vaginale contre 6 opérations abdominales.

Mais, depuis quelques années, la nécessité de ne pas morceller et la possibilité de greffer secondairement le néoplasme tendent à faire préférer l'hystérectomie abdominale.

2° Hystérectomie abdominale. — Elle peut être appliquée avec succès à tous les cas de cancer du corps de toutes les variétés, quel que soit le volume de l'utérus et quelle que soit sa friabilité.

Nous ne reviendrons pas sur la technique déjà discutée : nous ne pouvons qu'insister sur la nécessité de l'hystérectomie totale aussi large que possible.

Dans certains cas de fibromes dégénérés, de fibro-sarcomes utérins, les chirurgiens, croyant avoir affaire à de simples fibromes, ont fait parfois des hystérectomies sub-totales. PICQUAND a pu réunir 25 opérations de ce genre avec 5 morts opératoires : deux fois seulement le moignon cervical fut enlevé.

Dans les autres cas il signale 7 récidives secondaires. Aussi il nous paraît préférable de conseiller l'hystérectomie abdominale totale pour toutes les tumeurs malignes du corps utérin.

Les résultats de l'hystérectomie abdominale totale sont ici favorables, puisque Bellœuf, en 1900, donnait une mortalité de 8 p. 100 environ.

La chirurgie des cancers du corps (épithélioma) est beaucoup plus favorable que celle du cancer du col. La tumeur mieux limitée a moins de tendance à récidiver et la guérison opératoire est beaucoup plus fréquente.

Ainsi Winter, sur 30 observations de cancer du corps, en cite 16 sans récidive au bout de cinq ans et au-dessus ; Steindach rapporte que sur 23 opérées à la clinique d'Hofmeier 13 restent définitivement guéries depuis trois et quatre ans. Döderlein qui a opéré 17 cancers du corps a eu une opérabilité de 82 p. 100 avec une guérison définitive de 82 p. 100. Enfin, Waldstein, qui rapporte la statistique du service de Schauta, dit que le cancer du corps récidiverait dans 16 p. 100 des cas seulement.

Quant au sarcome du parenchyme utérin, voici d'après Picquand les résultats observés : sur les 64 femmes guéries par l'hystérectomie vaginale, il a noté 20 récidives, et, sur 56 cas guéris par l'hystérectomie abdominale totale, la récidive a été observée 17 fois.

Dans le sarcome diffus de la muqueuse, il a rassemblé 16 hystérectomies vaginales ou abdominales; 8 malades ont été perdues de vue et il n'a pu relever que 3 guérisons définitives. Pour le déciduome, Taillat et Viollet ont pu réunir 66 cas d'hystérectomies vaginales ou abdominales avec 50 guérisons opératoires, mais ils ne donnent pas les résultats tardifs.

Eiermann, cité par Pozzi, donnerait une proportion de guérison définitive de 12 cas sur 27. D'autres chirurgiens ont fourni aussi des résultats encourageants.

Lorsqu'au contraire les lésions sont trop étendues pour qu'une opération radicale soit possible, il faudra se borner au *traitement palliatif*.

Le traitement palliatif le meilleur est le *curettage* suivi d'un nettoyage complet avec cautérisation de la cavité utérine, tel que nous l'avons décrit à propos du cancer du col. Il doit être pratiqué ici avec de grandes précautions, pour éviter la perforation, souvent trop facile, des parois utérines ramollies et dégénérées. Il est peu indiqué dans le déciduome, car il n'arrive même pas, dans ce cas, à arrêter l'hémorragie. Cependant, on a publié en Allemagne quelques cas de guérison de déciduome malin, soit spontanée, soit à la suite d'un curettage, ce qui laisse peut-être un peu de doute sur l'exactitude du diagnostic histologique fait par l'examen des débris obtenus par la curette. Dans les autres formes, le curettage suivi d'une cautérisation au chlorure de zinc, ou au perchlorure de fer à 1/10 ou bien au permanganate de potasse à la proportion de 10 à 20 p. 100 (Pozzi), et d'un tamponnement aseptique à la gaze, produit souvent une amélioration notable par la cessation momentanée des hémorragies et la désinfection de l'utérus, débarrassé ainsi de ses détritus, et de ses produits septiques.

LIVRE IV

MALADIES DES ANNEXES

L'étude des maladies des annexes comprendra trois sections.
Dans la première, nous étudierons les affections inflammatoires :
ovaro-salpingites, phlegmons pelviens, pelvi-péritonites ; dans
la seconde, nous passerons en revue les néoplasmes des ovaires,
des trompes, des ligaments larges et des ligaments ronds. La
troisième enfin sera consacrée à la description de la grossesse
extra-utérine et des hématocèles péri-utérines.

SECTION PREMIÈRE

LÉSIONS INFLAMMATOIRES DES ANNEXES

Les lésions inflammatoires secondaires du bassin, qui viennent
si souvent compliquer les inflammations utérines, constituent
une des questions les plus controversées et les plus diversement
interprétées de la gynécologie. Tandis que la plupart des auteurs
les localisaient presque exclusivement, soit dans le ligament large,
soit dans le péritoine du petit bassin, soit même dans le tissu
cellulaire sous-péritonéal et en particulier dans le tissu péri-utérin,
Lawson-Tait a rendu le grand service de démontrer opératoirement que ces lésions débutaient le plus souvent par la trompe et
l'ovaire, et les chirurgiens n'ont pas tardé à reconnaître la part
prépondérante que devaient prendre la salpingite et l'ovarite
dans l'étude des phlegmasies pelviennes.

D'ailleurs, ainsi que le dit justement Pozzi, pour bien comprendre l'étroite solidarité de la trompe et de l'utérus, il faut se

souvenir que leur origine est commune, et que ces deux organes proviennent des conduits de Müller. Ils sont, en outre, reliés par d'intimes connexions sanguines et lymphatiques : anastomoses des artères utérines et utéro-ovariennes, communication large des réseaux lymphatiques de l'utérus, de la trompe, des ligaments larges et de l'ovaire.

Ces considérations expliquent la coexistence à peu près constante des lésions inflammatoires de la trompe et de l'ovaire, produites soit par propagation directe, soit par l'intermédiaire des relations lymphatiques et sanguines. De là, aussi les lésions secondaires si fréquentes du péritoine pelvien et aussi du tissu cellulaire sous-péritonéal, qui se continue dans les ailerons de la trompe et de l'ovaire, dans le ligament large, autour de l'utérus, et jusqu'au niveau du plancher pelvien.

Il résulte de ces faits, qu'en première ligne des inflammations pelviennes doit se placer l'étude des *ovaro-salpingites* qui en constituent la forme la plus fréquente et la plus importante.

CHAPITRE PREMIER

OVARO-SALPINGITES

Si l'importance clinique des ovaro-salpingites n'est connue que depuis une trentaine d'années environ, leurs lésions anatomiques avaient déjà été signalées depuis longtemps.

Ainsi, Nicolas Tulpius, en 1672, avait rapporté un cas de distension de la trompe par une collection purulente. F. Ruysh, en 1737, dit avoir, plusieurs fois, rencontré des trompes utérines oblitérées par un travail inflammatoire qu'il attribue à l'accouchement. En 1761, DE HAEN observe sur le cadavre et décrit des tumeurs salpingiennes. ASTRUC, à la même époque, n'hésitait pas à proposer de combattre par la ponction les hydropisies tubaires. PORTAL, en 1803, fait une étude anatomique importante des lésions tubaires et en essaie une classification. Quelques années plus tard, BREGHT, LISFRANC parlent aussi de la salpingite.

En même temps SEYMOUR, LOWENHARDT, VELPEAU, GALLARD, et les médecins contemporains essaient de décrire l'ovarite et de la séparer des autres inflammations pelviennes.

Vers le milieu du XIXe siècle, BERNUTZ et GOUPIL, SCANZONI, ARAN surtout (1858-60) reconnurent, à peu près, les caractères des lésions inflammatoires des ovaires et des trompes, surtout au point de vue anatomique. ARAN insista sur leur importance clinique et essaya de démontrer que l'inflammation primitive des trompes jouait le rôle principal dans les phlegmasies pelviennes et qu'elle en était souvent le point de départ. Dans ce but, il inspira la thèse de son élève SIREDEY (1860) : *De la fréquence des altérations des annexes de l'utérus dans les maladies dites utérines.* BROUARDEL démontra peu après, dans son travail inaugural, la fréquence des lésions tubaires dans la tuberculose génitale (1865.)

L'histoire clinique de ces affections restait encore à peine ébauchée, elle ne commença à être sérieusement étudiée qu'à partir de la tentative de Lawson-Tait, qui osa, le 2 février 1872, pratiquer, de propos délibéré, la laparotomie pour enlever un ovaire atteint de suppuration chronique. La tentative de Lawson-Tait fut imitée rapidement par Hegar, Bantock, Martin, Savage, Mundé, etc. Terrier et Terrillon furent les premiers à pratiquer l'opération en France, et, après la communication de Routier à la Société de Chirurgie le 14 novembre 1888, et l'importante discussion qui la suivit, la question de l'*ovaro-salpingite* ne tarda pas à devenir une des plus étudiées de la gynécologie. On apprit à distinguer les lésions dès leur début, et on reconnut rapidement, ce qu'Aran avait déjà dit, la part tout à fait prépondérante que prend la salpingite dans les inflammations pelviennes et la coexistence si fréquente des lésions de l'ovaire et même du péritoine.

Parmi les travaux les plus importants nous citerons, en France, ceux de Terrier, Terrillon, Cornil, Bouilly, Pozzi, Segond, Quénu, Lucas Championnière, Hartmann, etc., et les excellentes thèses de Lavie (1888), Monprofit, (1889), Reymond, (1895), Yordanoff (1897) ; les recherches de Orthmann, Sænger, Martin, Westermak, Wertheim, Kaltenbach, Schauta, etc., en Allemagne : les publications de Polk, Baldy, Howard Kelly, Mundé, etc., en Amérique.

Il est résulté de ces études de nombreuses classifications des inflammations tubaires et ovariennes, dont les plus importantes sont celles de Cornil, Terrillon, Landau, Sænger, Martin et Orthmann, Pozzi, etc., qui sont basées tantôt sur les différences étiologiques et microbiennes, tantôt sur les différentes formes anatomiques. Ces classifications sont toujours un peu artificielles, car souvent, ainsi que le font remarquer Segond et Bouilly, les différentes classes de lésions répondent plutôt à différentes phases de la maladie qu'à des affections différentes, et les lésions variées ne sont souvent que des étapes ou des complications de l'altération primitive. Nous retiendrons seulement une division importante de Pozzi, qui groupe les salpingites en deux grandes classes : les *salpingites non kystiques* et les *salpingites kystiques*.

Elle peut aider à l'étude des lésions macroscopiques, et surtout des formes cliniques.

Il est encore une autre remarque préliminaire importante à faire, c'est la rareté relative de la limitation des lésions à la trompe seule ; le plus souvent, en effet, l'ovaire est altéré en même temps, soit primitivement, soit secondairement ; assez fréquemment, il existe en même temps des lésions du péritoine. Aussi, pour donner à la maladie son nom complet, peut-être faudrait-il dire *ovaro-salpingo-péritonite* ou au moins *cophoro-salpingites* ou *tubo-ovarites*. Néanmoins, lorsque, pour la commodité du langage, nous parlerons simplement, à l'exemple des autres auteurs, de *salpingites* ou *d'annexites*, nous désignerons le plus souvent, sous ce nom, la lésion complète, sans en énumérer tous les termes.

§ I. — ÉTIOLOGIE ET PATHOGÉNIE

La *fréquence* des salpingo-ovarites est très grande et difficile cependant à établir exactement. Bien que toutes les endométrites ne se compliquent pas d'annexites, il peut arriver, d'une part, que des lésions utérines très légères et très passagères amènent des lésions tubaires durables, et d'autre part, qu'au cours de métrites chroniques, il existe des salpingites légères qui, bien soignées, disparaissent et guérissent sans laisser de traces. Il en résulte une inexactitude forcée des statistiques basées seulement sur des lésions trouvées à l'autopsie. On rencontre, dit-on, à l'autopsie des lésions tubaires une fois sur 10 ; WINCKEL en a trouvé 182 fois sur 373 cadavres, LEWERS 17 fois sur 100, et GALABIN seulement 12 fois sur 302. Si l'on considère seulement les constatations diagnostiques, on voit que MARTIN (de Berlin), sur 20 605 femmes atteintes d'affections gynécologiques et examinées à sa Clinique du 15 septembre 1886 au 31 décembre 1894, aurait observé 1 363 fois des lésions des annexes.

Au point de vue de l'âge des malades, on constate que ces lésions s'observent surtout, naturellement, pendant la période de grande activité génitale, c'est-à-dire de vingt à quarante ans.

Comme la métrite, qui la cause d'ordinaire, la salpingite est exceptionnelle chez l'enfant, assez rare chez la vieille femme.

1° Causes déterminantes. — La véritable cause de la salpingite est l'*infection*, ainsi que l'ont démontré, dans ces dernières années, les recherches bactériologiques de Orthmann, Wertheim, Menge, Harthmann et Morax, Jayle, Wite, Brunner, Reymond, Yordanoff, etc. Ces auteurs ont, dans la plupart des cas examinés, constaté dans le pus ou dans les tissus des trompes enflammées la présence de germes pathogènes variés, dont les plus fréquents sont : le streptocoque, le gonocoque, le staphylocoque, le pneumocoque, le bacterium coli commune, etc.

Ces germes pathogènes sont, dans l'immense majorité des cas, d'origine utérine, et l'infection utérine, la *métrite*, est la cause principale de l'infection tubo-ovarienne. Cependant, dans certains cas rares, l'infection peut provenir d'autres sources, de certaines affections intestinales (Pozzi) ou de maladies générales.

Les infections utérines étant la source ordinaire des inflammations annexielles, les différentes formes de métrites, et en particulier les inflammations de nature blennorragique et puerpérale, seront les causes les plus fréquentes de salpingite.

La salpingite blennorragique serait, pour certains auteurs, la plus fréquente de toutes. D'après Noeggerath, qui a repris cette question après Ricord, Bernutz et Requin, d'après Zweiffel et Rosthorn, la grande majorité des salpingites serait due à la blennorragie. Sænger croit que la blennorragie peut revendiquer les 9 10 des salpingites. Ces affirmations paraissent certainement un peu exagérées, mais il semble néanmoins prouvé que les salpingites blennorragiques sont certainement les plus fréquentes.

Dans bien des cas, cette affection a un début lent, insidieux, et peut succéder à des infections torpides peu accusées ; d'autres fois, au contraire, la blennorragie initiale est brusque, à grands fracas, et envahit très rapidement, après l'infection initiale, les trompes et le péritoine pelvien.

La présence du gonocoque peut être regardée comme constante, bien que sa recherche, toujours difficile, n'ait pas constamment donné lieu à des résultats positifs.

C'est WESTERMARK qui, le premier, découvrit le gonocoque dans le pus d'une salpingite blennorragique. ORTHMANN en publia peu après une seconde observation. Depuis, de nombreux auteurs, WITE, ZWEIFEL, DÖDERLEIN, CARSTEIN, SCHAUTA, WERTHEIM, MENGE, PROCHNOWICK, CHARRIER, JAYLE, REYMOND, YORDANOFF l'ont constaté, à leur tour, dans un grand nombre de cas.

D'ordinaire, le gonocoque se rencontre surtout dans le pus de la salpingite, qu'il soit enkysté ou libre. Il existe de plus à la surface de la muqueuse une couche purulente adhérente, composée d'un grand nombre de leucocytes et de quelques cellules épithéliales. Le gonocoque s'observerait aussi dans les cellules épithéliales desquamées, dans les leucocytes et aussi parfois entre les cellules (REYMOND). WERTHEIM a signalé encore sa présence dans l'épaisseur de la muqueuse et même dans la couche musculeuse de la trompe.

REYMOND et YORDANOFF, qui ont contrôlé ces recherches, n'ont jamais rencontré ce microbe ni dans le derme de la muqueuse, ni dans la couche musculaire.

On ne le trouve qu'exceptionnellement dans le péritoine, bien qu'il existe certainement une péritonite blennorragique (BRÔSE, CHARRIER, MENGE) ; il provoquerait surtout dans cette séreuse la formation d'adhérences. Enfin, dans les salpingites à gonocoques, on trouve, dans l'ovaire surtout, de la sclérose de la périphérie et de nombreux kystes folliculaires, mais non des abcès à gonocoques (REYMOND). D'après YORDANOFF, la suppuration ovarienne serait impossible dans la blennorragie pure.

L'infection puerpérale est aussi une cause fréquente des salpingites, et il est difficile de savoir si les infections blennorragiques sont plus fréquentes que les puerpérales et réciproquement. Nous avons rapporté l'opinion de certains auteurs au sujet de la fréquence des salpingites à gonocoques ; on retrouve les mêmes affirmations pour les puerpérales. Pour BALD, les trois quarts des salpingites seraient d'origine puerpérale, TERRILLON croit que la moitié au moins succède à l'avortement. E. MARTIN, PRYCE, BOUILLY, ANDROGOFF, ont signalé la fréquence extrême des salpingites puerpérales. Martin a relevé 374 cas d'origine puerpérale.

C'est tantôt à la suite de l'accouchement infectieux, tantôt et peut-être plus souvent, après l'avortement, surtout quand il persiste dans l'utérus des débris du placenta et des membranes, que l'on voit survenir des inflammations tubaires, qui succèdent d'ordinaire très rapidement à la métrite d'origine puerpérale.

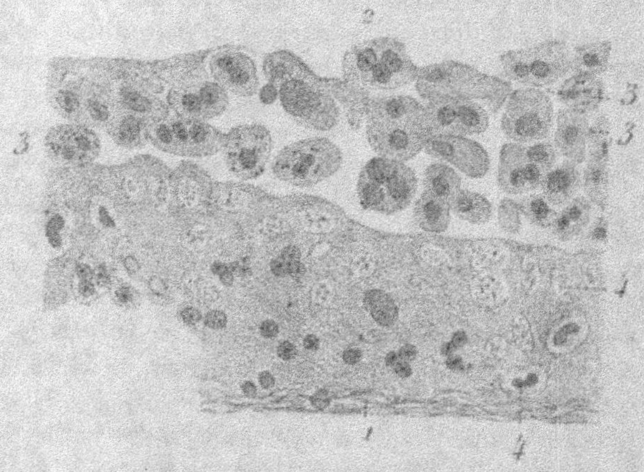

Fig. 195.

Gonocoques dans une coupe de la muqueuse tubaire (Reymond).

1, muqueuse. — 2, couche de pus adhérente à la muqueuse. — 3, gonocoques dans les leucocytes et dans les cellules épithéliales desquamées. — 4, 4, leucocytes.

C'est, d'ordinaire, le *streptocoque* qui est l'agent pathogène de cette forme de salpingite. La présence de ce microbe a été signalée dans un grand nombre d'observations et principalement par Witte, Zweifel, Schauta, Kaltenbach, Eberth, Orthmann, Hartmann et Morax, Girode, Reymond, Yordanoff, etc. Reymond fait observer, à ce sujet, que si ce microbe n'était pas d'une culture très délicate, il est probable que sa présence serait constatée encore beaucoup plus souvent.

Sa distribution diffère beaucoup de celle du gonocoque. Le pus de ces sortes de salpingites contient des leucocytes et des cellules épithéliales desquamées.

On rencontre rarement le streptocoque dans les leucocytes, fréquemment dans les cellules épithéliales, plus souvent encore libre entre les cellules (REYMOND).

On le trouve aussi dans la muqueuse, peu dans les cas récents, mais lorsque la lésion est plus ancienne, le lymphatique, placé au centre de chaque frange, est dilaté et contient des leucocytes et des streptocoques. On voit aussi, dans certains cas, des amas de streptocoques dans le tissu même de la muqueuse. On en observe encore dans le tissu musculaire et dans les couches conjonctives de la trompe et ces microbes affectent, d'ordinaire, des rapports importants avec les vaisseaux. Ils sont tantôt à leur périphérie, tantôt dans leur intérieur, soit dans le caillot des petits vaisseaux thrombosés, soit dans la lumière, soit dans l'endothélium même du vaisseau.

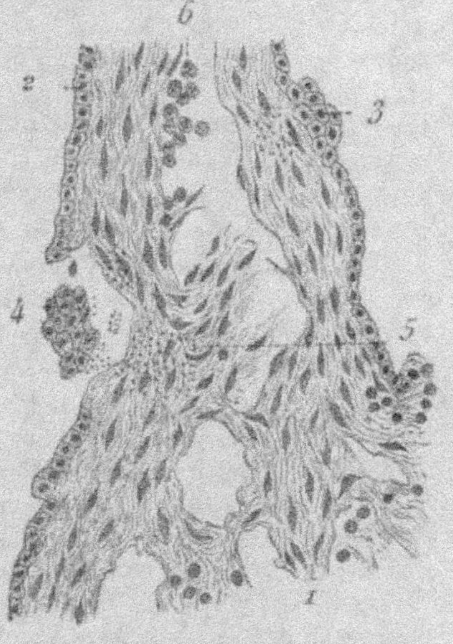

Ces mêmes microbes ont été souvent observés aussi dans le tissu cellulaire de l'aileron, et dans les éléments conjonctifs sous-péritonéaux. Enfin, l'ovaire lui aussi est très souvent envahi par les streptocoques. Au début, ils paraissent suivre les lymphatiques et les vaisseaux sanguins ; plus tard, il se forme des abcès miliaires et même de véritables abcès ovariens, dans

Fig. 197.

Coupe d'une frange de salpingite. Streptocoques (REYMOND).

1, tissu conjonctif hypertrophié. — 2, épithélium de revêtement. — 3, prolifération de cet épithélium au voisinage d'un groupe de streptocoques. — 4, desquamation d'un groupe de cellules proliférées. — 5, streptocoques groupés au-dessous de ce lambeau desquamé. — 6, leucocytes dans le lymphatique central de la frange.

les parois et les cavités desquels on peut retrouver souvent de nombreux streptocoques.

Enfin on a noté, parfois, une infection mixte dans laquelle le gonocoque s'associe au streptocoque. WIETE, WERTHEIM, DÖDERLEIN ont montré l'influence réelle du gonocoque sur le développement du streptocoque. Chez des femmes ayant eu auparavant de la blennorragie, on peut trouver des accidents puerpéraux causés par le microbe de NEISSER qui gagne la trompe et l'ovaire. D'autre part, le gonocoque semble disposer les tissus a l'infection secondaire. BRUNN et GESHEIM ont vu des infections mixtes succéder à des blennorragies pures. Il semble que le gonocoque diminue la résistance des muqueuses et accroît la virulence des autres organismes.

D'ailleurs, ce n'est pas exclusivement dans les métrites puerpérales que l'on a pu constater la salpingite à streptocoques. Les contaminations par l'exploration et l'intervention obstétrico-chirurgicales, les infections par l'hystéromètre, par l'absence d'asepsie fournissent aussi un certain nombre de salpingites à streptocoques.

Il faut ajouter que, dans certaines salpingites, évidemment de cause puerpérale, on peut, rarement il est vrai, observer des microbes autres que les streptocoques. On a trouvé, parfois, des staphylocoques purs ou associés (YORDANOFF, BÉRINGER et GARTNER), dans des cas manifestement puerpéraux. MORAX a observé le pneumocoque dans une infection tubaire venue à la suite d'accidents puerpéraux. Ces microbes sont purs, ou associés au streptocoque.

D'ailleurs, en dehors des métrites les plus fréquentes que nous venons d'étudier, puerpérales ou blennorragiques, toutes les infections utérines, quelle que soit leur nature, peuvent engendrer des salpingites. On a rencontré, alors, en dehors du streptocoque et du gonocoque, des staphylocoques (SCHAUTA, WITTE, MENGE, BOUCHET, MORAX) ; des pneumocoques en l'absence de toute pneumonie (ZWEIFEL, FROMMEL, WITTE, HARTHMANN et MORAX). On a même trouvé, dans certaines salpingites, le bacille de l'œdème malin, le streptococcus longus conglomeratus, le streptococcus brevis ; mais, ce sont là des faits absolument exceptionnels (REYMOND). On a observé aussi, dans un certain nombre de cas, de simples saprophytes qui, presque toujours, paraissent répondre à des espèces vivant normalement dans le col et dans le vagin.

A côté des infections tubaires de cause utérine, il faut faire une place aux *salpingites d'origine intestinale*. POZZI, le premier, a signalé certaines inflammations salpingiennes provenant de lésions intestinales (entérite, fièvre typhoïde), en dehors de toute autre cause d'infection. On a signalé aussi un certain nombre de lésions tubaires à la suite des péritonites, d'abcès de la fosse iliaque et même d'appendicites. Dans la plupart de ces faits, on rencontre dans la trompe du *bacterium coli commune*.

D'ordinaire, il y a, alors, entre l'intestin ou l'appendice et la trompe malade, des adhérences qui permettent, par l'intermédiaire de leurs lymphatiques, le passage vers la trompe des microbes ordinaires de la cavité intestinale. Le plus souvent, il n'y a pas infection primitive de la trompe par l'intestin, mais infection secondaire par le coli-bacille d'une salpingite déjà formée par des accidents puerpéraux ou blennorragiques.

Il y aurait lieu d'insister un peu, à ce sujet, sur la coexistence et les rapports de l'appendicite et de l'annexite, bien étudiées ces dernières années par un certain nombre d'auteurs et en particulier par BOUILLY, par TREUB, et par BARNSBY dans son excellente thèse (Paris, 28 avril 1898). Il est aujourd'hui démontré qu'il existe un certain nombre de cas dans lesquels coexistent une annexite droite avec une appendicite aiguë ou chronique, le plus souvent chronique. Les organes sont reliés ensemble par des adhérences, et auraient une communication normale par les lymphatiques contenus dans le ligament appendiculo-annexiel décrit par CLADO.

Or ce ligament est nié par BARNSBY, qui n'a pu le retrouver, puis ensuite par BERNEX[1]. Celui-ci, après avoir examiné 130 cadavres de femmes, conclut qu'il n'existe pas de rapports immédiats, ni de ligaments entre l'appendice et la trompe droite,

---

[1] BERNEX, *Contribution à l'étude de l'appendicite causée par les annexites*, Thèse de Bordeaux, février 1905.

mais des rapports médiats par l'intermédiaire du méso-appendice dont la base est souvent en connexion avec le ligament large droit et par le tissu cellulaire et les vaisseaux contenus dans ces deux organes.

D'autre part, il est certain que les adhérences font le plus souvent communiquer un organe primitivement malade avec un organe sain, lequel est secondairement infecté. La lésion primitive peut exister tantôt du côté de la trompe, tantôt du côté de l'appendice.

Si c'est l'appendice qui est la source de l'infection, on trouvera du bacterium coli commune dans le liquide de la salpingite ; d'autres fois, au contraire, c'est l'appendice qui sera secondairement infecté par la trompe. Enfin, les deux organes peuvent être atteints d'infections séparées et alors, les infections associées semblent présenter un regain de virulence.

On peut aussi observer des ovaro-salpingites à la suite d'autres infections.

Elles se rencontrent au cours de certaines maladies infectieuses. LAWSON-TAIT, WALKER, l'ont signalée au cours de la scarlatine et de la variole, GOTTSCHALK dans la grippe, GALLIARD dans la rougeole, MARIT dans la fièvre typhoïde. Ces maladies infectieuses peuvent aussi agir sur l'ovaire directement. On trouve des ovarites dans la pneumonie (SCANZONI), les fièvres éruptives et surtout la variole (BALL, CHURCHILL, MAURIAC, GOSSELIN, etc.), la scarlatine (ZEBEDINSKY), le typhus (SLAVYANSKY), la rougeole (DALCHÉ). Il ne faut pas oublier non plus l'action spéciale des oreillons sur l'ovaire. FRAIKIN signale des cas d'ovarite séléro-kystique après les oreillons. CHEYNEL, sans sa thèse[1], a étudié cette forme peu fréquente et ordinairement peu grave d'ovarite. Parmi les causes de la salpingite, nous nous bornerons à rappeler simplement ici la tuberculose ; car, l'annexite tuberculeuse sera spécialement étudiée dans le chapitre consacré à la tuberculose génitale.

Notons enfin, en terminant, quelques causes exceptionnelles, telles que l'*actinomycose* dont il n'a été signalé qu'une observa-

---

[1] CHEYNEL, *de l'ovarite ourlienne*, Th. de Bordeaux, 1906.

tion (ZEHMANN, 1885) et la *syphilis*. Bien qu'il existe plusieurs cas de salpingite dite syphilitique (BOUCHARD et LÉPINE, BOLD, MONPROFIT, etc.), qu'au Congrès français de gynécologie de Rouen, 1904, plusieurs auteurs JEANNE, Mlle ROBINEAU, OZENNE, aient présenté un certain nombre de faits d'annexite attribués à la syphilis, et que JOUEN ait consacré sa thèse à l'étude de cette question [1], l'existence de cette affection n'est pas encore complètement démontrée. Il en est de même de la *salpingite papillomateuse* d'ALBAN DORAN, qui n'est peut-être qu'un néoplasme tubaire et non une lésion inflammatoire.

En résumé, nous le voyons, à part quelques cas exceptionnels, c'est surtout la métrite qui est la cause véritable de l'annexite. Mais, pour fixer d'une manière précise l'influence des lésions utérines, il faudrait déterminer pourquoi les salpingites ne compliquent que certaines métrites et non toutes, pourquoi aussi l'inflammation tubaire survient plutôt à un moment qu'à un autre.

On sait, en effet, que l'infection de la trompe peut être produite au cours des métrites, sous l'influence de certaines causes occasionnelles telles qu'un excès de fatigue, des abus de coït, un traumatisme, des exercices fatigants, équitation, bicyclette, etc., qui exagèrent souvent la virulence des germes pathogènes et facilitent la propagation de la lésion.

Dans d'autres cas, l'infection est facilitée par certaines dispositions ou certaines lésions qui constituent de véritables causes prédisposantes. Les flexions utérines, certaines déviations et torsions utérines, les sténoses, et les atrésies congénitales ou acquises, en empêchant le drainage utérin et l'écoulement des mucosités, facilitent l'infection de la trompe (GIL WYLIE, DOLÉRIS). C'est de la même manière qu'agissent certaines déformations de la cavité utérine au cours des fibromes utérins, certaines rétentions de sécrétion dans le cancer du col et même du corps. Ainsi, dans 13 cas de fibromes, POPOW, cité par LEGUEU, n'aurait trouvé que 5 fois les trompes saines.

---

[1] JOUEN, *Contribution à l'étude de la syphilis des trompes et des ovaires*, Th. Paris, juin 1905.

Enfin, certaines dispositions anatomiques seraient regardées aussi comme des causes prédisposantes des salpingites ; ce sont surtout des malformations congénitales des trompes, d'après Freund et Lawson-Tait.

2° Voies de l'infection. — Quelles que soient d'ailleurs les causes vraies des salpingites, il reste, pour en bien comprendre le mécanisme, à étudier les voies que peut suivre l'infection.

Cette question a été étudiée et discutée, avec soin, à la Société de Chirurgie dans la discussion déjà citée de 1888. La plupart des auteurs, et en particulier Terrier, Trélat, Bouilly, Pozzi, Terrillon, Quénu, Segond, ont soutenu que les germes pathogènes se transportaient directement de l'utérus dans la trompe, en infectant la muqueuse de proche en proche, *par continuité de tissu*. Par suite, les lésions de l'ovaire devaient être considérées comme toujours secondaires aux altérations tubaires.

Lucas-Championnière seul soutint que l'infection se faisait surtout par les voies lymphatiques, et il invoquait, comme preuves, certains cas de salpingite post-puerpérale, où l'ovaire était le siège d'abcès volumineux alors que la trompe était relativement peu altérée.

Les recherches bactériologiques de ces dernières années semblent jeter un peu de jour sur cette question ; elles ont démontré que les voies de l'infection pouvaient varier avec les différents microbes pathogènes.

D'après les travaux de Reymond et de Yordanoff, les salpingites à gonocoques sont produites par la propagation inflammatoire de proche en proche, par la continuité de la muqueuse. Le streptocoque envahirait plutôt les annexes par les voies sanguines et lymphatiques (Guglio, Bumm, Widal). Le bacterium coli commune peut pénétrer dans la trompe, soit par la continuité des muqueuses vaginale et utérine (Gilbert), soit par les lymphatiques des adhérences qui réunissent l'intestin ou l'appendice et les annexes (Reymond, Yordanoff). Les autres microbes pathogènes, et les simples saprophytes paraissent venir de l'utérus, comme le gonocoque et souvent à sa suite, en suivant la voie muqueuse. L'infection de proche en proché par la muqueuse reste donc un des mécanismes les plus fréquents dans la production des salpingites.

§ 2. — ANATOMIE PATHOLOGIQUE

Bien que certaines ovarites puissent à la rigueur se développer sans être accompagnées de lésions manifestes de la trompe, comme par exemple certaines ovarites scléro-kystiques, certaines ovarites liées aux troubles de la menstruation ou aux excès vénériens, (DALCHÉ, PROCHOWNICK), ou bien celles qui sont dues à certaines intoxications (alcool, plomb, mercure, etc. F. JAYLE), les lésions inflammatoires des ovaires sont, d'ordinaire, si complètement liées aux salpingites, que nous croyons devoir, à l'imitation de nos devanciers, réunir dans un même chapitre, la description des lésions de ces deux organes.

Nous décrirons donc successivement, les *lésions de la trompe* et celles *de l'ovaire*.

Les *ovaro-salpingites* sont très souvent bilatérales ; du moins quand on examine des lésions un peu anciennes, elles commencent toujours par être unilatérales. On observe souvent, chez des jeunes femmes ayant, à la suite d'une métrite, un début de salpingite unilatérale, l'infection du second côté, à la suite d'une fatigue, d'un excès de travail, etc.

A) LÉSIONS DE LA TROMPE

Il existe des lésions tubaires très variables, et, sans vouloir revenir ici sur les nombreuses classifications qui en ont été données, nous diviserons, avec POZZI, les salpingites en deux grands groupes : les *salpingites non kystiques* et les *salpingites kystiques*.

1° **Salpingites non kystiques**. — Parmi les salpingites non kystiques, nous rangerons la *salpingite catarrhale* ou *endo-salpingite*, la *salpingite purulente aigüe*, la *salpingite parenchymateuse* avec ses deux formes ; l'*hypertrophique* et l'*atrophique*.

a. *Salpingite catarrhale*. — La salpingite catarrhale, que certains auteurs appellent endo-salpingite, peut-être subaiguë ou chronique. Les lésions, dans cette forme, semblent à peu près limitées à la muqueuse et négligeables dans le reste de la paroi.

La forme de l'organe est à peu près conservée ; la trompe modérément épaissie, un peu allongée et souvent contournée sur

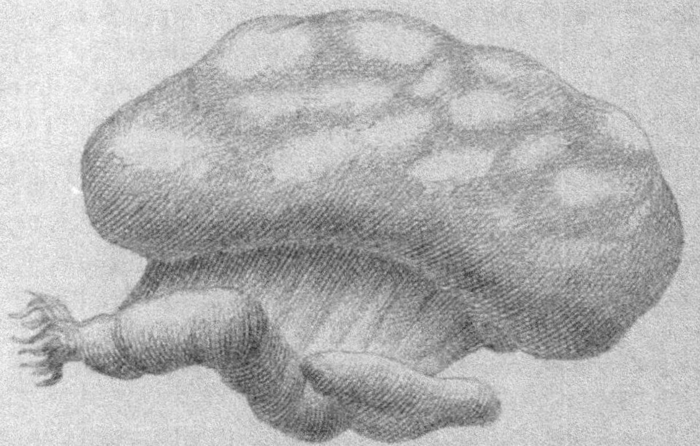

Fig. 198.
Salpingite catarrhale. Gros ovaire scléro-kystique (LEQUEU).

elle-même, a sa souplesse à peu près normale et une consistance œdémateuse. D'ordinaire, elle est rouge ou rose vif. Son pavillon, souvent étoilé et turgescent, peut être aussi replié sur lui-même ; mais l'adhérence de ses franges ne produit pas l'oblitération complète de l'orifice. A la pression, on fait sourdre un liquide trouble, muqueux, non purulent. Il existe, parfois, des fausses membranes légères et molles reliant la trompe aux organes voisins. La cavité tubaire est remplie de végétations irrégulières, formées par des replis normaux hypertrophiés, de couleur gris rosé ou gris argenté.

b. *Salpingite purulente aiguë.* — La salpingite purulente aiguë n'est en général que l'exagération de la forme précédente. Elle peut elle-même aboutir facilement à la forme enkystée ou pyosalphinx, dont la production est souvent précédée d'une salpingite purulente profluente. La trompe, ainsi altérée, est augmentée

de volume, gonflée, et, en même temps, flexueuse, contournée,
parfois même bosselée ou noueuse. Les franges du pavillon sont
ordinairement agglutinées, et l'orifice abdominal souvent oblitéré. La cavité tubaire est irrégulière, souvent moniliforme ; sa
muqueuse est tomenteuse, grisâtre.

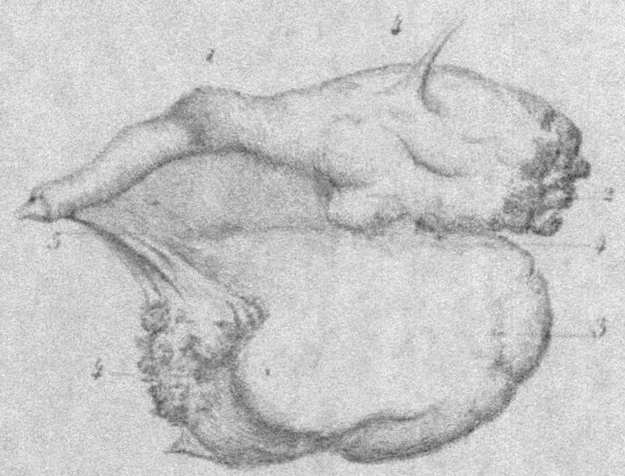

Fig. 199.
Ovaro-salpingite chronique.

1, trompe. — 2, pavillon avec ses adhérences rompues. — 3, ovaire augmenté de
volume. — 4, adhérences. — 5, mésosalpinx.

La cavité tubaire contient du pus épais, phlegmoneux, verdâtre, rarement du muco-pus. Il est peu abondant et n'a pas
d'odeur. Ce pus contient peu de leucocytes, mais beaucoup de
cellules épithéliales desquamées, mortifiées.

La paroi tubaire est épaissie ; la muqueuse présente des végétations exubérantes, souvent anastomosées entre elles. L'épaississement de la paroi est surtout dû à l'accumulation de cellules
migratrices infiltrant les mailles du tissu conjonctif. Les vaisseaux sont volumineux et dilatés (CORNIL).

Cette salpingite purulente peut, comme la forme catarrhale,
guérir spontanément ; ordinairement elle se termine par induration ; souvent elle peut, si le pus se résorbe, donner naissance à
une salpingite chronique.

c. Salpingite chronique parenchymateuse. — Dans la salpingite chronique parenchymateuse, d'ordinaire, les deux trompes sont

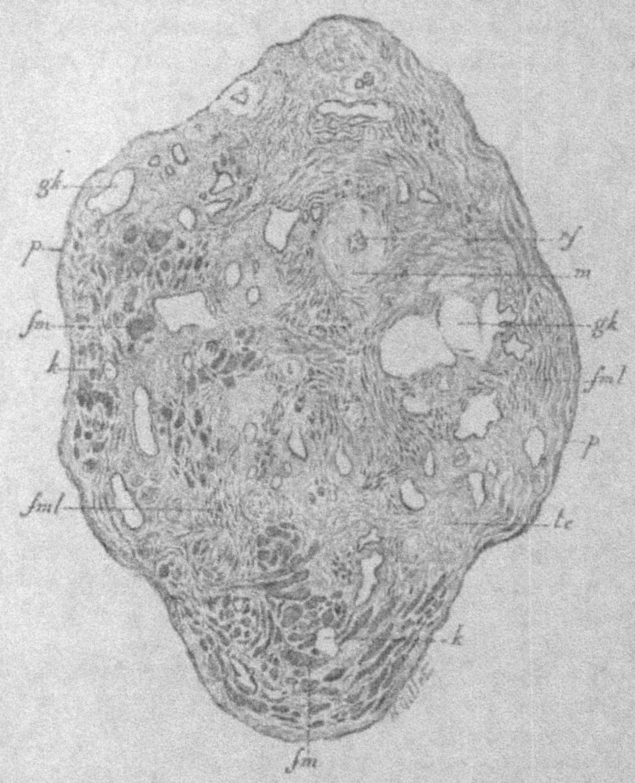

Fig. 200.

Coupe d'une salpingite hypertrophique.

m, muqueuse. — *rf*, restes des franges formant saillie dans la cavité tubaire. — *fm*, fibres musculaires se croisant en tous sens. — *k*, kyste épithélial. — *gk*, grand kyste beaucoup plus considérable que la lumière actuelle de la trompe.

prises, tandis que les formes précédentes sont fréquemment unilatérales. Les lésions, au lieu d'être bornées à la muqueuse, atteignent toute l'épaisseur des parois tubaires, et sont surtout importantes dans la tunique moyenne ou musculaire. Le plus souvent, il existe, autour de la trompe malade, de très nombreuses

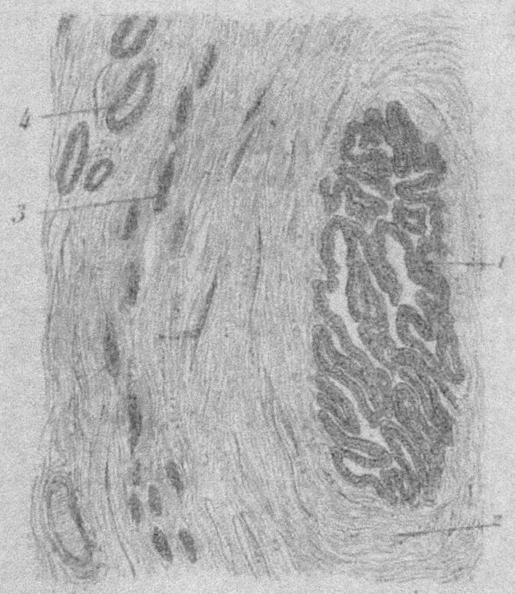

Fig. 201.
Salpingite chronique, forme atrophique (Boldt).

1, franges des plis de la muqueuse et lumière effacée du canal tubaire. — 2, hypertrophie du tissu conjonctif sous-muqueux. — 3, faisceaux musculaires disséminés. — 4, artérioles voisines de la surface péritonéale.

et fortes adhérences qui l'unissent non seulement à l'ovaire, mais aussi à la paroi pelvienne et au cul-de-sac de Douglas. A la coupe, la paroi paraît très épaissie et la muqueuse est d'aspect ardoisé.

Cette salpingite peut présenter deux variétés : une forme *hypertrophique* et une forme *atrophique*.

Dans la *forme hypertrophique*, bien décrite par SCHAUTA, KALTEMBACH, SAVINOFF et POZZI, la trompe est grosse comme le petit doigt au moins, parfois comme le pouce, elle est allongée, souvent de couleur lie de vin, et de consistance charnue. Son extrémité abdominale est ordinairement oblitérée : l'orifice utérin le plus souvent rétréci.

Le contenu de la trompe est louche, parfois purulent. D'ailleurs, à la coupe, on trouve une paroi très épaissie, l'épaississement

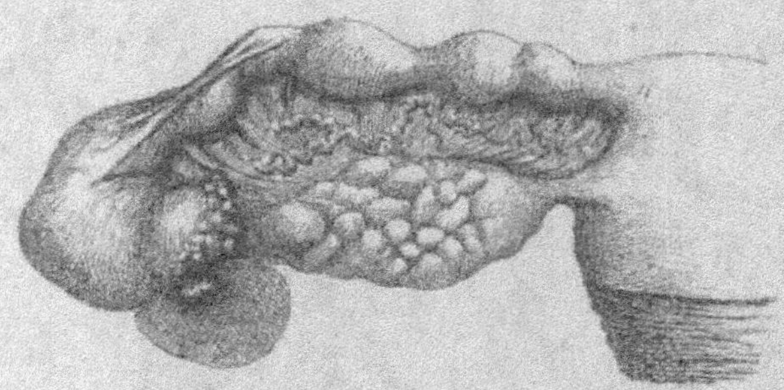

Fig. 202.
Salpingite nodulaire (d'après H. Kelly).

portant surtout sur la couche musculaire, tandis que le canal tubaire est manifestement rétréci.

La *forme atrophique* n'est, ordinairement, qu'un stade plus avancé de la précédente. Le tissu musculaire disparaît, la sclérose envahit tout l'organe qui se rétracte, se transforme en un cordon dur, car le tissu conjonctif a envahi toute l'épaisseur de la paroi, comprimant les vaisseaux, nivelant les franges muqueuses. La muqueuse devient lisse, le calibre tubaire se rétrécit, parfois même le canal peut s'oblitérer complétement (Bolot).

C'est à la salpingite chronique parenchymateuse qu'il faut rattacher certaines formes rares telles que la *salpingite folliculaire*, décrite par Orthmann, caractérisée par l'existence de cavités kystiques multiples contenues dans la paroi et dues à la fusion de franges de la muqueuse, ou bien à de petites formations kystiques de la paroi musculaire, et aussi la *salpingite nodulaire*, ainsi nommée parce que, au milieu des lésions de la paroi, on trouve de petites nodosités semblables à de petits myomes de la trompe. Pour Reymond, ces deux lésions coexisteraient souvent, et leur présence suffirait à caractériser une forme spéciale mais rare de la maladie : la *salpingite nodulo-folliculaire*. Pour lui, les kystes se forment par accolement des franges au niveau de la muqueuse ; les parois de ces kystes sont très vasculaires, le tissu vasculaire a tendance souvent à se transformer en tissu fibreux, mais parfois aussi en tissu musculaire ; la tunique musculaire paraît alors s'hypertrophier en empiétant sur la muqueuse. Ces nodosités des trompes peuvent exister, ainsi que l'indique REYMOND, au niveau de leur portion isthmique, ou bien au niveau de la corne utérine, dans leur portion interstitielle. Les nodosités de la portion interstitielle, signalées par MECKEL, KLEBS, BROUARDEL, KEYELMAN, HEGAR qui en a fait un signe de tuberculose, bien décrites par SCHAUTA (1888), par BLANCHE EDWARDS, RECKLINGHAUSEN (1896) ont été bien étudiées par JAYLE et COHN en 1901[1]. Ces auteurs ont montré que ces productions, ordinairement bilatérales, de forme allongée, grosses au plus comme des noisettes, étaient tantôt d'un blanc fibreux, tantôt grisâtres, parsemées de taches et de traînées rougeâtres, et coïncidant avec des lésions de salpingite interstitielle. Leur étude histologique permettrait d'en distinguer quatre variétés : la nodosité inflammatoire, la nodosité tuberculeuse, l'adénomyome simple, l'adénomyome télangiectasique.

L'inflammatoire simple ou la tuberculeuse ne présentent d'intéressant que leur localisation. Quant aux nodosités adénomyomateuses, elles ont suscité plusieurs théories pathogéniques. Elles seraient d'origine inflammatoire, simple ou tuberculeuse suivant les cas, pour CHIARI, SCHAUTA, PILLIET, VON FRANQUÉ, etc., ou bien, au contraire, il faudrait les regarder comme formées dans des débris embryonnaires. Parmi les partisans de l'origine embryonnaire, RECKLINGHAUSEN et PICK croient qu'elles se développent dans des canalicules aberrants, du corps de Wolff, tandis que KOSSMANN et LOCKSTAEDT pensent qu'elles sont dues à des inclusions congénitales de l'épithélium du canal de Müller.

2° Salpingites kystiques. — On désigne sous le nom de

[1] F. JAYLE et TH. COHN, *Des nodosités des cornes utérines*, Revue de Gynécol. et de Chirurg. abdomin., 1901, juin, p. 381.

salpingites kystiques, les inflammations des trompes qui aboutissent à la formation d'une tumeur enkystée.

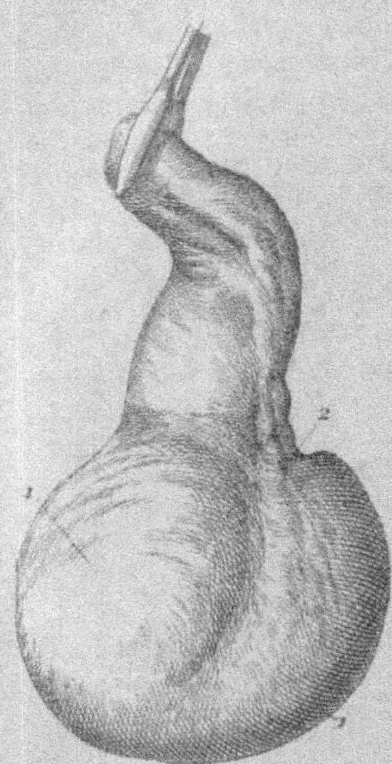

Fig. 203.

Hydrosalpinx en forme de sac.

1, 1, trompe dilatée. — 2, vestiges du
pavillon complètement oblitéré.

L'enkystement tubaire ne peut se former que si les deux orifices de la trompe sont oblitérés et nous étudierons, tout à l'heure, le mécanisme de cette oblitération.

Le *volume* des salpingites kystiques n'est pas toujours très considérable. Il peut ne pas dépasser celui du petit doigt, il est rarement plus gros qu'une poire ; exceptionnellement, il dépasse le volume du poing. Lucas-Championnière a trouvé une salpingite contenant 1 200 grammes de liquide ; Steman a constaté dans un pyo-salpinx tuberculeux 2 litres de liquide, L. Tait aurait trouvé 7 litres de liquide sanguin dans un hémato-salpinx. Ce sont là des faits exceptionnels.

C'est la moitié ou plutôt le tiers externe de la trompe qui se dilate le plus ; exceptionnellement, la dilatation peut occuper, presque exclusivement, la partie interne (Pozzi).

La *forme* des salpingites kystiques est très variable. Tantôt si toute la trompe se laisse dilater, et si le volume n'est pas extrême, l'organe prend la forme d'un boudin plus ou moins régulier ; tantôt la forme d'une poire, si la partie externe est distendue. D'autres fois, par suite de coudures, d'inflexions formées par les adhérences, la tumeur devient multilobée, irrégulière, moniliforme. Ces formes bizarres peuvent se trouver

dans les trompes les plus altérées et les plus volumineuses; car,
souvent, les adhérences et les lésions de la paroi empêchent la

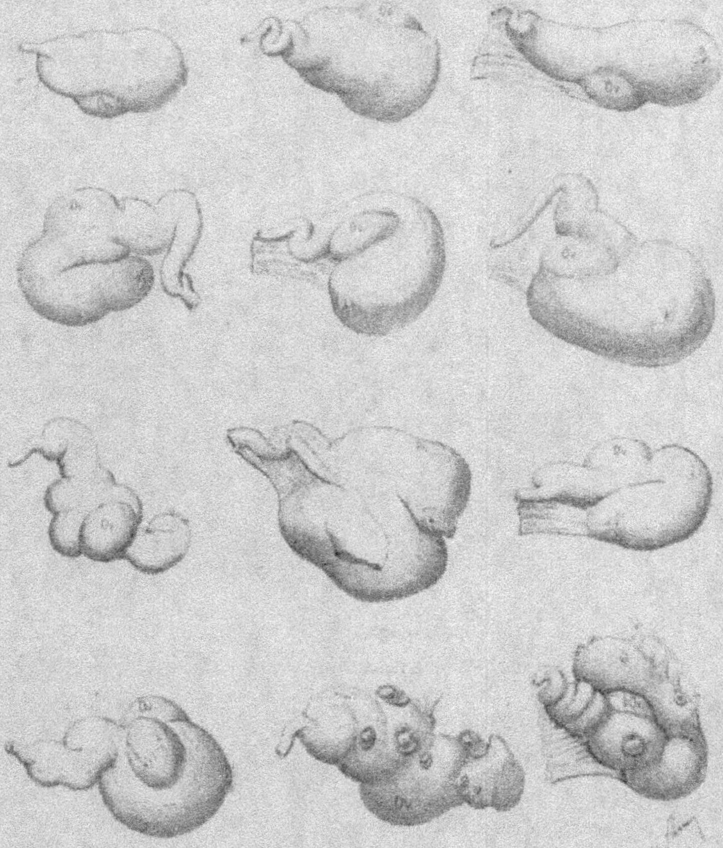

Fig. 204.
Divers types de salpingite (J.-L. Faure).

dilatation régulière et ne permettent que des ectasies partielles.

Pour Frœund, la persistance de l'état infantile avec ses flexuo-
sités, et ses rétrécissements partiels du calibre tubaire, favori-
serait la production des salphingites kystiques.

Enfin, quand le pyo-salpinx communique avec un abcès ovarien plus ou moins gros, la masse morbide prend un aspect globuleux, une forme irrégulièrement arrondie, et elle peut atteindre un volume considérable.

Avant de décrire les diverses variétés des salpingites kystiques,

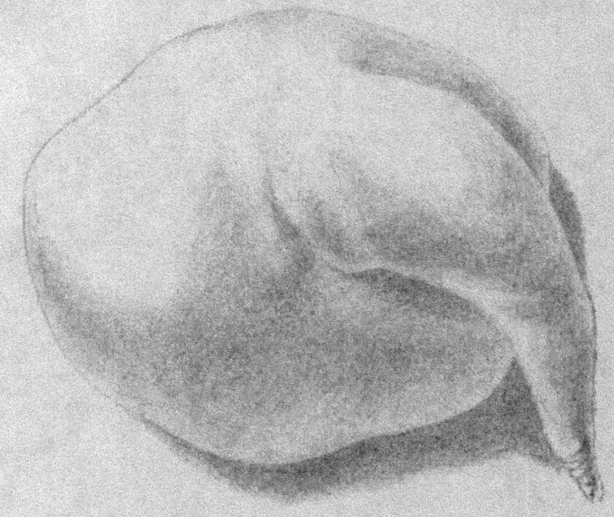

Fig. 205.
Volumineux abcès de l'ovaire communiquant avec la trompe
(REYMOND).

nous devons étudier les différents modes d'oblitération des orifices.

L'*extrémité utérine* est rarement oblitérée d'une manière absolue, mais elle éprouve souvent des modifications qui empêchent complétement l'écoulement du liquide. Ces modifications peuvent être de trois ordres : 1° lésion des parois et diminution du calibre de la trompe ; 2° compressions extérieures ; 3° modifications dans le trajet de la lumière. Les deux premières causes sont absolument exceptionnelles : le plus souvent, l'oblitération est due à la troisième. Les modifications dans le trajet de la

lumière sont dues soit à la torsion du pédicule, accident rare
qui sera étudié ultérieurement, soit à des coudures successives.

Le canal muqueux subit, d'ordinaire,
une série de coudures successives,
de replis complets dus à son allongement et qui sont maintenus par une
partie de couche musculaire, conjonctive et séreuse formant aux
inflexions une enveloppe commune
qui les fixe. Bien que le canal muqueux persiste, il reste tout à fait
imperméable au liquide (REYMOND).
C'est là le mode habituel de fermeture de l'orifice.

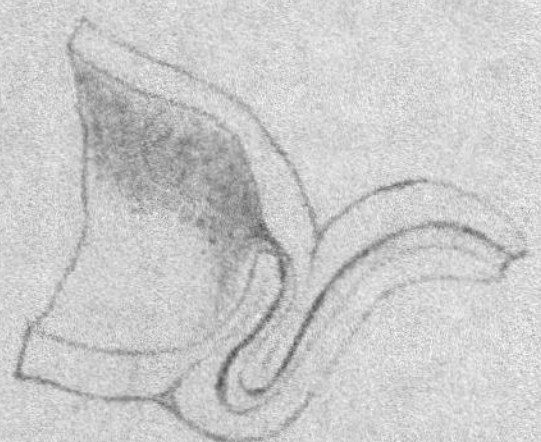

Fig. 206.
Ostium uterinum. Sinuo-
sités de la trompe à son
origine (REYMOND).

L'*orifice abdominal* peut s'oblitérer par adhérence à l'ovaire et
aux organes voisins, mais aussi il peut se former sur place.

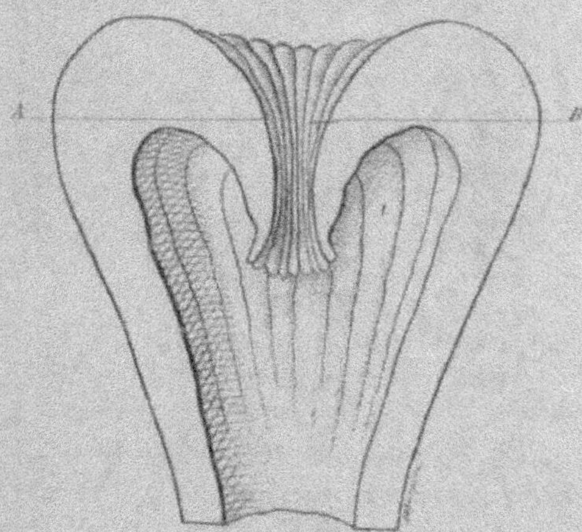

Fig. 207.
Premier temps de la fermeture du pavillon. Les franges revenues sur
elles-mêmes se regardent par leur face péritonéale (REYMOND).

Dans ce cas, à mesure que les franges s'enflamment et s'épaississent, elles tendent à se replier sur elles-mêmes et à rentrer

44.

dans le pavillon. Leurs faces péritonéales se trouvent alors en
contact et adhèrent entre elles par le mécanisme ordinaire des
adhérences des surfaces séreuses. Le pavillon disparaît ainsi et
est remplacé par une cicatrice déprimée, parfois peu visible
(REYMOND). D'autres fois, l'oblitération s'établit au niveau même
de la muqueuse de la trompe, à la partie profonde de l'orifice ;
le pavillon avec ses franges rayonnantes affecte la disposition
en cul-de-sac (LEGUEU).

Il peut aussi être oblitéré par ses adhérences avec l'ovaire et

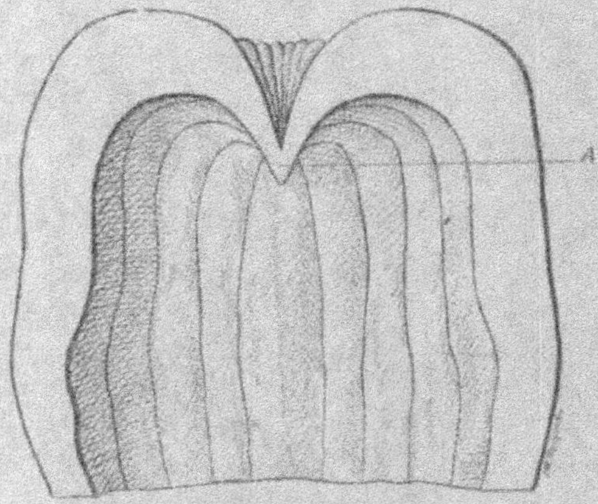

Fig. 208.

Deuxième temps de la fermeture du pavillon. Les franges se sont
soudées ; le pavillon est fermé (REYMOND).

cela de plusieurs manières. Tantôt, le pavillon va simplement
s'aboucher par sa face muqueuse sur la surface ovarienne à
laquelle il reste soudé par des adhérences périphériques. Tantôt, au contraire, la collection tubaire, avec ses franges partiellement ou complètement recroquevillées, adhère par sa
face séreuse à la glande ovarienne. Peu à peu, le tissu séparant
la cavité tubaire de la cavité formée dans l'ovaire, abcès ou
kyste, se résorbe, et la communication s'établit entre les deux
cavités formant un véritable kyste tubo-ovarien. Les dimensions

de l'orifice de communication varient avec l'âge de la lésion, et, quand elle est ancienne, il peut devenir assez large pour que la séparation des deux cavités ne soit même pas marquée par un rétrécissement.

Quelquefois, la trompe et la cavité kystique ovarienne ne

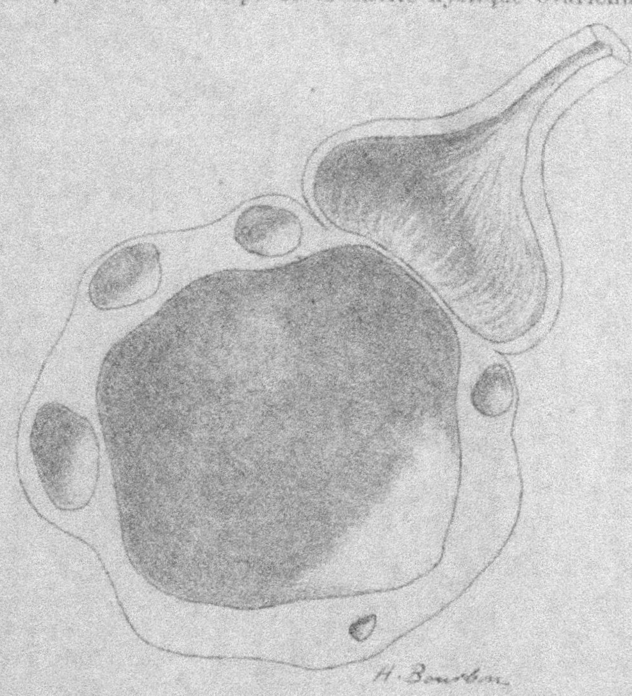

Fig. 209.
Cavités salpingienne et ovarienne toutes deux purulentes,
mais encore indépendantes (REYMOND).

communiquent pas directement, mais par l'intermédiaire d'une poche ouverte à ses deux extrémités.

Enfin, le pavillon peut aussi être oblitéré par des adhérences exceptionnelles. La trompe se continue avec un kyste libre formé par des adhérences péritonéales (ROSTHORN, DESGUIN), ou bien encore elle adhère à une anse d'intestin, parfois même, en se repliant elle peut s'accoler à la paroi utérine (REYMOND).

La trompe ainsi fermée devient kystique et, suivant la nature

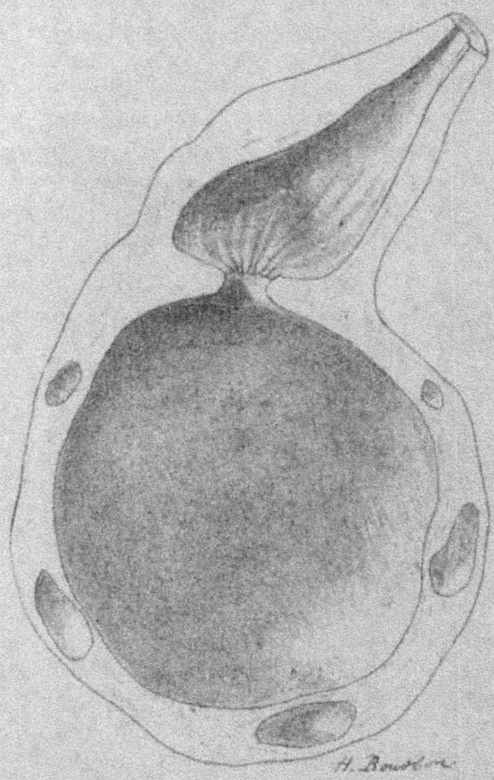

Fig. 210.

Orifice du diaphragme faisant communiquer la cavité salpingienne avec un kyste purulent de l'ovaire (REYMOND).

de leur contenu, les salpingites kystiques se divisent en *pyo-salpinx*, *hydro-salpinx*, *hémato-salpinx*.

A. *Pyo-salpinx*. — Le pyo-salpinx est, ordinairement, formé par une salpingite purulente dont les deux extrémités sont oblitérées. La lésion est souvent bilatérale ; elle semble cependant, quand elle est unilatérale, plus fréquente à gauche. Souvent aussi, les lésions sont plus développées à gauche qu'à droite.

Le pyo-salpinx se développe surtout dans la partie externe de la trompe, et même entre la trompe et l'ovaire. Il est rare que toute la trompe prenne part à la formation du kyste purulent.

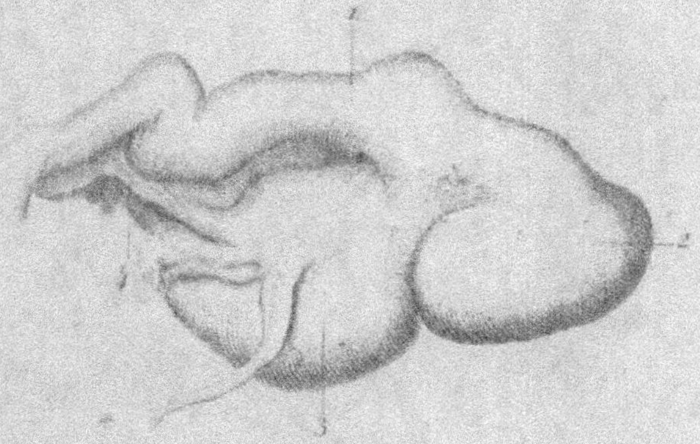

Fig. 211.

Pyo-salpinx.

1, trompe dilatée. — 2, pavillon complètement oblitéré. — 3, ovaire.
4, aileron de la trompe.

Son volume est très variable. D'ordinaire, il va d'une petite poire à la grosseur du poing ; cependant, il peut atteindre quelquefois de grandes dimensions, celles d'une noix de coco, d'une tête de fœtus. Sa forme est aussi très variable ; tantôt il est allongé en boudin, en massue, souvent il est pyriforme à grosse extrémité externe. Quelquefois même, la trompe dilatée est contournée sur elle-même en cor de chasse. L'ovaire et la trompe sont parfois tellement réunis et agglutinés par des adhérences qu'il est difficile de distinguer dans la tumeur commune ce qui appartient à chaque organe.

Le pyo-salpinx est d'aspect blanc jaunâtre ; sa paroi est ordinairement épaisse, et forme une coque dure, tantôt complètement fibreuse, tantôt présentant une couche musculaire hypertrophiée. Souvent, l'épaisseur de la paroi est inégale ; de là, par distension, formation au niveau des points faibles de bosselures à parois minces qui déchirent facilement pendant la décortication. Quelquefois même, certaines salpingites ont, ainsi que LEJARS l'a signalé, une tendance à subir une perforation hâtive, spontanée, au cours de la première poussée d'infection tubaire, comme

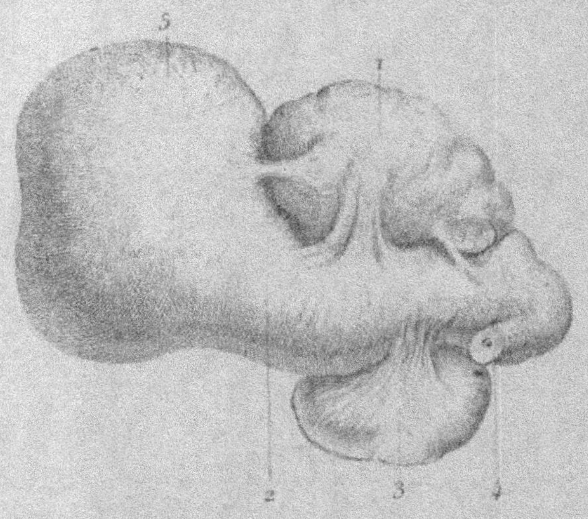

Fig. 212.

Pyo-salpinx avec oblitération indépendante de la trompe.

1, ovaire. — 2, trompe. — 3, kyste gélatiniforme. — 4, section de l'extrémité interne de la trompe. — 5, extrémité externe oblitérée.

s'il existait une sorte de processus spécial d'inflammation gangreneuse. Ces faits sont d'ailleurs très rares. A la coupe, la cavité est souvent unique, même quand le pyo-salpinx communique avec un abcès ovarien; parfois, les deux cavités sont séparées par un orifice rétréci. La cavité tubaire peut être presque lisse, les végétations sont aplaties, peu saillantes, semblables à de simples bourgeons charnus; d'autres fois, au contraire, les franges sont très hypertrophiées, épaissies, adhérentes et oblitèrent en partie la poche. Dans certains cas, l'oblitération de l'extrémité utérine n'est pas complète et permet, avec une

hypertrophie musculaire importante, une évacuation partielle
vers l'utérus.

Le pus est d'ordinaire épais, verdâtre, grumeleux ; d'autres
fois, il est plus clair ; c'est du muco-pus, en voie de transforma-

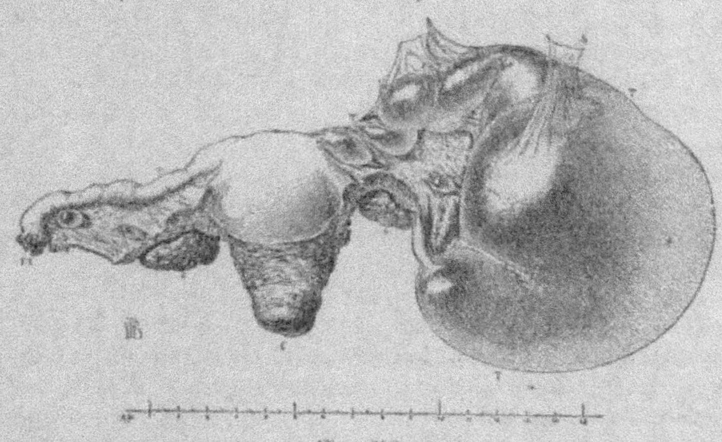

Fig. 213.

Volumineux hydro-salpinx gauche avec nombreuses adhérences.
Hystérectomie abdominale (H. KELLY).

tion séreuse. Ce pus contient des leucocytes et souvent beaucoup
de cellules épithéliales altérées et desquamées.

Le pyo-salpinx peut coexister avec des tumeurs utérines, corps
fibreux, cancer utérin. Quand il est dû à un abcès froid tuberculeux, il présente des lésions spéciales qui seront étudiées avec
la tuberculose génitale.

6. *Hydrosalpinx*. — L'hydrosalpinx est la lésion la plus
anciennement connue, puisque FROMER, qui l'avait décrite, la
divisait en deux variétés suivant que le liquide était enkysté
ou non, *hydrops tubæ aperta* ou *acclusa*.

Elle se présente, ordinairement, sous la forme d'une tumeur
plus ou moins allongée, pyriforme, ayant l'aspect d'un intestin
dilaté, dont le volume est celui d'une petite poire, et peut
atteindre celui d'une tête de fœtus. Pour Pozzi, les cas plus volumineux seraient, souvent, de simples kystes tubo-ovariens.

L'hydrosalpinx est blanc bleuâtre, sa paroi fibreuse est, d'habitude, très amincie, proportionnellement à sa distension, et elle peut, dans certains cas, être presque translucide. Elle est lisse, et peu revêtue d'adhérences ou de néo-membranes. Lorsque la poche est peu distendue, la muqueuse garde ses villosités et son aspect frangé; dans le cas contraire, ses villosités s'effacent et la surface interne paraît lisse et parfois traversée par des brides conjonctives provenant de la fusion des anciennes franges.

Le liquide est clair et transparent; il est quelquefois un peu trouble. Il est tantôt filant, tantôt aqueux; il contient quelques cellules épithéliales et des leucocytes. Il est alcalin, et renferme, parfois, des cristaux de cholestérine.

L'hydrosalpinx est quelquefois le résultat de l'enkystement d'une simple salpingite catarrhale. VOSKRESSENSKY a démontré, en effet, que la ligature de la trompe à ses deux extrémités suffit à produire un hydrosalpinx en quelques semaines. Il peut aussi provenir de la transformation d'un ancien pyosalpinx (POZZI) et, c'est surtout alors que le liquide contiendrait de la cholestérine.

C. *Hématosalpinx*. — Les kystes tubaires à contenu hémorragique, que l'on confond encore sous le nom d'hématosalpinx, sont difficiles à comprendre dans une description commune; car, ils peuvent s'observer dans des circonstances tout à fait diverses.

D'ordinaire, ils ne sont pas trop volumineux, dépassent rarement le volume d'une petite poire ou d'un poing d'enfant. Lorsque la tumeur est très développée, il y a probablement, le plus souvent, une hématocèle intra-péritonéale liée à l'hématosalpinx.

Le contenu est très variable. Il est formé, tantôt par des caillots stratifiés sur les parois, avec de petites masses fibrineuses libres; tantôt, par un liquide rougeâtre, aqueux, sans caillots, tantôt enfin, par une sorte de pâte molle, brunâtre, poisseuse.

Les parois sont d'aspect divers, elles peuvent être épaissies par places, ou bien très minces, et d'une structure différente suivant les variétés de l'hématosalpinx dont les principales sont les trois suivantes :

1° L'*hématosalpinx par rétention*, qui n'a rien d'inflammatoire, et qui n'est autre chose qu'une accumulation dans la trompe du sang menstruel, liée à certaines lésions et en particulier aux atrésies des voies génitales (voy. *Vices de conformation* p. 1093).

2° L'*hémorragie par apoplexie tubaire* qui est le résultat d'une hémorragie se produisant au cours d'une salpingite catarrhale ou purulente. La paroi de l'hématosalpinx présente alors les altérations ordinaires des trompes enflammées.

3° L'*hémorragie tubaire* due à une grossesse tubaire arrêtée à ses débuts. Il y a, dans ce cas, des lésions particulières qui seront décrites à propos de la grossesse ectopique (voy. *grossesse tubaire*, p. 1015).

3° Lésions histologiques des salpingites. — Quelle que soit la forme des salpingites, les trompes présentent une série de lésions qui, d'ordinaire, après avoir débuté par la muqueuse, arrivent à envahir tous les éléments de la paroi. C'est en étudiant ces lésions que l'on comprend la constitution des formes que nous venons de décrire et le passage possible de l'une à l'autre.

a. *Lésions de la muqueuse*. — Au début de l'inflammation tubaire, et surtout dans les formes aiguës (endosalpingite, salpingite catarrhale végétante), les lésions portent exclusivement sur la muqueuse.

Un des premiers effets de l'inflammation est le développement exagéré des franges de cette muqueuse qui deviennent plus grandes, plus ramifiées, et arrivent à combler, presque complètement, la cavité tubaire (*Salpingite végétante*). Bientôt, ce mouvement d'accroissement est forcé de s'arrêter, car les franges arrivent à être gênées dans leur développement par leur pression réciproque ; par l'étranglement de la muqueuse, par la couche musculaire ; par la pression du liquide distendant la trompe ; par les troubles de la circulation (REYMOND). Souvent alors, grâce à la pression de deux franges voisines, l'épithélium s'aplatit, puis il disparaît, et les deux franges se réunissent limitant, ainsi, entre elles, de véritables cavités kystiques.

En même temps, l'épithélium tubaire tend à desquamer plus ou moins rapidement.

Dans les formes aiguës, les cellules épithéliales tombent iso-

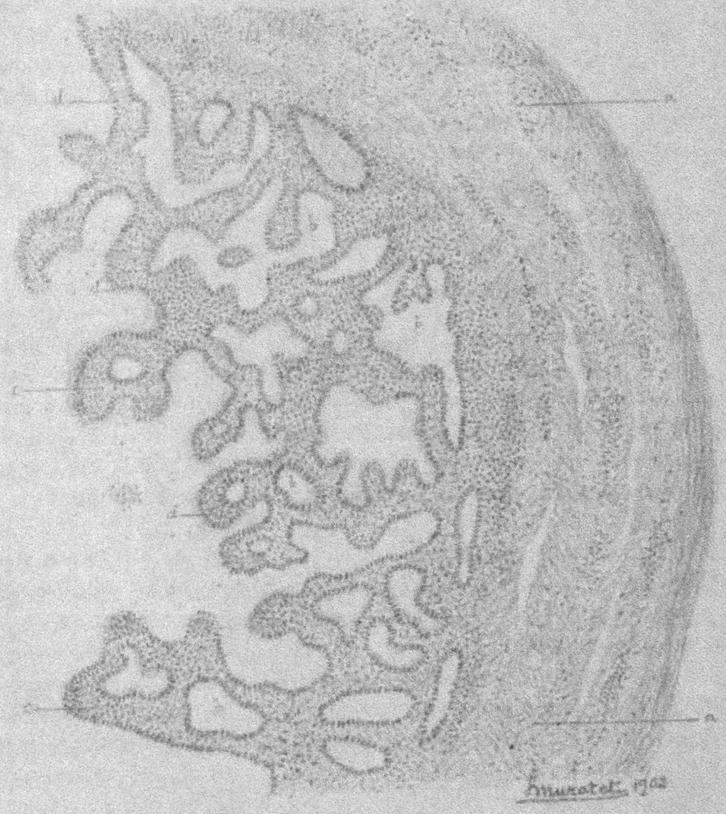

Fig. 214.

Salpingite végétante catharrale.

Les franges hypertrophiées et coalescentes par places sont bordées par une couche unique d'épithélium.

lément ; dans la salpingite chronique, l'épithélium desquame par lambeaux. Les cellules tombées sont en général remplacées

par des cellules analogues sans cils vibratiles, et qui sont plus
aplaties à mesure que la lésion est plus chronique.

Le tissu conjonctif de la muqueuse est congestionné, infiltré
de cellules embryonnaires ; ces lésions, si elles durent, peuvent
aboutir à la sclérose de cette muqueuse.

b. *Lésions de la musculeuse*. — Dès que l'inflammation gagne
la couche musculaire, celle-ci s'hypertrophie manifestement.
Cette hypertrophie paraît due à la formation de nombreuses
cellules nouvelles, se produisant surtout aux dépens des cellules inflammatoires qui accompagnent les vaisseaux, et qui
paraissent constituer les travées directrices des fibres musculaires nouvelles.

Plus tard, ces faisceaux de nouvelle formation ne tardent pas
à s'atrophier. Cette atrophie paraît due à des influences mécaniques, au manque de vascularisation, et surtout à l'envahissement du tissu conjonctif qui étouffe les éléments musculaires
et les transforme en tissu fibreux. On a pu même observer
de la dégénérescence vitreuse et, plus souvent, de la dégénérescence granulo-graisseuse (REYMOND).

c. *Lésions des vaisseaux*. — Les lésions des vaisseaux, très
importantes, doivent être étudiées aux différents âges de la
salpingite. La congestion est la lésion initiale : limitée à la
muqueuse et à ses franges dans l'endo-salpingite légère, dans
d'autres cas, elle se montre dans toutes les tuniques tubaires. Les
altérations vasculaires les plus importantes se trouvent, de préférence, dans le péritoine et dans le tissu cellulaire qui sépare les
deux tuniques musculaires. Les artères sont, ordinairement, atteintes d'une endartérite plus ou moins intense, souvent accompagnée de thromboses. Les veines sont aussi enflammées et
thrombosées. Les vaisseaux distendus se rompent parfois,
ce qui amène la production de petites hémorragies interstitielles.

Les lymphatiques sont, eux aussi, souvent enflammés, ils sont
distendus et remplis de cellules inflammatoires, auxquelles peuvent se trouver mêlés des streptocoques.

Enfin, il existe fréquemment des petits abcès pariétaux signalés par GENDRIN, HANNET, d'HOTMAN DE VILLIERS, et qui pa-

raissent être d'origine lymphatique. D'ordinaire, ils s'ouvrent dans la cavité tubaire.

B) Lésions de l'ovaire

Nous avons déjà dit qu'aux lésions tubaires s'ajoutaient, toujours ou à peu près, des lésions des ovaires, qui peuvent, à la vérité, parfois exister isolées, mais qui cependant doivent être décrites avec celles des trompes.

L'ovaire est ordinairement augmenté de volume, hypertrophié ; il est tantôt rouge, tantôt jaunâtre ; il peut avoir aussi son aspect normal et être parsemé de kystes. Les lésions de l'ovaire ont été surtout étudiées par P. Petit, et c'est sa description que nous suivrons, avec quelques modifications. D'après Petit, les ovarites se divisent, comme les salpingites, en deux grandes classes : les *ovarites non kystiques* et les *ovarites kystiques*.

1° Ovarites non kystiques. — Les ovarites non kystiques sont aiguës et chroniques.

A. OVARITE AIGUË. — Elle se divise elle-même en trois variétés : *corticale, interstitielle diffuse, parenchymateuse*.

a. *Ovarite d'origine corticale*. — L'ovarite d'origine corticale succède à la péri-ovarite et est surtout de cause blennorragique.

D'après Cornil et Terrillon, la péri-ovarite pourrait exister seule, sans lésion de la glande ovarienne. Ces faits sont exceptionnels. D'ordinaire, la glande est augmentée de volume, hypérémiée, le revêtement séreux est atteint, et l'on trouve des lésions à une certaine distance de la capsule. On a même observé la destruction plus ou moins étendue de la couche ovigène par l'infiltration purulente et l'hémorragie (Slaviansky).

b. *Ovarite interstitielle diffuse*. — Particulière à l'infection puerpérale, cette forme est caractérisée par l'augmentation de volume de la glande, gorgée de liquide, dont le stroma est le siège d'une infiltration embryonnaire diffuse et qui est parsemée de kystes folliculaires à contenu séreux ou sanguinolent. Plus tard, le pus apparaît dans les lymphatiques et dans les follicules. Quand le stroma est très infiltré de sérosité, il se forme une *ovarite œdémateuse* ; cette lésion peut s'observer non seulement dans les cas chroniques, mais aussi dans les cas aigus (PILLIET). Il y aurait alors un œdème marqué du stroma, une inflammation active des capillaires et des lymphatiques, et l'on constate la transformation des follicules en cavités interstitielles, à parois bourgeonnantes, avec destruction de l'épithélium.

c. *Ovarite parenchymateuse.* — Elle est due aux maladies infectieuses et aux intoxications. Les follicules enflammés se remplissent de liquide puriforme. Plus tard, ils s'atrophient et peuvent disparaître sans laisser de traces. L'œuf résiste plus longtemps (SLAVIANSKY).

B. OVARITE CHRONIQUE. — L'ovarite chronique peut succéder aux formes aiguës ou s'établir d'emblée. Dans presque toutes ses formes, on retrouve une sclérose plus ou moins marquée du stroma, et, souvent, une multiplication des corps jaunes. L'ovarite chronique revêt plusieurs formes.

a. *Ovarite chronique d'origine corticale.* — L'ovaire est entouré de fausses membranes vasculaires avec raptus hémorragique. Le stroma ovarien est atteint de sclérose ; celle-ci peut se limiter à quelques millimètres de la surface, ou envahir une grande épaisseur. L'obstacle apporté à la ponte ovulaire et à la circulation par cette lésion, amène des hydropisies folliculaires avec hémorragie. La sclérose prédomine autour des follicules et des corps jaunes.

b. *Ovarite chronique disséminée.* — Elle constitue un degré plus avancé. Elle est caractérisée par des foyers de sclérose autour des vaisseaux, des kystes folliculaires et des corps jaunes. Elle résulte d'un processus assez lent, chronique d'emblée, et se montre, avec ou sans ectasie vasculaire, au cours des fibromes utérins.

c. *Ovarite chronique hypertrophique.* — Elle est caractérisée par l'hypergenèse du tissu fibreux avec destruction des follicules. L'hypertrophie est totale ou bornée à la périphérie. Dans les deux cas, la surface de l'ovaire avec ses sillon accentués rappelle l'aspect des circonvolutions cérébrales. Cette phase d'augmentation de volume précède d'ordinaire la rétraction.

En outre de cette lésion, TAIT et SLAVIANSKY admettent une hypertrophie, avec hypergenèse des éléments normaux de la glande, qui peut atteindre 60 à 70 grammes.

d. *Ovarite chronique atrophique ou sclérose totale*. — C'est l'aboutissant des autres formes d'ovarite y compris l'ovarite suppurée à petits foyers non évacués. Le processus de sclérose est, ici, poussé à l'extrême ; d'ordinaire alors, l'ovaire est petit, ratatiné, muriforme, très dur. On y observe quelquefois des ectasies lymphatiques. Les follicules et même les kystes folliculaires y demeurent très rares et sont, en grande partie, détruits. Un petit nombre de vaisseaux restent perméables.

2° Ovarites kystiques. — Les ovarites kystiques sont caractérisées par la formation de petits kystes, microkystes, qui doivent être tout à fait séparés des grands kystes néoplasiques de cet organe qui constituent une véritable tumeur. Suivant le contenu de leurs kystes on les divise en *hydrokystiques, hématokystiques* et *purulentes ou abcès de l'ovaire*.

A. OVARITE HYDROKYSTIQUE. — Elle se divise en deux variétés suivant que l'hydropisie se produit dans le *follicule* ou dans le *stroma*.

a. *Ovarite hydrokystique par hydropisie folliculaire*. — Cette variété est caractérisée par la formation, au sein de masses sclérosées, de très nombreux kystes constitués aux dépens des follicules. Cette lésion très fréquente, appelée par Pozzi *ovarite microkystique*, décrite dans une bonne thèse par CONZERRE (1890) sous le nom de dégénérescence sclérokystique, a été très bien étudiée, récemment, par FRAIKIN, sous le nom d'*ovarite sclérokystique*[1]. Cet auteur a démontré qu'il s'agissait là non seulement d'une forme anatomique spéciale, mais aussi d'une espèce clinique bien caractérisée que nous décrirons plus loin. C'est à FRAIKIN que nous empruntons les détails suivants :

Dans cette forme, l'ovaire, parfois recouvert d'adhérences, le plus souvent libre, est toujours plus ou moins augmenté de vo-

[1] FRAIKIN. Ovarite scléro-kistique. Thèse Bordeaux, 1890.

lume, grâce plutôt aux kystes qu'à la sclérose qui n'est pas
extrême. La glande, qui peut atteindre, au maximum, le volume
d'une mandarine, est irrégulière, marronée, et les bosselures
sont dues à la saillie des kystes.

A la coupe, le stroma ovarien est blanchâtre, les kystes tran-
chent sous forme d'alvéoles, de vacuoles ordinairement isolées

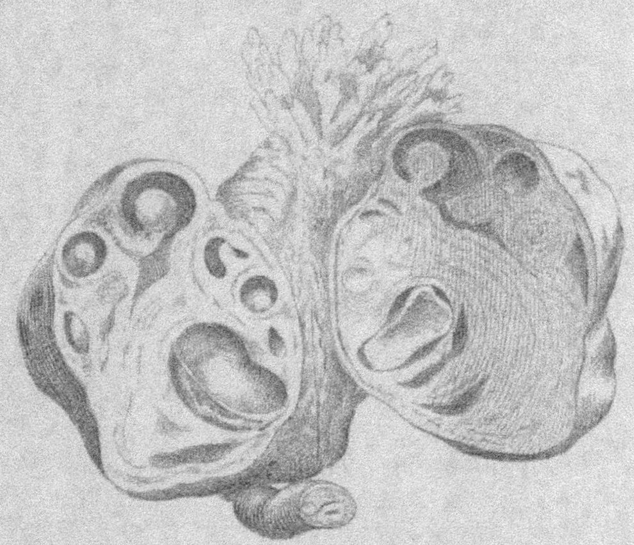

Fig. 215.
Ovaire scléro-kystique augmenté d'un tiers (PILLIET).
La trompe et ses franges se voient en arrière de l'ovaire dont la couche corticale
est parsemée de kystes.

les unes des autres, en nombre très variable mais parfois considérable, et d'un volume qui oscille entre celui d'un pois et celui
d'une noisette, rarement plus. Ces kystes adhèrent au stroma
mais s'énucléent *parfois assez facilement*. Suivant leur nombre,
les ovaires se divisent en ovaires surtout scléreux et ovaires
surtout kystiques avec tous les intermédiaires.

Au point de vue histologique, les lésions portent sur les *follicules*, les *corps jaunes* et le *stroma conjonctivo-vasculaire*.

Parmi les follicules, un grand nombre sont atrophiés; enserrés par la sclérose, ils perdent leurs caractères. Beaucoup, au

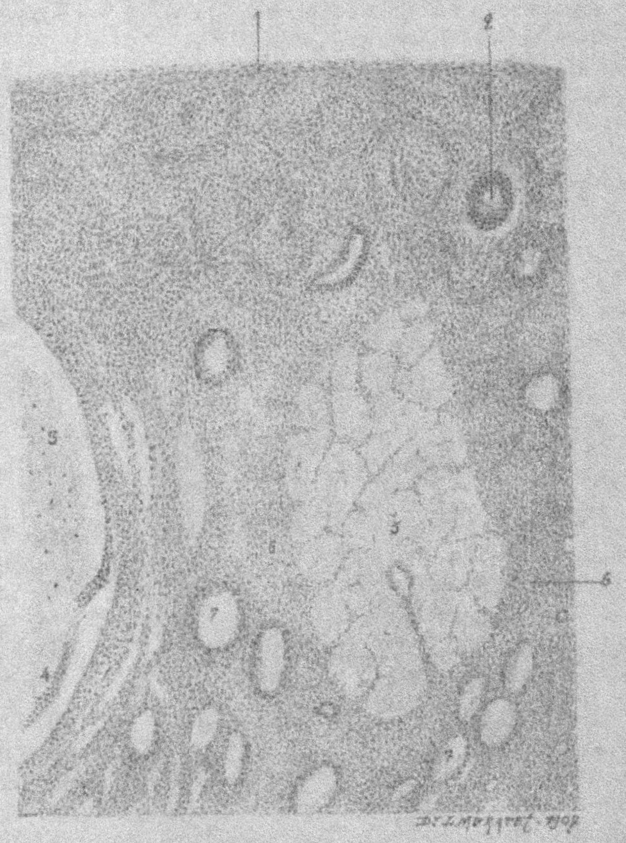

Fig. 216.

Ovaire scléro-kystique (J. Roche).

1, stroma cortical. — 2, follicule en voie de maturation. — 3, kyste folliculaire. — 4, membrane granuleuse. — 5, corpus albicans. — 6, stroma médullaire. — 7, vaisseaux.

contraire, s'hypertrophient et forment des *kystes*. Le kyste folliculaire ne représente qu'en partie la structure du follicule normal. En général, l'ovule a disparu, la membrane granuleuse est très altérée, le nombre de ses couches de cellules a diminué, le cumulus proligère n'existe plus. Les tuniques de follicule perdent en grande partie leur structure ; elles sont envahies par un tissu de sclérose formant une bande plus ou moins épaisse sur laquelle repose directement l'épithélium.

Le contenu de ces kystes est séreux ou hématique, mais toujours fluide. Il contient, d'habitude, des cellules épithéliales et des granulations graisseuses.

La sclérose très fibreuse se trouve à la périphérie, au niveau de l'albuginée. Elle entoure toujours le follicule, et surtout le follicule kystique, formant tantôt un anneau continu d'épaisseur variable, tantôt de minces bandes partant du follicule pour se perdre dans le stroma. La quantité de sclérose n'est pas en rapport direct avec le volume du follicule. On en trouve encore autour des corps jaunes, et dans la région hilaire.

Les corps jaunes sont souvent altérés ; ils peuvent, eux aussi, devenir kystiques (hydrokystiques ou hématokystiques). On rencontre enfin, dans le stroma, un œdème plus ou moins marqué (Conzetter, Fraikin).

Les vaisseaux présentent, à leur tour, des altérations marquées, il y a de l'*endo* et de la *péri-artérite*. Les veines sont souvent atteintes de *péri-phlébites*. Les lymphatiques sont fréquemment dilatés, avec des ectasies souvent considérables.

Enfin, bien que les nerfs de l'ovaire soient encore peu connus, Reymond, Dixon Jones et Heitzmann ont trouvé, dans de rares cas, des filets nerveux sans myéline, fibres de Remack, enserrés et manifestement comprimés par des bandes de sclérose.

Les lésions de l'ovarite scléro-kystique ne sont pas toujours très faciles à distinguer, on a souvent regardé comme des ovarites scléro-kystiques, des ovaires à peu près sains, présentant le développement à peu près normal d'un certain nombre de follicules de de Graaf. On a, ainsi que Pozzi le fait remarquer justement, souvent enlevé, sous ce nom, des ovaires qui auraient dû être conservés. Il faut réserver ce nom aux cas où « *les kystes folliculaires existent en grand nombre dans toute l'épaisseur de l'organe et le transforment en un véritable tissu aréolaire* (Pozzi) ».

et j'ajouterai, surtout quand les ovaires sont le siège de vives douleurs.

b. *Ovarite hydrokystique par hydropisie du stroma*. — Cette hydropisie se produit dans diverses conditions. Nous venons de dire que l'œdème et les pseudo-kystes œdémateux peuvent se trouver au cours de l'ovarite scléro-kystique. On voit aussi ces vacuolisations, ou pseudo-kystes, liées au varicocèle pelvien.

On trouve alors les veines du hile flexueuses, le tissu conjonctif œdémateux. L'œdème se localise surtout autour des vaisseaux. Les capillaires sont environnés de cellules embryonnaires. Les vaisseaux sont dilatés, ectasiés. L'œdème dissocie le tissu conjonctif et forme des fentes, des pseudo-kystes plus ou moins larges. Ces cavités accidentelles se remplissent peu à peu de liquide.

Nous avons déjà vu, d'ailleurs, que cet œdème peut aussi s'observer dans les ovarites aiguës (PILLIET).

B. OVARITES HÉMATOKYSTIQUES. — On a décrit sous ce nom de véritables lésions inflammatoires, telles que les petits kystes sanguins folliculaires et aussi des kystes plus volumineux pouvant atteindre un certain développement et dont il est difficile d'affirmer toujours la nature inflammatoire. Ces kystes hématiques qui peuvent siéger soit dans le follicule de de Graaf, soit dans le corps jaune, ou même dans le stroma de l'ovaire méritent d'être décrits ici, car ils s'accompagnent souvent de lésions inflammatoires de la trompe et du péritoine, et d'autre part, ils doivent être distingués des véritables kystes de l'ovaire. Ces kystes hémorragiques de l'ovaire, considérés parfois comme des hématomes primitifs, ont été étudiés par un certain nombre d'auteurs, et, en particulier dans ces dernières années, par MM. VIGNEAU [1], POTIER [2], BOUDEY [3] et CONSTANTIN DANIEL [4].

[1] VIGNEAU, *Des hématomes de l'ovaire*. Th. de Lyon 1902.

[2] POTIER, *Étude anatomique et pathogénique des kystes hémat. de l'ovaire*. Revue de Gynéc. et de Chirurg. abdom., 1903, p. 783.

[3] BOUDEY, *Des kystes hématiques de l'ovaire*. Th. Bordeaux, 1904.

[4] CONSTANTIN DANIEL, *Les petits kystes hémorragiques de l'ovaire*. Revue de Gynéc. et de Chirurg. abdom., 1905, p. 195.

1. *Kystes hématiques intra-folliculaires.* — Ils peuvent être très petits et très multiples, criblant l'ovaire dans toute son épaisseur : c'est une des formes de l'infection ovarienne. Les kystes hématiques primitifs plus volumineux sont quelquefois liés à la menstruation (kystes hémorragiques de BOECKEL) ; parfois, ils sont causés par des infections générales ou des infections génitales utérines ou ovariennes.

Ils résultent d'un épanchement de sang dans l'intérieur d'un follicule de de Graaf. Cependant, souvent le kyste atteint un volume dépassant celui que peut atteindre une seule vésicule : il semble alors que la cavité kystique présente des poches diverticulaires répondant à l'ouverture successive de plusieurs follicules dans le kyste déjà formé. Il est probable qu'à chaque époque menstruelle le ou les follicules de de Graaf, arrivant à maturité, se rompent dans le kyste préformé, augmentant son volume de la quantité de sang qu'ils y déversent.

L'histologie démontre l'origine folliculaire de ces petites cavités diverticulaires.

D'après POTIER, ces kystes se laissent dilater sans se rompre grâce à la formation d'une pseudo-albuginée épaisse et dense, qui forme une coque résistante.

Ces kystes peuvent atteindre le volume d'un œuf de poule, d'une grosse orange et même plus. Leur paroi épaisse et résistante quand le kyste est petit, devient d'ordinaire plus ou moins mince à mesure qu'il se développe. Certains, cependant, restent épais et solides (observations de TERRIER, DOLÉRIS, BOECKEL). Leur contenu est formé de sang plus ou moins altéré, ordinairement épais, noirâtre, poisseux.

A leur face interne, on retrouve, par places, le revêtement épithélial du follicule. Souvent l'épithélium est petit, bas, cylindrique ou cubique. A cette paroi fait suite la tunique lâche, propre ; elle est très vasculaire, ce qui explique la persistance et l'abondance de l'hémorragie. En dehors, vient la tunique fibreuse qui est plus rigide.

Le tissu propre de l'ovaire est aplati, refoulé excentriquement par le kyste et forme parfois une couche mince reconnaissable seulement à l'examen histologique.

β. *Kystes du corps jaune.* — Les kystes hématiques du corps jaune, signalés pour la première fois par Ch. Robin en 1856, ont été bien étudiés par Pilliet. Ils sont formés par des hémorragies répétées dans l'intérieur d'un corps jaune qui, au lieu de se résorber, se transforme en une poche sanguine plus ou moins volumineuse. Ces hémorragies successives se produisent au moment des règles, ou sous l'influence des poussées congestives dont les annexes malades sont si souvent le siège. Dans ces cas, la résorption du corps jaune devient incomplète, et les vaisseaux de nouvelle formation qui remplissent les bourgeons, au lieu de se résorber, donnent lieu à des hémorragies plus ou moins abondantes.

Ces kystes peuvent atteindre le volume d'une orange et même le dépasser. Ils sont faciles à reconnaître. La membrane plissée si spéciale des corps jaunes résiste aux hémorragies successives, et leur fournit une enveloppe d'aspect particulier. Sur les coupes histologiques, on trouve la structure ordinaire des corps jaunes avec, au centre, une hémorragie plus ou moins abondante. Certains conservent un épithélium plus ou moins complet, cylindrique ou même cubiques. D'autres sont dépourvus d'épithélium et présentent sur leur paroi interne une couche de fibrine fortement appliquée. Sur les grands kystes, on observe le décollement de la membrane du corps jaune qui est rarement tout à fait déplissée. Il peut y avoir, en dehors, certaines infiltrations sanguines et parfois la membrane du corps jaune semble flotter entre deux épanchements de sang.

Le contenu de ces kystes est formé d'un sang noirâtre, épais, analogue à du goudron.

γ. *Kyste hématique par hémorragie interstitielle.* — Il peut exister aussi des hémorragies faites dans le stroma ovarien extra-folliculaire. Ces hémorragies diffuses ou enkystées peuvent s'étendre à tout le stroma de l'ovaire qu'elles transforment en une sorte de bouillie sanglante analogue à la boue splénique. Ce sont, en général, des hématomes secondaires à un état pathologique, local ou général ; ils se montrent souvent au cours d'une maladie infectieuse telle que variole, rougeole ou fièvre typhoïde (Potier).

Dans un certain nombre de cas, ces kystes hématiques se sont rompus, donnant naissance à une hémorragie intra-péritonéale abondante. Pozzi rappelle plusieurs observations de rupture ayant donné lieu à une véritable hématocèle rétro-utérine, ce sont les cas de Maurange, Burger, Rendu et Marcile.

C. Ovarite pyélo-kystique ou purulente, abcès de l'ovaire. — La suppuration de l'ovaire qui peut exister isolée, en dehors de toute salpingite primitive (Bouilly), peut aussi se rattacher, dans d'autres cas, aux lésions tubaires.

La suppuration se présente, au début, sous forme d'abcès multiples qui se fusionnent et arrivent à constituer, par fonte purulente du tissu cellulaire interposé, deux ou trois cavités, parfois une poche unique de volume variable.

L'ovarite suppurée, primitive, ordinairement unilatérale, a été étudiée récemment par Mauger (thèse de Paris 1900). Elle peut atteindre un gros développement (mandarine, poing, tête de fœtus). Elle présente une couleur blanc nacré, et a, quelquefois, une consistance presque dure.

A la coupe on trouve trois aspects :

1° Un abcès unique bien limité par une coque fibreuse au sein du tissu ovarien sain ou kystique ; 2° un ovaire creusé d'une multitude d'alvéoles pleines de pus, formant une véritable éponge purulente ; 3° une poche ancienne, unique, à paroi interne végétante, tapissée de bourgeons charnus. On ne trouve plus alors trace de tissu ovarien.

Au microscope, la paroi des gros abcès est formée, de dedans en dehors, par une couche embryonnaire, une couche fibreuse dense, enfin par une couche vasculaire où l'on retrouve, plus ou moins modifiés, les éléments de l'ovaire.

Le pus est verdâtre, épais, souvent très fétide : sa quantité, ordinairement petite, peut atteindre 200 à 300 grammes. On y trouve du streptocoque, du pneumocoque (Etheridge), du gonocoque (Zweifel) et même, dans deux cas, du coli-bacille (Mauger).

La trompe, souvent saine, peut être atteinte de sclérose pariétale totale ou partielle. Le ligament large est mou et œdématié ou scléreux et épaissi. L'ovaire abcédé peut communiquer largement avec la trompe : *pyo-oophoro-salpinx* (Pozzi).

L'ovaire est, ordinairement, environné de fausses membranes. Le pus, peut, par l'ouverture de l'abcès, s'épancher dans ces adhérences et produire une pelvi-péritonite localisée, ou s'écouler dans les organes voisins : dans l'intestin surtout, rectum,

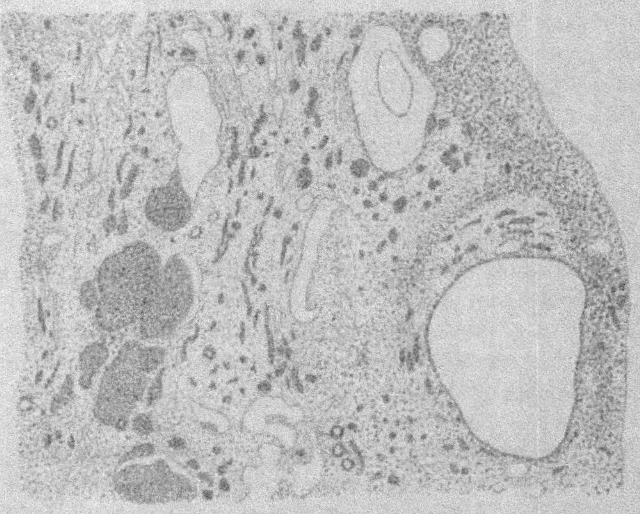

Fig. 217.

Ovarite puerpérale suppurée (Pilliet).

Congestion et dilatation des vaisseaux. Infiltration embryonnaire dans la trame et autour des follicules qui étaient remplis de pus.

S'iliaque. Rarement, l'abcès se vide par le vagin (Husson, Dance, Cruveilhier), ou dans la vessie (Taylor, Mixot). Si l'ovaire, chose rare, est accolé à la paroi abdominale, on peut voir l'abcès s'ouvrir au dehors (Montault, Monro, Doublet, Ruysh).

Dans ces lésions ovariennes, nous n'avons pas cru devoir décrire à part cette maladie kystique spéciale de l'ovaire, étudiée par Pozzi, et qui paraît due à la présence de gros kystes folliculaires conglomérés.

C'est une forme rare que je n'ai jamais observée, que Frankin n'a pas rencontré dans ses observations. Il y a peut-être lieu de la considérer comme une variété d'ovarite scléro-kystique avec grande prédominance des formations kystiques sur la sclérose du stroma.

Enfin, on rencontre aussi, au cours des opérations de salpingites, des petites lésions peu importantes et qu'il suffit de signaler en passant, des *kystes de l'hydatide de Morgagni* appendus au pavillon de la trompe, des *kystes supra-tubaires* transparents, gros comme un pois ou une cerise, et enfin des *petits kystes du ligament large* dont les uns paraissaient dépendre de l'organe de ROSENMULLER, les autres ont une origine encore indéterminée.

C) RAPPORT DES OVARO-SALPINGITES AVEC LES ORGANES VOISINS

1° Lésions de voisinage. — Les annexes enflammées, et souvent réunies en une seule masse par des adhérences inflammatoires, ne gardent pas toujours la même situation.

Souvent, en augmentant de volume, la trompe malade peut dédoubler plus ou moins complètement le méso-salpinx et entrer en relation plus ou moins intime avec l'ovaire. Parfois aussi, ainsi que l'a démontré MONPROFIT, la tumeur ovaro-salpingienne se développe de telle sorte qu'elle dédouble le ligament large dans une étendue variable; ce dédoublement serait cependant moins fréquent que ne l'a cru MONPROFIT.

Dans un grand nombre des cas, les annexes enflammées, entraînées probablement par leur poids, ne restent pas en rapport avec le bord supérieur du ligament large, mais tombent en arrière, et se trouvent en rapport avec le feuillet postérieur de ce ligament large, contre lequel elles sont fixées par des adhérences, que l'on peut prendre, au premier abord, pour ce feuillet postérieur. C'est cette disposition qui a fréquemment fait croire à l'existence d'une inclusion dans le ligament large c'est la fausse inclusion bien étudiée par Regnier.

Souvent aussi, les ovaro-salpingites subissent un déplacement plus notable encore, et qui avait déjà été vu par les premiers observateurs, ARAN, SIMPSON, etc. Elles glissent de la fossette ovarienne, sur laquelle repose habituellement l'ovaire, dans la fossette sous-ovarienne, au-dessus du ligament utéro-lombaire contre lequel elles peuvent rester fixées ; mais, d'ordinaire, la trompe et l'ovaire descendent encore plus bas presque dans le cul-de-sac de Douglas. En même temps, elles se rapprochent du bord postérieur de l'utérus et s'accolent souvent à ces parties postéro-

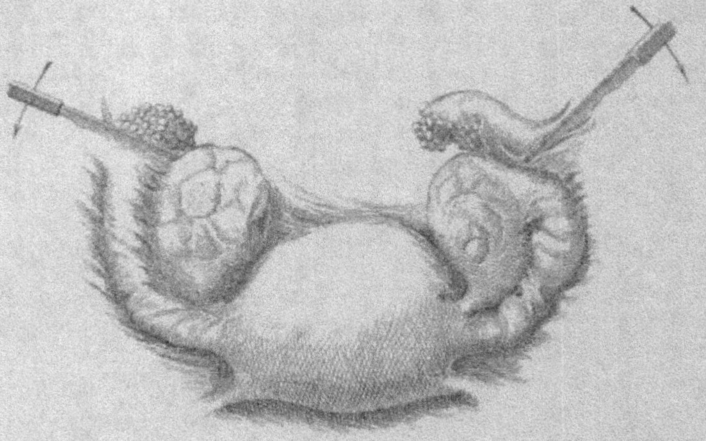

Fig. 218.

Double salpingo-ovarite. Adhérences des trompes et des ovaires
(H. Kelly).

latérales, jouant un rôle important dans la pathogénie des rétro-déviations adhérentes.

Il peut arriver aussi que les annexes subissent d'autres déplacements qui peuvent être presque regardés comme exceptionnels. Le moins rare est le glissement en avant, sur la face antérieure du ligament large et dans le cul-de-sac vésico-utérin. D'autres fois, les adhérences péritonéales peuvent fixer ces organes dans des positions tout à fait anormales, soit à la partie supérieure de l'utérus, soit dans la fosse iliaque, soit, plus ou moins haut, dans le grand bassin.

A ces variations de rapport se joignent, souvent, des lésions inflammatoires multiples, portant sur le tissu cellulaire du petit bassin, sur le péritoine pelvien et c'est la cause la plus fréquente des pelvi-péritonites. Dans certains cas, il se fait alors des productions si considérables de fausses membranes qu'on ne peut distinguer aucun des organes du bassin.

2° Évolution et accidents. — Au cours de l'évolution de ces lésions, il peut se produire des accidents et des transformations, qui en modifient plus ou moins définitivement l'aspect et

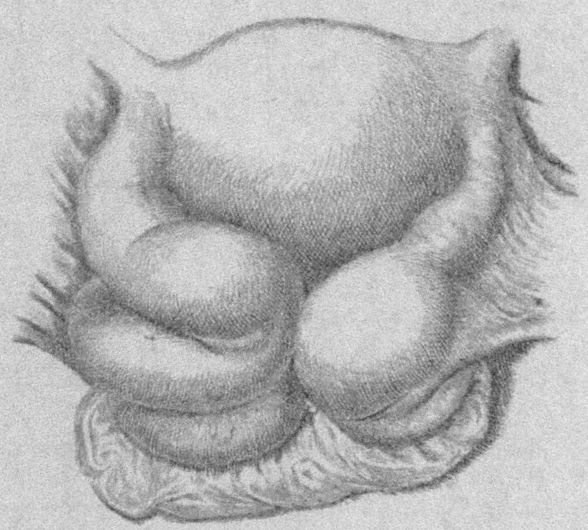

Fig. 219.
Pyo-salpinx bilatéral dans le cul-de-sac de Douglas
(d'après Howard Kelly).

les caractères : ce sont l'*évacuation*, la *rupture*, la *torsion pédiculaire* et les *modifications du contenu* (LECÈNE).

a. *Évacuation*. — L'évacuation, qui se produit surtout dans les salpingites kystiques, peut survenir sous l'influence de la pression exagérée du liquide. Elle a rarement lieu au niveau de l'orifice externe, car nous savons combien le pavillon est rapidement oblitéré ; cependant, dans quelques cas, l'évacuation de quelques gouttes de liquide séro-purulent ou hématique dans le bassin a occasionné des poussées plus ou moins fortes de pelvi-péritonite.

Le plus souvent, le liquide reflue vers l'utérus par l'orifice tubo-utérin moins complètement oblitéré. Il s'agit alors de salpingite *profluente*. Le liquide est propulsé par la pression exagérée d'une poche surdistendue, ou bien, comme je l'ai vu plusieurs fois, lorsqu'on comprime avec la main certaines tumeurs salpingiennes bien remplies. Ces écoulements sont intermittents et même accidentels.

b. *Rupture*. — La rupture est rarement spontanée et uniquement due à la surdistension de la trompe ou de la collection tubo-ovarique. Elle n'est pas toujours en rapport avec le volume de la salpingite.

Dans un certain nombre de cas, la tumeur salpingienne se rompt sous l'influence d'un traumatisme, chute, coup, effort violent, palpation un peu rude; parfois, lorsque les organes subissent un déplacement, une traction suffit, comme chez la malade de Hartmann chez laquelle l'abaissement de l'utérus avec une pince amena la rupture d'une poche salpingienne.

Celle-ci se fait souvent dans le péritoine et, s'il s'agit de pus ou de liquide infecté, elle est suivie de péritonite mortelle. Si le liquide est séreux ou stérile, cette inondation péritonéale peut ne donner lieu à aucun accident, comme j'en ai observé un cas.

D'autres fois, la rupture est due à l'amincissement extrême d'une portion de la poche ou par distension exagérée à la suite d'inflammation, et elle peut amener l'ouverture de la salpingite dans un organe voisin. Delbet a pu réunir 30 cas de rupture péritonéale; chez d'autres malades, la poche salpingienne s'ouvre dans le rectum, l'intestin grêle, ou bien dans la vessie (Terrillon, Reverdin, Delbet). Il y a même des cas exceptionnels où un abcès tubaire a pu s'évacuer à travers la paroi abdominale antérieure (Terrillon).

c. *Torsion pédiculaire*. — La torsion pédiculaire des salpingites est un accident de connaissance récente.

Elle est signalée pour la première fois par Bland Sutton, en 1891, puis par Delbet en 1892. Depuis, Rapin, Stroganoff, Warneck, Jacobs, Stoker, Taylor, Reymond, Legueu, etc., en ont publié des cas importants. Parmi les travaux les plus importants qu'a suscités cette complication, nous citerons la thèse de Maillard (Paris, 1898), deux revues de Hartmann et de Reymond (1898-1900), une leçon clinique de Legueu (1900), un travail de Arthur et Forselles d'Helsingfors, un excellent mémoire de Cathelin paru dans la *Revue de chirurgie*, février 1901, qui a pu en réunir 42 observations, et la thèse de Busquet[1] qui en a rassemblé 50.

Cette torsion pédiculaire se produit ordinairement dans l'hydro-salpingite ; Cathelin, sur ses 42 cas, n'a pu trouver que 6 pyo-salpinx. Cet accident se produit surtout entre trente et quarante ans. La grossesse semble jouer un rôle *adjuvant* dans sa production.

Le côté droit est le plus souvent lésé (2 contre 1). La tumeur est ordinairement latérale ; cependant, elle a été trouvée dans le cul-de-sac postérieur et même du côté opposé à la torsion. Son volume moyen est celui d'une orange, il a pu quelquefois atteindre celui du poing, d'une tête de fœtus. La salpingite tordue est ordinairement arrondie ou ovoïde, à grosse extrémité externe. Elle est tantôt lisse, tantôt lobulée, polykystique, souvent avec une grosse saillie à sa partie supérieure. Sa coloration est violacée, noirâtre, comparable à celle de l'intestin étranglé. Le pédicule tordu comprend la portion interne de la trompe, et la portion du ligament large qui lui est annexée en dehors. Il est ordinairement oblique, très rapproché de l'horizontale, peu volumineux, de la grosseur du petit doigt à une plume d'oie, de longueur faible, de 1 à 3 centimètres en moyenne. Il est tordu tout près de la corne utérine, quelquefois sphacélé, rarement rompu. La torsion se fait d'avant en arrière ou d'arrière en avant, le nombre des tours de spire est de 1 ou 2, rarement plus. Le contenu, de 400 grammes en moyenne, est formé de sérosité plus ou moins sanguinolente, de sang épais, noirâtre, chocolat ; on y trouve rarement des caillots. Six fois, Cathelin a signalé la présence de pus.

L'ovaire correspondant est tordu dans le 1/3 des cas. Les adhérences sont secondaires. Les annexes de l'autre côté sont

---

[1] Busquet, *De la torsion des salpingites kystiques*, Thèse de Bordeaux, janvier 1901.

ordinairement malades. La paroi kystique, parfois amincie, est
le siège d'hématomes interstitiels, et d'apoplexies pariétales.
D'ordinaire, la muqueuse est épaissie et congestionnée, les
franges sont épaissies et leurs rameaux dilatés pleins de globules rouges : l'épithélium, qui est cubique est tantôt conservé

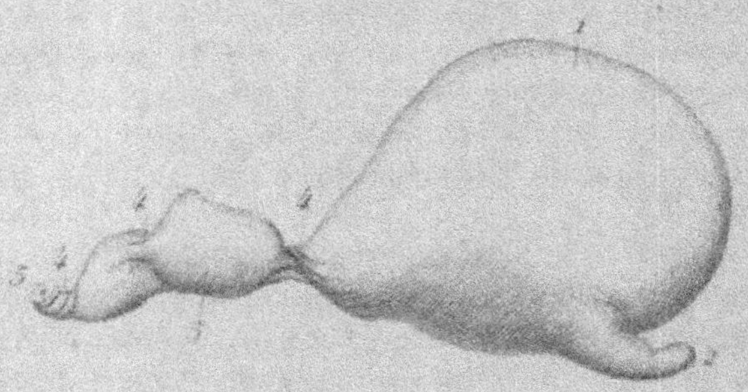

Fig. 220.

Torsion pédiculaire d'une salpingite (A. Bocasish).

1, trompe dilatée. — 2, extrémité du ligament tubo-ovarien. — 3, portion tubaire
enkystée entre les plis de torsion 4, 4, 4. — 5, extrémité interne de la trompe.

entièrement (Baudron), tantôt conservé seulement par places. Les
couches musculaires sont parsemées de foyers hémorragiques.
Le pédicule présente une hyperplasie générale, avec thrombose
des vaisseaux débutant par les veines et pouvant atteindre les
artères ; d'ordinaire, les petites artères restent perméables.
L'ovaire présente des hémorragies médullaires le long des vaisseaux, et des lésions corticales d'hémorragies diffuses.

Bactériologiquement, on a signalé, primitivement, un microbe
peu pathogène (Hartmann et Reymond), mais, souvent, de nombreux germes venus par infection secondaire.

Au point de vue du mécanisme, il existe une torsion brusque
et une torsion lente. Le mécanisme intime est mal connu. Parmi
les causes prédisposantes, on signale, du côté de la tumeur : son
siège abdominal et non pelvien, son accroissement par en haut ;
du côté des organes voisins : la pression et la contraction intestinale, la déclivité très grande du détroit supérieur et l'état lisse
des surfaces séreuses en contact.

d. *Modifications du contenu*. — Dans les lésions très anciennes, le contenu primitif du kyste tubaire peut être profondément modifié.

Ainsi, certaines hydro-salpingites peuvent être le siège d'hémorragies secondaires et se transformer en hémato-salpinx ; peut-être aussi, s'il y a infection, en pyo-salpinx.

L'hémato-salpinx peut s'infecter et suppurer secondairement. Mais, souvent aussi, dans les vieilles collections sanguines, les globules disparaissent, les caillots se dissocient, et il ne reste qu'un liquide à peu près séreux composé de sérum encore plus ou moins coloré.

Le pyo-salpinx lui-même paraît susceptible de certaines transformations, sur lesquelles Pozzi a particulièrement insisté. A la longue, les éléments microbiens meurent et disparaissent ; les globules de pus se dissocient et se résorbent et on voit une vieille collection purulente se transformer, peu à peu, en hydro-salpinx. Cette sorte de métamorphose serait, pour Pozzi, le mode de production de certains hydro-salpinx. C'est alors que le liquide de l'hydro-salpinx contiendrait de la cholestérine (Denucé).

D'autres fois, l'élément liquide du pus peut disparaître, et il ne reste dans le kyste qu'une sorte de bouillie caséeuse que l'on a souvent pris pour du pus tuberculeux (L. Tait) ; on a, enfin, observé sur la paroi des pyo-salpinx des concrétions calcaires (L. Tait).

§ 3. — Symptômes des salpingites

1° Début. — Le mode de début des salpingites est très variable : tantôt brusque, tantôt insidieux.

Le plus souvent, chez une femme qui, depuis un temps plus ou moins long, présente des symptômes de métrite, les signes qui constituent le syndrome utérin de Pozzi, on voit survenir, à la suite d'une fatigue, d'une marche, d'un excès de coït, etc., une *douleur* plus ou moins marquée dans un des côtés du bas-ventre, douleur *insidieuse*, peu forte au début, qui gêne la marche, augmente par le mouvement, se calme par le repos, reste d'abord unilatérale, avec des irradiations lombaires ou fémorales, puis, qui, peu à peu, s'installe, devient fixe et s'accompagne progressivement des autres symptômes fonctionnels de la salpingite.

D'autres fois, au contraire, le début est brusque, très douloureux, dramatique. La maladie se manifeste brusquement par des symptômes aigus : douleurs abdominales vives, surtout localisées d'un côté, nausées, vomissements, fièvre intense, qui apparaissent, sans cause appréciable, chez une femme qui a récemment accouché ou avorté, ou qui a tous les signes d'une métrite. L'affection se manifeste par les signes ordinaires d'une pelvi-péritonite ; puis, au bout de quelques jours, l'orage se calme, la fièvre tombe, la douleur devient moins vive, l'examen direct, jusqu'alors impossible, peut être pratiqué, et la malade qui paraît convalescente présente les signes physiques d'une annexite qui tend déjà à devenir chronique. Il peut arriver aussi que la guérison paraisse complète, et que le doigt explorateur ne trouve presque rien, après une première crise.

Quel que soit le mode de début, quand la maladie est constituée, elle se caractérise par un certain nombre de symptômes fonctionnels, et de signes physiques.

2° Signes fonctionnels. — Parmi les premiers, nous mentionnerons les *douleurs*, les troubles de la menstruation, les écoulements et les troubles fonctionnels de voisinage ou à distance.

a. *Douleurs*. — La douleur est d'ordinaire le symptôme prédominant ; elle est spontanée ou provoquée. Elle est extrêmement variable de forme et d'intensité. Tantôt sourde, diffuse, peu accusée, elle est, d'autres fois, extrêmement vive, intense, intolérable, surtout dans les poussées aiguës, empêchant tout mouvement, et forçant les malades à marcher courbées en deux, sans pouvoir se redresser.

D'habitude, au moins au début, cette douleur est nettement latérale, localisée par les malades sur les côtés de l'hypogastre, tantôt unilatérale et existant du côté malade, tantôt bilatérale, quand la lésion est double. D'ailleurs, la douleur n'existe pas toujours exactement au point malade, certaines femmes souffrent parfois des deux côtés avec une lésion unique ou même seulement du côté opposé à la lésion (douleur *paradoxale*). Ces derniers faits sont exceptionnels. Ces douleurs peuvent devenir beaucoup plus vives pendant la période menstruelle, et surtout pendant la période prémenstruelle ; d'autres fois, au contraire, elles sont moins fortes un peu avant et même pendant les règles. Elles sont, d'ordinaire, exagérées et exaspérées par la marche, la fatigue, le coït ; et, le plus souvent, calmées par le repos, par le décubitus. Chez quelques femmes, le coït est particulièrement douloureux, il y a une véritable dyspareunie.

Il est rare que la douleur reste purement localisée à la région annexielle, elle s'irradie surtout vers les *lombes* et vers le *siège* ; chez quelques malades, elle est plus intense dans les reins que dans le ventre. On a signalé aussi des irradiations vers le sacrum, la hanche, le coccyx, où parfois elles sont intolérables, constituent une véritable coccygodynie. BOUILLY a décrit une irradiation très nette, dans certains cas, au niveau de la partie interne et supérieure de l'articulation sacro-iliaque. Les irradiations assez fréquentes, mais non constantes vers la cuisse, tiennent peut-être à des phénomènes de compression.

On a signalé aussi des irradiations du côté de la vessie et du rectum, qui, souvent, s'accompagnent de troubles fonctionnels. Les irradiations vésicales provoquent des mictions douloureuses, de la pollakiurie, de la polyurie. Les irradiations rectales, qui amènent souvent une sensation très pénible de pesanteur sur l'anus, s'observent avec une constipation habituelle, parfois peu accentuée, parfois très opiniâtre et très rebelle. Il peut aussi, mais plus rarement, exister de la diarrhée. Enfin, très fréquemment, il existe, chez ces malades, de l'*entéro-colite muco-membraneuse* tenace et très difficile à guérir, qui est une nouvelle source de douleurs.

Ces douleurs, si variées dans leur forme et leur intensité, ne sont pas toujours en rapport avec l'étendue des désordres et le volume de la tumeur annexielle. On voit de grosses masses annexielles demeurer presque indolentes. Mais, d'ordinaire, quelles qu'elles soient, ces douleurs sont exagérées par la palpation abdominale, et surtout par la palpation bimanuelle ; dans certains cas, la prise de l'ovaire entre les doigts provoque une douleur très intense, très exagérée et tout à fait spéciale. D'autres fois, la pression n'est pas très sensible, et la décompression brusque de l'abdomen provoque, au contraire, le maximum de douleur. Il existe aussi des malades chez lesquelle la pression des organes provoque et réveille des douleurs irradiées à distance, inexplicables et très bizarres.

Dans quelques cas, signalés pour la première fois par Kaltenbach, et que l'on a cru plus fréquents qu'ils ne sont, la douleur se présente sous la forme de véritables *coliques salpingiennes*. Les malades éprouvent, alors, de véritables crises paroxystiques à douleurs très vives, parfois atroces, franchement intermittentes, siégeant surtout au niveau de la fosse iliaque, au point *ovarien* situé au-dessus du ligament de Fallope et envoyant des irradiations vers le pli de l'aine, le flanc et la région lombaire. Ces douleurs, qui sont parfois assez fortes pour provoquer de véritables attaques de nerfs, peuvent survenir sans causes appréciables. La durée du paroxysme est variable, et peut atteindre deux ou trois heures, dans les cas les plus prolongés. Enfin, souvent la colique se termine par l'expulsion brusque d'un liquide séreux, séro-muqueux ou même purulent ; c'est la *décharge salpingienne* qui provient de la trompe pour la plupart des auteurs, en partie de l'utérus, pour Pozzi et quelques autres. Souvent, après l'expulsion de ce liquide, on voit diminuer la tumeur salpingienne ; il y aurait alors une véritable *vomique salpingienne*. Ce phénomène, assez rare, a beaucoup moins d'importance que ne l'ont pensé, d'abord, Léopold et Kaltenbach.

b. *Troubles de la menstruation*. — Les troubles menstruels sont très fréquents au courant des inflammations annexielles, et, dans certains cas, constituent le premier en date des signes fonctionnels.

Les modifications de la menstruation peuvent varier, chez la même malade, pendant le cours de la maladie. Le type le plus fréquent est l'exagération de la perte sanguine, une véritable ménorrhagie, souvent très persistante, durant sept à huit jours, et revenant tous les quinze jours, ou toutes les trois semaines. Les irrégularités par retard des règles sont moins fréquentes.

Il peut exister, parfois, des périodes d'aménorrhée plus ou moins longues. Souvent aussi, les règles restent très régulières, un peu plus abondantes, mais deviennent très douloureuses, au point d'obliger les malades à garder le lit, pendant quelques jours, à chaque époque. Chez d'autres femmes, au contraire, le maximum des douleurs se montre pendant les jours qui précèdent les règles, l'apparition de l'écoulement sanguin provoque une détente, une amélioration plus ou moins marquée. Certaines malades éprouvent, pendant leurs règles, une véritable période de soulagement.

L'aménorrhée serait, pour certains auteurs, fréquente seulement quand les lésions sont très avancées, et, probablement, quand la sclérose ovarienne est à peu près complète. Elle semblerait répondre à l'insuffisance ovarienne.

Dans certains hématosalpinx, les règles sont remplacées par un suintement sanguin constant, mais très petit. C'est l'*aménorrhée distillante* de PUECH, qui n'est pas d'ailleurs pathognomonique (Pozzi).

c. *Écoulements*. — Les écoulements que l'on observe pendant les salpingites sont assez difficiles parfois à interpréter. La leucorrhée qui est la règle, plus ou moins abondante, glaireuse, paraît due, à peu près uniquement, à l'endométrite qui accompagne ou a provoqué la lésion tubaire.

Je ne reviendrai pas sur les écoulements séreux abondants, qui proviennent de la trompe, avec ou sans colique salpingienne, c'est l'*hydrops tubæ profluens* de FROMMEL. Pour certains auteurs, comme TERRILLON, BOUILLY, POZZI, ce liquide serait dû à de l'hydrorrhée utérine, dans la majorité des cas.

Quant aux écoulements purulents, ils peuvent être dus à une métrite à sécrétion purulente, mais, parfois aussi, ils sont produits par la trompe. Dans certains cas, et je l'ai observé deux ou trois fois, la palpation par l'abdomen de volumineux pyosalpinx, provoque un écoulement purulent plus ou moins abondant, après lequel la tumeur tubaire diminue nettement de volume. Cet écoulement, qui est un bon signe diagnostic du pyosalpinx, a été désigné sous le nom de pyo-métrorrhée.

d. *Troubles fonctionnels de voisinage et à distance*. — Si, pendant les premières périodes d'une salpingite aiguë ou subaiguë, la maladie peut se limiter aux phénomènes génitaux purs, le plus souvent, dans les formes chroniques, qu'il s'agisse de salpingite kystique ou non kystique, la malade ne tarde pas à présenter une série de troubles fonctionnels ou réflexes importants.

En première ligne, il faut placer les troubles gastriques. Les femmes atteintes de salpingo-ovarite sont, en général, des dyspeptiques, et les troubles digestifs peuvent parfois dominer la scène, au point de masquer la lésion génitale. On observe, en général, de la gastralgie, de la dyspepsie flatulente, parfois même de véritables dilatations de l'estomac avec tout leur cortège de troubles nerveux. En général, il y a toujours du ballonnement de l'estomac et de l'intestin, des éructations gazeuses, une digestion lente et douloureuse, et, le plus souvent, une constipation opiniâtre. La diarrhée est, au contraire, assez rare. Dans bon nombre de cas, ces troubles intestinaux s'accompagnent d'*entéro-colite muco-membraneuse*, dont la guérison est très difficile à obtenir. Enfin, quelques malades présentent des troubles hépatiques secondaires, et du sable intestinal.

Quelquefois, on a noté un état nauséeux presque continu et, parfois même, des vomissements.

Du côté des urines, il y a, surtout après la moindre fatigue, après la marche, des envies fréquentes d'uriner, de la cystalgie, de la pollakiurie et de la polyurie. On a même signalé, mais rarement, de véritables cystites. Ces phénomènes et ces troubles douloureux finissent, d'habitude, par retentir sur l'état général. Les malades deviennent très nerveuses, très excitables, d'un caractère inégal, difficile, avec des douleurs vagues, bizarres, mal définies ; leur moral s'altère, elles s'attristent et souvent se désespèrent. Comme la marche est difficile, douloureuse, et peut provoquer des crises aiguës, les malades se déshabituent, peu à peu, de tout effort musculaire, évitent toute fatigue, s'immobilisent. Bien qu'ayant les dehors d'une bonne santé, elles deviennent de véritables infirmes, la *confirmatid invalid* des chirurgiens anglais. Il semble, d'après LAWSON-TAIT, que ce sont plutôt les lésions ovariennes que celles de la trompe qui provoquent tout ce luxe de phénomènes nerveux : ce que l'on observe, au cours des ovarites scléro-kystiques, semblerait confirmer cette observation.

Dans les lésions suppurées, et surtout dans les pyo-salpinx graves avec pelvi-péritonite suppurée, dans ces cas complexes que l'on désigne sous le nom de suppurations pelviennes, l'état général s'altère profondément, les malades maigrissent, leur visage change, les poussées fébriles se multiplient, l'anorexie se développe, il y a souvent de la fièvre hectique, résultat de la résorption purulente. Peu à peu, apparaissent tous les signes de la déchéance organique et de la cachexie.

3° Signes physiques. — En outre de ces symptômes fonctionnels, l'ovaro-salpingite occasionne un certain nombre de signes physiques, qu'il faudra rechercher par l'exploration directe.

Celle-ci sera, le plus souvent, impossible dans les cas ou dans les périodes aiguës, surtout à cause de la douleur extrême qu'elle provoque, et aussi à cause des accidents qu'elle peut amener. Si les phénomènes cliniques sont très menaçants et qu'il ne soit pas possible d'attendre une amélioration suffisante pour permettre l'examen, il faudra ne pas hésiter à avoir recours à l'anesthésie générale pour pouvoir faire, sans danger, l'exploration nécessaire.

Dans les ovaro-salpingites, l'*inspection* de l'abdomen ne donne aucun résultat, sauf la constatation du degré de ballonnement du ventre.

La *palpation abdominale* permettra, le plus souvent, de constater l'existence d'une douleur plus ou moins vive, d'étendue variable, au niveau des régions annexielles, et d'en délimiter exactement la localisation. Elle ne révélera rien ou presque rien toutes les fois que les annexes enflammées seront prolabées dans la cavité de Douglas.

Cependant, quelquefois alors, une pression un peu forte au niveau du fond de l'utérus, et surtout quand celui-ci est rétro-dévié, provoquera une sensation de douleur plus ou moins vive du côté de l'anus.

Il est rare que les tumeurs salpingiennes soient assez déve-

loppées pour pouvoir être perçues et surtout délimitées et étudiée,
par la palpation seule. Cependant, on peut, dans certains cas,
reconnaître l'existence de la tumeur annexielle.

Quelquefois, mais rarement, les annexes peuvent être englo-
bées dans des adhérences et fixées contre la paroi abdominale
antérieure, formant ainsi une plaque indurée plus ou moins
étendue, un *véritable plastron abdominal*, étudié par POUX et
TERRILLON, et que l'on croyait être, autrefois, un signe exclusif
du phlegmon du ligament large.

Le *toucher vaginal* seul ne donnera le plus souvent que des
résultats incomplets. Il permettra d'étudier le col utérin, son
orifice, sa direction, sa mobilité, sa sensibilité. Il fera connaître aussi la sensibilité, le degré de chaleur, l'état des culs-
de-sac ; parfois, le doigt explorateur rencontrera des culs-de-
sac de souplesse et de profondeur normales, mais douloureux
à la pression.

Au fond de ce cul-de-sac il pourra sentir, en le déprimant, un
cordon plus ou moins irrégulier, dur, sensible, transversal :
c'est la *trompe* qui sera parfois enroulée autour d'un corps arrondi et sensible qui n'est autre que l'ovaire. D'autres fois, le
cul-de-sac sera déprimé et abaissé par une tumeur plus ou moins
saillante, de mobilité variable, unie ou bilatérale, quelquefois
même médiane et postérieure. Mais ce sont là des renseignements incomplets ; la délimitation exacte des lésions, leurs caractères physiques, leurs rapports ne pourront être véritablement donnés que par la palpation bimanuelle.

Le *toucher rectal*, quelquefois le seul praticable chez les vierges,
peut donner d'utiles renseignements. Il permettra d'étudier les
parties adhérentes à la face postérieure de l'utérus et au rectum. Il faut le pratiquer avec douceur et, souvent, le combiner avec la palpation abdominale. Le toucher vésico-rectal,
proposé par NOEGGERATH, est une manœuvre douloureuse, souvent
nuisible, et qui doit être rejetée.

La *palpation bimanuelle* vagino-abdominale, combinaison du
toucher vaginal avec la palpation abdominale, est le mode
d'exploration de choix pour l'examen des annexes saines ou
malades. Sans revenir ici sur la technique exposée en détail au

chapitre de l'Exploration gynécologique (p. 25), il faut dire
bien haut que c'est le seul mode d'examen qui permettra de saisir entre les deux mains les annexes malades, d'en apprécier
exactement la forme, la consistance, la mobilité, les rapports
avec les autres organes, la sensibilité.

Chez les femmes trop nerveuses, à parois abdominales très
résistantes, ou très douloureuses, il faudra avoir recours, pour
cet examen, à la chloroformisation. On sera souvent étonné
de trouver, pendant la résolution chloroformique, alors qu'elles
sont dégagées des contractions réflexes, des lésions plus petites,
moins consistantes qu'à l'état de veille.

Les résultats de l'exploration bimanuelle varient suivant la
forme anatomique, la nature et la situation de la tumeur.

a. *Salpingites non kystiques*. — D'ordinaire, la trompe enflammée se révèle sous la forme d'un cordon irrégulier, noueux,
bosselé, d'une consistance variable mais pas trop dure, souvent
effilé vers son extrémité utérine, renflé vers son extrémité
libre. Tantôt ce cordon est tendu, des cornes de l'utérus aux
parois pelviennes où il peut s'accoler à l'ovaire adhérent, tantôt
il est enroulé autour de la glande génitale gonflée et douloureuse.
On peut, quelquefois, sentir, au niveau de sa partie utérine, les
petites nodosités tubaires décrites par SCHAUTA.

D'autres fois, les annexes enflammées sont prolabées dans le
Douglas, y forment une masse irrégulière, bosselée, pâteuse,
facile à délimiter du côté du vagin seul. Les deux annexes peuvent former en arrière une tumeur en croissant, soulevant
l'utérus. Il faudra rechercher, par une exploration attentive, si
les organes malades sont mobiles et libres, ou adhérents et
immobilisés.

LEBEDEFF, DUNCAN, DOLÉRIS ont insisté sur l'augmentation du
volume de la trompe et de l'ovaire au moment des règles ; il
faudra savoir distinguer cette hypertrophie physiologique des
véritables inflammations.

b. *Salpingites kystiques*. — Les salpingites kystiques se présentent sous la forme d'une véritable tumeur dont les caractères
physiques sont différents suivant qu'elle est libre ou adhérente.

Quand la tumeur est libre et latérale, on pourra déterminer

facilement sa forme qui est arrondie ou allongée en boudin ou
en poire, son volume excessivement variable qui peut aller
d'une noix à une orange en moyenne, mais qui peut atteindre
des dimensions beaucoup plus considérables. Sa consistance est
très variable : petites, elles semblent dures ; de volume moyen,
elles paraissent souvent solides à cause de la résistance et de
l'épaisseur de leur paroi, ou par suite de la tension du liquide.
Les tumeurs volumineuses peuvent, au contraire, être élastiques, rénitentes, parfois fluctuantes, mais rarement. Souvent,
elles sont dures par place, fluctuantes sur certains points.

Leur mobilité, souvent nette, peut disparaître rapidement
surtout dans les pyo-salpinx qui s'accolent complètement aux
parties voisines. D'une manière générale, les tumeurs salpingiennes sont plus ou moins nettement séparées de l'utérus par
un sillon de profondeur inégale, au fond duquel on peut sentir le
pédicule. D'habitude, l'ovaire et la trompe sont confondus au
point qu'il est impossible de reconnaître ce qui appartient à l'un
ou à l'autre.

Quand la salpingite kystique est tombée dans la cavité de
Douglas, elle forme souvent une tumeur globuleuse qui repousse
l'utérus en avant et fait corps avec lui.

La tumeur unilatérale refoule ordinairement l'utérus du côté
opposé ; si les deux annexes sont kystiques, elles repoussent la
matrice en avant, ou en arrière. Souvent, surtout si la salpingite provoque une pelvi-péritonite abondante ou de fortes
poussées de cellulite, l'utérus perd sa mobilité, s'enclave au
sein des tissus enflammés, et le doigt explorateur ne peut percevoir qu'une masse énorme, bosselée, confuse, plus ou moins
dure, remplissant le bassin ou une de ses moitiés, comme une
véritable coulée de plâtre.

§ 4. — Marche et accidents des salpingites

Les salpingites constituent, d'ordinaire, des maladies chroniques évoluant par poussées aiguës et subaiguës.

Qu'elles débutent par un accident aigu, ou, comme cela arrive
souvent, par des douleurs lentes, insidieuses, unilatérales, tout

d'un coup, sous l'influence d'une fatigue, d'une secousse, d'un traumatisme ou même sans cause bien nette, surviennent des accidents aigus. Les douleurs deviennent très intenses, le ventre se ballonne, les vomissements apparaissent glaireux, puis verdâtres, porracés, la fièvre s'allume, et l'on voit survenir tous les signes d'une poussée de péritonite. En général, après quelques jours de soins et de repos, l'orage se calme, la crise de péri-salpingite s'apaise plus ou moins complètement.

Ces crises paroxystiques se répètent sous l'empire des mêmes causes occasionnelles ; elles surviennent avec des intervalles de repos très variables, quelques semaines, des mois et même des années, et, d'habitude, elles laissent, après leur départ, des lésions plus accusées, plus complexes qu'auparavant. Ces crises peuvent être très légères parfois et même faire défaut chez quelques malades.

Qu'il y ait eu ou non une crise aiguë, les salpingites légères catarrhales bien enkystées sont-elles susceptibles de guérison ? La guérison définitive, complète, est possible, dans un certain nombre de cas, même après des lésions assez marquées, soit par évolution naturelle de la maladie, soit, surtout, sous l'influence d'un traitement bien appliqué, d'une désinfection soignée de la muqueuse utérine. Cette guérison spontanée peut aussi être obtenue par l'action de la ménopause ; mais cette action est rare, car les malades qui doivent guérir voient souvent venir la guérison avant l'âge critique.

Plus fréquemment, celle-ci n'est qu'apparente, incomplète, les lésions sont *éteintes*, les phénomènes douloureux s'apaisent, les troubles fonctionnels disparaissent peu à peu, mais il reste toujours quelques traces matérielles. Ce sont tantôt de simples noyaux d'induration, qu'on a pu prendre souvent pour des adéno-lymphites ou des adénites péri-utérines, tantôt une tumeur déterminée et indolente, qui peut rester définitivement silencieuse, ou, tout d'un coup, sous l'influence d'une cause occasionnelle inattendue, donner brusquement naissance aux accidents les plus graves.

Malheureusement, trop fréquemment, les choses ne sont point aussi favorables. A la suite des crises paroxystiques successives, la lésion s'agrandit, s'installe, les rechutes deviennent fréquentes pour des causes insignifiantes. Alors, quelle que soit la forme de la maladie, annexite chronique simple ou salpingite kystique, peu à peu la maladie devient grave, définitive, inguérissable ; les troubles nerveux et digestifs apparaissent, l'amaigrissement survient, et, progressivement, ainsi que nous l'avons déjà dit, la femme atteinte de salpingite devient la grande malade dont nous avons esquissé le tableau.

Lorsqu'il s'agit de salpingites kystiques, l'évolution naturelle peut être troublée par la production de quelques accidents

2) *Rupture*. — Le plus fréquent est la *rupture* dont les signes et la gravité varient suivant les cas. La rupture de l'hydrosalpinx est souvent peu grave, et l'épanchement de son liquide peut se faire dans le péritoine, sans grande réaction. L'hématosalpinx peut amener une véritable hématocèle, ou parfois, de la péritonite aiguë. La rupture du pyosalpinx est la plus grave et la plus fréquente.

Lorsque le pus s'épanche dans le *péritoine*, il produit une péritonite suraiguë généralisée, rapidement mortelle, sauf les cas où une laparotomie immédiate a permis une désinfection suffisante de la séreuse. Lorsque la rupture se fait dans une partie limitée par des adhérences antérieures, les phénomènes peuvent se borner à une recrudescence de douleur avec vomissements et fièvre, et se calment au bout de quelques jours.

Les ouvertures dans le *vagin* peuvent être rapidement suivies de guérison. La même éventualité s'observe, quoique moins fréquente, dans les ouvertures *vésicales* ; il est même à remarquer que, dans ce cas, la cystite est rare. Les fistules vaginales et vésicales permanentes sont exceptionnelles.

L'ouverture dans l'*intestin* est moins favorable. Elle est annoncée, comme les précédentes, par une brusque évacuation du pus, tantôt tout à fait inattendue, tantôt précédée de quelques coliques, d'envie brusque d'aller à la selle, de ténesme et de diarrhée glaireuse. L'évacuation peut être totale et suivie de guérison. D'autres fois, la poche se vide et s'emplit alternativement ; son évacuation est toujours incomplète, et il s'établit un trajet fistuleux permanent. Alors les phénomènes septiques se produisent peu à peu, et la cachexie arrive. Il est rare que les matières fécales pénètrent dans les pyosalpinx.

Enfin, exceptionnellement, le pyosalpinx peut s'ouvrir à travers la *paroi abdominale*. Il se forme alors un plastron dur, qui se ramollit sur un point : à ce niveau, la peau rougit, s'ulcère et le pus s'écoule au dehors. Comme pour les autres cas, l'évacuation par la peau peut se terminer par la guérison ou par l'établissement d'une fistule permanente avec tous ses dangers.

Quelquefois la salpingite peut donner naissance à des signes d'étranglement interne ou à des vomissements incoercibles.

β) *Torsion pédiculaire*. — Enfin, quand la tumeur salpingienne, et en particulier l'hydrosalpinx, subit la torsion de son pédicule, cet accident se révèle par des signes différents, suivant que la torsion est lente ou brusque. Dans les cas de torsion lente, l'accident peut rester latent. Dans les torsions brusques, surtout avec étranglement complet, il y a une douleur vive, très aiguë, pouvant amener une syncope; puis, surviennent des vomissements, le pouls est petit et rapide, la face pâle et, le plus souvent, la fièvre se montre. Quelquefois la fièvre peut être tardive et l'on pense surtout à un étranglement interne et non à une péritonite. Dans les 41 cas relevés par CATHELIN, il existe 3 cas de mort.

γ) *Appendicites et annexites*. — Nous avons déjà vu que l'appendicite et l'annexite peuvent coïncider et se compliquer réciproquement. Nous n'avons pas ici à ajouter au tableau déjà tracé des annexites celui des appendicites. Nous voulons seulement indiquer quelques particularités cliniques. Le plus souvent, l'appendicite est secondaire à une annexite antérieure; d'autres fois l'annexite vient compliquer une appendicite.

1° Souvent l'appendicite consécutive à l'annexite se montre sous la forme d'une appendicite chronique d'emblée, à répétitions frustes. Elle est latente, insidieuse et retentit peu sur la grande séreuse.

Avec une annexite septique double on pensera à l'appendicite concomitante quand on constatera une douleur sourde, contusive, persistante et prédominante à droite, existant en dehors des des crises cataméniales et qui n'a pas besoin d'être exclusivement au point de MAC BURNEY, si les accidents intestinaux et surtout une constipation opiniâtre deviennent prédominants dans le tableau clinique.

Le toucher vaginal non aidé du palper sera souvent négatif quand il existe une simple adhérence de la pointe de l'appendice. Avec des lésions un peu plus sérieuses de l'appendice, on trouve souvent, surtout à l'aide de la palpation bi-manuelle, une tumeur annexielle droite se prolongeant nettement en haut vers le détroit supérieur (appendicite pelvienne), ou bien fusionnée avec une induration diffuse remplissant plus ou moins la fosse iliaque droite. L'existence d'une collection purulente est un fait rare dans ces cas.

2° Quand l'annexite est secondaire à l'appendicite, au tableau primitif de l'appendicite viennent s'ajouter les signes suivants : menstruation devenant tardivement douloureuse et difficile, sensibilité de l'utérus, douleur perçue en mobilisant le col, ou le bord droit de l'utérus, fusion de la tumeur vaginale avec le globe utérin.

Mais, dans un certain nombre de cas, il est très difficile de reconnaître la coexistence des deux affections, tellement les signes en sont peu accusés, ou bien tellement se confondent les symptômes aigus des deux maladies.

Notons encore que dans les salpingites chroniques et anciennes, quelle qu'en soit la forme, les vastes adhérences peuvent entraîner des déplacements et des déviations utérines ; nous avons déjà dit quelle part importante les adhérences annexielles prenaient dans la production des rétrodéviations adhérentes. On trouve aussi, dans certains faits de guérison apparente, des lésions d'atrophie définitive et de sclérose des trompes et des ovaires qui entretiennent et perpétuent les douleurs.

Sans vouloir décrire ici les formes particulières des salpingites, qui se ressemblent d'habitude et qu'il est impossible de dissocier très nettement les unes des autres, nous désirons cependant tracer une description particulière d'une forme clinique qui paraît avoir pris, depuis ces dernières années, une individualité propre. Je veux parler de l'*ovarite scléro-kystique*, bien mise en lumière par les travaux de Conzette, Bouilly et de mon élève et ami Fraikin.

Nous avons déjà décrit les lésions spéciales de cette forme d'inflammation ovarienne, apparaissant au cours d'une métrite, et quelquefois accompagnée d'inflammation tubaire, mais moins souvent peut-être que ne l'a cru FRAIKIN.

L'ovarite scléro-kystique se révèle surtout par des douleurs très intenses et spéciales, qui ne paraissent pas en rapport avec la gravité des signes physiques. Ces *douleurs*, qui apparaissent surtout au moment des règles, manquent très rarement. Elles peuvent se montrer même avec des lésions peu accentuées. Au début, elles disparaissent aussitôt après les règles; puis, bientôt, se montrent dans leurs intervalles, deviennent presque continues, ne sont pas toujours calmées par le repos, et sont provoquées ou exagérées par toutes les fatigues, tous les efforts, toute marche, et certaines malades arrivent, parfois, à ne plus pouvoir marcher. Ces douleurs présentent toutes les formes, tiraillements, brûlures, lancements, douleurs sourdes avec exacerbations variées, pesanteur, torsion, etc. Elles siègent ordinairement latéralement, à trois travers de doigt au-dessus de l'arcade de Fallope, tantôt unilatérales, tantôt bilatérales même avec un seul ovaire pris, avec des irradiations fréquentes, dans les lombes, les régions sacrées, les flancs, les membres inférieurs, le périnée, l'anus, et même l'épigastre, l'ombilic et le foie. Souvent aussi, il y a de la dyspareunie et de la douleur pendant la défécation.

La malade éprouve en outre des *troubles menstruels*. Les règles sont souvent douloureuses et irrégulières, tantôt elles avancent, tantôt elles retardent. L'aménorrhée est rare. Les hémorragies sont fréquentes et abondantes, durent huit à dix jours; il existe même de véritables métrorrhagies. D'autres fois, au contraire, les règles sont courtes et peu abondantes, mais très douloureuses.

La leucorrhée est fréquente mais elle paraît surtout être sous la dépendance de la métrite et de la salpingite concomitantes.

Les signes physiques sont peu marqués. Par une palpation bimannelle attentive, en dehors des signes ordinaires de métrite et parfois de salpingite, on trouve un ovaire gros, irrégulier, bosselé, tantôt libre et mobile, tantôt fixé par des adhérences. Cet ovaire est extraordinairement sensible, sa palpation détermine des douleurs très vives, parfois des crises douloureuses, sa sensibilité est exquise (GALLARD). Quelquefois même, il est si douloureux qu'on ne peut l'explorer que sous le chloroforme. Rapidement, ces malades deviennent dyspeptiques, pâles, anémiques, très nerveuses ; elles présentent des troubles généraux marqués, des variations dans le caractère et surtout de la tristesse, parfois de la neurasthénie, ou même de l'hystérie vraie. Elles accusent aussi, dans certains cas, tous les signes de l'insuffisance ovarienne. La marche de l'affection est chronique ; elle n'empêche pas la grossesse.

§ 3. — DIAGNOSTIC

L'existence de lésions inflammatoires des annexes est ordinairement assez facile à reconnaître ; il est, pourtant, très difficile d'en préciser la variété. La douleur localisée, seule ou bien unie aux autres troubles fonctionnels, troubles de la menstruation, leucorrhée, etc., est insuffisante pour arriver au diagnostic ; elle doit toujours être corroborée par la constatation des signes physiques. La recherche de ces derniers est souvent difficile, chez les femmes douloureuses, très nerveuses, à parois trop volumineuses, ou trop grasses ; dans ces cas, il ne faudra pas hésiter à pratiquer l'exploration sous le chloroforme.

Les erreurs de diagnostic ont été fréquentes, et les affections avec lesquelles l'ovaro-salpingite peut être confondue varient suivant les différents types de l'affection.

Les salpingites catarrhales simples, sans véritables tumeurs annexielles, sont confondues surtout avec la métrite et les affections névralgiques de l'abdomen ; les collections tubaires principalement avec les autres tumeurs pelviennes et abdominales.

1° Diagnostic différentiel. — La salpingite catarrhale a été souvent difficile à distinguer de la *métrite* qui l'accompagne, la précède d'ordinaire, et présente les mêmes signes fonctionnels. Les deux affections sont rarement isolées. Souvent, la métrite s'accompagne d'un très léger degré de salpingite, insuffisant pour donner naissance à des signes physiques appréciables. Dans les cas ordinaires, le diagnostic est uniquement basé sur la constatation des signes physiques de l'ovaro-salpingite.

L'ovaralgie ou *névralgie ovarienne* est parfois difficile à reconnaître. Cependant elle se manifeste spontanément, au cours des attaques d'hystérie, et s'accompagne le plus souvent de stigmates hystériques (anesthésies, zones hystérogènes, insensibilité du pharynx, rétrécissement du champ visuel, etc.) Comme la pression la réveille, elle est parfois malaisée à distinguer de la sensibilité particulière des ovaires scléro-kystiques, et comme, d'autre part, ceux-ci peuvent se rencontrer chez les névropathes, il sera souvent presque impossible de distinguer ce qui appartient à la lésion ovarienne, et ce qui revient au tempérament nerveux de la malade.

La *névralgie lombo-abdominale*, qui accompagne certaines métrites, siège surtout dans la paroi abdominale. Dans cette affection, la palpation des annexes peut paraître douloureuse à cause de la pression de la paroi ; des examens successifs et variés permettront la distinction.

Lorsque la salpingite est prolabée dans le Douglas, elle peut être confondue avec certaines affections telles que le prolapsus simple des annexes, la rétroflexion, les petits fibromes de la paroi postérieure, l'entérocèle postérieure.

Le *prolapsus simple des annexes*, qui s'observe dans les cas d'abaissement utérin léger avec périnée insuffisant, se distinguera par sa souplesse, sa mobilité possible, son peu de sensibilité à l'exploration. Il ne faut pas oublier que ce prolapsus s'accompagne, très souvent et très vite, de lésions inflammatoires.

La *rétroflexion* utérine, surtout quand elle est adhérente et douloureuse, est difficile à distinguer. Elle sera reconnue par le cathétérisme et la réduction, lorsque celle-ci est facile, par la constatation de la crête utérine médiane postérieure (LE DENTU). Il ne faut pas oublier que la rétroflexion et l'annexite coexistent fréquemment et que la lésion ovaro-tubaire est souvent la cause de rétroflexions adhérentes.

Les *petits fibromes postérieurs*, formant, comme certaines salpingites, une tuméfaction dure et arrondie dans le Douglas, ne peuvent en être différenciés par le toucher vaginal seul, mais quelquefois par le toucher rectal, qui les montre indépendants des cornes utérines, mais d'ordinaire mobiles avec l'utérus. D'ailleurs, la pression, à peine douloureuse pour le fibrome, réveille au contraire une sensibilité très aiguë dans les salpingites, et l'évolution de la maladie est toute différente.

L'*entérocèle postérieure*, qui déprime le cul-de-sac vaginal, forme une tumeur molle, pâteuse, qui pourrait être prise pour une salpingite dans le Douglas. Mais elle est ordinairement peu sensible, assez souvent réductible, et ces deux caractères serviraient, à défaut d'autres, pour permettre la distinction.

Quant aux salpingites kystiques, qu'elles soient prolabées dans le Douglas ou restées latérales, c'est surtout avec les tumeurs du petit bassin, et en particulier les petits kystes de l'ovaire et du ligament large, certains fibromes interstitiels ou ligamentaires, les grossesses extra-utérines et surtout tubaires qu'il faudra les diagnostiquer.

Les *petits kystes de l'ovaire* et du *ligament large* sont, en général, à surface plus nettement arrondie, plus lisse, de consistance égale; ils sont peu sensibles, et ne présentent ordinairement pas de crises paroxystiques; ils sont aussi, plus nettement, indépendants de l'utérus. Cependant certains *kystes dermoïdes*, plus durs, souvent douloureux, sont particulièrement difficiles à distinguer, ainsi que certains *kystes* inclus dans le ligament large, qui sont franchement latéraux et mal séparés de l'utérus.

Les *fibromes utérins* sont parfois faciles à confondre avec les annexites. Leur consistance dure les distinguera facilement des poches franchement kystiques; mais, lorsqu'ils seront latéraux, intra-ligamentaires et peu mobiles, le diagnostic différentiel sera souvent des plus délicats avec les salpingites à parois épaisses et dures. Ils sont cependant moins douloureux que celles-ci, ont une surface plus lisse, et ne présentent pas de crises paroxystiques. Dans les cas douteux, le cathétérisme montrera un agrandissement de la cavité utérine qui n'existe pas dans les salpingites. L'histoire clinique des deux maladies est souvent très différente. Cependant, dans certains fibromes kystiques, le diagnostic pourra demeurer impossible.

La *grossesse tubaire*, durant les quatre premiers mois, présente souvent les mêmes signes que les salpingites. La suppression des règles, quand elle existe, le ramollissement du col, l'hypertrophie utérine et surtout l'expulsion d'une caduque sont les seuls signes de probabilité. Bien des fois le diagnostic reste des plus confus, et les opérations qui ont amené l'extirpation des kystes fœtaux ont été, trop souvent, entreprises pour des salpingites présumées.

Il est cependant quelques autres maladies qu'on peut confondre avec les salpingites, telles que l'*adénite pelvienne*, affection rare et surtout indéterminée ; l'*adéno-lymphite* péri-utérine ou l'*œdème aigu péri-lymphatique* de Pozzi dont la consistance mollasse, l'évolution et la disparition rapide sont de bons signes différentiels ; l'*entérocèle adhésive postérieure*, dont DOLÉRIS a publié deux cas, forme dans le Douglas une tumeur adhérente, sensible, très difficile à distinguer de la salpingite à siège postérieur.

Quant au diagnostic d'une salpingite avec une *corne utérine supplémentaire*, il n'est le plus souvent possible, dit SEGOND qu'après l'ouverture du ventre. J'ai, pour ma part, fait une erreur de ce genre, qui n'a été, en effet, reconnue qu'au cours de la laparotomie.

Quand les salpingites sont entourées d'une très grosse masse de *pelvi-péritonite*, il sera quelquefois seulement possible de reconnaître cette dernière, sans pouvoir affirmer qu'elle est liée à une inflammation annexielle. D'autres fois, la salpingite sera confondue avec une *hématocèle rétro-utérine*. Dans les deux cas, l'utérus, fixé par les fausses membranes, est refoulé par une masse postérieure, dure et mal limitée. Ce sont surtout la marche des symptômes, l'histoire différente des débuts et de l'évolution clinique qui permettront le diagnostic. Les *phlegmons du ligament large* se distingueront des salpingites qui s'accompagnent de plastron abdominal, par leur développement rapide et leur relation constante avec un accouchement récent.

Mais il est, parfois, un diagnostic très difficile à établir, c'est celui de la *salpingite* avec l'*appendicite*.

Trop souvent, l'identité presque absolue des symptômes rend le diagnostic très épineux. Les erreurs ont été commises dans les deux sens, des appendicites ont été prises pour des annexites et réciproquement. D'ordinaire, dans l'appendicite, les phénomènes péritonéaux sont, dès le début, plus intenses et plus graves que dans l'inflammation ovaro-salpingienne ; le ballonnement est plus prononcé, la parésie intestinale plus accusée, la température plus élevée. De plus, dans l'appendicite, les phénomènes vont en s'accentuant ; ils se calment, au contraire, peu à peu, dans les crises salpingiennes.

Quelquefois, les deux lésions coexistent, ce qui augmente encore la difficulté du diagnostic.

Cependant, quand elles se superposent et surtout, cas le plus fréquent, lorsque l'appendicite est consécutive à l'annexite, elle est chronique d'emblée, latente, insidieuse, et retentit peu sur la grande séreuse. Il peut y avoir, cependant, quelques crises appendiculaires aiguës.

D'ordinaire, en présence d'une annexite plus ou moins caractérisée, l'appendicite se révélera par une douleur sourde, contusive, persistante, prédominante à droite, même s'il existe une lésion annexielle gauche. La salpingite droite, adhérente à l'appendice enflammé, sera difficile à délimiter dans sa partie postérieure et remontera plus haut à droite qu'à gauche.

Dans presque tous les cas, le diagnostic sera très difficile et demandera une analyse sévère, minutieuse et raisonnée de tous les symptômes, jointe à un examen physique très méthodique et très précis.

2° Diagnostic des variétés. — Peut-on pousser plus loin le diagnostic et reconnaître la variété de salpingite qui se présente à l'observation. Quelquefois, seulement, cela est possible, et, à pousser trop loin la distinction, on risque de faire de nombreuses erreurs.

Les salpingites kystiques seront, par leur masse et leur volume, faciles à diagnostiquer, mais la nature du liquide sera souvent impossible à connaître.

On a bien dit que l'*hydrosalpinx* est ordinairement peu douloureux, mobile, plus ou moins franchement fluctuant, qu'il se place souvent en arrière de l'utérus qui repose sur lui comme sur un coussin élastique. Certains chirurgiens ont pu reconnaître le *pyosalpinx*, qui forme une tumeur à parois épaisses, dures, très adhérentes, donnant lieu à des poussées fréquentes de péri-salpingite, à de la fièvre, même en dehors de toute poussée. Mais, outre que la fièvre peut aussi se montrer dans les autres formes, ces signes sont souvent peu nets. L'existence de fistules indiquera, au contraire, la présence d'une poche purulente. Les incisions et ponctions exploratrices sont très dangereuses et doivent être absolument rejetées.

L'*hématosalpinx* est ordinairement latéral et même unilatéral ; il est souvent mobile. Fréquemment, il est dû à une grossesse tubaire, et il pourra être reconnu, alors, aux signes ordinaires de cette affection ; il a été cependant souvent méconnu.

Les salpingites *tuberculeuses* sont presque impossibles à distinguer des pyosalpinx ordinaires, malgré la fréquence plus grande des formes aiguës. Elles ne présentent pas de signes distinctifs et ne sont soupçonnées que lorsqu'il existe d'autres foyers de tuberculose. L'existence des nodosités tubaires, au voisinage de la corne utérine, donnée par Hégar et ses élèves comme un signe important de la salpingite tuberculeuse, n'est pas constante, et quand elles existent, elles ne sont pas toujours faciles à percevoir.

Parmi les salpingites non kystiques, les formes catarrhales légères sont souvent faciles à apprécier, au début, lorsqu'il y a peu de péri-salpingite, que leur palpation est aisée et pas trop douloureuse. Le diagnostic se fait donc, surtout, quand la lésion est récente.

L'*ovarite scléro-kystique* sera aisément reconnaissable, surtout quand elle est isolée et ne s'accompagne pas de salpingite volumineuse. Elle peut être affirmée, alors, chez les femmes à troubles nerveux très exagérés, et chez lesquelles on peut nettement saisir un ovaire gros, bosselé, plus ou moins mobile, extraordinairement sensible au toucher, de consistance dure ou rénitente.

L'*ovarite* suppurée isolée se reconnaît, d'après Mauger, aux caractères suivants : tumeur dure, haut située, indolente et régulière, indépendante de l'utérus, donnant la sensation d'une poche rénitente. Elle est cependant souvent confondue avec les fibromes.

Enfin le chirurgien, quelle que soit la tumeur annexielle, doit en étudier la mobilité, ou la fixité, apprécier ses rapports avec les organes voisins, le degré de cellulite ou de pelvi-péritonite qui l'entoure, pour pouvoir établir, avec certitude, la nécessité et la nature de l'intervention indiquée.

§ 6. — PRONOSTIC

Le pronostic des ovaro-salpingites est toujours sérieux.

Les formes catarrhales récentes sont, surtout si elles sont bien traitées, susceptibles de guérir complètement ; mais cette guérison, moins rare que l'on ne l'a cru, n'existe cependant que pour un trop petit nombre de cas.

Toutes les formes chroniques, kystiques ou non, sont des affections graves, pouvant parfois, par les accidents qu'elles entraînent (péritonites, ruptures viscérales, hecticité, etc.), causer la mort. Ceci est surtout vrai pour les pyosalpinx graves.

Mais si, dans la plupart des cas, les salpingites ne compromettent pas directement l'existence, elles sont très difficiles à guérir, d'une durée interminable, et rendent les malades plus ou moins complètement infirmes. Il faut ajouter qu'elles peuvent nécessiter des opérations souvent très graves, quelquefois mortelles.

Enfin, le plus souvent, surtout quand elles sont bilatérales, les inflammations annexielles doivent être considérées comme une cause de *stérilité*. Mais, il existe de nombreuses exceptions à cette règle, et la question de la stérilité dans les salpingites mériterait d'être étudiée de nouveau.

§ 7. — TRAITEMENT

Le traitement des ovaro-salpingites peut être *médical* ou *chirurgical*.

A) TRAITEMENT MÉDICAL

Les indications et la nature des moyens médicaux employés dans le traitement des ovaro-salpingites varieront suivant que l'on a affaire à des *accidents aigus* ou à des *accidents subaigus* ou *chroniques*.

Pendant la crise aiguë, à part certaines indications tout à fait particulières, comme la crainte d'une rupture et d'une péritonite généralisée, le traitement sera exclusivement médical, et sera, d'ailleurs, celui de toutes les inflammations pelviennes aiguës : repos au lit absolu, injections vaginales chaudes, grands lavements chauds, préconisés surtout par BEMLIX, cataplasmes sur le ventre ; applications calmantes : laudanum de Sydenham, pommade belladonée, huile de jusquiame, liniments calmants, etc., ou bien application prolongée de glace, qui est ici d'une efficacité spéciale, révulsifs légers, vésicatoires et pointes de feu parfois. En même temps, on donnera, à l'intérieur, les sédatifs les plus marqués pour combattre la douleur ; bromures, opium, chloral, etc., soit par l'estomac, soit en lavements. D'ordinaire, à l'aide de ces moyens qu'il faudra grouper suivant les indications de chaque cas, les phénomènes aigus se calmeront peu à peu.

Dans les formes subaiguës et chroniques, le traitement médical comprendra les médicaments proprement dits, et les moyens qui constituent le traitement indirect ou la thérapeutique intra-utérine.

Parmi les médicaments, nous citerons l'antisepsie vaginale à l'aide d'injections chaudes vaginales, les applications topiques calmantes, les cataplasmes laudanisés, les grands bains tièdes, les révulsifs sur la région annexielle, et, en particulier, les petits vésicatoires répétés et les pointes de feu. Il faut ajouter à ces moyens les médicaments de l'état général : toniques, stimulants, antispasmodiques (bromures, valérianate d'ammoniaque, etc.). Nous ne devons pas oublier les remèdes capables d'assurer une bonne digestion, l'antisepsie de l'estomac et de l'intestin, et surtout les laxatifs de toutes sortes, destinés à combattre la constipation si fréquente.

Parmi les agents qui concourent au traitement général, il faut faire une place à part au traitement hydro-minéral. Les eaux minérales peuvent avoir une action importante sur la constitution générale, modifier les phénomènes douloureux et aussi certains accidents locaux et surtout les poussées péri-annexielles. Les plus importantes seront les eaux sulfureuses d'une part, les sources chlorurées sodiques d'autre part.

Ce traitement thermal qui paraît plutôt agir sur l'évolution des lésions péri-annexielles (cellulaires et péritonéales) que sur les lésions mêmes des annexes ne doit jamais être employé pendant les poussées aiguës. Son indication varie avec l'ancienneté et la diffusion des lésions, l'état général des malades, leur nervosisme, et aussi leur état digestif.

L'*électricité* a été employée pour la cure des salpingites, et cela de diverses manières. Appliquée directement sur la tumeur salpingienne, à l'aide de la galvano-puncture vaginale, elle est éminemment aveugle et dangereuse et doit être rejetée. La galvano-caustique utérine, qui n'est qu'un mode particulier de curettage, ne vaut pas cette dernière opération, et, tout en étant un bon remède de la métrite concomitante, elle n'est pas toujours d'un bon effet sur les inflammations annexielles.

Quant au *massage*, qui a été surtout préconisé à l'étranger par Thure-Brand, Profantes, Buk, Semtanikoff, et chez nous par Stapfer, il peut être efficace dans certains cas, et doit être pratiqué avec une grande douceur, par séances courtes et pas trop répétées. Il est surtout indiqué dans les cas chroniques, avec gros empâtements pelviens, et sera destiné à faire disparaître les exsudats pelviens, les adhérences, les épaississements de la cellulite pelvienne et les indurations péri-annexielles.

Il peut être dangereux dans les collections enkystées, à parois friables ou très congestionnées ; il risque alors d'amener des ruptures et des hémorragies.

Il faut encore parler des *pansements vaginaux*, tampons imbibés de pommades résolutives ou mercurielles, de mixtures antiseptiques qui agissent plutôt sur la métrite que sur la salpingite, et sont, pour Bouilly, moins efficaces souvent que les grandes injections chaudes, bien prises. Il faut, cependant, insister sur la *columnisation* qui, bien faite, méthodiquement appliquée suivant les règles exposées dans la thèse de Quincieu, qui résume sur ce point la pratique lyonnaise, fait un massage régulier et continu de la région pelvienne, calme souvent les douleurs et amène une résolution assez marquée des exsudats de la pelvi-péritonite péri-annexielle. C'est un excellent moyen thérapeutique, qui n'est cependant pas capable de modifier les salpingites kystiques nettement formées, et qui est, souvent, mal toléré dans les cas d'ovarite scléro-kystique.

Les autres pansements, employés pour combattre médicalement les salpingites, agissent par l'intermédiaire de l'utérus, et constituent la *méthode indirecte* de ce traitement. Toute la *thérapeutique intra-utérine*, qui s'adresse surtout à la métrite concomitante, a souvent un effet considérable sur les lésions annexielles et peut en amener quelquefois la guérison.

Souvent, ainsi que j'ai pu le constater, les simples pansements intra-utérins, l'*antisepsie utérine*, pratiquée soit à l'aide des crayons médicamenteux ou des pansements antiseptiques que nous avons déjà décrits à propos du traitement des métrites, peuvent amener la guérison des salpingites catarrhales et même la disparition de véritables tumeurs annexielles. Ces pansements n'agissent pas toujours en amenant la désinfection et l'évacuation tubaire; mais il est probable, qu'en assurant l'antisepsie intra-utérine, ils empêchent l'apport de nouveaux germes dans la trompe et favorisent l'évolution des lésions tubaires vers la guérison spontanée par usure et disparition sur place des germes pathogènes.

Ordinairement, ce sont des moyens un peu plus compliqués tels que *la dilatation et le drainage de l'utérus* et même le *curettage utérin* qui constituent le meilleur traitement indirect des salpingites.

La *dilatation utérine* a été préconisée par WALTON en 1887, puis par POULLET, DOLÉRIS, GOTTSCHALK, LE DENTU. Cette dilatation se fait ordinairement complète, soit à l'aide des tampons de VUILLET, soit, et mieux, avec des laminaires et des bougies dilatatrices d'HEGAR. Pour beaucoup d'auteurs, elle agit surtout lorsqu'elle est accompagnée d'un drainage permanent, avec les tiges de LEFOUR, de PETIT, etc.

LABADIE-LAGRAVE et LEGUEU ont préconisé un traitement qui consiste en une dilatation poussée très loin suivie d'un curettage, après lequel on fait des tamponnements intra-utérins à la gaze imbibée de glycérine créosotée ou ichthyolée, répétés pendant une ou deux semaines, tous les deux ou trois jours.

D'autres auteurs ont recommandé le *curettage* simple avec dilatation préalable, tel que nous l'avons décrit dans le traitement des métrites et qui n'agirait sur la salpingite qu'en assurant la guérison de la métrite concomitante.

Il est certain que les moyens que nous venons d'indiquer ont souvent amené la guérison de salpingites, non pas, comme l'ont cru certains auteurs tels que DOLÉRIS et POULLET, en débouchant l'ostium uterinum et en permettant ainsi l'évacuation des collections salpingiennes, mais plutôt, comme le dit LE DENTU, en redressant la cavité utérine, en ramollissant l'utérus, en le décongestionnant ainsi que les annexes, et en facilitant ainsi, parfois, l'ouverture spontanée des collections tubaires dans la matrice.

Ces méthodes produiraient aussi une sorte de saignée locale et de révulsion.

Il ne faut pas oublier, cependant, que ces opérations utérines même bien faites, peuvent entraîner parfois des accidents aigus, et des poussées septiques en présence de lésions suppurées des annexes. On a parfois signalé des ruptures tubaires. Aussi, ne doit-on pas, comme le voulaient POULLET et WALTON, appliquer ce traitement à tous les cas d'exsudats périmétriques et surtout le mettre en usage avec des lésions aiguës et subaiguës.

La dilatation et le curettage ne doivent être usités que dans certaines lésions chroniques et froides, en l'absence de poches purulentes volumineuses, à parois distendues, susceptibles de rupture.

Nous ne parlerons que pour mémoire du cathétérisme des trompes proposé, en 1849, par TYLER-SMITH et préconisé depuis par FRANKENHAUSER. La plupart des cas connus de ce cathétérisme, que j'ai étudié avec soin à propos d'un fait personnel, ont été des cathétérismes accidentels, pratiqués sans aucun but thérapeutique et publiés surtout comme des curiosités pathologiques. Telles sont les observations de MATHEWS DUNCAN, HILDEBRAND, PISTOR, LEHMAN, BISCHOFF, KNOWLEY-THORSON, BIEDERT, CITTADINI, et la mienne. Encore, quelques-uns de ces faits sont-ils discutés et considérés comme des cas de perforation utérine.

B) Traitement chirurgical

Le traitement chirurgical des salpingites, bien que relativement récent, a déjà traversé plusieurs phases.

Longtemps, les interventions chirurgicales se sont bornées à des opérations d'urgence, telles que les incisions des poches fluctuantes, des abcès venant faire saillie au fond du vagin, ou même à la paroi. Comme cette opération peut, quelquefois, être suivie de guérison, l'*incision* doit rester une des méthodes chirurgicales à étudier.

C'est à partir de 1872, que, sous l'initiative de Lawson-Tait, commence véritablement le traitement chirurgical des salpingites. Le premier, il eut l'idée d'enlever directement, à l'aide de la laparotomie, les annexes malades. Cette nouvelle opération ne tarda pas à être universellement adoptée.

Mais bientôt, à cause de certains insuccès, de certaines douleurs post-opératoires, Péan imagina d'enlever l'utérus par le vagin, pour permettre l'évacuation facile des suppurations pelviennes, en supprimant *la bonde* qui fermait la cavité bourrée d'abcès. L'*hystérectomie vaginale* avec morcellement préconisée par Péan, vulgarisée par Segond, est ou non suivie de l'extirpation des annexes.

Bientôt, à la suite des progrès de la chirurgie abdominale, en présence des difficultés souvent extrêmes pour faire, dans les cas compliqués, une opération complète par le vagin, on essaya d'appliquer à la cure des annexites l'*hystérectomie abdominale totale* avec ablation des annexes malades. Cette méthode, née en Amérique, tend aujourd'hui à supplanter, dans bien des cas, l'hystérectomie vaginale.

Enfin, en face de certaines malades restées douloureuses après la castration totale, à cause de la connaissance plus complète des lésions et des types cliniques, quelques chirurgiens ont inauguré une *chirurgie dite conservatrice* dans laquelle on essaie de conserver le plus possible l'appareil génital, se bornant à supprimer les parties trop profondément altérées de la trompe ou de l'ovaire.

Les méthodes chirurgicales que nous avons à étudier peuvent donc se ranger en trois groupes : 1° la *salpingectomie* ou ablation simple des annexes qui s'exécute par la voie abdominale ou par le vagin ; 2° les *hystérectomies*, avec ou sans ablation d'annexes, *vaginales* ou *abdominales* ; 3° les *opérations conservatrices*, parmi lesquelles nous rangerons la vieille méthode de l'*incision*.

Mais, avant d'aborder le traitement chirurgical qui comporte, comme on vient de le voir, des opérations souvent graves, il convient de préciser les limites de son action.

Le traitement chirurgical ne doit pas être indistinctement appliqué à toutes les malades, ni dès le début de l'affection, puisque, ainsi que nous l'avons vu, la thérapeutique médicale peut venir à bout d'un certain nombre de cas. Ainsi que le dit très judicieusement Segond (*Traité de Chirurgie* de Duplay et Reclus) : « *les interventions graves doivent être scrupuleusement réservées aux femmes chez lesquelles il est manifestement impossible de se contenter d'une chirurgie plus conservatrice, soit qu'on ait la conscience d'en avoir épuisé les ressources, soit que l'urgence du cas particulier défende toute temporisation.* » Nous ne pouvons que nous associer à ces paroles. Sous ces réserves, les opérations peuvent être indiquées à peu près dans toutes les formes de la maladie : salpingites catarrhales et interstitielles de date ancienne, ovarites kystiques avec ou sans péri-ovarite, l'hydro-salpinx, l'hémato-salpinx et toutes les formes du pyo-salpinx. On voit donc que le chirurgien doit se guider, non seulement d'après la nature des lésions, mais d'après leur âge, l'intensité ou la gravité des symptômes locaux et généraux, et surtout d'après l'incurabilité démontrée de la maladie.

La détermination exacte du moment de l'intervention restera toujours une affaire de tact et d'expérience. L'état social de la malade pourra fournir, parfois, des indications spéciales d'une action plus hâtive ; on peut être forcé d'opérer plus tôt les femmes obligées de travailler pour vivre. Mais, d'une manière générale, il faudra toujours opérer *à froid*, autant que possible, en dehors des poussées et des périodes aiguës, à moins que, pendant cet état aigu, la formation d'un abcès, la menace de son ouverture spontanée, le développement d'une infection générale à la suite d'accidents locaux ne viennent fournir des indications urgentes.

1° Salpingectomie. — La salpingectomie est une opération qui consiste à enlever complètement la trompe et l'ovaire malades, après les avoir, s'il est nécessaire, isolés des adhérences qui les fixent. Cette opération peut se pratiquer soit par la *voie abdominale*, ce qui est le cas le plus fréquent, soit par la *voie vaginale*.

A. Salpingectomie abdominale. — L'ablation des annexes par la voie abdominale se fait à l'aide d'une *laparotomie médiane sous-pubienne*. C'est l'opération de Lawson-Tait.

Ce chirurgien faisait, sur la ligne médiane, une incision sus-pubienne aussi petite que possible, permettant à peine l'introduction de deux ou trois doigts et il allait à la recherche des annexes, sans les voir, en se guidant simplement sur les notions fournies par le toucher. Il décorticait les organes adhérents, sans regarder s'il ne produisait ni déchirure ni hémorragie.

La technique actuelle est tout à fait différente. Grâce aux progrès de la chirurgie abdominale et de son instrumentation, et surtout à l'adoption, aujourd'hui constante, du plan incliné de Trendelenburg, le chirurgien peut opérer en voyant exactement ce qu'il fait.

La malade, préparée d'après les règles ordinaires communes à toute laparotomie, est chloroformée et mise en position renversée complète. La paroi abdominale est incisée sur la ligne médiane, ordinairement dans toute sa portion sous-ombilicale ou à peu près. Les intestins, qui sont chassés par le renversement vers le diaphragme, sont isolés du bassin par une compresse aseptique.

Certains chirurgiens, pour épargner aux malades une cicatrice abdominale imparfaite ou trop visible après la laparotomie, ont cru devoir substituer à l'incision verticale médiane une incision transversale de la peau et des plans sous-cutanés.

Imaginée par Küstner (de Breslau) en 1896, sous le nom d'incision cruciale, elle fut tour à tour préconisée par PLANTZEN (de Saint-Pétersbourg), par RAPIN (de Lausanne) qui la défendit au Congrès de Genève en 1896, en proposant de remplacer le nom d'incision cruciale par celui d'incision esthétique.

Dans ce procédé, on pratique au-dessus du pubis une incision transversale rectiligne ou légèrement concave en haut de 6 à 10 centimètres et qui intéresse la peau et le tissu cellulaire sous-cutané. Après avoir récliné en haut et en bas les deux lèvres de l'incision cutanée, on incise verticalement l'aponévrose sur la ligne médiane, en reprenant la technique habituelle.

En 1900, PFANNENSTIEL a modifié légèrement ce procédé. Il ajoute à l'incision transversale de la peau et du tissu cellulaire sous-cutané, celle de l'aponévrose superficielle, et récline cette aponévrose avec la peau, puis il sépare les muscles verticalement sur la ligne médiane et reprend pour les plans profonds l'incision verticale.

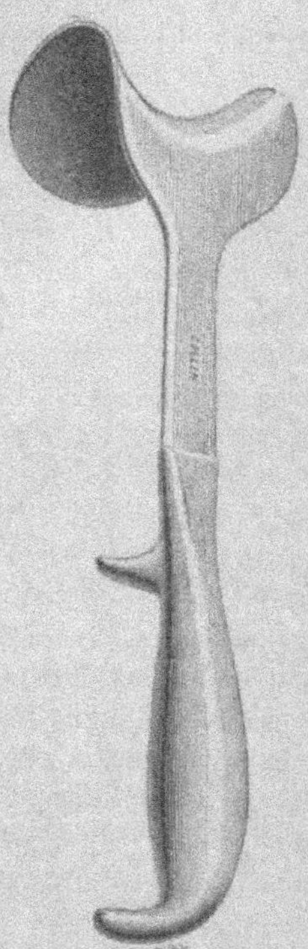

Fig. 224.
Valve sus-pubienne
de DOYEN.

Cette incision défendue par SEGOND, MORESTIN, 1902, ROUSSEAU (Thèse de Paris, 1903), GUENNOC (Thèse de Bordeaux, 1906), a l'avantage de laisser une cicatrice à peu près invisible au milieu de la région pileuse sus-pubienne. Elle donnerait, disent ses partisans, moins de chance d'éventration que l'incision verticale. Elle peut être utilisée avec avantage pour l'ablation des annexites petites et peu adhérentes, elle a été employée aussi pour les petits kystes de l'ovaire et les petits fibromes ; mais elle est insuffisante pour les tumeurs un peu volumineuses et donne moins de jour que l'incision verticale.

On peut rapprocher de cette incision celle de BARDENHEUER qui emploie, lui aussi, une incision transversale allant en suivant une ligne courbe d'une épine iliaque à l'autre, les muscles droits sont incisés le plus près possible du pubis et le péritoine est coupé transversalement.

Le lambeau péritonéal décollé sert à cloisonner immédiate-

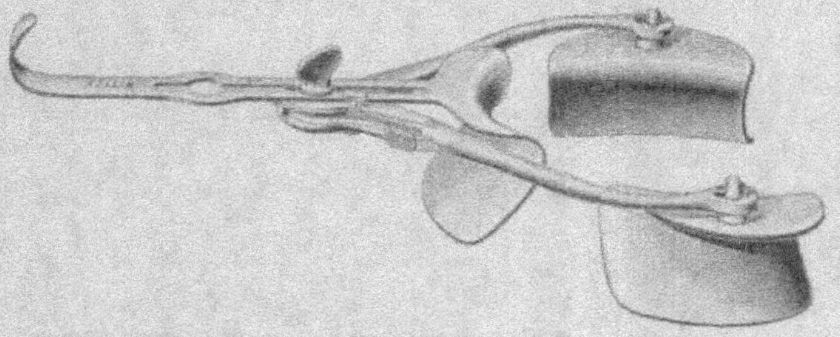

Fig. 222.
Écarteur abdominal de Ricard.

ment la cavité abdominale. Nous mentionnons seulement ce dernier procédé dont n'avons, personnellement, aucune expérience.

La cavité abdominale ouverte par l'inversion verticale est maintenue béante par la valve sus-pubienne de DOYEN, ou la valve abdomino-génitale de MONPROFIT qui a l'avantage de tenir en place toute seule. On peut aussi employer l'écarteur abdominal de LEGUEU, celui de RICARD, ou même celui de JOANNESCO plus compliqué et moins commode.

Si les organes malades, trompes et ovaires, sont libres de toute adhérence, ou maintenus seulement par quelques filaments très friables, il n'y a qu'à les saisir en les isolant, et à les amener au dehors.

Si, au contraire, les adhérences avec le péritoine et les organes voisins sont très considérables, il faudra, autant que possible, les déchirer avec les doigts ou bien les couper entre deux ligatures. Les adhérences épiploïques sont ordinairement faciles à disséquer. Celles qui unissent la trompe à l'intestin, quelquefois au rectum, à l'S iliaque, doivent être détachées doucement et avec soin. S'il y avait une fusion trop étroite, pour éviter de déchirer l'intestin, il vaut mieux lui laisser adhérer un lambeau de la poche salpingienne, au préalable désinfecté avec une solution antiseptique ou cautérisé au thermo-cautère. Les adhérences au péritoine pariétal et au plancher pelvien sont les plus difficiles à détruire : il faut chercher, avec les doigts seuls, et en déchirant sur un point favorable la surface séreuse, à découvrir le plan de clivage et disséquer avec l'ongle les organes malades. L'on arrivera presque toujours à les décortiquer entièrement de leurs adhérences, avec de la patience et un peu d'habitude.

Quand cette décortication est trop difficile on peut, avec avantage, inciser la trompe au ras de l'utérus entre deux pinces et commencer la décortication par l'extrémité interne, en allant de dedans en dehors.

Si les poches sont très pleines et friables, il est quelquefois avantageux de les vider du pus ou des autres liquides à l'aide de l'aspirateur Dieulafoy, tout en fermant l'orifice avec une pince à forcipressure afin que leur décortication soit moins dangereuse. Il est d'ailleurs prudent, dans tous les cas, de circonscrire, autant que possible, le champ opératoire avec des compresses aseptiques pour empêcher les liquides nocifs, et en particulier le pus, de couler, en cas de rupture, dans la cavité abdominale et de l'infecter. Si l'accident se produit, il est indiqué de faire une toilette minutieuse du péritoine soit avec des compresses sèches, soit par le moyen d'un grand lavage de sérum stérilisé. Si, pendant la décortication, on trouve l'appendice adhérent aux annexes, étant donnée la fréquence connue des infections appendiculaires secondaires, il est tout à fait indiqué de l'enlever.

La décortication des annexes achevée, et la tumeur ovaro-salpingienne mobilisée et isolée, il reste à l'exciser. On a préconisé la ligature du bord supérieur du ligament large d'une part, et celle du pédicule vrai, au voisinage de l'utérus d'autre part. Comme l'artère utéro-ovarienne ne donne presque pas, on peut se contenter de saisir le pédicule tout entier avec une pince de Doyen, et de le sectionner. On peut alors l'étreindre avec une double suture en chaîne faite à la soie, ou de préférence avec un catgut fort, soit, au contraire, saisir isolément les vaisseaux et les lier séparément. Les vaisseaux liés, on abandonne toute la surface de section du ligament large ; ou bien, au contraire, on la ferme avec une suture en surjet, comme le font certains Américains, DENING, PENROSE, KELLY, et, à leur imitation, DELBET, HARTMANN, LEGUEU, etc., ce qui évite de laisser libres des surfaces cruentées. Quelle que soit la manière de faire, que la trompe soit liée ou non, il sera toujours avantageux de toucher fortement au thermo-cautère la surface de sa section du côté utérin, car la muqueuse enflammée fait toujours hernie, et risque d'infecter le péritoine voisin. Certains chirurgiens remplacent la ligature par l'angiotripsie des vaisseaux du pédicule, et de la trompe elle-même.

Les organes malades enlevés, on pratique une toilette soignée du péritoine s'il est nécessaire, et on referme l'abdomen avec ou sans drainage.

Le drainage peut se faire soit par le vagin, soit par la voie abdominale.

Le drainage par le cul-de-sac postérieur du vagin, préconisé par MARION SIMS, est aujourd'hui peu usité.

Le drainage abdominal ne doit se faire que dans certains cas; ainsi que le dit justement LEGUEU, il a deux indications : l'*hémorragie* et l'*infection*.

Ce drainage peut se faire à l'aide de mèches de gaze aseptique, drainage de MICKULICZ, que l'on place et que l'on tasse mollement au fond du cul-de-sac de Douglas, ou bien au niveau des surfaces cruentées, et dont l'extrémité supérieure sort par la partie inférieure de la plaie abdominale. Elles servent à la fois de tamponnement et de drainage et sont surtout indiquées dans les cas de suintement hémorragique.

Si l'on redoute en même temps de l'infection, on peut, au centre de la mèche, mettre un drain véritable en caoutchouc ou en verre, quelquefois même on place le drain tout seul, sans mèche.

Le drainage de MICKULICZ ne doit pas être trop serré, car il risque de comprimer l'intestin, et en particulier le rectum, et d'empêcher le passage des gaz et des matières. Il doit être retiré au bout de quarante-huit heures ou de trois jours au plus ; son adhérence rapide en rend l'ablation souvent très douloureuse pour les malades et peut amener une légère élévation de température. Chez les malades nerveuses ou déjà épuisées, on peut diminuer cette douleur, en faisant une piqûre de morphine une demi-heure avant l'ablation de la mèche. L'orifice de sortie peut suppurer et quelquefois devenir fistuleux.

Les drains véritables ne doivent être retirés tout à fait que lorsqu'il n'y a dans la profondeur ni suintement, ni suppuration.

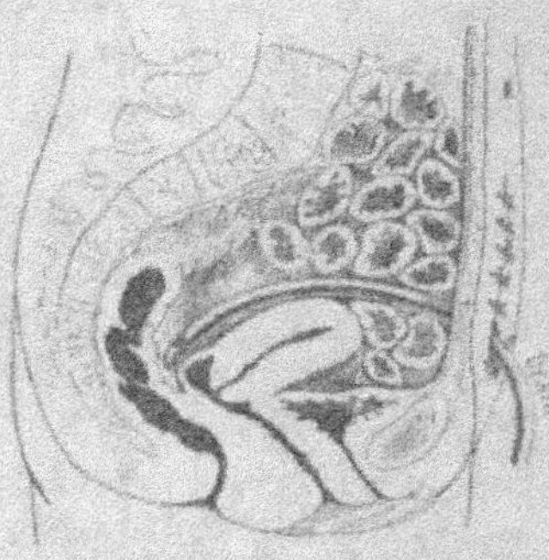

Fig. 223.
Drainage abdominal.

Leur présence prolongée est susceptible d'affaiblir la cicatrice abdominale et d'être plus tard une cause d'éventration.

Qu'il y ait ou non un drainage, la plaie abdominale est fermée suivant les règles ordinaires de la suture dans les laparotomies. Pour ma part, je fais d'habitude la suture à étages : le péritoine d'abord, puis la couche musculo-aponévrotique sont réunis par des surjets au catgut ; le tissu sous-cutané et la peau sont suturés par des points séparés au crin de Florence.

Lorsque la couche graisseuse sous-cutanée est très considérable, j'introduis parfois en long, dans l'épaisseur de cette graisse et au-dessous des fils de la suture cutanée, un drain étroit en caoutchouc qui est retiré au bout de deux ou trois jours et qui prévient la formation des abcès de la paroi, qui surviennent encore trop souvent et risquent d'affaiblir la cicatrice abdominale.

On a, dans ces derniers temps, proposé un certain nombre d'autres modes de suture. Les uns font encore la suture de l'abdomen en un seul temps soit au fil d'argent, soit avec des crins de Florence doubles. Il est aussi d'autres modes de fermeture spéciaux que je me bornerai à signaler, et qui sont communs à toutes les laparotomies, tels que la suture en 8 de SEGOND, les sutures autoplastiques de Faure et de Stroganow, les sutures sans fils perdus de Jonnesco, la suture intradermique, enfin la suture de la peau avec les agrafes de Michel mises en place avec la pince revolver. Cette suture est très usitée ; les agrafes se retirent au bout de cinq à six jours, et la suture ainsi obtenue forme une jolie cicatrice. On peut cependant lui reprocher d'être moins sûre que la suture au crin de Florence.

La salpingectomie peut donner lieu à un certain nombre d'accidents. Ce sont d'abord des *hémorragies* ; les vaisseaux importants seront saisis et liés, les hémorragies en nappe sont ordinairement arrêtées par une compression un peu énergique à l'aide d'une compresse aseptique (Pozzi). On peut observer la *déchirure de la trompe ou de l'ovaire*, ce qui amène souvent l'infection du péritoine par épanchement du pus. Comme nous l'avons vu, on peut parfois le prévenir par une ponction préalable, ou en limiter l'effet, en entourant le champ opératoire de compresses aseptiques, immédiatement changées après l'écoulement du liquide septique. On a noté aussi des *déchirures de l'intestin* qui peuvent donner lieu à des fistules consécutives. Il faut, si l'on s'en aperçoit, suturer immédiatement la perforation avec le plus grand soin ; dans le cas contraire, on voit quelquefois guérir spontanément ces fistules intestinales ; assez souvent aussi, elles ont amené de l'infection ultérieure et la mort par péritonite.

La *blessure de la vessie*, signalée par quelques auteurs, est absolument exceptionnelle et devra être immédiatement réparée. La *rupture de l'uretère* a été aussi signalée dans quelques observations ; il est indiqué, si la chose est possible, de pratiquer immédiatement une *urétéro-néo-cystostomie* en abouchant le bout rénal dans la vessie. Dans un cas de rupture de l'uretère, j'ai pu, par ce moyen, guérir une malade. Si cet abouchement est impossible, il faut suturer l'uretère à la peau, ou même parfois pratiquer immédiatement la néphrectomie.

L'abouchement de l'uretère dans l'intestin, bien qu'il ait parfois réussi, a de tels inconvénients qu'il me paraît devoir être rejeté.

Les complications de la salpingectomie abdominale sont celles

de toutes les laparotomies : les plus fréquentes sont la péritonite, la septicémie péritonéale, l'occlusion intestinale plus rare;
les fistules intestinales et urinaires, les adhérences, les éventrations.

B. SALPINGECTOMIE VAGINALE. — La salpingectomie par la voie
vaginale a été préconisée
par GAILLARD, THOMAS et
par BYFORD, en Amérique.
Elle a été pratiquée en
France par quelques chirurgiens, PÉAN, TERRILLON,
LE DENTU et PICHEVIN, etc.
De nos jours, depuis les
perfectionnements de la
laparotomie, elle est beaucoup moins employée.

Elle peut se pratiquer soit
par *le cul-de-sac postérieur*,
soit par *le cul-de-sac antérieur*.

α. *Celiotomie vaginale
postérieure*. — Le cul-de-sac
postérieur, étalé et tendu,
est incisé verticalement sur
la ligne médiane ou transversalement, en ayant soin
de ne pas couper les ligaments utéro-sacrés. Les
doigts introduits dans la

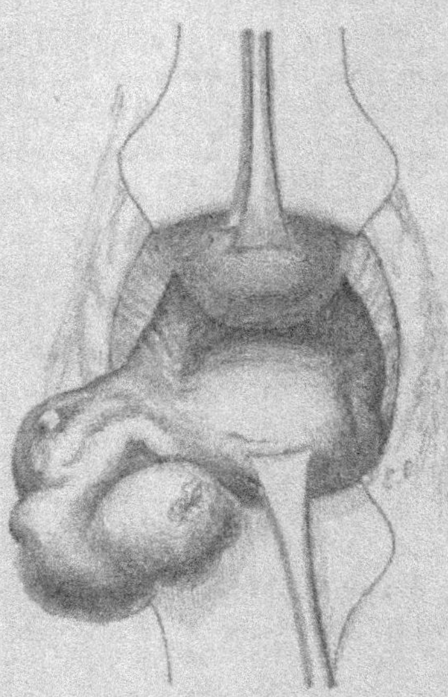

Fig. 224.
Salpingectomie postérieure.
(J.-L. FAURE).

L'utérus est basculé en arrière et les annexes
droites ont été attirées au dehors.

boutonnière vaginale vont à la recherche des annexes, les décortiquent de leurs adhérences et les amènent au dehors. Les
organes isolés sont saisis avec une pince, étreints dans une
ligature et enlevés.

L'incision vaginale est laissée ouverte et bourrée par un tamponnement à la gaze qui suffit d'habitude à assurer l'hémostase.

3. *Cœliotomie vaginale antérieure*. — Cette opération, préconisée par Duhrssen et Mackenrodt, a été introduite en France par Le Dentu et Pichevin. On ne l'emploie presque plus de nos jours. Nous l'avons déjà décrite à propos du traitement des rétrodéviations. L'utérus saisi est attiré à travers la boutonnière vaginale, ce qui permet au chirurgien d'attaquer les annexes et de les entraîner si elles ne sont pas trop adhérentes.

Ce procédé, moins commode que le précédent, expose à la blessure de la vessie.

La salpingectomie vaginale est beaucoup moins employée que l'abdominale et à juste titre. Elle est peut-être moins grave, mais c'est souvent une opération aveugle, dangereuse, elle ne permet pas toujours de bien voir ce que saisissent les pinces, elle rend souvent l'hémostase difficile, et, en présence d'organes très adhérents, elle reste fréquemment incomplète. Elle doit, pour ces raisons, céder le pas à la laparotomie et ne convient guère qu'à des lésions légères, à des annexites unilatérales mobiles ou peu adhérentes. Comme l'a dit justement Bouilly, pour qu'elle soit indiquée elle doit être très facile.

2° **Hystérectomie**. — Les hystérectomies suivies ou non d'ablation des annexes malades peuvent se pratiquer soit par la *voie vaginale*, soit par la *voie abdominale*.

A. Hystérectomie vaginale. — C'est Péan qui, le premier, en 1887 (décembre), eut l'idée d'appliquer l'hystérectomie vaginale à la cure des annexites. Segond, qui fut un des premiers à adopter la nouvelle méthode, au lieu de la réserver, comme son auteur, aux lésions complexes, diffuses, la généralisa et l'appliqua à toutes les lésions annexielles à condition qu'elles fussent bilatérales. Il adopta le procédé de morcellement déjà indiqué par Péan et le défendit avec tant d'ardeur qu'il en a conservé le nom d'opération de Péan-Segond. Ce nouveau mode de traitement fut rapidement adopté par Bouilly, Richelot, un peu plus tard par Pozzi et à l'étranger par Jacobs, Bouffard, Landau, Lauwers, etc. ; il devint rapidement classique. Il a été bien décrit par Baumon, élève de Segond, dans sa thèse (Paris, 1893). De nos jours, il est déjà en partie délaissé, il est beaucoup moins

moins employé qu'il y a quelques années ; et il a perdu tout le terrain qu'ont gagné, dans le traitement des annexites, les divers procédés d'hystérectomie par la voie abdominale.

D'ailleurs, on a aussi employé contre les annexites tous les autres procédés d'hystérectomie vaginale que nous avons déjà décrits et parmi lesquels nous rappellerons le procédé de Doyen avec incision médiane de la paroi antérieure, le procédé avec hémisection verticale de Müller, Quénu, etc.

Voici les particularités du procédé Péan-Segond. Comme dans toutes les hystérectomies vaginales, le vagin est désinséré, et les culs-de-sac antérieur et postérieur sont ouverts. Le col ainsi libéré est divisé par deux incisions latérales, en deux valves antérieure et postérieure qui sont successivement réséquées. On abaisse la tranche de section, et, en l'abaissant, on libère une certaine partie des faces antérieure et postérieure de l'utérus et la portion correspondante des ligaments larges. Cette portion des ligaments larges, devenue accessible, est saisie de chaque côté par une pince à mors parallèles et sectionnée au ras de l'utérus. Le segment utérin libéré par la section partielle des ligaments larges est divisé en deux valves, antérieure et postérieure, et chaque valve est réséquée au-dessous d'une pince à préhension placée à sa base qui servira à abaisser et à dénuder le fragment situé au-dessus. On agit ainsi jusqu'à ce qu'on ait enlevé tout l'utérus par étapes successives. Chaque étape comprend : 1° la libération des faces antérieure et postérieure de l'utérus; 2° la section des ligaments larges ; 3° la division en deux valves antérieure et postérieure de la portion utérine libérée; 4° l'excision des deux valves ainsi obtenues.

Ces manœuvres facilitent la mobilisation et l'abaissement d'utérus qui paraissaient d'abord solidement fixés et l'ablation totale ordinaire de l'organe. Ce n'est qu'exceptionnellement qu'on est obligé de laisser au fond de la plaie les parties les plus élevées de la matrice. Segond a du reste modifié un peu le procédé en ajoutant au morcellement par résection transversale l'évidement conoïde central de l'utérus, c'est-à-dire un morcellement partiel par résection des cônes de tissu utérin sur la partie médiane de la face antérieure. Dans ce cas, l'hémostase ne se fait plus préventivement, mais à la fin de l'opération, quand l'utérus est entièrement abaissé et au dehors.

Les ligaments larges sont alors saisis, en totalité, par des pinces à mors parallèles placées de chaque côté de l'utérus, et sectionnés en dedans de ces pinces.

La conduite à tenir vis-à-vis des annexes malades varie suivant les circonstances.

Dans les cas simples de lésions ovaro-salpingiennes, kystiques ou non, mais mobiles ou peu adhérentes les annexes descendent plus ou moins complètement avec l'utérus et sont enlevées soit avant, soit après lui.

Si la tumeur salpingienne tout en étant plus ou moins adhérente, est considérable, l'utérus enlevé, le chirurgien va à la recherche des annexes, les décortique patiemment avec le doigt, puis, les saisissant avec une pince, il les abaisse et les reseque. On disséquera avec soin et après abaissement les adhérences intestinales et épiploïques pour

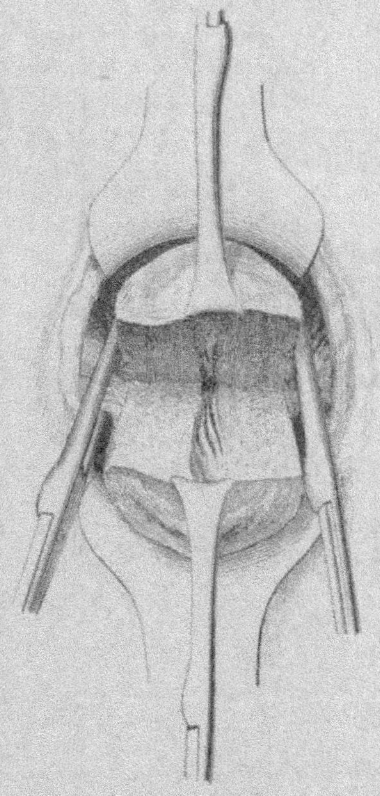

Fig. 225.

Hystérectomie vaginale par morcellement : procédé de Péan, SECOND.

Le col a été enlevé dans un premier temps. Division transversale de la partie située immédiatement au-dessus après pincement des vaisseaux.

éviter les lésions des uretères et on n'abandonnera dans la plaie que les tumeurs ou parties de tumeurs dont la dissection est trop périlleuse ou trop difficile.

Dans les cas de lésions diffuses très complexes, de pyosalpinx adhérents et fistuleux, de pelvi-péritonites suppurées, le chirurgien, après avoir enlevé l'utérus aussi complètement que possible, se bornera à ouvrir successivement et largement toutes les poches purulentes, de manière à assurer un large drainage de cette suppuration pelvienne et ne tentera même pas l'ablation des annexes.

Nous avons vu que certains auteurs ont fait l'hémostase dans la salpingectomie à l'aide de l'angiotripsie, en employant soit l'angiotribe de DOYEN, soit la pince angiotribe de TUFFIER. Ce procédé, qui a été pendant quelque temps très usité, semble complètement abandonné maintenant.

Les soins consécutifs sont les mêmes que ceux de toutes les hystérectomies vaginales, nous n'avons pas à y revenir ici. Il en est de même des accidents opératoires consécutifs à cette opération et que nous avons déjà étudiés (voy. p. 695).

Nous devons dire cependant qu'il existe ici quelques difficultés qu'il faut signaler, ce sont : l'*étroitesse du vagin*, source de difficultés considérables qui doit être combattue préalablement par une dilatation progressive et lente ; la *fixité* et l'*immobilité* de l'utérus qui peuvent être un obstacle absolu à la terminaison de l'opération ; la *friabilité* qui est en rapport avec la fixité et s'observe dans les infections récentes, surtout d'origine puerpérale ou dans les lésions très anciennes. Signalons, enfin, l'impossibilité trop fréquente d'énucléer complètement les trompes, la nécessité d'abandonner une partie des organes malades au fond de la plaie. C'est un des reproches les plus sérieux que l'on ait fait à l'hystérectomie vaginale par morcellement. D'ailleurs, les difficultés que nous venons d'indiquer, et les perfectionnements si considérables de la technique des opérations abdominales ont fait, depuis ces dernières années, délaisser de plus en plus la voie vaginale qui ne permet pas de bien voir les lésions et qui reste si souvent une opération aveugle et incomplète.

B. HYSTÉRECTOMIE ABDOMINALE. — Nous venons de voir le reproches que l'on peut faire à l'hystérectomie vaginale dans le traitement des annexites.

D'autre part, l'opération de Lawson-Tait ne produit pas toujours une guérison définitive, surtout lorsqu'elle laisse après elle un utérus infecté qu'il est parfois nécessaire d'enlever secondairement. Ce que Richelot appelle une opération de *correction*. Sur 300 faits d'ablation bilatérale des annexes, 53 fois il a été obligé de pratiquer une opération secondaire. Aussi, devenait-il tout naturel de chercher la guérison en enlevant simultanément utérus et annexes par la voie abdominale. C'est ce qu'ont fait les premiers Polk et Baldy en Amérique, en 1892 et 1893, l'un en pratiquant une hystérectomie totale, le second une opération supra-vaginale. En 1894, la question fut discutée à l'American Gynecological Society, Florian Krug, Harris Sebcum, C.-P. Noble, Auston adoptèrent plus ou moins complètement les idées de Baldy que d'autres repoussèrent. En février 1894, H. Delagenière apporta à la Société de Chirurgie la première observation française d'hystérectomie abdominale pour annexite. Un an après, H. Kelly donnait son procédé d'hystérectomie qui fut importé par Segond et qui est connu chez nous sous le nom de *procédé américain*. En 1896, au Congrès de Genève, Kelly et Sanger se firent les défenseurs de l'hystérectomie abdominale dans les annexites, et déjà cette opération, malgré ses détracteurs, était acceptée par Penrose, Boldt, Noble en Amérique, Schauta, Landau, Zweifel, Doderlein en Allemagne, Jacobs en Belgique, etc.

En France, ce fut seulement en 1896 que, en dehors du fait de Delagenière, l'hystérectomie abdominale fut préconisée par le professeur Terrier, suivi en 1897 par Richelot à la Société de Chirurgie, puis bientôt par Pozzi, J.-L. Faure, Hartmann, etc. Aujourd'hui, la méthode, perfectionnée surtout dans sa technique, a été adoptée par un grand nombre de chirurgiens et a donné lieu à de nombreux travaux. Parmi les thèses les plus récentes, nous citerons celles de Clermonthe (Paris, 1904), Mourlhon (Paris, 1904), et le travail très documenté de Constantin Daniel (Paris, 1905).

Avant de rappeler les différents procédés, il faut que nous disions d'abord que l'on a successivement employé l'hystérectomie totale et la subtotale. Le choix entre ces deux méthodes paraît cependant devoir être fixé.

D'une manière générale, l'hystérectomie subtotale semble devoir être préférée, parce qu'elle est « plus rapide, plus facile, moins hémorragique, plus facilement aseptique et par suite plus bénigne ». Elle ne peut cependant pas convenir à tous les cas, et il semble que l'opération totale doive être préférée dans certains cas exceptionnels : 1° lorsqu'il faut faire un large drainage déclive en face de grosses suppurations pelviennes ouvertes au cours de l'hystérectomie ; 2° dans les cas de dénudation large du rectum (Ricard) ; 3° lorsque avec les lésions annexielles coexistait un fibrome du col, ou un cancer utérin ; 4° quand il existe des métrites cervicales intenses. Dnas tous les autres cas, l'opération subtotale semble préférable.

Tous les procédés d'hystérectomie totale ou subtotale que nous avons déjà décrits à propos du traitement des fibromes ont été employés dans les annexites. Il nous semble inutile d'y revenir.

Nous voulons cependant insister ici sur un procédé spécial, celui de J.-L. Faure qui, après avoir été préconisé par son auteur pour la cure du cancer et pour celle des annexites, semble devoir être uniquement conservé dans ce dernier cas. Voici en quoi il consiste.

Dès que l'abdomen est ouvert, le chirurgien va à la recherche du fond de l'utérus et le sectionne aux ciseaux sur la ligne médiane, en allant du fond vers le col. Si l'on se tient uniquement sur la ligne médiane, cette section se fait sans hémorragie. Quand elle est totale, le vagin se trouve ouvert en avant et en arrière sur la ligne médiane. On saisit alors avec une pince chaque moitié du col, on désinsère latéralement le vagin sur le col, et on extirpe chaque moitié de l'utérus avec les annexes qui lui sont fixées. Par ce moyen, d'ordinaire, la décortication des annexes est très simplifiée, et va beaucoup plus vite. Immédiatement après la désinsertion latérale du vagin, l'utérine est saisie et liée, et le reste de l'opération est habituellement assez rapide.

Facile quand l'utérus est de volume ordinaire, ce procédé, qui rend plus aisée la décortication des annexes très adhérentes, risque, ainsi que le lui a reproché Terrier, d'infecter le péri-

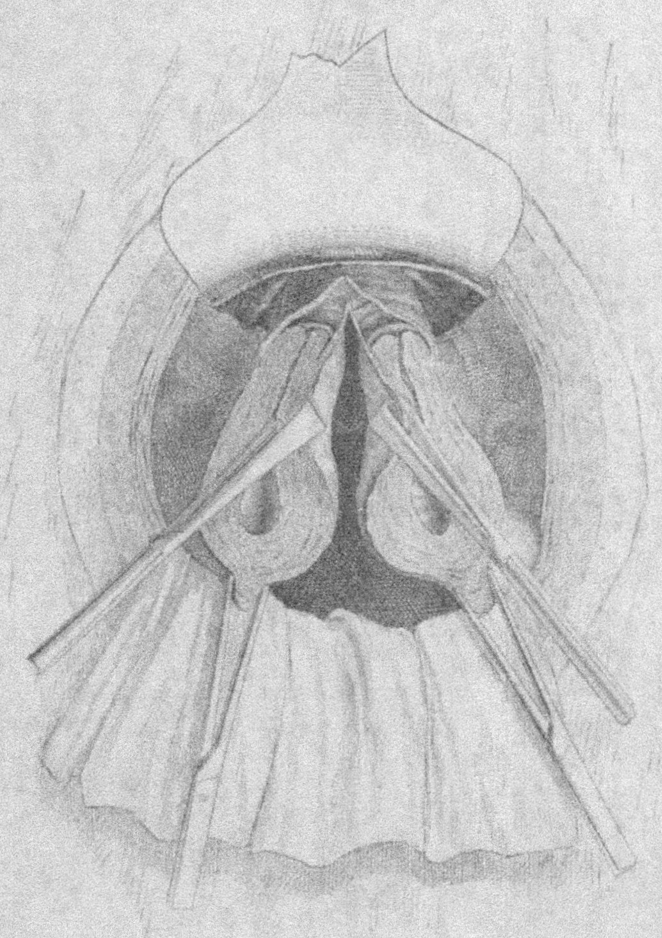

Fig. 226.

Hystérectomie abdominale totale par hémisection primitive verticale
de l'utérus. Procédé de J.-L. Faure.

L'utérus est sectionné et le vagin ouvert.

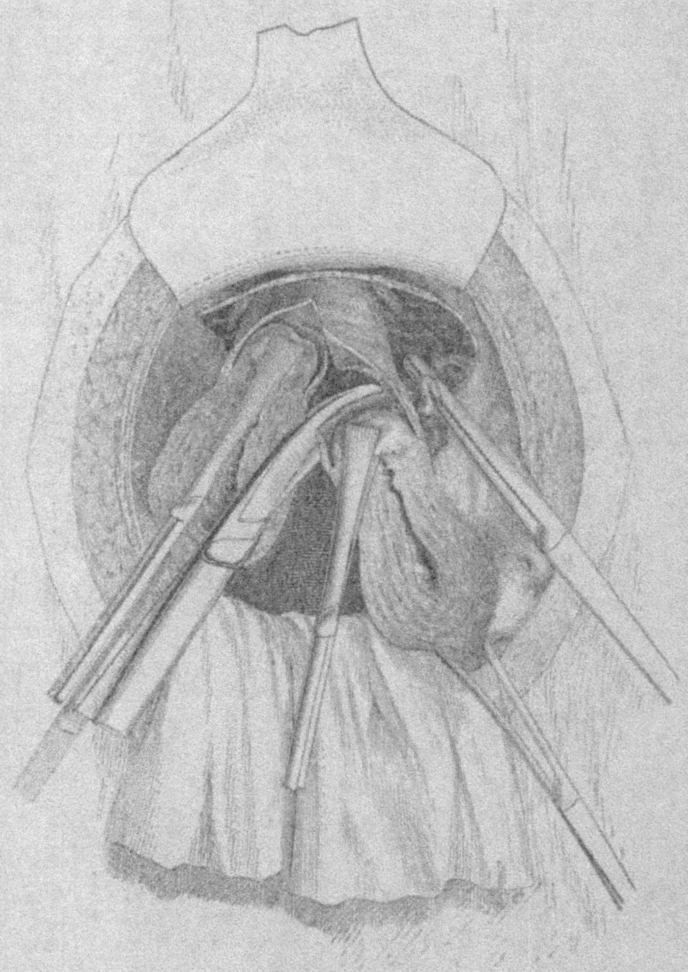

Fig. 227.

Hystérectomie abdominale totale par hémisection verticale primitive
de l'utérus. Procédé de J.-L. Faure et de Kelly.

La moitié droite de l'utérus est attirée en haut. Désinsertion du vagin à l'aide
de ciseaux courbes.

toine par l'ouverture large de la cavité utérine. Pour éviter cet inconvénient, FAURE cautérise immédiatement, au fer rouge, la cavité utérine ouverte.

On peut, par le même procédé, pratiquer aussi l'hystérectomie subtotale en arrêtant la section médiane au-dessus de l'isthme et en sectionnant avec des ciseaux courbes chaque moitié du col transversalement au-dessus de l'artère utérine.

Les autres procédés d'hystérectomie abdominale les plus fréquemment employés pour la cure des annexites sont, en outre de celui qui précède, l'hystérectomie par décollation (KELLY, FAURE), l'ablation première de l'utérus (TERRIER, POZZI), et le procédé américain (KELLY), qui ont du reste déjà été décrits à propos des fibromes (voy. p. 622). Enfin, dans certains cas très difficiles, on peut combiner entre eux ces divers procédés : c'est ainsi que J.-L. FAURE a pu combiner la décollation avec l'hémisection utérine faite de bas en haut quand les annexes englobent le fond de l'utérus. Il faut faire remarquer, d'ailleurs, que la plupart de ces procédés ont le grand avantage de permettre de décoller les annexes adhérentes de bas en haut, ce qui en facilite singulièrement l'ablation.

Cet avantage existe même dans le procédé américain, à condition de commencer la section continue transverse par le côté le moins adhérent. Les accidents et complications sont ceux de toutes les hystérectomies abdominales.

Avant d'aborder l'étude des opérations conservatrices, il est nécessaire de savoir quels sont les résultats immédiats ou tardifs des opérations graves que nous venons de passer en revue, d'établir aussi leurs avantages et leurs inconvénients.

La gravité opératoire des trois opérations principales, salpingectomie, hystérectomie vaginale, hystérectomie abdominale est sensiblement la même. Si nous prenons les statistiques les plus récentes, et en particulier celles qui sont fournies par LABADIE-LAGRAVE et LEGUEU dans la 3ᵉ édition de leur Traité (1904), nous voyons, qu'aujourd'hui, la salpingectomie abdominale donne une mortalité qui varie entre 3,8 et 2,66 p. 100 dans les cas ordinaires, et pour les lésions suppurées entre 5,7 et 5,59 p. 100. D'un autre côté, l'hystérectomie vaginale présente

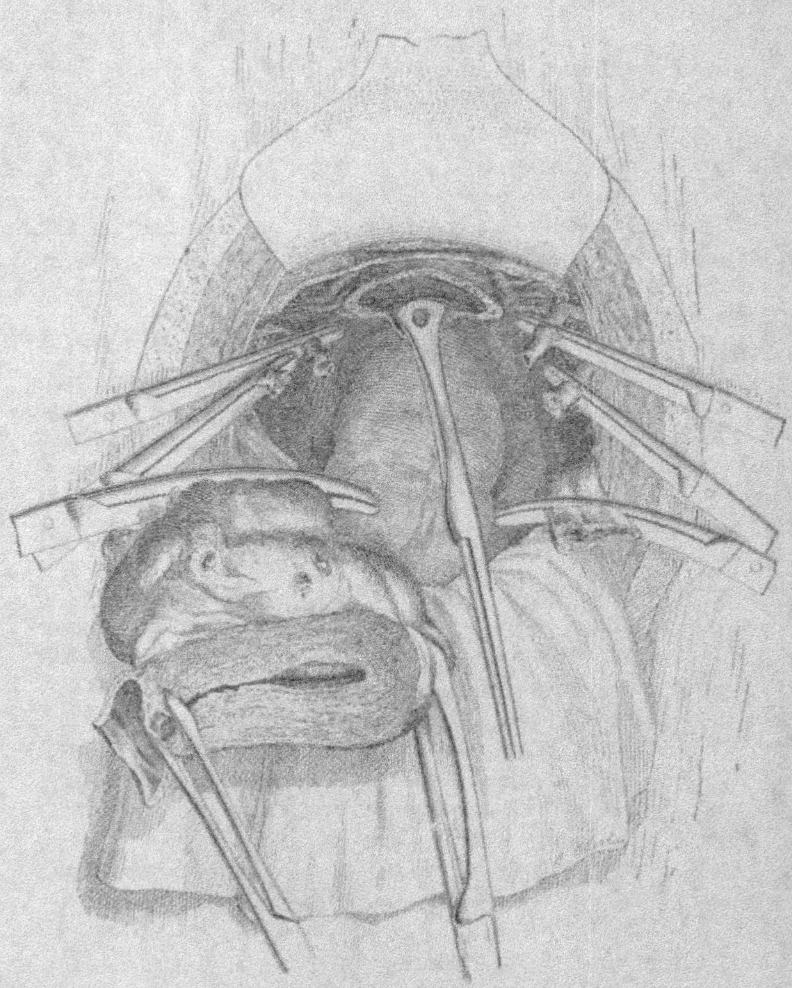

Fig. 228.

Hystérectomie abdominale totale par hémisection verticale primitive
de l'utérus. Procédé de J.-L. Faure et de Kelly.

La moitié droite a été enlevée et les vaisseaux pincés. Basculement de la moitié
gauche et prise avec une pince courbe du pédicule utéro-ovarien.

un taux de léthalité qui va de 4,49 à 3,5 p. 100 (statistique de BARDENHEUER). Si l'on réunit toutes les statistiques apportées au Congrès de Chirurgie de 1899, l'hystérectomie abdominale totale, employée exclusivement pour la cure des annexites, donnait une proportion de 5 p. 100 de cas mortels. Il est donc difficile d'établir une différence bien marquée entre chacune des grandes méthodes qui, pratiquées par des mains habiles, arrivent au même résultat.

Les statistiques les plus récentes abaissent encore cette mortalité surtout en ce qui concerne l'hystérectomie abdominale. Aussi KELLY accuse 4,88 p. 100 de mortalité avec la subtotale. MOCHMBOX indique une léthalité de 2,9 p. 100. TERRIER et J.-L. FAURE ont publié des séries 26 et 24 hystérectomies subtotales pour annexites sans aucun décès. On peut donc affirmer que la mortalité opératoire s'est notablement abaissée dans ces dernières années.

L'hystérectomie vaginale qui, pendant un certain temps, était regardée par un grand nombre d'opérateurs comme la méthode de choix, semble aujourd'hui perdre beaucoup de terrain. Il est certain que lorsque l'ablation des annexes reste incomplète elle ne procure pas une guérison complète, qu'elle est parfois suivie de fistule, qu'elle peut être compliquée d'adhérences douloureuses, de formations d'abcès secondaires. Elle est, d'autre part, excessive, quand elle sacrifie des organes qu'on pourrait conserver, ou insuffisante, lorsqu'elle ne permet pas de tout enlever, qu'elle laisse intactes des poches purulentes haut situées et qu'elle ne peut atteindre. Elle est de plus un peu aveugle.

Elle paraît aujourd'hui contre-indiquée dans les cas simples, dans les lésions unilatérales, toutes les fois que l'on peut espérer une conservation partielle de l'appareil génital.

Pour toutes ces raisons, l'hystérectomie vaginale est de nos jours de plus en plus abandonnée dans le traitement des annexites. Elle paraît cependant devoir être conservée par certains chirurgiens, parmi lesquels nous nommerons LEGUEU et J.-L. FAURE, pour le traitement de certaines suppurations pelviennes aiguës.

Les résultats thérapeutiques de la salpingectomie sont variables. L'ablation simple des annexes, lorsqu'elle est bien et complètement faite, amène souvent des guérisons définitives. Cependant, après l'opération, certaines malades continuent à souffrir, les unes parce qu'elles restent nerveuses et neurasthéniques, les autres parce que l'utérus infecté et laissé en place reste pour elles une cause de douleurs.

Le grand avantage de la voie abdominale c'est que le chirurgien voit ce qu'il fait, qu'il peut contrôler et vérifier son diagnostic et décider, en connaissance de cause, suivant les indications particulières de chaque cas, s'il doit limiter ou étendre en action.

D'ailleurs, c'est surtout quand l'utérus est infecté, gros et douloureux, que l'hystérectomie abdominale totale trouve son indication la plus nette.

Il est toujours possible, une fois le ventre ouvert, d'ajouter l'ablation utérine à l'extirpation des annexes si les indications de cette opération paraissent nettes.

D'ailleurs l'hystérectomie abdominale est, dans beaucoup de cas, le traitement de choix des lésions annexielles bilatérales et surtout des lésions suppurées. Elle supprime à la fois toutes les lésions ; les annexes malades et l'utérus malade ou inutile. Aussi, est-elle aujourd'hui adoptée de plus en plus par la grande majorité des chirurgiens. D'autre part, l'hystérectomie subtotale paraît préférable à la totale, parce qu'elle est plus rapide, plus facile, permet une hémostase plus complète et plus aisée, expose moins à la blessure de l'uretère et que les suites immédiates en sont plus bénignes.

Les divers procédés que nous avons indiqués paraissent répondre à toutes les éventualités. Dans les cas faciles, le procédé à la fois le plus simple et le plus élégant est la décollation postérieure de J.-L. Faure que j'ai pour ma part employé souvent et avec un très grand succès. Dans les cas de difficulté moyenne avec adhérence viscérales et pelviennes on pourra utiliser avec avantage le procédé américain ou les procédés par ablation première de l'utérus (Pozzi, Terrier). Pour les cas très adhérents et très difficiles l'hémisection utérine de J.-L. Faure, simple ou combinée avec la décollation, pourra fournir de très utiles ressources.

3° Opérations conservatrices. — Nous désignerons sous ce nom toutes les tentatives opératoires qui ont pour résultat de conserver une partie des organes génitaux malades ; et nous placerons au premier rang de ces méthodes l'incision vaginale qui est surtout destinée à combattre les suppurations annexielles qui tendent à faire saillie vers le vagin.

A. INCISION VAGINALE. — Comme nous venons de le dire, l'incision vaginale ne peut s'adresser qu'aux collections suppurées saillantes dans le vagin. Elle a été autrefois utilisée par VELPEAU, RÉCAMIER, SIMPSON, DEMARQUAY. Le professeur LABOYENNE a étendu son domaine en la méthodisant, et en l'appliquant à des collections hautes qui paraissaient difficilement accessibles de ce côté.

L'incision vaginale peut se faire soit par le cul-de-sac postérieur, soit par le cul-de-sac antérieur. Voici le procédé de LABOYENNE. La malade étant endormie et placée dans la position dorso-sacrée, un aide presse sur l'abdomen et fait saillir la poche purulente dans le vagin. Le chirurgien ponctionne la cavité suppurée par le cul-de-sac postérieur, à l'aide d'un instrument spécial qui est formé par un trocart combiné avec le métrotome de SIMPSON. La ponction est faite, autant que possible, sur la ligne médiane. Lorsque le chirurgien est sûr d'avoir pénétré dans l'abcès, le trocart est retiré, le métrotome est introduit sur la canule servant de guide ; puis le métrotome resté seul est ramené au dehors ouvert, et, en sortant, il débride largement la paroi de l'abcès et la muqueuse vaginale.

Le doigt introduit dans la plaie débride, s'il y a lieu, les poches secondaires, puis on installe un drainage efficace et l'on termine par un tamponnement postérieur à la gaze antiseptique.

La plupart des chirurgiens ont simplifié ce mode opératoire et ponctionnent directement les poches postérieures au bistouri ou aux ciseaux, en faisant une incision longitudinale ou transversale. Pour ma part, je ponctionne la poche avec une longue canule trocart, qui s'adapte à l'aspirateur DIEULAFOY et, après une aspiration partielle qui me permet de voir la nature du liquide de la poche, je débride largement au bistouri et aux ciseaux, en me servant de la canule du trocart comme guide.

Le drainage est assuré par la mise en place d'un double drain.

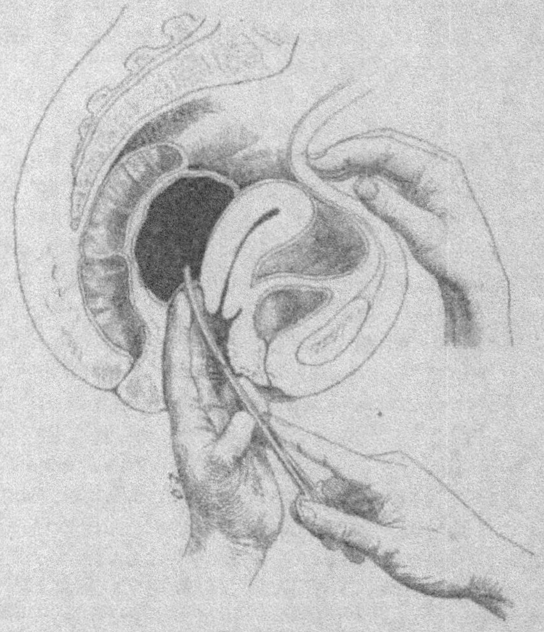

Fig. 229.
Ouverture d'une poche purulente rétro-utérine.

et mieux avec un drain en croix (BOISLEUX). Puis, après lavage, la poche est tamponnée légèrement. On pratique, dans la suite, des lavages, lorsqu'ils sont utiles, c'est-à-dire s'il y a de la fièvre, de la douleur ou du pus retenu.

Les accidents possibles de cette opération, blessures du *rectum* ou de l'*uretère*, sont faciles à éviter, avec un peu d'attention. Quant à la production de fistules ultérieures, on la prévient en laissant les drains assez longtemps en place et en pratiquant des lavages jusqu'à la rétraction complète de la poche.

Cette opération, qui peut être indiquée d'urgence dans certains

cas d'accidents aigus menaçants, est souvent suivie de guérison
complète ; souvent aussi, elle n'est que palliative, insuffisante,
car elle est aveugle et laisse en place les organes profondément

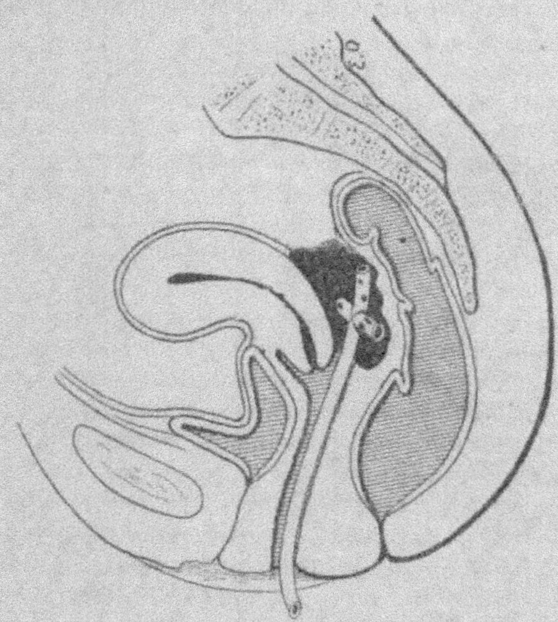

Fig. 230.
Drain en croix en place.

altérés. Cependant comme, malgré ces inconvénients, elle peut
procurer une guérison définitive (14 malades sur 16, TUFFIER),
il est utile de l'employer, quand elle est indiquée à titre de
nécessité, en réservant la possibilité ultérieure d'une opération
définitive.

B. INCISION ABDOMINALE OU LAPAROTOMIE SOUS-PÉRITONÉALE. —
L'incision abdominale ou laparotomie sous-péritonéale est plus
usitée dans les phlegmons du ligament large que pour les collections salpingiennes ; nous ne pouvons que la citer ici.

Enfin, certains auteurs ont essayé d'aborder les annexes et les collections pelviennes par la voie sacrée ou par la voie périnéale. Wiznow a employé la voie para-sacrée suivant les procédés de Zukerkandl et de Wolfer; Hégar et Sanger ont atteint les collections pelviennes à l'aide de la périnéotomie verticale ou transversale.

Ces méthodes compliquées et difficiles n'ont pas prévalu et sont aujourd'hui complètement et justement abandonnées.

C. Opérations conservatrices proprement dites. — Après avoir, pendant quelques années, traversé une période d'intervention et de castration à outrance, la chirurgie des annexes semble, depuis quelque temps, devoir entrer dans une voie plus conservatrice.

On n'a pas tardé à s'apercevoir que, dans un grand nombre de cas, les malades qui avaient subi la castration totale, continuaient à souffrir, et que la suppression de la glande génitale occasionnait chez elles des troubles variés qui n'étaient pas seulement les accidents ordinaires de la ménopause simple. Ces faits ont semblé démontrer que l'ovaire n'était pas seulement la glande génitale chargée d'assurer l'*ovulation*, sa fonction principale, et la *menstruation*, car alors son ablation ne produirait que les phénomènes habituels de la ménopause; mais qu'il avait probablement une fonction plus intime, encore mal connue dans sa nature et désignée, faute de mieux, sous le nom de *sécrétion interne*.

Les troubles produits chez les femmes par la castration opératoire sont à peu près constants, quoique très variables suivant les malades, et je dirais presque suivant les lésions. Ils ont été très bien étudiés par Jayle en 1897[1] et en 1898. Ces accidents que nous ne pouvons ici décrire en détail sont : des bouffées de chaleur très fréquentes et souvent très longuement persistantes; de l'asthénie neuro-musculaire et des états neurasthéniformes (céphalées, sueurs, insomnie, cauchemars, fatigue et courbature matinales); des modifications du caractère (surexcitation ner-

[1] Jayle. *Effets physiologiques de la castration chez la femme*. Rev. de Gynéc. et de chir. abd., 1897-1898.

reuse, hypocondrie, apathie) ; des pertes de mémoire portant
surtout sur des phénomènes récents ; des troubles de la nutrition, caractérisés principalement par une tendance exagérée à
l'embonpoint et à l'obésité, et, exceptionnellement, par un amaigrissement rapide ; quelques troubles des sens et de la phonation
(CASTEX) ; des désordres des fonctions vénériennes plus rares et
inconstants. Je ne parle pas des troubles mentaux, qui sont peut-
être d'origine septique et ne s'observent guère que chez des prédisposées. Il est très rare que la castration s'accompagne de tous
les accidents que nous venons d'énumérer ; d'ordinaire, ils sont
peu nombreux, d'intensité variable, très diversement groupés,
mais, très souvent, ils persistent assez accusés pour que l'opérée
ancienne reste encore, après sa guérison chirurgicale, une véritable malade.

Aussi, certains chirurgiens, tant pour conserver à leurs malades la fonction de reproduction, que pour prévenir les nombreux troubles que nous venons d'énumérer, ont-ils cherché à
éviter la castration totale. Ils ont tenté, en étudiant mieux les
lésions, de conserver toutes les parties encore utilisables de
l'appareil génital et de sacrifier seulement les portions trop malades. C'est ainsi que TERRILLON et POLK ont essayé de se borner, dans quelques cas, à la destruction des adhérences ; que
SCHROEDER, le premier, en 1884, et MARTIN (de Berlin) après lui,
ont essayé de conserver, autant que possible, des portions de
trompe et d'ovaire encore saines et ont pratiqué la résection
partielle et l'ignipuncture de l'ovaire.

A la suite de ces travaux, les chirurgiens allemands se parta-
gèrent en partisans et adversaires de la chirurgie conservatrice
des annexes. POZZI, en France, a été le véritable promoteur des
opérations conservatrices, par lui-même, et par les travaux
de ses élèves (Thèses de DELAUNAY et de DONNET). Un certain
nombre de chirurgiens français sont, depuis, entrés résolument
dans la pratique des opérations conservatrices tels que DELBET,
RICHELOT, TUFFIER, LEGUEU, CLADO, SCHWARTZ, BOUILLY quelquefois, et moi-même, tandis que d'autres en demeurent encore
les adversaires (ROUTIER, SEGOND, RECLUS).

Il faut avouer, cependant, que ces opérations tendent depuis quelque temps à se multiplier, et que, tout en cherchant encore à en bien délimiter les véritables indications, les chirurgiens actuels ont une tendance marquée à éviter les mutilations inutiles. Ces opérations doivent être pratiquées par la voie abdominale, plus facile et plus sûre que la voie vaginale.

Les opérations conservatrices peuvent porter sur la *trompe* et sur l'*ovaire*.

a. *Opérations conservatrices portant sur la trompe*. — Nous devons d'abord rappeler que TERRILLON avait, en 1885, guéri une de ses malades en se bornant à déchirer les adhérences péri-annexielles, tout en conservant les trompes et les ovaires. Cette pratique a été reprise par HADRA et surtout par POLK qui l'a méthodisée et s'est borné, dans 24 cas, à la simple libération des adhérences et plusieurs fois avec succès.

Il faut placer à côté de ces faits : les manœuvres d'*expression et de cathétérisme* des trompes pratiquées aussi par POLK et par MUNDE. POLK a essayé, dans certaines salpingites purulentes récentes, d'exprimer avec la main la trompe malade, tout en lavant le péritoine. MUNDE pratique le cathétérisme de la trompe avec un stylet ou une sonde cannelée pour s'assurer de la perméabilité de l'organe. J'ai moi-même fait ce cathétérisme dans plusieurs cas de salpingite catarrhale et cela avec succès.

Les véritables opérations conservatrices de la trompe sont : la salpingorraphie, la salpingostomie, la salpingo-ovaro-syndèse et la salpingoplastie.

La *salpingorraphie* consiste à rapprocher de l'ovaire le pavillon tubaire dégagé de ses adhérences, à l'étaler autant que possible sur cette glande et à l'y fixer par un certain nombre de points séparés au catgut, portant sur les franges. Cette opération a été préconisée par MARTIN et POZZI surtout.

Dans la *salpingostomie*, le chirurgien cherche à fabriquer un orifice tubaire artificiel et souvent à l'aboucher à l'ovaire. MARTIN incise ou réséque des parties dilatées de la trompe et, après avoir évacué le contenu, il suture la muqueuse au revêtement séreux reconstituant ainsi un orifice qu'il fixe à l'ovaire. C'est l'opération que SKUTSCH a répétée en la baptisant *salpingostomie*.

Dudley, Gouilloud ont exécuté cette opération avec quelques modifications.

La *salpingo-ovaro-syndèse* de Clado n'est qu'une sorte de modification de ce procédé, qui a pour but de rendre plus intimes les rapports de la trompe et de l'ovaire. — Gersuny (de Vienne) avait, déjà, dans un cas d'hématosalpinx, incisé et nettoyé la poche, et inclus l'ovaire dans cette incision en l'y fixant par quelques points de suture. Clado, dont le procédé est bien décrit dans la thèse d'Ayrole (Paris, 16 mars 1899), réséque le pavillon et la partie malade de la trompe ; il incise la paroi inférieure de la portion restante, et suture les deux lèvres de la fente ainsi produite sur les faces antérieure et postérieure de l'ovaire, de manière à l'envelopper le plus possible.

La *salpingoplastie*, qui a été pratiquée, dans un cas, par Widal (de Périgueux), consiste à inciser une portion rétrécie de la trompe et à suturer les extrémités transversales du losange ainsi créé. Enfin, dans un cas, Walkins sutura ce qui restait de la trompe, dont il avait réséqué la portion interne, au tissu utérin, préalablement sectionné.

b. *Opérations conservatrices portant sur l'ovaire*. — Les opérations conservatrices portant sur l'ovaire consistent en deux procédés : l'*ignipuncture* et la *résection*.

Nous avons vu que ce sont Schrœder et Martin (de Berlin), ce dernier surtout, qui ont fait et méthodisé la chirurgie conservatrice de l'ovaire. Pozzi en a été le propagateur et le défenseur en France. En Amérique, Polk et Dudley en sont les partisans les plus autorisés. Ce dernier, de 1887 à 1898, a fait 103 opérations conservatrices avec une seule mort et une seule récidive. Dudley pratique exclusivement la résection ovarienne et non l'ignipuncture (Mostana, thèse Paris, 1899).

Avant de décrire ces opérations, nous devons dire un mot du *massage* de l'ovaire décrit et préconisé par Montprofit[1]. Au cours d'une laparotomie, l'ovaire saisi, redressé s'il est tombé, isolé de ses adhérences s'il y en a, est malaxé doucement entre les

---

[1] A. Montprofit, *Chirurgie des ovaires et des trompes*. Paris, 1903, p. 135.

doigts, ce qui le décongestionne et fait souvent éclater des petits kystes et des follicules. Ce procédé s'adresse surtout aux ovaires congestionnés, avec des ovarites légères, ou de légères varices péri-ovariennes. Cette petite manœuvre aurait souvent réussi entre les mains de MONPROFIT.

L'*ignipuncture ovarienne* consiste à ouvrir, avec une pointe de

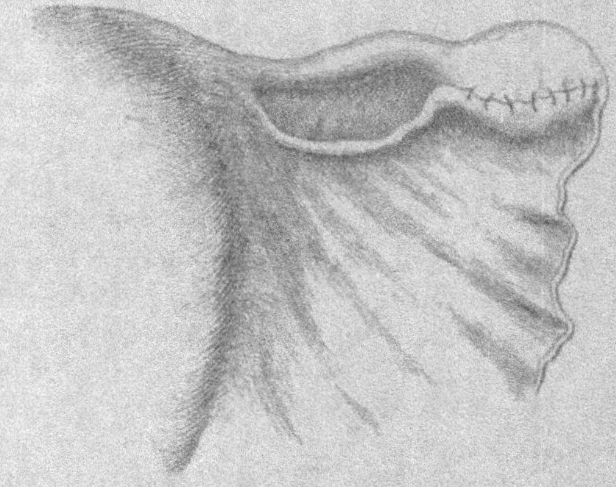

Fig. 231.
Salpingo-ovaro-syndèse. Procédé de CLADO (d'après AUVRAY).
Opération terminée.

thermocautère, les petits kystes ovariques, en cautérisant profondément et en détruisant leurs parois. L'ignipuncture, supérieure à la simple ponction à l'aiguille ou au bistouri, faite en premier lieu par SPENCER WELLS, peut être répétée, en nombre presque illimité, sur le même ovaire. Elle est en même temps hémostatique. Cette opération que l'on a accusée de favoriser la sclérose ovarienne, ne la produit pas, car elle reste aseptique : l'eschare qui en résulte est absorbée molécule à molécule sans travail inflammatoire, sans prolifération embryonnaire susceptible de produire de la sclérose. La cautérisation détruit, au contraire, les parties malades, en particulier les scléroses péri-folliculaires, en donnant une excitation favorable au tissu ovarien.

Les *résections ovariennes*, qui conviennent aux petites hémorragies, aux lésions un peu plus volumineuses, s'exécutent au bistouri ou aux ciseaux. On coupe dans l'ovaire une tranche en quartier d'orange circonscrivant les lésions que l'on enlèvera; une suture, en surjet ou à points séparés, au catgut, assure, à la fois, la réunion et l'hémostase.

La résection peut d'ailleurs, dans certain cas, être combinée avec l'ignipuncture. Le plus souvent aussi, les opérations tubaires que nous venons d'énumérer ne sont que des compléments de cautérisations et de résections ovariennes. Enfin, lorsque la trompe paraît trop malade pour être conservée, on a pratiqué des salpingectomies avec conservation totale ou partielle de l'ovaire. Cette opération n'empêche pas la menstruation.

Notons enfin que, pour conserver les fonctions ovariennes, certains chirurgiens ont essayé, au lieu d'enlever des ovaires peu altérés, de les greffer, soit dans l'utérus (DUDLEY de New-York), soit dans la paroi abdominale (MAUCLAIRE). Ces opérations sont encore trop exceptionnelles pour qu'on puisse se faire une opinion sur leur valeur.

Les opérations conservatrices que nous venons de décrire sont en général bénignes, et, naturellement, beaucoup moins graves que les interventions radicales que nous avons étudiées précédemment.

Leurs résultats immédiats sont donc, en général, excellents. Les morts sont absolument exceptionnelles.

Les résultats tardifs sont aujourd'hui faciles à juger, en se reportant aux statistiques publiées par les principaux opérateurs.

M. MONTANA, dans sa thèse (Paris, 21 juillet 1899), a pu réunir 40 cas inédits d'observations conservatrices : il y a eu, sur ce nombre, 28 guérisons définitives (70 p. 100), 7 résultats médiocres, 5 résultats nuls et 4 cas de grossesse (10 p. 100). Ces 40 observations se décomposent en 32 ignipunctures et résections de l'ovaire avec 21 guérisons totales (66 p. 100), 4 résultats nuls, 7 médiocres, 3 grossesses et 7 opérations tubaires avec 6 guérisons (85 p. 100), 1 résultat nul et une grossesse. Si l'on compare ces chiffres avec les résultats obtenus par d'autres chirurgiens, on voit que Pozzi, sur 48 malades revues, a trouvé 33 guérisons (68,5 p. 100), 8 résultats nuls, 7 médiocres et 12 grossesses (24 p. 100), que Martin (de Berlin), sur 25 cas revus de résection ovarienne, a eu 23 guérisons (92 p. 100), 2 résultats négatifs et 3 grossesses (1/5). Sur 65 cas de résection tubaire, il a eu 2 cas de mort (9 p. 100), 53 de ces malades ont été retrouvées, elles présentaient 48 guérisons, 5 récidives et 2 grossesses. Polk, sur 36 cas d'opérations ovariennes, a obtenu 31 guérisons (86 p. 100), 5 récidives et 2 grossesses (3,5 p. 100). Enfin Dudley, sur 88 cas d'opérations conservatrices, a observé 14 cas de grossesse.

La question des opérations conservatrices dans les annexites a été étudiée au Congrès de Madrid (avril 1903), où les rapporteurs Treub (d'Amsterdam), Fargas (de Barcelone) et Gutierrez (de Madrid) s'y sont montrés favorables avec certaines réserves et sans donner de résultats statistiques. J'ai, à ce même congrès, préconisé les opérations conservatrices (ignipuncture et résection ovariennes), dans les ovarites scléro-kystiques avec trompes saines, en m'appuyant sur 37 cas personnels.

De ces 37 malades, 14 n'ont pu être retrouvées ; des 23 autres 7 ont été guéries complètement, 13 ont eu des améliorations variables, et il y a eu 3 insuccès complets avec nécessité de nouvelles interventions dans deux cas.

Au mois de juin 1905, Tuffier a repris la question à la Société de Chirurgie en préconisant, autant que possible, la conservation des ovaires et de l'utérus, même dans les cas d'ablation bilatérale des trompes. F. Legueu, J.-L. Faure, Routier sont venus faire connaître les nombreux mécomptes que leur avait donné la chirurgie conservatrice, au milieu de quelques succès. Pozzi qui a été le promoteur en France de l'ignipuncture et de la résection ovarienne, dit dans la 4e édition de son *Traité de Gynécologie*, qu'il a tout à fait abandonné l'ignipuncture et qu'il réserve la résection seulement aux cas où l'autre ovaire a été enlevé.

Donc, tout en acceptant le précepte de Martin qui dit que si le chirurgien ne doit pas hésiter à enlever les organes malades, il a, d'autre part, le devoir de conserver ce qui paraît sain, il faut néanmoins avouer que la chirurgie conservatrice des annexites a dans ces dernières années perdu du terrain.

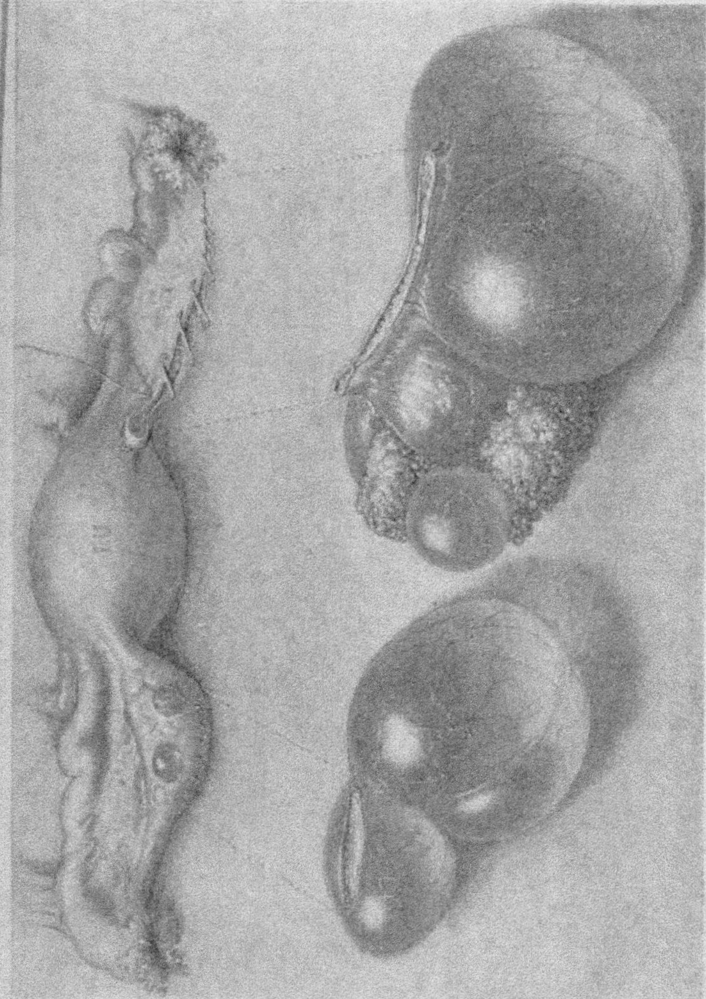

Fig. 522. — Chirurgie conservatrice de l'ovaire.

A droite l'ovaire entier a été enlevé pour un papillome, à gauche, deux petits kystes ont été enlevés et l'ovaire a été laissé en place (Howard-Kelly).

Elle peut être parfois employée avec succès dans certaines

ovarites scléro-kystiques douloureuses, dans quelques petits kystes hématiques folliculaires ou du corps jaune, et la résection ovarienne peut encore convenir à certaines lésions localisées et peu étendues. Les opérations conservatrices de la trompe semblent, au contraire, à peu près abandonnées.

En résumé, tout en la réservant à des lésions petites et peu étendues de l'ovaire, mais alors ainsi que le fait remarquer J.-L. Faure, très difficiles à reconnaître, la chirurgie conservatrice peut, dans certains cas, donner des succès indiscutables et définitifs, mais elle est toujours un peu hasardeuse et peut exposer à des mécomptes.

CHAPITRE II

DES INFLAMMATIONS PELVIENNES

La question des inflammations et des suppurations du bassin a suscité de très nombreux travaux, pour arriver à dissiper la confusion et l'obscurité qui ont si longtemps régné sur ces phlegmasies.

On a observé d'abord les formes les plus graves, les plus rapidement mortelles, les grandes suppurations septicémiques d'origine puerpérale qui ont été signalées par Bourdon et Grisolle et confondues par eux avec les grands abcès de la fosse iliaque.

Nonat et Valleix firent un premier progrès, en décrivant des phlegmasies et des suppurations plus limitées, se produisant en arrière et sur les côtés de l'utérus. Ils les localisaient, exclusivement, dans le tissu cellulaire péri-utérin, et dans celui qui existe entre les deux feuillets du ligament large et créaient ainsi les *phlegmons du ligament large*. Bientôt, après de très longues discussions, tout aussi exclusifs, Bernutz et Goupil, tout en faisant une excellente description des phénomènes cliniques, adoptèrent une autre interprétation, et firent de ces phlegmasies moyennes des inflammations du péritoine pelvien, des *pelvi-péritonites*.

Certains auteurs étrangers, se montrant plus éclectiques, admirent les deux interprétations, et Virchow créa les mots de *périmétrite* et de *paramétrite* pour désigner l'inflammation péritonéale, et celle du tissu conjonctif pelvien.

Lucas-Championnière, Alphonse Guérin, Siredey, Martineau, faisant jouer un rôle considérable, dans la production de ces phlegmasies, au système lymphatique, crurent devoir considérer toutes ces affections comme des lymphangites ; de là, l'*adéno-lymphite* et l'*adéno-phlegmon juxta-pubien* d'Alphonse Guérin.

A ce même moment, et sans que son interprétation, à laquelle on devait rendre justice plus tard, fût suffisamment adoptée, ARAN, le premier, démontra quel rôle considérable jouait, dans la production de toutes ces phlegmasies, l'inflammation des trompes et des ovaires qui, bien souvent, constituait la lésion initiale. Nous avons déjà vu combien tous aujourd'hui reconnaissent la prépondérance des lésions annexielles et étudient les ovaro-salpingites. C'est pour bien marquer cette importance que Pozzi décrit les phlegmasies pelviennes sous le nom de *péri-métro-salpingites*.

Il existe cependant, le plus souvent autour des lésions annexielles, quelquefois aussi primitives et indépendantes, des phlegmasies pelviennes que nous devons décrire et dont l'individualité et les divers types pathologiques ont été bien mis en lumière par DELBET dans son livre des *Suppurations pelviennes* (1891).

Il a contribué à établir que les inflammations pelviennes peuvent siéger tantôt dans le tissu cellulaire sous-péritonéal, ce qui constitue les véritables *phlegmons pelviens*, tantôt dans le péritoine et on a alors affaire à la *pelvi-péritonite*. Nous décrirons successivement ces deux types distincts.

ARTICLE PREMIER

PHLEGMONS PELVIENS

(ANCIENS PHLEGMONS DU LIGAMENT LARGE, PARAMÉTRITE,
CELLULITE PELVIENNE)

Le phlegmon pelvien ou phlegmon du ligament large peut se localiser en deux régions distinctes. L'une est l'épaisseur même du repli appelé ligament large, l'autre répond à la base de ce ligament, à l'espace pelvi-rectal supérieur de RICHET, au paramétrium des Allemands.

Le muscle releveur de l'anus forme, on le sait, une sorte de diaphragme inférieur du bassin ; il s'abaisse de chaque côté vers le plan médian. Comme le péritoine ne descend pas jusqu'au niveau de ce muscle, il existe, entre la face supérieure du muscle et la séreuse pelvienne, un espace qui est rempli par du tissu cellulaire. Cet espace, dans lequel s'épanouissent les vaisseaux hypogastriques et leurs branches, et qui renferme en outre des ganglions et des vaisseaux lymphatiques, des nerfs et l'uretère a été dénommé par DELBET *gaine hypogastrique*.

A chacune de ces régions correspond une variété de phlegmon : le *phlegmon de la gaine hypogastrique*, le *phlegmon du ligament large proprement dit*. Le *phlegmon de la gaine hypogastrique*, c'est le phlegmon péri-utérin de BOUILLY, bien décrit par NONAT, VALLEIX et surtout par GALLARD. Son siège, d'après SCHROEDER et DELBET, doit être localisé à la base du ligament large, la partie supérieure restant libre. Le *phlegmon du ligament large proprement dit* se développe plus haut, dans l'épaisseur même du ligament large. Il est plus rare que le précédent, mais DELBET a démontré son existence d'une manière incontestable par des expériences et des constatations anatomiques.

Ces deux variétés, dont l'anatomie permet la différenciation, doivent être étudiées ensemble, car elles se confondent souvent au point de vue anatomo-pathologique et leur histoire clinique a beaucoup de points communs.

1° Étiologie et pathogénie. — La plupart du temps, les phlegmons pelviens sont consécutifs aux accouchements ou aux avortements ; mais, qu'ils soient de cause obstétricale ou autre, le plus habituellement, les germes pathogènes pénètrent par la muqueuse utérine primitivement infectée.

C'est l'*infection puerpérale* qui semble être la principale cause des phlegmons pelviens, et ils peuvent se produire, non seulement à la suite des accouchements normaux, mais aussi après les accouchements provoqués ou les avortements. On a vu même ces accidents survenir au cours de la grossesse ; cela est très rare, mais il en existe quelques observations très nettes. Contrairement à l'assertion de certains autres chirurgiens, d'après les relevés de WINCKEL et de DELBET, les phlegmons pelviens seraient surtout fréquents chez les multipares.

Cependant, ces accidents peuvent reconnaître d'autres causes :

d'après les statistiques de Beigel, Schroeder, Martix, sur 158 observations, on trouve 48 cas non puerpéraux. Après la puerpéralité, c'est le *traumatisme* qui paraît être la cause la plus fréquente, et, en particulier, le traumatisme chirurgical portant sur l'utérus. On signale, en effet, bon nombre de cas de phlegmons pelviens après les injections intra-utérines, le cathétérisme intra-utérin, la dilatation utérine, l'hystérectomie vaginale ou abdominale, etc. Ces faits résultent d'un manque d'asepsie, et il est vrai de dire que, tandis que Beigel, dans sa statistique déjà ancienne, observait cette étiologie 16 fois sur 61 cas ; dans les relevés plus récents de Schroeder et de Martix, contemporains de la période antiseptique, on ne rencontre plus que 5 cas non puerpéraux sur 38, soit 15 p. 100.

D'ailleurs, en dehors du traumatisme, le phlegmon du ligament large peut être aussi provoqué par toutes les infections de la région génitale : lésions de vagin, des grandes lèvres, du périnée, etc. Il est fréquent encore à la suite des salpingites et des ovarites qui entraînent si souvent l'infection du tissu cellulaire entourant la trompe et l'ovaire ; à la suite des lésions ulcéreuses du col, qui constituent une porte ouverte à l'absorption des germes pathogènes.

Souvent aussi, en présence des lésions que nous venons d'énumérer, l'inflammation cellulaire du bassin est provoquée par des causes accidentelles : abus du coït, fatigues considérables et surtout fatigues professionnelles, abus de la machine à coudre à pédale, courses trop prolongées à cheval ou à bicyclette, etc. Quelquefois, l'action du froid et surtout du froid humide pendant les règles peut provoquer une phlegmasie pelvienne chez une femme déjà malade de l'utérus.

L'inflammation du tissu cellulaire pelvien est surtout due au streptocoque qui est l'agent le plus fréquent des suppurations génitales. Widal et Cornil ont démontré, en effet, que ce microbe traverse comme un filtre la muqueuse utérine, qui ne laisse pas passer les autres germes. De là, l'extrême importance de l'endométrite, quelle qu'en soit la variété, au point de vue pathogénique.

Le gonocoque n'est pas pyogène par lui-même, il ne donne pas lieu aux phlegmons pelviens ; mais, par sa présence, il altère les épithéliums et prépare le terrain aux infections secondaires.

D'autres microbes peuvent aussi se rencontrer dans les phlegmons pelviens, mais ils ne pénètrent pas par la muqueuse, et sont introduits par les lésions ulcératives ou traumatiques.

Il existe deux voies de pénétration dans le tissu cellulaire pour ces microbes pathogènes : la voie *veineuse* et la voie *lymphatique*.

La voie *veineuse* était uniquement adoptée par les anciens auteurs, tels que Bernutz, Hervieux, Courty, Dance. C'était pour eux la phlébite utérine qui était la lésion initiale, et qui se propageait aux tissus péri-utérins.

Quelques auteurs, parmi lesquels Nonat, Duplay, Voillemier, Guéneau de Mussy ayant, au cours de leurs autopsies, trouvé en même temps du pus dans les lymphatiques, admirent que les lésions se propageaient, en même temps, par la voie veineuse et la voie lymphatique.

La voie *lymphatique* fut définitivement adoptée à la suite des travaux de Lucas-Championnière (1870) et d'Alphonse Guérin sur les lymphatiques péri-utérins et leurs ganglions. Les recherches anatomiques ont démontré que ce sont surtout les lymphatiques qui infectent le tissu cellulaire du bassin, et cela de proche en proche, après infection des lymphatiques utérins. Cela est vrai dans l'immense majorité des cas ; cependant, pour les lésions très graves, très infectieuses, à marche très rapide, on admet encore la voie veineuse.

2° Anatomie pathologique. — Comme tous les autres phlegmons, les phlegmons pelviens peuvent être diffus ou circonscrits.

A. Phlegmons diffus, cellulite pelvienne diffuse. — Ce sont en général des formes très graves, toujours reliées à des infections puerpérales très aiguës.

On voit se produire une inflammation très rapide et très intense de tout le tissu cellulaire du bassin, qui n'arrive pas à se localiser ; les mailles du tissu cellulaire, les vaisseaux lymphatiques se remplissent de microbes et de globules blancs, les veines, de caillots et de pus. Les lésions débutent autour de l'utérus et se propagent très rapidement au tissu cellulaire qui avoisine le col et le vagin.

B. Phlegmon pelvien circonscrit, abcès du bassin. — Dans ces formes ordinairement localisées qui débutent au voisinage de l'utérus, on voit se former une sorte d'œdème inflammatoire. Les vaisseaux sont dilatés, il s'épanche, dans les mailles du tissu conjonctif, un liquide tantôt séreux clair, tantôt jaunâtre, jaune vif ou rouge brun, parfois même gélatineux. Quelquefois, avec ces lésions, il se fait un peu de lymphangite et d'adénite, qui se présentent sous la forme de noyaux localisés et un peu indurés. Au voisinage de ces lésions, on peut trouver une infiltration séreuse dans les mailles du tissu cellulaire, de la pelvi-péritonite adhésive ou de la péri-ovarite. On observe, alors, des collections séreuses dans le Douglas. Ces altérations sont susceptibles de se résoudre parfaitement et de guérir sans laisser de traces. D'autres fois, la résolution est moins parfaite, il persiste quelques épaississements et des indurations du tissu conjonctif.

Chez quelques malades, au contraire, après un début semblable, les lésions aboutissent à la suppuration. Le liquide s'épaissit, les mailles distendues du tissu conjonctif se rompent, se fusionnent de proche en proche, pour arriver à former une cavité unique pleine de pus, dont la quantité peut aller de 200 à 500 grammes. Ce pus est épais, phlegmoneux, bien lié, sans odeur ; d'autres fois, il est granuleux, fétide, et peut contenir des gaz qui prennent facilement l'odeur propre aux abcès voisins de l'intestin. Quand l'abcès communique avec l'intestin, d'ordinaire, les matières intestinales ne pénètrent pas dans la cavité de l'abcès.

La poche qui le circonscrit est d'épaisseur variable, tantôt de 2 à 3 centimètres, dure et résistante, tantôt très mince, très souple, susceptible de revenir complètement sur elle-même après l'incision, principalement, dans les lésions récentes à évolution rapide. Cette cavité est, ordinairement, parcourue par des débris cellulaires et des fausses membranes granuleuses irrégulières.

Ces abcès pelviens peuvent revêtir deux formes principales

suivant leur localisation première : les *phlegmons de la gaine hypogastrique*, les *phlegmons du ligament large proprement dits*.

a. *Phlegmons de la gaine hypogastrique*. — Les phlegmons de la gaine hypogastrique de DELBET sont appelés encore abcès pelvien, abcès du paramétrium, abcès péri-utérin, abcès de la base du ligament large. Ils sont situés sur les côtés de l'utérus, à la base du ligament large ; ils sont en rapport, en avant, avec la vessie et la cloison vésico-utérine ; en arrière, avec les ligaments utéro-sacrés et le rectum ; en dehors, avec la paroi pelvienne ; en bas, avec le plancher périnéal.

Par suite de ces rapports avec les organes pelviens, ils peuvent s'ouvrir dans la vessie, dans le rectum, dans le vagin, et même dans l'utérus, mais plus rarement. DELBET n'en a trouvé que 7 cas.

Ils se propagent, d'ordinaire, en suivant les branches de l'artère hypogastrique qui traverse leur foyer, et que le pus peut ulcérer en occasionnant des hémorragies graves (DELBET). Ils envahissent souvent la fosse iliaque en formant un seul grand foyer. Par suite de leurs rapports, ils peuvent présenter un certain nombre de prolongements extra-pelviens qui sont, d'après LEGUEU :

1° Un prolongement crural antérieur consécutif à l'envahissement de la fosse iliaque par le pus ;

2° Un prolongement fessier par l'échancrure sciatique ;

3° Un prolongement crural interne par le trou obturateur ;

4° Un prolongement abdominal antérieur consécutif à l'inflammation de la loge prévésicale ;

5° Un prolongement à travers l'aponévrose périnéale supérieure et le releveur de l'anus, et il en résulte une fistule de l'espace pelvi-rectal supérieur, quand l'abcès s'ouvre à la peau.

b. *Phlegmon du ligament large proprement dit*. — Le phlegmon du ligament large proprement dit, moins fréquent que le précédent, se développe entre les deux feuillets du péritoine, en suivant les vaisseaux utéro-ovariens.

Il répond, en dedans, au bord de l'utérus ; en dehors, à la paroi pelvienne ; en bas, à la base du ligament large ; en haut, il dédouble les ailerons de la trompe et de l'ovaire.

Ses propagations diffèrent de celles de la forme précédente. Il peut envahir aussi la fosse iliaque en suivant les vaisseaux utéro-ovariens et alors s'étendre, en avant, vers l'arcade de Fallope, ou en arrière vers le rein et le diaphragme. L'abcès peut gagner à la partie médiane de la paroi abdominale, en suivant le ligament rond ou bien traverser le canal inguinal et parvenir au dehors.

Le péritoine s'enflamme, quelquefois, au voisinage de ces phlegmons, et il se produit une péritonite adhésive secondaire avec adhérence marquée surtout du côté de l'épiploon.

3° Symptômes. — Le début est variable. Quand le phlegmon est de cause obstétricale, il débute, d'ordinaire, cinq à six jours après l'accouchement, rarement plus tôt ou plus tard.

A. Signes fonctionnels. — La maladie s'accuse par l'apparition de deux symptômes : la *douleur* et la *fièvre*.

Cependant, dans certains cas, il existe des débuts très insidieux. Tantôt, le phlegmon s'annonce par une petite douleur locale peu intense, névralgique, avec un peu d'inappétence et de malaise. Tantôt, il débute par des phénomènes généraux : amaigrissement, anémie prolongée, à la suite desquels apparaissent, tardivement, des signes locaux.

a. *Douleurs*. — La douleur, qui est souvent le premier signe, est variable. Elle peut paraître brusquement, très intense, ou s'accroître rapidement et acquérir toute son acuité au bout de quelques jours. Elle siège dans la fosse iliaque, au voisinage de l'hypogastre, elle est ordinairement profonde, et exaspérée seulement par une pression assez forte et surtout profonde. Elle a des irradiations nombreuses vers les lombes et l'hypogastre, mais aussi vers le membre inférieur, tantôt en arrière, en suivant le sciatique, tantôt, au contraire, à la partie antérieure de la cuisse, le long du crural. D'ordinaire, la jambe est fléchie, inclinée sur le côté sain, et les mouvements d'extension sont très douloureux.

En même temps, surtout au début, se montrent des vomissements qui ne sont cependant ni constants, ni persistants. Il y a du ténesme anal et vésical. La constipation est la règle.

b. *Fièvre*. — La fièvre est le second symptôme caractéristique.

La malade éprouve parfois de véritables frissons, sa température atteint, le plus souvent, 39 et 40°.

Le pouls est accéléré, très rapide, il peut aller jusqu'à 120 et même plus, mais il est ample, fort, nettement frappé.

Les symptômes généraux sont peu accusés : on peut signaler de l'affaiblissement, de la perte de l'appétit, de l'anémie et même de l'amaigrissement.

B. Signes physiques. — Les signes physiques ou locaux apparaissent plus ou moins vite. Dans les cas aigus, ils se montrent très rapidement. Comme l'exploration est alors très douloureuse et même un peu dangereuse, il y a avantage à la pratiquer seulement une fois que la première poussée aiguë est un peu calmée.

D'ordinaire, le toucher permet de constater un utérus déplacé, repoussé vers le côté sain si la masse phlegmoneuse est volumineuse; d'autres fois, surtout avec une tumeur petite, le corps est repoussé et le col attiré vers le côté malade.

D'ailleurs, ces signes varient suivant la localisation de la lésion. Dans les phlegmons de la gaine hypogastrique, ils sont surtout constatés par le toucher vaginal; dans les phlegmons du ligament large, par la palpation abdominale.

a. *Dans le phlegmon de la gaine hypogastrique*, on trouve facilement, par le toucher, une tuméfaction en avant du cul-de-sac vaginal latéral. Cette tuméfaction peut entourer le col en croissant, l'immobiliser, sans en être toujours séparée par un sillon appréciable (phlegmon péri-utérin). L'utérus douloureux est quelquefois mobile, d'autres fois immobile. La masse inflammatoire, lisse ou bosselée, est immobile, bien à la portée du doigt vaginal qui l'explore facilement. Elle peut aller de la cloison vésico-vaginale à la paroi pelvienne, parfois même elle envahit toute la moitié du bassin et peut s'étendre depuis le sacrum en arrière jusqu'au pubis en avant. La palpation abdominale, même combinée avec le toucher, ne parvient pas à bien explorer la lésion.

b. *Le phlegmon du ligament large* est, au contraire, facilement atteint par la palpation abdominale. Il se présente sous forme d'une masse ovoïde, étendue transversalement de l'utérus au bassin, et envahissant, presque toujours, une partie de la fosse iliaque.

Le toucher vaginal provoque une douleur modérée, le doigt atteint mal la tumeur, et seulement en déprimant fortement les culs-de-sac latéraux, qui du reste sont souples et non déformés.

La tumeur est fixe, immobile, adhère à l'utérus et à la paroi pelvienne.

Le vagin est souple et mobile.

Quand l'inflammation se propage jusqu'à la paroi abdominale antérieure, il se forme une plaque dure et résistante, le *plastron abdominal* qui n'est pas pathognomonique, puisque POLK et TERRILLON ont démontré qu'il pouvait être aussi produit par les annexes enflammées.

4° Marche, terminaisons. — La résolution des phlegmons pelviens reste toujours possible, tant que les lésions n'ont pas dépassé l'infiltration œdémateuse. Elle est cependant moins fréquente que ne l'ont cru quelques auteurs.

La suppuration peut être regardée comme la terminaison ordinaire. Elle est annoncée par la recrudescence des phénomènes généraux. La température s'élève, subit des exacerbations vespérales et de grandes oscillations. On observe des sueurs nocturnes très abondantes. La face devient pâle et terreuse, la langue sèche ; les malades maigrissent rapidement, elles ont une diarrhée profuse. Les douleurs sont plus vives, pulsatiles, lancinantes. En général, lorsque la fièvre et la douleur persistent au delà de quatre semaines, il faut s'attendre à voir survenir la suppuration. La fluctuation n'est facilement perçue que lorsqu'il se forme un très gros abcès ; d'habitude, on observe, par places, des points de ramollissement sensibles au doigt. Le pus abandonné à lui-même vient, au bout d'un temps variable, se faire jour, soit dans un des organes creux, soit à l'extérieur, soit dans le péritoine.

L'ouverture de l'abcès dans le *péritoine* donne toujours naissance à une péritonite suraiguë, rapidement mortelle.

L'ouverture dans le *vagin* est la plus fréquente, elle est annoncée par une saillie à travers un des culs-de-sac vaginaux, saillie molle, nettement fluctuante, qui, spontanément ou sous l'influence d'un effort, se rompt et donne issue au pus. L'ouverture dans le *rectum* s'annonce par des envies très fortes d'aller à la selle, bientôt suivies de l'évacuation d'un pus sanguinolent. L'ouverture dans la *vessie* est plus rare ; tout d'un coup la malade rend une plus ou moins grande quantité d'urine mélangée de pus.

Les évacuations de l'abcès dans l'*utérus* ou même dans l'*urètre* (2 cas) (DELBET) sont très rares.

Les migrations du pus à travers la *paroi abdominale* se font en des points extrêmement variables. Souvent, il traverse la paroi près de la ligne médiane en avant, au-dessus du pubis, tantôt, si le pus siége dans le ligament large proprement dit, au-dessus de l'arcade de FALLOPE. Dans ce cas, l'ouverture pariétale est précédée de la production d'un *plastron abdominal*, plaque dure, diffuse, mal limitée et c'est à son niveau que se fait la perforation.

Lorsque la fosse iliaque est envahie, on observe les symptômes ordinaires des abcès de la fosse iliaque, et surtout, à la palpation, une tumeur fixe, assez douloureuse, occupant cette région. Le pus vient alors faire saillie au niveau de l'épine iliaque antérieure et supérieure, ou bien, en suivant les vaisseaux, au niveau de l'anneau crural, à la partie supérieure du triangle de SCARPA.

Quelquefois même, il peut suivre le psoas, et venir apparaître au niveau du petit trochanter, ou traverser le canal inguinal.

Notons, comme perforation plus rare, la région des reins et le voisinage du diaphragme. Enfin, quand le pus vient en arrière, et sort du bassin par l'échancrure sciatique, il se fait un décollement du grand fessier avec formation d'une tumeur fluctuante en arrière.

Lorsque les abcès pelviens aboutissent ainsi dans un organe creux ou à la peau, presque toujours, leur ouverture s'accompagne d'un soulagement immédiat avec détente de tous les symptômes. Si l'évacuation du pus se fait complétement et s'il n'y a pas de rétention, l'ouverture spontanée peut être suivie d'une guérison définitive. Mais il n'en est pas toujours ainsi, et, souvent, l'abcès se vide mal ; il persiste des fistules intarissables qui peuvent amener la mort par septicémie chronique, par hecticité. Cette terminaison peut s'observer quelquefois à la suite des ouvertures vaginales, et surtout des ouvertures rectales. Elle est assez fréquente dans les ouvertures vésicales, qui finissent assez fréquemment par amener de la cystite et de la pyélite ascendante.

L'ouverture à la peau est plus souvent suivie de guérison, toujours très lente cependant.

Dans certains cas, les abcès s'ouvrent à la fois dans un organe creux et à la peau.

Dans les cas de guérison, celle-ci, toujours tardive, peut parfois rester incomplète. Il persiste alors, pendant un temps très long, des brides cicatricielles, des indurations cellulaires, formant parfois de véritables tumeurs, déviant les organes, amenant la stérilité, gênant le fonctionnement des organes pelviens et susceptibles même d'en amener l'atrophie. Ces reliquats finissent par se résorber au bout de temps très longs, des mois, et même des années.

5° **Diagnostic**. — Au début, pendant la période aiguë, avant que l'examen direct soit possible et facile, on ne pourra que soupçonner le phlegmon pelvien, en observant la douleur, la fièvre, la sensibilité à la pression. D'ailleurs, si les phénomènes se montrent dans les quelques jours qui suivent un accouchement ou un avortement, le diagnostic s'impose. En dehors de l'état puerpéral, il ne sera possible que lorsque le chirurgien pourra pratiquer un examen local très détaillé.

L'existence d'une tuméfaction unilatérale, immobile, confondue avec l'utérus, d'une dureté ligneuse, évoluant vers l'un des culs-de-sac ou vers la région inguino-crurale est un signe presque pathognomonique. La confusion peut s'établir avec la *pelvi-péritonite* ; nous verrons, plus loin, les moyens de distinguer les deux affections.

Hors de l'état puerpéral, la confusion pourra se faire avec certaines *ovaro-salpingites*, surtout avec celles qui s'accompagnent de plastron abdominal ; avec certains *fibromes* très adhérents ;

avec des *kystes suppurés* du ligament large et même parfois avec des kystes de l'ovaire. Les commémoratifs et l'analyse minutieuse de tous les symptômes permettront, souvent, le diagnostic.

Quant au diagnostic entre le *phlegmon péri-utérin* et le *phlegmon du ligament large* proprement dit, il résulte de l'analyse très précise des signes physiques que nous avons énumérés.

Reconnaître la suppuration est souvent difficile ; elle sera prévue par l'exagération des phénomènes généraux, et la constatation sur la tumeur de points ramollis et fluctuants.

6° Pronostic. — Les guérisons peuvent être spontanées et complètes dans certains cas, incomplètes dans d'autres. Aussi, les phlegmons pelviens doivent être regardés comme des affections graves, quand on n'intervient pas à temps. Même en intervenant, la maladie est sérieuse et peut donner lieu à des accidents mortels, mais, dans les cas favorables, elle reste souvent grave et très longue.

7° Traitement. — Voyez plus loin, p. 893.

ARTICLE II

PELVI-PÉRITONITE

Depuis les travaux de BERNUTZ et GOUPIL qui croyaient que la plupart des phlegmasies pelviennes devaient être regardées comme des *pelvi-péritonites*, cette affection a perdu beaucoup de son importance, au moins comme affection primitive. Ainsi, Pozzi ne croit pas à la pelvi-péritonite primitive et la considère comme la complication constante des ovaro-salpingites.

Depuis, RECLUS a essayé de réhabiliter cette affection et de démontrer son existence, en tant que maladie essentielle, primitive. Son opinion n'a pas prévalu ; cependant, BOUILLY, SEGOND, LEGUEU et LABADIE-LAGRAVE n'hésitent pas à affirmer, qu'en dehors des annexites, il existe une pelvi-péritonite primitive ordinairement liée à la puerpéralité et qui est, en tous cas, très rare. Quant à la pelvi-péritonite secondaire, due aux ovaro-salpingites, elle est très fréquente et constitue le dernier degré de ces lésions avancées et compliquées.

1° Étiologie et pathogénie. — Au point de vue étiologique, les pelvi-péritonites sont primitives ou secondaires.

La *pelvi-péritonite primitive* est, le plus souvent, de cause *obstétricale*; toujours, d'après Second. Elle succède à des accouchements ou à des avortements et paraît toujours consécutive à l'infection utérine, que celle-ci se produise avec ou sans rétention de débris membraneux ou placentaires.

Cependant, à côté des pelvi-péritonites obstétricales, il peut en exister de *blennorrhagiques* ou de *traumatiques*.

Il y a longtemps que Bernutz a admis que la blennorrhagie pouvait causer de la pelvi-péritonite aiguë et que Cépel (de Porentruy) a découvert du gonocoque, dans le péritoine, dans un cas de péritonite blennorrhagique.

Cependant, il faut ajouter que, d'habitude, le gonocoque donne lieu à une inflammation localisée non suppurée et sans tendance à la généralisation. Ce microbe aurait, ici comme ailleurs, le pouvoir de favoriser la virulence et la pénétration des autres germes pyogènes.

Le traumatisme peut être invoqué comme cause directe de la pelvi-péritonite, quand celle-ci survient à la suite de légères interventions chirurgicales, faites en dehors de précautions d'antisepsie ou d'asepsie suffisantes, telles que des injections intra-utérines, la dilatation du col, des cathétérismes utérins et même certains curettages qui ont pu, parfois, avec ou sans perforation utérine, être suivis de péritonites mortelles.

Quant à la pelvi-péritonite *secondaire*, ou péri-métro-salpingite de Pozzi, elle reconnaît toutes les causes des salpingo-ovarites qu'elle vient compliquer. Elle est extrêmement fréquente. Aran disait qu'elle existait dans 45 p. 100 des cas, Veit au contraire croit qu'elle survient dans 70 p. 100. Elle peut, d'ailleurs, au cours des salpingites, être provoquée souvent par certaines causes occasionnelles telles que fatigues, marches, exercices violents (cheval, bicyclette), excès de coït, manœuvres chirurgicales et explorations intempestives et septiques, et même certains curettages. D'autres fois, il est difficile de savoir reconnaître sa cause.

Les voies possibles d'infection sont au nombre de deux : la *voie muqueuse* et la *voie lymphatique*.

La *voie muqueuse* est surtout acceptée dans les cas de salpingite. Tantôt, le péritoine peut être infecté par quelques gouttes de pus coulant du pavillon de la trompe dans la séreuse ; d'autres fois, quand il n'existe pas de pus, les germes pathogènes ont pu traverser le canal tubaire, même, sans l'infecter, pour atteindre le péritoine (DELBET).

La *voie lymphatique* paraît, au contraire, plus fréquente pour certains auteurs tels que SIREDEY et SEGOND qui la croient presque exclusive. Les doubles voies d'apport ont été très discutées et, actuellement, on tend à admettre que la voie lymphatique est plus fréquente dans les inflammations du tissu cellulaire pelvien, tandis qu'au contraire la voie muqueuse doit être acceptée dans la grande majorité des cas de pelvi-péritonites (SPILLMANN, WALLICH, WIDAL, RECLUS, POIRIER).

2° Anatomie pathologique. — Au début, surtout si le péritoine est sain, les lésions sont celles de toute péritonite. La séreuse se vascularise d'une manière plus ou moins marquée, sa surface se dépolit, elle perd sa transparence, et ces lésions sont dues à des desquamations épithéliales plus ou moins étendues. Sur ces points dénudés, les vaisseaux bourgeonnent et la séreuse apparaît d'un rouge vif.

Il se produit alors un épanchement séreux ou séro-fibrineux jaunâtre, assez transparent, qui peut se troubler par l'apparition de flocons fibrineux et de globules de pus. Les épanchements se terminent en douze heures, à peu près, dans les péritonites expérimentales, et n'apparaissent guère qu'à la fin du second jour dans les cas cliniques.

Cet épanchement peut demeurer séreux, sans suppurer, dans certains cas, il est susceptible alors de se résorber sans laisser de traces ; ou bien, au contraire, il suppure.

La suppuration se produit par diapédèse ; le pus forme d'abord une couche qui se dépose à la surface de la séreuse, et qui peu à peu se mêle à l'épanchement. Si le pus apparaît dans un péritoine sain, la suppuration se collecte, ordinairement, dans le cul-de-sac de Douglas, soit à cause de sa situation déclive, soit à cause de ses rapports avec la trompe, car l'infection est ordinairement de source tubaire. Alors, autour de cet abcès du Douglas, se forment des fausses membranes, d'abondance variable, qui transforment le bas-fond péritonéal en une véritable poche purulente qui vient faire saillie dans le cul-de-sac postérieur du vagin, dont elle repousse la paroi en avant et en bas.

D'autres fois, la pelvi-péritonite peut, au contraire, envahir une grande étendue ou même la totalité de la cavité pelvienne. Mais, surtout quand cette pelvi-péritonite est liée aux annexites, elle peut revêtir deux formes, *plastique* ou *suppurée*. La suppuration ne se montre guère que dans les annexites très septiques ou lorsqu'il y a eu des poussées inflammatoires intenses et souvent répétées. D'ordinaire avec les annexites, au moins au début, l'inflammation péritonéale est plastique. Il se forme alors des masses de néo-membranes remplissant plus ou moins complètement l'excavation pelvienne, parfois même la dépassant et envahissant la partie inférieure de la cavité abdominale. Ordinairement, ces exsudats inflammatoires forment une masse plus ou moins étendue, diffuse, très dure, englobant plus ou moins les organes pelviens, les immobilisant dans une gangue dure, au sein de laquelle il sont tout à fait englobés et non perceptibles. Cette masse néo-membraneuse est susceptible de se résorber lentement, et cette résorption demande parfois des mois et des années. Quelquefois, ce travail de résolution est interrompu par des poussées inflammatoires, tantôt partielles et très petites, parfois aussi très étendues. Il peut alors se former de très vastes suppurations, tous les organes pelviens sont comme noyés au sein de ces énormes foyers, et, dans certains cas, l'épanchement purulent, enkysté dans les fausses membranes limitant l'inflammation, peut facilement atteindre de très grandes dimensions et simuler un tumeur abdominale.

Quand il se fait une nouvelle poussée de pelvi-péritonite aiguë, au sein d'une lésion inflammatoire péritonéale ancienne, le siège et les rapports de la collection séreuse ou purulente varient avec la distribution et la résistance des anciennes fausses membranes ; les dispositions sont des plus variables et échappent à toute description.

Ces collections purulentes de la pelvi-péritonite arrivent d'ordinaire à se faire jour soit dans le péritoine, soit dans un des organes creux, soit à travers la paroi abdominale.

L'ouverture dans le péritoine, assez fréquente, entraîne une péritonite rapidement mortelle.

Les ouvertures viscérales ont lieu, par ordre de fréquence, dans le rectum, et aussi mais plus rarement dans le cæcum, l'S iliaque et même l'intestin grêle, puis le vagin, la vessie et enfin à la paroi abdominale. Dans quelques cas, l'abcès peut s'ouvrir dans plusieurs organes à la fois, et il s'établit souvent alors des fistules interminables.

Enfin, quelquefois, les collections purulentes peuvent rester enkystées sur place, et demeurent ainsi presque indéfiniment. Les fausses membranes qui les entourent s'épaississent et forment une coque très dure, très résistante, amenant une fusion telle de tous les organes pelviens qu'il devient impossible de s'y reconnaître, même le ventre ouvert, et qu'on ne sent de fluctuation sur aucun point, quel que soit le volume de l'épanchement. Dans ces cas si complexes, il devient souvent très difficile, parfois impossible de tenter, avec succès, une décortication des poches purulentes.

Enfin, que les collections soient évacuées ou qu'elles se résorbent, ce qui peut se produire dans certains cas, il persiste toujours, et quelquefois d'une manière indéfinie, après la disparition de tous les symptômes pathologiques, des adhérences plus ou moins étendues et dures, des brides fibreuses, qui immobilisent, englobent et dévient souvent les organes pelviens.

Fréquemment, surtout après les infections de cause puerpérale, les lésions de pelvi-péritonite peuvent coexister avec les phlegmons pelviens.

3° Symptômes et marche. — Qu'elle soit primitive ou secondaire, la pelvi-péritonite aiguë se révèle par les mêmes signes que la péritonite aiguë généralisée, et ses débuts sont identiques.

Souvent, ce début aigu est précédé des signes plus ou moins marqués d'une salpingite légère ; parfois aussi, la poussée péritonéale est le commencement apparent de l'inflammation annexielle.

La malade est prise de frissons, de nausées, de vomissements d'abord glaireux, rapidement bilieux et même porracés. Puis, il survient une *douleur* extrêmement vive, brusque, soudaine, atroce, qui semble primitivement s'étendre à tout l'abdomen, et se localise rapidement au bassin. Cette douleur, qui s'exaspère par le moindre effort, le moindre mouvement, le plus léger attouchement, oblige les malades au repos absolu, sur le dos, les cuisses fléchies, évitant tout effort, tout mouvement. La respiration est rapide ; la constipation s'établit, le ventre se météorise, il y a, parfois, du ténesme vésical.

Le pouls est petit, fréquent, irrégulier. La température s'élève, mais dépasse rarement 39°. Le facies est pâle, anémié souvent, les yeux sont excavés. Les règles sont parfois supprimées, mais la leucorrhée utérine est augmentée.

Il est impossible de faire, pendant cette période aiguë, la moindre exploration ; on peut, en appliquant la main, sentir le ventre chaud, tendu, et, quelquefois, percevoir des battements artériels. Lorsqu'au bout de quelques jours, les phénomènes s'apaisent, on peut arriver à pratiquer une exploration des parties malades.

On trouve, alors, dans le bassin, une tuméfaction régulière, lisse, dure, parfois pâteuse, qui peut faire saillie dans le cul-de-sac vaginal postérieur. Souvent cette masse entoure le col à la manière d'un fer à cheval ouvert en avant, et elle en est séparée par un sillon plus ou moins perceptible. Quelquefois, on peut percevoir, surtout au niveau du cul-de-sac de Douglas, une véritable fluctuation ; d'autres fois, tout est induré, le doigt semble pénétrer dans un vagin de carton.

Dans le cas de lésions assez étendues, et surtout dans les formes plastiques anciennes, l'utérus est fixe, enclavé dans le petit bassin, et comme emprisonné dans une matière dure (Pozzi). Il semble parfois perdu au milieu d'un bloc de plâtre qui remplit l'excavation pelvienne, et qui donne au doigt la sensation d'une masse dure, rugueuse, absolument immobile, peu sensible à la pression, mais dans laquelle il est impossible de démêler la moindre fluctuation.

4° Terminaisons. — La pelvi-péritonite peut se terminer de trois manières : par *résolution*, par *suppuration*, par *passage à l'état chronique*.

a. *Résolution*. — La résolution est assez rare. Si elle doit survenir, les phénomènes douloureux s'apaisent, la fièvre tombe, l'état général s'améliore, et, spontanément ou sous l'influence d'un traitement résolutif, on voit se produire la régression et la disparition toujours très lente de la tumeur. Elle est relativement fréquente dans les formes liées aux annexites.

Parfois, cette guérison reste incomplète et il persiste d'une manière définitive, malgré la disparition totale de tout symptômes, des adhérences et des brides fibreuses permanentes.

b. *Suppuration*. — La suppuration se manifeste au bout d'un temps variable. Elle est annoncée par la persistance des douleurs et de la fièvre, l'apparition de petits frissons avec exaspérations vespérales et des sueurs nocturnes. Quelquefois, au moment de la collection du pus, il se fait une véritable détente.

On trouve alors, par le vagin, une tumeur fluctuante ou rénitente ou bien des masses œdémateuses et ramollies.

Puis, si l'on n'intervient pas, le pus s'évacue spontanément en suivant diverses voies. L'ouverture dans le péritoine produit de la péritonite suraiguë rapidement mortelle. L'ouverture dans le rectum s'accompagne de diarrhée glaireuse, l'évacuation vaginale est favorable et souvent suivie de guérison. L'abcès peut encore se faire jour par la vessie, l'intestin grêle ou la paroi abdominale. Si ces issues du pus n'amènent pas la guérison, il se crée des fistules permanentes, souvent avec évacuation incomplète du foyer, ce qui amène tardivement la mort par septicémie lente.

c. *État chronique*. — Lorsque la pelvi-péritonite passe à l'état chronique, les épanchements séreux ou purulents peuvent s'enkyster, comme nous l'avons déjà dit, formant des tumeurs à aspect dur et solide. Parfois, ces épanchements sont le siège de poussées aiguës, répétées et multiples qui aboutissent à l'ouverture de la collection en quelque point, parfois ils se résorbent. Enfin, les fausses membranes se multiplient, s'installent, arrivent à remplir, à englober tout le petit bassin, en enserrant tous les organes dans une gangue dure et persistante. Souvent aussi, sous l'influence de la moindre cause occasionnelle, marche, fatigue, coït, équitation ou bicyclette, quelquefois même sans raison apparente, on voit survenir des poussées aiguës plus ou moins vives qui se calment bientôt. La malade retombe alors dans son état chronique avec des douleurs moins vives, mais constantes, jusqu'à une nouvelle crise et parfois jusqu'à une suppuration nouvelle.

Ces adhérences anciennes, ces brides peuvent aussi amener des troubles fonctionnels importants et, en particulier, de l'occlusion intestinale.

5° Pronostic. — Le pronostic de cette affection est grave, car elle peut, surtout quand elle est de cause obstétricale, causer la mort. La pelvi-péritonite, qui complique les salpingites, les aggrave singulièrement. Elle peut, à la longue, ou par suite de poussées aiguës, amener des accidents mortels, et en tout cas, elle rend, dans les lésions anciennes, beaucoup plus graves les interventions curatives.

6° Diagnostic. — Dans son début aigu et brusque, la pelvi-péritonite ne peut être confondue qu'avec le *phlegmon* ou l'*hématocèle*.

Elle a peut-être un début plus brutal, un pouls plus petit, des vomissements plus constants et plus persistants, plus porracés. Cependant, le diagnostic ne peut se faire que par l'examen local : la tumeur est plus latérale dans le phlegmon pelvien, la tuméfaction demi-circulaire rétro-utérine appartient plutôt à la pelvi-péritonite. La distinction est souvent des plus difficiles.

L'*hématocèle* se différenciera surtout par l'absence de fièvre, la tendance à la syncope, la consistance plus molle de la tumeur, le début fréquent au cours d'une période de règles. Dans bien des cas, cependant, la méprise sera très difficilement évitée.

Quand les exsudats chroniques et indurés forment une véritable tumeur solide, la pelvi-péritonite a pu être confondue avec un *fibrome*. L'absence de métrorrhagies, l'indolence de la tumeur, les notions fournies par le cathétérisme utérin permettront, d'ordinaire, le diagnostic.

C'est encore par ce dernier moyen que l'on arrivera surtout à différencier la rétrodéviation adhérente d'une pelvi-péritonite localisée dans le Douglas.

Quant à diagnostiquer une salpingo-ovarite pure d'une lésion annexielle compliquée de pelvi-péritonite, cela dépendra de la quantité et de la consistance des adhérences et des néo-membranes. Ce diagnostic est parfois possible, le plus souvent difficile, et, dans les cas complexes, tout à fait impossible.

7° Traitement des inflammations pelviennes. — Qu'il s'agisse d'un phlegmon pelvien ou d'une pelvi-péritonite, le traitement sera le même pendant les périodes aiguës, et ce traitement est celui de toutes les inflammations abdominales. Les malades seront tenues au lit, dans un repos absolu, avec une alimentation très légère, lactée de préférence.

Localement, on pratiquera un traitement calmant à l'aide de compresses résolutives, de cataplasmes laudanisés, etc. On se trouvera bien aussi des applications de glace sur le ventre, de certains révulsifs, en particulier des vésicatoires volants. Souvent encore, les accidents sont calmés par des émissions sanguines précoces, telles que des sangsues ; mais il faut surtout y avoir recours dans les deux ou trois premiers jours après le début des accidents. On pourra, également, pour calmer les douleurs, employer les suppositoires calmants, les injections sous-cutanées de morphine, l'opium à l'intérieur.

Si, malgré tous ces soins, l'inflammation ne s'apaise pas et qu'elle aboutisse à la suppuration, la conduite sera un peu différente suivant qu'il s'agira d'un phlegmon pelvien ou d'une pelvi-péritonite. Dans le premier cas, une intervention hâtive et large s'imposera, et il sera nécessaire d'ouvrir, au plus tôt, la collection purulente par l'incision vaginale, ou, le plus souvent, par la laparotomie sous-péritonéale de Pozzi. Celle-ci consiste dans une incision parallèle à l'arcade de Fallope suivie d'un décollement du péritoine au niveau de la fosse iliaque, procédé qui permettra d'aborder et d'ouvrir la collection pelvienne, sans ouvrir la séreuse abdominale. Cette opération doit être suivie d'un drainage bien fait et il ne sera nécessaire de pratiquer des lavages antiseptiques que dans le cas de rétention du pus ou de suppuration fétide.

Il n'est pas nécessaire d'ouvrir, dès le début, les tumeurs ou les collections qui se forment dans la pelvi-péritonite ; d'abord, parce que souvent la masse est uniquement formée de nombreuses adhérences sans collection vraie ; d'autre part, parce qu'elle peut être constituée par des collections séreuses susceptibles, elles aussi, de se résorber par le traitement médical.

D'ailleurs, parfois aussi, une collection purulente, enfermée dans des loges membraneuses, peut s'amoindrir et diminuer tellement qu'il n'y a pas lieu d'intervenir vite.

Ce n'est que lorsque les phénomènes généraux persistent et que les abcès de pelvi-péritonite semblent devoir s'ouvrir spontanément, soit dans un viscère, soit dans le péritoine, soit à la peau qu'il y aura lieu de prendre le bistouri.

Il en est de même, d'ailleurs, dans les cas de pelvi-péritonite chronique.

Bien souvent, un traitement médical suffisamment prolongé, et composé de repos, d'injections chaudes, de révulsifs répétés et, aussi, par une médication thermale bien choisie (eaux chlorurées sodiques ou sulfureuses), suffira, quand il est possible, à amener, conjointement avec le traitement de l'endométrite concomitante, des améliorations très considérables et, parfois même, des guérisons inespérées. Le massage bien dirigé est souvent aussi un moyen thérapeutique des plus importants.

Il ne faudra donc opérer, dans ces cas de pelvi-péritonite chronique, ainsi que le dit justement Segond, qu'après *vérification consciencieuse de l'incurabilité médicale des lésions*.

Lorsque l'opération aura été décidée, en principe, on pourra, suivant les cas, choisir entre celles qui sont appliquées à la cure des salpingites dont la pelvi-péritonite et les suppurations pelviennes ne sont d'ordinaire qu'une complication. Cela veut dire qu'il faudra, selon les indications particulières, choisir entre les incisions vaginales, les salpingectomies, et les hystérectomies vaginales ou abdominales.

NÉOPLASMES DES ANNEXES

Nous décrirons successivement sous ce titre les tumeurs de l'ovaire, celles des trompes et celles des ligaments larges.

CHAPITRE PREMIER

TUMEURS DE L'OVAIRE

L'ovaire peut être le siège de nombreuses tumeurs. On a essayé de les diviser en plusieurs groupes, d'abord d'après leur origine histologique, en tumeurs d'*origine conjonctive, dermoïdes et épithéliales*; puis, en tumeurs *bénignes, mixtes et malignes*. Pour les commodités de la description, tous les auteurs sont unanimes à adopter la division en *tumeurs kystiques* et *tumeurs solides*, qui est certainement artificielle, mais qui est sûrement la meilleure au point de vue clinique. Il faut aussi faire une place aux tumeurs *végétantes* de l'ovaire, qui se confondent cependant, en partie, avec certains kystes.

ARTICLE PREMIER

KYSTES DE L'OVAIRE

L'ovaire peut être le siège d'un grand nombre de kystes dont quelques-uns ne méritent pas de nous arrêter. Ce sont les petits kystes hématiques qui sont dus à un épanchement sanguin dans un follicule de de Graaf, les hydropisies folliculaires qui ne sont pas susceptibles d'un grand développement et les kystes hydatiques dont il n'existe qu'un petit nombre d'observations et dont nous ferons l'histoire à propos des kystes hydatiques pelviens.

Nous ne nous occuperons ici que des kystes ovariques susceptibles de former de véritables tumeurs et de prendre un grand développement.

§ 1. — ANATOMIE PATHOLOGIQUE

La nature exacte des grands kystes de l'ovaire n'est pas connue depuis très longtemps : elle est surtout due aux travaux de WILSON FOX, 1864, WALDEYER, 1872, MALASSEZ et de SINÉTY, 1876, 1878-79.

Découverts anatomiquement par MORGAGNI, ils avaient été très bien étudiés, macroscopiquement, par CRUVEILHIER, ROKITANSKY, LEBERT, etc. Mais leur pathogénie était restée longtemps obscure. L'ancienne théorie de l'hydatite avait été remplacée, dès 1807, par la théorie folliculaire de MECKEL qui faisait dériver toutes ces tumeurs de l'hydropisie des follicules, et qui a été longtemps admise. Plus tard, HUGUIER et BAUCHET avaient fait un pas de plus : ils avaient admis que la théorie folliculaire ne pouvait expliquer tous les cas, et devait être réservée pour les kystes les plus simples. Pour les kystes complexes il fallait admettre l'hypothèse d'une véritable néoformation, d'une dégénérescence aréolaire ou colloïde de l'ovaire. Cette opinion fut adoptée par CRUVEILHIER, LEBERT, ROKITANSKY, WIRCHOW, FORSTER, etc. Depuis les travaux déjà cités de WILSON FOX, WALDEYER, MALASSEY et de SINÉTY, tout le monde admet, aujourd'hui, que les kystes de l'ovaire sont de véritables tumeurs épithéliales provenant du revêtement épithélial de la glande, soit par l'intermédiaire des tubes de PFLÜGER, soit par évolution particulière de l'épithélium germinatif.

Depuis ces travaux, d'autres recherches nombreuses ont confirmé l'exactitude de ces nouvelles théories. Parmi les plus importantes, nous citerons celles de QUÉNU (thèse inaugurale), de HUGO COBLENZ 1880-82, de FLAISCHLEN 1882, de COHN, de POUPINEL, etc.

On peut aussi observer dans l'ovaire des kystes dermoïdes
longtemps appelés kystes pileux ou fœtaux. Enfin, dans la portion comprise entre le hile de l'ovaire et la trompe, dans laquelle
se trouvent des restes du corps de Wolff et du tissu cellulaire, il

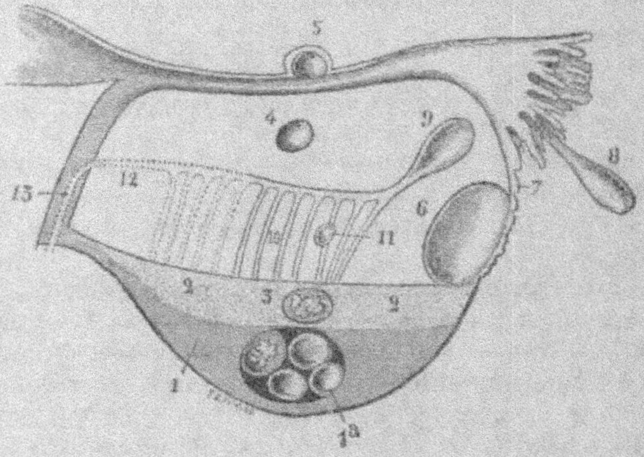

Fig. 233.

Schéma de l'appareil utéro-ovarien pour montrer les divers lieux
d'origine des kystes (A. Doran).

1, kyste glandulaire multiloculaire développé dans le parenchyme ovarien (2). —
3, kyste papillaire développé dans le hile de l'ovaire. — 4, kyste uniloculaire du
ligament large indépendant du parovaire (10). — 5, kyste uniloculaire du ligament
large situé au-dessus de la trompe et indépendant. — 6, kyste semblable près du
ligament tubo-ovarien (7). — 8, hydatide de Morgagni, qui ne donne jamais naissance à un grand kyste. — 9, kyste aux dépens d'un conduit horizontal du parovaire.
— 11, kyste aux dépens d'un tube vertical. — 13, canal de Gartner oblitéré, mais
parfois origine possible de kystes papillaires.

peut aussi se développer certains kystes qui sont tantôt à contenu
limpide séreux, tantôt de nature papillaire.

1° **Variétés**. — Aussi, pour comprendre toutes ces variétés
importantes, nous décrirons successivement : 1° les *kystes proligères* de l'ovaire ou épithéliomas mucoïdes, qui se divisent, suivant la classification de Pozzi, en *proligères glandulaires* et en
proligères papillaires ; 2° et 3° les *kystes dermoïdes* auxquels il
faut adjoindre les *kystes mixtes*, c'est-à-dire ceux qui sont à la

fois mucoïdes et dermoïdes ; 4° les *kystes para-ovariens*, décrits par quelques auteurs sous le nom de kystes du ligament large, et qui comprennent des kystes hyalins, papillaires et dermoïdes ; 5° les kystes à la formation desquels participent à la fois l'ovaire et la trompe et que l'on appelle *kystes tubo-ovariens*.

A. Kystes proligères ou mucoïdes. — Les kystes de l'ovaire, qui peuvent arriver à former les plus volumineuses tumeurs de l'abdomen, sont simples, c'est-à-dire unilatéraux ou doubles. Les kystes doubles sont plus fréquents qu'on ne l'a cru. Dans un travail qui m'est commun avec Eug. Moxon (Congrès Chirurgie, 1899), nous avons pu en réunir 415 cas sur 3494 ovariotomies. Cette bilatéralité n'existe pas également dans toutes les variétés. Relativement rare dans les kystes glandulaires, elle serait presque la règle dans les kystes papillaires ; enfin, on l'observe aussi dans la variété dermoïde. Dans bien des cas, les deux tumeurs sont d'un développement très inégal ; elles peuvent aussi être de nature différente. On trouve, quelquefois, un kyste mucoïde d'un côté, avec un dermoïde de l'autre, ou bien un kyste glandulaire d'un côté, et un papillaire du côté opposé.

a. *Volume*. — Le volume de ces kystes est extrêmement variable. Ils peuvent être tout petits, gros comme une noix ou une orange, et, souvent, prendre un tel développement qu'ils remplissent tout l'abdomen et arrivent à soulever les fausses côtes.

b. *Forme*. — Leur forme est irrégulièrement ovoïde ou arrondie, parfois ovoïde à petite extrémité inférieure. La tumeur est, d'ordinaire, déformée par des bosselures de forme et de dimension très variables.

Dans certains cas, le kyste est composé de masses nettement séparées, de dimensions variables, appendues à un pédicule plus ou moins net. Ces formations signalées par Kœberlé et bien étudiées récemment par Jayle et Bender, portent le nom de kystes racémeux.

c. *Coloration*. — La coloration en est blanc bleuâtre, surtout quand la paroi est épaisse ; leur surface est sillonnée de vaisseaux de toutes dimensions. Leur aspect est pathognomonique. Dans les points où la paroi est très distendue et très amincie, la coloration change, et prend celle du liquide vu par transparence.

d. *Surface extérieure*. — La surface extérieure est lisse,

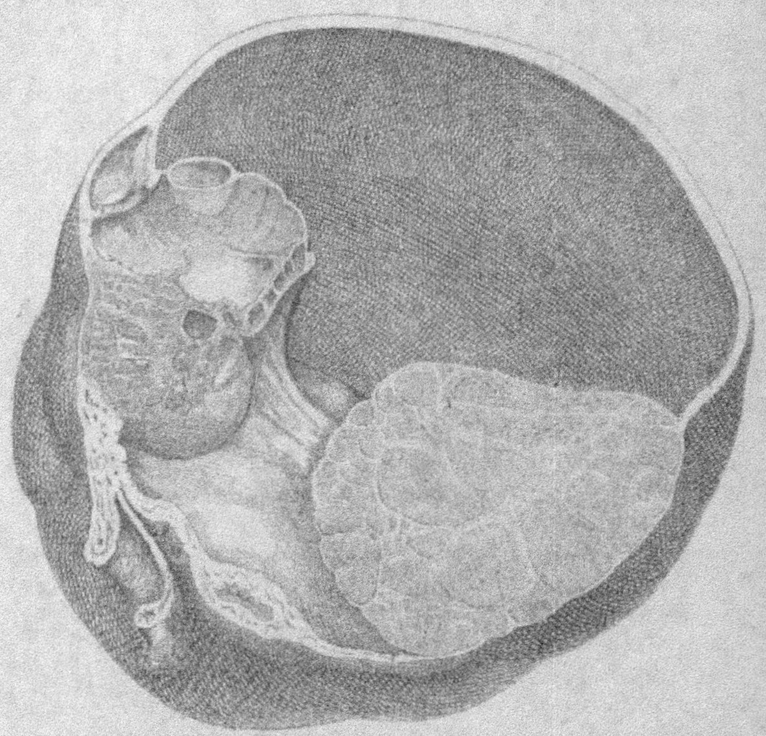

Fig. 234.

Kyste multiloculaire ayant extérieurement l'apparence d'un kyste uniloculaire (Howard Kelly).

onctueuse, très brillante. Elle présente, souvent, des bosselures de dimension et d'aspect variables, limitée par des étranglements fibreux, et quelquefois des végétations nombreuses. Analogues à celles que nous verrons exister fréquemment dans la cavité, elles peuvent prendre l'aspect de frai de grenouille, ou faire penser à des végétations de plaque muqueuse. Elles caractérisent les kystes papillaires.

e. *Conformation intérieure.* — La conformation intérieure
diffère suivant le nombre des loges et leur contenu. La forme

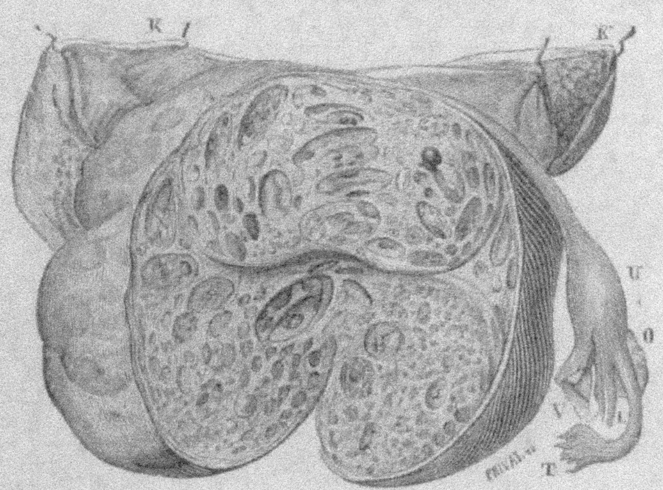

Fig. 235.
Kyste aréolaire de l'ovaire (CRUVEILHIER).

U, utérus. — O, ovaire gauche. — T, trompe gauche. — K, K, kyste des parois
du kyste principal.

la plus fréquente, d'après QUÉNU, est un grand kyste entouré
d'assez nombreux kystes plus petits et portant, sur une partie,
une masse aréolaire formée par une accumulation de nombreuses
petites cavités séparées par un tissu plus ou moins dense. Suivant les dispositions des poches et leur nombre, la division de
CRUVEILHIER en kystes uniloculaires, pauciloculaires, multiloculaires et aréolaires reste cliniquement vraie.

D'ordinaire, les kystes commencent par être multiloculaires
et deviennent uniloculaires ou pauciloculaires par fusion et coalescence, à la suite de l'atrophie des cloisons. On trouve souvent, entre les loges, des cloisons incomplètes, perforées, atrophiées, sous forme de diaphragme ou d'éperon, que MALASSEZ

et Sinéty ont démontré être formées par des tissus en voie
d'atrophie.

Le kyste uniloculaire n'existe pas véritablement, car on trouve
toujours dans l'épaisseur de ses parois, par une dissection attentive, un certain nombre de petites poches secondaires.

On voit, fréquemment, à l'intérieur des kystes, des végéta-

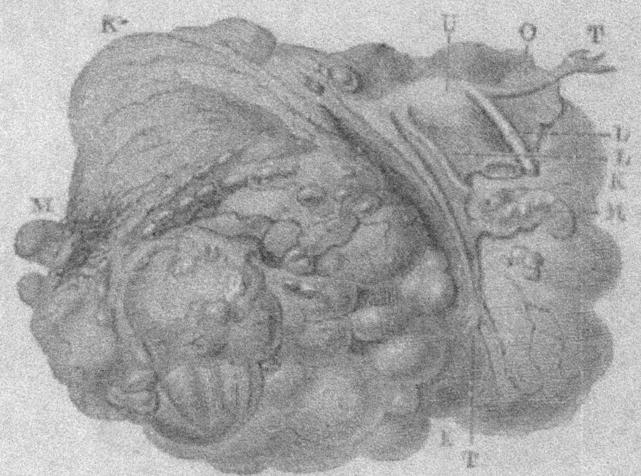

Fig. 256.
Kyste multiloculaire de l'ovaire (Cruveilhier).

tions analogues à celles que nous avons déjà décrites sur la face
externe de la tumeur, mais plus développées, prenant la forme
d'excroissance mamillaire, de papilles, de végétations en choux-
fleurs, en framboises, etc., qui, dans certains cas, arrivent à remplir presque complètement la cavité.

Elles sont tantôt sessiles, tantôt pédiculées. Leur aspect est
variable ; parfois transparentes et gélatiniformes, elles peuvent
être blanc grisâtre, rouges et charnues, parfois même d'aspect
glandulaires. Elles sont isolées ou confluentes.

Leur présence caractérise la variété dite *papillaire* ou *kystes
végétants*, dont la nature est identique à celle des autres kystes.
Nous verrons, cependant, que ces kystes végétants sont cliniquement plus graves que les autres.

§. *Structure*. — Au point de vue de la structure nous devons étudier la *paroi* et le *contenu*.

La *paroi* est rarement simple, car c'est d'elle que partent les cloisons fibreuses qui séparent et limitent les cavités multiples.

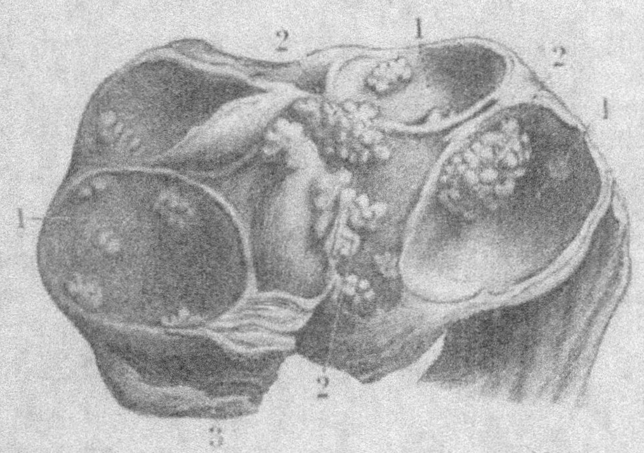

Fig. 237.

Kyste multiloculaire de l'ovaire à végétations endogènes
(André Boursier).

1, cavités kystiques. — 2, végétations papillaires. — 3, trompe.

Dans les kystes les plus simples, on trouve des cloisons incomplètes, des vestiges d'anciennes cloisons atrophiées, ainsi que nous l'avons déjà signalé.

La paroi d'un kyste simple, cliniquement uniloculaire, est composée d'une couche fibreuse contenant des vaisseaux, tapissée en dehors et en dedans par un revêtement épithélial.

La charpente fibreuse proprement dite peut, ordinairement, être divisée en deux couches : une externe plus dense, de tissu fibreux serré, à éléments cellulaires rares ; et une couche interne plus nettement conjonctive, contenant les vaisseaux, riche en cellules et renfermant quelques fibres élastiques (MALASSEZ et DE SINÉTY). Dans certains kystes, au voisinage du pédicule, il existe aussi une couche moyenne qui disparaît à mesure que l'on s'éloigne de ce pédicule. Les vaisseaux sont souvent à disposition hélicine, et occupent la partie moyenne de la paroi. Les veines sont plus considérables que les artères, et celles-ci fournissent un réseau capillaire sous l'épithélium interne. MALASSEZ et SINÉTY ont cru, dans certains cas, avoir injecté un réseau lymphatique.

L'épithélium, qui tapisse la face externe ou péritonéale de la tumeur, est un épithélium cubique, bas, différent de l'épithélium plat du péritoine ; il forme une couche simple, continue.

L'épithélium interne, celui qui tapisse les cavités kystiques, repose sur une membrane basale très nette (MALASSEZ et DE SINÉTY). Les cellules de cet épithélium sont essentiellement polymorphes. Aplaties et presque lamellaires en certains points, elles sont, en d'autres endroits, cubiques, cylindriques, plus ou moins hautes, avec ou sans cils vibratiles, souvent muqueuses. Leurs noyaux, en voie de segmentation, indiquent une grande activité cellulaire. MALASSEZ et SINÉTY l'ont dénommé *épithélium métatypique*.

L'étude de ces épithéliums doit se faire non seulement à la surface des cavités kystiques, mais aussi dans les *formations tubulaires* et dans les *végétations*.

Les *formations tubulaires* sont des tubes épithéliaux qui s'enfoncent dans l'épaisseur de la paroi fibreuse, ou dans les cloisons, ramifiées ou uniques, cylindriques ou renflées, simulant des glandes en tubes comme celles de LIEBERKÜHN ; on peut en trouver aussi dans les végétations de l'intérieur des kystes. Elles sont disséminées irrégulièrement, isolées ou confluentes. L'épithélium de ces tubes repose directement sur le tissu conjonctif sans interposition de membranes d'enveloppe. Leur présence suffit à caractériser la variété de kystes dite *prolifère glandulaire*.

Les *végétations*, quand il en existe, sont formées par une prolifération, un bourgeonnement de la couche conjonctive plus ou moins variable de forme et d'aspect, ainsi que nous l'avons déjà vu, et sont revêtues d'une couche unique d'épithélium cylindrique ou métatypique, analogue à celui des cavités. Quand ces végétations ont, par leur prolifération, rompu les parois des kystes et sont devenues extra-kystiques, plus ou moins exubérantes, elles

présentent la même structure et le même épithélium que la végétation intra-kystique. Leur stroma conjonctif peut être parfois

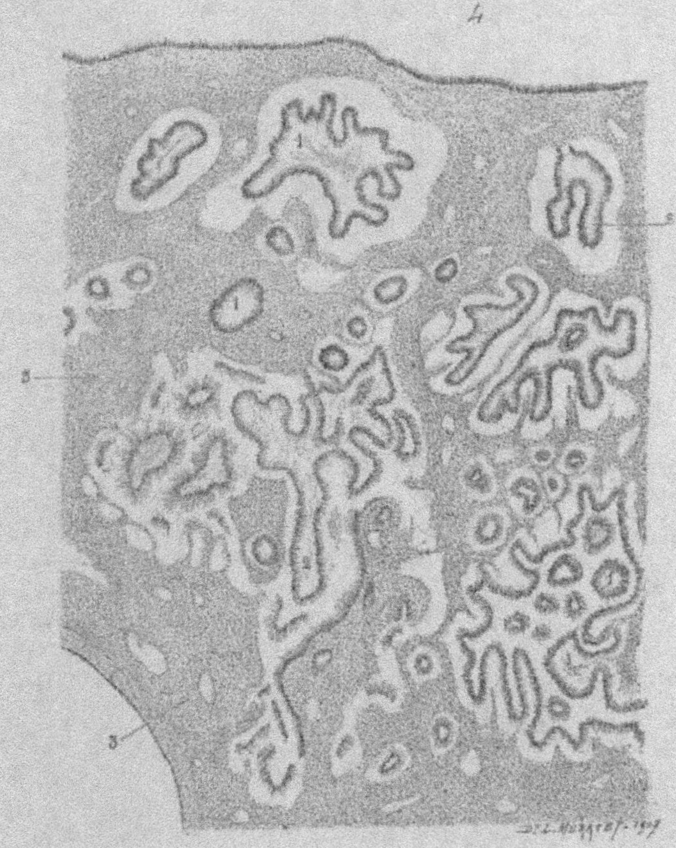

Fig. 238.
Cysto-épithéliome de l'ovaire (ROCHE).
1, pseudo-glandes. — 2, invaginations secondaires. — 3, tissu conjonctif
interstitiel. — 4, cavité kystique.

modifié et prendre l'aspect de sarcome, de fibromyome, de
myxome et même d'angiome.

Les formations tubulaires et ces végétations paraissent, dit Quénu, relever d'un même processus de prolifération dont les manifestations ont lieu l'une en profondeur et l'autre en surface. Le néoplasme reste toujours formé des deux mêmes éléments, un épithélial et un conjonctif.

f. *Contenu.* — Le liquide des kystes de l'ovaire est le produit de la sécrétion cellulaire et de la transsudation séreuse auxquelles se joignent quelques éléments cellulaires. La couleur en est éminemment variable : ordinairement d'un jaune clair, jaune pâle, parfois même à reflets verdâtres, il peut être d'une coloration brunâtre, rouge brun ou noirâtre, suivant la quantité de sang épanché qu'il contient.

Sa consistance est très différente suivant les cas ; ordinairement onctueux, filant, sirupeux, il peut être presque solide, colloïde, lorsqu'il existe beaucoup de cellules caliciformes. Il serait plus limpide, moins filant, quand le revêtement est surtout formé par des cellules cylindriques.

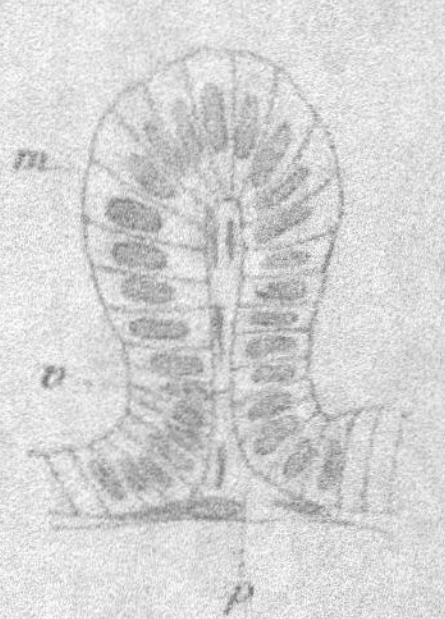

Fig. 239.

Bourgeons de la surface interne d'une cavité kystique (Cornil et Ranvier).

v, vaisseau et tissu conjonctif de la papille *p*. — *m*, épithélium cylindrique.

Il tient ordinairement en suspension des cellules épithéliales plus ou moins bien conservées, des leucocytes, des hématies, et aussi des cellules spéciales, telles que la cellule de Drysdale, la cellule de Foulis, des cellules géantes multinucléées (Malassez et Sinety, etc.).

Ces éléments cellulaires, dont on avait voulu faire un élément spécifique des liquides ovariques, ont beaucoup perdu de leur importance.

Ils sont inconstants et ne sont autre chose que des éléments épithéliaux plus ou moins altérés ou transformés.

On observe aussi, parfois, dans le liquide ovarique, des micrococques et des bactéries, qui ont été surtout signalés par Landouzy et Galippe. Il paraît résulter des recherches ultérieures, et, en particulier, de celles de Chavannaz et Auché, qu'il s'agit là d'infections secondaires.

La composition chimique de ce liquide est variable pour chaque

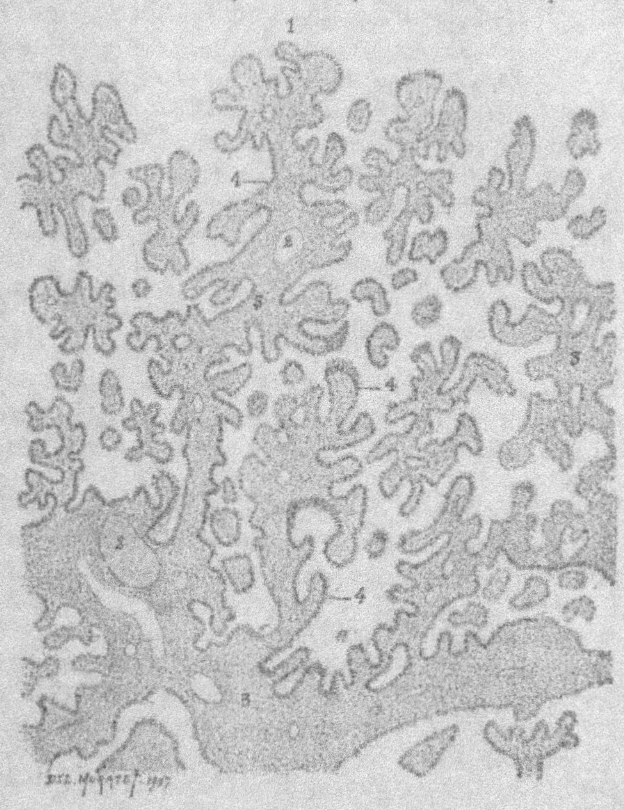

Fig. 240.

Végétations papillaires d'un kyste de l'ovaire (J.-R. Roche).

1, végétations exogènes. — 2, vaisseaux. — 3, tissu conjonctif de soutènement.
4, épithélium cylindrique.

tumeur et, souvent même, pour chaque cavité d'une même tumeur. Olshausen et Mehu, Cazeneuve y ont trouvé des substances protéiques, des sels, de la graisse en quantité variable, exceptionnellement du sucre, et de l'eau. Ces auteurs y ont toujours observé des composés albumineux et en particulier de la *paralbumine*, dont on a voulu faire un élément pathognomonique des liquides ovariques (WALDEYER). C'est là une affirmation exagérée, car, dans certains cas, la paralbumine fait défaut dans le liquide de kystes ovariques. OGNEM, cité par POZZI, a noté son absence dans 5 cas sur 23 examinés. Ajoutons aussi que la plupart des kystes paraovariens contiennent un liquide séreux, aqueux, clair comme de l'eau de roche, qui ne précipite pas par l'ébullition et ne présente pas de composés albumineux. Enfin, une autre donnée importante est fournie par le chiffre élevé des matériaux fixes, des résidus secs. Pour MENU, il serait de 70 grammes par litre et pour QUÉNU de 100 p. 1000. Ce serait là une donnée chimique importante.

B. KYSTES DERMOÏDES. — Les *kystes dermoïdes* sont peut-être plus fréquents à droite qu'à gauche. Ils peuvent, cependant, siéger des deux côtés et POUPINEL a pu réunir 44 cas de kystes dermoïdes bilatéraux.

Leur *fréquence* est bien moins grande que celle des kystes proligères. OLSHAUSEN a pu réunir une statistique de 2 275 cas qui ne présentaient que 80 kystes dermoïdes.

Leur *volume* est ordinairement petit, et va, en moyenne, du volume d'une orange à celui d'une tête de fœtus ; ils peuvent cependant, parfois, soit spontanément, soit à la suite de poussées inflammatoires, acquérir de grandes dimensions. ARNOU en a opéré un qui contenait 10 litres de liquide, PÉAN en a vu un autre qui en renfermait 20.

A la coupe, ils sont uni ou multiloculaires, et, dans ce dernier cas, les poches diverses peuvent présenter des structures différentes.

La surface interne est lisse ou plus ou moins chagrinée ; sa coloration est blanchâtre et comme lavée. En un point de cette surface, on trouve toujours une aire de dimensions variables, irrégulièrement arrondie, de coloration plus blanche et recouverte d'un épiderme peu adhérent, comme macéré. Cet épiderme forme souvent, au pourtour de l'aire qu'il tapisse, un repli membraneux qui la circonscrit très nettement. Au centre de cette aire, on voit une élevure de forme et de dimensions variables, qui fait saillie dans la cavité du kyste. L'ensemble, aire et élevure centrale, constitue ce que Wilms a appellé la « *papille* » du kyste dermoïde.

Au niveau de la *papille*, on trouve, en allant de l'intérieur vers l'extérieur, des productions représentant les trois feuillets du blastoderme. Les dérivés de l'ectoderme sont constants.

La suface de la papille est tapissée par un revêtement cutané muni d'un épiderme malpighien semblable à celui de la peau, d'épaisseur souvent irrégulière. Cette peau supporte des poils longs et grêles dont la coloration n'est nullement en rapport avec celle du système pileux de la malade. On y trouve souvent des glandes sébacées, moins fréquemment des glandes sudoripares. On a signalé des productions rappelant les ongles (Cruveilhier). Les dents se rencontrent fréquemment dans les kystes dermoïdes, tantôt libres, tantôt implantées sur un fragment d'os, irrégulièrement groupées, en nombre très variable. Autenrieth en a extrait 300 d'un kyste qui en contenait encore. D'après Hollender, ces dents seraient exactement orientées vers l'axe médian du corps. Elles ont une structure normale et possèdent parfois un filet nerveux (Legros et Salter). Enfin, elles sont quelquefois malades; non pas cariées comme on l'a prétendu, mais usées et plus ou moins résorbées (Magitot et Lannelongue).

A l'ectoderme se rattachent encore des éléments nerveux qui se présentent sous forme de substance cérébrale (Axel Key), de substance lamellaire (Virchow), ou de filets nerveux allant à des dents.

Les productions d'origine mésodermique sont très fréquentes, indépendamment du tissu conjonctif et du tissux adipeux qui accompagnent toujours les éléments dermoïdes. La papille contient presque toujours des fragments d'os plus ou moins réguliers, formés de tissu compact et où les dents viennent souvent s'implanter. On a signalé la présence de moelle osseuse. Les cartilages se présentent sous forme de petites masses parfois réunies entre elles par des faisceaux fibreux (Labbé et Verneuil). Il n'est pas rare de trouver dans la papille des faisceaux de fibres musculaires lisses, les fibres striées sont très rares, on n'a jamais signalé la présence de fibres du muscle cardiaque.

Les vaisseaux de la papille sont en continuité avec ceux du

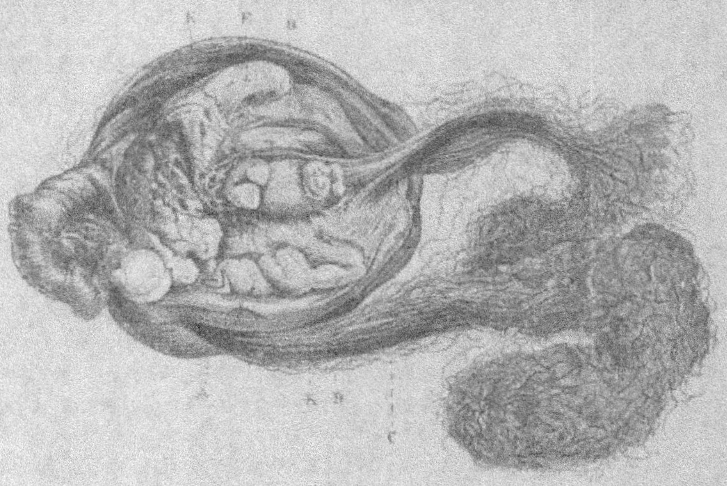

Fig. 241.

Kyste dermoïde (d'après Pozzi).

A, masse myxomateuse. — B, masse adipeuse. — c, cheveux mêlés à de la matière sébacée. — D, pièce osseuse avec deux incisives et une molaire. — E, masse adipeuse à grains serrés. — K, paroi du kyste.

kyste sans qu'on puisse dire s'ils en proviennent ou s'ils sont autochtones.

Les dérivés de l'endoderme sont beaucoup moins fréquents. On a signalé la présence de muqueuse intestinale (Répix, Pommier, Michael), de tissu pulmonaire (Wilms), de tissu thyroïdien (Bender et Harrz, Legene), etc.

Dans quelques cas, ces différents tissus se groupent pour former des rudiments d'organes. C'est ainsi que Kéberlé a trouvé une ébauche de langue, Baumgarner et Marchand un œil rudimentaire avec une apparence de rétine, von Welitz, Bland-Sutton, une mamelle grosse comme le poing, Ruge des glandes acineuses rappelant la sous-maxillaire. Enfin, ces tissus se groupent aussi, dans quelques cas, pour former des parties fœtales plus ou moins distinctes (AXEL KEY, CRUVEILHIER) ou même une ébauche de fœtus (REPIN).

La présence de ces éléments différencie nettement les tumeurs

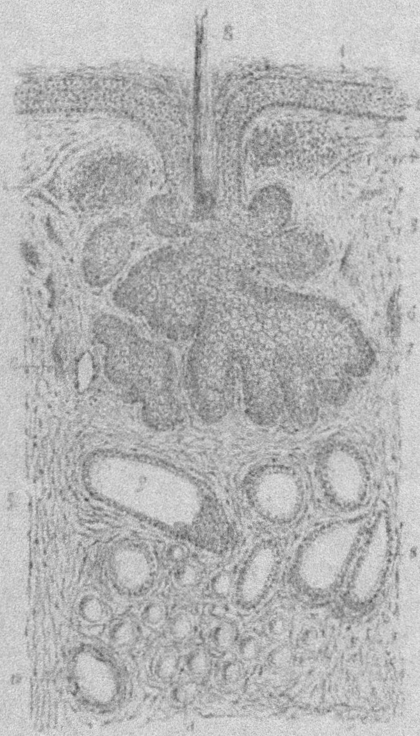

Fig. 212.

Kyste dermoïde de l'ovaire. Coupe perpendiculaire à la surface interne (Pozzi).

1, couche cornée. — 2, corps de Malpighi. — 3, tissu conjonctif. — 4, vaisseaux. — 5, point dégénéré des cellules embryonnaires inflammatoires. — 6, fibres lisses. — 7, glande sébacée. — 8, 9, glandes sudoripares. — 10, vaisseaux. — 11, tissu adipeux.

dermoïdes ovariennes de celles qu'on observe dans les autres régions ; la papille représente toujours un embryon plus ou moins

élidé, d'où le nom d'*embryomes ovariens* donné par WILMS à ces
tumeurs. Par le fait de cette apparence embryonnaire, les kystes
dermoïdes de l'ovaire doivent être classés parmi les tumeurs
tératologiques ou *tératomes*.

C. KYSTES MIXTES. — Mais à côté de ces kystes dermoïdes

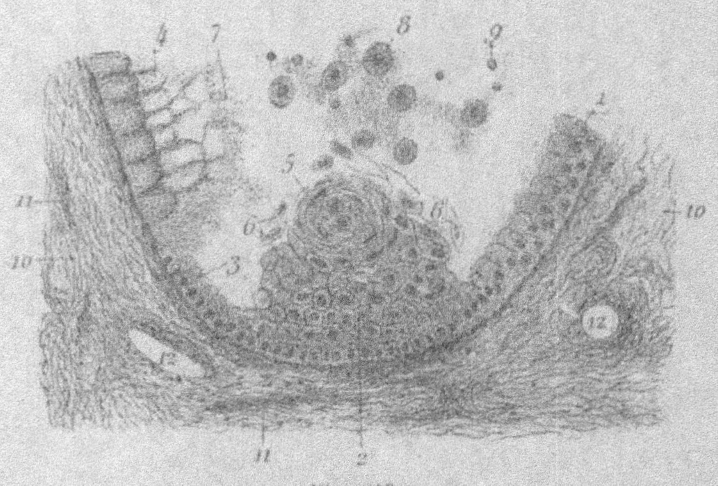

Fig. 243.

Kyste dermoïde mixte de l'ovaire (Pozzi).

1, épithélium cylindro-conique à cils vibratiles. — 2, transformation en épithélium
pavimenteux. — 3, 3, type cylindrique à cils vibratiles. — 4, cellules tuméfiées vésiculeuses en voie de transformation colloïde. — 5, globe épidermique. — 6, cellules
épithéliales cornées desquamées. — 7, matière colloïde. — 8, cellules épithéliales
granuleuses gonflées et devenues libres. — 9, noyaux en liberté. — 10, tissu conjonctif. — 11, fibres lisses. — 12, vaisseaux.

purs, il existe aussi des *kystes mixtes*, qui sont en partie dermoïdes et en partie mucoïdes, et qui ont été surtout étudiés dans
ces dernières années. Signalés par LEBERT en 1852, puis, par
SPENCER WELLS, ils ont été étudiés par LANNELONGUE et ACHARD,
dans leur Traité des kystes congénitaux, et surtout par POUPI-
NEL en 1888, qui a pu en réunir 67 cas. J'en ai publié deux observations avec EUGÈNE MONOD au Congrès de Moscou, en 1897, et
ils ont été décrits, par POZZI, et par LABADIE-LAGRAVE et LEGUEU,
dans les dernières éditions de leurs Traités de gynécologie.

Ces tumeurs peuvent présenter des types variables : tantôt les
deux éléments, mucoïde et dermoïde, prennent une part égale
dans la constitution de la tumeur, tantôt un seul d'entre eux
est tout à fait prédominant, et l'autre ne se montre que dans
une toute petite proportion. Dans certains cas, c'est l'élément

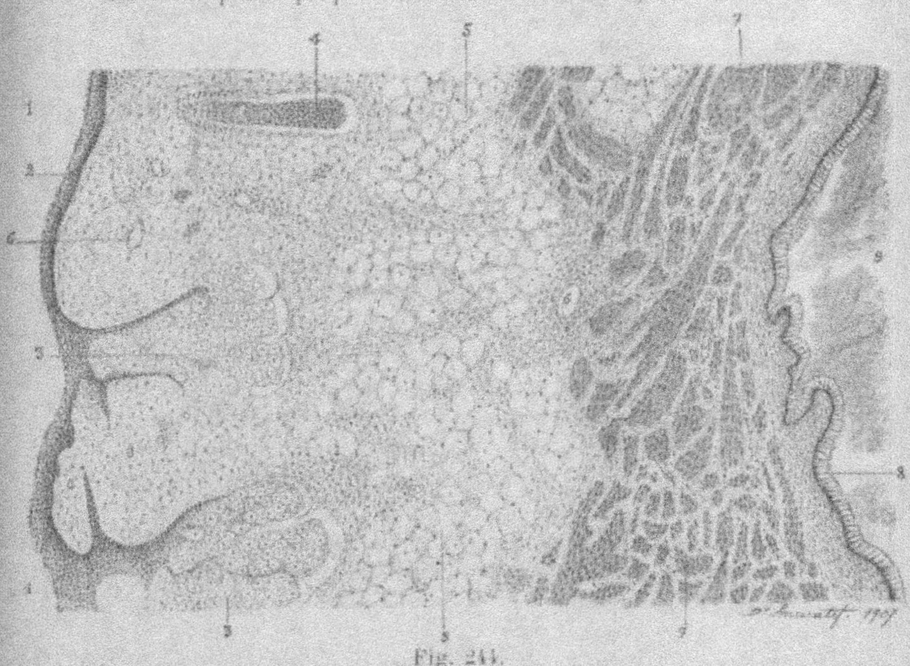

Fig. 244.

Kyste mixte muco-dermoïde (J.-R. Roche).

1, cavité du kyste dermoïde. — 2, épithélium malpighien. — 3, glandes sébacées.
— 4, poil. — 5, tissu adipeux. — 6, vaisseaux. — 7, faisceaux de fibres musculaires lisses. — 8, épithélium cylindrique. — 9, cavité mucoïde.

mucoïde qui constitue la plus grande partie de la tumeur; d'autres fois, c'est l'élément dermoïde.

Le plus souvent, ce kyste est formé de poches multiples,
les unes dermoïdes, les autres mucoïdes accolées sans communiquer entre elles. D'autres fois le mélange est plus intime; on
trouve, dans une même cavité, des parties dermoïdes et des par-

ties mucoïdes revêtues de l'épithélium cylindrique et calici-
forme caractéristique. Enfin, parfois, dans les poches qui paraissent complètement dermoïdes, un examen attentif montre que,
sur certains points, le revêtement cutané est incomplet. On
trouve alors, souvent, une grosse papille isolée qui sert de point
d'implantation aux poils.

La charpente fibreuse de ces tumeurs mixtes est, d'ordinaire,
exclusivement constituée de tissu conjonctif jeune, adulte ou
myxomateux. En dehors des dents qu'on ne rencontre qu'au
voisinage du revêtement cutané, on y observe du tissu cartilagineux et du tissu osseux. Nous savons que ces productions sont
fréquentes dans les kystes dermoïdes ; mais, ici, on peut rencontrer des productions osseuses loin des portions dermoïdes et
qui en paraissent tout à fait indépendantes (POZZINI). On a
trouvé aussi, dans le stroma de ces tumeurs, du tissu musculaire lisse et du tissu nerveux.

Les deux ovaires peuvent être pris simultanément. Toutes les
combinaisons sont, alors, possibles ; tantôt, des deux côtés,
existent des tumeurs mixtes ; d'autres fois, on voit un kyste
mucoïde d'un côté, un dermoïde de l'autre, ou bien encore un
kyste mixte d'un côté, et de l'autre, un kyste tout à fait dermoïde ou tout à fait mucoïde.

Enfin, ces kystes mixtes sont susceptibles de subir les mêmes
dégénérescences malignes que les kystes dermoïdes purs. Nous
y reviendrons plus loin.

D. KYSTES PARA-OVARIENS. — Nous désignons, avec POZZI, sous
le nom de kystes para-ovariens, non seulement les kystes qui
se développent dans le para-ovarium de His ou dans l'organe
de ROSENMÜLLER, mais aussi ces grands kystes séreux du ligament large dont l'origine est encore très discutée, mais qu'il
est impossible de séparer, cliniquement, des précédents.

Nous croyons devoir comprendre leur description dans celle
des kystes ovariques, bien qu'ils en soient anatomiquement
indépendants, et que certains auteurs, comme LABADIE-LA-
GRAVE et LEGUEU, les aient nettement séparés et décrits comme
kystes du ligament large. Leur histoire clinique est si rappro-

chée de celle des kystes ovariques, que nous avons cru devoir les placer ici.

Ils ont été signalés par VELPEAU en 1825, étudiés par DELPECH, HUGUIER, CAZEAUX, VERNEUIL en 1852 et en 1857, PANAS, DUPLAY, LESAVRE en France, MATHEWS DUNCAN, SPIEGELBERG, SCHATZ à l'étranger.

Ils ont fait l'objet des thèses de CASTANEDA 1882, LANORE 1866, RAIMONDI 1897. Suivant les caractères de leur contenu et leur stucture, on peut les diviser en kystes hyalins et en kystes papillaires. Sauf quelques détails, leurs caractères anatomiques sont semblables.

Leur *forme* est arrondie, sphérique. Ils atteignent rarement un gros volume ; d'ordinaire, ils ne dépassent guère les dimensions d'une tête de fœtus ; cependant, on en trouve souvent de plus volumineux pouvant contenir jusqu'à 8 et 10 litres de liquide.

Ils sont presque toujours uniloculaires, surtout quand ils sont hyalins. Néanmoins, il existe quelques observations de kystes multiples, mais peu nombreuses (SPENCER WELLS, LAWSON-TAIT).

Leur *paroi* est extrêmement mince. Leur surface externe est lisse, ils sont le plus souvent inclus dans le ligament large et glissent entre ces feuillets à l'aide d'un tissu cellulaire lâche dans lequel rampent leurs vaisseaux. Les kystes papillaires paraissent beaucoup plus adhérents que les hyalins, ils sont parfois très intimement unis aux tissus voisins (GRAIG-SMITH). Exceptionnellement, ils peuvent se développer vers l'abdomen et se pédiculiser en étirant le ligament large. Leur surface interne paraît unie, régulière et lisse.

Leur *contenu* varie suivant leur variété. Dans la forme hyaline il est constitué par un liquide aqueux, limpide, clair comme de l'eau de roche, absolument transparent. Sa densité est de 1002 à 1008. Il ne précipite pas par la chaleur, ne contient ni albumine, ni paralbumine, mais beaucoup de chlorures. Dans les formes papillaires le liquide est plus épais, un peu visqueux, albumineux, et se rapproche des liquides ovariques. Il est souvent coloré par des extravasations sanguines anciennes ou récentes.

Leur *structure* comprend une couche *externe* conjonctive et une couche *interne* épithéliale.

La couche *conjonctive*, mince, est composée de tissu conjonctif lâche, qui peut former plusieurs lamelles : on y a même vu des fibres musculaires lisses (SPIEGELBERG). Cette couche contient les vaisseaux de la tumeur, ordinairement peu développés.

La couche *épithéliale* est formée d'une seule couche d'épithélium, polymorphe, cylindrique simple ou à cils vibratiles. On y voit aussi des cellules caliciformes. Enfin, il existe parfois des

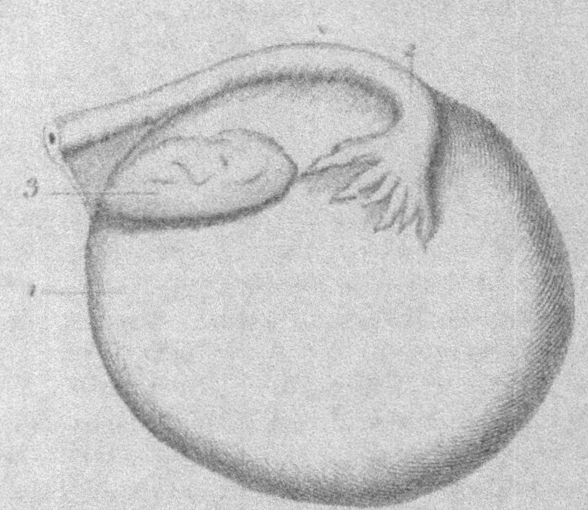

Fig. 245.
Kyste du parovaire.
1, kyste. — 2, trompe. — 3, ovaire.

excroissances papillaires recouvertes de ces épithéliums polymorphes.

La tumeur est ordinairement bénigne, absolument même, pour la forme hyaline. Certains cas de kystes papillaires ont, au contraire, parfois acquis une malignité extrême, et récidivent vite après l'ablation (LAWSON-TAIT). Enfin il existe quelques cas de kystes dermoïdes para-ovariens (LAWSON-TAIT, SANGER).

E. KYSTES TUBO-OVARIENS. — RICHARD (1853) donne ce nom aux kystes ovariens dont la cavité s'ouvre à plein canal dans celle de la trompe plus ou moins dilatée. Après RICHARD, les kystes tubo-ovariens ont été vus et décrits par ROKITANSKY, BOWMANN, GOTTSCHALK, OLSHAUSEN, ROBINSON, SPENCER-WELLS. Les travaux les plus récents sur la question sont le mémoire de LEGUEU et CABANIOLS (1900), les thèses de CABANIOLS (Paris 1900) et de LESNE (Lille 1900), un travail de PEISER (1901), une communication de BOURSIER au Congrès de Chirurgie en 1904.

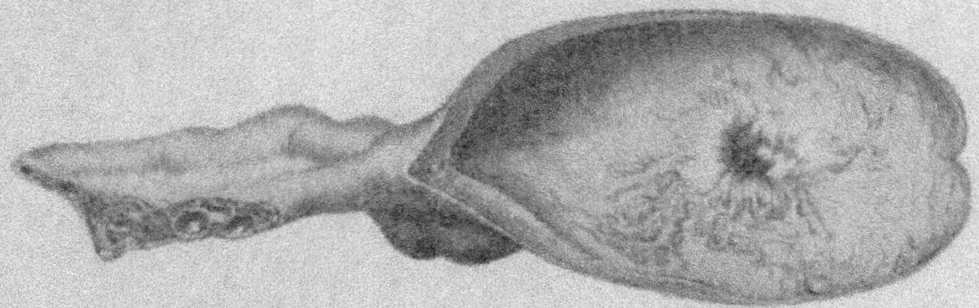

Fig. 246.
Kyste tubo-ovarien montrant l'étalement des franges
dans la cavité kystique (d'après H. KELLY).

Ces kystes s'observent rarement (44 observations en 1904), ils sont plus fréquents à droite qu'à gauche et peuvent être bilatéraux. Leur volume ne dépasse guère celui d'une tête de fœtus. HILDEBRANDT en a exceptionnellement observé un qui contenait 15 litres de liquide.

La tumeur a la forme d'une cornue dont la trompe représente la tubulure. Cette trompe, ordinairement allongée, parcourt une certaine étendue de la surface du kyste et vient s'ouvrir dans sa cavité, près de son bout externe. L'orifice de communication est, en général, régulièrement arrondi ou ovalaire, de diamètre variable, mais notablement inférieur à celui de la trompe. Au pourtour de cet orifice, on voit les franges tubaires s'épanouir et s'étaler en rayonnant à la face interne du kyste jusqu'à quelques centimètres de l'orifice. La trompe présente les lésions de l'hydrosalpinx.

Le contenu du kyste est un liquide, en général assez fluide, jaune citron, et qui peut devenir hémorragique.

Les kystes tubo-ovariens sont susceptibles des mêmes compli-

cations que les autres kystes ovariques. De plus, ils peuvent
être le siège de grossesses ectopiques (VUILLET, BEAUCAMP, POI-
TAUT, SCHAFFER, ROSTHORN, LIHOTZKY).

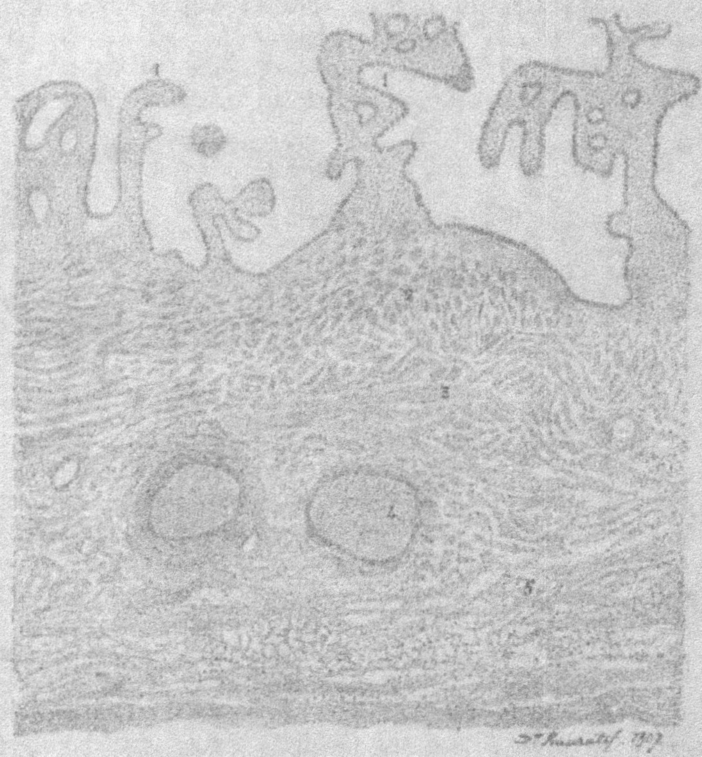

Fig. 247.
Kyste tubo-ovarien (ROCHE).
Coupe de la paroi du kyste au niveau de l'étalement des franges tubaires.

1, franges intra-kystiques. — 2, faisceaux des fibres musculaires coupés transversalement. — 3, faisceaux des fibres musculaires coupés longitudinalement. — 4, vaisseaux. — 5, tissu conjonctif.

2° Rapports et connexions des kystes. — Les kystes de
l'ovaire peuvent tantôt se développer en dehors du ligament
large auquel ils sont reliés par une partie rétrécie appelée *pédi-*

cule, tantôt, au contraire, rester enfermés dans l'épaisseur de ce ligament large. Ils sont alors *intraligamentaires* ou *inclus* dans le ligament large.

Même lorsqu'ils sont pédiculés, les kystes dédoublent, en général, le méso, qui rattache l'ovaire au ligament large : l'aileron

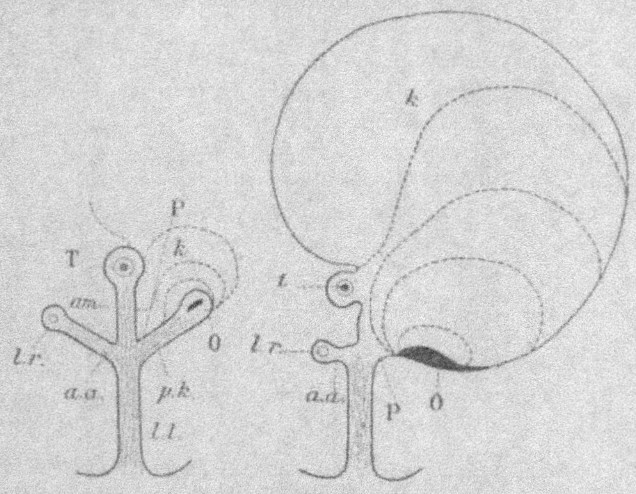

Fig. 248.

Schéma destiné à montrer la constitution du pédicule d'un kyste ovarique aux dépens d'un bord supérieur du ligament large.

O, ovaire. — *t*, trompe. — *l.r.*, ligament rond. — *a.a.*, aileron antérieur du ligament large. — *am*, aileron moyen. — *P*, péritoine. — *k*, kyste. — *p.k.*, pédicule du kyste.

ovarien ; la trompe, souvent très allongée, est alors entraînée et appliquée contre la paroi de la tumeur sur la face antérieure ou sur la postérieure. Ce pédicule est tantôt long, tantôt court, d'épaisseur très variable, parfois large, parfois étroit. Sa largeur et son épaisseur sont dues à la distance qui sépare la tumeur du bord de l'utérus, à l'épaisseur du ligament large dont les fibres musculaires sont quelquefois hypertrophiées, le tissu conjonctif souvent œdématié et les vaisseaux veineux dilatés.

Les vaisseaux du pédicule sont ceux de l'ovaire, ordinairement plus volumineux et plus dilatés qu'à l'état normal. Ils en occupent surtout le bord externe dans la région du ligament infundibulo-pelvien. Les artères viennent, en dehors, de l'utéro-ovarienne ; en dedans, de l'utérine. Les veines sont dilatées et suivent le même trajet. Il y a aussi, dans le pédicule, des lymphatiques et des nerfs (HEGAR et KALTENBACH, SCHRŒDER).

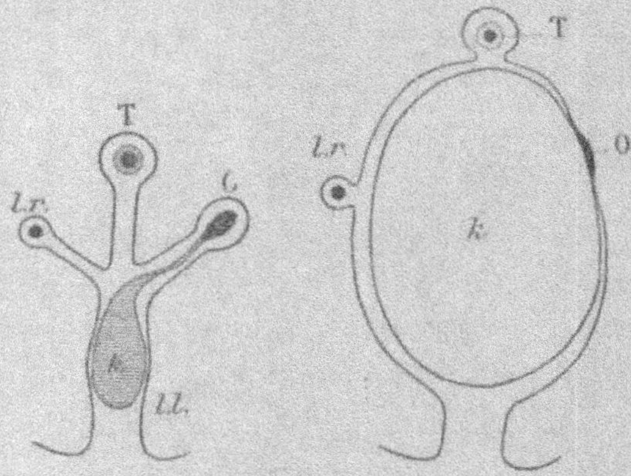

Fig. 249.

Schéma destiné à montrer le mode d'enclavement de certains kystes dans le ligament large.

A gauche, coupe du ligament large avec ses trois ailerons. A droite, kyste de l'ovaire inclus dans le ligament large.

Quelquefois, l'ovaire et ses débris se voient sur le pédicule en arrière et en dessous de la tumeur. Le plus souvent, on n'en trouve aucune trace. Il est au contraire intact et accolé à la tumeur, la plupart du temps, à sa partie supérieure, dans les kystes para-ovariens.

D'autres fois, le kyste se développe entre les deux feuillets du ligament large, il est alors sessile, et sans pédicule. On le dit *intraligamentaire* ou inclus dans le ligament large. Il peut occuper plusieurs places : il se développe dans la portion externe du ligament large au voisinage du bassin, ou vers son côté interne, vers l'utérus ; ou bien, il remplit tout le ligament large et rejette l'utérus en haut et en dehors du côté opposé. Enfin

il peut arriver que le kyste ne paraisse que partiellement inclus,
par sa base seulement, quand la tumeur se développe par le
haut, dépasse le bord supérieur du ligament large et devient
abdominale.

Cette inclusion peut s'observer, mais assez rarement, dans les
kystes mucoïdes ; elle est plus fréquente dans les dermoïdes et
surtout dans les kystes paraovariens.

TERRILLON et VAUTRIN ont essayé d'en déterminer les causes,
qui seraient anatomiques et pathologiques. Parmi les premières,
ils ont indiqué la dissociation ovarienne, la disposition anormale de ses différentes couches, les ovaires surnuméraires, les
anomalies de situation de la glande et en particulier l'enclavement excessif de l'ovaire (FROUND), l'absence ou l'étalement du
mésoovarium. Les causes pathologiques sont les congestions répétées de l'appareil utéro-ovarien, les déplacements de l'ovaire,
les processus inflammatoires.

L'inclusion des kystes amène, autour d'eux, une vascularisation exagérée ; les artères se développent et se multiplient, les
veines sont dilatées. Ce développement vasculaire s'observe
aussi bien autour des kystes paraovariques qu'autour des autres
(Pozzi). Aussi, ces kystes présentent fréquemment deux pédicules vasculaires, l'un qui provient des vaisseaux utéro-ovariens,
l'autre interne qui naît de la corne utérine.

Grâce à l'inclusion, les kystes déplacent d'ordinaire les organes
voisins : l'utérus est refoulé du côté opposé, souvent dévié et
tordu sur son axe ; la vessie étirée à la face antérieure de la
tumeur ; l'uretère peut être comprimé.

Enfin, dans d'autres cas, et surtout quand il est inclus dans
la partie externe du ligament large, le kyste en se développant
et en devenant abdominal, décolle le péritoine abdominal,
dédouble le méso et reste *retroperitonéal*. A gauche, il dédouble
d'ordinaire le mésocolon iliaque ; à droite, il va jusqu'au cæcum.
Parfois aussi, la tumeur peut pénétrer dans le mésentère jusqu'au rein et même au foie. Ces kystes rétropéritonéaux appartiennent à toutes les variétés, mais cette disposition paraît plus
fréquente dans les kystes papillaires de l'ovaire, dans les para-
ovariens papillaires, et dans quelques dermoïdes.

Enfin, quelques kystes primitivement inclus peuvent arriver à se pédiculiser et le pédicule alors large et lamellaire est formé par la distension et le déplacement du péritoine.

Tant qu'il est pelvien, le kyste de l'ovaire refoule d'ordinaire la vessie et l'utérus du côté opposé. Plus tard, il écarte les anses intestinales sur les côtés et entre en contact avec la paroi abdominale antérieure, dont il est quelquefois séparé par l'épiploon libre ou adhérent. Lorsqu'il est rétro-péritonéal, il voit s'étaler au-devant de lui soit le mésocôlon, soit d'autres mésos abdominaux.

Quand il est tout à fait abdominal, il refoule les organes pelviens de haut en bas. Cependant, quelquefois, la vessie adhérente est étalée au-devant de lui, l'uretère peut être alors tiraillé et comprimé.

L'utérus est souvent abaissé, et peut être plus ou moins dévié dans tous les sens, en rétro, latéro ou antédéviation. Parfois même, il est en prolapsus complet. Dans un travail que j'ai présenté, à ce sujet, au Congrès de Chirurgie, 1893, j'ai pu réunir dix observations de prolapsus causés par des kystes ovariques, et, le plus souvent, par des kystes doubles avec ascite. Dans quatre de ces cas, ceux de TERRIER, DUPLAY, POZZI et le mien, l'extirpation du kyste a suffi pour amener la réduction du prolapsus. D'autres fois, l'utérus est dévié, attiré en haut et tordu par le développement du pédicule. Sa disposition est donc très variable.

3° Lésions concomitantes et consécutives. — a. *Adhérences.* — Pendant les premières phases du développement des kystes, l'épithélium cylindrique qui les recouvre les protège contre les adhérences (WALDEYER). Plus tard, les pressions réciproques, les frottements, les irritations répétées amènent la desquamation de cet épithélium, et il se produit des adhérences inflammatoires entre la paroi kystique et l'épiploon, l'intestin, les viscères et même les parois abdominales et pelviennes. Celles-ci, d'abord molles et glutineuses, deviennent conjonctives, parfois fibreuses et alors très vasculaires. Elles sont faciles à rompre quand elles sont récentes, elles deviennen parfois très difficiles à disséquer lorsqu'elles sont anciennes et, elles doivent, alors, être sectionnées entre deux ligatures. Quand elles sont très intimes, leur dissection peut être impossible.

b. *Ascite.* — Il existe souvent une très petite quantité d'épanchement péritonéal avec les kystes ovariques ; mais l'abondance suffisante de ce liquide pour produire une véritable ascite est relativement rare. TERRIER l'a observé 36 fois sur 100. TERRILLON au contraire une fois sur 68.

Cette ascite a été bien étudiée par SEBILEAU dans sa thèse, (1889). Elle n'est pas produite, indifféremment, par toutes les variétés de kystes. Elle est rare dans les dermoïdes, dans les kystes paraovariens et dans les mucoïdes cliniquement uniloculaires ; elle est plus fréquente dans les kystes multiloculaires à évolution rapide et à caractères malins, et dans les kystes papillaires.

Le liquide est ordinairement citrin, fluide, et coagule au bout de quelque temps. Il est parfois épais, gélatineux, colloïde : il en est ainsi avec les tumeurs colloïdes. Quelquefois, d'ailleurs, l'épanchement est dû à la rupture du kyste et l'on ne trouve dans l'abdomen que du liquide ovarique épanché. Ce sont là de fausses ascites. C'est probablement ce qui se passe dans la maladie gélatineuse du péritoine de Péan ?

Dans l'ascite vraie, symptomatique, les résidus secs s'élèvent très haut, à 60 et 70 grammes par litre. Le liquide ascitique est souvent sanguinolent, surtout dans les kystes à évolution maligne. Il peut contenir un certain nombre d'éléments figurés : cellules de DRYSDALE, corpuscules de BENNET, cellules de Henry GARRIGUES, groupes cellulaires de FOULIS et de THORNTON, que l'on a cru pathognomoniques, et qui ne sont, encore ici, que des cellules détachées de la paroi kystique et sans aucune spécificité.

L'ascite peut être expliquée par deux théories principales : *l'irritation péritonéale* et la *sécrétion par la tumeur*.

La première, soutenue par ZIEMACKI, DUPLAY et TERRIER, admet que le liquide est le produit d'une sécrétion du péritoine irrité par le kyste, surtout lorsque sa paroi porte des végétations extérieures.

La seconde théorie, due surtout à QUÉNU, fait sécréter le liquide par les végétations externes de la poche kystique, qui sont des productions glandulaires. De là l'identité fréquente de certains liquides ascitiques et du contenu kystique.

Dans les kystes sans végétation externe, QUÉNU croit que quelques petits kystes s'ouvrent du côté de la séreuse et y versent leur contenu.

c. *Hémorragies*. — On voit, quelquefois, des hémorragies dans l'épaisseur des parois, et aussi dans les cavités kystiques. Le sang est alors plus ou moins mélangé au liquide. Ces hémorragies sont parfois traumatiques, mais souvent aussi elles sont dues à la torsion du pédicule et seront étudiées avec cet accident.

d. *Inflammation et suppuration*. — A l'état normal, le liquide des kystes de l'ovaire est aseptique, ainsi que l'ont démontré de nombreux cas de rupture traumatique dans le péritoine sans inflammation consécutive, et que l'ont confirmé les recherches d'Auché et Chavannaz (Société biologique, 7 juillet 1897).

Cependant, quelquefois, le liquide se trouble, s'altère, le kyste peut s'enflammer et le contenu devient purulent. Le kyste purulent peut infecter, à son tour, le péritoine voisin et provoquer de la péritonite aiguë; quelquefois, il produit seulement des adhérences.

Dans le liquide inflammatoire on a trouvé la plupart des microbes pyogènes, et, en particulier, le streptocoque, le staphylocoque, le coli-bacille, isolés ou associés, le bacille d'Eberth (Weath et Keen), le bacille de Koch (Madlener), le pneumocoque (Schaura), etc. Parfois, le pus a pu être stérile (cas de Lanelongue, de Bordeaux).

Les sources de cette infection sont variables. Elle peut venir du dehors, par l'intermédiaire d'une ponction non aseptique. D'autres fois, l'infection paraît spontanée, endogène, elle peut provenir des organes voisins, adhérences péritonéales inflammatoires, intestin, appendicite, salpingite, etc., ou bien être apportée par *voie sanguine* comme dans les inflammations du kyste qui surviennent après la septicémie puerpérale, la fièvre typhoïde, la grippe, et peut-être aussi la péritonite tuberculeuse.

e. *Torsion et rupture du pédicule*. — Dans certains cas, surtout quand leur pédicule est long et mince, les kystes ovariques exécutent des mouvements de rotation qui amènent une torsion de leur pédicule sur son axe, et des accidents souvent graves du côté de la tumeur.

Cette complication, signalée autrefois par RIBBENTROP, PATRU-

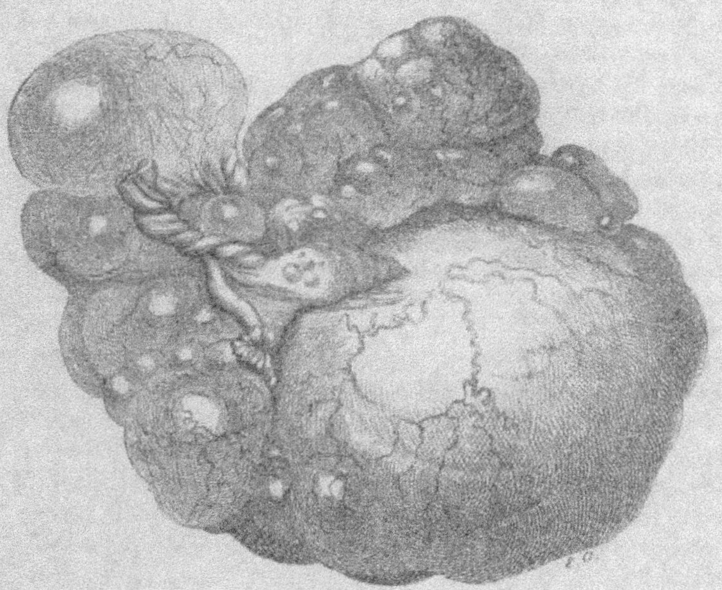

Fig. 250.

Tumeur ovarienne polykystique avec torsion du pédicule
(HOWARD, KELLY).

BAN, fut étudiée, pour la première fois, par ROKITANSKY (1841, 1860, 1865), par VAN BUREN, en 1850 ; puis, surtout à l'étranger, par SPENCER WELLS, LAWSON-TAIT, OLSHAUSEN, KNOWSLEY-THORNTON, CARIO ; en France, par DUPLAY, TERRILLON, BOURSIER (Congrès de Chirurgie, 1892), BOIFFIN (1893), et dans de nombreuses thèses dont les principales sont celles de PARISOT (1886), MOELS (1890), GUICHARD (1895), SEVENO, (Bordeaux 1897), KISSELOFF (1897), MOUTON (1897), BENARD (1898), AUBRY (1900).

Cette complication est relativement fréquente. Pour TERRILLON elle existe dans 6 p. 100 des cas ; pour SPENCER-WELLS seulement dans 2 p. 100, KNOWSLEY-THORNTON l'a vue 34 fois sur 300 cas, OLSHAUSEN 20 fois sur 322 ovariotomies, et HOWITZ affirme, de son côté, lui trouver une fréquence de 25 p. 100, ce qui paraît un peu exagéré, bien que l'accident, mieux connu aujourd'hui, passe moins souvent inaperçu.

Tous les kystes peuvent y être sujets : cependant, la torsion serait plus fréquente peut-être pour les dermoïdes, ce qui tiendrait au petit volume relatif des kystes de cette nature.

La torsion paraît se produire plus souvent dans les tumeurs du côté droit que dans celles de gauche : le sens du mouvement est plutôt de gauche à droite que de droite à gauche, mais nous ignorons pourquoi. Le nombre de tours de spire est, en général, de trois, mais, en tenant compte de tous les faits, ils varient de 1 1/2 à 5.

On a invoqué, pour expliquer cet accident, des causes multiples, les unes prédisposantes, les autres déterminantes.

Parmi les premières, il faut signaler : la minceur et la longueur du pédicule, bien qu'on l'ait observé exceptionnellement avec des pédicules courts et larges, même des kystes inclus (BINAUD et CHAVANNAZ) ; le volume petit, car la torsion s'observe surtout sur les kystes de moyen volume ; l'existence de l'ascite.

Les causes déterminantes sont : les accroissements rapides et irréguliers de la tumeur, les ébranlements de l'abdomen, les traumatismes et les changements brusques de position et d'attitude, les explorations intempestives ou faites sans ménagements (FRAENKEL), les alternatives brusques de déplétion et de réplétion de l'intestin et de la vessie, les contractions musculaires de l'abdomen, les mouvements respiratoires très brusques ou très accentués.

Il faut ajouter, encore, à ces causes le développement d'une tumeur au voisinage d'un kyste et en particulier l'existence d'une grossesse, le déplacement du kyste d'un côté à l'autre de l'abdomen (TERRILLON).

La tumeur déplace le kyste et favorise la torsion. C'est ainsi qu'a agi, dans certains cas, la ponction des kystes (THOMSON, SCHRŒDER, PÉAN).

FÆRNU croit que la torsion peut résulter de l'évolution naturelle du kyste, lorsque de pelvien il devient abdominal. Pour l'ISMER, elle serait le résultat d'un mouvement naturel à tous les organes (lois de GOODSIR), car tous les organes symétriques seraient doués d'un mouvement en spirale.

Dans les cas de torsion, on observe des lésions variables du côté du pédicule et du côté du kyste. Leur degré varie suivant que la circulation est partiellement ou totalement interrompue dans le pédicule : d'où la division que j'ai adoptée en torsions *complètes* ou *incomplètes* (Congrès de Chirurgie, 1893).

D'ordinaire, le pédicule est volumineux, œdémateux, les veines en sont dilatées, les lymphatiques gonflés ; il peut être cependant atrophié quand le kyste est nourri par des adhérences vasculaires secondaires.

Dans les cas de torsion complète, il y a un véritable étranglement. Les circulations artérielle et veineuse y sont complètement interrompues. Le pédicule est d'abord violacé, puis devient feuille morte ; il est, en même temps, friable et se déchire facilement.

Il peut se rompre complètement. Même sans rupture, cette torsion complète amène un sphacèle total du kyste avec péritonite aiguë généralisée ; exceptionnellement, une atrophie de la tumeur.

Dans la torsion incomplète, la circulation veineuse est interrompue tandis que la circulation artérielle continue ; il en résulte des hémorragies dans la paroi du kyste, et dans son contenu ; de l'inflammation de la paroi externe avec des adhérences et de la péritonite adhésive. Souvent alors, si le pédicule se rompt ultérieurement, le kyste a contracté de nouvelles adhérences dont les vaisseaux peuvent assurer sa nutrition. Ces néo-pédicules ne sont pas à l'abri de la torsion (CHALOT).

La torsion pédiculaire peut se compliquer d'occlusion intestinale. Celle-ci se produit soit par l'enroulement autour d'un pédicule tordu d'une anse intestinale adhérente, soit par l'enroulement d'une bride dont la traction amènera un étranglement intestinal. D'autres fois, le kyste se déplaçant sous l'influence de la torsion de son pédicule peut venir comprimer contre la paroi abdominale ou le bassin une anse d'intestin grêle, le cæcum ou le côlon. Bien étudiée dans la thèse de Bénard (Paris, 1898), cette complication a été observée dans les observations de L. Hardy (1845), Rokytansky (1887), Gunther (1879), Reamy (de Cincinnati) (1891), Mollin.

Dans certains cas, les mêmes accidents peuvent se produire non par torsion mais par élongation du pédicule. Cette élongation peut en amener la rupture (Heurteaux, Terrillon).

f. *Rupture.* — La paroi d'un kyste de l'ovaire peut quelquefois se déchirer et le liquide s'épancher dans le péritoine ou dans un des viscères abdominaux si le kyste lui est fixé par des adhérences.

Au point de vue étiologique, la rupture est *traumatique* ou *spontanée.*

Dans le premier cas, elle est due à un traumatisme externe (choc, chute), à un effort (éternûment, vomissements, toux, accouchement), à une ponction, ou, même, à une exploration chirurgicale faite sans précautions. Les déchirures spontanées sont consécutives à l'augmentation de pression intra-kystique (accroissement rapide ou hémorragie intra-kystique) ; aux altérations de la paroi, érosion papillaire, dégénérescence graisseuse, etc. ; ou bien elles résultent de certaines complications : apoplexie intra-kystique, suppuration, torsion pédiculaire, etc.

La perforation est unique le plus souvent, quelquefois multiple. Elle s'observe surtout sur les grands kystes, plus spécialement dans les kystes colloïdes et dans les dermoïdes. L'aspect, le siège, les dimensions de l'orifice varient avec les causes.

Les ruptures extra-péritonéales, plus souvent de causes spontanées, ont été étudiées par Duprisek (thèse de Nancy, 1893). Sur 142 cas qu'il en a réuni, l'ouverture s'est produite 54 fois dans les voies digestives, 34 fois à l'extérieur, 33 fois dans les voies génitales, 16 fois dans la vessie ; enfin, dans 6 cas, le kyste s'était ouvert dans deux viscères à la fois.

g. *Propagations et dégénérescences.* — Tout en conservant leurs caractères anatomiques de bénignité (épithélium typique unistratifié, membrane basale intacte), les kystes muscoïdes sont susceptibles de franchir les limites de l'ovaire et de se répandre plus ou moins loin dans la cavité abdominale. Cette extension est rare dans les kystes glandulaires et se manifeste sous forme de grains ou de masses gélatineuses, parfois de petites poches éparses sur le péritoine, l'intestin, l'épiploon. On admet, généralement, que ces greffes sont dues à la rupture d'une des loges du kyste.

Dans les kystes papillaires cet envahissement est beaucoup plus fréquent, surtout quand ces kystes présentent des végétations extérieures. Le péritoine est rouge, irrité et recouvert de végétations en chou-fleur, plus ou moins disséminées, analogues, macroscopiquement et microscopiquement, à celles du kyste. Ces végétations peuvent subir des transformations régressives qui les transforment en tissu myxomateux (péritonite pseudo-myxomateuse de Werth), ou même produisent une nécrose complète. Elles se présentent alors sous forme d'un enduit caséeux d'un gris sale.

Malgré l'aspect que présentent ces propagations, il s'agit là d'une tubulation sans aucun caractère ou malignité, et, dans bien des cas, l'ablation, même incomplète, du kyste et de ses greffes a été suivie de guérisons durables.

À côté de cela, les kystes mucoïdes peuvent subir des transformations qui en font des tumeurs ayant tous les caractères anatomiques et cliniques de la malignité. L'épithélium de revêtement des glandes ou des papilles prolifère, on voit plusieurs assises de cellules irrégulières, atypiques, la membrane basale est détruite et les cellules épithéliales se répandent dans le tissu conjonctif. La tumeur devient alors un véritable carcinome. Ces transformations sont souvent limitées à certains points de la tumeur et, faute d'un examen très attentif, elles peuvent passer inaperçues. On est très surpris, ensuite, de voir récidiver ou se généraliser une tumeur qui semblait présenter tous les caractères de la bénignité.

Une fois transformé en carcinome, le kyste de l'ovaire évolue comme une tumeur maligne. Il peut se généraliser par voie vasculaire, lymphatique surtout, et aller former des noyaux secondaires dans le foie, le poumon, etc.

Outre leurs propagations spontanées, les kystes de l'ovaire, bénins ou malins, sont susceptibles de greffes accidentelles au cours des manœuvres chirurgicales dirigées contre eux (ponction, laparotomie). Les récidives intra-pariétales après laparotomie ont été observées assez fréquemment. Enfin, une greffe bénigne, péritonéale ou pariétale, peut évoluer ultérieurement, et pour son propre compte, vers la malignité (Bender). Ces dégénérescences épithéliomateuses sont assez fréquentes dans les kystes dermoïdes, ainsi que l'a démontré Delaunay dans sa thèse (Paris 1889).

L'élément conjonctif des kystes ovariques peut, lui aussi, évoluer vers la malignité. La transformation sarcomateuse de ces tumeurs signalée par Winckel, Cohn, Pfannenstiel, a été étudiée par Potocki et Bender qui ont pu en réunir 10 observations.

Cette dégénérescence sarcomateuse reste souvent limitée à l'intérieur du kyste. Elle peut coïncider avec la dégénérescence épithéliomateuse (Pfannenstiel, Simoff).

Enfin, il faut signaler une transformation intéressante, c'est la *tuberculose* des kystes de l'ovaire qui est souvent due à l'infection de la paroi par l'intermédiaire d'une péritonite tuberculeuse concomitante. Guillemin (*Revue de Chirurgie*, 1894), a pu en réunir 6 cas : ceux de Spencer-Wells, Olshausen, Baumgarten, Sänger, F. Gade, Max Madlener) ; j'en ai observé un nouveau dernièrement.

§ 2. — Pathogénie et développement des kystes de l'ovaire

Nous ne reviendrons pas ici sur les anciennes théories aujourd'hui abandonnées, dont nous avons déjà donné un aperçu dans les quelques considérations historiques du début de ce chapitre. Depuis les travaux de Klebs, Waldeyer, Malassez et Sinéty, il est aujourd'hui prouvé que les kystes ovariens ont une origine qui varie suivant que l'on examine les kystes mucoïdes, les kystes dermoïdes ou les kystes para-ovariens.

1º Kystes prolifères ou mucoïdes. — On sait que, chez

l'embryon, l'ovaire est tapissé par un épithélium particulier dit épithélium germinatif, qui émet, dans le stroma, un certain nombre de tubes épithéliaux appelés *tubes de Pfluger*. Ceux-ci, en se subdivisant, formeront les follicules de de Graaf qui contiennent les ovules.

Or, d'après WALDEYER, c'est aux dépens de ces tubes que se formeraient les kystes de l'ovaire. Quelques-uns d'entre eux peuvent persister chez l'enfant et même chez l'adulte et se transformer ultérieurement. Parfois même, on a vu de petits kystes exister chez l'enfant et donner naissance, plus tard, à de grands kystes. Cette théorie donnerait à tous les kystes ovariques une origine et même une date congénitale.

MALASSEZ et SINÉTY admettent une explication légèrement différente. Pour eux, ce n'est pas le tube de PFLUGER, mais l'épithélium germinatif lui-même qui serait l'origine véritable des kystes. Le processus commence par une invagination épithéliale qui, au lieu d'aboutir au tube de PFLUGER, formerait, par suite d'une sorte de dystrophie, un tube vulgaire avec cavité kystique et épithélium de revêtement.

D'autres auteurs ont voulu accorder à d'autres épithéliums la genèse de cette première formation. POZZI et BEAUSSENAT ont pensé que, dans certains cas, l'épithélium du follicule de GRAAF lui-même serait susceptible d'entrer en prolifération et pourrait produire des kystes de l'ovaire.

BARD cherchant à expliquer la coexistence des kystes mucoïdes et dermoïdes invoque une autre théorie : l'action de la cellule nodale, que nous verrons plus loin.

Quelle que soit l'origine du premier tube épithélial, dès que l'épithélium tapisse une cavité fermée, il sécrète et il prolifère. La prolifération forme des tubes épithéliaux nouveaux, origine de nouveaux kystes, de tumeurs secondaires, et, comme ce travail de prolifération est très intense, le kyste multiloculaire sera vite formé.

Alors, à mesure que les tumeurs se développent, il se produit, ainsi que nous l'avons vu, un double travail : une prolifération qui produit des cavités nouvelles ; un travail de simplification, qui, par fusion des cavités, par atrophie successive des cloisons, tendra à évoluer vers le kyste uniloculaire. Suivant la prédominance de l'une ou de l'autre de ces tendances, on aura un kyste multiloculaire ou une tumeur plus ou moins uniloculaire.

Pour active que soit cette multiplication des pseudo-glandes, tant qu'elle reste quantitative, la tumeur garde ses caractères primitifs. L'épithélium de revêtement des cavités kystiques reste disposé en une assise unique et respecte la membrane basale qui le supporte. Ainsi que l'a fort bien fait remarquer BENDER, au Congrès de Rouen, de semblables tumeurs ne méritent pas le nom d'épithélioma car le revêtement épithélial n'a aucune tendance destructive ni envahissante. Elles ne méritent pas non plus le nom d'adénomes, car elles naissent dans un organe dépourvu de glandes et sont formées d'éléments qui n'ont que l'apparence glandulaire. Le nom de kystome que leur donnent les histologistes allemands est encore le mieux approprié car il ne préjuge de rien.

2º **Kystes dermoïdes**. — La pathogénie des kystes dermoïdes est beaucoup plus complexe. Nous laisserons de côté les théories anciennes : grossesse extra-utérine, diplogenèse par inclusion (GEOFFROY SAINT-HILAIRE), hétérotopie plastique de LEBERT, aujourd'hui justement abandonnées.

Parmi les théories encore en vigueur, nous étudierons l'*inclusion ou enclavement*, la *parthénogenèse* et enfin les théories qui font naître le kyste aux dépens d'une cellule adhérente, incluse dans les tissus de la malade et provenant de l'ovule maternel : *globule polaire fécondé* (MARCHAND), *blastomère* (BONNET), *cellule nodale* (BARD).

La théorie de l'enclavement appartient à VERNEUIL. Il a démontré que, sur certains points, au cours du développement de l'embryon, des cellules de l'ectoderme étaient enclavées, emprisonnées dans le mésoderme, et produisaient là des tumeurs spéciales, kystiques, caractérisées par la formation et la présence des éléments de la peau et de tous les tissus d'origine ectodermique. Cette théorie, très juste pour la plupart des kystes dermoïdes simples, de la face, du cou, etc., peut-elle suffire à expliquer les kystes dermoïdes si complexes de l'ovaire ?

Pour les simples elle pourrait suffire, surtout en admettant l'enclavement du *cordon axile* de Hiss, à la formation duquel prennent part tous les feuillets blastodermiques, et aux dépens duquel se développeraient les parties génitales. LANNELONGUE s'est fait défenseur de la théorie de l'enclavement. Pour les kystes qui le contiennent des tissus multiples, il admet l'enclavement non seulement du feuillet externe, mais aussi des éléments des masses protovertables et du feuillet interne. Ces divers tissus peuvent produire, par différenciation successive, des dents, des os, des cartilages, de la substance musculaire, nerveuse, etc. L'évolution de ces tissus provoquerait des altérations de voisinage indépendantes du développement embryonnaire, et rendant compte des formes les plus complexes. C'est ainsi que LANNELONGUE explique la formation des kystes mixtes.

Pour les dermoïdes complexes, dans lesquels il existerait des parties fœtales, l'enclavement seul ne suffit plus. Pour les kystes dits fœtaux, qui, pour lui, participeraient à la fois des kystes et des monstres doubles, il admet une sorte de *diplogenèse*, dans laquelle, à côté de la formation des cavités kystiques, il reconnaît l'existence d'un centre de développement supplémentaire.

La théorie de la *parthénogenèse* entrevue par GEOFFROY SAINT-HILAIRE, a été formulée par WALDEYER et défendue par MATHIAS DUVAL et par son élève RÉPIN (Thèse de Paris, 1891-92).

Elle est basée sur ce fait que l'ovule aurait le pouvoir de se segmenter et de créer des tissus nouveaux et des parties fœtales, en dehors de toute fécondation.

Elle est démontrée chez certains animaux inférieurs, au moins dans des limites assez restreintes. MATHIAS DUVAL l'a constatée chez des pucerons, des vers à soie, etc. OELLACHER l'a vue se produire dans l'œuf de l'oiseau (1872). MATHIAS DUVAL a encore retrouvé cette segmentation sans fécondation dans certains œufs de poule.

On admettrait alors que le kyste dermoïde de l'ovaire résulte de la segmentation d'un ovule non fécondé.

Dans les cas simples d'une poche à caractère ectodermique, on admet que les trois feuillets du blastoderme se développent inégalement et que celui qui prolifère le mieux ou le seul est celui qui, dans l'évolution normale, est le premier à se montrer l'*ectoderme*. Les autres s'atrophient, disparaissent, il n'en reste que des vestiges.

Dans les formes complexes, dans lesquelles on peut trouver un embryon reconnaissable quoique incomplet ou déformé, ils s'expliquent par ce fait que le développement parthénogénétique de l'ovule a pu supporter toutes les déviations et irrégularités possibles. Le désordre de ces productions a été appelé par Mathias Duval « *individualisation ou apolarité du blastoderme*.

A l'appui de cette théorie, il faut rappeler que Morel de Strasbourg, en 1864, avait vu, chez la femme, un cas de segmentation de l'ovule sans fécondation, que Steinlein a observé, aussi chez la femme, dans des ovules non fécondés, des stades plus avancés de développement et, en particulier, un kyste dermoïde tout petit dans un follicule de de Graaf.

Malgré ces faits, la théorie de la parthénogenèse a été battue en brèche, et parmi les arguments qu'on lui a opposés, Bonnet en a apporté un capable de la détruire, si l'exactitude en était démontrée. D'après cet histologiste, la parthénogenèse n'a jamais été démontrée chez les vertébrés.

Dans la théorie de Marchand, un *globule polaire*, véritable œuf abortif, fécondé en même temps que l'ovule, reste inclus entre les éléments de la segmentation ovulaire et persiste dans les tissus de l'être nouveau, où il se développe ultérieurement pour son propre compte.

Enfin, Bonnet et son élève Wilms font naître les dermoïdes aux dépens d'un *blastomère* adhérent, n'ayant pas concouru au développement des tissus de la malade et qui se développe, plus tard, au sein de ces tissus, en formant une ébauche plus ou moins parfaite d'embryon, l'*embryome ovarien* de Wilms. Le développement autonome d'un blastomère a été constaté chez les ascidies et les échinodermes par Driesch, par Herbst, chez les poissons osseux, par Morgan, chez la grenouille et le triton, par Hertwig et Herlitzka. Ce développement produit des embryons nains beaucoup plus petits que l'embryon normal.

Enfin, la théorie de Bard, tout entière hypothétique, se rapproche beaucoup de la précédente. Pour cet histologiste, l'ovule produit, par segmentation des éléments secondaires, les *cellules nodales*, spécifiques des différents tissus de l'organisme. Une ou plusieurs de ces cellules nodales peuvent subir un arrêt momentané dans leur évolution et ne se développer que beaucoup plus tard, en donnant naissance à des tumeurs complexes, composées de tous les tissus que ces cellules nodales eussent contribué à former normalement.

Il ne nous appartient pas de dire laquelle de ces théories exprime la vérité ; néanmoins, et indépendamment de la négation absolue de Bonnet, la théorie parthénogénétique nous semblerait la plus séduisante. Elle a pour elle, au point de vue anatomique, les faits de Morel et de Steinlein cités plus haut ; cliniquement, elle explique la plus grande fréquence des kystes dermoïdes pendant la période génitale de la femme et aussi la situation de ces tumeurs tridermiques dans la glande ovarienne ou à son entour. L'avenir seul permettra de conclure à ce sujet.

3° **Kystes paraovariens**. — La pathogénie des kystes paraovariens a été différemment interprétée. Verneuil, Mangin croyaient que les kystes simples à contenu séreux, étaient de simples lacunes, des hygromas sous-séreux provenant du tissu conjonctif du ligament large. De Sinéty a pensé qu'ils provenaient d'ovaires supplémentaires. La plupart des auteurs ont admis qu'ils provenaient du paraovarium ou de l'organe de Rosenmuller. C'est l'opinion soutenue par Legueu et Labadie-Lagrave. Pour eux, tous ces kystes se forment aux dépens des débris du corps de Wolff : ce sont des kystes wolffiens. Ce qui le démontrerait, c'est qu'à plusieurs reprises, on a trouvé, outre leur revêtement épithélial continu, leur continuité établie avec un prolongement canaliculé, qui serait soit le canal de Gœrtner (cas de Thiéry), soit le canal de l'époophore du corps de Rosenmuller (Legueu. *Annales de gynécologie et d'obstétrique*, fév. 1896).

4° **Kystes tubo-ovariens**. — La pathogénie des kystes tubo-ovariens est le point le plus intéressant de leur histoire.

Parmi les théories qui ont été émises on peut, avec le plus grand nombre des auteurs actuels, rejeter complètement la théorie congénitale (Schneidemulk, Beaucamp) et la théorie physiologique (Richard). De nos jours, on adopte, presque généralement, la théorie pathologique émise par Weir, Orthmann, Gottschalk, Robinson, Leguee et Cabaniols, etc. Le kyste naît de l'accolement d'une cavité kystique ovarienne et d'une trompe

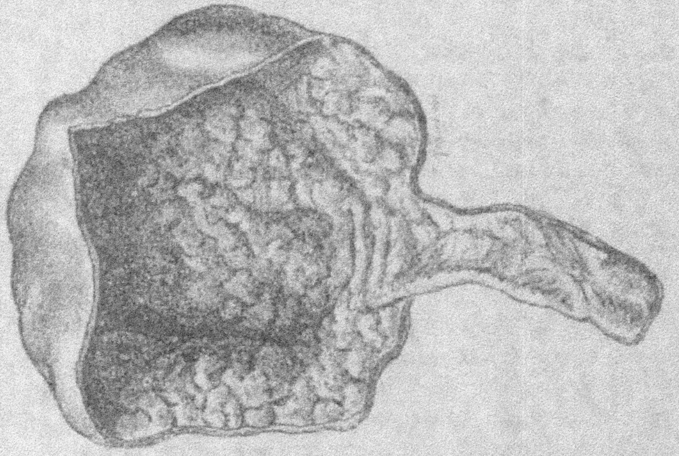

Fig. 231.

Kyste para-ovarien en communication avec le canal de Gärtner
(Thiery).

également kystique, par résorption de la cloison qui sépare primitivement les deux cavités ainsi adhérentes.

L'existence de franges tubaires étalées à l'intérieur du kyste a longtemps exercé la sagacité des anatomo-pathologistes. Leguee et Cabaniols ont expliqué ce phénomène en rattachant à la trompe la portion du kyste qui porte les franges. Le kyste serait donc formé d'une portion ovarienne et d'une portion tubaire, le tout communiquant avec ce qui reste de la trompe. Dans une de mes observations, l'examen histologique en révélant l'existence, au niveau de la région des franges intra-kystiques, de deux tuniques musculaires analogues à celles de la trompe, démontre le bien fondé de l'hypothèse de Legueu et Cabaniols (A. Bournier, *Congrès de Chirurgie*, Paris, 1904).

§ 3. — ÉTIOLOGIE

Les kystes de l'ovaire s'observent, surtout, pendant la période d'activité sexuelle de la femme, entre vingt-cinq et soixante ans. Sur une série de 58 kystes, Lebert n'en observe que deux au delà de soixante ans. Cependant, il en existe un assez grand nombre d'observations chez des femmes de soixante-cinq à soixante-quinze ans et même au delà (faits de John Davis, Terrier, Owen, J. Bœckel, Hermann, etc.). On trouve aussi, mais rarement, des kystes de l'ovaire chez l'enfant. Nous pouvons citer les cas de Rœhmer vingt mois, Saint-Anna dix-huit mois, Hooks trente-six mois, les faits de Schwartz, Hamaker, Mears, Backer, Rein, etc., de quatre à sept ans et à tous les âges jusqu'à la puberté.

Cette existence des kystes dans le jeune âge ne doit pas nous surprendre, puisque l'étude pathogénique qui précède nous a appris que l'on devait considérer presque tous les kystes ovariques comme des tumeurs d'origine et peut-être, souvent aussi, de date congénitale. Nous savons, en particulier, que les dermoïdes peuvent se développer chez l'enfant au point de nécessiter une opération (faits de Rœhmer, Hamaker, Polstenhoff, Bell, etc.).

On a aussi invoqué une influence familiale. On a noté parfois l'existence des kystes ovariques dans la même famille, chez des sœurs (Simpson, Rose, Levis, Olshausen).

Enfin, nous, avons déjà vu à l'anatomie pathologique que ces tumeurs peuvent être bilatérales. Cette bilatéralité peut exister dans toutes les variétés : elle est peu fréquente dans les mucoïdes, presque de règle dans les kystes papillaires, rare au contraire dans les dermoïdes. Lebert en a rapporté 6 cas, auxquels il faut ajouter les 4 cas de Aubain et Pilliet, Reymond, Thévenard et Vanverts. Dans le travail que j'ai représenté, à ce sujet avec Eugène Monod, au Congrès de Chirurgie, en 1899, j'ai pu y ajouter six faits nouveaux : ceux de Mauzer, Strong, Tailor,

THORNTON, MUNDÉ, BANTOCK. Nous savons déjà que, dans les kystes bilatéraux, les deux côtés peuvent appartenir à des variétés différentes.

§ 4. — SYMPTÔMES

Le début des kystes ovariques est ordinairement fort insidieux. Avant que la tumeur ait pris un développement suffisant pour donner naissance à des signes physiques appréciables, il existe une *période latente*, pendant laquelle la malade ne présente que des troubles vagues, mal définis, ou les phénomènes du *syndrome utérin*. Quand le kyste est inclus sous le péritoine, il peut s'y ajouter, d'assez bonne heure, des signes de compression du rectum, de la vessie, des nerfs, des vaisseaux. Mais, dans la grande majorité des cas, les premières périodes sont totalement silencieuses et l'on découvre, par hasard, en examinant la malade pour des troubles vagues, une tumeur que rien n'avait fait soupçonner jusque-là.

1° **Signes physiques**. — Cette période vague traversée, il est bon, pour la facilité de la description, de diviser en deux phases l'histoire clinique des kystes ovariques : 1° une *période pelvienne* dans laquelle la tumeur est cachée dans le bassin et appréciable seulement par le toucher combiné à la palpation ; 2° une *période abdominale*, lorsqu'elle a envahi l'abdomen et peut être facilement explorée à travers les parois du ventre.

a. *Tumeurs pelvienne*. — Quand le kyste a acquis un volume double ou triple de celui de l'ovaire, il peut devenir perceptible par le toucher combiné avec la palpation abdominale, et, à plus forte raison, quand il est du volume d'une grosse orange ou d'une petite tête fœtale. On le trouve alors, dans certains cas, dans le cul-de-sac de Douglas où il a été entraîné par son poids ; d'autres fois, et plus fréquemment peut-être, il est situé sur les côtés du bassin, quelquefois même en avant de l'utérus.

Il se présente sous la forme d'une tumeur plus ou moins régulièrement arrondie, de consistance dure ou à peu près, résistante et élastique, mais trop petite, d'ordinaire, pour que la fluctuation y soit perceptible. On peut, quelquefois, avec un examen attentif, saisir et reconnaître le pédicule, étudier son siège exact et sa connexion avec l'utérus. Si la tumeur est franchement pédiculée, elle est ordinairement très mobile, facile à saisir et à déplacer, et absolument indépendante de l'utérus. Si elle est incluse dans le ligament large, elle peut faire corps avec l'utérus dont la sépare un léger sillon ; parfois, sans être incluse, elle peut dévier l'utérus et même la vessie sur les côtés, en arrière ou même en avant. Souvent, alors, elle donne lieu à des phénomènes de compression nombreux, à des douleurs plus ou moins marquées que nous étudierons plus loin, car ces signes peuvent être communs aux différentes périodes de la tumeur.

b. *Tumeur abdominale.* — Quand le kyste quitte le pelvis pour se développer du côté de l'abdomen, la scène change, le toucher rectal, utile dans la période précédente, devient ici négatif ; le toucher vaginal ne fait plus reconnaître qu'un certain degré de déviation utérine avec ou sans abaissement, et permet parfois à peine d'atteindre les parties inférieures d u kyste. Enfin, souvent, les signes de compression cessent pour ne reparaître que lorsque le néoplasme a pris un développement suffisant pour remplir tout le ventre et exercer, à nouveau, des compressions pénibles sur tous les organes abdomino-pelviens.

La tumeur kystique se révélera surtout, à cette période, par ses signes physiques qu'il faudra soigneusement examiner.

L'*inspection* permet d'apprécier le développement et la forme de l'abdomen. Cette forme se rapproche de celle de la grossesse. La tumeur formera un ovoïde saillant sous la peau, tantôt arrondie et absolument médiane, le plus souvent à développement unilatéral plus marqué, avec des bosselures et des irrégularités apparentes. Parfois aussi, on constatera les dilatations veineuses de la paroi abdominale.

La *palpation*, très utile, doit être pratiquée avec une grande douceur. Elle permettra de délimiter, plus ou moins exactement, le contour du néoplasme, d'apprécier sa consistance et ses variétés, de sentir sa régularité ou ses bosselures, de percevoir la fluctuation. La délimitation exacte n'est difficile à bien préciser que si la tumeur est très volumineuse et remplit tout l'abdomen, ou bien encore, quand les parois abdominales, par suite d'une surcharge graisseuse énorme, ou à cause de douleurs et de contractions exagérées, rendent l'examen abdominal impossible.

La fluctuation est, d'ordinaire, facile à constater. Le flot est

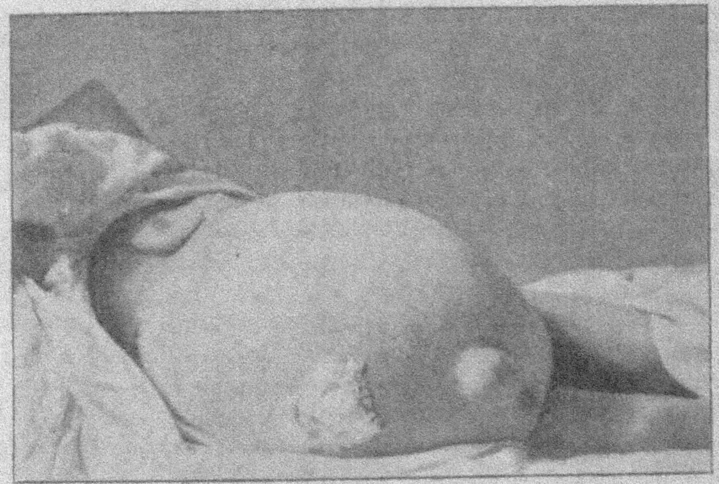

Fig. 252.
Volumineux kyste multiloculaire de l'ovaire (Borysiek).

large ou étroit, suivant le volume des poches ; très net dans les grandes cavités kystiques, à liquide peu épais ; difficile à trouver quand les poches sont petites et multiples, ou que le liquide est absolument colloïde. Quand on reconnaît plusieurs centres de fluctuation, cela indique que la tumeur est polykystique. Enfin, on trouve aussi, sur les côtés ou à la périphérie le plus souvent, des parties dures, bosselées, plus ou moins étendues qui sont dues en général à des masses aréolaires ou à une accumulation de petits kystes tendus, à contenu très épais.

La recherche de cette fluctuation est très difficile dans les cas de parois abdominales ou kystiques très épaisses, ou chez les femmes nerveuses qui contractent leurs muscles et ne se laissent pas examiner.

Dans les cas d'infection ou de suppuration, il peut se former, dans la poche, des gaz dont la présence donne un bruit hydro-aérique, un glouglou particulier.

On peut aussi, par la palpation, déplacer la tumeur, étudier sa mobilité, son indépendance de la paroi abdominale qu'il est facile de mobiliser à sa surface, quand il n'y a pas d'adhérences. On sent parfois, sous les doigts, une sorte de *crépitation* neigeuse qui peut être due à des frottements, à des adhérences péritonéales ou, plus rarement, au passage d'un liquide colloïde épais d'une poche dans une autre.

La *percussion* donne un son mat sur toute la partie de la face antérieure du kyste qui est en rapport avec la paroi abdominale antérieure. Cette matité se limite, à la partie supérieure, par une ligne courbe à convexité supérieure qui dessine les contours de la tumeur. Au-dessus et sur les côtés du néoplasme, on retrouve à la percussion, le son intestinal avec sa tonalité habituelle. Les zones de sonorité et de matité ne se déplacent pas dans les diverses positions de la malade.

L'*auscultation* est moins utile. Elle permet d'entendre des frottements péritonéaux dans certains cas d'adhérences, ou des bruits de souffle vasculaires, quand le kyste comprime de gros vaisseaux.

Le *toucher vaginal* ne donne que peu de renseignements dans cette période. Le doigt réussit à atteindre le pôle inférieur de la tumeur, quand elle n'est pas très haute. Dans ce dernier cas, il devient tout à fait négatif. Il en est de même du *toucher rectal*.

Combiné avec la palpation abdominale, le toucher devient au contraire très utile. Il donne les moyens de bien étudier la tumeur, d'en préciser la forme, les limites, la consistance, les rapports avec les organes voisins et surtout avec l'utérus.

Le plus souvent, celui-ci est absolument indépendant de la tumeur. Les mouvements imprimés à cet organe, ne sont pas transmis au kyste ni réciproquement. L'utérus est ordinairement déplacé. Attiré en haut par le néoplasme dans les cas de pédicule court, il est le plus souvent refoulé sur le côté, dévié soit en avant, soit en arrière, soit latéralement et plus ou moins fléchi. Quelquefois, il est nettement abaissé, il peut être, même, en prolapsus complet. Ce prolapsus est rare, il se trouve quelquefois dans les kystes doubles ou accompagnés d'ascite. Depuis le travail cité plus haut, que j'ai communiqué sur ce sujet, au Congrès de Chirurgie en 1893, ces faits ont été étudiés par JOUVE (Thèse, Paris 1893).

2° Signes fonctionnels. — Il est rare que les kystes de l'ovaire parcourent toutes les phases de l'évolution que nous venons de décrire sans donner naissance à des signes fonctionnels importants.

a. *Douleur*. — Le premier est la douleur, phénomène inconstant. Certaines femmes découvrent par hasard un kyste déjà gros, sans en avoir jamais souffert. Cependant, le plus souvent, il existe des douleurs vagues, des sensations de pesanteur, de tiraillements ; des douleurs nerveuses suivant le trajet de certains nerfs, aggravées par moments, par périodes, sous l'influence de poussées congestives (règles) ou d'accidents. En dehors des crises douloureuses de péritonite localisée, due le plus souvent à la formation des adhérences, on a noté des troubles nerveux, douloureux, avec ballonnement, et des vomissements survenant presque spontanément. Ces phénomènes sont dus au péritonisme (LE DENTU).

b. *Troubles dyspeptiques*. — Souvent aussi, les malades présentent des troubles dyspeptiques plus ou moins accusés, gastralgies, nausées, vomissements qui contribuent à leur amaigrissement et qui sont fort inconstants d'ailleurs.

c. *Troubles de la menstruation*. — Les accidents de la menstruation sont plus importants à étudier. La menstruation est moins souvent troublée que l'on ne peut penser, car la lésion est ordinairement unilatérale et l'ovaire sain suffit à assurer la fonction. Cependant, une statistique, souvent citée, de GAILLARD établit que dans 1/5 des cas il y a diminution ou retard des règles, dans 1/8 irrégularité, douleur ou augmentation. On peut voir souvent de véritables métrorrhagies (BOUILLY). Il n'y a là rien de significatif. Souvent, après la ménopause, on voit se produire des pertes utérines intermittentes, irrégulières (Terrier). Parfois aussi, les troubles ovariens s'accompagnent de réflexes du côté des seins, gonflement, pigmentations aréolaires qui ont pu faire croire à un début de grossesse; on a même noté, quelquefois, de la sécrétion lactescente.

d. *Stérilité.* — La stérilité n'est pas la règle dans les cas de kyste. Les cas de grossesse, survenant au cours d'un kyste ovarique, sont nombreux. Ces grossesses peuvent évoluer normalement, se terminer par un accouchement naturel, à terme, tantôt simple, tantôt difficile. Souvent, la gestation accélère le développement du kyste.

e. *Troubles de compression.* — Mais les troubles fonctionnels les plus fréquents sont le résultat de la *compression* des organes pelviens et abdominaux qui se produisent surtout dans deux phases de la maladie : d'abord, quand le kyste est pelvien et ces accidents sont plus accusés encore dans les kystes inclus dans le ligament large; ou bien, tout à fait dans les dernières périodes de la maladie, quand la tumeur devient énorme, remplit et distend tout l'abdomen et agit alors plus par son poids que par ses connexions (Pozzi).

Les compressions *des nerfs* et des *vaisseaux* peuvent amener: les premières, des névralgies plus ou moins tenaces, irradiées le long des nerfs du membre inférieur ; les secondes, des troubles, dus à la compression des veines, varices des membres inférieurs, hémorrhoïdes, œdème des jambes, œdème de la paroi abdominale, des grandes lèvres, ceci surtout dans les très grosses tumeurs. On observe aussi, parfois, des varices lymphatiques (Terrier).

Parmi les compressions des organes pelviens, il faut placer, en première ligne, celle des organes urinaires. La vessie est souvent déplacée, comprimée, ce qui entraîne parfois de la rétention, parfois de l'incontinence, de la pollakiurie, de la douleur à la miction, et, à la longue, des phénomènes inflammatoires. Mais, quand la tumeur arrive à comprimer les uretères, les phénomènes deviennent plus graves, l'urétérite peut se développer, gagner les reins, donner lieu à de la néphrite secondaire et consécutivement à l'urémie. Les altérations constitutives de l'urine et surtout la présence de l'albuminurie sont d'un pronostic grave. Ces troubles urinaires peuvent occasionner toutes les formes de l'urémie chronique.

La compression de l'intestin, et en particulier celle du rectum, amène d'ordinaire une constipation plus ou moins marquée, parfois rebelle et tenace, quelquefois même de l'occlusion intestinale avec toutes ses conséquences.

Enfin, dans les très grosses tumeurs, on peut voir, en outre, des compressions de l'*estomac* se traduisant par des vomissements rebelles et des troubles dyspeptiques graves, du refoulement du diaphragme amenant de la dyspnée et de la cyanose et aussi des accidents du côté de la plèvre. Mais nous avons déjà vu que les accidents pleuraux sont, plus souvent, le résultat des métastases que la conséquence d'une simple compression.

Enfin, les troubles respiratoires peuvent aussi dépendre de l'urémie, quand celle-ci existe.

Il peut survenir aussi des troubles de la circulation cardiaque. Les troubles cardio-vasculaires, qui se montrent surtout dans les cas de très gros kystes, ont été étudiés par SEBILEAU et HOFMEIER. Ils sont dus à des causes multiples : compression des gros vaisseaux, excès de pression abdominale, augmentation du champ circulatoire, lésions rénales, etc. Ils sont caractérisés par certains bruits de souffle, par l'affaiblissement des battements, par de l'arythmie et peuvent amener de l'asystolie ; leur existence aggrave le pronostic opératoire, et, s'ils sont accentués, ils persistent après l'intervention.

§ 5. — MARCHE, TERMINAISONS, COMPLICATIONS

1° Marche et modes de terminaison. — Nous avons vu, par l'étude des symptômes physiques, que les kystes de l'ovaire présentent, d'ordinaire, plusieurs périodes, dont la première est presque latente, car la tumeur est trop petite pour être nettement perçue et la maladie se révèle surtout par des *troubles réflexes* plus ou moins vagues. Puis, à mesure que la tumeur grossit, qu'elle se manifeste par les signes physiques déjà étudiés, qu'elle soit pelvienne ou abdominale, elle provoque toujours une série de *troubles de compression* très variables, et dont le tableau change avec chaque cas. En général, ces troubles compressifs, marqués pendant la période pelvienne, cessent ou diminuent brusquement quand la tumeur devient abdominale, pour reparaître exagérés quand elle atteint un volume très considérable.

C'est du reste, quand les tumeurs sont très anciennes ou très volumineuses, que se montre la dernière phase de la maladie, que l'on pourrait appeler la période de *cachexie*. On voit, en effet, souvent, à mesure que leur ventre prend un développement exagéré, les malades atteintes de kystes s'affaiblir et leur état général s'altérer. Cette diminution de la santé générale est due non seulement à l'évolution naturelle des kystes, mais aux nombreux troubles de compression et aux accidents possibles au cours de la maladie.

Sous l'influence de ces troubles, les malades maigrissent et leur visage prend un aspect particulier, dit *facies ovarien*, par SPENCER-WELLS, qui le croyait pathognomonique.

On sait, aujourd'hui, qu'il résulte uniquement d'une émaciation extrême et qu'il se caractérise surtout par l'exagération des saillies musculeuses et osseuses, l'effilement du nez et la dilatation des narines, l'excavation des yeux, l'amincissement et la tension des lèvres.

La mort est la terminaison naturelle de la maladie abandonnée à elle-même. Elle peut résulter de la cachexie, de l'urémie, des troubles circulatoires et cardiaques (œdème pulmonaire, épanchement pleurétique, épanchement péricarditique), ou bien être causée par une complication intercurrente, péritonite généralisée, spontanée ou consécutive à un autre accident (torsion pédiculaire, rupture, etc.), ou par certains phénomènes graves de compression (phlébite, obstruction intestinale compression des uretères), ou bien, encore, par les accidents kystiques amenant les hémorragies intra-kystiques.

Exceptionnellement, on a vu certains kystes se terminer par la guérison, soit par suite de résorptions mal expliquées, d'atrophie à la suite de ruptures ou de torsions pédiculaires. Ces faits doivent être, je le répète, regardés comme exceptionnels.

2° Durée. — Quelle est la durée des kystes de l'ovaire ? Elle est extrêmement variable. Certains kystes prennent une allure très rapide, une marche très galopante et peuvent enlever les malades en deux ans environ, comme l'ont vu QUÉNU et SPENCER-WELLS ; ce sont, en général, des tumeurs papillaires ou certains kystes atteints de dégénérescence carcinomateuse ou sarcomateuse, ce qui s'observe souvent dans les kystes dermoïdes. Mais quelques kystes glandulaires prennent parfois, sans qu'on puisse en déterminer la cause, une allure maligne qui reste souvent inexpliquée.

D'ordinaire, la durée de la maladie est extrêmement lente et se compte par années. Bien souvent, avant la période opératoire, on a vu des femmes faire ponctionner leur kyste, pendant dix à douze ans, avant d'arriver à la période cachectique. On a vu, exceptionnellement, des kystes durer vingt à quarante ans et plus, puisque FRANCK a observé une femme qui en avait porté un pendant soixante-treize ans.

Habituellement, les plus bénins sont les kystes dermoïdes dont l'allure est extrêmement lente ; il en est aussi de même des kystes para-ovariens. Les kystes mucoïdes peuvent parfois être très bénins, d'autres fois, ils sont à marche plus rapide, surtout quand il s'agit de tumeurs papillaires.

3° Complications. — Les complications des kystes ovariques sont très nombreuses et méritent d'être étudiées, car elles peuvent souvent aggraver singulièrement l'état de la malade et le pronostic de la lésion.

Certains des accidents ne sont souvent que le résultat des troubles de compression, ou sont liés aux phénomènes ordinaires de l'évolution du kyste.

Parmi les premiers, nous citerons l'*occlusion intestinale* qui peut survenir par pression de la tumeur sur l'intestin, par enroulement de l'intestin autour d'un pédicule tordu, par l'action d'une bride adhérente au kyste. Elle se révèle par ses symptômes ordinaires.

Les *épanchements pleuraux* ont été signalés par Terrier et Demons. Ils ne sont pas très rares (9 sur 50 cas, Demons), précèdent ou suivent l'intervention opératoire et ne sont pas toujours symptomatiques de la malignité du néoplasme. Pour Demons, ils seraient souvent dus à une gêne de la circulation lymphatique de l'abdomen.

L'*ascite* est fréquente, surtout dans les kystes végétants où elle est de règle. Quand elle est abondante, elle gêne les fonctions respiratoires, elle peut favoriser les métastases, en diffusant les cellules kystiques. Elle indique souvent la malignité de la tumeur.

La *péritonite* généralisée est très grave et est souvent consécutive à d'autres accidents : traumatisme, suppuration du kyste, torsion du pédicule, etc.

Les *péritonites* partielles sont fréquentes ; elles sont la cause de la production des adhérences du kyste avec la paroi ou avec les viscères. Elles surviennent souvent sans cause bien appréciable, et se manifestent par de la douleur vive, du hoquet, des vomissements, du refroidissement des extrémités, puis, au bout de quelques jours, tout s'apaise et disparaît. Quelquefois, au point adhérent, il persiste une douleur plus ou moins localisée.

D'autres accidents proviennent des phénomènes pathologiques se produisant dans le kyste lui-même : telles sont les *hémorragies* les *inflammations* et *suppurations du kyste*, les *torsions pédiculaires* et les *ruptures du kyste*.

Les *hémorragies* intra-kystiques peuvent être rapidement mortelles. Elles peuvent provenir d'une ponction, d'un traumatisme ; souvent aussi, elles sont consécutives aux torsions pédiculaires.

Les *inflammations et suppurations* du kyste, accidents souvent graves, sont produites ordinairement par une contusion, une rupture ou une torsion du pédicule.

L'inflammation se révèle par l'élévation de la température et la sensibilité marquée de la tumeur. S'il y a suppuration, les phénomènes s'exagèrent et s'accompagnent de frissons, d'accès réguliers de fièvre intense, de sueurs, de douleurs vives.

La *torsion du pédicule*, dont nous avons déjà étudié l'anatomie pathologique et la pathogénie, se montre sous des aspects cliniques variables suivant qu'elle est complète ou incomplète.

Dans les cas de *torsion complète*, qui répond à la forme brusque, soudainement, la malade est prise de douleur abdominale extrêmement violente avec anxiété extrême. La respiration est saccadée, le pouls accéléré, le faciès grippé ; puis, apparaissent des sueurs froides, des nausées, des vomissements.

Les phénomènes rappellent, souvent, les plus violentes crises de coliques hépatiques ou néphrétiques.

Puis, au bout de quelques heures, apparaissent les signes de la péritonite. Les vomissements deviennent porracés, le ventre se ballonne, la constipation survient, la fièvre s'élève et, si l'on n'intervient pas, la malade peut, en quelques jours, être emportée par cette péritonite probablement aseptique (HARTMANN). C'est la forme grave avec gangrène rapide du kyste qui est douloureux, tendu et brusquement augmenté de volume par des hémorragies intra-kystiques.

Nous avons vu que, même avec cette forme grave, la péritonite peut guérir et le kyste s'atrophier (cas de VEIT, de FREUND et de BAÉISKY). Ces faits sont exceptionnels.

Dans l'étranglement incomplet, qui correspond aux formes moins rapidement graves, aux formes lentes, avec tous les intermédiaires possibles, d'ordinaire, une crise aiguë douloureuse, rappelle à peu près les phénomènes soudains de la forme précédente, puis les accidents, en peu de jours, s'atténuent et tout s'apaise.

La malade subit ainsi un certain nombre de crises séparées par des intervalles de repos absolu, dont la durée est très variable. Les crises peuvent se produire à chaque période menstruelle (KNOWSLEY-THORNTON, OLSHAUSEN, LABBÉ), ou bien à des intervalles très irréguliers et sans cause toujours appréciable (KOEBERLÉ, KNOWSLEY-THORNTON, BOUASIER). Le plus souvent, le kyste s'accroît rapidement sous l'influence de ces crises, et cet accroissement est dû, souvent, à des hémorragies intra-kystiques. Entre les crises, d'habitude, le kyste ne diminue pas.

Ces phénomènes peuvent s'expliquer de deux manières : ou bien la torsion s'accroît, à chaque crise, par poussées successives, c'est, probablement, le cas le plus fréquent ; ou bien la torsion disparaît après la crise pour se reproduire à la prochaine période d'accidents. Il se ferait là une véritable *détorsion*. Ce mécanisme a été mis en lumière par OLSHAUSEN ; il n'est pas fréquent, mais il existe, et j'en ai moi-même observé un cas.

Enfin, quelquefois, la torsion du pédicule peut se produire sans déterminer aucun accident (TERRILLON).

4° Ruptures du kyste. — Les symptômes de la rupture du kyste varient suivant qu'elle est intra-péritonéale ou extra-péritonéale. Dans les *ruptures intra-péritonéales*, la malade éprouve, le plus souvent à l'improviste, quelquefois après quelques vagues sensations préliminaires, une douleur vive, brusque, pouvant s'accompagner de défaillances, de syncopes, de convulsions et d'accès hystériformes. Cette douleur, localisée ou irradiée à tout l'abdomen, donne souvent à la malade une sensation de craquement, de rupture. En même temps, le ventre s'aplatit et change de forme. D'autres fois, cette rupture peut passer tout à fait inaperçue.

Le plus souvent, surtout si le kyste n'était pas au préalable infecté ou enflammé, les phénomènes s'apaisent, le liquide se résorbe et s'élimine. On a signalé, en même temps, une diurèse très abondante, quelquefois aussi des sueurs (SIMPSON) de la salivation (RÉMY), une soudaine et abondante évacuation d'eau par le rectum (BOURSIER). On a même observé de la peptonurie (KUSTNER).

Les accidents de rupture peuvent aussi entraîner de la péritonite, depuis les formes légères jusqu'à des infections généralisées, rapidement mortelles. Cependant, cette complication est beaucoup moins fréquente que ne l'avait dit NEPVEU, dans son mémoire de 1875. J'ai trouvé un assez grand nombre de cas de rupture de kystes colloïdes sans péritonite ou avec des lésions inflammatoires insignifiantes.

Nous savons, en effet, d'après les recherches d'AUCHÉ et CHAVANNAZ, que le liquide des kystes non infectés est, ordinairement, aseptique.

Cependant, la gravité de la rupture varie avec la nature du

liquide épanché. Les kystes dermoïdes paraissent les plus dangereux, les kystes à liquide clair et surtout les kystes paraovariens sont les plus inoffensifs.

La *rupture extra-péritonéale* est toujours précédée d'une poussée de péritonite localisée plus ou moins accentuée, établissant l'adhérence du kyste avec le viscère dans lequel se fera la rupture. Celle-ci s'accompagne aussi d'une douleur brusque ; l'évacuation des kystes sera plus ou moins rapide suivant la grandeur de la déchirure et le viscère qui reçoit le liquide.

La rupture à la peau est, ordinairement, précédée de phénomènes d'abcès. Quand elle se fait dans l'intestin, elle a surtout lieu dans le rectum. Elle se traduit par une diarrhée abondante et caractéristique, accompagnée de gaz fétides, le liquide étant mélangé aux matières. Si le kyste est suppuré, il est rare que l'amélioration brusque qui accompagne l'évacuation soit suivie de guérison, car, les matières fécales infectent la cavité kystique et la malade meurt souvent d'hecticité.

Le liquide peut s'évacuer aussi par la trompe, par l'utérus et par le vagin. Ce sont ordinairement des terminaisons favorables.

L'ouverture dans la vessie, est signalée en général, par des douleurs vives et un ténesme vésical intense. Le liquide s'écoule au dehors avec l'urine. Ces dernières ruptures sont très rares.

5° Coexistence avec la grossesse. — La coexistence de la grossesse avec un kyste n'est pas rare et peut être la source de complications.

La grossesse peut avoir une influence néfaste sur le kyste. Elle amène souvent la torsion du pédicule, elle est cause de l'allongement de ce pédicule soit pendant la gravidité, soit après le travail. Elle peut occasionner, au moment de l'accouchement, la rupture du kyste, surtout dans les tumeurs pelviennes et incluses. En outre, souvent, elle provoque un accroissement rapide de la tumeur, et elle semble, parfois, favoriser ou activer les transformations malignes. Elle peut causer aussi de la péritonite et des hémorragies intra-kystiques.

Le kyste peut, à son tour, avoir une certaine influence sur l'évolution de la grossesse.

D'après les statistiques de Rémy, il occasionnerait l'avortement 23 fois sur 100. Celui-ci serait dû à des accidents du côté du kyste, ou à des déviations et à des adhérences anormales de l'utérus.

Souvent aussi, la grossesse évolue normalement et arrive à terme, sans incidents. Cette heureuse issue est fréquente quand le kyste est abdominal, plus rare dans les kystes pelviens.

La grossesse peut donc être considérée, ordinairement, comme une indication opératoire.

§ 6. — DIAGNOSTIC

1° Diagnostic différentiel — Le diagnostic des kystes de l'ovaire, comme celui de toutes les tumeurs abdominales et pelviennes, n'est possible que si le chirurgien, après avoir recueilli le détail des signes fonctionnels, se rend compte, par un examen très détaillé, des caractères des signes physiques.

L'existence de la tumeur constatée, le chirurgien devra rechercher s'il s'agit bien d'un kyste de l'ovaire, quelle en est la variété, quelles en sont les complications. Le diagnostic différentiel de la tumeur sera variable suivant qu'il s'agit d'une tumeur pelvienne ou d'une tumeur abdominale.

A. TUMEUR PELVIENNE. — Lorsqu'on est en présence d'une tumeur plus ou moins régulière, lisse, élastique, tendue et non douloureuse, qu'elle est mobile et tout entière contenue dans l'espace pelvien, le diagnostic différentiel pourra varier suivant qu'elle est ou non indépendante de l'utérus.

Si la tumeur ne paraît pas nettement indépendante de l'utérus, surtout quand elle est postérieure et médiane, et qu'il est difficile de distinguer le fond de l'utérus du néoplasme, le diagnostic est souvent difficile. Cette tumeur pourra être confondue avec une *rétroversion* ou bien une *rétroflexion* et surtout une *rétroflexion d'utérus gravide de deux ou trois mois*. Dans ce dernier cas, la recherche très attentive des signes de la grossesse, modification des seins, ramollissement du col, troubles gastriques, accompagnés de la situation du col en avant, pourront éclaircir le diagnostic.

Dans les cas de rétroflexion et de rétroversion adhérentes, les douleurs, la consistance du fond utérin, l'immobilité de ce corps fléchi ou maintenu par des adhérences permettront de faire le diagnostic, qu'éclairera encore le cathétérisme utérin, quand il sera possible ou que le soupçon de grossesse ne l'empêchera pas.

Si, au contraire, la tumeur est nettement séparée de l'utérus, que sa mobilité est indépendante et non transmise à la matrice, elle sera surtout difficile à distinguer d'une lésion inflammatoire tubo-ovarienne. En effet, les fibromes utérins, postérieurs ou latéraux, pédiculés ou sessiles, se reconnaîtront, d'ordinaire, à leur consistance dure, aux hémorragies qui peuvent les accompagner, et à la transmission de leurs mouvements à l'utérus, et réciproquement.

Les inflammations annexielles se distingueront, d'abord, par leurs caractères physiques : tumeur irrégulière, de forme et de consistance variables, mal limitée, peu mobile, douloureuse au toucher. Les anamnestiques, les poussées inflammatoires, la marche de la maladie, la bilatéralité des lésions serviront encore le chirurgien. Cependant, certaines formes sont d'un diagnostic plus difficile, et en particulier l'*hydrosalpinx*. En effet, cette affection présente une tumeur latérale, lisse, régulière, indépendante de l'utérus, élastique et rénitente. Cependant sa forme est moins régulière que celle des kystes, elle est allongée, souvent bilatérale, très volumineuse, et l'histoire de son évolution rappelle davantage celle des annexites.

L'hématocèle pelvienne est, parfois aussi, d'un diagnostic assez délicat. Sa production brusque, les caractères de son apparition, son induration progressive, son immobilité relative aideront à la distinguer. La variété extra-péritonéale sera difficile à reconnaître, sauf par sa marche et sa tendance à la résorption. La *grossesse extra-utérine* est souvent très malaisée à différencier d'un kyste ovarique ; dans les deux cas, tumeur arrondie, rénitente, latérale, mobile, peu sensible. Mais les signes fonctionnels de la grossesse extra-utérine : augmentation de volume des seins, accroissement de l'utérus avec ramollissement du col, chute de la caduque, symptômes réflexes ordinaires de la grossesse, arrêt des règles, serviront, d'ordinaire, à faire le diagnostic.

Il existe cependant certaines tumeurs dont le diagnostic sera très difficile. Ce sont les tumeurs solides du ligament large et, en particulier, les fibromes et les kystes hydatiques du bassin. Le fibrome du ligament large, qui ne donne pas lieu à des hémorragies et reste indépendant de l'utérus, ne pourra être distingué que grâce à sa consistance et à l'étude très détaillée de ses connexions. Dans les cas de fibromes œdémateux ou kystiques, le diagnostic devient à peu près impossible. Le kyste hydatique du ligament large, tumeur très rare et dont il n'existe que très peu d'exemples, présente tous les caractères d'un kyste paraovarien au début : dans tous les cas connus, au nombre de sept, le diagnostic n'a pu être fait que pendant l'opération (BOURSIER. Congrès de Paris, août 1900).

B. TUMEUR ABDOMINALE. — Au point de vue du diagnostic des tumeurs abdominales, la première question à résoudre est de savoir si la tumeur existe, et si l'on n'a pas affaire à une fausse tumeur, à une *tumeur fantôme*. On voit, en effet, chez certaines femmes très nerveuses, et en particulier chez certaines hystériques, des phénomènes de tympanisme associés à la contracture localisée des muscles de la paroi abdominale simuler, à s'y méprendre, un kyste ovarique. SPENCER, WELLS, TERRILLON, LAWSON-TAIT, Ch. NÉLATON, KUKENBERG, etc. ont publié des cas de ce genre. L'anesthésie chloroformique fournit alors un excellent moyen de diagnostic et fait disparaître tous les phénomènes. Lorsqu'au contraire, la tumeur existe, et que le chirurgien a pu constater les phénomènes physiques que nous avons déjà signalés, les affections avec lesquelles le kyste pourra être confondu varieront suivant que l'on a affaire à un néoplasme de moyen volume ou à une tumeur remplissant tout l'abdomen.

a. *Tumeur de volume moyen.* — Dans ces cas, nous devons éliminer d'abord un certain nombre de tumeurs, celles qui proviennent du *foie*, des *reins*, de la *rate*, qui ont été, parfois, confondues avec un kyste de l'ovaire. Ce sont les kystes hydatiques du foie et aussi les kystes de la rate qui ont, le plus souvent, prêté à la confusion à cause de leur volume, de la régularité de leur forme, de leur rénitence. Il sera facile de les reconnaître, d'ordinaire, par l'étude attentive de leurs signes particuliers, et surtout par l'histoire de leur évolution qui indique, le plus souvent, un point de départ éloigné des organes pelviens, et un développement de haut en bas.

Il en est à peu près de même des tumeurs d'origine rénale, et, en particulier, des hydronéphroses, et des kystes hydatiques. La fixation de la tumeur dans l'hypocondre, son isolement inférieur qui permet de passer la main au-dessous d'elle, le ballottement rénal, l'interposition ordinaire des intestins entre la tumeur et la paroi abdominale sont des signes de la plus haute importance. On a encore indiqué la ponction et l'examen du liquide; mais ces manœuvres sont trop souvent dangereuses et doivent être évitées. Enfin, ici aussi, la tumeur se développe de haut en bas, et ce signe prend une valeur capitale.

Les *tumeurs du mésentère, de l'épiploon*, qui sont, ordinairement, des kystes et des lipomes, sont souvent d'un diagnostic très difficile. Les tumeurs du mésentère, bien étudiées par ANGKION et par BRAQUEHAYE, sont franchement médianes, péri-ombilicales. Elles présentent une matité centrale, ne sont pas extrêmement mobiles, et sont entourées par une zone complète de sonorité, existant non seulement en haut et sur les côtés, mais aussi en bas entre la tumeur et le pubis. Malgré ce signe important, des erreurs ont été souvent commises.

Les péritonites enkystées et, surtout, certaines formes de péritonites tuberculeuses ont été, parfois aussi, confondues avec les tumeurs ovariennes. Mais, le plus souvent, la régularité de la tumeur est moindre, il existe une douleur à la pression signalée par GRÉNEAU DE MUSSY, et l'état général est fréquemment altéré, enfin, il existe, dans bien des cas, de la fièvre. Nous ne ferons que mentionner ici la *péritonite cancéreuse* ou *cancer végétant du péritoine* dont le diagnostic est d'une difficulté extrême, et qui ne peut être confondue qu'avec les kystes végétants à marche rapide et maligne. La douleur, l'irrégularité des masses, la cachexie rapide en sont les symptômes principaux. Les kystes *hydatiques abdominaux*, parfois reconnaissables quand ils sont multiples, n'ont été souvent distingués que par la ponction ou l'incision exploratrice.

Il faut aussi citer quelques *tumeurs de la paroi abdominale* et en particulier les abcès. Les caractères de la fluctuation superficielle, la marche de la maladie et, dans les cas de doute, l'exploration sous le chloroforme (Pozzi), permettent d'éviter les erreurs.

L'*hématomètre*, la *rétention des matières stercorales* se distinguent d'ordinaire par leurs caractères propres, leur marche spéciale, leurs causes. Mais il est un certain nombre de tumeurs qui, comme les kystes, se développent de bas en haut, et vont de la cavité pelvienne vers l'abdomen, qui semblent devoir être confondues plus facilement avec les kystes ovariques.

En premier lieu, il faut songer à la *rétention d'urine*, a la *distension vésicale*, dont les caractères physiques rappellent si souvent ceux d'un kyste uniloculaire.

Spencer-Wells, Emmet, Atlee, ont signalé des cas d'erreurs, et presque tous les chirurgiens en ont vu. Pour éviter semblable méprise, il est indiqué, dans tous les cas, de pratiquer le cathétérisme vésical, avant de procéder à l'examen de toute tumeur abdominale.

Quelle que soit la tumeur examinée, il faudra toujours, pour faire le diagnostic, pratiquer le toucher et surtout le toucher bimanuel, afin de bien étudier et de bien préciser les rapports de l'utérus et de ses annexes avec la tumeur.

Les difficultés, parfois considérables, que présente cet examen, ont pu faciliter certaines erreurs.

Un diagnostic, parfois très facile, souvent très difficile, est celui de la *grossesse*. L'erreur a été commise non seulement dans les grossesses simples, mais surtout dans les cas compliqués d'hydramnios dans lesquels l'abondance du liquide peut masquer certains signes importants. Il ne faut pas oublier que quelques symptômes tels que l'absence de régles, les troubles gastriques, certains signes nerveux, le gonflement des seins, peuvent être communs a la grossesse et au kyste. Il sera donc nécessaire de rechercher, avec soin, les signes positifs de la grossesse comme l'audition des bruits du cœur du fœtus, la détermination des parties fœtales, le ballottement, les mouvements actifs du fœtus et, vers la fin de la grossesse, l'engagement d'une partie fœtale.

Il ne faudra pas oublier, cependant, que parfois on a cru

entendre des battements cardiaques qui n'existaient pas, et qu'on a pu prendre, pour des mouvements fœtaux, des contractions intestinales, etc. Il faut donc, avec le plus grand soin et grâce à des examens réitérés, rechercher très exactement la situation de l'utérus, retrouver son fonds, reconnaître son indépendance avec la tumeur. Ce sont là des signes de premier ordre, qui, nettement reconnus, peuvent suffire à fixer le diagnostic. Enfin, dans les cas de doute, il faut, suivant le conseil de Segond, savoir attendre ; car la marche différente du kyste et de la grossesse, l'apparition des signes de certitude de la grossesse, et même les phénomènes du travail viendront, au bout d'un certain temps, éclairer le chirurgien.

Le diagnostic sera, au contraire, parfois très épineux dans les cas de coexistence de grossesse et de kystes. Souvent, alors, la surdistension abdominale et le volume exagéré du ventre, la possibilité de distinguer, par la vue et la palpation, le sillon qui sépare les deux tumeurs, le refoulement de l'utérus gravide vers l'une des fosses iliaques pourront aider au diagnostic.

D'autres fois, les signes très nets de la grossesse d'une part, d'une tumeur kystique de l'autre, permettront de faire facilement le diagnostic, ainsi que cela nous est arrivé chez une malade. Il existe, cependant, des cas où, au contraire, le diagnostic demeure impossible.

Les *tumeurs fibreuses de l'utérus* seront, chez quelques malades, presque impossibles à reconnaître des kystes de l'ovaire. Quand la tumeur fibreuse est arrondie, médiane, élastique, ramollie et pseudo-fluctuante, si elle est pédiculée, et qu'elle ne provoque pas les hémorragies habituelles des fibromes, si enfin elle est kystique et franchement fluctuante le diagnostic peut être absolument difficile, presque impossible. D'ordinaire, le meilleur moyen de faire le diagnostic est de rechercher, aussi attentivement que possible, s'il existe véritablement de l'indépendance entre la tumeur et l'utérus ; tout en sachant que, dans certains kystes à pédicule court, les mouvements imprimés à la tumeur sont facilement transmis à l'utérus. Mais, en outre, il existe deux signes importants : le premier, c'est l'accroissement des dimensions de la cavité utérine dans le fibrome, qu'il sera le plus souvent facile de reconnaître quand le cathétérisme est possible, et l'élévation de l'utérus vers le ventre, fréquente dans les tumeurs fibreuses volumineuses et surtout dans les tumeurs fibro-kystiques, plus rare dans les kystes ovariques.

Ajoutons que les fibromes ont été souvent pris pour des kystes et c'est de ces erreurs qu'est née la chirurgie des fibromes ; car, les premières opérations de fibromes sont le résultat d'erreurs de diagnostic.

Il est plus rare de prendre un kyste pour un fibrome, mais cela s'est vu, et pareille erreur m'est arrivée une fois, dans un cas de kyste ovarique dont les parois très épaisses lui donnaient une consistance absolument dure.

Il faut ajouter qu'il peut coexister, dans certains cas, des kystes et des fibromes utérins (Thèse de ZALIDÈS, Bordeaux, 1899). L'examen très attentif de tous les signes peut, alors, permettre souvent le diagnostic.

b. *Tumeur très volumineuse.* — Lorsque la tumeur est très volumineuse, et remplit exactement tout l'abdomen, les kystes peuvent encore être confondus avec certaines grossesses, près du terme et surtout avec les grossesses gémellaires, avec l'hydramnios, etc. On peut encore aussi les confondre avec les grosses tumeurs fibreuses, mais il est un diagnostic différentiel important à établir, dans ces cas, c'est celui de l'*ascite*.

D'ordinaire, il est vrai, l'ascite se distingue par les signes suivants : la forme du ventre plus aplatie, plus étalée que dans les kystes, l'existence d'une fluctuation plus large et plus superficielle ; la présence plus fréquente de l'œdème et de l'anasarque ; la forme de la matité terminée en haut par une ligne courbe à concavité supérieure, ce qui est le contraire dans les kystes ; le déplacement des zones de matité et de sonorité dans les différents décubitus. Mais, quand l'abdomen est distendu par un épanchement total, que la matité ne se déplace plus, la plupart de ces signes disparaissent. Alors, la rapidité de la marche, les altérations du foie et du cœur, l'œdème des membres supérieurs, l'absence de tumeurs limitées à une époque antérieure, et surtout la mobilité facile de l'utérus qui existe dans l'ascite et est abolie dans les grands kystes (Pozzi) permettront de distinguer les deux affections.

Dans les cas très embarrassants, il existe deux moyens de diagnostic qui ont été, tour à tour, préconisés et que nous devons mentionner, ce sont la *ponction* et *l'incision exploratrice*.

La ponction a rendu, souvent, de très grands services, soit en

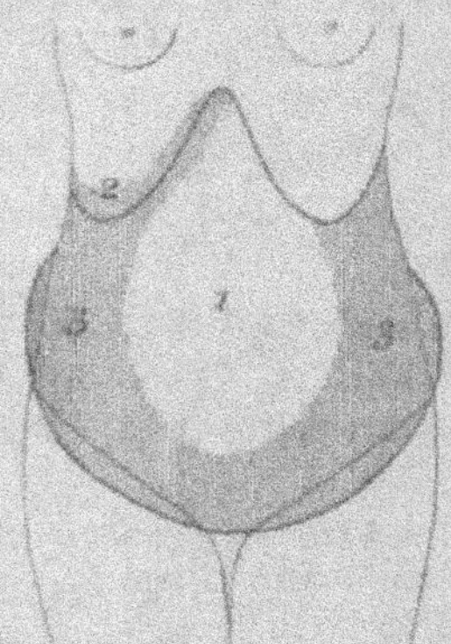

Fig. 253.

Topographie de la matité dans l'ascite.

1, sonorité intestinale. — 2, matité hépatique. — 3, 3, matité des flancs.

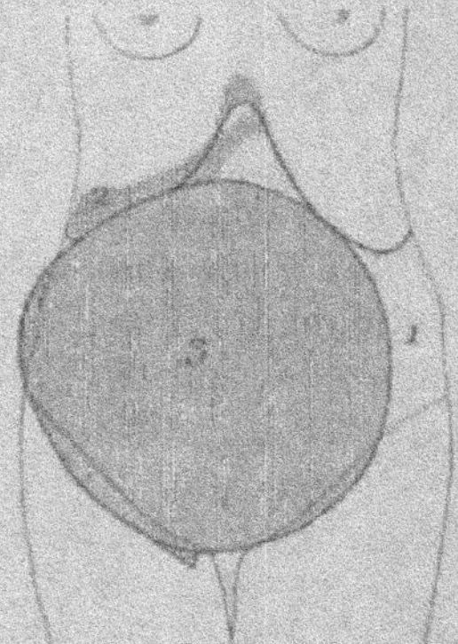

Fig. 254.

Topographie de la matité dans un kyste ovarique.

1, sonorité intestinale. — 2, matité hépatique. — 3, matité au niveau du kyste.

permettant de recueillir, d'examiner et d'analyser le liquide obtenu, soit en facilitant, grâce au relâchement abdominal qu'elle procure, un examen direct plus commode et plus complet. Cependant, comme il est des cas où l'analyse du liquide n'a pas donné de résultats positifs, que la ponction n'est pas sans danger, qu'elle a donné lieu souvent à des péritonites généralisées et localisées, qu'elle a amené des hémorragies, inconvénients, qu'on peut souvent atténuer, il est vrai, en entourant cette petite opération de toutes les précautions antiseptiques possibles, il est d'usage, aujourd'hui, de l'éviter absolument.

Quant à *l'incision exploratrice*, qui ne peut se faire qu'avec toutes les garanties antiseptiques désirables, elle est préconisée par Lawson-Tait, Terrillon, Segond, Leguer, etc. Seulement, ainsi que le fait remarquer Terrier, pour être bénigne, elle doit être absolument exploratrice et non complétée par des manœuvres plus ou moins compliquées qui constituent un commencement d'opération. Il faut savoir, en effet, reconnaître rapidement si l'opération complète est possible ou non, et, dans ce cas, refermer immédiatement l'abdomen, en évitant toute manipulation abdominale susceptible de devenir dangereuse.

2° Diagnostic de la variété des kystes. — Le diagnostic de la variété des kystes ovariques n'est pas toujours aisé et ne pourra se baser que sur des caractères généraux qui ne sont pas toujours faciles à retrouver.

Les kystes glandulaires ou mucoïdes forment des tumeurs ordinairement volumineuses, bosselées, dont les bosselures sont de consistance inégale : l'étendue de la fluctuation, la multiplicité des foyers fluctuants permettront de reconnaître souvent s'ils sont multiloculaires ou pauciloculaires.

Les kystes *papillaires ou végétants* ont une marche plus rapide, ils s'accompagnent fréquemment d'ascite. Quand ils existent, on trouve souvent dans le cul-de-sac de Douglas des tumeurs irrégulières presque solides, enfin, ils sont fréquemment bilatéraux.

Les *kystes paraovariens*, quand ils sont abdominaux, présentent une fluctuation très étendue, superficielle, très facile ; ils sont lisses, sans bosselures, ils n'entraînent pas d'altération de l'état général, et présentent presque toujours, inclus ou non, des relations étroites avec l'utérus. On a pu, parfois, cliniquement, sentir, à côté du kyste, la trompe et l'ovaire. La perception de ces organes est pathognomonique.

Le diagnostic des *kystes dermoïdes* est ordinairement très difficile, et, trop souvent, la nature du kyste n'est reconnue que pendant l'opération.

Cependant, on a donné quelques signes de diagnostic tels que la douleur du kyste (Lawson-Tait) en dehors de toute complication. Ahlfeld a signalé aussi l'existence du *signe de Kuster* qui est le suivant. Les kystes dermoïdes sont, d'habitude, absolument médians, et lorsque l'on cherche à les déplacer latéralement, ils reviennent, immédiatement, à leur position primitive. Ce signe ne paraît pas avoir une valeur bien certaine. LESORNE, dans une thèse récente sur ce sujet[1], indique trois signes qu'il considère comme importants, d'après son maître TILLAUX ; ce sont : la sensibilité de la tumeur, son petit volume relatif, la lenteur de son évolution.

Nous avons, à l'occasion des kystes papillaires, indiqué quelques-uns des signes qui permettent de reconnaître la malignité de certains kystes ovariques. Ce sont l'ascite, et surtout l'ascite sanguinolente, l'existence sur la tumeur de masses dures et irrégulières, la marche rapide et l'altération précoce de la santé générale, enfin les symptômes de généralisation.

Il ne faut pas oublier, en effet, que si ces signes sont relativement fréquents dans les tumeurs papillaires, on peut aussi les rencontrer au cours de certains kystes mucoïdes, qui deviennent de véritables tumeurs malignes, et dont la malignité demeure souvent inexpliquée.

On doit aussi chercher à reconnaître quels sont les rapports de la tumeur avec le ligament large : sa mobilité, la liberté du cul-de-sac vaginal, la prise facile du kyste entre les deux mains, pendant qu'un aide abaisse l'utérus avec une pince, indiquent l'existence du pédicule.

Quand la tumeur est incluse dans le ligament large, elle est fixe, enclavée, immobile, elle fait saillie dans le cul-de-sac vaginal correspondant, déplace fortement l'utérus et reste latérale. Cependant, il peut arriver que cette inclusion, quand elle est partielle, ne puisse être reconnue.

3° Diagnostic des accidents et des complications — Nous avons déjà vu les signes par lesquels il est permis de diagnostiquer la coexistence du kyste et de la grossesse.

L'*ascite* concomitante se reconnaîtra, d'habitude, par ses signes habituels, à l'aide de la percussion et de la recherche de la fluctuation. Elle se révèle par la sensation de flot très superfi-

[1] LESORNE. *Diagnostic des kystes dermoïdes de l'ovaire*. Thèse de Paris, 1894.

cielle, la dépressibilité de la paroi abdominale qui revient avec choc sur le kyste après refoulement du liquide, l'existence du ballottement. Ces symptômes varient, du reste, avec le rapport réciproque de la quantité du liquide et du volume de la tumeur. Une recherche très attentive des signes physiques permettra, habituellement, le diagnostic.

Les *adhérences* peuvent se produire, nous l'avons déjà vu, avec la *paroi abdominale*, avec le *bassin*, avec les *viscères*. D'une manière générale, elles doivent être soupçonnées suivant la marche du néoplasme, et s'il y a eu des poussées péritonéales antérieures, ce qui n'est pas une preuve absolue, et aussi dans les très grosses tumeurs.

Les *adhérences pariétales* se reconnaissent, d'après SPENCER-WELLS, par ce fait que les changements de position de la malade, les mouvements respiratoires n'entraînent plus le déplacement du néoplasme. D'autre part, on doit rechercher s'il est facile de faire glisser la paroi abdominale sur le kyste ; de plus, les perceptions de frottements, de bruit de cuir neuf, de neige écrasée, sont regardés comme des signes d'adhérences pariétales.

Les *adhérences viscérales* sont pour ainsi dire impossibles à diagnostiquer d'une manière précise. Le kyste reste mobile, et entraîne avec lui les viscères adhérents : aussi, elles seront seulement soupçonnées s'il existe des signes antérieurs d'inflammation péritonéale, et si la tumeur est très volumineuse.

Les *adhérences pelviennes* se reconnaîtront, d'ordinaire, à l'immobilité du néoplasme, à la difficulté d'en reconnaître exactement les limites antérieures, à l'induration des culs-de-sac vaginaux.

Mais, quelle que soit la précision de ces symptômes, il arrive souvent que ce diagnostic reste à peu près impossible.

La *rupture du kyste* est parfois très difficile à diagnostiquer. Elle ne se distinguera facilement que si l'on connaissait antérieurement l'existence du kyste. Dans ce cas, surtout s'il s'agit d'une rupture intra-péritonéale, la douleur brusque, le changement soudain de la forme du ventre qui présente l'aspect et les signes physiques de l'ascite, la survenance fréquente, dans les heures qui suivent, de quelques signes de péritonite, l'évacuation de grandes quantités d'eau éclaireront le diagnostic. Si, au contraire, le chirurgien appelé à constater la rupture ne connaissait pas antérieurement l'existence du kyste, le diagnostic peut être des plus difficiles, il reste souvent impossible. Dans les cas de rupture extra-péritonéale et viscérale, l'évacuation du liquide kystique par le vagin, l'intestin ou la vessie, assurera, d'ordinaire, la reconnaissance de l'accident.

La *torsion du pédicule* est assez nette lorsque l'on connaît d'avance la présence du kyste. La production brusque de symptômes plus ou moins graves de péritonite, l'immobilisation de la tumeur jointe à son accroissement rapide, les phénomènes douloureux intenses persistant et s'accroissant, sont les signes ordinaires des torsions brusques et complètes.

Dans les formes lentes et incomplètes, le nombre et la succession des crises péritonitiques, l'accroissement du kyste permettront, d'habitude, de reconnaître la nature des accidents. Ajoutons aussi que Mouis a signalé la présence d'un souffle systolique au niveau du pédicule, signe qui a été, du reste, trouvé deux fois par Reboul et par Tédenat. Ce symptôme est des plus inconstants.

Mais, lorsque les accidents de torsion se présentent chez une malade qui portait un kyste ignoré, le diagnostic est des plus difficiles et la torsion brusque a pu être prise, parfois, pour des accidents de colique hépatique ou néphrétique, un étranglement interne, un volvulus, une appendicite, etc. Si l'on peut cependant, par l'examen local, reconnaître, pendant ces accidents, la tumeur kystique, il sera possible de reconnaître aussi la torsion pédiculaire. Rappelons enfin que cet accident peut, dans certains cas, rester complètement méconnu.

L'*hémorragie intra-kystique*, qui peut parfois être reconnue à l'aide d'une ponction, manœuvre très dangereuse, et qu'il faut savoir limiter à la simple reconnaissance de la nature du liquide, pourra ainsi mettre sur la voie du diagnostic de torsion pédiculaire, qui est une des causes les plus fréquentes de cet accident.

L'*inflammation et la suppuration* des kystes ovariques sont souvent très difficiles à affirmer. Les phénomènes que ces accidents provoquent seront, le plus fréquemment, pris pour des poussées péritonitiques. Terrier a insisté, avec raison, sur les grandes difficultés de ce diagnostic différentiel.

Enfin, les dégénérescences malignes sont d'un diagnostic très difficile et si l'étude attentive des symptômes permet d'y penser dans quelques cas, rien n'autorise une affirmation certaine. Dans son rapport au Congrès de Rouen (1904), Cerné a énuméré les signes de probabilité en faveur de la malignité des kystes. L'âge de la malade est sans grande importance, il en est de même des phénomènes douloureux. L'examen physique donne peu de renseignements ; on tiendra compte, néanmoins, des irrégularités de la tumeur, des déplacements latéraux de l'utérus, de l'induration des culs-de-sac vaginaux. L'existence de lésions pleurales n'est pas toujours un signe de malignité (Demons). L'évolution rapide du néoplasme, la présence d'ascite, l'affaiblissement rapide de l'état général sont encore les meilleurs symptômes.

§ 7. — Pronostic

Il y a quelques années encore, les kystes de l'ovaire étaient considérés comme des tumeurs bénignes, ne récidivant pas après leur ablation, et les quelques réserves que l'on faisait sur leur pronostic tenaient aux complications de torsion, de rupture, d'infection, etc. ; et aussi aux accidents cachectiques qu'ils entraînaient fatalement quand on les abandonnait à eux-mêmes.

Nous avons vu que ces tumeurs peuvent subir des dégénérescences malignes et devenir de véritables cancers susceptibles d'accroissement rapide, de propagations et de généralisations ; susceptibles aussi de récidive après leur exérèse, même complète. La fréquence de ces dégénérescences malignes a été diversement interprétée. Coux l'a signalée dans une proportion de 6 p. 100, Terrier (in Thèse Debray), de 8 p. 100, Léopold l'a observée dans 22 p. 100 des cas. Schultze, Poupinel, dans environ 27 p. 100. Au Congrès de Rouen en 1904, Cerné a apporté une statistique donnant 42 p. 100 de malignité et BARNSBY est arrivé au chiffre vraiment énorme de 56,25 p. 100. Peut-être, faut-il tenir compte de conditions régionales particulières pour expliquer ces pourcentages élevés, mais les chiffres recueillis par CERNÉ auprès de divers chirurgiens varient de 10,50 p. 100 (DUBAR), à 38,7 p. 100 (FAUCHET). Ajoutons que, dans ces cas malins, le pronostic opératoire est beaucoup plus sévère.

La connaissance de ces faits aggrave singulièrement le pronostic des kystes de l'ovaire et la règle aujourd'hui admise par tous les chirurgiens est de les traiter opératoirement le plus tôt possible, dès que leur existence est reconnue.

§ 8. — TRAITEMENT, OVARIOTOMIE

On a employé, autrefois, contre les kystes de l'ovaire un *traitement médical* qui consistait en diurétiques, diaphorétiques, préparations mercurielles diverses, ergot de seigle, etc., et qui avait la prétention de devenir curatif. Aujourd'hui, le traitement médical s'adresse non à la maladie, mais à la malade, dont il cherche à relever les forces et à assurer les fonctions digestives à l'aide de toniques et de stomachiques.

Le *traitement chirurgical* consiste en plusieurs opérations, qui sont : la ponction avec ou sans injection modificatrice, le drainage, l'électrolyse et l'ablation du kyste ou ovariotomie.

L'*électrolyse* conseillée autrefois par MUNDÉ est à la fois inutile et dangereuse. Elle est justement abandonnée.

Le *drainage* est un expédient qu'il convient parfois d'employer dans quelques cas particuliers : nous y reviendrons en étudiant les ovariotomies incomplètes.

La *ponction* peut être exploratrice, curative, palliative. La ponction exploratrice est une manœuvre souvent dangereuse, qui doit être réduite à certains cas exceptionnels, et employée très rarement. Malgré toutes les précautions antiseptiques, elle peut être l'origine d'accidents nombreux, dont les plus importants sont l'infection du kyste et la production de poussées de péritonite adhésive. Il est donc indiqué de l'éviter le plus possible.

La ponction palliative, qui a été longtemps, avant la vulgarisation de l'ovariotomie, le traitement de choix des grands kystes de l'ovaire, devait être répétée toutes les fois que les phénomènes de compression par sus-distension du kyste l'indiquaient. Malgré toutes les précautions d'une antisepsie minutieuse, et en dehors des phénomènes d'infection toujours possible, elle peut amener, par les changements brusques qu'elle occasionne dans la tumeur kystique, des accidents sérieux tels que les hémorragies intra-kystiques et les torsions pédiculaires. Elle doit être regardée aujourd'hui comme un expédient exceptionnel, pour pouvoir, dans les cas inopérables, atténuer les souffrances des malades et prolonger leurs jours.

Dans certains cas de kystes paraovariques simples, la ponction a été considérée, à une certaine époque, comme une méthode curative. On a, il est vrai, obtenu ainsi quelques opérations par cette méthode, préconisée, autrefois, par Panas. Mais la fréquence des récidives après les ponctions, le danger des guérisons kystiques, la possibilité des métastases dans les cas où l'on rencontre un kyste papillaire presque impossible à diagnostiquer auparavant, ont fait abandonner cette opération, souvent beaucoup plus dangereuse aujourd'hui qu'une ovariotomie simple.

Nous ne parlons ici que de la ponction par la paroi abdominale. Quant aux ponctions par le vagin ou par le rectum (Tavignot), ce sont de très mauvaises opérations, justement abandonnées de nos jours.

Nous ne citerons aussi, que pour mémoire, la ponction avec injection iodée employée et préconisée par Boinet. Cette méthode, souvent dangereuse et beaucoup plus que l'ovariotomie, est actuellement délaissée, à juste titre.

L'*ovariotomie*, ou extirpation des kystes de l'ovaire, constitue le seul traitement rationnel de ces tumeurs : elle est aujourd'hui universellement adoptée, à condition d'être appliquée en obéissant à certaines indications et contre-indications.

1° Historique de l'ovariotomie. — L'idée de traiter par une opération les kystes de l'ovaire avait été émise, vers la fin du XVIIIᵉ siècle, par certains chirurgiens tels que Le Dran,

Morand, etc. Mais, la première opération a été faite en Amérique, par Mac Dowell, en 1809, et cette tentative fut suivie de plusieurs autres ; sur 13 ovariotomies qu'il fit jusqu'en 1830, date de sa mort, il eut 8 succès. Sa conduite fut bientôt imitée par Nathan Smith, Alban Smith, Dzondi, Atlee, Dunlop, etc. On peut donc affirmer que c'est aux chirurgiens américains que nous devons l'ovariotomie.

Cette pratique ne tarda pas à être suivie dans d'autres pays, principalement en Angleterre, par Lizars, Granville (1823 à 1827, etc.), et, après une période d'insuccès, l'opération fut reprise et vulgarisée par Dickson, Bird, Hawkins et surtout Ch. Clay, Walsh, Jeafferson, Baker-Brown et enfin par Spencer-Wells dont la carrière commença en 1858.

En Allemagne, après la tentative malheureuse de Chrysmar (d'Isny) 1819, puis quelques opérations isolées, comme celle de Stelling, nous voyons l'ovariotomie reprise par Kiwish, Langenbeck, Dieffenbach, Scanzoni, etc., mais avec des résultats peu encourageants. Ce n'est guère qu'après 1860, que l'ablation des kystes de l'ovaire devint une opération admise et acceptée dans ce pays.

En France, au contraire, l'ovariotomie a été très longue à prendre droit de cité. Les premiers opérateurs furent deux médecins de province, Woyerkowsky de Quingez (Doubs) en 1844, Vaullégéard, en 1847, qui firent deux ovariotomies avec succès. Les autres opérateurs Maisonneuve, Jobert (de Lamballe) éprouvèrent une série de revers. Aussi Giraldes, en 1844, Velpeau, en 1847, se prononçaient énergiquement contre l'ovariotomie, que l'Académie de médecine condamna formellement en 1856, malgré la protestation de Gazeaux. Ce n'est qu'en 1862, après un voyage en Angleterre de Nélaton, que Demarquay, Kœberlé, Nélaton, Péan et Boinet, firent, de nouveau, une série d'opérations, dont la plupart avec succès. C'est à ces chirurgiens que l'on doit la vulgarisation de l'ovariotomie dans notre pays.

A partir de l'apparition de la méthode antiseptique, cette opération devint véritablement courante, et fut pratiquée, progressivement, par tous les chirurgiens. Grâce à cette révolution et aux perfectionnements de la technique, elle donne aujourd'hui les résultats les plus satisfaisants.

Le court historique qui précède m'a paru nécessaire, car c'est l'histoire même de la chirurgie abdominale, dont l'ovariotomie a été, pour ainsi dire, l'initiatrice et qui n'a pu prendre son essor que par les progrès de cette opération.

2° Indications et contre-indications. — Il n'y a pas encore bien longtemps, en 1879, on croyait, ainsi que le disait S. Duplay, que l'ovariotomie n'était indiquée que lorsque le kyste devenait gênant par son volume, ou constituait un danger pour l'existence, par les compressions ou les accidents qu'il occasionnait. Aujourd'hui, grâce aux progrès de la chirurgie, tous les chirurgiens ont admis le précepte formulé par Lawson-Tait : tout kyste de l'ovaire doit être enlevé, dès que son existence est reconnue. L'opération faite le plus tôt possible, pour une maladie dont l'intervention chirurgicale est le seul mode de guérison, a l'avantage d'être d'une bénignité plus grande quand la tumeur est encore petite, dépourvue d'adhérences et de complications, et qu'elle n'a pas encore retenti sur la santé générale. En agissant ainsi, on évite la possibilité des accidents ultérieurs tels que la torsion du pédicule, les ruptures, les inflammations et suppurations et surtout la chance des dégénérescences malignes.

L'âge du sujet ne peut être considéré comme une contre-indication. Il existe, en effet, un grand nombre d'ovariotomies faites dans le premier âge depuis un an (Sant'anna), vingt mois (Boehmer), quatre ans (Schwartz), etc., la plupart avec succès. Cependant, l'opération paraît un peu plus grave dans le premier âge, et il peut être avantageux de savoir attendre un peu.

La vieillesse n'est pas non plus une contre-indication absolue, puisqu'on a obtenu des succès à soixante-quinze ans (Josephson), soixante-dix-sept ans (Terrier), quatre-vingts ans (Owen), quatre-vingt-deux ans (Homans).

Il faut, cependant, se souvenir que la laparotomie est plus grave au delà de soixante-cinq ans, et éviter à cet âge les inconvénients du décubitus prolongé (congestions pulmonaires, eschares sacrées, etc.).

Il faudra aussi, quel que soit l'âge de la malade, obéir à certaines contre-indications générales communes à toutes les opérations abdominales telles que les maladies générales graves, les affections pulmonaires et cardiaques, les affections des reins, du foie, etc.

Du côté de la tumeur, l'existence des complications ne doit pas être considérée comme une contre-indication. Les adhérences, même les plus étendues, constituent une difficulté, non un empêchement et, d'ailleurs, lorsque par le nombre et leur étendue, elles rendent l'extirpation totale impossible, on peut, avec avantage, avoir recours à l'ovariotomie incomplète.

La plupart des accidents intra-kystiques : hémorragie, rupture, torsion du pédicule, inflammation, constituent, au contraire, le plus souvent, des indications opératoires urgentes.

Il en est de même de la coexistence d'autres tumeurs, et en particulier des fibromes utérins.

Les propagations péritonéales bénignes, avec ou sans ascite, respectées autrefois par les ovariotomistes, ne doivent plus être considérées comme une contre-indication opératoire. L'ablation, même incomplète des masses néoplasiques, a été suivie, dans nombre de cas, de longues guérisons. Pozzi compare ces résultats à ceux que l'on obtient par la laparotomie dans la péritonite tuberculeuse.

La dégénérescence maligne ne devient une contre-indication que lorsqu'il y a des signes très nets de généralisation cancéreuse ou de cachexie avancée. Dans le cas contraire, l'opération doit être tentée. Si le cancer est resté limité à l'ovaire et que la tumeur soit libre d'adhérences, on a des chances de voir la malade rester guérie pendant de longues années. Sur 86 cas, Coux a vu 19,5 p. 100 de guérisons après un an, 5 de ces cas étaient encore guéris après trois ans. Dans le cas où la tumeur a contracté des adhérences viscérales, dans les cas où elle est rompue dans le péritoine, le pronostic opératoire est très sombre et la récidive presque la règle (Barnsby).

Enfin, quel parti faut-il prendre dans les cas de kyste accompagné de grossesse ? On peut avoir à agir soit pendant la grossesse, soit pendant le travail.

Pendant la grossesse, si le kyste est petit, pelvien, enclavé, il sera certainement un obstacle au travail ; s'il est volumineux, abdominal, il peut gêner l'évolution de la grossesse.

Il faut repousser les moyens préconisés autrefois, l'*avortement* ou l'*accouchement provoqués*, et pratiquer l'*ovariotomie*. SPENCER-WELLS dès 1877, THORNTON, TERRILLON, FLAISCHLEN, etc., ont

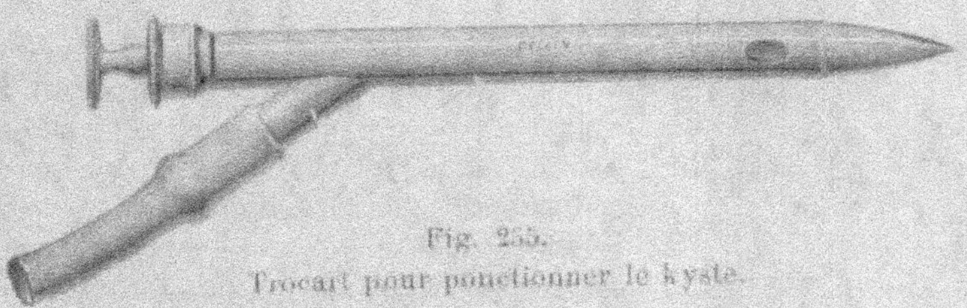

Fig. 255.
Trocart pour ponctionner le kyste.

défendu cette pratique, aujourd'hui à peu près complètement adoptée, grâce à la simplicité de l'ovariotomie et à ses bons résultats. D'habitude, la grossesse continue son cours après l'opération ; l'avortement se produit, cependant, dans 20 p. 100 des cas (OLSHAUSEN).

Pendant le travail, si le kyste est une cause de dystocie, on peut en pratiquer le refoulement ou la ponction. Si ces moyens ne suffisent pas à permettre la sortie de l'enfant, POZZI et SEGOND n'hésitent pas à conseiller l'ovariotomie. Lorsque celle-ci sera impossible, il y aura lieu de pratiquer l'opération césarienne ou l'opération de PORRO.

3° Technique de l'ovariotomie. — Quand il s'agit d'un kyste simple sans adhérences et pédiculé, l'opération est des plus simples, et peut être considérée comme l'ovariotomie typique.

Premier temps. — La malade, ayant subi toutes les préparations antiseptiques ordinaires, communes à toutes les laparotomies, est placée dans le décubitus dorsal et anesthésiée.

L'incision se pratique sur la ligne médiane, dans la région sous-ombilicale, de manière à inciser la ligne blanche. Le péritoine doit être saisi et incisé sur une longueur de 10 à 12 centimètres environ.

La grandeur de l'incision pourra être ultérieurement augmentée si elle est insuffisante.

Deuxième temps. — Le péritoine ouvert, le liquide ascitique s'écoule, s'il y en a, et la tumeur apparaît sous l'aspect d'une masse arrondie, plus ou moins régulière, d'un blanc bleuâtre, brillante, et plus ou moins nettement vascularisée. On la reconnaît, et, après avoir recherché une partie fluctuante, on pratique à ce niveau une ponction, avec un trocart ordinairement assez gros. Ce n'est que lorsque le liquide colloïde est très épais et ne coule pas qu'il faut ajouter à la simple ponction une aspiration nécessaire pour assurer l'évacuation de la poche ponctionnée. On peut être amené à ponctionner plusieurs poches séparées pour obtenir une diminution suffisante de la tumeur. Enfin, certains chirurgiens, au lieu de ponctionner la poche, l'incisent d'un coup de bistouri, en l'entraînant le plus possible au dehors pour produire

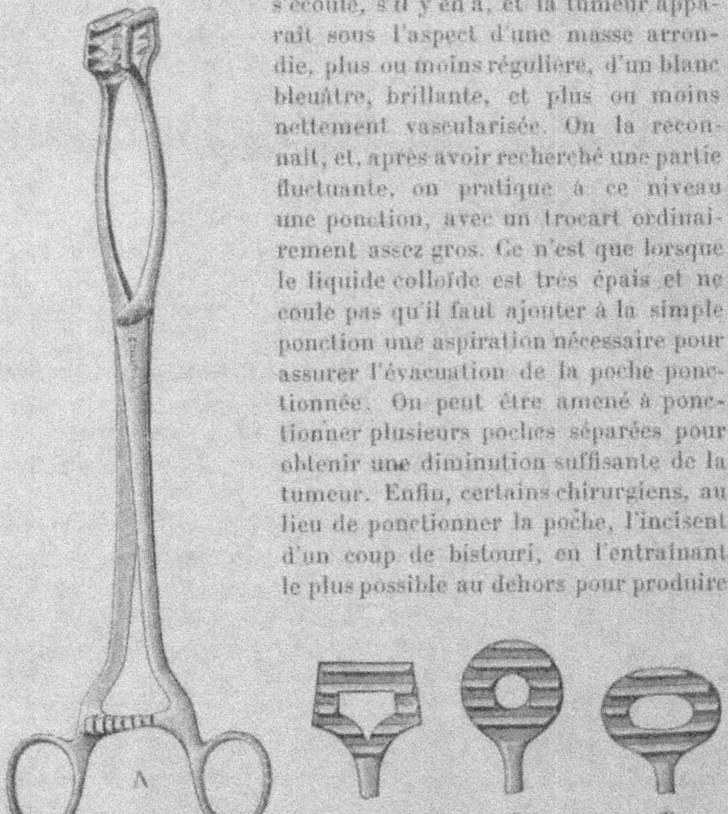

Fig. 256.

A, B, pinces à kystes de Péan. — C et D, pinces de Nélaton ronde et ovale.

une évacuation extérieure du liquide, en évitant qu'il ne souille ni la plaie ni le péritoine.

A mesure que la tumeur se vide, la poche se plisse ; on saisit

alors la paroi avec une ou plusieurs pinces à kyste, fermant
solidement le point ponctionné. Souvent aussi, quand il s'agit
d'un petit kyste, capable de passer à travers l'incision abdomi-

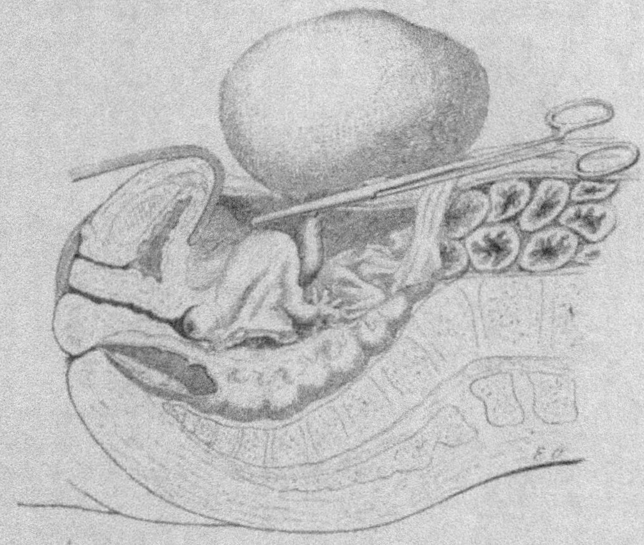

Fig. 257.

Prise du pédicule du kyste dans l'ovariotomie, il sera tranché d'un
coup de ciseau entre la pince et le kyste.

nale sans qu'on amoindrisse son volume, on peut éviter de faire
la ponction.

Troisième temps. — Le troisième temps consiste dans l'extraction de la poche, qu'il est facile d'amener au dehors par des tractions douces et continues, en évitant toute secousse, toute déchirure, pendant qu'un aide maintient, avec les mains, la paroi
abdominale en appliquant les lèvres de la plaie contre la
tumeur pour éviter, en même temps, l'issue au dehors des anses
intestinales.

Lorsque le kyste est ainsi sorti de l'abdomen, ce qui est facile
quand il est libre de toute adhérence, on examine le pédicule,
on l'étale, on le détord s'il est tordu, et, après l'avoir solidement

saisi avec une pince à pédicule, en s'assurant bien qu'on ne saisit que lui, on le sectionne au ciseau avant d'en faire la ligature. Certains chirurgiens en cautérisent la tranche de section au thermo-cautère. Le pédicule est étreint suivant son volume avec une ou plusieurs ligatures en chaîne, solidement lié, et rentré dans la cavité abdominale.

Ce traitement intra-péritonéal du pédicule est actuellement universellement adopté, depuis 1880 environ. Nous n'insisterons donc pas sur les moyens employés pour faire le traitement extra-péritonéal qui n'est plus usité aujourd'hui.

Quatrième temps. — La tumeur enlevée, le chirurgien procédera à la toilette péritonéale, qui ne sera véritablement utile que s'il est tombé du sang ou du liquide kystique dans sa cavité, ou bien s'il existe de l'ascite. Ce n'est que lorsque l'on craindra d'avoir infecté le péritoine qu'il y aura lieu d'avoir recours au drainage abdominal.

Avant de refermer le ventre, le chirurgien devra toujours examiner l'ovaire du côté opposé afin de l'enlever s'il est atteint de lésions inflammatoires suffisantes ou d'un néoplasme méconnu cliniquement. Dans le cas de tumeur à apparence maligne, cette ablation de l'ovaire du côté opposé doit être considérée comme une règle.

Cinquième temps. — L'opération terminée, il ne reste plus qu'à suturer les parois abdominales à l'aide d'un des nombreux procédés usités. Pour ma part, je conseille la suture à trois étages à laquelle je suis resté fidèle et qui me donne d'excellents résultats.

4° Complications opératoires. — L'opération très simple que nous venons de décrire est souvent rendue plus difficile par l'existence de complications, ou de dispositions particulières telles que les *adhérences* et les *inclusions*.

a. *Adhérences.* — Les adhérences peuvent être établies avec la paroi abdominale, l'épiploon, l'intestin, les autres viscères ou la paroi pelvienne.

Quand elles sont molles et récentes, on les rompt très facilement avec le doigt et le petit écoulement de sang auquel elles peuvent donner lieu est absolument négligeable. Mais si elles se montrent solides, et organisées, la ligne de conduite doit être différente, et elles produisent, si souvent, des lésions complexes et très étendues qu'elles arrivent à constituer l'une des plus grosses difficultés de l'opération.

Pour les adhérences avec la paroi abdominale, on les déchire si cela est possible, quitte à saisir et à lier séparément les brides saignantes. Celles qui sont plus résistantes seront sectionnées entre deux pinces à forcipressure, et liées séparément.

Les adhérences avec l'épiploon seront saisies et liées comme les précédentes. Si elles paraissent trop étendues ou trop intimes, on réséque les parties trop adhérentes après les avoir pédiculisées et liées. Il est bon de toucher la section au thermocautère.

Les adhérences viscérales et intestinales, en particulier, se détacheront facilement, si elles sont molles et friables. Elles méritent une attention spéciale pour peu qu'elles soient résistantes et vasculaires. Il sera indiqué de les saisir avec deux pinces et de les inciser dans leur intervalle, en les liant isolément, à une certaine distance de la paroi intestinale, s'il est possible. Si, dans la dissection des adhérences, l'intestin est légèrement dépouillé de sa séreuse et saigne, il sera nécessaire de reconstituer la paroi avec un ou deux points de catgut très fin.

Lorsque les adhérences sont très intimes et que leur dissection paraît dangereuse pour l'intégrité de la paroi intestinale, il vaudra mieux, pour éviter toute blessure, laisser adhérer à l'intestin une mince couche de la paroi kystique, que l'on aura soin de désinfecter soigneusement.

Quant aux adhérences vésicales, il faudra les disséquer avec une grande attention pour éviter la déchirure toujours facile de la paroi vésicale peu résistante.

Si celle-ci se produisait, il faudrait, soit lier le point saignant au catgut, soit fermer la déchirure avec quelques points de catgut fin, en faisant une suture à deux étages.

b. *Marsupialisation.* — Dans certains cas, les adhérences avec les parois, ou bien avec les viscères sont tellement étendues, tellement intimes, que leur dissection devient parfois impossible, et toujours très dangereuse. Aussi, dans ces circonstances, le chirurgien sera souvent obligé de se contenter de pratiquer une *ovariotomie incomplète*. Pour l'exécuter, l'opérateur, après avoir réséqué toutes les parties de la poche qu'il est capable d'isoler, en fixe les parois à la paroi abdominale, à l'aide de deux séries

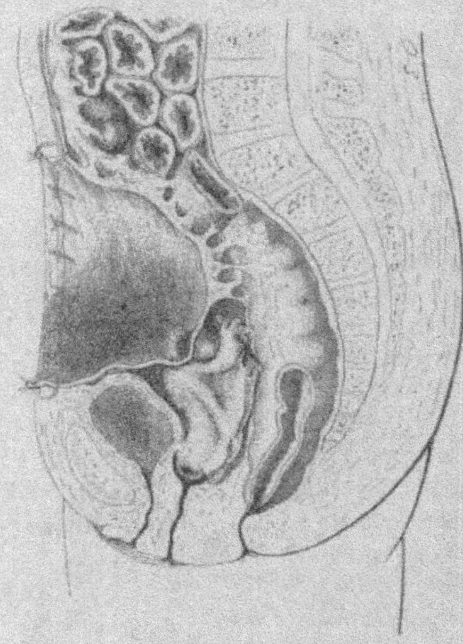

Fig. 258.
Marsupialisation d'un kyste inextirpable.

de sutures. La première comprend la poche kystique et toute l'épaisseur de la paroi abdominale à 2 centimètres du bord de la plaie, elle est faite à points séparés, avec du catgut fort ou de la soie ; la deuxième affronte exactement les bords de l'ouverture du kyste à ceux de la peau.

Le kyste ainsi fixé, après la fermeture de la partie supérieure de la plaie, constitue une cavité ouverte que l'on bourre de gaze aseptique et qui va lentement suppurer, bourgeonner et se fermer.

Cette opération prend le nom de *marsupialisation*, par comparaison de la cavité kystique avec la poche abdominale des marsupiaux.

Cette méthode n'est qu'un expédient opératoire. Elle a été préconisée par Ch. CLAY, SPENCER WELS, PÉAN, TERRIER et elle est aujourd'hui acceptée, universellement, comme pis aller. Applicable et avantageuse surtout dans les kystes uniloculaires, elle permet d'obtenir la guérison ultérieure dans des cas inopérables par les moyens ordinaires. Elle a l'inconvénient d'exposer les malades à une longue suppuration avec tous les accidents septiques que celle-ci est susceptible de provoquer. Dans les kystes malins, elle n'assure pas toujours la guérison, car on a vu des néoplasmes malins secondaires se produire sur les bords de la plaie.

Dans un cas, j'ai vu un kyste bénin se reproduire dans les débris d'un néoplasme semblable marsupialisé huit ans auparavant.

Enfin, elle n'est pas sans danger, puisque d'après une statistique empruntée à SPENCER WELLS et à PÉAN elle a donné 21 cas de morts sur 66 opérations (LEGUEU).

Quelquefois, cependant, elle donne des guérisons durables et définitives, mais la cicatrisation de la poche est toujours très longue et peut demander des mois et des années. Il est souvent nécessaire de cautériser violemment la surface interne du kyste, pour en détruire l'épithélium mucoïde qui continue de sécréter du liquide kystique et pour amener la suppuration de la paroi.

Enfin, CONDAMIN a préconisé, dans certains cas, l'ablation secondaire tardive des kystes marsupialisés, dont, par la rétraction cicatricielle, les adhérences se pédiculiseraient et s'allongeraient au point de rendre la dissection de la poche possible.

Lorsque le kyste est inclus dans le ligament large, qu'il s'agisse d'un kyste ovarique ou d'un kyste para-ovarien, l'énucléation de la poche peut constituer un temps très difficile. Lorsque cette dissection paraîtra trop dangereuse, on pourra être obligé aussi de pratiquer la marsupialisation.

c. *Inclusion*. — Pour énucléer ces kystes inclus, une fois le ventre ouvert et la tumeur soigneusement explorée, on incise, sur la partie la plus saillante du kyste, le feuillet du ligament large le plus accessible, en repérant avec soin, avec des pinces, les lèvres de l'incision. On arrive, alors, à trouver, avec le doigt, dans le tissu cellulaire, le plan de clivage le plus facile, et l'on parvient à disséquer, plus ou moins facilement et complètement, la tumeur kystique avec le doigt, en rompant toutes les adhérences cellulo-vasculaires qu'il faut saisir avec des pinces et lier avec le plus grand soin. Il est nécessaire de pratiquer, dans ce cas, une hémostase soignée et complète.

La large cavité qui résulte de la dissection du ligament large doit être fermée par un capitonnage au catgut. Chez une opérée, Eugène Monod a réséqué, avec avantage, la plus grande partie de ces lambeaux flottants, en se bornant à réunir les bases des deux feuillets par un surjet au catgut. Ce n'est que quand ce kyste inclus aura formé avec les viscères pelviens des adhérences inextricables qu'il sera nécessaire de le marsupialiser.

Dans les kystes rétro-péritonéaux la décortication de la tumeur, qui, le plus souvent, a dédoublé l'un des mésocolons et parfois le mésentère, est rendue plus difficile par les rapports qu'elle affecte avec la portion de l'intestin dont elle s'est coiffée: elle expose à une hémorrhagie souvent redoutable. Il faut inciser seulement l'un des feuillets séreux, le plus loin possible de l'intestin, pour éviter de détruire trop de vaisseaux, ce qui risque de compromettre la vitalité de l'anse intestinale décollée. Dans un cas, où cette anse était séparée de ses vaisseaux, Bérard et Petit ont été obligés d'en pratiquer l'entérectomie (Congrès de chirurgie, 1905). Nous pensons qu'il faut faire tous ses efforts pour éviter cette résection intestinale qui aggrave beaucoup une ovariotomie déjà grave.

Dans ce cas d'ailleurs et dans un certain nombre d'autres, les chirurgiens ont cru devoir compléter l'ovariotomie par une hystérectomie totale ou subtotale. L'hystérectomie comme complément de l'ovariotomie a déjà été étudiée par nombre d'auteurs : Quénu et Longuet (1900). Ranson (*Th. Paris*, 1901), Delaunay (Congrès de chirurgie, 1901), Oui. Lenormand (Annales de Gynécologie, 1905), etc. Il résulte de ces travaux que l'hystérectomie paraît indiquée dans les cas suivants : 1° quand avec le kyste coexiste une tumeur utérine (fibrome, cancers, kystes végétants propagés à l'utérus) ; 2° dans les kystes intraligamentaires adhérents à l'utérus et dans les kystes rétro-péritonéaux ; 3° dans les kystes à pédicules larges et très courts dont l'ablation laisse une dénudation étendue de l'utérus ; 4° dans les kystes ovariques bilatéraux, surtout quand il s'agit de kystes papillaires ou de tumeurs à allures malignes.

5° Accidents de l'ovariotomie. — L'ovariotomie peut donner lieu à un certain nombre d'accidents dont les uns sont communs à toutes les laparotomies : ce sont les *hémorragies secondaires*, la *péritonite*, la *septicémie péritonéale*, le *schock*. Nous avons déjà décrit ces complications de la laparotomie (voy. p. 630), il nous suffira de les énumérer ici ; car leurs phénomènes cliniques n'ont rien de spécial à la suite de l'ovariotomie.

Mais il est certaines complications, plus fréquentes peut-être après l'ovariotomie, et au premier rang desquelles il faut placer *l'occlusion intestinale*, véritable, avec obstacle au cours des matières. Il faut savoir la distinguer des pseudo-occlusions par paralysie intestinale, avec météorisme, et absence d'évacuation des gaz par l'anus, qui ne sont le plus souvent que les premiers symptômes de la septicémie péritonéale.

Aux causes ordinaires de l'occlusion après la laparotomie, brides, adhérences, volvulus, etc., s'ajoute, d'après ADENOT et LEGUEU[1] une cause nouvelle d'occlusion par coudure de l'angle colique gauche. Cette coudure est due à la chute brusque du côlon transverse qui, n'étant plus soutenu par le kyste ovarique, tend à tomber vers les parties inférieures de l'abdomen.

La production de l'occlusion intestinale devient une indication d'intervention immédiate. Il faut rouvrir le ventre et aller à la recherche de l'obstacle : la rapidité de l'intervention est une des conditions du succès.

[1] LEGUEU, *Gaz. des hôpitaux*, 23 nov. 1895.

Enfin, parmi les autres complications de l'ovariotomie, nous devons citer la *phlébite* qui est grave, surtout parce qu'elle peut devenir la cause d'une mort subite par embolie pulmonaire ; l'*urémie*, qui est la conséquence des lésions antérieures de l'appareil rénal, qu'il faudra toujours rechercher avec soin ; les *suppurations profondes* au niveau du pédicule qui peuvent forcer le chirurgien à une ouverture des culs-de-sac vaginaux ou à aller à la recherche du pus par la paroi abdominale ; enfin les *parotidites*, complications tardives, assez rares, qui dénotent toujours un certain degré de septicémie.

Il faut enfin signaler le *tétanos*, complication relativement fréquente de l'ovariotomie, puisque HEGAR et KALTENBACH en ont réuni 29 observations. Je ne parle que pour mémoire des *suppurations tardives* de la paroi qui peuvent s'observer dans toutes les laparotomies et ne présentent, d'habitude, aucune gravité. Ces complications infectieuses sont, aujourd'hui, de plus en plus rares.

6° Ovariotomie vaginale. — L'ovariotomie par la voie vaginale a été usitée quelquefois, pour l'extirpation des kystes ovariques et surtout des kystes de petit volume. Pratiquée par r'ATLÉE, puis par BATTEY, en 1860, elle a été employée par PICQUÉ, BOUILLY, RICHELOT, LAROYENNE et CONDAMIN, FEHLING, BRAUN, etc.

Lorsque le kyste est pelvien, petit, et qu'il fait saillie vers un des culs-de-sac vaginaux, on peut, à son niveau, inciser la paroi vaginale, saisir le kyste, le ponctionner et arriver à l'extirper par le vagin. La ligature de son pédicule, parfois assez aisée, peut, dans certains cas, être très difficile et certains chirurgiens ont dû se contenter d'y laisser, pendant quarante-huit heures, une pince à demeure.

L'ovariotomie vaginale est une méthode d'exception, que nous nous bornerons à signaler en passant, et qui sera, de plus en plus, remplacée par l'ovariotomie abdominale, opération de choix pour le traitement des kystes de l'ovaire.

7° Gravité de l'ovariotomie. — Il est difficile d'arriver à apprécier très exactement la gravité réelle de l'ovariotomie, car la technique opératoire s'est beaucoup perfectionnée depuis quelques années et on ne peut tenir un compte exact des statistiques déjà un peu anciennes. Celles de Schrœder avec 12 p. 100 de mort, de Lawson Tait qui a 9,2 p. 100 de mortalité dans sa première série, et 7,3 p. 100 dans sa seconde, de Terrier qui a 18 p. 100 de léthalité dans ses premières 200 ovariotomies, de Terrillon avec 8,6 p. 100, sont déjà un peu anciennes.

Une des meilleures statistiques est celle de Doran qui présente 4 p. 100 de mortalité, et il est difficile d'obtenir des résultats beaucoup supérieurs.

Parmi les morts opératoires, ainsi que le fait remarquer Hofmeier, le plus grand nombre des cas revient aux kystes malins ; les statistiques recueillies par Crané aboutissent au même résultat.

En dehors de ces cas malins, l'ovariotomie pour kyste ovarique est devenue, de nos jours, une opération relativement bénigne.

8° Suites éloignées de l'opération. — Après l'ovariotomie pour kystes bénins, il est habituel de voir les malades rester définitivement guéries, sans présenter aucun trouble fonctionnel important.

Lorsque l'on a conservé totalement ou même partiellement l'autre ovaire, les femmes continuent à être réglées, et sont susceptibles d'être fécondées.

Si, au contraire, l'ovariotomie est double, la menstruation est complètement supprimée et, parfois, les malades présentent les troubles fonctionnels de la ménopause artificielle : bouffées de chaleur, poussées congestives de la face, atrophie des seins, embonpoint exagéré, etc. Il faut noter, cependant, que ces troubles sont beaucoup moins marqués après l'ovariotomie double, qu'après les castrations ovariennes faites pour les lésions inflammatoires des annexes ; cela tient peut-être à ce que l'ovaire était déjà détruit et, par conséquent supprimé, par le développement de la tumeur kystique. On a, quelquefois, observé, à la suite de l'ovariotomie, des troubles mentaux graves sous forme de manie aiguë ou lypémanie ; ces complications se montrent principalement chez des femmes névropathes ou à antécédents héréditaires.

Enfin, dans certains cas, on peut, à une époque plus ou moins éloignée, voir la tumeur récidiver. Quelquefois la récidive se fait dans l'autre ovaire : on peut alors se demander s'il n'existait pas déjà des lésions méconnues, au moment de la première intervention.

Une deuxième intervention est alors indiquée, et elle est ordinairement suivie d'une guérison définitive.

Après l'ablation des kystes dégénérés, la récidive est fréquente ; elle est presque la règle quand la tumeur a dépassé les limites de l'ovaire et s'étend aux organes voisins ou bien quand le kyste est rompu spontanément ou pendant l'intervention.

Cette récidive se fait sur place ou à distance. Les tumeurs secondaires peuvent se montrer au niveau du pédicule, dans le péritoine, dans la plaie abdominale, ou bien encore dans la plèvre, le poumon, les ganglions du médiastin, les ganglions axillaires (SECOND). L'évolution de ces tumeurs secondaires est en général très rapide.

Le plus grand nombre des récidives dans les kystes à végétations exogènes ou dans les kystes rompus, la fréquence relative des récidives pariétales, font songer à une véritable greffe maligne spontanée ou opératoire. Il en résulte pour le chirurgien la règle de conduite suivante : opérer vite, sans effraction, en protégeant le péritoine et la peau abdominale contre le contact des éléments du kyste.

ARTICLE II

TUMEURS VÉGÉTANTES DE L'OVAIRE

1° Anatomie pathologique. — L'histoire des tumeurs végétantes ou papillaires de l'ovaire appartient en partie aux kystes de l'ovaire, en partie aux tumeurs solides. Les tumeurs végétantes sont parfois franchement kystiques, d'autres fois, les kystes n'apparaissent qu'au microscope. Une variété rare est constituée par une légère hypertrophie de l'organe dont la surface est verruqueuse (GUSSEROW, COBLENTZ, POZZI, PATTON).

Les végétations, très variables comme forme, volume, couleur, etc., sont composées d'un axe de tissu conjonctif recouvert

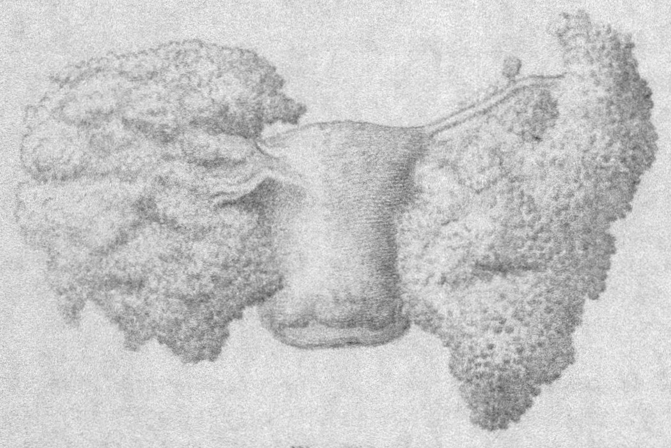

Fig. 269.
Tumeur papillaire des deux ovaires recouvrant la totalité des ligaments larges (DORAN).

d'un épithélium. L'*épithélium* se présente sous deux aspects : ou bien il forme une seule couche de cellules cylindriques (épithélium typique), ou bien il est polymorphe, stratifié (épithélium atypique).

Les tumeurs végétantes évoluent donc dans deux sens différents, formant ainsi deux grandes variétés (PFANNENSTIEL) : *l'adénome papillaire simple* et *l'adéno-carcinome*.

« Il s'agit donc là de tumeurs d'origine épithéliale, dont les transformations successives modifient le type primitif suivant les données connues de l'évolution des tumeurs épithéliales » (LABADIE-LAGRAVE et LEGUEU).

Le plus souvent bilatérales, contractant rapidement des adhérences avec les tissus et organes voisins, elles s'accompagnent, ordinairement, d'une ascite plus ou moins abondante, dont le liquide est séreux ou hématique.

Les végétations se greffent sur la surface péritonéale et peuvent se propager à tout l'abdomen. L'infection à distance, les métastases ne se produisent que dans les formes malignes des tumeurs végétantes.

2° Signes et diagnostic. — L'*ascite* est souvent le premier symptôme, et, parfois, elle est abondante au point de masquer les caractères de la tumeur, et de nécessiter la *paracentèse*.

Les tumeurs forment des masses irrégulières, peu mobiles, variables comme volume, dures ou parfois mollasses, dépressibles (PÉAN), étendues à tout le petit bassin, enclavant l'utérus, et généralement peu douloureuses au toucher. C'est sur ces caractères qu'est basé le *diagnostic*. La *péritonite tuberculeuse* est parfois facile à confondre avec ces néoplasmes ; le diagnostic reposera sur la constatation d'une tumeur véritable.

3° Marche et pronostic. — On peut distinguer des tumeurs bénignes, *adénome papillaire simple*, et des tumeurs malignes, *adéno-carcinome*. Les unes peuvent guérir, même après ablation incomplète des greffes péritonéales. Les secondes se comportent comme un véritable cancer, à marche rapide ; leur durée varie entre cinq mois et un an (LABADIE-LAGRAVE et LEGUEU), elles récidivent rapidement après leur ablation.

4° Traitement. — Le seul traitement est l'extirpation aussi précoce et aussi complète que possible. Même dans les cas d'ablation incomplète, quand il y a des greffes péritonéales, on a obtenu des guérisons (NICAISE, POZZI, COBLENTZ, etc.), dans les formes bénignes de la tumeur végétante.

Les manœuvres opératoires sont ordinairement délicates, et parfois il est impossible de les mener à bien, à cause des adhérences étendues ou de l'infiltration du néoplasme aux organes voisins. Il est cependant absolument nécessaire d'arriver à enlever complètement ces tumeurs papillaires, parce qu'on ne peut reconnaître à l'œil nu si on a affaire à des papillomes bénins ou à des formes malignes et que l'on ne peut savoir, d'avance, quel est l'avenir des greffes et des parcelles laissées en place.

Dans ces cas trop complexes, il vaut mieux s'en tenir à la laparotomie exploratrice et refermer le ventre.

ARTICLE III

TUMEURS SOLIDES DE L'OVAIRE

1° Étiologie et anatomie pathologique. — A l'exemple de la plupart des classiques, nous étudierons, sous le nom de tumeurs solides de l'ovaire, les *fibromes*, les *sarcomes*, les *endothéliomes* et les *épithéliomes*.

a. *Fibromes*. — Les fibromes de l'ovaire sont des tumeurs peu fréquentes ; elles se rencontrent le plus souvent à l'âge moyen de la vie génitale, mais on en a observé, exceptionnellement, chez l'enfant (Léopold), et chez les vieilles femmes (Lexdet, Terrier). Les causes de ces tumeurs sont absolument inconnues.

Leur volume est ordinairement celui d'un œuf, d'une mandarine ou du poing, mais il peut devenir beaucoup plus grand. La tumeur pesait 4 kilogrammes dans un cas de Picqué, 9 kilogrammes dans un fait de Pascal, 39 kilogrammes dans une observation de Spiegelberg.

Le plus souvent, le fibrome n'intéresse qu'un seul ovaire (Picqué, Dartigues), mais il peut envahir les deux (Chaput et Morelv, Warens). Il forme une tumeur plus ou moins arrondie, tantôt unie et lisse, tantôt irrégulièrement bosselée ou lobée, de coloration rosée ou gris blanchâtre.

La situation des fibromes varie avec leur volume : ils sont tantôt pelviens, prolabant dans le Douglas, par exemple ; tantôt abdominaux, et ils sont alors très mobiles. Ils peuvent enfin dédoubler le ligament large et s'y enclaver (Dartigues). Ils sont pédiculés mais la trompe ne fait pas partie du pédicule comme dans les kystes de l'ovaire. Le pédicule, le plus souvent frêle et mince, peut être épais et charnu ; il est susceptible de *se tordre*.

Les fibromes de l'ovaire peuvent subir des transformations, *ossification*, *calcification* ; ou dégénérer en *fibro-sarcome* ; ils peuvent aussi *s'enflammer* et *suppurer*. L'ascite est aussi fréquente.

mais elle apparaît tardivement. Elle peut devenir très abondante.

Au point de vue histologique, il existe des *fibromes purs*, des *fibro-myomes* à fibres lisses et même à fibres striées, des *fibromes des corps jaunes*, et enfin des *fibromes caverneux*.

Les fibro-myomes sont beaucoup plus fréquents que les fibromes purs. Les fibromes des corps jaunes (ROKITANSKY), ont

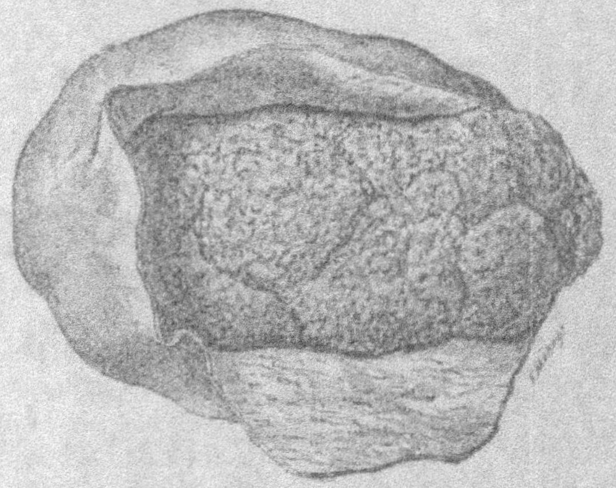

Fig. 260.

Fibrome kystique de l'ovaire d'après une pièce de CH. NÉLATON
(LABADIE-LAGRAVE et LEGUEU).

Le kyste est ouvert et laisse voir le fibrome dans son intérieur.

ordinairement de petites dimensions ; enfin, exceptionnellement, le fibrome prend un aspect spongieux (*fibrome caverneux* de SPIEGELBERG).

b. *Sarcomes.* — Les sarcomes de l'ovaire sont beaucoup plus fréquents que les fibromes (6 sur 15 tumeurs solides de l'ovaire, HEIM ; 20 sur 75, DARTIGUES). On les observe à l'âge moyen de la vie ; PAGE et MAC BURNEY en ont rencontré chez l'enfant. Leur *étiologie* est absolument ignorée.

Le volume de ces tumeurs est généralement considérable, il peut atteindre aux dimensions d'une tête d'adulte, et même davantage.

Dans certains cas, le volume est tel que la tumeur emplit l'abdomen. Souvent bilatéral, le sarcome ovarien est, suivant les cas, pelvien ou abdominal, comprimant ou refoulant les organes voisins, contractant souvent des adhérences avec eux, et surtout avec le péritoine, l'épiploon, l'intestin.

Les sarcomes de l'ovaire forment des tumeurs régulières,

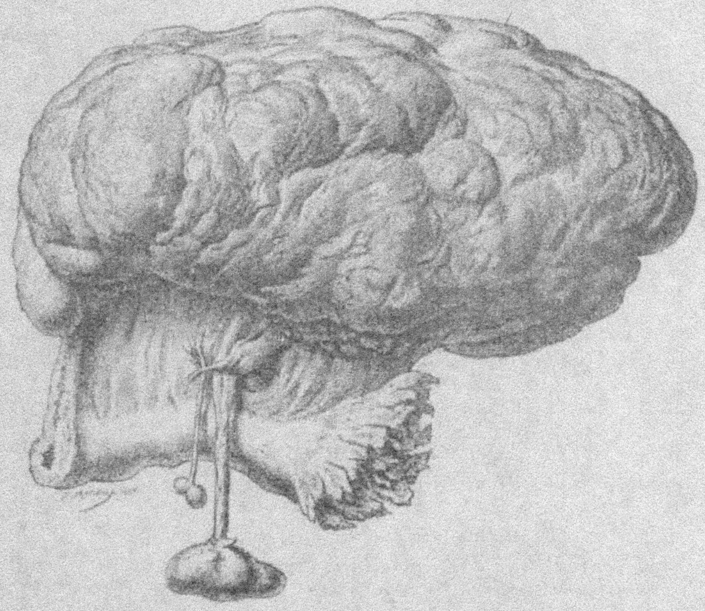

Fig. 261.

Fibro-sarcome de l'ovaire avec deux petits kystes paratubaires
pédiculés (LABADIE-LAGRAVE et LEGUEU).

pédiculées, de consistance dure lorsqu'ils sont pleins; ayant une mollesse particulière, une pseudo-fluctuation, lorsqu'ils sont kystiques. Leur évolution est celle des sarcomes en général. Quand les bourgeons sarcomateux ont rompu l'albuginée, ils envahissent le péritoine, et déterminent une *péritonite sarcomateuse* (CORNIL).

Leurs complications sont les mêmes que celles de toutes les autres tumeurs pédiculées de l'ovaire, *torsion du pédicule*, *nécrose*, *hémorragie intra-kystique*, etc. L'ascite est fréquente et abondante, mais elle peut manquer (PICQUÉ, ROUTIER, MONTPROFIT,

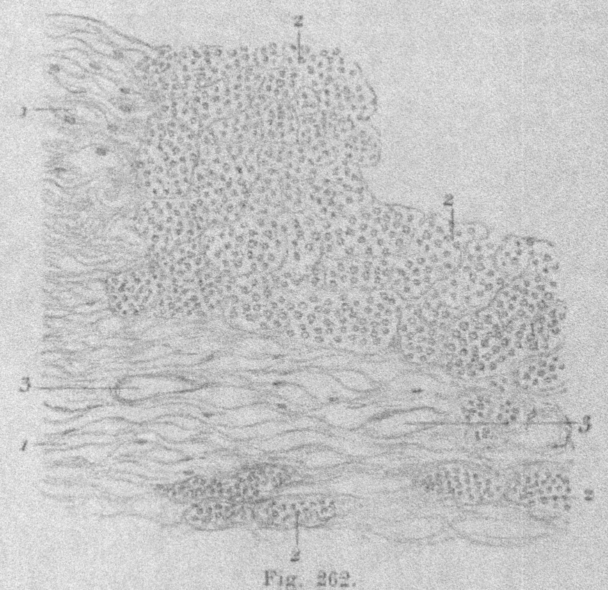

Fig. 262.
Endothéliome de l'ovaire (POZZI).

1, tissu conjonctif dont les faisceaux sont dissociés. — 2, 2, cellules rondes accumulées dans les mailles élargies du tissu. — 3, 3, vaisseaux lymphatiques.

DARRIGUES). Le liquide citrin, verdâtre, est rarement hématique.

Histologiquement, la variété la plus fréquente est le *sarcome fasciculé à grandes cellules fusiformes*; le *sarcome fasciculé à petites cellules fusiformes* constitue, pour VIRCHOW, la variété la plus dangereuse. On a observé encore toutes les autres formes histologiques, *sarcome pur*, *fibro-sarcome*, *myxo-sarcome*. PILLET et SOULIGOUX ont rapporté une observation de *sarcome à myéloplaxes*. VIRCHOW a décrit des *myo-sarcomes à fibres lisses*; VIGNARD a présenté, à la Société anatomique, un *myo-sarcome à fibres striées*; on a signalé aussi un *sarcome lipomateux*.

c. Endothéliomes. — On décrit, sous ce nom, des tumeurs ayant

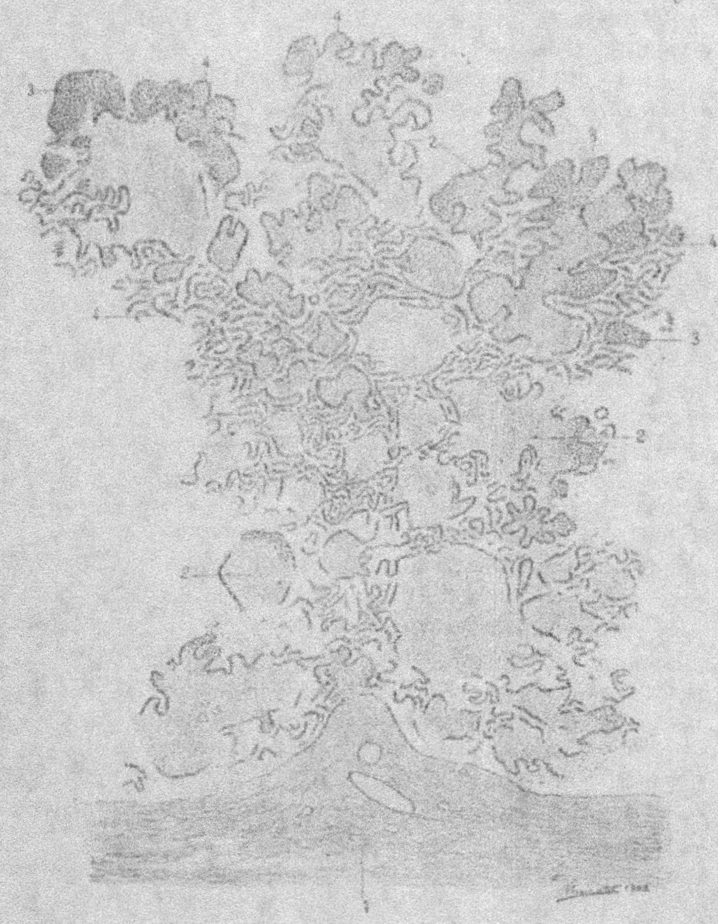

Fig. 263.

Épithélioma papillaire de l'ovaire.

1, paroi fibreuse sur laquelle sont implantées les papilles. — 2, îlots de tissu muqueux
et conjonctif bordés d'épithélium cylindrique à une ou plusieurs assises.

pour point de départ l'endothélium des vaisseaux de l'ovaire.

Il existe donc des endothéliomes sanguins, très rares, et des endothéliomes lymphatiques ; ces derniers constituant la grosse majorité.

Ce sont des tumeurs rares ; signalées par Léopold, elles ont été étudiées par de nombreux auteurs, parmi lesquels nous citerons : Ackermann, Marchand, Eckardt, Pomorski, Müller, Voigt, Brouha, Appelt, Brückner, etc.

Le plus souvent unilatérales, ces tumeurs se présentent sous forme de masses lisses ou mamelonnées, ayant l'aspect d'un ovaire géant ; leur coloration est d'un blanc nacré ; leur volume varie de celui d'un œuf à celui d'une tête d'adulte et même davantage.

A la coupe, les endothéliomes de l'ovaire paraissent formés par un tissu blanc, quelquefois compact comme celui des fibromes, le plus souvent aréolaire, formé de mailles plus ou moins larges remplies d'un suc gélatineux, opalescent. Les alvéoles se réunissent souvent pour former des géodes ou même de véritables kystes au sein du tissu.

Microscopiquement, l'aspect de ces tumeurs est souvent très polymorphe. C'est au niveau des grandes fentes lymphatiques que l'on peut le mieux saisir la transition entre les cellules endothéliales normales et leurs diverses formes atypiques. Partout ailleurs, on a des stades avancés, les lésions échappent à toute description univoque et revêtent des aspects bien différents suivant l'endroit où a porté la coupe : tuyaux cellulaires creux ou pleins rappelant l'épithélioma glandulaire, alvéoles d'aspect carcinomateux, infiltrations cellulaires diffuses simulant le sarcome, etc. Ces tumeurs demandent donc une étude très attentive.

Eberth a décrit sous le nom de « *périthéliomes* » des tumeurs ayant pour origine l'endothélium des gaines lymphatiques périvasculaires.

Histologiquement, on distingue une forme alvéolaire dans laquelle les cellules épithéliales se groupent pour former des cavités de dimensions variables au sein du stroma conjonctif ; et une forme diffuse où ces cellules épithéliales infiltrent le stroma sans aucun ordre.

Dans les descriptions histologiques de ces tumeurs, on trouve souvent bien des points qui les rapprochent des tumeurs décrites plus haut sous le nom de sarcomes ou d'endothéliomes. Tout porte à penser qu'un même type de lésions a dû porter à des interprétations très diverses et réciproquement. Il paraît en résulter aussi que la question des tumeurs solides de l'ovaire, au point de vue histologique, demande encore de nombreuses recherches.

d. *Épithéliomas.* — On décrit dans l'ovaire deux formes anatomiques de l'épithélioma : la forme *papillaire* (tumeur végétante) et la forme *médullaire*. Cette dernière seule est étudiée par la plupart des auteurs, dans le chapitre des tumeurs solides de l'ovaire.

Le cancer primitif de l'ovaire survient, surtout, après cinquante ans (DARTIGUES) ; mais on l'a observé chez des femmes plus jeunes, à dix-huit ans (DEFONTAINE), à dix-sept ans (W. BINAUD). Il atteint le volume du poing, d'une tête de fœtus ou d'adulte, et peut même être beaucoup plus gros. Habituellement bilatéral, sa forme est régulière avec surface lisse, ou bien la tumeur est irrégulièrement bosselée ou lobée. Dans un cas de LEGUEU, la tumeur ressemblait à un fibrome multilobé, lisse, sans végétations à la surface. La couleur est caractéristique, sombre, brune, rougeâtre, violacée, avec un réticulum vasculaire extrêmement serré (DARTIGUES). La consistance est, le plus souvent, dure, quelquefois molle, élastique. La coupe est blanchâtre ou grisâtre, d'aspect lardacé (CORNIL), tantôt pleine, tantôt parsemée de petits kystes.

Le cancer de l'ovaire s'accompagne d'une *ascite*, parfois légère, parfois plus ou moins abondante, mais presque toujours hématique. La tumeur est, souvent, libre et mobile ; d'autres fois, elle adhère aux organes voisins, et elle devient alors difficile à délimiter par la palpation abdominale.

L'évolution est ordinairement rapide ; mais, cependant, d'après DARTIGUES, la généralisation ne se fait pas aussi vite qu'on se plaît à le dire.

Histologiquement, c'est un *épithélioma tubulé* se présentant sous forme de *squirrhe* ou d'*encéphaloïde*, avec possibilité de formations kystiques.

2° Symptômes. — On peut décrire une symptomatologie commune à toutes les tumeurs solides de l'ovaire ; les seules différences qui permettront de faire un départ entre chacune des variétés, sont relatives aux signes généraux et à l'évolution.

Les tumeurs solides de l'ovaire ont, au début, une période

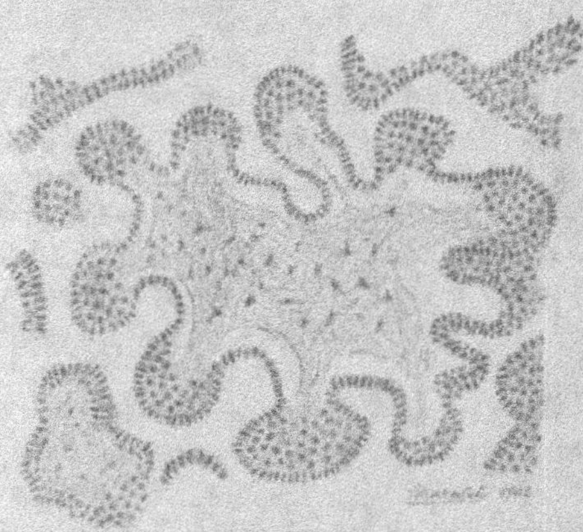

Fig. 264.

Épithélioma papillaire de l'ovaire.

Un point de la figure précédente à un plus fort grossissement. On voit un noyau de tissu muqueux bordé d'épithélium

latente plus ou moins longue : plus durable, habituellement, pour le fibrome et le sarcome que pour l'épithélioma. Dans le sarcome, cette période latente a duré dix ans dans un cas de CLEMENS, treize ans dans un cas de NICAISE.

Il est exceptionnel qu'on observe, au début des fibromes, de l'ascite ; ce symptôme est encore très rare dans les sarcomes, et, peut être, plus fréquent dans le cancer.

a. *Signes fonctionnels*. — Les premiers symptômes fonctionnels sont habituellement des *douleurs* plus ou moins vagues, annexielles, hypogastriques, tantôt avec *coliques* et *métrorrhagies*, tantôt avec *absence menstruelle*, parfois même avec des *troubles de la miction* (BOURGOIN).

A la période d'état on observe des *troubles menstruels* et des *troubles de compression*.

Les troubles de la menstruation consistent en *pertes séreuses, leucorrhées, métrorrhagies* ou *ménorragies,* ou encore *absence de règles.* Ces troubles menstruels font généralement défaut dans le cancer qui frappe, le plus souvent, les malades au moment de

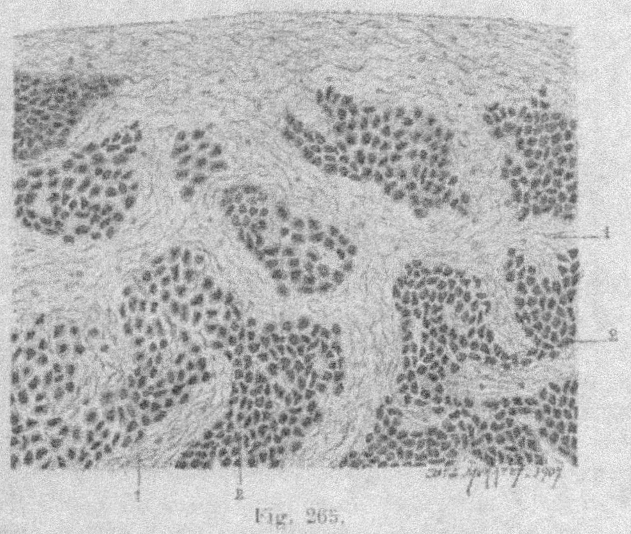

Fig. 265.
Carcinome de l'ovaire (MURATET).
1, tissu conjonctif fibreux. — 2, tissu néoplasique.

la ménopause. Les troubles de compression sont très variés : compressions *nerveuses* avec douleurs plus ou moins violentes ; compressions *vasculaires,* rares, avec œdème des membres inférieurs, circulation collatérale ; compressions *viscérales,* plus fréquentes, portant sur les *intestins,* le *rectum,* la *vessie,* et comportant de la constipation, de l'occlusion intestinale, des troubles de la miction. Ces symptômes fonctionnels sont naturellement très irréguliers dans leurs formes et leur apparition ; quelquefois, ils font complètement défaut et le premier signe est un des accidents, une *torsion du pédicule,* par exemple, ou une *occlusion aiguë,* survenant, comme dans un cas de DANLOS, chez une femme qui portait, sans le moindre trouble fonctionnel, depuis un an, un cancer double de l'ovaire.

b. *Signes généraux.* — Les signes généraux sont nuls dans le fibrome ou ne surviennent qu'à une période très avancée de son évolution. Il est néanmoins des cas assez fréquents, peut-être, où, tout en conservant ses caractères histologiques de bénignité, le fibrome retentit sur l'état général tout comme une tumeur maligne (COUET-BOISSE). Dans le sarcome, au contraire, après une période latente très variable, quelquefois très longue, l'apparition précipitée des troubles fonctionnels et la précocité de l'ascite, de l'*anorexie* et de l'*amaigrissement* avec *perte des forces*, sont presque la règle. Il en est de même dans l'endothéliome. Dans le cancer, la *cachexie* peut survenir très rapidement, au bout de quelques mois, mais peut aussi n'apparaître qu'au bout de deux ou trois ans.

c. *Signes physiques.* — L'examen physique permet d'apprécier les caractères de la tumeur que nous avons déjà étudiés : volume, forme, consistance, mobilité, situation, etc. On devra toujours rechercher l'indépendance de la tumeur et de l'utérus, ce qui parfois est difficile à bien apprécier. Le fibrome de l'ovaire est une tumeur ordinairement mobile ; mais le sarcome et le cancer restent mobiles, eux aussi, pendant une longue durée de leur évolution. Plus tard, lorsque la tumeur est fixée, on sent des masses dures, bosselées, douloureuses, difficiles à délimiter. A cette période, on observe des compressions viscérales ou vasculaires et la malade peut succomber à une des complications déjà étudiées, ou bien à une pleurésie, une péricardite, une péritonite.

3° Diagnostic. — Le diagnostic doit répondre à deux questions : y a-t-il tumeur de l'ovaire ? Quelle est sa variété ?

a. *Diagnostic différentiel.* — Le diagnostic est, on le conçoit, très difficile, au début, lorsque la notion de tumeur est peu nette. Suivant les troubles existants, on pensera à une *métrite hémorragique*, à une *ovarite scléo-kystique* ou une *annexite*. A la période d'état, c'est surtout avec un *fibrome utérin* ou un *kyste de l'ovaire* que l'on pourra confondre la tumeur solide. On éliminera le fibrome utérin pour les raisons indiquées au chapitre des kystes de l'ovaire. Mais, l'erreur la plus fréquemment commise est de diagnostiquer un kyste lorsqu'il s'agit d'une tumeur solide, surtout dans les kystes multiloculaires, à parois épaisses, et non fluctuants.

Le diagnostic reposera sur la constatation d'une tumeur très dure, irrégulière, bosselée. Mais, si la masse solide est ronde, lisse, et tant soit peu kystique, le diagnostic est impossible. Ajoutons que la *grossesse*, surtout lorsqu'elle est compliquée d'*hydramnios*, a été prise pour une tumeur solide. On a également ment confondu l'*hématocèle*, le *phlegmon du ligament large*, la *pelvi-péritonite*, etc., avec les tumeurs solides de l'ovaire.

b. *Diagnostic des variétés*. — Quelle est la variété ? C'est uniquement en se basant sur l'évolution de la tumeur qu'on peut arriver à faire ce diagnostic.

L'analyse minutieuse des troubles observés et de la marche de la tumeur fera diagnostiquer tantôt néoplasme bénin, tantôt production maligne. L'existence d'une cachexie rapide, de signes généraux précoces, avec une tumeur adhérente, est plutôt en faveur d'un cancer.

4° Pronostic — Le fibrome est bénin, mais c'est une tumeur abdominale, susceptible de complications de toute nature, et dans certains cas, son pronostic doit être réservé. Celui du sarcome est beaucoup plus grave ; cependant si la tumeur observée est enlevée de bonne heure, on peut en espérer la guérison sans récidive. Les pronostics du cancer et de l'endothéliome sont, au contraire, toujours très graves.

5° Traitement. — Toute tumeur solide de l'ovaire, quelle que soit sa nature histologique, doit être enlevée (DARTIGUES). A une période avancée, le traitement chirurgical est contre-indiqué par l'état général et par les adhérences intimes de la tumeur avec les organes voisins.

L'ablation aura lieu soit par *laparotomie*, soit par *elytrotomie*, suivant les cas ; la *laparotomie* nous paraît l'opération de choix.

CHAPITRE II

TUMEURS DU LIGAMENT LARGE

Les ligaments larges peuvent être le siège primitif de tumeurs multiples que, pour la commodité de la description, on divise en tumeurs liquides et tumeurs solides.

ARTICLE PREMIER

TUMEURS LIQUIDES DU LIGAMENT LARGE

Les tumeurs liquides des ligaments larges ne nous retiendront pas longtemps. Les principales d'entre elles sont les kystes wolffiens ou séreux qui sont connus sous le nom de kystes para-ovariens, et qu'à cause de leurs caractères cliniques, nous avons cru devoir décrire avec les kystes de l'ovaire (voy. *kystes para-ovariens*, p. 914). A côté de ces faits, on pourrait considérer comme des tumeurs appartenant au ligament large : le *varicocèle pelvien* et certains cas de *kystes hydatiques pelviens* localisés à ce ligament

1° Varicocèle pelvien. — Le varicocèle pelvien, dont nous avons dit quelques mots à propos des lésions annexielles qu'il accompagne souvent, est caractérisé par la dilatation passive et permanente des veines du bassin et, en particulier, de celles qui siègent dans le ligament large et, plus spécialement, dans l'aileron tubaire. Signalé par Richer et Devalz, il a été bien étudié, dans ces dernières années, dans la thèse de Rousseau (Paris, 1892). On l'observe, surtout, à la suite des grossesses répétées, des tumeurs pelviennes, du prolapsus et, plus particulièrement,

comme une lésion secondaire des annexites et en particulier des
ovarites scléro-kystiques.

Cette lésion ne se révèle pas par des signes cliniques propres,
bien nets. Les douleurs, l'empâtement des culs-de-sac vaginaux,

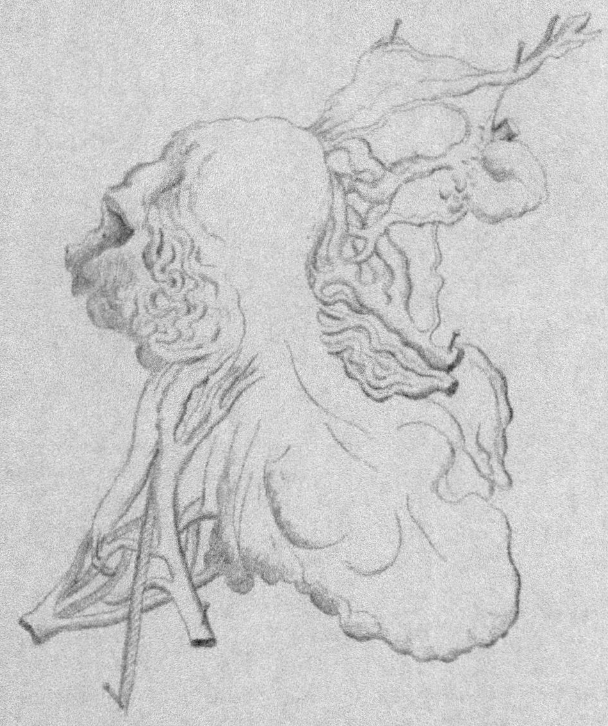

Fig. 266.
Varicocèle tubo-ovarien (d'après une pièce de G. MARCHANT).

qu'on leur attribue, n'ont rien de bien caractéristique. Ce sont,
souvent, des trouvailles opératoires.

2° Kystes hydatiques. — Les kystes hydatiques du ligament large peuvent se montrer dans deux conditions. Souvent,
il s'agit de tumeurs hydatiques multiples, pelviennes et abdomi-

nales, ou pelvi-abdominales, qui peuvent se rencontrer dans les deux sexes et dont un des kystes siège, par hasard, dans le ligament large. Le siège primitif de ces tumeurs est variable. On en trouve, souvent, dans la région *rétro-vésicale* et surtout dans le cul-de-sac de Douglas, dans la région antéro-utérine, dans le méso-côlon et le méso-rectum. Ils coexistent souvent avec des kystes hydatiques du foie.

Nous désirons insister ici, plus spécialement, sur les kystes hydatiques primitifs du ligament large, formant une tumeur isolée, et dont il n'existe, du reste, qu'un très petit nombre d'observations. Cette maladie a été récemment étudiée dans la thèse de LEMONNIER (PARIS, 1896), et dans un mémoire que nous avons présenté au Congrès international de médecine (Paris, 1900). Dans ce travail, nous n'avons pu en réunir que sept observations ; deux de kystes multiples, celles de GUINARD et de PINARD, et cinq cas seulement de kystes isolés du ligament large, ceux de SCHATZ, WALTHER, ANNIE CLARK (rapporté par LAWSON TAIT), POUSSON et BOURSIER.

Ces tumeurs, qui se développent en comprimant et en refoulant les organes voisins, présentent, comme troubles fonctionnels, des *douleurs* et des phénomènes de *compression*.

Les *douleurs*, signalées par SCHATZ, PINARD, WALTHER, BOURSIER, sont variables : pesanteurs, tiraillements, douleurs à forme névralgique avec irradiation dans les lombes, l'ombilic ou les cuisses. Elles peuvent être continues ou se montrer par crises.

Les *troubles de compression* sont ceux de tous les kystes inclus dans le ligament large, peut-être plus précoces et plus marqués. Les troubles urinaires sont les plus fréquents, rétention d'urine douloureuse, dysurie, pollakiurie, etc. L'utérus est ordinairement refoulé et sensible.

Les signes physiques sont ceux des kystes pelviens : tumeur à surface lisse, arrondie ou ovoïde, ordinairement latérale, inclinée, pouvant être pédiculée (POUSSON). Son volume variable flotte entre celui d'une mandarine et celui d'un volumineux kyste abdomino-pelvien (ANNIE CLARCK). Jamais jusqu'à présent, on n'a constaté dans ces tumeurs de frémissement hydatique.

Le diagnostic n'a jamais été fait, sauf par SCHATZ. Ordinairement, ces tumeurs sont prises pour des kystes para-ovariens ou ovariens inclus ; elles ont été confondues avec un fibrome (POUSSON).

Si l'on reconnaissait un kyste hydatique, il faudrait, pour parfaire le diagnostic, le distinguer des kystes hydatiques de l'ovaire dont il existe un certain nombre de cas et qui ont été bien étudiés par LE NADAN (thèse de Bordeaux, 1896). D'ordinaire, ces kystes hydatiques de l'ovaire, dont il n'existe, d'ailleurs, qu'un petit nombre d'observations, et dont LE NADAN a réuni 34 cas parmi lesquels plusieurs sont très discutables, ne sont pas diagnostiqués. Les adhérences dont ils s'entourent et, qui existaient, en particulier, dans le cas de DEMONS, les font confondre avec les kystes du ligament large : ils n'ont pas été reconnus avant l'intervention chirurgicale.

Le *traitement* de choix des kystes hydatiques du ligament large est l'extirpation, ordinairement assez aisée (cas de WALTHER, POUSSON, BOURSIER). Quelquefois, la marsupialisation devient un traitement de nécessité : elle a été suivie de succès chez la malade d'ANNIE CLARK. DEMONS l'a aussi utilisée dans son cas de kyste hydatique de l'ovaire.

ARTICLE II

TUMEURS SOLIDES DU LIGAMENT LARGE

L'épithélioma des ligaments larges est toujours dû à la propagation d'un cancer des organes voisins.

ROKITANSKY et MARTIN signalent des cas de transformation de myomes en sarcomes. PÉAN, POLAILLON et PLEYFER semblent rapporter des cas de sarcomes primitifs. Toutefois, on s'accorde à dire que la tumeur maligne du ligament large n'est jamais primitive.

Parmi les tumeurs bénignes, nous signalerons simplement les ovaires supplémentaires ne dépassant jamais le volume d'une cerise (WALDEYER, BEIGEL) ; les phlébolithes (BIGART, WINCKEL, KOLB et BANDL) ; les lipomes, tumeur exceptionnelle pouvant acquérir un volume considérable, comme dans le cas de TEBRILLON rapporté par POZZI, où la tumeur pesait cinquante-sept livres et était si manifestement fluctuante, qu'elle fut prise pour un kyste de l'ovaire.

Bien que les tumeurs solides des ligaments larges soient toutes rares, les mieux connues sont les fibromes ou les fibromyomes.

1° Pathogénie. — La pathogénie de ces tumeurs est justiciable des mêmes théories, un peu hypothétiques, que nous avons étudiées au sujet des fibromes utérins. Nous ne parlerons ici que des deux opinions émises au sujet de leur origine.

KLOB, KIWISCH, WIRCHOW, voulaient que les fibromes des ligaments larges fussent dus à la migration des corps fibreux primitivement développés sur l'utérus.

SANGER, BIELFRIGER, FREUND, TÉDENAT, GROSS, VAUTRIN, GRIFFON (1900), leur reconnaissent une origine autochtone, et c'est aujourd'hui l'opinion généralement admise. En effet, si la tumeur était primitivement attachée à l'utérus, on retrouverait la trace du pédicule rompu.

De plus, si l'on se rappelle l'anatomie du ligament large, où l'on trouve des fibres musculaires lisses sous-péritonéales, recouvrant les vaisseaux et se mêlant aux éléments conjonctifs de leur gaine, on comprendra que des fibromes ou des fibromyomes puissent se développer aux dépens de ces tissus. Enfin, une autre preuve en faveur de cette opinion, ce sont les cas de SANGER, DORAN, GROSS, BINAUD, LANG et STROHEKER, où la tumeur était pédiculée et sans connexion possible avec l'utérus. STROHEKER, a même pu, dans sa thèse, réunir 13 faits semblables.

2° Anatomie pathologique. — Le nombre des fibromes développés primitivement dans le ligament large est variable. On trouvera une ou plusieurs petites tumeurs isolées, dont le volume varie depuis la grosseur d'un pois, d'une cerise, d'un œuf de poule jusqu'à celui d'énormes masses envahissant tout le petit bassin et même la cavité abdominale. Leur consistance serait ferme, dure et quelques auteurs ont voulu en faire un signe diagnostic (DEMONS, CHARDON, BONAMY).

Les fibromes du ligament large ont la même structure que ceux de l'utérus, tissu conjonctif et tissu musculaire lisse en proportions variables, et subissent les mêmes transformations :

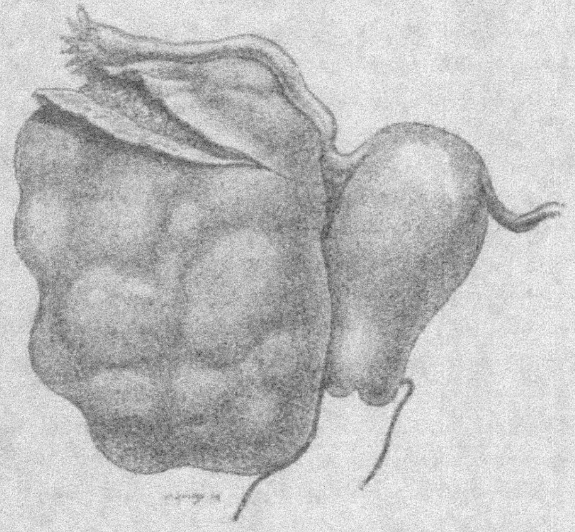

Fig. 267.

Fibrome du ligament large (LABADIE-LAGRAVE et LEGUEU).
Le feuillet péritonéal est incisé pour la décortication.

œdémateuse et kystique (SCHETELIG, GAYET et ARNOLD) ; hémorragique et kystique (MARTIN, PILLIET et THIERY) ; dans ce dernier cas, les vaisseaux avaient le caractère sarcomateux.

3° Symptômes. — Ces tumeurs ne donnent pas lieu à des hémorragies, et seuls, les phénomènes de compression sur les organes voisins appellent l'attention.

Ce sont : la rétention complète ou incomplète d'urine ; la compression du rectum amenant une constipation opiniâtre ; la compression des nerfs occasionnant des douleurs névralgiques sur le trajet du sciatique.

Le palper ne sera fructueux que si la tumeur est volumineuse et, alors, il y aurait doute sur le point d'implantation. Si les parois du ventre sont peu épaisses ou dépressibles, on sent une tumeur arrondie ou ovoïde, régulière de surface, ferme, dure. Le toucher permet de constater un col utérin dévié latéralement, et le cul-de-sac latéral correspondant à la tumeur ou le postérieur sont remplis par une masse dure sur laquelle glisse la muqueuse vaginale. On signale, aussi, la présence d'un sillon séparant le col et la tumeur. Le palper et le toucher combinés donnent des signes plus positifs en indiquant la situation latérale ou antéro-latérale du corps utérin et son indépendance d'avec la tumeur (sauf dans le cas de volume considérable) ; en permettant d'apprécier les dimensions de l'utérus, qu'on doit contrôler par l'hystéromètre, et qui se rapprochent toujours de la normale. Le toucher rectal permet de connaître la situation du fond utérin, de limiter la tumeur et d'en apprécier la mobilité. Enfin, le palper et le toucher combinés font percevoir la consistance ferme, élastique de la tumeur, plus dure que celle d'un kyste, sa forme régulière et sa situation habituelle dans l'excavation. A ces signes, on pourra ajouter les symptômes de probabilité tirés de l'âge du sujet, qui est presque toujours jeune, de vingt a trente-cinq ans.

4° Diagnostic. — Les symptômes que nous venons de décrire se rapportent aux fibromes sessiles du ligament large. En effet, si nous avions affaire à des myomes pédiculés, le diagnostic en serait impossible ; car, dans tous les cas connus, ils ont toujours été pris pour une tumeur de l'utérus ou de l'ovaire.

Les symptômes aigus ou douloureux, l'empâtement diffus différencient les suppurations pelviennes.

L'épanchement sanguin transformé en caillot solide dans l'hématocèle sous-péritonéale peut en imposer ; mais, le début brusque et la douleur vive initiale, le ramollissement ultérieur et la résorption feront le diagnostic.

Le kyste dermoïde et certains kystes de l'ovaire, petits et tendus, plongeant dans l'excavation, ne pourront être diagnostiqués que si l'on perçoit de la fluctuation.

Les salpingites grosses et enkystées sont plus douloureuses, de consistance plus irrégulière et donnent lieu à des poussées aiguës.

L'hématocèle rétro-utérine n'a pas la forme régulière des fibromes, ni leur consistance, et le début a toujours été brusque.

La grossesse extra-utérine présente souvent un diagnostic difficile, surtout dans les deux premiers mois et même plus tard.

Le kyste fœtal, principalement quand le fœtus est mort, est difficile à différencier d'un corps fibreux. Toutefois, la suppression des règles, les signes de début de la grossesse seront d'un grand secours. Avec cela, on se rappellera que le kyste fœtal ne plonge pas aussi profondément dans l'excavation que le fibrome et n'est pas aussi fixé. Malgré tout, il est très difficile de reconnaître, d'une manière précise, les fibromes du ligament large, qui sont régulièrement pris pour des fibromes utérins ou pour des tumeurs annexielles, dont on conçoit qu'ils peuvent présenter tous les signes. L'absence d'hémorrhagies utérines peut permettre parfois de les distinguer des fibromes utérins ; mais quand ils coexistent avec de très petits fibromes donnant naissance à de grosses hémorrhagies, comme j'en ai observé un cas, la distinction devient véritablement impossible.

5° Pronostic. — Il est proportionné au volume du fibrome, à son évolution vers la cavité abdominale, ou à son enclavement dans le petit bassin, aux adhérences qu'il contracte, à la compression qu'il exerce sur la vessie, l'uretère ou le rectum. Sa position dans l'excavation et son volume peuvent entraîner des difficultés dystociques, en cas de grossesse.

6° Traitement. — Un seul, l'énucléation. Mais pour qu'elle soit possible, il faut que la tumeur n'ait pas contracté trop d'adhérences viscérales, qu'elle ne soit pas trop œdémateuse et que ses sources vasculaires soient tarissables. Ces conditions bien établies, il reste à étudier la voie à suivre. Sera-ce la voie vaginale défendue par Segond ? Ce ne serait jamais que

dans le cas d'indépendance absolue d'avec l'utérus. Mais, la
crainte de rencontrer l'uretère, et la présence de vaisseaux
veineux très développés pouvant déterminer des hémorragies
mortelles feront toujours préférer la laparotomie abdominale.
Pour mener à bien son intervention, on sera presque toujours
obligé de sacrifier en même temps l'utérus, ce qui facilitera
l'hémostase et l'extirpation de la tumeur. Cette méthode est la
seule employée pour les fibromes pédiculés, difficiles, impossibles même à diagnostiquer, à moins que, comme Bałassy, on
n'ait la bonne fortune de reconnaître, au palper bimanuel, l'indépendance de la tumeur d'avec l'utérus, la position et l'intégrité des ovaires et la présence du pédicule reliant la tumeur
aux annexes droites. Je ne signale que pour mémoire l'opération de Pollosson, décrite dans la thèse de Jarre. D'après cette
méthode opératoire, la tumeur est abordée par la voie para-
péritonéale, en faisant une incision dans la fosse iliaque, comme
pour la ligature de l'iliaque externe.

CHAPITRE III

TUMEURS DES TROMPES

Il y a lieu de décrire ici, comme partout ailleurs, deux classes de néoplasmes tubaires : les tumeurs bénignes et les tumeurs malignes.

TUMEURS BÉNIGNES

1° Fibromes. — Les fibromes de la trompe sont d'une excessive rareté. PORER, dans sa thèse, en a réuni une dizaine d'observations. On les a rencontrés chez des femmes âgées de vingt à cinquante-huit ans. Leur *volume* varie d'un petit œuf de poule à une tête de fœtus, ou même davantage : 14 centimètres de long sur 8 de large et 9 d'épaisseur (BARETTE). Leur *siège* est variable, ils peuvent occuper une portion quelconque de la trompe ; dans une observation de LE DENTU, la tumeur s'était développée dans une frange du pavillon. Ces tumeurs sont *sessiles* ou *pédiculées*, et le pédicule, de longueur variable, est tantôt gros comme l'index (SCHWARTZ), tantôt lamelliforme (LE DENTU), et susceptible de se tordre (BARETTE).

Le canal de la trompe, habituellement intact, peut être rétréci ou complètement obstrué, soit par développement de la tumeur, soit par torsion du pédicule.

Anatomiquement, ce sont des fibro-myomes susceptibles de subir les mêmes dégénérescences que les fibromes utérins.

Cliniquement, ces tumeurs n'ont rien de pathognomonique et leur symptomatologie varie suivant leur position, leur volume, etc. Du reste, le diagnostic n'a jamais été porté, et leur découverte s'est faite sur la table d'autopsie, ou sur la table d'opération.

Le *traitement* ne peut être que chirurgical : ablation de la trompe qui en est le siège ou ablation de la tumeur seule, lorsqu'elle est pédiculée.

2° **Papillomes.** — Les papillomes sont des tumeurs bénignes

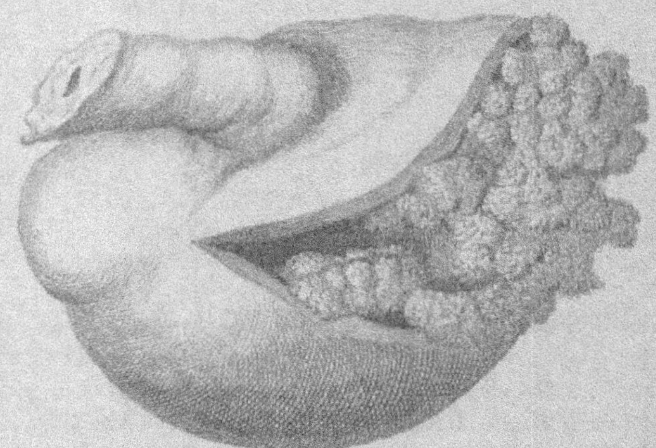

Fig. 268.
Papillome de la trompe (Doléris).

bien étudiées par ALBAN DORAN et par DOLÉRIS et MACREZ. Elles sont rares puisque MACREZ, dans sa thèse, n'en a réuni que neuf observations. On les rencontre, le plus souvent, chez des femmes jeunes, de vingt-huit à trente-sept ans. Dans deux cas, les malades étaient âgées de quarante-cinq à cinquante ans.

Le plus souvent, ces tumeurs reconnaissent une origine *infectieuse*, blennorrhagique ou puerpérale ; mais, dans certains cas, la cause est inconnue et doit être recherchée dans « le système sanguin et lymphatique, dans le tempérament et la constitution des malades. » (MACREZ).

Anatomiquement, la trompe est dilatée, et peut atteindre le volume d'une orange ou d'un petit melon (DOLÉRIS) ; sa forme est régulière, sa consistance est fluctuante ou rénitente. Le contenu en est constitué par du *liquide* et de la *tumeur*. Le *liquide* est gommeux, de couleur citron foncé ; jamais sanguinolent. La *tumeur* est formée de végétations qui revêtent deux types : le type *villeux* et le type *papillaire*.

Histologiquement, ces végétations sont constituées par un axe de tissu conjonctif recouvert d'une couche d'épithélium cylindrique.

La *symptomatologie* de ces tumeurs est très obscure et rappelle le tableau clinique de la salpingite kystique. Certains signes varieront, suivant l'état des orifices de la trompe. Ils peuvent tous les deux être oblitérés et la trompe formera alors une poche kystique plus ou moins volumineuse. L'orifice utérin peut être fermé et le liquide sécrété s'écoulera dans le péritoine (ascite) par l'ostium abdominale resté perméable. Le plus souvent, c'est le contraire qui existe, celui-ci est oblitéré, l'orifice utérin demeure perméable, et le liquide s'écoule par l'utérus. Enfin, l'orifice utérin peut être perméable par intermittences et, successivement, la poche se remplit et se vide.

Mais ces symptômes n'ont rien de pathognomonique et le diagnostic ne peut s'étayer sur aucune base certaine. Tout au plus, en tenant compte de l'âge de la malade et de la nature de l'écoulement utérin, pourra-t-on éliminer l'hypothèse d'une tumeur maligne.

Ces tumeurs, primitivement bénignes, peuvent se transformer en épithéliomas.

Le *traitement* consiste dans l'ablation de l'organe malade et ne présente aucune particularité.

ARTICLE II

TUMEURS MALIGNES

1° Anatomie pathologique. — On distingue les sarcomes et les épithéliomes.

a. *Sarcomes*. — Les sarcomes de la trompe sont très rares. DANEL, dans sa thèse, n'en rapporte que cinq observations. Ces tumeurs ont été observées chez des femmes âgées de quarante et un à cinquante-sept ans. Elles sont d'un volume variant d'un petit œuf de poule à une grosse orange et même davantage ; dans une observation de V. Kahlden, la tumeur avait 19 centimètres de long sur 16 de large. Parfois, les deux trompes sont envahies ; il peut exister, en même temps, des tumeurs semblables sur l'ovaire, sur le péritoine du petit bassin (Sänger).

La trompe envahie est transformée en poche kystique contenant, d'ordinaire, un liquide sanguinolent.

La tumeur est généralement très vasculaire. Histologiquement, on observe toutes les variétés du sarcome. Dans l'observation de Janvrin il s'agissait d'un myxo-sarcome.

La tumeur se développe tantôt aux dépens de la couche musculeuse, tantôt de la muqueuse. Elle peut aussi prendre naissance entre la musculeuse et la muqueuse (V. Kahlden).

L'histoire clinique et thérapeutique de ces tumeurs se confond avec celle des tumeurs épithéliales de la trompe.

b. *Épithéliomes*. — La connaissance du cancer épithélial primitif de la trompe est de date récente ; c'est Orthmann qui, en 1888, en publia le premier cas authentique. Aux vingt-neuf observations réunies dans la thèse de Danel, nous devons ajouter trois nouveaux cas (Friedenheim, Fabricius, A. Boursier et A. Venot).

2° Étiologie — C'est, généralement, après la *ménopause*, chez des femmes de quarante à soixante ans, et surtout de quarante-cinq à cinquante, qu'on observe ces tumeurs. Ce sont les seules notions étiologiques qui paraissent certaines. La *stérilité* a été souvent signalée dans le passé de ces malades. Les vieilles *inflammations* de la trompe sont, pour certains auteurs (Sänger et Barth), une cause prédisposante constante. Pour Alban Doran, le cancer épithélial résulterait de la dégénérescence maligne d'un papillome préexistant, celui-ci étant la conséquence d'une inflammation. Mais il est certain qu'il existe des observations dans lesquelles les malades n'ont aucun passé génital.

3° Anatomie pathologique. — Le cancer se rencontre, le plus souvent, sur une seule trompe, mais il peut être bilatéral. La trompe malade se présente sous la forme d'une poche plus ou moins volumineuse, suivant le volume de la tumeur et surtout la quantité du liquide contenu. Cette poche salpingienne est plus ou moins adhérente aux parties voisines et occupe une position variable (parties latérales du bassin, cul-de-sac de Douglas, etc.). Elle est reliée à l'utérus par la portion interne de la trompe, habituellement saine.

La poche renferme, à la fois, du *liquide* et la *tumeur*. Le liquide est épais et sanguinolent, il est en quantité variable suivant l'état des orifices de la trompe. Ceux-ci, en effet, peuvent être, comme pour les papillomes, oblitérés ou perméables ; le plus souvent l'un est oblitéré (principalement l'orifice abdominal), l'autre est perméable.

La tumeur fait saillie à l'intérieur de la trompe et se présente sous deux formes : *la forme nodulaire*, et *la forme diffuse*. Elle présente une structure papillaire, comme toutes les néoformations de la muqueuse tubaire, tant bénignes que malignes (DANEL).

Pour SANGER et BARTH, c'est toujours un cancer mou, médullaire, encéphaloïde. *Histologiquement* SANGER distingue deux variétés : une variété à structure papillaire pure et une variété à structure alvéolo-papillaire.

4° Symptômes. — La symptomatologie des tumeurs malignes de la trompe n'a rien de caractéristique. C'est le tableau clinique des papillomes auquel nous devons ajouter : des *douleurs*, avec exacerbations parfois très violentes, des *écoulements* vaginaux, *aqueux* ou *sanguinolents*, continus ou intermittents ; on peut aussi observer de l'*ascite*, comme dans toute tumeur abdominale maligne. Enfin, à mesure que la tumeur évolue, on observe : de la *perte des forces*, de l'*amaigrissement*, de la *cachexie*.

5° Diagnostic. — Le diagnostic de tumeur maligne de la trompe n'a jamais été porté. On a, dans ces cas, pensé à une salpingite, à une tumeur de l'ovaire ou à un fibrome utérin.

Lorsqu'il existe une tumeur pelvienne en communication avec la cavité utérine, et donnant un écoulement vaginal sanieux et sanguinolent, on pourra penser à une tumeur de la trompe, si l'on constate l'intégrité de l'utérus.

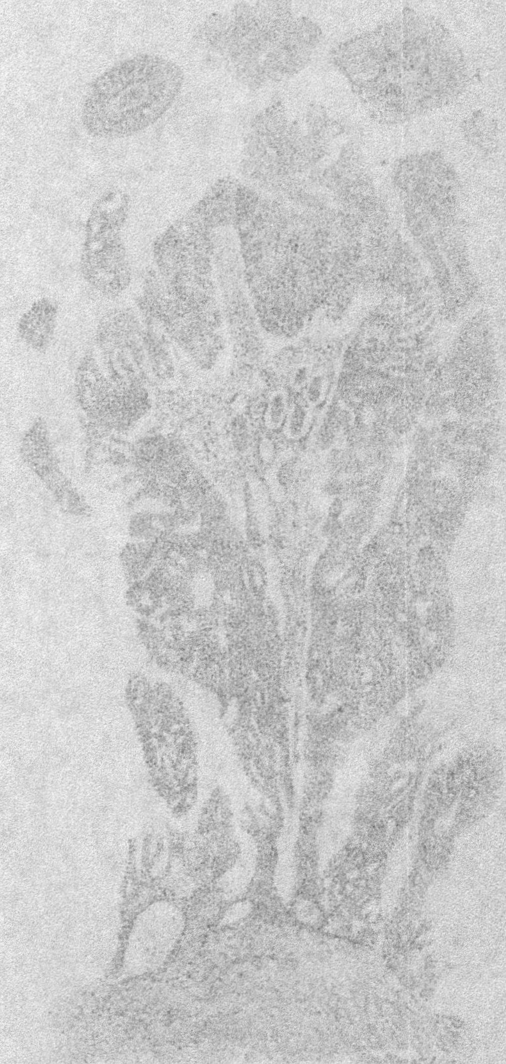

Fig. 269.

Épithélioma primitif de la trompe (André Bournier et André Vexot).

6° Pronostic et traitement. — Le pronostic est celui de

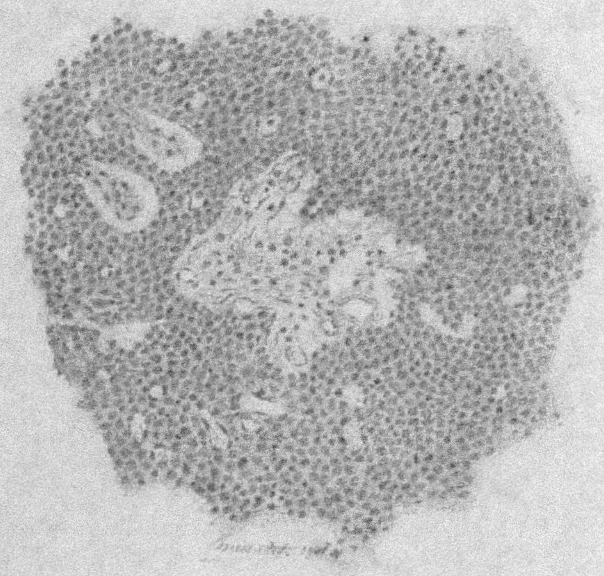

Fig. 270.

Détail de la figure précédente (coupe du nodule A, à un plus fort
grossissement).

toutes les tumeurs malignes. Il n'existe que trois ou quatre cas
de guérison définitive, et encore, quelques-uns sont-ils douteux.

Le traitement ne peut être que chirurgical et consistera dans
l'ablation large de l'organe malade, principalement par la voie
abdominale.

ARTICLE III

DÉCIDUOME MALIN

Il existe une observation de déciduome malin de la trompe
(AHLFELD et MARCHAND), observé chez une jeune femme de dix-

sept ans, morte avec des phénomènes péritonéaux six mois après l'apparition des premiers symptômes morbides.

On trouva dans la tumeur des masses protoplasmiques pouvant être considérées comme du syncitium.

CHAPITRE IV

TUMEURS DU LIGAMENT ROND

1° Anatomie pathologique. — Les tumeurs du ligament rond sont liquides ou solides.

Les tumeurs liquides, appelées kystes ou hydrocèles ont été étudiées avec les tumeurs des grandes lèvres.

Parmi les tumeurs solides, ROUSTAN (1904) cite un cas de lipome ; mais, le plus ordinairement, les tumeurs solides du ligament rond sont des fibromes purs, décrits par DELBET, des fibro-myomes, ou des myxo-fibromes, rarement des fibro-sarcomes. Ils ont la même étiologie et la même pathogénie que les fibromes utérins, dont ils peuvent subir les transformations analogues, dégénérescences calcaires (DUNCAN, AUMOINE) ; sarcomateux (LEWIS) ; ramollissement central hémorragique (WITE) ; ramollissement œdémateux (MORESTIN, DUPLAY) ; ces derniers et LEWIS, ont trouvé dans la tumeur de véritables géodes. Enfin, LÉOPOLD apporte une observation de myome lymphangiectasique et Paul BOUCHET une tumeur développée aux dépens de débris embryonnaires.

Ces tumeurs siègent sur la portion inguinale droite de préférence (13 fois sur 17 cas).

Pour DELBET et HERASCO, le canal vagino-péritonéal droit est plus exposé aux anomalies et la présence plus fréquente des tumeurs à droite serait une confirmation de la théorie de COHNHEIM qui veut que toute tumeur provienne de la prolifération tardive de cellules embryonnaires restées somnolentes jusque-là.

Leur forme est variable, lobulée, souvent irrégulière. Leur volume varie depuis les dimensions d'une amande jusqu'à celle d'une tête de fœtus ; enfin, selon la partie du ligament rond sur laquelle se développe le fibrome, la tumeur évolue vers la grande lèvre ou du côté de la cavité abdominale, soit, à la fois dans l'une et dans l'autre, avec un étranglement au niveau du canal inguinal.

2° Symptômes. — La tumeur, développée à l'extérieur, indépendante des téguments, est lisse ou légèrement lobulée à sa surface, de consistance ferme, indolente à la pression, réductible dans le canal inguinal, si elle est petite, mais nullement modifiée par l'effort ou la toux. Elle est mobile sur les parties profondes. Elle ne provoque de tiraillements et de douleurs que lorsqu'elle a pris un grand développement.

Les fibromes de la portion intra-abdominale du ligament rond restent longtemps latents. Les caractères physiques de leur développement d'abord, et ensuite les douleurs de compression sur les organes voisins attirent seuls l'attention.

La marche est lente dans les fibromes purs ; elle peut être rapide dans les tumeurs mixtes ou si le fibrome subit une des transformations que nous avons étudiées à propos des tumeurs fibreuses de l'utérus.

3° Diagnostic. — Il est nécessaire de distinguer le cas, où la tumeur est extra ou intra-abdominale, sessile ou pédiculée.

La tumeur extra-abdominale sessile (DUPLAY), peut être confondue avec une tumeur ganglionnaire et avec le kyste de la glande de BARTHOLIN. La tumeur ganglionnaire a une consistance variable, n'a pas de connexions avec le canal inguinal et s'accompagne, en général, de la présence d'autres ganglions dans le voisinage. Le kyste de BARTHOLIN est fluctuant, plus inférieur, et se développe de bas en haut, contrairement au fibrome qui évolue de haut en bas. Leur consistance solide permettra seule de les distinguer de certaines hydrocèles de la grande lèvre ou kystes du canal de NUCK qui ont le même siège. La tumeur pédiculée peut être confondue avec l'ovaire hernié, l'épiplocèle irréductible et la hernie graisseuse. La forme ovoïde de l'ovaire et son exquise sensibilité à la pression établiront le diagnostic.

Les commémoratifs et la présence d'une corde épiploïque tendue en arrière de la tumeur et perçue en déprimant la paroi abdominale aideront à distinguer l'épiplocèle irréductible. Enfin, le lipome préherniaire a une consistance plus molle, des limites plus diffuses, et la pression en est douloureuse.

Les fibromes internes ou abdominaux sont difficiles à recon-

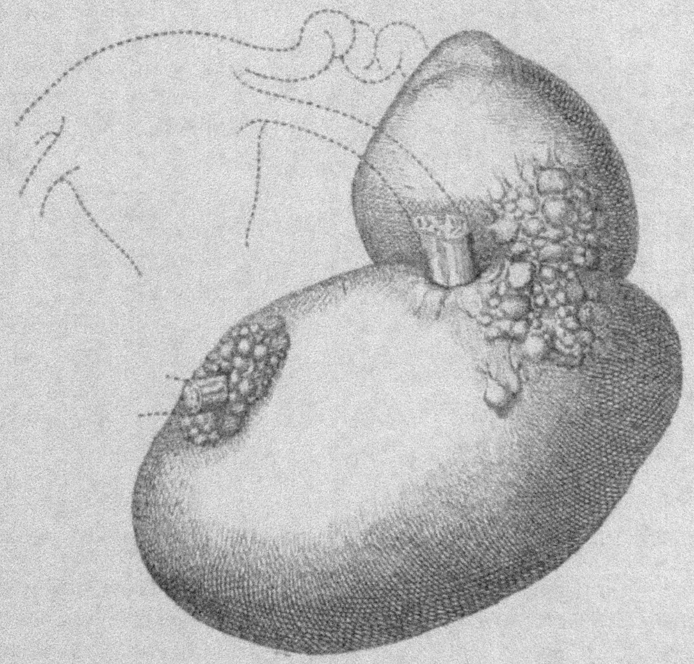

Fig. 271.
Fibrome du ligament rond dans le canal inguinal (How. Kelly).

naître. L'indépendance de l'utérus et la situation pré-utérine de la tumeur permettent d'ordinaire, de voir qu'on a affaire à une affection d'origine annexielle. Mais, qu'elle soit sessile ou pédiculée, il sera difficile de la différencier d'une tumeur solide de l'ovaire. Ces dernières refoulent l'utérus en bas et en avant, tandis que la tumeur du ligament rond le repousse en arrière. Ce signe, la rétroposition utérine, a été donnée par Köster comme signe diagnostic des tumeurs dermoïdes de l'ovaire, auquel s'ajoutent, avec plus de raison, la fluctuation et la consistance irrégulière.

Le diagnostic de bénignité se déduit de la marche lente de la tumeur, et de l'absence des autres signes propres aux tumeurs malignes, ascite, ganglions, cachexie cancéreuse.

4° Pronostic. — Bénin, si le fibrome reste pur ; il s'aggrave au contraire selon la transformation que peut subir la tumeur, le volume qu'elle acquiert et les adhérences qu'elle contracte ou les pressions qu'elle exerce sur les organes voisins.

5° Traitement. — Un seul, l'extirpation : simple et facile pour les fibromes externes, l'énucléation des fibromes intra-abdominaux n'est possible que par la laparotomie.

SECTION III

GROSSESSE EXTRA-UTÉRINE, HÉMORRAGIES ET HÉMATOCÈLE PELVIENNE

Il est universellement admis, de nos jours, que les hémorrhagies et les hématocèles pelviennes proviennent, à peu près constamment, d'accidents survenus au cours de certaines grossesses tubaires. Aussi, nous avons cru devoir les décrire à la suite des grossesses extra-utérines, dont elles sont pour ainsi dire une conséquence.

CHAPITRE PREMIER

GROSSESSE EXTRA UTÉRINE

La *grossesse extra-utérine* ou *grossesse ectopique* est le développement de l'ovule fécondé en dehors de la cavité utérine normale. La grossesse extra-utérine ne commence à être comprise qu'après la découverte de DE GRAAF, et encore est-ce LEVRET qui, sous le nom de « mauvaise grossesse » en donne la première description nette. Elle est surtout étudiée par BAUDELOCQUE, BRESCHET, VELPEAU, DEZEIMERIS, CAZEAUX, TARNIER, NŒGELE BERNUTZ, LAWSON-TAIT. Enfin, les travaux des chirurgiens et histologistes contemporains ont mis en lumière les particularités importantes des principaux chapitres de la question.

1° Étiologie. — Très rare avant vingt ans, c'est vers l'âge moyen de la vie génitale qu'on l'observe le plus fréquemment

(STEPKOWSKI). Cette fréquence est difficile à établir, car on n'a pas tenu compte jusqu'ici, dans les statistiques, des cas d'hémato-salpinx, qui, pour la plupart, sont aujourd'hui rattachés à la grossesse ectopique.

L'étiologie de la grossesse extra-utérine a donné lieu à de nombreuses théories.

Les *causes morales*, invoquées autrefois n'ont plus de défenseurs.

Les *causes mécaniques* (fibromes au niveau de l'isthme, tumeurs comprimant les trompes, déviations, coudures du trajet tubaire, pseudo-membranes péritonéales) s'opposant à l'arrivée de l'œuf dans son siège habituel, n'ont plus, pour les auteurs actuels, qu'une importance étiologique médiocre (TAINTURIER, OTTO-KÜSTNER).

Les *processus inflammatoires*, et surtout l'inflammation tubaire, jouent, pour le plus grand nombre des auteurs, le rôle étiologique prépondérant. SCHAUTA et DUHASSEN affirment que la grossesse ectopique est presque toujours provoquée par la gonorrhée. LAWSON-TAIT incrimine la disparition des cils vibratiles de l'épithélium tubaire ; et OTTO-KÜSTNER, dans un travail récent, arrive à cette conclusion que l'inflammation est la seule explication plausible de la grossesse extra-utérine.

D'un autre côté, PAQUY, FIEUX et d'autres auteurs ont produit des examens minutieux démontrant l'intégrité absolue de trompes où siègeait une grossesse, et arrivent à des conclusions opposées.

Pour WEBSTER, la grossesse extra-utérine est un signe d'*atavisme* et l'œuf ne peut se développer que sur des trompes capables de fournir une caduque. Chez les animaux inférieurs, il n'existe aucune différence entre les trompes et l'utérus, la muqueuse est la même et l'œuf peut se développer sur toute l'étendue du canal génital.

En somme, cette question de l'étiologie est encore à l'étude ; et, si l'on est peu fixé sur les causes de la grossesse tubaire, on l'est encore moins sur les conditions de la grossesse abdominale ou de la grossesse ovarienne.

2° **Anatomie pathologique**. — On admet aujourd'hui trois

variétés principales : *tubaire, ovarique, abdominale,* auxquelles Pozzi ajoute la grossesse évoluant dans une *corne utérine.*

Quel que soit le point où il se développe, le *produit de la conception* a ses deux enveloppes d'origine fœtale, chorion et amnios. « Quant à l'enveloppe d'origine maternelle qui remplace la caduque, ou plutôt l'utérus, et prend ici le nom de paroi du kyste

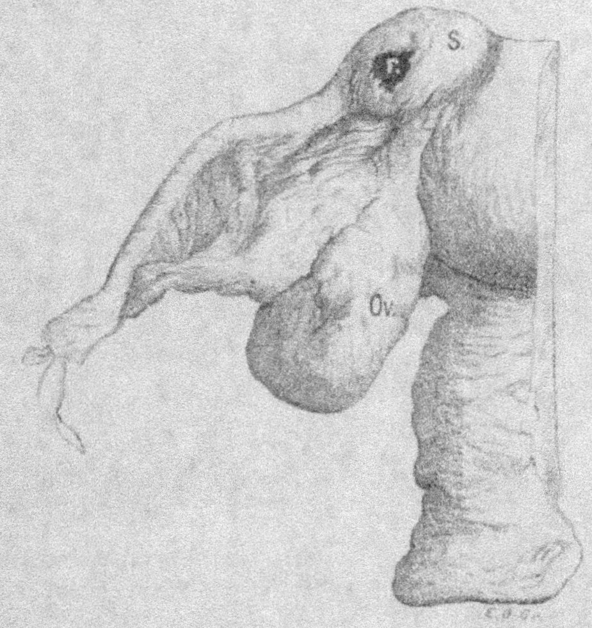

Fig. 272.

Grossesse tubaire isthmique juxta-utérine rompue (COUVELAIRE).

Vue postérieure des annexes droites et de la moitié droite de l'utérus. S, sac fœtal, r, orifice de la rupture.

fœtal, elle n'est pas la même dans tous les cas. Tantôt, la paroi de la trompe, dans la variété tubaire, tantôt les éléments du ligament large, tantôt une portion de l'ovaire, constituent, avec le péritoine et des néo-membranes, l'enveloppe que fournit à l'œuf l'organisme maternel. » (PINARD). Le *liquide amniotique* peut être plus ou moins abondant ; le *placenta*, très irrégulier de forme et d'épaisseur. Enfin, le kyste fœtal présente avec les organes voisins des *rapports* extrêmement variés, et peut contracter avec eux des *adhérences* très serrées.

A. GROSSESSE TUBAIRE. — Cette variété est de beaucoup la plus fréquente, elle serait la seule, d'après certains auteurs. Dans la

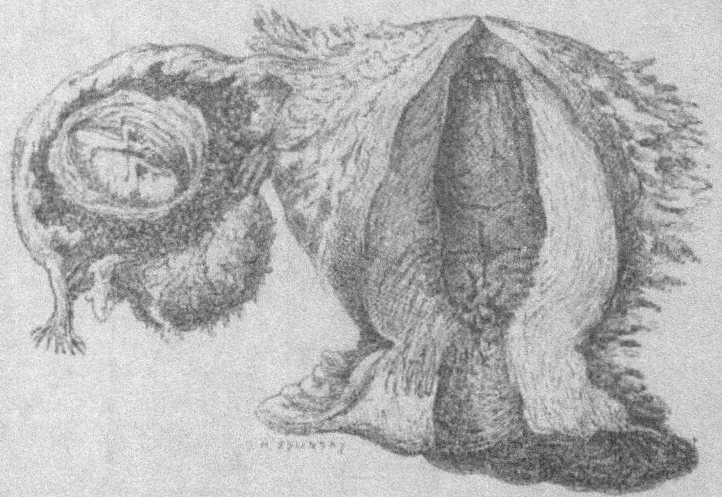

Fig. 273.
Grossesse tubaire ampullaire avec rupture de la trompe
(LABADIE-LAGRAVE et LEGUEU).

statistique de V. SCHRENCK elle entre dans la proportion de 83,3 p. 100. Cette proportion est certainement plus considérable.

La grossesse tubaire est aussi *fréquente* à droite qu'à gauche (CESTAN). Elle peut être *bilatérale* (six cas relevés par CESTAN). On a observé des grossesses tubaires *gemellaires* (STRICKER, COE, HAGDON, BRODIER, TACONNET et LEFORT) ; enfin, on a vu la grossesse tubaire *coïncider avec une grossesse normale* (BROOKS, H. WELLS, DESGUIN, GANGOLFE PACALIN).

Ajoutons qu'on a publié des observations dans lesquelles, après une première opération pour grossesse tubaire, il y a eu *récidive* dans l'autre trompe (VARNIER et SENS). D'après LEJARS, les récidives s'observent dans 4 à 5 p. 100 des grossesses tubaires.

L'œuf peut se développer dans la portion interne de la trompe,

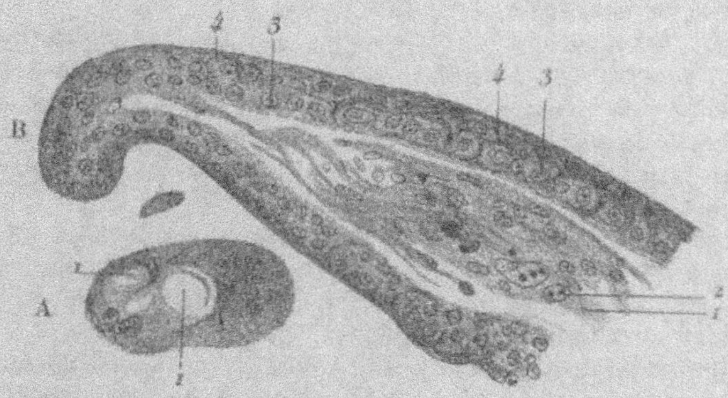

Fig. 274.
Villosité placentaire (CORNIL).

B, villosité placentaire ectopique. — 1, tissu conjonctif. — 2, vaisseau. — 3, couche de Langhans. — 4, couche syncitiale. — A, une plaque protoplasmique de syncithium isolée avec ses nombreux noyaux et ses vacuoles 1, 1.

dans sa portion moyenne, dans sa portion externe ; d'où trois variétés.

1° *Grossesse tubo-utérine ou interstitielle*, dans laquelle le kyste fœtal fait corps avec l'utérus.

2° *Grossesse tubaire proprement dite*, qui comprend les deux formes *isthmique* et *ampullaire* suivant que l'œuf siège au niveau de l'isthme ou au niveau de l'ampoule.

3° *Grossesse tubo-abdominale*, dans laquelle le kyste fœtal fait saillie dans l'abdomen ; alors, la paroi du kyste est complétée par de fausses membranes péritonéales. Lorsque, dans cette variété, l'ovaire prend part à la constitution de la paroi du kyste fœtal, la grossesse est dite *tubo-ovarienne*.

La forme la plus commune des grossesses tubaires est la forme ampullaire, 28 fois sur 35 (COUVELAIRE).

L'anatomie et l'histologie de la grossesse tubaire ont été, en

Allemagne, l'objet de très nombreux travaux dans ces dernières années. En France, elles ont été étudiées plus particulièrement par PILLIET, CORNIL, COUVELAIRE.

La trompe gravide forme une tumeur plus ou moins considérable, suivant l'âge de l'œuf. Elle est hypertrophiée dans tout son trajet, flexueuse et repliée sur elle-même. Les sacs ampullaires sont pourvus d'un pédicule, fourni par la partie interne de la trompe et le mésosalpinx. Ce pédicule, qui existe, au moins, au début de la grossesse-tubaire, permet une certaine mobilité à la trompe gravide qui peut tomber dans le cul-de-sac de Douglas ; il peut même se tordre (MARTIN, POZZI).

Sur l'œuf fixé dans la cavité tubaire se développent les *villosités choriales*, qui, d'abord disséminées sur la surface du chorion, se concentrent en un point pour former le *placenta fœtal*. Cette portion du chorion est très vascularisée.

Les *villosités* sont constituées par un axe du tissu conjonctif contenant des vaisseaux capillaires. Cette trame conjonctive est tapissée d'une double couche cellulaire : couche de LANGHANS, constituée par des cellules ectodermiques, pavimenteuses ou cubiques, et couche *syncitiale* formée de larges plaques protoplasmiques avec noyaux ovoïdes. Ces villosités se divisent et se subdivisent et arrivent dans la paroi de la trompe qu'elles pénètrent.

Au niveau de l'insertion du placenta fœtal, l'épithélium cylindrique a disparu, le tissu conjonctif de la muqueuse présente des vaisseaux dilatés, gorgés de sang et contenant des cellules plasmatiques, hypertrophiées, qui formeront les *cellules déciduales* (CORNIL). Les fibres conjonctives, ramollies, dissociées, permettront la formation de *fentes* où pénètreront les villosités choriales qui arrivent ainsi jusqu'à la paroi musculaire de la trompe.

Dans cette paroi musculaire on observe les mêmes altérations du tissu conjonctivo-vasculaire qui aboutissent à la dissolution des fibres conjonctives et à la formation de lacunes vasculaires remplies de sang.

Dans ces lacunes, les villosités choriales arrivent au contact du sang maternel, et l'échange des liquides et des gaz entre le sang maternel et le sang des villosités se fait à travers les couches de Langhans, le syncitium et le tissu cellulaire (Cornil).

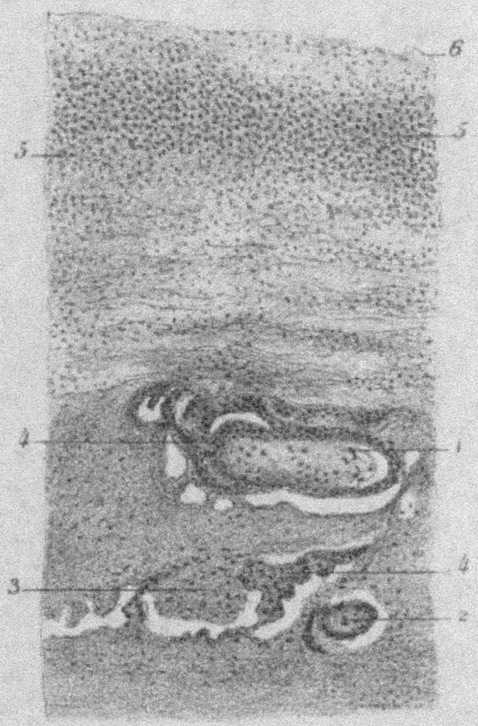

Fig. 275.

Coupe de la paroi de la trompe dans un point voisin de la surface péritonéale (Cornil) 150 diamètres.

1, 2, 3, coupes de trois villosités logées dans les fentes ou espaces ramollis de la paroi. — 4, 4, amas de cellules déciduales et de syncitium. — 5, 5, tissu conjonctif sous-péritonéal infiltré de leucocytes. — 6, péritoine.

« Ces villosités ne diffèrent en rien de celles d'un placenta de grossesse normale du même âge. Mais, quoique le placenta ectopique soit bien constitué, bien qu'il reçoive du sang fœtal par les vaisseaux du chorion, il n'en est pas moins exposé à des accidents en rapport avec son siège anormal. Le canal de la trompe, où il siège, n'est pas extensible indéfiniment, il est donc soumis à une certaine pression ; le sang fœtal circulera seul dans les villosités, et le sang maternel, dans lequel ces villosités plongent, ne se renouvelle pas, se coagule autour d'elles. Autant de causes de vitalité amoindrie ou même de mortification des villosités placentaires » (Cornil.)

Au contraire, à la périphérie de la trompe, la circulation étant plus facile, les villosités y sont plus actives et plus envahissantes, *comme attirées par l'appétit d'un sang neuf*, suivant l'expression de Cornil. Aussi, ces villosités qui prolifèrent, peuvent ainsi arriver presque sous la couche péritonéale.

L'existence d'une caduque réfléchie, dans la grossesse tubaire, est niée par Kühne. Mais, Cornil a montré qu'il se formait une *pseudo-caduque réfléchie* venue de la trompe, et constituant l'enveloppe externe du placenta.

Du côté de l'utérus, des lésions, analogues à celles de la caduque vraie dans la grossesse normale, se produisent dans la muqueuse.

En résumé, les vaisseaux de la trompe sont très dilatés, ses parois sont devenues fragiles par la disparition du tissu conjonctif et par la pénétration des villosités choriales. Telles sont les lésions tubaires observées un mois et demi ou deux mois après le début de la gravidité. La connaissance de ces lésions nous fera comprendre l'évolution habituelle de la grossesse tubaire.

Dans l'immense majorité des cas celle-ci se termine de trois façons : par *hématosalpinx*, par *avortement tubaire* ou par *rupture*. Très exceptionnellement, la grossesse arrive à *terme* ou *près du terme*.

a. *Hématosalpinx*. — C'est un accident habituellement précoce ; la trompe est encore résistante. Sous l'influence d'un traumatisme, d'une fatigue, de la congestion menstruelle, etc., toute cause en un mot élevant la pression sanguine, ou aussi sous l'action des contractions des segments tubaires intacts (Henning, Aschoff) ou même d'une exploration bimanuelle (Otto Küstner), une hémorragie se produit entre l'œuf et la paroi tubaire.

Cette hémorragie est déterminée par la rupture des vaisseaux

irriguant le placenta fœtal. L'hématosalpinx est dès lors constitué, l'œuf ne tarde pas à mourir. Il peut se résorber, et il ne
restera plus alors qu'un caillot adhérent avec des cellules
migratrices chargées de pigment hématique (PILLIET) et quelques

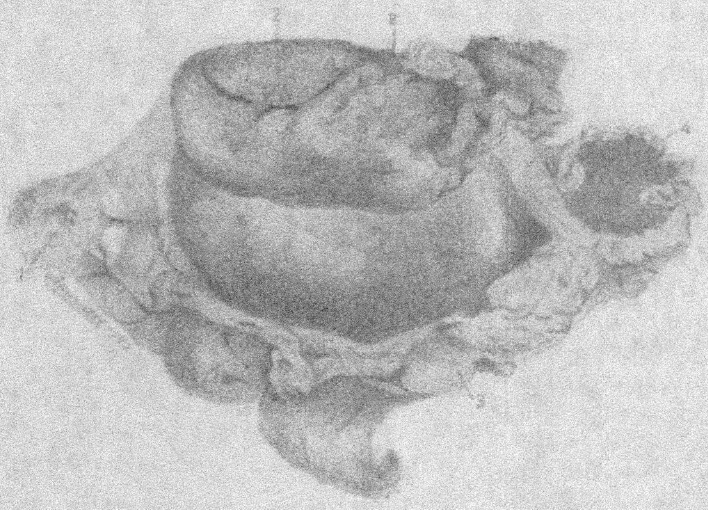

Fig. 276.

Grossesse tubaire, avortement tubo-abdominal.

1, coupe de l'extrémité utérine de la trompe. — 2, 2, œuf enveloppé de caillots.
— 3, cavité tubaire, portion ampullaire. — 4, orifice du pavillon maintenu ouvert,
à l'état frais, par de nombreux caillots.

villosités, derniers vestiges de la grossesse tubaire. Ainsi, peut
guérir spontanément l'hématosalpinx.

Il peut aussi se terminer par avortement tubaire ou par
rupture.

b. *Avortement tubaire* (BLAND SUTTON, MARTIN, LEDEL, PILLIET,
CESTAN). — C'est l'expulsion en bloc ou en parcelles, hors de
l'oviducte et sans rupture de ses parois, d'un œuf greffé dans la
cavité de la trompe (CESTAN). L'avortement peut être *tubo-péritonéal ou tubo-utérin*.

L'avortement tubo-péritonéal est le plus fréquent. L'œuf,
décollé par hémorragie, est expulsé par l'*ostium abdominale* et

tombe dans la cavité péritonéale, avec une quantité plus ou moins grande de sang (hématocèle).

Parfois, il peut être arrêté au niveau de l'orifice tubaire et s'étrangler, et être expulsé ultérieurement en totalité ou en partie. Si l'œuf est expulsé en totalité, l'hémorragie intra-pelvienne est peu importante. Le plus souvent l'expulsion est partielle, le placenta subit une série de décollements et l'hémorragie intra-péritonéale devient abondante par ses récidives.

Cet accident est beaucoup plus fréquent qu'on ne croyait autrefois, puisque Otto Kustner, sur 75 cas de grossesses extra-utérines, a constaté 59 avortements contre 16 ruptures. Les autres statistiques donnent 71 avortements contre 9 ruptures (Femling), 56 avortements contre 11 ruptures (Mandl et Schmit), etc.

L'avortement *tubo-utérin* est beaucoup moins connu, car la plupart du temps il est confondu avec un avortement utérin.

c. *Rupture tubaire.* — La rupture tubaire est l'accident le plus grave de la grossesse extra-utérine, car elle s'accompagne d'une hémorragie intra-péritonéale très abondante (inondation péritonéale) qui met la vie rapidement en danger.

C'est habituellement de la quatrième à la douzième semaine qu'elle se produit.

Cette rupture est une conséquence presque fatale des lésions anatomiques que nous avons étudiées.

La trompe friable, usée par la pénétration des villosités choriales, se rupture soit d'emblée par déchirure de ses parois, soit consécutivement à la distension produite par une hémorragie due à un décollement partiel du placenta (Cestan). D'où, rupture primitive et secondaire ; celle-ci plus fréquente, d'après Cestan.

C'est au niveau de l'insertion du placenta que siège la rupture, c'est-à-dire le plus souvent, 44 fois sur 55 (Martin) sur la partie supérieure de la trompe. Unique le plus souvent et à direction transversale, elle peut être double ou triple et alors elle se présente avec des bords déchiquetés (Cestan). Elle est variable d'étendue et mesure de 1 à 3 centimètres. Une hémorragie intra-péritonéale, presque toujours très violente, se produit au moment de la rupture. Si la trompe s'ouvre dans sa portion inférieure, intra-ligamenteuse, l'hémorragie se fait entre les deux feuillets du mésosalpinx (hématocèle ou hématome extra-péritonéal).

Dans certains cas exceptionnels, l'œuf, expulsé en totalité, soit par avortement, soit par rupture, peut se greffer dans la cavité péritonéale et continuer à vivre. La grossesse tubaire est alors

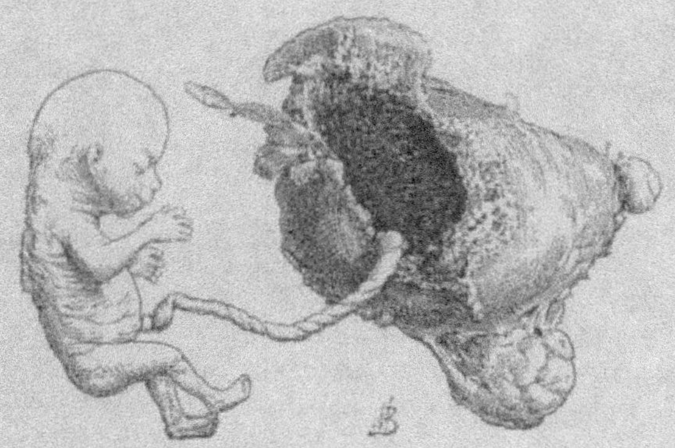

Fig. 277.
Grossesse tubaire rompue (H. KELLY).
Demi-grandeur naturelle.

devenue une *grossesse abdominale secondaire*. Si l'œuf est expulsé entre les deux feuillets du mésosalpinx et s'y greffe, la grossesse tubaire se transforme en *grossesse sous-péritonéale secondaire*.

Enfin, la grossesse tubaire, qui, dans la grande majorité des cas, est interrompue par un des accidents que nous venons d'étudier, peut, exceptionnellement, dépasser le cinquième mois et arriver à terme ou près du terme. LUGEOL en a réuni 26 cas. Dans un travail récent, JAYLE et DELHERM ne retiennent que 29 observations de *grossesses tubaires vraies*, après le cinquième mois, qu'ils divisent en *tubaires intra-péritonéales* et *tubaires intra-ligamentaires* ou *sous-péritonéo-pelviennes*.

Ces auteurs font remarquer qu'il devient très difficile de reconnaître la trompe dans la paroi du sac fœtal et admettent que la trompe s'est rupturée en un point « resté invisible » pour

donner issue au sac, ou bien qu'elle s'est distendue au point de
devenir un feuillet d'une minceur extrême.

Quant au fœtus, il peut subir des modifications : dégénérescence graisseuse, infiltration calcaire, etc. Ces fœtus calcifiés
portent le nom de *lithopédion*. Le kyste fœtal peut *s'infecter* et

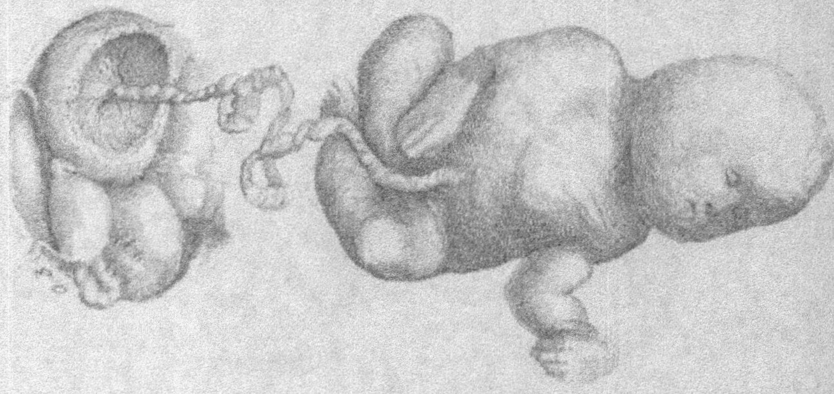

Fig. 278.

Lithopédion enlevé de la cavité abdominale quatre ans après le faux
travail (Howard Kelly).

son contenu est expulsé, après des phénomènes généraux graves,
par le rectum, la vessie, le vagin, l'utérus même, ou bien
encore à travers la paroi abdominale.

Dans la grossesse tubaire, d'après le travail de Jayle et Delherm, les transformations du fœtus paraissent être rares. Le
plus souvent il est conservé ; il peut être toléré des années sans
être modifié, sans même que la santé de la femme s'altère
beaucoup. Le fœtus de Quimperlé demeura cinquante-six ans
dans une trompe ; celui de Foxer y resta quinze ans et ses tissus
avaient conservé leur structure histologique.

B. Grossesse ovarienne. — L'existence de la grossesse ovarienne, niée par Lawson Tait, Webster et beaucoup d'autres
auteurs, est aujourd'hui démontrée d'une façon indiscutable.
Malgré le nombre considérable de travaux auxquels elle a donné

lieu (HUEPPE, PUECH, PATENKO, HEINEKEN, ZMIGRODSKY, WERTH, BANDL, MOURATOFF, SANGER, LÉOPOLD, LARSEN, etc.), les observations vraiment démonstratives sont exceptionnelles. DOCHE en a réuni dans sa thèse 9 observations qui paraissent à l'abri de toute critique. C'est qu'en effet on a, trop souvent, conclu à l'existence d'une grossesse ovarienne parce qu'on trouvait du tissu ovarien dans les parois du kyste fœtal.

On ne doit comprendre sous le nom de grossesse ovarienne que celle qui est développée dans un follicule de de Graaf.

Dans le cas, très minutieusement étudié, de CATHARINE VAN TUSSENBROEK, l'ovaire, séparé de la trompe, ne présentant aucune adhérence avec elle, est augmenté de volume et supporte une tumeur de la grosseur d'une noix, largement implantée. Le revêtement lisse de l'ovaire se continue sans interruption sur la tumeur; celle-ci renferme un embryon de 12 millimètres de long, dont la tête et l'extrémité caudale se reconnaissent bien; le cordon est court et gros. Autour de l'ovisac est le placenta dont le maximum d'épaisseur se rencontre au point où l'ovisac adhère à l'ovaire.

L'ovaire est sain, ne présente nulle trace d'inflammation, et ne contient *aucun follicule approchant de la maturité*. La paroi du sac fœtal est constituée, de dedans en dehors, par l'amnios, le chorion, le tissu lâche du placenta et le tissu maternel. Celui-ci est formé distinctement de trois couches : une *couche moyenne* dans laquelle on reconnaît, comprimés et déformés, les lobules de la *theca interna*, une *couche interne* de tissu conjonctif jeune; une *couche externe*, conjonctive, représentant les restes de la *theca externa*. Cette paroi maternelle entoure l'œuf dans toute son étendue. La grossesse est donc bien développée dans un follicule de de Graaf.

Il a fallu que le spermatozoïde vienne féconder l'ovule dans le follicule rompu.

La grossesse ovarienne peut se terminer par rupture, et elle donne lieu à une variété d'hématocèle. Mais, elle peut continuer à évoluer dans l'ovaire ou dans l'abdomen, après rupture (grossesse abdominale secondaire), le placenta restant fixé à l'ovaire.

C. Grossesse abdominale. — L'œuf fécondé peut se greffer dans la cavité abdominale et s'y développer soit d'emblée, *grossesse abdominale primitive*, soit consécutivement à la rupture d'une grossesse tubaire ou ovarienne, ou à un avortement tubaire, *grossesse abdominale secondaire*. Pour certains auteurs, la grossesse abdominale est toujours secondaire.

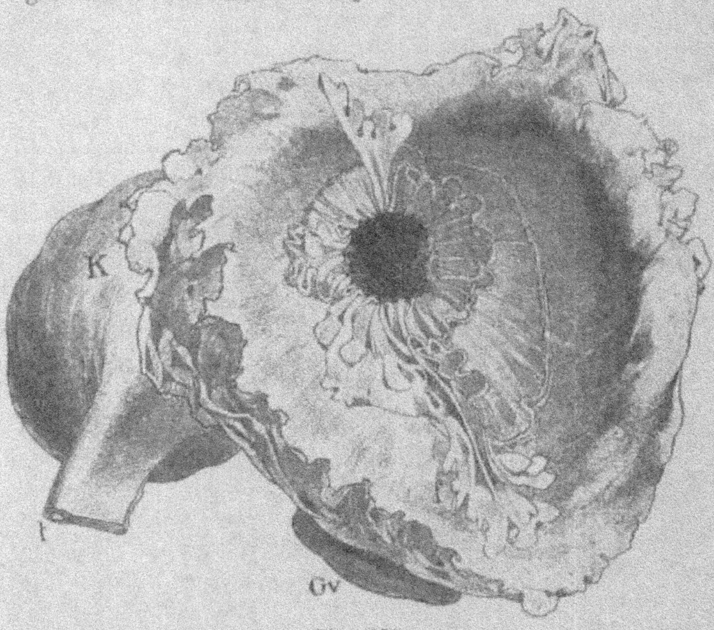

Fig. 279.

Grossesse abdominale secondaire communiquant avec l'orifice de la trompe (Cornelaire).

Quoi qu'il en soit, dans la grossesse abdominale, primitive ou secondaire, les organes en rapport avec l'œuf (intestin, épiploon) deviennent le siège d'une grande vascularisation, surtout au niveau de l'insertion du placenta.

La paroi maternelle de l'œuf est formée de fausses membranes péritonéales. Le placenta peut s'insérer en un point quelconque; dans un cas de Martin, il s'insérait sur le fond utérin. Habituellement, ayant une large surface d'insertion il est très volumineux.

La rupture est rare dans la grossesse abdominale et le fœtus se développe généralement et vit jusqu'à une époque plus ou moins rapprochée du terme.

Le kyste fœtal a les destinées que nous avons déjà étudiées.

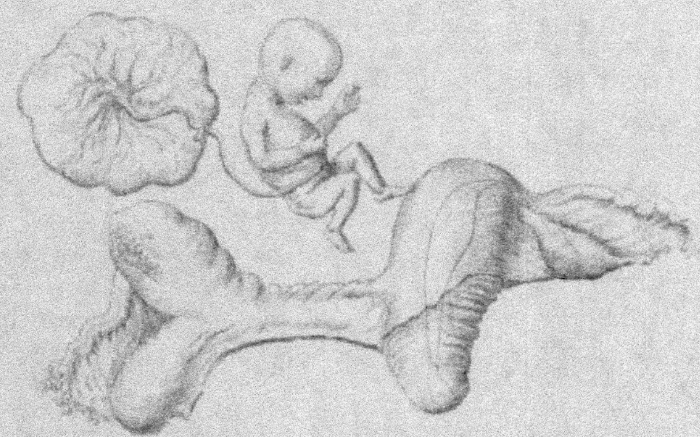

Fig. 280.
Grossesse dans une corne utérine rudimentaire. Rupture
(d'après Howard Kelly).

D. GROSSESSE DÉVELOPPÉE DANS UNE CORNE UTÉRINE RUDIMENTAIRE. — Cette variété de grossesse ectopique étudiée par KUSSMAUL, SANGER, BANDL, LANDAU, WYTER, KLEINWACHTER, BECKMANN, etc., est relativement rare, puisque BECKMANN, en 1896, en compte seulement 42 cas.

Anatomiquement, le kyste fœtal contenu dans la corne rudimentaire forme une tumeur plus ou moins volumineuse, pédiculée, et le pédicule, court et épais, s'insère à l'union du col et du corps de l'utérus. De la partie externe de la tumeur, partent un ligament rond et une trompe saine.

Histologiquement, la paroi de la poche, épaissie, est de nature musculaire, et le tissu conjonctif interstitiel est très développé, comme un utérus gravide.

La rupture est la règle dans cette variété de grossesse abandonnée à elle-même, et elle détermine la mort presque toujours ; 22 morts sur 25 malades non opérées (BECKMANN).

3° Symptomatologie. — Nous décrirons successivement : 1° les signes fonctionnels ; 2° les troubles généraux ; 3° les signes physiques.

A. SIGNES FONCTIONNELS. — *Au début*, il est rare qu'on soit appelé à faire l'examen d'une grossesse extra-utérine. Les symptômes généraux, vomissements, gonflement et picotement des seins, dégoût de certains aliments, etc., bien moins évidents en général, que dans la grossesse utérine (BOULLY), attirent peu l'attention de la malade. Et s'ils existent, avec suppression des règles, la femme se croyant enceinte, ne réclame aucun examen.

D'un autre côté, il est des grossesses extra-utérines qui peuvent évoluer jusqu'à terme, d'une façon silencieuse, sans déterminer le moindre accident, le moindre trouble fonctionnel (PINARD).

Habituellement donc, les accidents du début éclatent en pleine santé : ou bien, c'est un écoulement sanguin, plus ou moins abondant, avec expulsion d'une caduque et une ébauche de phénomènes péritonéaux, indiquant vraisemblablement la formation d'un *hématosalpinx* (LABADIE-LAGRAVE et LEGUEU) ; ou bien, ce sont les signes dramatiques d'une hémorragie intra-péritonéale (voir le chapitre suivant) par *rupture* ou *avortement tubaire*.

Cependant, il existe toujours, plus ou moins accusée, une symptomatologie fonctionnelle qui est à peu près semblable dans toutes les variétés de grossesse ectopique : *douleurs, écoulements, troubles généraux*.

a. *Douleurs*. — C'est à la fin du premier mois ou dans le second qu'apparaît l'élément *douleur*. Très variable dans son intensité et sa forme, la douleur peut s'atténuer et disparaître jusqu'à la fin de la grossesse ; ou bien, se reproduire par poussées pendant tout le cours de la gestation. Siégeant habituellement sur un côté, à droite ou à gauche, elle a des irradiations diverses dans les lombes, les cuisses, la région inguinale, etc. Exagérée par la station debout, la marche, elle s'atténue ou se calme par le décubitus dorsal. Souvent, elle survient par accès, sous forme de colique, avec accélération du pouls (Coe), mais sans élévation de température.

Enfin, lorsqu'il y a rupture, ou avortement tubaire, la douleur survient brusquement avec une violence extrême et indique une hémorragie intra-péritonéale (voir le chapitre suivant).

b. *Écoulements sanguins.* — Les règles sont supprimées tant que dure la grossesse extra-utérine, c'est-à-dire tant que le fœtus est vivant ; elles ne reparaissent que deux mois environ après la mort du fœtus (Pinard).

Mais il est commun d'observer des *écoulements de sang* : celui-ci est tantôt rouge et abondant, tantôt plus ou moins altéré, couleur chocolat foncé ou marc de café.

Ces écoulements de sang sont variables comme durée et abondance. Souvent il s'agit d'un suintement peu abondant mais continu, qui ne se modifie ni par le repos, ni par les injections (Bouilly).

Lorsque le sang est rouge et abondant, son apparition coïncide d'ordinaire avec l'*expulsion d'une caduque*. En effet, la muqueuse utérine, qui a participé, elle aussi, à l'hypertrophie totale de l'utérus, peut être expulsée pendant le cours de la grossesse extra-utérine. Cette expulsion de la caduque peut se faire dans les premiers mois, ou bien, elle survient tout à fait à la fin, au moment du *faux travail*, enfin elle peut faire totalement défaut (Pinard).

Sa signification n'est pas encore établie. Si, en effet, elle indique le plus souvent, dans les premiers mois, la formation d'une hématosalpinx, une rupture du kyste fœtal ou un avortement tubaire, il est certain aussi que l'œuf peut continuer à se développer (Pinard) après l'expulsion de la caduque.

c. *Troubles généraux.* — A toutes les périodes de la grossesse ectopique et à des degrés plus ou moins accusés, s'observent des troubles du côté de la *vessie* et du *rectum* : miction fréquente et douloureuse, constipation, etc.

Enfin, signalons des phénomènes réflexes semblables à ceux qui sont observés dans la grossesse utérine, mais, en général, moins évidents, ainsi que nous l'avons déjà dit.

B. Signes physiques. — Ils varient avant et après le cinquième mois :

a. *Avant le cinquième mois.* — Les signes physiques sont peu caractéristiques ; on sent, en effet, par le toucher et le palper combinés, et, dès qu'elle commence à être perceptible, une tumeur juxta-utérine, dont les caractères n'ont rien de particulier.

Du côté de l'utérus, on peut sentir un degré plus ou moins accusé de ramollissement du col et une hypertrophie plus ou moins nette.

b. *Après le cinquième mois.* — Mais, à mesure que le kyste fœtal grossit, les signes physiques deviennent plus nets.

A la vue, l'abdomen apparaît déformé par une tumeur, dont le siége normal ne paraît pas en rapport avec le développement d'un organe (Pinard). Tantôt on voit deux saillies, le kyste fœtal et l'utérus hypertrophié. Cette tumeur est mate à la *percussion.*

Pinard recommande de pratiquer, avant le palper, le cathétérisme de la vessie, qui non seulement renseigne sur l'état de vacuité ou de plénitude de cet organe, mais encore sur sa situation exacte, ses rapports avec la tumeur, ses déplacements.

Le palper révèle tous les caractères de cette tumeur, son volume, sa mobilité, sa consistance. Le volume est, naturellement, variable avec l'âge ; et la tumeur est généralement immobile et fixée dans le bassin.

Lorsque le kyste fœtal est abdominal, qu'il siège par exemple dans la fosse iliaque, il peut avoir la mobilité de l'utérus gravide.

Sa *consistance* peut être celle de l'utérus gravide, mais peut être beaucoup plus grande.

Lorsque le fœtus est vivant, on peut en sentir assez facilement les parties, qui sont, non pas superficielles comme on l'a écrit, mais profondes (Pinard). On peut percevoir le *ballottement,* même assez longtemps après la mort du fœtus, Pinard a pu le constater six semaines après la mort.

Lorsque le fœtus est mort et que le liquide amniotique a disparu, il survient un autre signe, c'est la crépitation osseuse par chevauchement des os du crâne les uns sur les autres.

On doit, en outre, rechercher l'utérus hypertrophié et savoir que cette hypertrophie disparaît dans les deux mois qui suivent la mort du fœtus.

L'*auscultation* fait percevoir les pulsations fœtales et le souffle maternel.

Enfin, le *toucher vaginal* permet d'apprécier les détails de l'excavation : ramollissement et déplacement du col utérin; engagement, forme, consistance de la tumeur fœtale.

Le doigt introduit dans le vagin peut parfois reconnaître avec une grande netteté les parties fœtales; mais, parfois aussi, il rencontrera une paroi régulière, épaisse, formée par le placenta qui est alors tout entier dans le petit bassin : constatation importante au point de vue du traitement (PINARD).

Le *cathétérisme* utérin, et surtout le cathétérisme digital (TARNIER), lorsqu'on aura éliminé avec soin la grossesse utérine, permet de reconnaître la vacuité de l'utérus, et, lorsque existent des signes certains de grossesse, impose le diagnostic.

4° Marche, complications, pronostic. — Lorsque la grossesse ectopique dépasse le cinquième mois, elle évolue, le plus souvent, comme une grossesse normale (JAYLE et DELHERM), sans s'accompagner de gros symptômes fonctionnels. « On peut donc opposer cette période de calme relatif à la période précédente si redoutable par ses fréquentes complications » (JAYLE et DELHERM). Elle peut ainsi arriver jusqu'à terme ou jusqu'aux environs du terme. A ce moment, il se produit un ensemble de phénomènes constituant le *faux travail*.

Ce sont des douleurs expultrices, semblables aux douleurs de l'accouchement et dues à des contractions utérines; elles peuvent être accompagnées d'un écoulement sanguin, ou de l'expulsion d'une caduque. Mais, ce faux travail n'est suivi d'aucun résultat et si, pendant la douleur, on palpe la tumeur, on constate qu'elle ne se contracte pas; de plus, le col utérin ne s'efface pas et ne se dilate pas.

Après cette crise, souvent les femmes se sont trouvées améliorées (JAYLE et DELHERM). Le kyste fœtal, mort, subit alors une évolution que nous avons déjà signalée plus haut.

Mais la grossesse ectopique n'arrive pas, dans la majorité des cas, jusqu'à cette période. Son évolution est, en effet, traversée de nombreuses complications toujours graves.

Ce sont, dans la première période, la *rupture*, l'*avortement tubaire*, qui seront étudiés dans le chapitre suivant. Dans la seconde période, la rupture peut encore se produire ; puis, après la mort du fœtus, l'*infection* et la *suppuration* du kyste fœtal, susceptibles de déterminer une péritonite, ou capables d'être suivies de l'*expulsion* de son contenu par un abcès des parois abdominales, par une perforation du rectum, du vagin, de la vessie. Ce mode de terminaison donne lieu à des suppurations interminables, dont la mort est la conséquence plus ou moins éloignée.

Enfin, même quand il n'est survenu aucune complication, certaines femmes succombent parfois, longtemps après la mort du fœtus, à une sorte de cachexie par intoxication (JACQUEMIER).

Nous ne faisons que signaler les autres complications communes à toutes les tumeurs abdominales, *compression*, *occlusion intestinale*, *albuminurie*, etc.

5 Diagnostic. — a. *Avant le cinquième mois*. — On ne peut faire qu'un diagnostic de probabilité puisqu'il n'existe aucun signe de certitude de la grossesse. Au début, on pensera à la possibilité d'une *grossesse*, en présence des troubles généraux et de la suppression des règles. Plus tard, lorsque la petite tumeur est perceptible, qu'elle s'accompagne de douleurs localisées d'un côté, de troubles de règles, on aura sous les yeux le tableau clinique d'une *salpingite*. Le diagnostic est ici difficile, impossible même pour certains auteurs, et il ne pourra être soupçonné que si les phénomènes sympatiques de la grossesse sont suffisamment évidents. Il en est de même du diagnostic avec un *fibrome utérin* ou un *utérus rétrofléchi*, si la tumeur prolabe dans le Douglas.

Une latéro-version de l'utérus gravide peut faire croire à l'existence d'une grossesse extra-utérine et, dans certains cas, on a pratiqué une laparotomie qui a permis de constater cette erreur (LEFOUR, G. RICHELOT, etc.).

Lorsqu'il y a écoulement de sang rouge, abondant, survenant brusquement avec expulsion d'une caduque, on pensera à un *avortement*. Il suffira d'examiner attentivement la malade pour être mis sur la voie du vrai diagnostic.

Nous étudierons dans le chapitre suivant le diagnostic de la *rupture et de l'avortement tubaire*.

b. *Après le cinquième mois*. — Le diagnostic peut être alors posé avec plus d'assurance : on l'établira d'après l'étude des commémoratifs, des troubles fonctionnels, et sur la constatation des signes physiques.

On éliminera facilement la *grossesse normale*, grâce à l'indépendance de la tumeur et de l'utérus, au volume moins prononcé de celui-ci que dans une grossesse normale du même âge. Mais, le diagnostic devient très compliqué quand il y a coexistence d'une grossesse ectopique et d'une grossesse utérine, ou bien lorsqu'il existe une tumeur utérine, un kyste de l'ovaire, etc.

Quand le fœtus est mort, qu'il y a une tumeur pelvienne ou abdominale, ce n'est qu'avec le concours des commémoratifs qu'on pourra faire le diagnostic avec les autres tumeurs de l'abdomen : kyste de l'ovaire, fibrome utérin, etc.

Enfin, on aura encore à distinguer le *faux travail*, avec expulsion de caduque, d'un avortement.

6° Traitement. — Le traitement de la grossesse extra-utérine est entièrement chirurgical, et se résume dans la formule classique de PINARD : *toute grossesse extra-utérine diagnostiquée commande l'intervention chirurgicale*.

Les autres modes de traitement visant la mort de l'embryon, n'ont qu'une valeur historique, tels que la cure de la faim, la strychnine, l'ergotine, l'iodure de potassium, les saignées répétées, l'injection de morphine dans le kyste fœtal avant le cinquième mois, l'électricité.

A l'exemple des auteurs classiques et, suivant le plan adopté par SEGOND, nous étudierons le traitement des grossesses extra-utérines de moins de cinq mois, et de celles qui ont plus de cinq mois.

A. TRAITEMENT DES GROSSESSES EXTRA-UTÉRINES DE MOINS DE CINQ mois. — S'agit-il d'un accident du début, *rupture, avortement tubaire*, déterminant une hémorragie intra-péritonéale, on se comportera comme il est dit au chapitre suivant.

S'agit-il au contraire d'une grossesse ectopique en voie d'évolution ? le diagnostic ne sera guère fait avant le troisième ou le quatrième mois ; il existe donc une tumeur perceptible. L'opération ne sera alors qu'une *ablation* et le plus souvent une *ablation unilatérale* : ici, tous les chirurgiens sont d'accord pour proclamer que la *laparotomie* est l'opération de choix.

Existe-t-il des lésions évidentes des annexes de l'autre côté, ou bien une tumeur de l'utérus (fibrome ou cancer) ? Les partisans de la *voie vaginale* estiment qu'on doit faire profiter les malades des avantages de l'*élytrotomie*. Suivant les tendances personnelles, on s'adressera, alors, à la voie abdominale, ou bien à la voie vaginale.

Quoi qu'il en soit, l'opération elle-même ne présente généralement pas de grandes difficultés ; les seules particularités sont relatives à l'hypervascularisation des organes et aux adhérences du kyste fœtal.

Si l'on se trouve en présence d'une grossesse développée dans une *corne utérine rudimentaire*, on enlèvera le kyste fœtal seul, car il est toujours suffisamment pédiculé.

S'agit-il d'une *grossesse sous-péritonéo-pelvienne*, on devra pratiquer l'énucléation. Enfin, dans le cas de *siège tubo-interstitiel* de la grossesse, on sera dans la nécessité de pratiquer l'hystérectomie totale ou supra-vaginale. KELLY a proposé, dans ce dernier cas, l'ouverture du kyste fœtal par la cavité utérine préalablement dilatée.

B. TRAITEMENT DES GROSSESSES EXTRA-UTÉRINES DE PLUS DE CINQ MOIS. — Le diagnostic est plus précis que dans la période précédente et la *laparotomie* est la seule opération à pratiquer. Ici encore, nous suivrons dans notre description les grandes lignes de l'excellent rapport de SEGOND.

a. *Le fœtus est vivant*. — Une première question se pose : *Quand faut-il opérer ?*

Si la grossesse est à terme et le fœtus viable, il faut intervenir immédiatement, tous les chirurgiens sont, actuellement, d'accord sur ce point. Mais si le fœtus n'est pas encore viable, quelle conduite doit-on tenir ? Doit-on sacrifier l'enfant dans le but unique de sauver la mère ; doit-on attendre pour avoir, en même temps, un enfant vivant ? Ces deux manières de faire ont leurs partisans. Cependant, la tendance actuelle des chirurgiens est, autant que possible, de sauver mère et enfant. En effet, si très souvent ces enfants sont malformés, beaucoup peuvent vivre, et, par suite, on n'a pas le droit de faire si bon marché de leur existence, ainsi que le dit Pozzi. Il est donc naturel de conserver l'ambition de sauver, si possible, l'enfant aussi bien que la mère ; à cette condition formelle, toutefois, que le *sauvetage de l'enfant n'entraîne jamais l'ombre d'un péril pour la mère.* » (Segond). Et alors on attendra, soit le septième, soit le huitième, soit le neuvième mois ; il n'y a pas là de règle fixe, c'est une question de tact et de surveillance.

Comment faut-il opérer ? La laparotomie étant faite, doit-on pratiquer l'ablation totale, ou bien faut-il extraire le fœtus seul sans toucher au placenta ?

Le grand danger de l'extirpation immédiate du placenta est l'hémorragie, dont la gravité peut être très grande si l'on songe aux larges implantations du placenta sur l'intestin, la trompe, les parois pelviennes, et aux adhérences qu'il faut détruire. Il sera donc beaucoup plus sage de se contenter de l'*extériorisation* du sac, abandonnant « l'expulsion du placenta à la nature » (Baudelocque).

Le kyste fœtal ouvert, le fœtus extrait, on suturera la poche aux parois abdominales et l'on fera un bourrage aseptique de la cavité. L'expulsion du placenta est plus ou moins lente. Dans un cas de Pinard et Segond, elle s'est terminée du vingt-sixième au trente-deuxième jour.

b. *Le fœtus est mort.* — Si la *mort du fœtus est récente*, et que l'état de la malade le permette, on a tout intérêt à attendre, avant d'opérer, que la vascularisation du placenta se soit ralentie. On se mettra ainsi en garde contre des complications hémorragiques.

Ici encore, en règle générale, l'opération se bornera à l'*extrac-*

tion du fœtus avec *simple extériorisation du sac et abandon du placenta* (SEGOND). Dans certains cas, cependant, de grossesse tubaire, permettant une ablation facile, ou s'il existe une hémorragie par décollement placentaire, on devra pratiquer l'ablation totale.

Mais, si le *fœtus est mort depuis longtemps*, on a, au contraire, tout intérêt à intervenir le plus tôt possible.

L'*élytrotomie* reconnaît ici quelques indications, mais la *laparotomie* reste encore l'opération de choix. Le chirurgien pourra parfois, souvent même, intervenir plus largement, pratiquer l'ablation totale du kyste; mais, s'il soupçonne la moindre difficulté ou le moindre danger à l'extirpation du placenta, il devra encore se contenter de la *simple extériorisation du sac* à cause de « la simplicité de son exécution et de la qualité de ses résultats » (SEGOND).

Il est, cependant, des cas où il est nécessaire de faire l'extirpation du placenta : c'est lors de « rupture secondaire du kyste fœtal avec fœtus libre dans la cavité péritonéale et par conséquent absence de toute paroi kystique isolable » (SEGOND).

Dans ces cas, après avoir fait la toilette du péritoine, on terminera par le tamponnement et le drainage.

c. *Le kyste fœtal est suppuré*. — On l'ouvrira et on évacuera son contenu soit par l'abdomen, soit par le vagin. S'il existe une fistule, abdominale ou vaginale, on pourra se guider sur elle, agrandir l'ouverture pour évacuer le kyste et l'aseptiser. S'agit-il d'une fistule rectale, il vaudra mieux n'en pas profiter, et suivre une autre voie ; et cependant, l'ablation du squelette fœtal, par le rectum, a été pratiquée avec succès par PINARD, et par POZZI.

C. TECHNIQUE OPÉRATOIRE. — a. *Marsupialisation*. — La marsupialisation ne diffère, en aucune manière, de la marsupialisation des kystes de l'ovaire. Le seul point particulier consiste dans le traitement du placenta. Cette élimination du placenta doit être aseptique ; la poche sera pansée régulièrement et bourrée légèrement de gaze aseptique. On a proposé de faire des applications sur le placenta de poudre de tannin, de benzoate de soude, etc.

Enfin, s'il y a suppuration, on pratiquera des lavages avec des liquides stérilisés ou faiblement antiseptiques.

b. *Ablation totale du kyste*. — Voici comment Pozzi résume le manuel opératoire : « Incision abdominale, suture provisoire du sac aux lèvres de la plaie. Ouverture du sac dans son point le plus mince en évitant le plus possible les vaisseaux ou en les pinçant à mesure. Extraction du fœtus, ligature et section du cordon. Ablation des sutures, extraction du sac, en opérant la rupture des adhérences et la décortication de la portion sous-séreuse ; des pinces seront rapidement placées sur les points saignants, que les aides comprimeront au besoin avec les doigts. Hémostase définitive du fond de la plaie par des ligatures ou par le tamponnement à la gaze iodoformée. » Enfin, il est plus prudent de terminer par un drainage à la gaze aseptique.

c. *Elytrotomie*. — Incision du vagin au point le plus saillant du kyste fœtal ; extirpation du fœtus. On peut tenter l'ablation du placenta si le fœtus est mort depuis longtemps et si l'on ne redoute pas l'hémorragie. Sinon, il vaut mieux le laisser en place et faire un tamponnement à la gaze stérilisée. Si le kyste est infecté, on pratiquera des lavages antiseptiques.

CHAPITRE II

HÉMORRAGIES ET HÉMATOCÈLE PELVIENNES

L'hématocèle est un épanchement sanguin, *enkysté*, siégeant dans le petit bassin, au pourtour de l'utérus. Elle peut être *intra-péritonéale* (hématocèle vraie), ou *extra-péritonéale* (pseudo-hématocèle d'Huguier).

Presque tous les auteurs classiques se bornent à décrire la tumeur sanguine enkystée, ayant bien soin de mettre à part les hémorragies pelviennes libres, l'enkystement donnant à l'hémorragie une tournure particulière qui justifie cette restriction.

Il nous semble cependant difficile de ne pas réunir dans le même chapitre les hémorragies pelviennes et l'hématocèle, à l'exemple de Cestan et de Labadie-Lagrave et Legrel.

L'enkystement n'est en effet qu'une terminaison de l'hémorragie, et, le plus souvent, cet enkystement est incomplet. Entre ces deux états extrêmes, très différents à première vue, l'*inondation péritonéale* et la tumeur sanguine parfaitement enkystée, on peut observer tous les intermédiaires les rattachant l'un à l'autre. « Avant de s'enkyster, le sang est libre, et l'on ne peut scinder deux stades successifs d'un même phénomène pathologique » (Cestan).

Son histoire ne remonte guère qu'à Récamier, mais surtout à Bernutz et plus particulièrement à Nélaton qui crée le nom d'*hématocèle rétro-utérine*.

Alors, paraissent sur la question de très nombreux travaux, surtout en France, parmi lesquels il faut citer ceux de Lacgier, Richet et Devalz, Gallard, Bernutz et Goupil, Besnier, Poncet; à l'étranger, Schrœder, Fritsch, etc.

Avec la période antiseptique, sous l'impulsion de Lawson

Tait, paraît une nouvelle série de recherches qui dégagent des notions précises sur la pathogénie et le traitement. En France, ce sont les thèses et mémoires de W. Binaud (1892) et de Cestan (1894), les discussions de la Société de chirurgie, etc.

Le sang épanché dans la cavité pelvienne peut siéger en dedans ou en dehors du péritoine. Nous nous occuperons d'abord de l'hématocèle intra-péritonéale, réservant pour un court chapitre, l'hématocèle extra-péritonéale.

ARTICLE PREMIER

HÉMATOCÈLE INTRA-PÉRITONÉALE

1° Pathogénie. — La source de l'hémorragie a été recherchée dans le péritoine, l'utérus, les plexus utéro-ovariens, l'ovaire, la trompe, que nous allons successivement examiner.

a. *Le péritoine pelvien*. — Certains auteurs ont émis l'hypothèse que, pendant la période cataméniale, le péritoine, fortement congestionné, pouvait être le siège d'une *exhalaison sanguine*, hypothèse qui ne repose sur aucune observation sérieuse.

Wirchow et Ferber émettent la théorie de la *pachypéritonite hémorragique*, dans les fausses membranes de laquelle des vaisseaux nouveaux, petits, friables peuvent se rupturer et donner naissance à un épanchement qui n'est jamais abondant. Mais Besnier et Beaunitz ont pensé que cette pachypéritonite hémorragique était susceptible de donner de grands épanchements. Cette théorie n'a été acceptée ni à l'étranger, ni en France, et, aujourd'hui, la pachypéritonite est admise (Boilley, Pozzi), à titre secondaire, comme réaction du péritoine en face de l'hémorragie.

b. *L'utérus*. — Par suite d'une atrésie de l'isthme utérin il se ferait un reflux du sang cataménial dans la trompe et le péritoine (Beaunitz). Théorie complètement abandonnée.

c. *Les plexus utéro-ovariens*. — Richet et son élève Devalz ont édifié cette théorie, au premier abord plus séduisante ; hémorragie par rupture des veines variqueuses du plexus utéro-ovarien.

Ces cas de rupture et d'hématocèle consécutive sont certains, tel le cas de Reynier présenté à la Société de Chirurgie en 1891. Mais il est démontré que les varices se développent surtout autour d'une grossesse ectopique et se rupturent sous son influence, et l'examen des pièces de Reynier, fait à la demande de Pozzi, démontra qu'il y avait bien grossesse tubaire.

d. *L'ovaire*. — L'ovaire *sain*, sous l'influence d'une forte congestion, a été incriminé par Gallard, mais cet auteur a abandonné lui-même sa théorie, la rupture d'un ovisac ne pouvant donner naissance qu'à une hémorragie de deux ou trois grammes.

Il en est autrement de l'ovaire *malade*. L'ovaire microkystique, les kystes folliculaires, les kystes des corps jaunes peuvent être le siège d'une *apoplexie ovarienne* et la rupture peut se faire dans le péritoine. Ces épanchements de sang ne sont presque jamais abondants ; ils ont été étudiés par Huguier, Denonvilliers, Pozzi, Pilliet, Scanzoni, Cestan, etc. Ils sont, cependant, parfois suffisamment abondants pour déterminer la mort, et Cestan cite dix-huit décès par hémorragie d'origine ovarienne.

Enfin, l'ovaire peut être le siège d'une grossesse ectopique ; l'existence de la *grossesse ovarienne* est aujourd'hui démontrée d'une manière indiscutable (voir le chapitre précédent) et sa rupture est accompagnée d'une hémorragie plus ou moins abondante.

e. *La trompe*. — Trois conditions sont à envisager (Cestan) : la trompe est *saine*, elle est *malade*, elle est *gravide*.

f. *La trompe est saine*. — En dehors de quelques faits rares, concernant des malformations congénitales de la trompe, les autres théories, *hématocèle cataméniale* de Trousseau, hématocèle par *rétention* et *reflux du sang dans le péritoine* (Bernutz), doivent être laissés de côté.

g. *La trompe est malade*. — C'est la question encore discutée de l'hématosalpinx soutenue par Bernutz, Sœuvres, Guémer, etc. Quoique la grande majorité des cas d'hématosalpinx se rapporte à des grossesses tubaires, il est cependant certain qu'il en existe en dehors de cette lésion. Cestan cite l'observation, due à Barker, d'une fillette de onze ans dont la trompe droite turgide, distendue, communiquait avec un vaste foyer sanguin situé derrière l'utérus.

h. *La trompe est gravide.* — C'est la grossesse tubaire qui est considérée aujourd'hui comme *à peu près le seul facteur* de l'hématocèle. Ces rapports entre la grossesse ectopique et l'hématocèle, entrevus depuis longtemps, ont été formulés par P. DENUCÉ, 1853, GALLARD, SCHROEDER. Mais c'est surtout grâce à LAWSON-TAIT, MARTIN, VEIT, POZZI, qu'ils ont été nettement établis. Cette pathogénie, rendue classique par les travaux de W. BINAUD et de CESTAN, ne repose pas sur des vues théoriques, mais sur des examens rigoureusement faits de pièces provenant d'autopsies ou de laparotomies, dans lesquelles a été démontrée la présence de débris fœtaux : embryon, placenta, villosités choriales.

Les vaisseaux de la trompe gravide, très hypertrophiés, s'ils sont insuffisants pour bien nourrir l'œuf, deviennent plus aptes à donner une hémorragie abondante. Sous l'influence d'un traumatisme, d'un choc, d'un effort et, plus encore sous l'action de la congestion cataméniale, l'hémorragie peut se produire et elle aura des destinées différentes suivant qu'elle résultera de l'une ou de l'autre des terminaisons de la grossesse tubaire.

Or la grossesse tubaire est interrompue de trois façons (CESTAN), *l'hématosalpinx*, *l'avortement tubaire*, *la rupture*.

L'hémato-salpinx est la terminaison la plus favorable. La trompe résiste, l'hémorragie est limitée à l'œuf, celui-ci se résorbe et il ne reste plus qu'un caillot adhérent intra-tubaire.

L'avortement tubaire (BLAND SUTTON, MARTIN, ZEDEL, PILLIET, CESTAN) est l'expulsion, quelquefois par l'utérus, le plus souvent par le pavillon, en totalité ou en partie, de l'œuf développé dans la trompe. L'avortement tubo-abdominal peut donner lieu à une hémorragie moyenne s'il est complet. Mais, souvent, l'hémorragie est abondante et redoutable par sa ténacité et ses récidives sous l'influence de décollements successifs du placenta.

La rupture est l'accident le plus sérieux et le plus fréquent. Elle survient, plus particulièrement, entre la quatrième et la douzième semaine après la fécondation. La paroi tubaire, pénétrée, usée, amincie par les villosités choriales, ne résiste plus ; le moindre effort, un coït, la fait éclater. Le sang est déversé en abondance par les vaisseaux dilatés, et, si le péritoine est sain, rien ne s'oppose à l'hémorragie, c'est l' « *inondation péritonéale* ».

Mais l'hémorragie peut rencontrer un péritoine déjà malade, atteint de pachypéritonite dont les fausses membranes constituent un obstacle à l'écoulement du sang et vont favoriser son enkystement.

En résumé, la grande cause des hémorragies et de l'hématocèle pelviennes est la *grossesse tubaire*, et, étant donné le peu d'importance des autres facteurs (apoplexie ovarienne, malformations tubaires, salpingites hémorragiques, on peut la considérer, avec CESTAN, comme étant *pratiquement* la *seule et vraie cause*.

2° Étiologie. — C'est pendant la vie génitale de la femme, que se produisent les hémorragies pelviennes et l'hématocèle, et, plus particulièrement, de vingt à trente-cinq ans (PONCET). Dans les deux tiers des cas, les accidents surviennent à l'occasion des règles (PONCET), sous l'influence du froid, d'un excès de coït, etc., ou bien spontanément.

Parmi les *causes prédisposantes*, les seules importantes sont les *troubles génitaux*, que l'on relève presque toujours, dans les antécédents des malades. Ce sont des femmes qui ont fait des fausses couches, qui ont présenté des inflammations utéro-annexielles, des phénomènes de pelvi-péritonite, dont la menstruation est irrégulière.

Avant quinze ans et après quarante, les observations sont exceptionnelles.

Ajoutons que d'autres hémorragies pelviennes peuvent se produire qui reconnaissent d'autres causes et dont la description ne rentre pas dans ce chapitre : ce sont les hémorragies des maladies infectieuses, de l'hémophilie (D MOLLARD) ou des néoplasmes.

3° Anatomie pathologique. — L'épanchement est de quantité variable ; le sang est *libre ou enkysté*. Les épanchements libres sont généralement abondants : la cavité abdominale pouvant contenir plusieurs litres de sang liquide ou en partie coagulé.

L'épanchement enkysté constitue l'hématocèle proprement dite. La tumeur sanguine, de volume variable, siège le plus souvent en arrière de l'utérus, dans le cul-de-sac de Douglas (hématocèle rétro-utérine de NÉLATON). L'utérus est rejeté en avant contre le pubis, le rectum est aplati, et la tumeur fait dans le vagin une saillie plus ou moins prononcée, qu'on peut apprécier par le toucher. En haut, l'enkystement est complété par des fausses membranes péritonéales qui agglutinent les anses intestinales, et s'organisent en une membrane conjonctive. Parfois, cette membrane adventice simule un feuillet péritonéal et a pu faire croire à une hématocèle extra-péritonéale.

Dans certains cas, où le cul-de-sac de Douglas est oblitéré par des adhérences de pelvi-péritonite ancienne, le sang s'enkyste soit en avant de l'utérus (hématocèle anté-utérine), soit sur les côtés.

L'enkystement est la conséquence d'une pelvi-péritonite consécutive ou préexistante, qui s'est, depuis longtemps, développée autour des annexes malades.

Les lésions du péritoine peuvent être très étendues, on trouve des adhérences ayant cloisonné le cul-de-sac de Douglas et ayant séparé la cavité pelvienne du reste de la cavité abdominale. C'est au milieu de ces adhérences que le sang s'épanchera : alors, sont réunies toutes les conditions d'une hémostase rapide, d'un épanchement modéré, d'un enkystement parfait.

Mais les altérations de la séreuse peuvent être beaucoup plus discrètes : elles favoriseront, cependant, la formation des caillots et par suite l'hémostase. La réaction du péritoine excitée par l'hémorragie pourra, à la longue, compléter l'enkystement, au moins en partie.

Mais si le péritoine est sain, rien ne provoque l'hémostase. L'épanchement est alors abondant ; et, si un gros vaisseau est ouvert, l'hémorragie déterminera la mort ou ne s'arrêtera qu'à la faveur d'une syncope.

Lorsque le péritoine est sain, le sang non enkysté reste liquide, et, si la mort ne survient pas, il est susceptible d'être résorbé (PONCET).

Le sang enkysté ne tarde pas à subir des transformations : il devient épais, opaque, poisseux, il est presque totalement coagulé, et les caillots ont une couleur brune. En même temps, les parois de la tumeur s'épaississent par dépôts de fibrine, et l'hématocèle peut acquérir, avec le temps, une dureté ligneuse qui est une cause d'erreur de diagnostic.

Du côté des annexes, on rencontre des lésions qui sont en

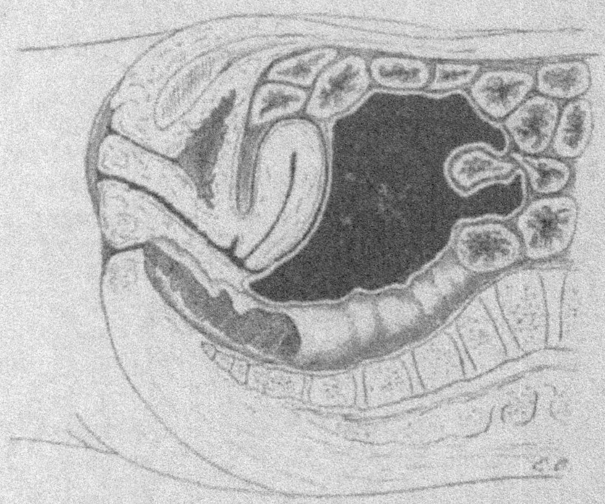

Fig. 281.
Hématocèle rétro-utérine intra-péritonéale (J.-L. FAURE).

rapport avec la variété de l'hémorragie (ovarite kystique, salpingite hémorragique, etc.). Mais, les plus communes sont des lésions de grossesse tubaire. Elles sont habituellement unilatérales ; exceptionnellement, on a observé des grossesses tubaires bilatérales (WALTER, MACKENRODT, JOHNSON, DORAN, OTT). On a même rencontré des *grossesses tubaires gémellaires.*

La trompe hypertrophiée, flexueuse, plus ou moins adhérente aux parties voisines, est tantôt pleine de sang, tantôt rupturée. On trouve enfin, dans la cavité tubaire ou bien parmi les caillots sanguins, des débris fœtaux, le placenta, des villosités choriales.

Le sang de l'hématocèle peut être envahi par des microorganismes venus par la trompe, et suppurer. Le pus aura les destinées ordinaires des suppurations pelviennes.

Enfin, signalons les diverses compressions des organes pelviens, rectum, uretères, plexus nerveux, etc.

4° Symptomatologie. — L'hématocèle a un début habituellement brusque, elle est *dramatique* (BERNUTZ) et inattendue. Il est cependant exceptionnel qu'elle survienne chez des femmes en parfaite santé. Les malades ont toujours, dans leurs antécédents, des *troubles génitaux*, douleurs pelviennes, leucorrhée, irrégularités menstruelles, etc., enfin des symptômes plus ou moins nets de *grossesse extra-utérine*. On trouve, en outre, comme *signes précurseurs*, des *pertes de sang rouillé*, mêlées de caillots, plus ou moins abondantes, parfois avec l'expulsion d'une *caduque* ou même de *débris ovulaires*.

Puis éclatent les accidents. Ils peuvent prendre une allure foudroyante (*hématocèle cataclysmique* de BARNES, *inondation péritonéale*). La femme ressent subitement dans le ventre une *douleur* d'une extrême violence et rapidement surviennent tous les signes d'une hémorragie abondante : pâleur, syncope, refroidissement général, petitesse du pouls. La mort peut survenir en une demi-heure, une heure, quelques jours. On a vu des femmes résister à cette première attaque et succomber à une deuxième ou à une troisième, survenant aux époques menstruelles suivantes. Mais ces formes si graves sont rares. Elles témoignent d'une rupture étendue de la trompe. Les *signes physiques* en sont très vagues : le ventre, à cause de la douleur et de la contracture, est difficile à explorer, le sang liquide n'est pas collecté en une tumeur appréciable, le toucher vaginal révèle seulement dans certains cas un col mou.

Le plus souvent, la malade revient à elle, et, les jours suivants, se manifestent les signes de la réaction péritonéale : élévation de la température, qui peut atteindre 39°, nausées, vomissements, ballonnement du ventre. Puis, les phénomènes généraux s'apaisent, et l'examen local démontre que l'épanchement s'enkyste. Le palper abdominal révèle l'existence d'une tumeur pelvienne de volume variable, pouvant remplir le bassin et même remonter jusqu'à l'ombilic. Cette tumeur, d'abord fluctuante, devient de plus en plus consistante et peut acquérir la dureté d'un corps fibreux. Par le toucher vaginal, aidé du palper abdominal, on apprécie la situation et le volume de l'utérus, et la portion de la tumeur pelvienne qui bombe dans le vagin.

Si l'hématocèle est rétro-utérine, l'utérus est projeté en avant appliqué et immobilisé contre le pubis ; le cul-de-sac de Douglas est rempli d'une masse pâteuse, de consistance variable, irrégulière, molle en certains points, dure en d'autres, et parfois très dure.

Le rectum est aplati, et le toucher rectal difficile à pratiquer.

Mais, suivant les formes, l'utérus peut être en antéversion ou en rétroversion, immobilisé, enchâssé dans la tuméfaction.

Dans d'autres circonstances, l'hématocèle n'a pas de début brusque, mais au contraire une allure insidieuse, c'est dans les cas de rupture incomplète, de salpingite hémorragique, ou aussi, d'après CESTAN, d'avortement tubaire lorsque la trompe se vide sans se déchirer.

L'hémorragie se fait au milieu de fausses membranes existant déjà, elle n'est jamais abondante, survient par poussées successives, les phénomènes de réaction péritonéales sont légers, et la tumeur augmente avec chaque poussée. Ce sont là les formes ordinaires de l'hématocèle. Il est des formes exceptionnelles, dans lesquelles certains symptômes très accusés attirent l'attention et faussent le diagnostic. Tantôt, en effet, les accidents simulent un *empoisonnement* : vomissements abondants, diarrhée, hypothermie, faiblesse du pouls ; tantôt une *péritonite aiguë*, une *perforation intestinale*, une *appendicite* ou encore, suivant le siège de la douleur, une *colique néphrétique*, une *colique hépatique*.

5° Marche et complications. — L'hématocèle ordinaire a une marche très lente et, s'il ne survient aucune complication, elle se termine au bout d'un temps variable, entre un et huit mois (SEGOND) par résorption. La tumeur durcit, diminue peu à peu de volume et finit par disparaître.

Les complications sont d'ordre divers : *récidives* de l'hémorragie, *troubles de compression*, *infection*.

Dans un certain nombre de cas, la persistance du placenta dans la trompe et ses décollements successifs (BINAUD) déterminent des récidives d'hémorragie, soit quelques jours après le début, soit aux époques menstruelles suivantes et peuvent amener des écoulements de sang formidables par leur abondance et leur ténacité (BINAUD).

Le volume et la situation de la tumeur peuvent être cause d'accidents de *compression* des organes voisins : compression du *rectum*, avec constipation opiniâtre, défécation douloureuse ; compression de la *vessie* et des *uretères*, avec rétention d'urine ; compression des plexus sacré et lombaire : douleurs crurales, sciatiques ; compression des *troncs veineux* : œdème des membres inférieurs, du vagin, de la vulve (PONCET).

Enfin, la tumeur sanguine peut être *infectée* par les germes venant par l'utérus et la trompe, et la suppuration est annoncée par une aggravation de l'état général, des douleurs, des frissons, de la fièvre, des vomissements, etc.

La poche purulente peut s'ouvrir dans le rectum, cas le plus fréquent, dans la vessie, le vagin ou dans la cavité péritonéale, ce qui occasionne une péritonite suraiguë et une mort rapide. Parfois le pus fait issue par la paroi abdominale. L'évacuation du pus peut se faire complètement et la guérison survient ; mais aussi la suppuration peut être interminable et la malade succombe à la suite de phénomènes de septicémie à forme lente.

6° Diagnostic. — Le diagnostic de l'hématocèle est habituellement facile. C'est seulement lorsque l'hémorragie est abondante et qu'il y a « inondation péritonéale » qu'on a cru à une péritonite aiguë, à une perforation intestinale, à une appendicite, à une colique hépatique ou même à la torsion du pédicule d'un kyste de l'ovaire.

Quand un chirurgien est appelé pour un cas d'hémorragie interne, chez une femme ayant souffert et susceptible d'avoir été fécondée, il doit penser, d'abord, à la rupture d'une trompe gravide (REYNOLDS, CESTAN). Les signes physiques étant à peu près nuls, c'est la douleur abdominale atroce suivie de refroidissement, pâleur, syncope, collapsus, qui doit faire songer à une hémorragie interne par rupture tubaire.

Dans les hématocèles à début moins dramatique, plus insidieux, où la douleur abdominale, quoique brusque, est moins violente, l'existence de pertes, l'expulsion d'une caduque utérine peuvent faire croire à un avortement. De pareilles erreurs ont été rapportées par SEGOND, PINARD, CESTAN. Le diagnostic, difficile dans ces cas, repose encore sur les signes d'hémorragie interne, et de douleur brusque péritonéale. Il faut alors songer à la rupture incomplète, à l'avortement tubaire.

Enfin, la notion d'une hémorragie intra-pelvienne, suivie d'enkystement avec signes de réaction péritonéale, doit faire éloigner l'hypothèse d'un *pyosalpinx*, d'une *pelvipéritonite*. Ajoutons qu'on a confondu l'*utérus gravide rétrofléchi* avec une hématocèle.

Pour éviter cette erreur, Pozzi recommande de chercher avec soin, même sous chloroforme, à limiter l'utérus qui, dans l'hématocèle, est enchâssé au centre de la tuméfaction. Quant aux *fibromes utérins*, enclavés dans le petit bassin, ils ont une marche toute différente de la tumeur sanguine enkystée.

Nous parlerons dans le chapitre suivant du diagnostic de l'hématocèle intra-péritonéale et de l'hématocèle extra-péritonéale.

Le diagnostic des complications reposera sur la constatation des signes que nous avons indiqués plus haut.

7° Pronostic. — Le pronostic est donc sérieux; très grave dans les ruptures tubaires intra-péritonéales à forme *cataclysmique* lorsque le secours n'est pas immédiat; il doit être encore réservé dans les formes ordinaires à cause des récidives de l'hémorragie et de la menace des complications.

8° Traitement. — L'action du chirurgien sera différente suivant les formes :

a. *Il y a rupture de grossesse tubaire avec hémorragie abondante intra-péritonéale (H. cataclysmique).* l'intervention chirurgicale aussi prompte que possible s'impose : tous les chirurgiens sont aujourd'hui d'accord sur ce point. D'après Cestan, l'expectation donne 86 p. 100 de mortalité, l'intervention 85 p. 100 de guérisons. Si l'on prend les statistiques particulières de chirurgiens rompus à ce genre d'intervention, on voit que Lawson-Tait a 49 succès sur 42 opérations. Roche, 5 sur 5, Richardson, 8 sur 8, Doléris, 26 sur 29.

Il est indiqué, avant d'intervenir opératoirement, d'agir sur l'état général par des injections intra-veineuses ou sous-cutanées de sérum artificiel.

L'acte opératoire doit être rapidement conduit ; la malade est dans la position de Trendelenburg et, le ventre ouvert, le chirurgien doit aller à la recherche du siège de l'hémorragie. La trompe saisie, une pince est placée au ras de l'utérus, une autre sur le ligament infundibulo-pelvien, puis l'abdomen est débarrassé du sang contenu ; et les ligatures placées, les annexes et débris fœtaux enlevés, le ventre est refermé, avec ou sans drainage à la Mickuliez, suivant les cas.

b. Les accidents du début sont moins immédiatement menaçants (hématocèle ordinaire) : il y a tout avantage à attendre. La malade est mise au repos absolu ; glace sur le ventre ; au besoin ergotine et opium en petite quantité pour calmer la douleur. Injections vaginales pour nettoyer le vagin, lavements pour combattre la constipation, cathétérisme s'il y a rétention d'urine. Mais il faut se souvenir de la possibilité de récidive de l'hémorragie et tenir toutes prêtes les injections de sérum artificiel, et l'intervention chirurgicale à la première alerte.

c. Le sang est enkysté : si la tumeur sanguine est petite, ou si la malade refuse toute action chirurgicale, on peut attendre la guérison spontanée, en ayant soin d'assurer, par des injections répétées, la propreté du vagin. Mais, d'une manière générale, la lenteur extrême de la résorption, les divers troubles de compression et la gravité de l'infection possible de la masse sanguine sont les indications d'une manœuvre opératoire par *laparotomie* ou par *colpotomie*.

La *ponction* du cul-de-sac postérieur, que l'on pratiquait autrefois, est aujourd'hui complètement abandonnée.

Les partisans de la laparotomie, dont Reynier s'est fait le

défenseur à la Société de Chirurgie, soutiennent que cette intervention seule permet de bien vider la poche, de reconnaître l'état des annexes, de pratiquer l'ablation de la trompe malade et surtout de parer à toute hémorragie se produisant pendant l'opération.

Les colpotomistes, de leur côté, beaucoup plus nombreux, proclament qu'une incision large du cul-de-sac postérieur suffit à l'évacuation complète de la poche, qu'elle assure mieux le drainage, qu'elle permet l'hémostase par tamponnement si l'hémorragie se reproduit pendant l'opération, et enfin qu'elle est moins grave que l'ouverture du ventre.

Schwartz et Ricard et, avec eux, la plupart des chirurgiens, reconnaissent des indications à l'une et à l'autre de ces opérations. La laparotomie doit être préférée dans les hématocèles à siège abdominal ; la colpotomie, dans les hématocèles rétro-utérines.

d. *L'hématocèle est infectée* : ici, l'incision vaginale est plus indiquée encore ; la laparotomie ne devant être réservée qu'à de vastes poches nettement abdominales, ne proéminant pas dans le vagin.

C'est dans les cas d'hématocèle infectée que *l'hystérectomie* reconnaîtrait une de ses rares indications.

Que l'hématocèle soit infectée ou non, l'incision vaginale doit être large, transversale ; on doit être sobre de lavages antiseptiques, évacuer lentement les caillots et agir avec la plus rigoureuse asepsie. Puis, on établira un drainage avec un ou deux gros drains, en croix, ou, suivant les cas, un tamponnement avec une mèche de gaze aseptique. Dans la statistique de J. Cestan, 114 laparotomies retardées ont donné 89,6 p. 100 de guérisons et 63 colpotomies ont donné 99,9 p. 100 de guérisons.

ARTICLE II

HÉMATOCÈLE EXTRA-PÉRITONÉALE

Les hémorragies pelviennes extra-péritonéales sont beaucoup plus rares que celles que nous venons d'étudier. Elles siègent dans le tissu cellulaire sous-péritonéal pelvien (hématomes sous-péritonéo-pelviens).

1° Étiologie. — L'hématocèle extra-péritonéale peut survenir sous l'influence de la *grossesse* par rupture ou ulcération d'une *veine variqueuse* contenant des *phlébolithes*. C'est encore à la suite d'opérations sur l'utérus ou les annexes que l'on voit

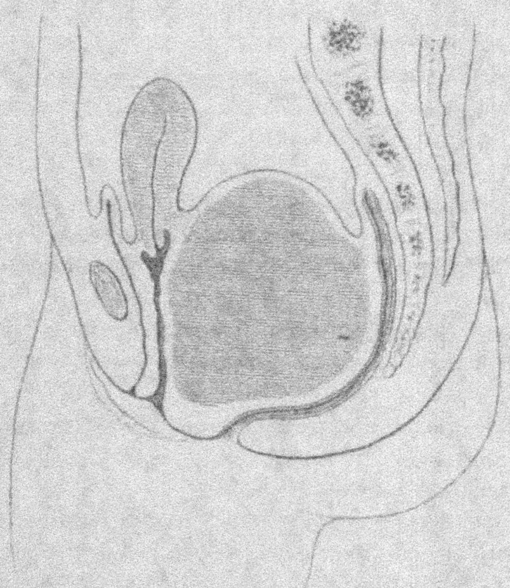

Fig. 282.
Hématocèle extra-péritonéale.

survenir des hématomes du tissu cellulaire pelvien, susceptibles de suppurer.

Enfin, la cause la plus intéressante est ici aussi la *grossesse ectopique tubaire sous-péritonéo-pelvienne*.

2° Anatomie pathologique. — La tumeur sanguine a un volume qui varie d'un œuf à une tête d'adulte ; elle peut occuper l'épaisseur du ligament large. Mais le sang, surtout dans les hémorragies abondantes, peut se répandre dans toutes les parties de l'excavation pelvienne.

Les autopsies, les laparotomies et les expériences de Poncet ont démontré que, décollant et refoulant le péritoine, le sang peut arriver dans les fosses iliaques, sous la paroi abdominale antérieure ; en bas, il peut parvenir presque au voisinage de l'anus en repoussant en avant la paroi postérieure du vagin.

Dans des cas exceptionnels, la tumeur sanguine s'infiltre jusqu'à l'ombilic (Poncet).

On trouve dans les poches irrégulières des caillots plus ou moins altérés, un sang noirâtre, épais, enfin du pus, lorsque l'hématome est infecté.

3° **Symptomatologie**. — Le début est habituellement brusque (Martin), avec douleur violente dans le bas-ventre, et tendance à la syncope. La miction et la défécation sont pénibles et difficiles.

Enfin, les accidents peuvent être accompagnés de métrorragies plus ou moins abondantes ; mais il n'y a ni fièvre ni phénomènes péritonéaux.

La *palpation*, peu douloureuse, révèle l'existence d'une tumeur pelvienne, élastique, fluctuante au début et terminée en haut par un rebord assez net.

Le *toucher* dénote une saillie plus ou moins prononcée et descendant jusqu'au voisinage de la vulve, dans les épanchements de la cloison recto-vaginale. Habituellement, c'est sur un des côtés de l'utérus que siège la tumeur, les contours en sont nets, l'utérus peut en être isolé, le cul-de-sac de Douglas est libre. Enfin, dans les gros épanchements, on trouve un empâtement plus ou moins volumineux et dont les signes varieront avec l'étendue.

Lorsque l'épanchement se fait sous la paroi vaginale, celle-ci prend une coloration violacée caractérisque (Hartien).

4° **Diagnostic**. — Le diagnostic repose sur la constatation des signes que nous venons d'étudier. L'hématocèle extra-péritonéale se distingue de l'hématocèle intra-péritonéale par l'absence de fièvre et de phénomènes péritonéaux, par l'existence d'un rebord supérieur net, par la liberté du cul-de-sac de Douglas.

5° Pronostic. — Le pronostic est bénin. Seules les complications inflammatoires ou l'extrême abondance de l'épanchement présentent quelques dangers.

6° Traitement. — Au début, on doit combattre l'hémorragie et aider à l'hémostase par le repos absolu, la glace sur le ventre, etc.

Si l'épanchement n'est pas abondant, il est indiqué d'en attendre la résorption en maintenant les malades au lit et en entretenant l'asepsie du vagin par des injections chaudes.

Mais, l'abondance de l'épanchement ou les complications inflammatoires nécessiteront une intervention plus active soit par la laparotomie, soit par la voie vaginale.

LIVRE V

TUBERCULOSE GÉNITALE
TROUBLES FONCTIONNELS. MALFORMATIONS

Nous avons cru devoir réunir, dans ce dernier livre, les affections qui n'ont pu trouver leur place en suivant l'ordre anatomique que nous avons adopté dans cet ouvrage. Les lésions qui nous restent à étudier peuvent exister, à la fois, sur les divers segments de l'appareil génital, et c'est pour cela que, malgré leur nature très diverse, nous avons cru devoir les grouper.

CHAPITRE PREMIER

TUBERCULOSE GÉNITALE

L'histoire de la tuberculose génitale chez la femme est de date récente. Si quelques faits épars sont observés et publiés, à titre de curiosité, par Morgagni, Louis, Senn (de Genève), Raynaud, Cruveilhier, les travaux sur ce sujet ne deviennent réellement précis qu'après la découverte du bacille de Koch, grâce aux progrès de l'anatomie pathologique et à la fréquence des opérations pratiquées sur les organes génitaux.

Tandis que l'étude anatomique de la tuberculose génitale est faite par Brouardel, Cornil, Terrillon, Franck, Wolf, Guillemain, la pathogénie est étudiée par Cohnheim, Verneuil, puis Verchère, Fernet et Derville.

Landouzy et Martin, Sirena et Pernice, Curt, Jani, Gaertner, Spano, Dobroklonsky, Mlle Gorowitz établissent expérimentalement le mode d'infection tuberculeuse des organes génitaux.

Parmi les travaux d'ensemble les plus récents, il faut citer les mémoires de WILLIAMS (1892), de SENN (Chicago, 1897), l'excellente thèse de Mlle GOROWITZ (Paris, 1900).

En 1902 la question est étudiée au Congrès de Rome où sont présentés les rapports de J.-L. FAURE, AMANN, MARTIN, VEIT.

Enfin signalons les thèses de LECLERC, de Mlle BONNIN et de CHAUFFON, le travail de JAMIN et VIOLET, etc.

1° Étiologie. — Il existe deux formes de tuberculose génitale :

1° La *forme primitive*, dont l'existence est aujourd'hui prouvée par les travaux de SCHRAMM, MOSLER, SPAETH, FRERICHS, WILLIAMS.

2° La *forme secondaire*, beaucoup plus commune.

Les statistiques les plus récentes, établissant la fréquence de la tuberculose génitale, sont celles de TURNER, 5 cas sur 25 autopsies de femmes tuberculeuses, et de STOLPER, 7 cas sur 34 autopsies de femmes tuberculeuses.

Quant à la fréquence de la forme primitive, elle est prouvée par les statistiques de : SCHRAMM, 1 cas sur 34, de MOSLER, 9 cas sur 46, de SPAETH, 27 cas sur 118, et de FRERICHS, 1 sur 15.

Mais la proportion exacte de cette tuberculose primitive est difficile à établir, parce que, comme le fait remarquer POZZI, il faut être bien sûr, avant d'affirmer son existence, « qu'il n'existe pas au sommet du poumon le moindre nodule tuberculeux, et l'on sait combien ce diagnostic précoce est difficile », ensuite parce qu'elle est très souvent méconnue, d'après WILLIAMS.

Ainsi KROGH, examinant systématiquement les débris utérins ramenés par le curettage, a souvent porté le diagnostic de tuberculose utérine, qui, cliniquement, avait passé inaperçu.

C'est surtout sur les trompes que s'observent les lésions tuberculeuses; viennent ensuite, par ordre de fréquence, le corps de l'utérus, les ovaires, le vagin, le col utérin et la vulve (GOROWITZ). Enfin, toutes les parties de l'appareil génital peuvent être frappées simultanément (SCANZONI, HEIDENTHALER, GUSSEROW, FRERICHS, VOIGT.

C'est de vingt à quarante ans que la tuberculose génitale est le plus fréquente. On l'observe aussi chez les petites filles, même sur des enfants de quelques mois, on peut la rencontrer également chez des vieilles femmes.

Toutes les infections locales, et surtout le gonocoque, le traumatisme, la grossesse, créant une moindre résistance, favorisent l'évolution du bacille de Koch. Ici encore, nous retrouvons les causes générales communes à toute tuberculose.

2° Pathogénie. — Le bacille de Koch peut être amené dans l'appareil génital par la *voie sanguine* comme dans tous les organes.

Une *péritonite tuberculeuse* peut inoculer les trompes ou l'ovaire, directement, ou par l'intermédiaire de l'*ascite* qui contient des bacilles.

Beaucoup plus intéressante à étudier est l'*infection ascendante*.

Le microbe peut être apporté dans l'appareil génital par des instruments, par les mains de l'accoucheur ; par les doigts de la malade elle-même, souillés au contact de crachats, de pus tuberculeux. Une tuberculose cutanée voisine, un trajet fistuleux, une adénite suppurée, ou même les matières fécales, chez une tuberculeuse diarrhéique, peuvent contaminer la vulve, le vagin et produire une infection ascendante.

Le mode d'infection le plus discuté dans ces dernières années est l'infection par le *sperme*.

Cette infection par le sperme est aujourd'hui démontrée par des faits cliniques et des faits expérimentaux, malgré quelques expériences négatives.

Le sperme peut provenir d'un sujet à appareil génital (testicule, prostate) déjà tuberculeux, et être chargé de microbes. Mais, de plus, le sperme d'un tuberculeux à *appareil génital sain* peut être contagieux.

Gosselin, Verneuil, Fernet, Verchère ont produit des observations cliniques probantes.

Denville trouve des bacilles dans le sperme de sujets ayant succombé à la tuberculose pulmonaire *avec organes génitaux sains*.

Aucer, Walther n'en trouvent pas. Cnyr Jani n'en rencontre

pas dans le sperme, mais en découvre dans la prostate qui paraissait saine. LANDOUZY et MARTIN injectent à des cobayes du sperme de phtisique dont les testicules paraissaient sains : les cobayes meurent tuberculeux.

Des résultats positifs d'expériences semblables publiées par SIRENA et PERNICE, SOLLES, etc., et, plus récemment, les expériences de SPANO et de GAERTNER, malgré les résultats négatifs de WESTERMAYER, de ROULFF, démontrent la possibilité de la transmission de la tuberculose par le sperme.

D'autres expérimentateurs ont étudié les *conditions qui permettent au bacille de se greffer sur l'appareil génital.*

PÉRAIRE, CORNIL et DOBROKLONSKY, WILLIAMS, POPOFF, Mlle GOROWITZ sont arrivés à des résultats à peu près semblables. D'une manière générale, il résulte de ces expériences qu'il faut un traumatisme préalable de la vulve et du vagin pour y fixer le bacille, tandis que le simple dépôt du bacille dans l'utérus ou la trompe reproduit la tuberculose.

§ 1. — TUBERCULOSE DE LA VULVE ET DU VAGIN

Secondaire ou *primitive*, la tuberculose de la vulve et du vagin est devenue moins exceptionnelle depuis que l'on soumet les cas à l'analyse microscopique et bactériologique.

Mlle GOROWITZ a réuni, dans sa thèse, douze observations de tuberculose de la vulve, montrant la fréquence de ces lésions chez des enfants et même dans le premier âge ; ce sont les cas de DENSE, observés chez des enfants de trois mois, sept mois, quinze mois ; de KARAJAN, deux ans ; de SCHENK, quatre ans ; de KUTTNER, six ans. Les autres observations ont trait à des femmes adultes et sont dues à GAYLA, DESCHAMPS, MONTGOMERY, ZWEIGBAUM, VIATTE, REICK.

Mlle BONNIN, en 1904, a consacré sa thèse à l'étude de la tuberculose de la vulve dont elle rapporte 28 observations.

Relativement plus fréquente que la tuberculose vulvaire, la tuberculose du *vagin* peut aussi bien s'observer chez des enfants. On peut la rencontrer, également, chez des femmes très âgées (soixante-dix-neuf ans, KIWISCH).

1° Anatomie pathologique. — Les lésions peuvent occuper toute les parties de la *vulve*. — Les *grandes lèvres* sont le plus fréquemment atteintes, et les ulcérations siègent de préférence à leur face interne ; ces parties sont plus ou moins tuméfiées, volumineuses. Dans une observation de KUTRNER, il existait, en même temps, des ulcérations sur le *mont de Vénus*. L'orifice

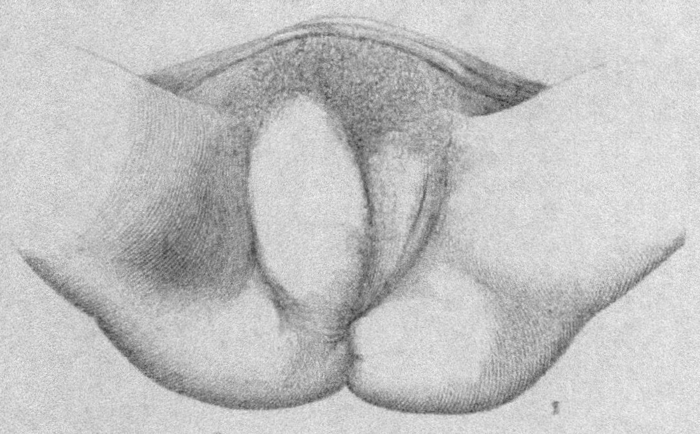

Fig. 283.
Lymphangite vulvaire tuberculeuse à forme éléphantiasique.

vaginal, la *fourchette*, les *petites lèvres*, sont, aussi, souvent signalées comme siège des lésions.

Dans une observation de SCHENCK, les lésions de la vulve avaient atteint le *clitoris* et l'*urètre*. Dans celle de KARAJAN, le *clitoris* était régulièrement hypertrophié et l'examen histologique révéla la nature tuberculeuse de la tumeur.

La tuberculose vulvaire se présente sous forme d'*ulcérations* qui sont absolument semblables aux ulcérations tuberculeuses cutanées. L'ulcération peut être unique ou multiple.

Une autre forme, plus rare, est la forme hypertrophique dont nous avons observé un bel exemple (fig 283). Les grandes lèvres, surtout la droite, étaient le siège d'un *œdème dur* ; l'examen histologique montra qu'il s'agissait de *lymphangite tuberculeuse*.

Des observations de tuberculose vulvaire à *forme hypertrophique*
ont aussi été publiées par Poverlein et Petit et Bender.

Quant aux lésions microscopiques, elles ne présentent rien de
particulier.

Dans le *vagin*, c'est également sous forme de granulations et
d'ulcérations que se présentent les lésions. On peut rencontrer
des ulcérations multiples et petites, ou bien une ulcération

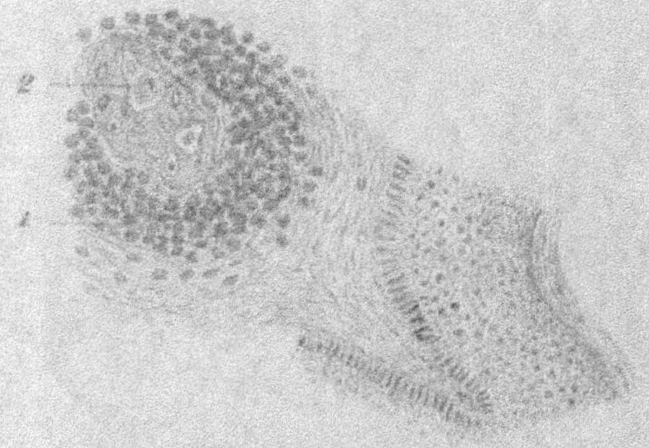

Fig. 284.
Coupe de la grande lèvre ci-dessus. Follicule tuberculeux.
1, follicule tuberculeux. — 2, cellule géante.

unique plus ou moins étendue, tantôt superficielle, tantôt plus
ou moins profonde, à bords durs, taillés à pic, irréguliers. Dans
une observation de Thomrson, l'hymen était imperforé et le
vagin était transformé en une poche contenant 150 grammes de
pus grumeleux. Ces ulcérations peuvent creuser en profondeur
et aboutir à une *fistule*, faisant communiquer le vagin avec la
vessie ou le rectum. Enfin, il est fréquent de rencontrer simultanément des lésions tuberculeuses du col utérin.

2° Symptômes et diagnostic. — La tuberculose vulvo-vaginale peut se présenter en clinique sous divers aspects. Nous
avons observé une *lymphangite tuberculeuse* des grandes lèvres,
qui étaient très hypertrophiées, dures, non encore ulcérées. Le

diagnostic ne fut fait qu'après l'ablation au bistouri, à l'examen microscopique.

Mais, le plus souvent, c'est sous forme d'*ulcérations*, avec les caractères que nous avons déjà indiqués, qu'on observe, en clinique, la tuberculose de la vulve et du vagin.

Le *diagnostic*, souvent embarrassant, reposera sur l'évolution

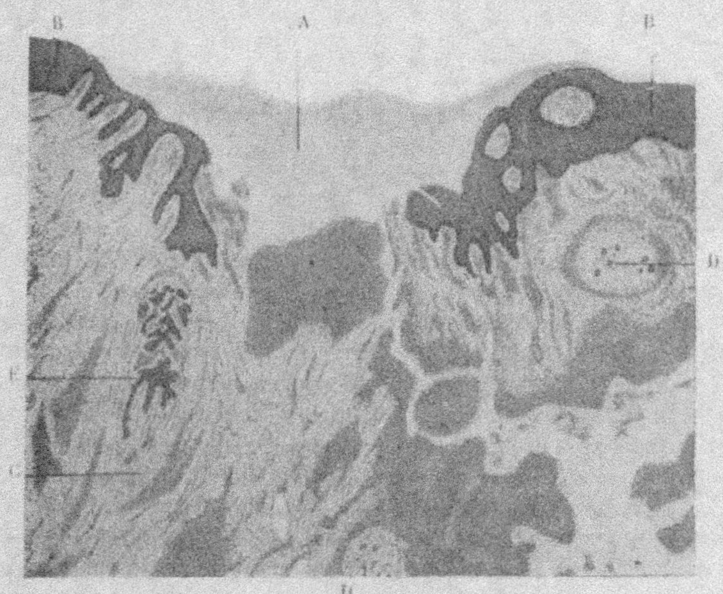

Fig. 285.

Tuberculose ulcéreuse vulvo-périnéale (BENDER).

A, ulcération. — B, épithélium vulvaire épaissi. — C, tissu cellulaire œdémateuse infiltrée. — D, follicules tuberculeux. — E, bourgeons épithéliaux interpapillaires.

de la maladie, l'examen de l'état général et surtout sur les recherches du bacille de Koch. Aussi, on pourra éliminer les ulcérations *syphilitiques* ou *cancéreuses* de la vulve et du vagin.

En présence d'une *fistule vésico-vaginale* ou *recto-vaginale*, entourée d'*ulcérations*, on devra penser à la tuberculose et en rechercher les caractères.

3º Traitement. — Le traitement consistera dans l'ablation large des foyers tuberculeux, lorsque cette ablation sera possible. Dans les cas d'ulcérations superficielles et étendues, on pourra agir par le raclage délicatement fait, des cautérisations au chlorure de zinc et des pansements à l'iodoforme. Dans tous les cas, on devra prescrire un traitement général.

§ 2. — TUBERCULOSE DE L'UTÉRUS

L'utérus est, après la trompe, le siège le plus fréquent de la tuberculose génitale (Mlle Gorowitz). *Consécutives* le plus souvent à une péritonite ou à une salpingite tuberculeuses, les lésions peuvent être *primitives*.

1º Division. — On doit distinguer la *tuberculose du col*, ou plutôt de la *portion vaginale du col*, et la *tuberculose du corps*.

a. *Portion vaginale du col.* — Spaeth en trouve six cas sur 119 cas de tuberculose utérine.

Laboulbène, Mosler, Klob, Williams, en ont rapporté des exemples. Emmanuel cite le cas d'une femme de cinquante ans, chez laquelle l'ulcération du col a été la première localisation du bacille de Koch sur l'appareil génital. Sur un utérus enlevé par Péan, avec le diagnostic de cancer, Cornil reconnut la nature tuberculeuse de la lésion. Vitrac (1898), publie une intéressante observation de *tuberculose végétante* du col utérin. Enfin, d'autres observations sont dues à Fraenkel, Mathews, Driessen, Walther, Franck, Haidenhein, Uhland, Winter, Zweifel, Brocha.

La rareté de la tuberculose du col, alors que la tuberculose du corps est relativement fréquente, tient à la structure du museau de tanche (épithélium pavimenteux stratifié), et au pouvoir phagocytaire de la muqueuse (expériences de Menge).

b. *Corps utérin.* — Les observations de tuberculose du corps sont beaucoup plus fréquentes depuis que l'on multiplie les examens histologique et bactériologique des pièces enlevées chirurgicalement, des produits du curettage, et des sécrétions (Cullen, Krogh).

Des observations de tuberculose primitive ont été rapportées par Nassauer, Krzywycki, Hofbauer, Miller. Mais, habituelle-ment, l'infection est secondaire, et consécutive à une péritonite ou à une salpingite tuberculeuse (voie descendante). Le bacille peut suivre aussi la *voie ascendante*.

Les *inflammations* nombreuses dont cet organe est le siège, et surtout la *blennorrhagie*, créent des conditions favorables à la greffe du bacille sur la muqueuse. La *grossesse* semble agir dans le même sens (Gorowitz).

Observée ordinairement pendant la période génitale, la tuberculose utérine a été vue exceptionnellement aux époques extrêmes de la vie, six ans, huit ans, treize ans, quatorze ans, quatre-vingt-trois ans (Talamon, Hérard, Aumon, Kiwisch, Krzywicki).

2° Anatomie pathologique. — Il y a lieu d'examiner sépa-rément la tuberculose du col et celle du corps.

a. *Tuberculose du col.* — Les lésions se présentent sous plu-sieurs formes :

1° *Forme de tumeur bourgeonnante*, pouvant simuler un sarcome ou un épithéliome (Cornil, Péan, Fraenkel, Kauffmann, Vitrac, Emmanuel).

2° *Ulcérations* (Saeth, Zweifel).

3° *Tubercules miliaires.*

3° *Catarrhe tuberculeux* (Schürr), lésion superficielle localisée à l'épithélium et aux glandes.

b. *Tuberculose du corps.* — On distingue la *forme aiguë* et la *forme chronique*.

La *forme aiguë*, forme *miliaire*, n'est qu'un épiphénomène au cours d'une tuberculose généralisée ; elle est rare et ne présente pas d'intérêt clinique.

La *forme chronique* est de beaucoup la plus importante.

Elle peut être *interstitielle*, ce qui est rare, et résulterait de l'altération du tissu utérin (Pozzi) ; mais, le plus souvent, c'est de l'*endométrite tuberculeuse* (forme ulcéreuse). Au début, les lésions sont celles de l'endométrite. Plus tard, par suite de la confluence des ulcérations, la muqueuse, ayant subi la dégéné-rescence caséeuse, a une coloration jaunâtre et est enduite d'un

magma plus ou moins épais. Les lésions s'arrêtent habituellement à la muqueuse cervicale, mais elles peuvent s'étendre à

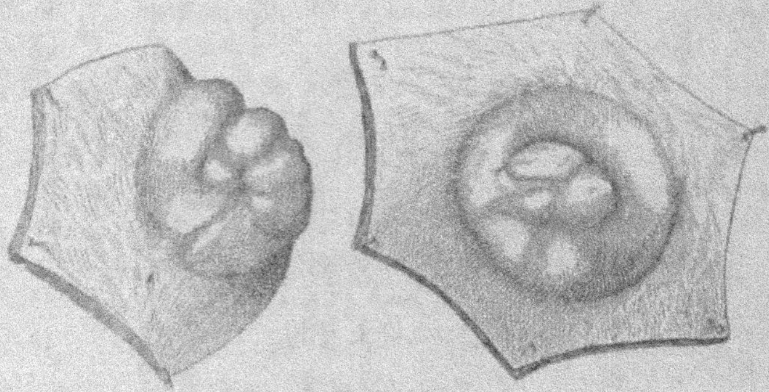

Fig. 286.
Tuberculose végétante du col simulant le cancer (VITRAC)
Vue de profil et de face.

toute la muqueuse utérine. Les lésions sont plus marquées au
niveau du fond de la matrice (M⁽ˡˡᵉ⁾ GOROWITZ).

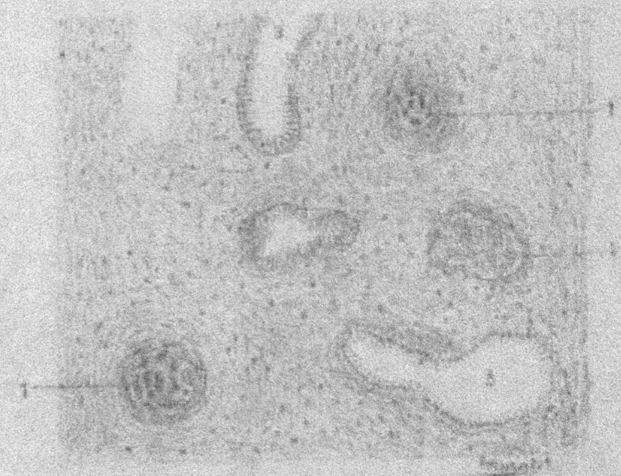

Fig. 287.
Tuberculose du col.

1, cellule géante. — 2, vaisseaux sanguins gorgés de sang. — 3, tubes glandulaires.

Parfois, par suite de l'oblitération du col, le pus peut s'accumuler
dans la cavité dilatée de l'utérus (*pyométrie*) (CORNIL, KRZYWICKI)

Le muscle utérin est le plus souvent hypertrophié.

c. *Étude microscopique.* — L'étude microscopique de la tuberculose utérine a été faite surtout par CORNIL. La muqueuse, atteinte de dégénérescence caséeuse, a perdu les détails de sa structure normale : l'épithélium, les glandes, les vaisseaux

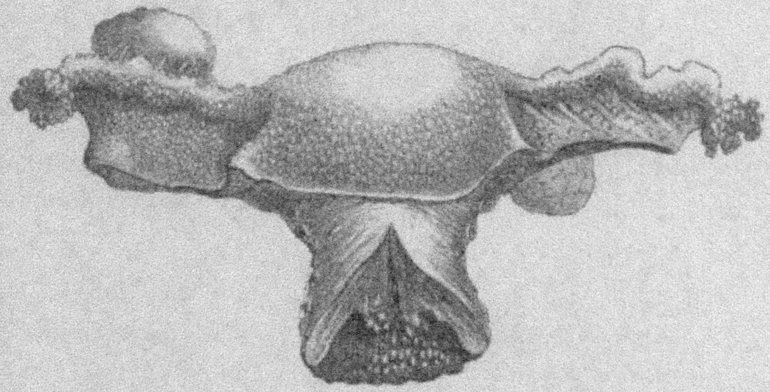

Fig. 288.
Tuberculose utéro-annexielle généralisée (HOWARD KELLY).

sanguins ne sont plus reconnaissables, les cellules sont mortifiées, vitreuses.

Au-dessous de cette muqueuse dégénérée, existe une couche plus ou moins épaisse de petites cellules, dans laquelle on trouve, de distance en distance, des cellules géantes. Enfin, la paroi musculaire contient aussi quelques follicules tuberculeux. Les bacilles de la tuberculose sont très difficiles à déceler dans les préparations microscopiques.

Enfin, la tuberculose utérine peut exister en même temps que l'épithélioma et FRANQUÉ a trouvé des nodules tuberculeux très nets sur un utérus cancéreux.

3° **Symptômes**. — La tuberculose utérine n'a pas de signes fonctionnels qui lui soient propres : c'est, dans toutes les observations, le tableau symptomatique des métrites, le syndrome utérin tel que l'a décrit POZZI. SCHRÖDER a insisté sur l'*amenor-*

rhée, mais on peut observer tous les autres troubles menstruels.

Les pertes utérines sont très variables ; seul, l'écoulement

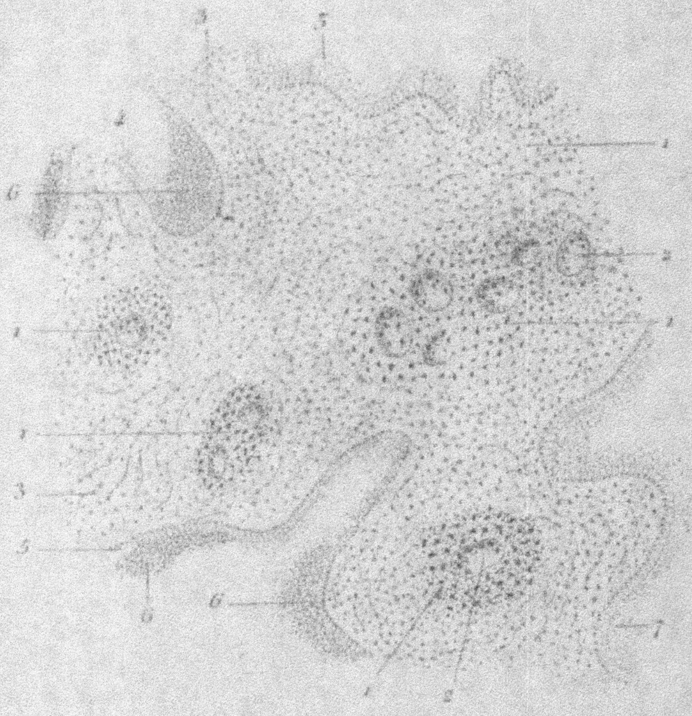

Fig. 289.

Tuberculose du corps de l'utérus. Quatre nodules tuberculeux au
    milieu d'un tissu conjonctif formé par une innombrable quantité
    de cellules embryonnaires arrondies (chorion muqueux).

1, nodules tuberculeux. — 2, 2, cellules géantes. — 3, 3, tissu conjonctif embryonnaire. — 4, glandes plus ou moins déformées et dilatées. — 5, épithélium cylindrique
normal. — 6, 6, le même proliféré et prenant le type pavimenteux. — 7, mucus
tenant en suspension des éléments cellulaires en voie de régression.

d'un pus grumeleux pourra, peut-être, mettre sur la voie du
diagnostic.

Le *toucher* devra être pratiqué, comme dans tout examen gynécologique. Dans la tuberculose localisée au col utérin, le doigt

rencontrera tantôt une *masse végétante*, plus ou moins consistante, ayant envahi tout ou partie du museau de tanche ; tantôt une *ulcération*, d'étendue et de forme variables, mais dont les bords sont généralement indurés.

Dans les cas d'*endométrite tuberculeuse* du col ou du corps, le toucher ne révélera aucun signe particulier.

4° **Diagnostic**. — Cliniquement, le diagnostic exact de la nature des lésions est impossible à formuler. S'agit-il d'une tuberculose du col, végétante ou ulcéreuse, on la confondra avec un néoplasme, sarcome ou épithéliome ; s'agit-il d'une endométrite tuberculeuse, on la confondra avec une endométrite vulgaire.

L'existence de foyers tuberculeux dans les poumons, dans une articulation, une tuberculose péritonéale, etc. pourront faire soupçonner la vraie nature des lésions utérines ; seul, un examen histologique *positif* permettra d'affirmer le vrai diagnostic. Mais, parfois, ce diagnostic microscopique offre de grandes difficultés ; dans les lésions avancées, les cellules géantes, les bacilles sont très rares dans les produits du curettage et leur recherche exige des soins méticuleux.

Enfin, le diagnostic pourra être aidé par l'inoculation aux cobayes des produits du curettage explorateur.

5° **Pronostic**. — Le pronostic de la tuberculose utérine, sérieux comme dans toute tuberculose, s'aggrave ici par la possibilité d'une grossesse. Si une grossesse peut évoluer normalement dans un utérus tuberculeux (THORN, SCHMORL et KOCKEL, SCHÜLL), le plus souvent, de graves accidents peuvent en être la conséquence. Ce sont : la *rupture* de l'utérus (COOPER), l'*avortement* suivi de mort par septicémie (ZIMMERMANN), la *généralisation* rapide de la tuberculose après avortement ou accouchement (HOFFMANN, BREUS, HEIDENTHALER, THIERCELIN), enfin, la *transmissibilité* de la tuberculose à l'enfant, établie expérimentalement (GAERTNER) et cliniquement (SARWEY, LÖNDE).

6° **Traitement**. — Le traitement radical ne peut être que

chirurgical. Le *curettage* n'a de raison d'être que dans les cas de tuberculose primitive.

Il a donné des améliorations chez les malades de WALTHER, de VASSENER. Il devient insuffisant si les lésions ont gagné le muscle utérin : enfin, il peut être dangereux, lorsqu'il existe une lésion des trompes, en déterminant du côté de ces organes une poussée réactionnelle (GOROWITZ).

Une ablation large répond mieux aux indications thérapeutiques, et le chirurgien s'adressera a l'*hystérectomie vaginale*, ou mieux a l'*hystérectomie abdominale* qui permet d'explorer les trompes, d'enlever des ganglions dégénérés, etc.

Le *traitement général* sera le complément obligatoire de l'intervention chirurgicale.

Lorsque l'état général contre-indiquera une intervention grave, on devra se contenter d'un traitement local intra-utérin par l'iodoforme, le permanganate de potasse, l'eau oxygénée.

§ 3. — TUBERCULOSE DE LA TROMPE

1° Étiologie. — Dans la tuberculose génitale de la femme la trompe est l'organe de beaucoup le plus fréquemment atteint : 86,5 fois sur 100 cas de tuberculose génitale (SPAETH), 50 sur 100 (WINCKEL).

La forme primitive existe d'une façon indiscutable (WILLIAMS). MOSLER l'a notée 7 fois sur 37 cas de salpingite tuberculeuse.

La tuberculose de la trompe a donné lieu à un grand nombre de travaux dont on trouvera l'énumération dans la thèse de CHAUFTON [1].

On rencontre, principalement, la tuberculose tubaire à l'âge de la puberté et pendant la période génitale de la femme. Mais on l'a aussi observée aux âges extrêmes de la vie, chez des vieilles femmes ou chez des enfants très jeunes : un an (CONSTENSOUX), treize ans (AUMOU).

Nous avons déjà étudié les causes de la salpingite tuberculeuse et indiqué seulement les relations qui existent entre la

---

[1] CHAUFTON. *La Tuberculose annexielle*. Th. Paris, 19 janvier 1905.

tuberculose des trompes et la tuberculose du péritoine. Ces
relations, déjà signalées par Brouardel et d'autres auteurs, ont
été bien étudiées par Bouilly. Ce dernier a pu constater, directement, que la tuberculose péritonéale pouvait être symptomatique d'une tuberculose de la trompe ou de l'ovaire. Cette

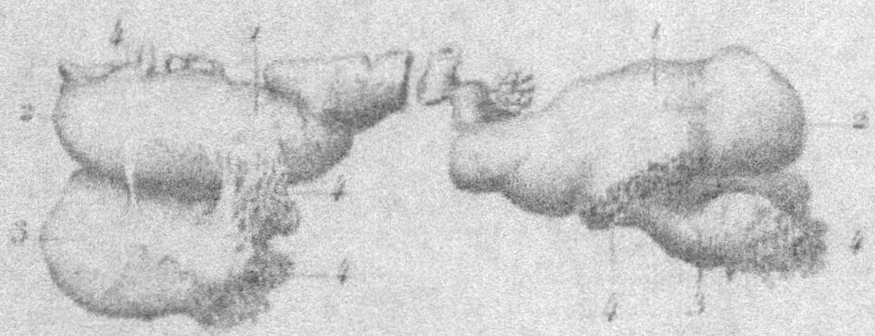

Fig. 290.

Salpingite tuberculeuse double.

1, 1, trompes. — 2, 2, pavillons tubaires oblitérés. — 3, 3, ovaires.
4, 4, 4, adhérences rompues.

question a été aussi bien étudiée dans la thèse de son élève Ler-
ret.

2° Anatomie pathologique. — La trompe envahie par la
tuberculose, se présente avec une *forme* et un *volume* variables.
Le plus souvent, la forme est irrégulière nodulaire, des portions
de l'organe sont plus volumineuses que d'autres. Le *volume* varie
beaucoup, suivant que la trompe contient du liquide ou n'en contient pas.

Le *liquide* contenu dans ces salpingites kystiques est du pus
tuberculeux ; on en a rencontré jusqu'à 2 litres (Wearn).

La trompe malade peut occuper une *situation* variable ; le
plus souvent, elle tombe dans le cul-de-sac de Douglas. Dans les
vieilles lésions, elle est réunie aux organes voisins par les *adhérences* plus ou moins serrées. Enfin, il est fréquent de constater,
autour de ces trompes dégénérées, des lésions de pelvi-péritonite tuberculeuse.

Histologie. — Les lésions évoluent selon deux formes : *aiguë*,
chronique.

La *forme aiguë*, ou *forme miliaire*, ne se rencontre que dans les cas de tuberculose généralisée, et ne présente pour le chirurgien aucun intérêt. Elle est rare.

La *forme chronique* est, au contraire, la plus commune. WILLIAMS distingue une forme chronique *fibreuse* et une autre

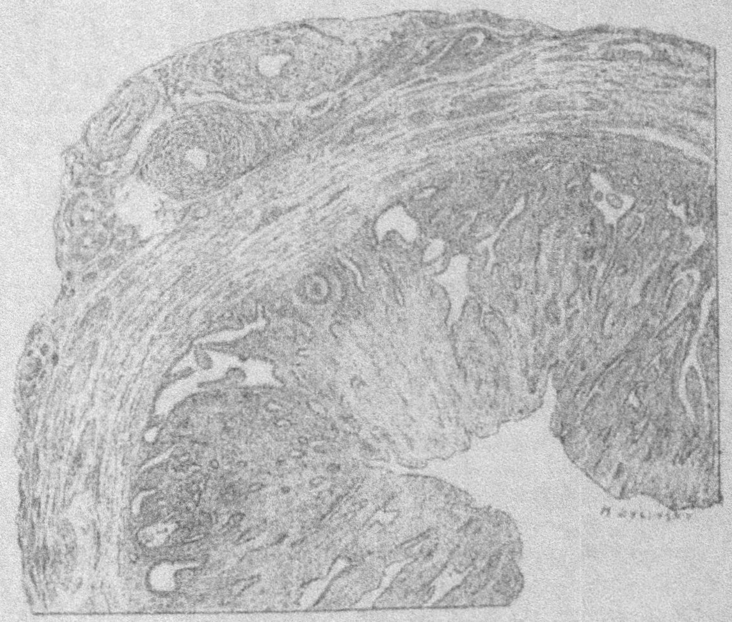

Fig. 291.

Salpingite tuberculeuse (LABADIE-LAGRAVE et LEGUEU).

Coupe de la trompe au niveau de son méso dont les vaisseaux sont épaissis. La muqueuse est transformée en bourgeons charnus soudés à leur surface et oblitérant le fond des franges. Ces bourgeons sont parsemés de cellules géantes.

diffuse. La première est caractérisée par la production excessive de tissu fibreux autour des tubercules.

Dans la seconde, *forme chronique diffuse*, les tubercules qui apparaissent d'abord au niveau de la muqueuse, ne tardent pas à subir la dégénérescence caséeuse. Ainsi, la muqueuse, est détruite par l'extension des lésions. Dans certains cas (WOLFF), cette membrane peut végéter, se recouvrir de bourgeonnements épithéliaux, et revêtir l'aspect macroscopique d'un épithélioma.

La *couche musculaire* est envahie secondairement par les tubercules. Elle s'hypertrophie habituellement, et cette hypertrophie est surtout manifeste au niveau de la corne utérine. Hégar et Altherum ont attiré l'attention sur cette particularité, et sur son importance au point de vue du diagnostic.

Les *orifices* de la trompe peuvent être oblitérés, et le pus, s'accumulant dans sa cavité, formera un pyosalpinx. Le plus souvent, l'orifice utérin est ouvert, tandis que l'abdominal est fermé.

La salpingite tuberculeuse peut évoluer vers la *guérison* par transformation fibreuse des tubercules. Le plus souvent, ceux-ci subissent la dégénérescence caséeuse, il se produit alors un pyosalpinx qui peut s'ouvrir dans la vessie ou le rectum. On a observé aussi, la *calcification* des produits tuberculeux (Rokitanski, Klob, Kiwisch).

Enfin, la fécondation est possible avec des lésions salpingiennes peu avancées. On a même vu des grossesses tubaires, dont Mlle Gonowitz, dans sa thèse, rapporte deux exemples dus à Warthin et Stoner.

3° Signes et diagnostic. — Cliniquement, la tuberculose salpingienne se présente sous deux formes suivant qu'il y a ou non participation du péritoine à l'envahissement tuberculeux (Gonowitz).

a. *Il n'y a pas de péritonite tuberculeuse.* — Dans ce cas, les signes des lésions tubaires sont les mêmes que ceux des salpingites en général, avec ou sans dilatation. Il n'existe pas de symptômes pathognomoniques, et le signe de Hégar et Altherum est d'une recherche difficile, de même que la constatation d'un *état noueux* de la trompe. Le *diagnostic* clinique ne peut donc être qu'un diagnostic de probabilité basé sur l'existence d'autres foyers tuberculeux dans l'organisme.

Un abcès par congestion, un tuberculome tenant à une

lésion osseuse du voisinage (os coxal, sacrum, etc.), peut remplir en partie le petit bassin, bomber dans le vagin et simuler un pyosalpinx. Dans ces cas douteux on doit examiner, avec soin, les organes du voisinage et surtout le squelette, de façon à rapporter la lésion à sa vraie cause.

Ici encore, c'est à l'examen histologique ou à l'inoculation au cobaye que nous devrons demander la certitude du diagnostic, nous rappelant encore qu'un examen négatif des pertes utérines ou des produits du curettage explorateur ne prouve pas que la lésion n'est pas tuberculeuse.

b. *Lorsqu'il y a péritonite tuberculeuse*, le diagnostic sera plus simple. La coexistence d'une péritonite tuberculeuse et d'une salpingite pourra suffire à affirmer la véritable nature de la lésion tubaire.

4° Pronostic. — Le pronostic est grave. Dans quelques cas rares, la guérison spontanée peut être observée (forme fibreuse). Le plus souvent, les lésions sont envahissantes, et la généralisation est toujours menaçante.

5° Traitement. — Lorsqu'il n'y a pas de contre-indication (poumons, reins, etc.), le seul traitement est le traitement chirurgical, c'est-à-dire l'ablation complète des organes malades. Cette ablation peut se faire par le vagin ; mais, c'est surtout par la *laparotomie* que le chirurgien devra agir. L'existence d'une péritonite tuberculeuse est une raison de plus en faveur de cette intervention.

Le plus souvent, l'ablation des trompes est possible ; et même, lorsque, par suite d'adhérences trop serrées, cette ablation complète n'a pu être faite, les malades ont cependant retiré du bénéfice de l'intervention.

L'ouverture du pyosalpinx tuberculeux par la voie vaginale, n'est qu'une opération palliative réservée aux cas où la laparotomie est contre-indiquée.

Les résultats de ces interventions sont des plus satisfaisants. Sur 12 observations de BOULLY, rapportées dans la thèse de Mlle GÓROWITZ, on note 12 succès opératoires et des guérisons per-

sistant après deux ans, trois ans, quatre ans, quatre ans et demi,
sept ans.

§ 4. — TUBERCULOSE DE L'OVAIRE

La tuberculose de l'ovaire est très rare. Elle a été étudiée surtout par WILLIAMS, GUILLEMAIN et WOLFF. Le nombre des cas
publiés sous ce titre, réunis par WOLFF, s'élève à 145 ; mais il
n'y en a, en réalité, que 32 vérifiés histologiquement (GOROWITZ).

1° **Étiologie**. — Cette affection est toujours secondaire à la
tuberculose de la trompe, et les quelques cas publiés comme
tuberculose primitive (EDMUNDS, FRANQUÉ), sont loin d'être pro-
bants, car il existait, en même temps, des lésions de la trompe,
qui paraissaient moins anciennes que celles de l'ovaire.

Il existe fréquemment, en même temps que sur l'ovaire, de
la tuberculose sur le péritoine, 17 fois sur 24 (GOROWITZ), et
dans les quelques cas où il n'existait pas de lésions salpingiennes (3 pour GOROWITZ), il y avait de la péritonite tuberculeuse.

2° **Anatomie pathologique**. — a. *Aspect macroscopique*. —
Parfois l'ovaire ne présente aucune modification, les lésions n'apparaissent qu'au microscope (WOLFF). Habituellement, la glande
est plus volumineuse et irrégulière (GUILLEMAIN).

Cet ovaire peut être relié aux organes voisins par des adhérences, et souvent il est entouré de périovarite tuberculeuse,
développée aux dépens du péritoine du hile (GUILLEMAIN). Parfois même, cette périovarite existe seule sans que l'ovaire soit
dégénéré (GUILLEMAIN).

b. *Histologie*. — La *forme miliaire* est la plus fréquente
(GOROWITZ). Les lésions s'observent, habituellement, au niveau
de la couche ovigène (WOLFF-GUILLEMAIN), mais elles peuvent
envahir tout l'organe.

L'évolution de la tuberculose ovarique peut se faire dans
deux sens : vers la transformation *fibreuse* avec guérison spon-

tanée possible, ou vers la *casdification*. C'est alors qu'on peut
observer dans l'organe des poches purulentes plus ou moins
volumineuses (BOUILLY, DALCHÉ).

Enfin, la tuberculose peut aussi frapper un ovaire malade,

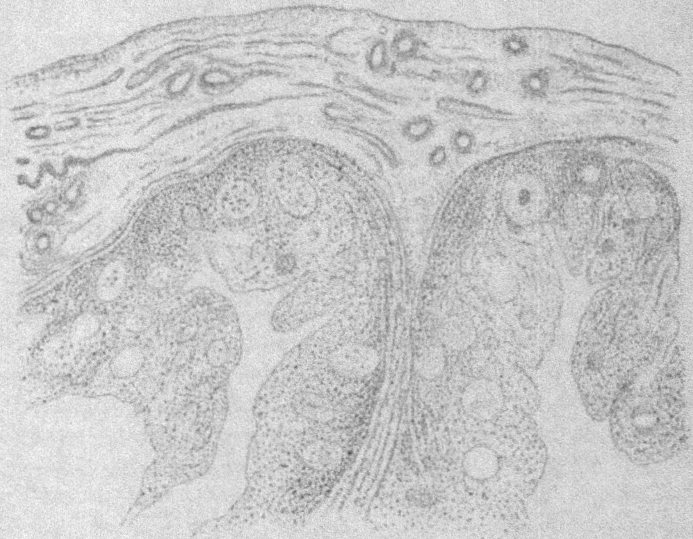

Fig. 292.

Tuberculose de l'ovaire (préparation de PILLIET).

Follicules ovariques, distendus et parsemés à leur surface interne de follicules
tuberculeux et de nombreuses cellules géantes.

néoplasique, ou plus fréquemment kystique. Une tumeur de
l'ovaire, un kyste de l'ovaire, un kyste dermoïde peuvent être
inoculés secondairement par une tuberculose péritonéale par
exemple. D'après Mlle GOROWITZ, il existe dix-neuf faits semblables très authentiques.

3° Symptômes, diagnostic, traitement. — La tuberculose
de l'ovaire n'a pas d'histoire clinique. Sa symptomatologie, son
diagnostic et son traitement se confondent avec la symptomatologie, le diagnostic et le traitement de la salpingite et de la
péritonite tuberculeuses.

CHAPITRE II

DES TROUBLES DE LA MENSTRUATION

La fonction menstruelle, qui s'établit dans nos climats, entre la treizième et la quinzième année en moyenne et finit, ordinairement, vers la quarante-cinquième année, peut présenter de très grandes variations dans la date de son établissement et dans celle de sa terminaison. Il n'y a, le plus souvent, aucun rapport entre la date de l'apparition initiale de la fonction et celle de sa terminaison, c'est-à-dire que des femmes réglées de très bonne heure peuvent voir durer leurs règles très tard, et inversement.

Exceptionnellement, on a vu la menstruation apparaître chez des jeunes enfants (trois ans, PHÔCHNOWICK ; quatre ans, CAMPBELL, etc.), avec un développement extra-précoce des organes génitaux. Les menstruations tardives sont ordinairement pathologiques, et sont souvent des symptômes d'affections utérines méconnues. D'ailleurs, il en est ainsi de beaucoup de troubles menstruels qui peuvent, à la rigueur, se rencontrer comme l'expression de certaines affections générales, ou aussi très fréquemment, comme le signe des maladies de l'appareil génital.

Nous étudierons successivement : l'aménorrhée, la dysménorrhée, les ménorrhagies et les métrorrhagies, et les troubles de la ménopause.

§ I. — AMÉNORRHÉE

L'aménorrhée est l'absence des règles pendant la période d'activité sexuelle, en dehors des cas de rétention dus à des vices de développement génital, en dehors la grossesse et de l'allaitement pendant lesquels elle est physiologique.

1° Étiologie. — Elle peut être de cause *génitale*, d'origine *nerveuse*, de *cause générale*.

Les aménorrhées de *cause génitale* sont dues quelquefois à des affections utérines, à des inflammations scléreuses, à des flexions exagérées, aux atrophies utérines et, en particulier, à la superinvolution.

Elles peuvent être causées, aussi, par des dégénérescences rapides et complètes des ovaires dans certaines inflammations annexielles ; elles sont cependant, assez rares, dans ces cas. L'aménorrhée est encore le résultat de l'ablation des ovaires, et elle s'observe dans certains cas, encore mal définis, où il existe de l'*insuffisance ovarienne* et dont les causes et la nature sont encore mal connues. Souvent dans les affections génitales, l'aménorrhée n'est pas définitive, elle est transitoire.

Les aménorrhées de *cause nerveuse* sont souvent transitoires aussi, elles sont le résultat d'un acte d'inhibition ou d'une perturbation vaso-motrice. Les émotions vives, les refroidissements subits, surtout pendant les règles, les chutes, les traumatismes, principalement quand ils portent sur le système nerveux, les irritations du système sympathique, comme celle qui sont consécutives aux parasites intestinaux, peuvent amener la disparition plus ou moins prolongée des règles. Enfin, certaines maladies nerveuses, l'hystérie, l'épilepsie, certaines myélites, le goitre exophtalmique, les maladies mentales, la paralysie générale peuvent compter l'aménorrhée au nombre de leurs symptômes.

Parmi les causes d'*ordre général* nous citerons les maladies générales aiguës ou chroniques susceptibles de retarder le développement des organes génitaux, de modifier l'état du sang ou de débiliter sérieusement l'organisme.

Il faut citer, dans cet ordre d'idées, la chlorose, l'anémie, la tuberculose, surtout à la période cachectique, les fièvres graves et en particulier la fièvre typhoïde, l'albuminurie, le diabète, toutes cachexies, et certaines intoxications, alcoolisme, saturnisme, syphilis. Il faut ajouter les débilitations graves provenant de fautes d'hygiène, surtout avec surmenage physique et moral, constituant la misère physiologique.

2° Symptômes. — L'aménorrhée peut s'établir par diminution progressive de la fonction ou par arrêt brusque ; souvent au milieu d'une période menstruelle.

Elle peut être permanente ou transitoire. On la voit se produire silencieusement, c'est-à-dire sans donner lieu à aucun autre trouble que l'absence de l'écoulement sanguin, ou bien être signalée simplement par l'existence des signes ordinaires du molimen menstruel. Dans d'autres cas, elle provoque des troubles divers et très variables : exanthèmes cutanés et muqueux, troubles nerveux bizarres, toux convulsives, névralgies, crises convulsives, troubles sensoriels, etc., etc.

L'écoulement sanguin peut, parfois, être remplacé par des *sécrétions* spéciales, leucorrhée, diarrhées séreuses, galactose (Jones), sueurs profuses, etc.

Quelquefois elle est remplacée par des hémorragies se produisant au niveau d'autres organes, *hémorragies supplémentaires, règles déviées*, épistaxis, hémoptysies, hématémèses, hémorragies intestinales ou vésicales. On a signalé des hémorragies bizarres, par les yeux, par les oreilles, par la peau, chez certaines nerveuses. Ce sont souvent des cas suspects et le résultat de supercheries chez certaines hystériques.

Suivant sa marche, l'aménorrhée peut être un simple retard dans l'apparition et l'établissement régulier des règles. Elle peut être *permanente*, sans entraîner des troubles marqués dans la santé générale ; dans ce cas, elle ne constitue pas toujours un obstacle absolu à la fécondation. On a vu des femmes aménorrhéiques chez lesquelles se faisait l'ovulation, puisqu'elles étaient fécondées et accouchaient à terme. On a même cité des cas, exceptionnels à la vérité, où des femmes n'étaient réglées que pendant leurs grossesses.

Quand l'aménorrhée est *accidentelle* et, surtout quand elle est pathologique, son pronostic varie avec la nature et la gravité de l'affection locale ou générale qui l'occasionne. Quand elle est d'origine émotive ou de *cause nerveuse* simple, elle peut cesser brusquement, sous l'influence d'une cause analogue à celle qui l'a produite.

3° Diagnostic. — Le diagnostic de l'aménorrhée est en général facile. Elle ne peut être réellement confondue qu'avec la *rétention*, conséquence d'une malformation génitale, et un examen attentif suffit à établir le diagnostic.

Quand elle est liée au début d'une grossesse, elle peut être dissimulée par certaines malades qui ont intérêt à ne pas laisser connaître leur état de gravidité, qu'un examen direct permet, ordinairement, de diagnostiquer bientôt.

Il faut toujours, au début d'une aménorrhée, soupçonner et rechercher l'état de grossesse. Il ne faut pas oublier les faits de *grossesse nerveuse*, dont l'aménorrhée est, souvent, le principal et le premier symptôme.

Les sécrétions et les hémorragies supplémentaires pourront, par leurs caractères, leur durée, leur périodicité, fournir des éléments sérieux de diagnostic. Elles doivent toujours attirer l'attention du gynécologue, qui découvre, grâce à elles, une aménorrhée véritable.

Quand l'aménorrhée est secondaire et de cause pathologique, qu'elle soit liée à une affection génitale, à une maladie générale, à une affection quelconque, sa cause devra toujours être recherchée avec soin, et reconnue, grâce à un examen complet de la malade.

Dans les cas d'aménorrhée ovarienne, que celle-ci soit spontanée, ou succède à certaines interventions chirurgicales (castration ovarienne), elle s'accompagne d'un certain nombre de symptômes variables suivant que l'insuffisance ovarienne est totale ou partielle, que l'aménorrhée est complète ou incomplète. On constate alors, en dehors des troubles de la menstruation, des phénomènes variés : bouffées de chaleur, pesanteur abdominale, affaiblissement de la mémoire, variations du caractère, accidents de neurasthénie, et d'asthénie neuromotrice et souvent une tendance très marquée à un embonpoint exagéré et à de l'obésité qui peuvent parfois être passagers.

4° Traitement. — Certaines aménorrhées ne demandent pas de traitement spécial. Celles qui résultent d'un mauvais état général, qui proviennent de la misère physiologique, sont guéries par la suppression des causes de ces affaiblissements.

Celles qui sont liées à des affections générales ou locales graves disparaissent, parfois, par l'amélioration passagère ou définitive de la maladie qui les a engendrées.

Il en est de même de celles qui sont dues à des affections génitales. Le traitement et la guérison de ces maladies rétablit la fonction menstruelle.

Il existe, dans certains cas, un traitement *symptomatique* qui mérite d'être appliqué.

Au premier rang des médicaments employés, il faut noter les emménagogues, dont il faut toujours user avec grands ménagements, et seulement lorsqu'une grossesse ne pourra être soupçonnée, car ils sont, en même temps, abortifs. Ils ont une action complexe et amènent la congestion des organes pelviens.

On peut, quelquefois, associer leur action à celle des purgatifs drastiques qui amènent aussi de la congestion pelvienne. Ils sont surtout indiqués dans les cas de torpeur génitale, avec début de congestion.

Les principaux sont la sabine, la rue, l'armoise, le safran, l'apiol, le permanganate de potasse, l'acide oxalique, l'oxalate de potasse, etc.

Dans certains cas, il est indiqué d'agir par les toniques, et les médicaments qui reconstituent l'état général.

On a parfois employé, avec succès, l'*électricité*, sous forme de courants continus, en faisant de l'électrisation intra-utérine à l'aide du pôle positif, ce qui excite la contractilité et la circulation utérine. C'est encore dans le même sens qu'agissent les massages et en particulier le massage utérin, si difficile à bien faire, le cathétérisme utérin répété, les scarifications du col, et parfois même le curettage, qui a été conseillé par quelques auteurs à titre d'excitant et de rénovateur de la muqueuse utérine.

Chez certaines malades, surtout s'il existe de l'insuffisance ovarienne, on pourra employer, avec avantage, l'opothérapie ovarienne, qui n'est qu'un palliatif momentané des troubles variés dans l'aménorrhée post-opératoire qui succède à la castration, mais qui, dans les cas d'aménorrhée par insuffisance ovarienne physiologique ou pathologique, a donné parfois d'excellents résultats. J'ai coutume, dans ces cas, de donner de préférence de l'extrait glycériné d'ovaire, à la dose d'une à deux cuillerées à café par jour, et pendant une dizaine de jours avant l'époque présumée des règles. Cette manière de faire m'a procuré un certain nombre de succès.

Enfin, quelquefois, les bains tièdes, les bains de pieds chauds, la sinapisation des membres inférieurs, les sangsues à la face interne des cuisses ont pu donner des résultats avantageux. Certains auteurs ont même conseillé le mariage aux jeunes filles aménorrhéiques et bien conformées, chez lesquelles l'aménorrhée ne paraît due qu'à un retard dans l'établissement de la fonction menstruelle.

§ 2. — Dysménorrhée

Les difficultés exagérées et l'irrégularité de la fonction menstruelle constituent la dysménorrhée.

1° Etiologie. — Bien que nous ne connaissions pas encore exactement tous les détails de la fonction menstruelle, qu'il reste quelques doutes sur l'origine exacte du sang, sur les rapports intimes de l'ovulation et de la menstruation, on a émis de nombreuses hypothèses et des théories multiples pour expliquer les variétés de la dysménorrhée. Sans vouloir rien préjuger, nous admettrons les dysménorrhées *d'origine ovarienne* *d'origine utérine* ou de *cause générale*.

a. *Dysménorrhée d'origine ovarienne.* — Les dysménorrhées d'origine ovarienne peuvent résulter, d'abord, d'un développement irrégulier des organes génitaux ; nous ne parlons pas ici des malformations congénitales, mais de développements incomplets ne permettant pas l'accomplissement régulier et complet de la fonction ovarienne. Ce sont là les *insuffisances physiologiques*.

Il faut ajouter à ces faits les lésions des ovaires, et, en particulier, les scléroses ovariennes avec leur type le plus connu les ovarites scléro-kystiques, les inflammations ovaro-tubaires et toutes les formes de salpingites, le varicocèle ovarien. Dans toutes ces lésions, l'ovaire est le siège de lésions inflammatoires plus ou moins profondes ; il est entouré parfois de lésions péri-ovariennes, d'adhérences pathologiques qui gênent son fonctionnement et aboutissent, le plus souvent, à la dysménorrhée.

b. *Dysménorrhée d'origine utérine.* — Ici, le principal facteur, comme le dit si justement Pozzi, est la gêne mécanique. C'est ainsi qu'agissent les sténoses du col, les *déviations* utérines et en particulier les flexions, les tumeurs diverses, fibromes, polypes fibreux, cancer, etc., et certaines formes de métrite, au premier rang desquelles il faut placer la métrite exsudative, que nous avons décrite à part, sous le nom de dysménorrhée membraneuse.

c. *Dysménorrhée de cause générale.* — Enfin, il existe aussi des dysménorrhées de cause générale, et l'on peut dire que toutes les affections susceptibles de produire l'aménorrhée peuvent, par des mécanismes divers, occasionner parfois des dysménorrhées. L'hystérie, la chloro-anémie, le goitre exophtalmique, la goutte, le rhumatisme peuvent amener des troubles de règles. La dysménorrhée devient alors, avec les névralgies qui l'accompagnent, une manifestation de l'arthritisme. Aussi Jaccoud a appelé les dysménorrhées des goutteuses, des *migraines utérines.*

2° Symptômes. — La dysménorrhée peut être transitoire ou définitive, se montrer dès le début de la fonction menstruelle, ou bien à une époque quelconque de la vie génitale. Elle se manifeste surtout par deux signes : la *douleur* et l'*irrégularité de la fonction menstruelle.*

a. *Douleur.* — La douleur peut se montrer seulement pendant l'écoulement sanguin, ou bien pendant les jours qui précèdent les règles, pour disparaître quand le sang coule. Cette dernière forme est fréquente dans les lésions annexielles. Elle siège dans le bas-ventre, se montre sous forme de coliques utérines ou de douleurs ovariennes localisées sur les régions latérales du bas-ventre, d'une intensité très variable, et parfois extrême, provoquant des vomissements, et même des syncopes.

dans les cas les plus exagérés. Ces douleurs peuvent durer plusieurs jours et augmenter à mesure que dure l'écoulement sanguin. Elles présentent, ordinairement, des irradiations multiples du côté des lombes ou des cuisses, principalement. Les douleurs et les irradiations se confondent avec celles qu'engendrent les maladies ovariennes ou utérines qui causent la dysménorrhée.

D'ordinaire, l'apyrexie est complète, à moins de formes inflammatoires péri-utérines. L'écoulement est variable, continu ou discontinu, le sang est liquide ou en caillot. Souvent, dans ce dernier cas, l'expulsion des caillots amène un redoublement de douleurs, tout à fait comparables aux douleurs expulsives de l'accouchement. Cet écoulement et les douleurs qui l'accompagnent peuvent prendre les types cliniques les plus divers, depuis l'aménorrhée jusqu'aux métrorrhagies les plus abondantes.

En même temps, existent souvent des troubles nerveux réflexes ou psychiques les plus divers (nausées, vomissements, crises convulsives, troubles sensoriels, parésies, hypochondrie, perversions mentales, etc.). Souvent, les malades dysménorrhéiques restent stériles.

b. *Irrégularité de la fonction menstruelle.* — A ces phénomènes il faut ajouter l'*irrégularité*. Les menstrues peuvent, en effet, être très irrégulières : de date, avancée ou retardée, parfois même manquer complètement ; de durée, car deux époques successives ne reproduisent pas toujours le même type clinique ; ou enfin d'abondance, car l'écoulement peut être variable suivant les époques.

c. *Formes diverses.* — D'après le groupement des symptômes, certains auteurs ont pu décrire une *forme nerveuse*, dans laquelle prédominent les douleurs et les symptômes à allure névralgique ; une *forme congestive* dans laquelle, soit localement au niveau des organes génitaux, soit dans le reste de l'organisme s'accentuent des phénomènes de congestion douloureuse, localisée ou généralisée, et enfin une *forme mixte* où se mélangent les phénomènes névralgiques et les phénomènes d'afflux sanguin.

3 **Diagnostic.** — Il est en général facile : il découle de l'exis-

tence et de la constatation des symptômes. Il faut, cependant, éviter de confondre la dysménorrhée avec un avortement de quelques semaines, et, dans certains cas difficiles, c'est la constatation d'un œuf ou de débris reconnaissables au milieu des caillots qui constituera le seul moyen de diagnostic.

On pourra aussi confondre la dysménorrhée avec les *névralgies lombo-abdominales* exagérées au moment des règles : la coexistence d'autres névralgies et la recherche des points douloureux permettront d'éviter toute erreur.

Le point important, dans le diagnostic de la dysménorrhée, est d'en reconnaître la cause *ovarienne* ou *utérine* ou même *générale*. C'est par un interrogatoire très précis, par un examen local méthodiquement fait et même répété, que l'on arrivera à reconnaître exactement la nature et la cause de ces troubles.

4° Traitement. — Le traitement de la dysménorrhée doit obéir à deux indications : calmer les symptômes pénibles, traitement symptomatique, et essayer de supprimer la cause de l'affection, traitement curatif.

a. *Traitement symptomatique.* — La douleur étant un symptôme prédominant, on a employé contre elle à peu près tous les calmants, et en première ligne l'opium, sous toutes ses formes : à l'intérieur, en potions ou en pilules, en lavements, ou sur les cataplasmes sous forme de laudanum, à l'intérieur et sous la peau, sous forme de morphine, etc. On a employé aussi le chloral, la belladone, et tous les antispasmodiques : bromures, valériane et ses dérivés, musc, assa fœtida, qui sont donnés à l'intérieur ou en lavements. On a encore mis en œuvre les suppositoires à la morphine, à la belladone, à la jusquiame, etc. On a employé, dans certains cas, le viburnum prunifolium, le chanvre indien regardé comme très efficace par SNEGUIREFF et FARLOW, le salicylate de soude aujourd'hui à peu près abandonné à cause de l'infidélité de son action, l'antipyrine, l'exalgine et même l'aspyrine.

Dans certains cas la chaleur sous forme de cataplasmes et de compresses chaudes sur le bas-ventre et les reins, les bains de siège et les grands bains, les grandes injections vaginales chaudes, les grands lavages intestinaux à l'eau tiède presque chaude peuvent trouver leurs indications.

Il en est de même des révulsifs appliqués surtout sur la région lombaire, sinapismes, vésicatoires, teinture d'iode, dans les cas de congestions viscérales profondes.

Enfin, chez quelques malades, il peut être utile de se servir de certains emménagogues tels que le permanganate de potasse, à la dose de 20 à 60 centigrammes, très usité en Angleterre ; la teinture de simulo, à la dose de 3 à 4 grammes par jour, qui peuvent, en étant employées quelques jours avant les règles, précipiter l'écoulement sanguin et soulager ainsi quelquefois. On a même essayé, parfois, de calmer les douleurs de la dysménorrhée par des applications de cocaïne sur le cornet inférieur des fosses nasales (PITOUS, Th. Bordeaux).

Enfin, dans les cas très douloureux, le repos et en particulier le repos au lit est absolument indiqué.

b. *Traitement curatif.* — C'est là le traitement véritablement important qui doit, en dehors des crises douloureuses, s'adresser directement à la cause même du mal.

Dans certaines dysménorrhées dues à un simple retard dans le développement génital, ou bien liées à de mauvaises conditions hygiéniques, à des maladies générales, le traitement général, une hygiène appropriée, un régime convenable suffiront à régulariser la fonction menstruelle. C'est dans les cas de ce genre que le mariage, la fécondation ont pu, ainsi, être utilement employés pour développer et modifier les organes génitaux.

Enfin, dans les dysménorrhées liées aux états généraux ou à un nervosisme exagéré, les toniques, les antispasmodiques pourront utilement trouver leur emploi et amener une modification suffisante de l'état général pour régulariser la fonction mal développée.

Dans les formes congestives, l'électricité, les scarifications du col ont parfois donné les meilleurs résultats.

Enfin, toutes les fois que la dysménorrhée paraît liée à une insuffisance ovarienne, l'opothérapie ovarienne doit être tentée, et cela dans les conditions que nous avons déjà indiquées à propos de l'aménorrhée. Quelquefois, on obtiendra une amélioration réelle et permanente ; d'autres fois, il est vrai, une amélioration momentanée, qui disparaît souvent peu de temps après l'abandon de la médication. D'autre part, celle-ci, trop longtemps continuée, peut produire des excitations nerveuses assez marquées.

Cependant l'expérience m'a appris que lorsque la dysménorrhée douloureuse est due à une inflammation scléreuse de l'ovaire et en particulier à la sclérose étendue à la suite d'ovarites scléro-kystiques il fallait s'abstenir de donner de l'ovarine. Celle-ci, qui n'agit probablement qu'en excitant la circulation ovarienne, provoque une exagération de tension vasculaire qui augmente les douleurs sans produire d'hémorragie.

Quand la dysménorrhée paraît de cause mécanique et est liée à flexions ou des sténoses utérines, il faudra traiter la lésion utérine, par le redressement, le port de pessaires appropriés, la dilatation utérine permanente ou temporaire, les opérations dirigées soit contre les flexions et torsions utérines, ou bien contre les sténoses des orifices du col.

On a même été plus loin et on n'a pas hésité à traiter par des opérations radicales certaines dysménorrhées qui paraissent liées à des lésions ovariennes ou salpingiennes. Mais, dans ces cas, la castration ovarienne, et même la castration utérine, préconisée par Péan et plusieurs chirurgiens, sont des opérations qui s'adressent beaucoup plus à la lésion plus ou moins complexe des annexes, qu'à la dysménorrhée qui peut n'en être qu'un symptôme particulier.

D'après Legueu et Labadie-Lagrave, ces opérations radicales ne seraient indiquées pour combattre la dysménorrhée que dans les cas suivants : 1° troubles nerveux graves, à l'exception des psychoses ou douleurs intolérables ; 2° point de départ nettement ovarien des accidents ; 3° insuccès de tous les autres traitements y compris la suggestion ; 4° ménopause éloignée. Si, en effet, la ménopause semble prochaine, il est indiqué de l'attendre.

Enfin, dans certains cas graves d'épilepsie, de manie, d'hystérie et autres névroses qui s'accompagnaient de dysménorrhées douloureuses, on a cru pouvoir enlever les ovaires, non seulement pour calmer la dysménorrhée, mais pour modifier les psychoses ou névroses qui paraissent dépendre des lésions ovariennes. Ces opérations sont, aujourd'hui, justement abandonnées ; elles ont, en effet, donné, le plus souvent, des insuccès thérapeutiques et ont eu pour conséquence, parfois, d'aggraver l'affection nerveuse.

§ 3. — MÉNORRHAGIES ET MÉTRORRHAGIES

On appelle ménorrhagie l'exagération de l'écoulement menstruel ; il convient de réserver le nom de métrorrhagie aux hémorragies qui surviennent dans l'intervalle des règles.

1° Étiologie. — Nous ne parlerons pas des hémorragies dues à la grossesse et à l'accouchement que, volontairement, nous laissons de côté, car elles doivent être spécialement étudiées dans les livres d'obstétrique. Les causes des hémorragies non puerpérales, dont nous nous occupons ici, sont générales ou locales.

a. *Causes générales.* — Ce sont les *altérations du sang*, et, par suite, les maladies dyscrasiques, hémophylie, purpura, scorbut, ictère grave, maladie de Werloff, mal de Bright, certaines intoxications et les affections qui entraînent des troubles circulatoires, affections du cœur, du foie, des reins, etc.

Il faut ajouter encore la chlorose, l'anémie, la tuberculose au moins au début, certaines fièvres telles que la fièvre typhoïde et les fièvres éruptives qui peuvent entraîner des hémorragies utérines, réflexes, souvent graves (épistaxis utérines de GUÉNIAU). Plusieurs de ces causes, telles que la chloro-anémie, les fatigues généralisées et même physiologiques, la tuberculose produisent tantôt de l'aménorrhée, tantôt des hémorragies.

b. *Causes locales.* — Les causes locales sont : 1° les *excitations réflexes* des organes génitaux pouvant exister en dehors de toute maladie, au moment de la puberté, de la défloraison, de la ménopause ; 2° *les maladies de l'utérus et des annexes*, qu'il faudrait, à peu près, toutes énumérer, car presque toutes peuvent, d'une manière ordinaire ou accidentellement, amener des hémorragies utérines menorrhagiques ou métrorrhagiques. On peut même dire que les deux tiers des cas appartiennent à cette dernière catégorie.

2° Symptômes. — Ces hémorragies venant soit en dehors des règles, soit au moment de la menstruation, sont caractérisées par l'abondance, la longue durée du flux, la production très fréquente de caillots, l'affaiblissement de l'état général. Les malades, qui ont des pertes abondantes et répétées, s'affaiblissent, maigrissent, jaunissent, leur teint s'altère, et elles prennent souvent un aspect terreux, jaunâtre, qu'il est parfois difficile de distinguer du teint cachectique des tumeurs malignes, et en particulier du cancer.

Ces hémorragies utérines ne constituent pas une maladie, mais un symptôme commun à beaucoup d'affections utérines, et elles ont été étudiées en détail, à la description de chacune de celles-ci.

3° Traitement. — Il comprend le traitement *symptomatique* et le traitement *étiologique*.

a. *Traitement symptomatique*. — Il consiste surtout à arrêter l'hémorragie et il ne doit être employé que si celle-ci prend des proportions inquiétantes.

Le repos au lit, dans le décubitus dorsal, la tête basse, les grandes injections vaginales très chaudes avec de l'eau simple ou additionnée de substances astringentes ou hémostatiques telles que le perchlorure de fer, ou de gélatine à la dose de 15 à 20 grammes par litre, l'application du froid en compresses, ou sous la forme de vessie de glace sur l'abdomen, doivent être tour à tour et d'abord essayés.

L'ergot et l'ergotine, par la bouche ou en injections hypodermiques, l'hydrastis canadensis, l'hammamelis virginica, le viburnum prunifolium, le perchlorure de fer, la digitale même, ont été, parfois, très utilement employés.

Si ces premiers moyens ne réussissent pas, il faut avoir recours au tamponnement vaginal, moyen souvent efficace, ou même, dans les cas particulièrement rebelles, à la suture temporaire du col (Emmet), ou à la ligature en masse des branches de l'utérine à travers les culs-de-sac vaginaux (procédé de Martin).

Enfin, dans des cas d'hémorragies rebelles répétées que rien ne modifie, certains chirurgiens ont eu recours à l'hystérectomie. Mais ce moyen, très naturel et très indiqué parfois, quand l'hémorragie est due à une lésion grave, telle qu'un fibrome ou un cancer utérin, a pu parfois être justement employé pour combattre certaines métrites hémorragiques particulièrement rebelles, contre lesquelles tous les moyens, même le curettage, avaient absolument échoué. C'est aussi pour ces cas particuliers que certains chirurgiens ont préconisé la castration (Olshausen).

b. *Traitement étiologique.* — Ces moyens constituent le traitement curatif étiologique qui est le traitement de la lésion qui aura causé l'hémorragie utérine.

§ 4. — TROUBLES DE LA MÉNOPAUSE

D'ordinaire, la cessation de la fonction menstruelle ou ménopause s'accomplit très simplement; les malades voient leurs règles devenir moins abondantes, puis manquer quelquefois, pour arriver à disparaître complètement.

1º Age critique. — On appelle âge critique la période de transition plus ou moins longue, et qu'il est impossible de préciser, pendant laquelle les règles deviennent troublées avant de disparaître complètement. Chez la plupart des femmes, ces phénomènes s'accompagnent de certains troubles nerveux et congestifs légers et éphémères qui n'ont aucune importance.

Parfois, cependant, ces troubles peuvent être beaucoup plus accentués et prendre une certaine gravité.

2º Troubles divers de la ménopause. — On peut voir survenir des troubles *utérins*, *circulatoires*, de *nutrition* ou *nerveux*.

a. *Troubles utérins.* — Ce sont souvent des métrorrhagies ou des ménorrhagies assez abondantes, et qu'il est souvent possible

de rattacher à une lésion utérine coexistante plus ou moins
sérieuse et quelquefois méconnue.

D'autres fois, ce sont de simples troubles circulatoires utérins.
Il est absolument indiqué de faire, dans tous ces cas, un examen
local très complet et très minutieux.

b. *Troubles circulatoires.* — Ce sont, ordinairement, des
troubles de congestions viscérales, des hémorrhoïdes, parfois des
troubles vésicaux et même de l'hématurie, et aussi des hémorragies supplémentaires (hémoptysies, hématuries, etc.), qui peuvent, souvent, faire croire à des lésions matérielles des organes
qui donnent le sang. Un examen attentif, souvent répété, permettra d'habitude de faire le diagnostic, que la marche même et
la durée des accidents aideront à établir. On a observé aussi des
sueurs, des galatorrhées périodiques, etc.

c. *Troubles de nutrition.* — Le plus souvent, la ménopause
entraîne une tendance marquée vers l'embonpoint, résultat
ordinaire de la suppression spontanée ou opératoire de la fonction ovarienne. Cette ménopause s'accompagne chez certaines
malades, de pléthore et aussi d'obésité.

On voit quelquefois, à cette époque, le rappel de la scrofule
(TROUSSEAU), de la chlorose (MARIE) et aussi l'apparition de certaines manifestations arthritiques et en particulier de la
goutte.

d. *Troubles nerveux.* — Ce sont les accidents les plus fréquents et le plus souvent observés : ils sont très variables. On a
signalé des vertiges, des étouffements, des palpitations, des
bouffées de chaleur, des névralgies diverses. On a souvent constaté, à ce moment, des grossesses nerveuses, et aussi un réveil
tout particulier du sens génésique, qui a été parfaitement étudié par N. GUENEAU DE MUSSY sous le nom d'*érotisme de la ménopause.*

La plupart de ces phénomènes sont calmés par les antispasmodiques, et plus particulièrement, par les bromures.

Mais il peut exister aussi des troubles plus graves : recrudescence ou apparition des phénomènes hystériques ou épileptiques,
psychoses diverses.

Ces accidents graves se montrent surtout chez des femmes

dégénérées ou chez des héréditaires. Certaines de ces manifestations peuvent devenir incurables.

3° Grossesses après la ménopause. — La ménopause doit être considérée comme la fin de la vie génitale de la femme. Cependant, la stérilité n'est pas toujours absolue dès ce moment. On a cité quelques cas de grossesses survenant après la cessation des règles au bout de deux ans (DESHAYES), trois ans (LEMONNIER), six ans (PUECH); mais ce sont là des faits absolument exceptionnels.

CHAPITRE III

VICES DE CONFORMATION

Nous avons déjà signalé et étudié, chemin faisant, les vices de conformation dues à des lésions antérieures, c'est-à-dire les malformations acquises, qu'elles siègent sur les organes génitaux externes, ou sur l'appareil génital interne. Nous n'avons à étudier ici que les malformations congénitales, les plus importantes sans contredit. Quant aux conséquences cliniques des atrésies du canal génital, comme elles sont les mêmes dans toutes les oblitérations congénitales ou acquises, nous avons cru devoir les décrire dans un chapitre commun.

ARTICLE PREMIER

MALFORMATIONS CONGÉNITALES

Pour bien comprendre les nombreuses malformations que peut présenter l'appareil génital de la femme, il est indispensable de rappeler, en quelques mots, le développement normal de ces organes.

§ 1. — CONSIDÉRATIONS EMBRYOGÉNIQUES

Ce développement des organes génitaux et urinaires, est le même, au début, pour les deux sexes, car, jusqu'au troisième mois de la vie intra-utérine, le fœtus est indéterminé. Ce n'est qu'à ce moment que l'évolution ultérieure des organes se dirige vers le sexe masculin ou féminin. Aussi, dans les deux sexes, les organes génitaux proviennent du corps de Wolff et des canaux qui en émanent, ainsi que de la glande génitale ;

ces organes internes aboutissent au sillon uro-génital, au niveau duquel apparaissent et se développent les organes externes.

Le corps de Wolff, ou rein primordial, est un organe glandulaire transitoire, qui disparaît vers la fin du second mois. Il forme une masse allongée, située de chaque côté de la colonne vertébrale ; à sa partie interne, entre le mésentère et lui, apparaît,

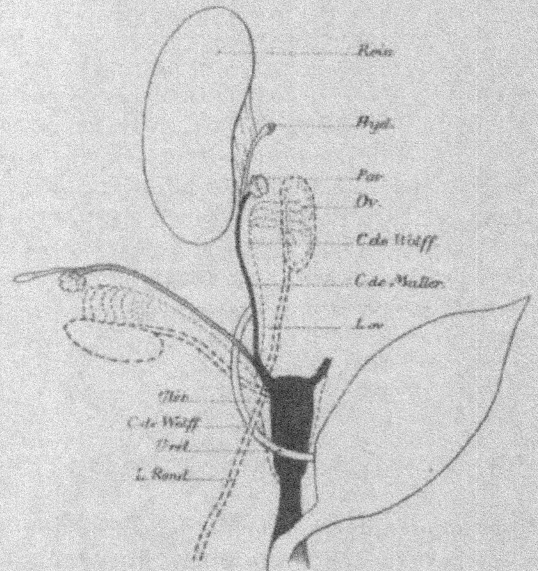

Fig. 293.

Développement de l'appareil génital de la femme (d'après POIRIER).

dès la quatrième semaine, l'*éminence germinale ou génitale*, masse mésodermique revêtue d'un épithélium spécial, *l'épithélium germinatif* (WALDEYER), qui va former la glande génitale, laquelle au moment de la différentiation sexuelle, vers le troisième mois, formera soit un testicule soit un ovaire.

En avant et en dehors de ce corps de Wolff existent deux canaux : le canal de Wolff et le canal de Muller qui descendent ensemble, bientôt accompagnés de l'uretère, dont nous n'avons

pas à nous occuper ici, vers la partie inférieure de l'embryon pour
aboutir à la partie postérieure du sillon uro-génital. Celui-ci
constitue la portion antérieure d'une cavité qui communique, en
avant avec l'allantoïde, en arrière avec le rectum et que l'on
appelle, pour cette raison, le *cloaque interne*.

Le rôle des deux conduits devient tout à fait différent suivant

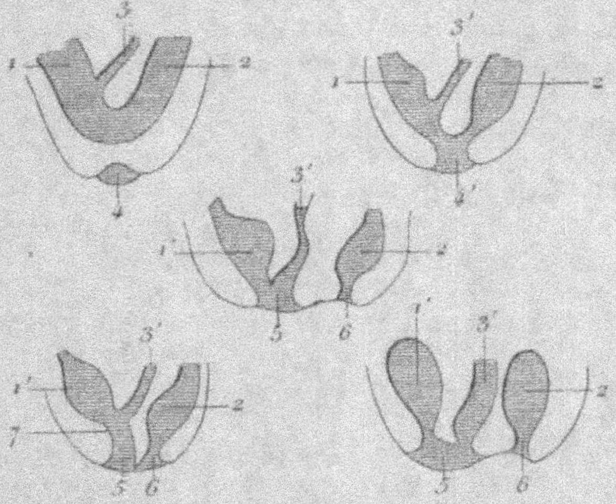

Fig. 294.

Développement des organes génitaux de la femme (Schroeder).

1, allantoïde qui deviendra la vessie (1'). — 2, rectum. — 3, canal de Muller qui
deviendra le vagin (3'). — 4, origine du cloaque externe (4').
Fig. 3. — Le périnée est fermé, le sinus uro-génital (5) est séparé de l'anus (6).
Fig. 4. — L'urètre 7, est encore en communication directe avec le sinus uro-
génital avec lequel s'abouche aussi le vagin.
Fig. 5. — Organes génitaux complètement développés. Le sinus uro-génital (5) est
devenu le vestibule dans lequel s'ouvrent l'urètre et le vagin qui en est séparé par
l'hymen.

les sexes. Chez l'homme, le canal de Muller s'atrophie tant à
son extrémité supérieure (hydatide non pédiculée) qu'à son
extrémité inférieure (utérus masculin). Le canal de Wolff au
contraire fournit chez les mâles le canal déférent, les vésicules
séminales, les conduits éjaculateurs.

Chez la femme, le canal de Muller persiste. Il part de l'extrémité antérieure du corps de Wolff, par une extrémité libre

qui s'ouvre dans le péritoine par un ou deux orifices infundibuliformes. Il suit le canal de Wolff en se plaçant d'abord en dehors de lui, puis en arrière. Un peu plus bas, au dessous du corps de Wolff, les deux canaux de Muller se rapprochent, et s'accolent l'un à l'autre, en se plaçant sur la ligne médiane. Ils sont destinés à former la plus grande partie des voies génitales. Leur orifice supérieur péritonéal libre formera le pavillon tubaire, leur partie supérieure indépendante et latérale donnera naissance à la trompe. Les parties moyennes et inférieures, primitivement accolées, un peu plus tard fusionnées et confondues, formeront le canal génital, dont la partie supérieure sera l'utérus, l'inférieure le vagin. Nous reviendrons, un peu plus loin, sur les détails de ce développement. Nous dirons seulement ici, que le ligament rond, formé aux dépens du ligament du corps de Wolff, s'insère à l'union du tiers supérieur avec les deux tiers inférieurs des canaux de Muller.

Quant au canal de Wolff, il s'atrophie sauf à son extrémité supérieure qui fournit le canal horizontal du corps de Rosenmuller et à son extrémité inférieure qui donne les canaux de Gœrtner.

Pendant ce temps, les organes génitaux externes se développent au niveau du sinus uro-génital. Le cloaque interne se cloisonne, grâce à la formation de l'éperon périnéal, et sera partagé par ce cloisonnement en deux cavités, une postérieure qui deviendra le rectum, une antérieure qui formera, plus tard, l'urètre et une partie de la vulve ; c'est le *sinus uro-génital*. Ces deux cavités viennent s'ouvrir au dehors, en traversant la *membrane cloacale* ou *bouchon cloacal* de TOURNEUX.

En avant du sinus uro-génital, avant l'ouverture du bouchon cloacal s'élève, dès la huitième semaine, une éminence conoïde, le *tubercule génital*. Un bourrelet cutané, *bourrelet génital*, borde l'orifice cloacal, et les deux lèvres du sillon génital forment deux replis longitudinaux ; les *replis génitaux*.

Le bourgeon ou tubercule génital entraine les éléments du bouchon cloacal qui apparait, comme une lame verticale, la lame urétrale qui divise en deux moitiés le tubercule génital. Chez la femme, le bourrelet génital divisé en deux moitiés distinctes va constituer les *grandes lèvres*, entre lesquelles fait saillie en haut, le tubercule génital. Le sillon va se transformer en

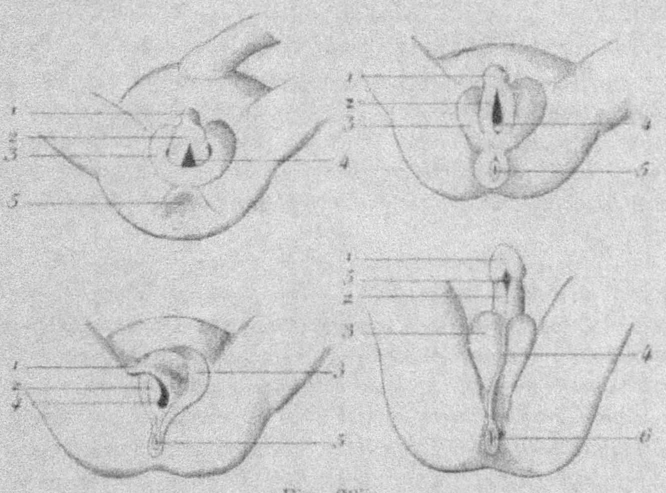

Fig. 295.

Développement des organes génitaux (DEBIERRE).

A. Embryon de huit semaines. Indifférence sexuelle. — 1, tubercule génital. — 2, repli génital. — 3, bourrelet génital. — 4, cloaque. — 5, queue tubercule coccygène. — 6, cordon ombilical.

B. Embryon de dix semaines. Indifférence sexuelle. — 1, tubercule génital. — 2, repli génital. — 3, bourrelet génital. — 4, fente génitale. — 5, anus.

C. Embryon de douze semaines. — 1, clitoris. — 2, petites lèvres. — 3, grandes lèvres. — 4, sinus uro-génital. — 5, anus.

D. Embryon de douze semaines. — 1, phallus. — 2, replis génitaux qui achèvent de se souder. — 3, scrotum. — 4, raphé ano-scrotal et périnée. — 5, reste de la fente urétrale. — 6, anus.

une cavité infundibuliforme, le *vestibule*, au fond duquel s'ouvrent le vagin et l'urètre.

Les replis génitaux qui délimitent le vestibule formeront les petites lèvres, et le tubercule génital constituera le clitoris.

La formation de l'hymen a été diversement interprétée. Pour les uns, BUDIN, CHARPENTIER, IMBERT, l'hymen ne serait que la partie terminale du vagin, venant faire saillie dans la vulve, et tapissée, d'ailleurs, par la muqueuse vulvaire. CADIAT le considérait comme un bourgeonnement de l'orifice vaginal pénétrant dans le sinus uro-génital.

Pozzi, ayant remarqué que l'hymen pouvait exister dans le cas d'absence totale du vagin, fait dont j'ai constaté un exemple, croit que cet organe dépend de la vulve et non du vagin. D'après cet auteur, il se formerait, vers la dix-neuvième semaine, par deux saillies linéaires d'origine ectodermique qui entourent l'orifice vaginal et l'urètre et se continuent jusque vers la base du clitoris, en formant une sorte de bride dite *bride masculine*. L'appareil hyménéal comprendrait alors : 1° l'*hymen*, 2° le bourrelet du méat (dit parfois hymen urétral), 3° la bride masculine du vestibule.

Le travail de formation des organes génitaux, dont nous venons de tracer les grandes lignes, peut être modifié, entravé ou altéré dans toutes ses parties. Qu'il s'agisse d'arrêts de développement, disposition probablement la plus fréquente, ou de malformations dues à des accidents pathologiques du fœtus, possibles dans certains cas, il peut se produire des malformations multiples qui doivent être étudiées dans chacune des parties du conduit génital : *organes génitaux externes, vagin* et *utérus*.

Les malformations annexielles sont moins connues.

§ 2. — Malformations des organes génitaux externes

Les principales malformations des organes génitaux externes sont les suivantes :

1° Atrésie complète de la vulve et de l'urètre. — Elle résulte d'un défaut de fissuration du sillon génital. L'orifice vulvaire n'existe pas. Suivant qu'il y a ou non cloisonnement du cloaque, la vessie peut communiquer avec le rectum, ainsi qu'avec le canal génital. Ordinairement, cette malformation est incompatible avec l'existence.

2° Absence du cloisonnement du cloaque. — L'absence du cloisonnement du cloaque constitue une autre difformité. Le sinus uro-génital s'ouvre, en avant, par un seul orifice qui constitue à la fois l'anus et l'urètre. Dans le cloaque s'ouvrent la

vessie, le vagin et le rectum. D'autres fois, au contraire, le vagin
paraît déboucher à la peau et le rectum semble s'ouvrir dans le
vagin ou dans la vulve, c'est l'*atrésie ano-vulvaire* ou *vestibulaire*
ou *ano-vaginale* qui, d'après Pozzi, n'est qu'un degré de l'absence

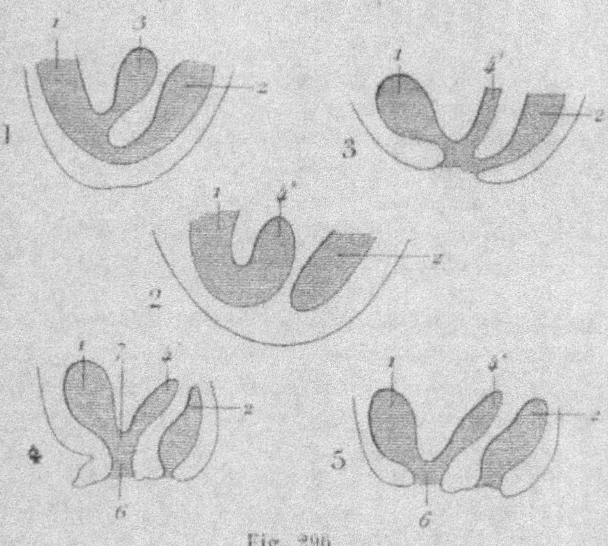

Fig. 296.

Malformations des organes génitaux de la femme (Schroeder).

1. Atrésie complète de la vulve. — 1, vessie. — 2, rectum. — 3, canal génital
communiquant entre eux.
2. Atrésie complète de la vulve. L'allantoïde (4) se sépare du rectum (2). La vessie (1)
et le canal génital (4) sont distendus par l'urine. Périnée.
3. Atrésie ano-vaginale. Le périnée (5) ne s'est pas formé et le cloaque persiste.
Vessie (1), vagin (4') et rectum (2), aboutissent à un cloaque commun.
4. Persistance du sinus uro-génital (6) auquel aboutissent l'urètre (7) et le vagin (4').
Le clitoris est hypertrophié. Cet état se confond avec l'hypospadias de l'homme.
5. Hypospadias de la femme. L'allantoïde tout entier s'est transformé en vessie.
Celle-ci s'abouche directement sans intermédiaire d'un urètre dans le sinus uro-
génital (6) c'est-à-dire dans le vestibule.

du cloisonnement du cloaque. Il peut même, parfois, exister
une simple fistule ano-vaginale, congénitale.

Ces faits sont très rares, puisque Puech n'a trouvé que 3 cas
d'anus génital sur 238.420 naissances. L'anus s'ouvre tantôt à
la partie postérieure de la vulve au-dessous de l'hymen, tantôt
dans le vagin, immédiatement au-dessus de la membrane hymé-

néale. Cet orifice rectal est souvent rétréci. La communication entre le rectum et le vagin forme parfois un simple orifice, d'autres fois un véritable canal. Au niveau de l'anus normal, on trouve une dépression ou une cicatrice pigmentée.

Cette anomalie peut être chirurgicalement traitée par deux méthodes. La première est l'*incision* qui consiste à inciser la peau au niveau de l'anus normal et à ouvrir l'ampoule rectale, dont on suture les bords à la peau. La fistule recto-vaginale est plus tard cautérisée ou avivée (BÉRARD, MALGAIGNE, GOYRAND). La seconde ou *méthode de transposition* (DIEFFENBACH, NÉLATON, RIZZOLI), consiste à disséquer le trajet fistuleux et à venir l'aboucher à la peau, au niveau de la région anale, pour en faire l'anus définitif. Il existe plusieurs procédés particuliers.

3° Hypospadias de la femme. — L'hypospadias de la femme est dû à une malformation urétrale. Dans un premier degré, l'urètre, à peine marqué, s'ouvre assez haut dans un canal vestibulaire long et droit. Il y a souvent alors de l'hypertrophie du clitoris.

Dans un second degré, hypospadias proprement dit, l'urètre manque totalement : le vagin et la vessie s'ouvrent ensemble dans le canal vestibulaire.

4° Epispadias. — L'épispadias, assez rare, peut présenter plusieurs degrés. Il en existe sept observations, celles de FROMMEL, RICHELOT, DOHRN, BAZY, AUFFRECHT, HIMMELFARB, MERCIER.

Le premier degré résulte d'une ectopie de la lame urétrale. L'urètre, au lieu de rester sous-clitoridien, se place au-dessus de cet organe, c'est l'*épispadias clitoridien* (obs. de COUSTOU). Les dimensions du canal restent normales, mais l'organe est déplacé.

La seconde variété est l'*épispadias sous-symphysaire*. L'urètre est encore situé au-dessus du clitoris, mais il est incomplet, il manque une partie de sa paroi supérieure. Le clitoris est bifide, et, sur sa face supérieure, existe une gouttière ouverte en haut. Cette portion se continue avec la portion rétro-symphysaire qui paraît bien conformée.

La troisième variété est l'*épispadias rétro-symphysaire*. Ici le clitoris est encore bifide, l'urètre est encore au-dessus du clitoris. La paroi supérieure de l'urètre fait absolument défaut, l'orifice urinaire est représenté par un vaste infundibulum à grande ouverture antérieure.

C'est là une forme de transition entre l'épispadias et l'exstrophie vésicale, dont nous n'avons pas à nous occuper ici.

5° Abouchement de l'uretère dans le vagin ou à la vulve. — Cette malformation est assez rare. Dans ce cas, l'uretère qui naît du canal de Wolff, provient de la partie inférieure de ce conduit et le suit jusqu'à la vulve ou à la partie inférieure du vagin, soit en accompagnant les canaux de Gartner, soit en s'ouvrant dans le conduit de Muller.

Le plus souvent, au-dessus de son abouchement anormal, l'uretère est dilaté et la malformation se traduit par une incontinence d'urine congénitale, coexistant avec une miction normale.

6° Absence totale de la vulve. — Elle est caractérisée par la simple ouverture du sillon uro-génital, sans qu'il existe aucune des parties constituantes de la vulve. Cette disposition peut se rencontrer avec l'existence normale des organes génitaux internes. Elle est due à l'arrêt de développement des bourrelets et replis génitaux.

7° Malformation des grandes et petites lèvres. — Les grandes et petites lèvres peuvent, aussi, présenter un certain nombre de malformations. Les grandes lèvres peuvent manquer dans les cas d'exstrophie vésicale. Les petites lèvres peuvent aussi faire défaut. Leur développement exagéré, plus fréquent dans certaines races, constitue le *tablier des Hottentotes*. Souvent encore ces petites lèvres sont unies entre elles, parfois jusqu'à limiter et gêner la miction. Ces adhérences, analogues à celles qui unissent le gland au prépuce, se détachent, d'ordinaire, avec le doigt.

Le clitoris peut manquer. Cette absence coïncide souvent avec l'épispadias. L'hypertrophie de cet organe, que l'on rencontre parfois dans l'hypospadias, peut faire parfois hésiter sur le sexe du sujet. Cette malformation, rare dans nos climats, est plus fréquente dans les pays tropicaux.

Enfin l'état infantile de la vulve peut persister chez certains sujets qui ont, en même temps, un développement incomplet de l'utérus et des trompes.

8° Malformations de l'hymen. — L'hymen peut présenter lui aussi une série de dispositions variables, dont quelques-unes constituent de véritables vices de développement. Nous avons

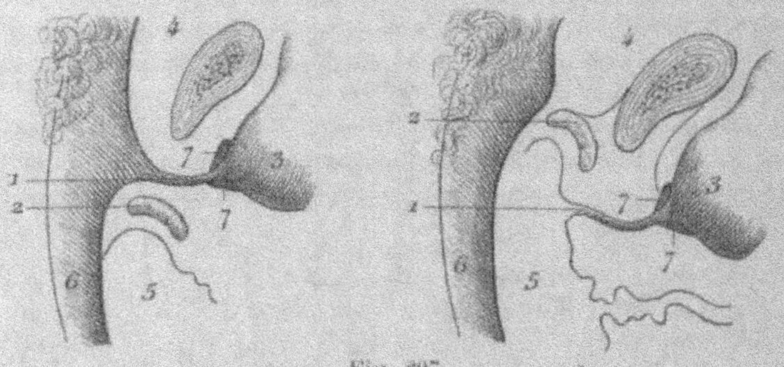

Fig. 297.

Épispadias sous-symphysaire (Durand).

A droite, coupe d'une vulve normale ; à gauche, épispadias sous-symphysaire. — 1, 1, urètre. — 2, clitoris. — 3, vessie. — 4, symphyse pubienne. — 5, 5, petite lèvre. — 5, grande lèvre. — 7, sphincter vésical.

déjà dit les incertitudes qui règnent encore sur sa véritable origine.

Pozzi insiste, tout particulièrement, sur les variétés d'aspect que présente cette membrane, soit à l'état infantile, soit consécutivement au coït. Ces descriptions sont plus importantes pour le médecin légiste que pour le gynécologue. Signalons seulement ici, que l'hymen peut présenter des anomalies de *forme*, de *nombre* et de *siège*.

Les anomalies de forme sont faciles à expliquer en adoptant la théorie de Pozzi sur la formation de l'appareil hyménéal, qui serait un vestige de l'organe du corps spongieux. Il existe des

hymens de forme annulaire, semi-lunaire, falciforme, des
hymens godronnés, frangés, infundibuliformes, cloisonnés (sep-
tus ou biseptus), cribriformes, à colonnes, etc. Le siège paraît
variable, parfois ce n'est qu'une apparence ; la situation plus ou
moins profonde de la membrane hyménéale est proportionnelle
à la profondeur du canal vestibulaire. Il en est de même du

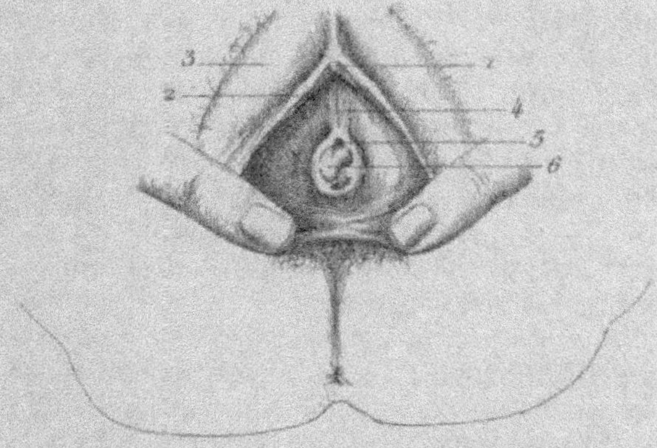

Fig. 298.

Anomalie de l'hymen. Hymen charnu et godronné chez une jeune
fille vierge (Pozzi).

1, clitoris. — 2, petites lèvres. — 3, grandes lèvres. — 4, bride masculine du vestibule. — 5, méat urinaire. — 6, hymen.

nombre ; l'hymen est unique, mais il peut paraître double dans
les cas très rares, où il existe en arrière de lui une atrésie de
la portion inférieure du vagin. Enfin, on a décrit des cas d'absence de l'hymen. Ce sont probablement des erreurs d'interprétation, car les médecins légistes les plus expérimentés tels que
Deville, Tardieu, Brouardel ne l'ont jamais vu manquer.

Il peut présenter, quelquefois, des anomalies de structure ou
être imperforé.

Les anomalies de structure sont peu importantes. Son épaisseur, sa rigidité plus ou moins grandes n'ont rien de bien important. Il n'en est pas de même de sa *vascularité* exagérée qui

peut, au moment de la défloration, occasionner, parfois, des hémorragies assez redoutables.

L'imperforation de l'hymen est plus sérieuse. Elle est très rare, et, souvent, on a pris pour une imperforation hyménéale l'imperforation de la partie terminale du vagin. Cette erreur a été signalée par Schroeder et Math. Duncan.

Cependant, l'imperforation de l'hymen peut réellement exister. S'il s'agit d'une imperforation du vagin, il existe, d'après Donux, au-dessous de la membrane oblitératrice, un bourrelet circulaire virtuellement séparé d'elle par un sillon plus ou moins profond. Tandis qu'au contraire dans les cas d'imperforation simple de l'hymen, il n'existe, à l'intérieur de la vulve, qu'une simple membrane tendue avec une petite dépression ombiliquée au centre.

Il faut que l'atrésie hyménéale soit absolument complète pour que la fécondation soit impossible.

9° Hermaphrodisme. — Les anomalies de structure et de conformation des organes génitaux sont parfois groupées de telle façon qu'il devient difficile de savoir à quel sexe appartient l'individu examiné. Comme les attributs variables des sexes sont irrégulièrement réunis sur un même sujet, l'on admettait autrefois que l'on avait affaire à des *hermaphrodites*, c'est-à-dire à des individus pouvant réunir, sur eux-mêmes, des organes des deux sexes.

Il paraît aujourd'hui absolument démontré que l'*hermaphrodisme* vrai, tel que nous venons de le définir, n'existe pas.

Pozzi qui, dans son traité de gynécologie, examine longuement cette question, démontre, par l'examen des faits, qu'aucun des types théoriquement admis par Klebs (hermaphrodisme bilatéral, unilatéral ou latéral), n'existe en réalité.

On ne peut donc que se trouver en présence de *faux hermaphrodites*, c'est-à-dire de sujets qui portent quelques particularités de l'un des sexes avec les glandes génitales de l'autre (ovaires ou testicules).

Le diagnostic du véritable sexe est souvent assez difficile à reconnaître. Aussi Neugebauer a pu réunir 79 cas d'erreur de sexe, dont 50 cas de mariage entre personnes du même sexe, 11 cas de ruptures de fiançailles, etc. [1].

Sans vouloir traiter, ici, en détail, cette importante question qui touche surtout à la médecine légale, nous rappellerons que, suivant la classification de Pozzi, ces pseudo-hermaphrodites peuvent se rapporter à deux types : les gynandroïdes et les androgynoïdes.

α) Les *gynandroïdes* sont des femmes chez lesquelles l'atrophie des mamelles, l'hypertrophie du clitoris, la soudure des grandes lèvres donnent l'aspect masculin. Ce sont des êtres féminins ayant des organes génitaux internes, utérus et ovaires, plus ou moins régulièrement conformés. On les divise en deux groupes, les *andromastes* et les *phalloïdes*, suivant que l'atrophie mammaire ou le développement clitoridien devient le caractère prédominant.

β) Les *androgynoïdes* sont des hommes chez lesquels les mamelles sont très développées, les clitoris, les petites et les grandes lèvres existent : mais ils portent des testicules et non des ovaires. Les trois variétés admises par Pozzi sont les suivantes : les *gynécomastes*, à mamelles féminines, les *androgynoïdes réguliers* à organes génitaux externes à type féminin régulier, les *androgynoïdes irréguliers* qui ne sont que des hypospades mâles, à verge ordinairement mal développée, tenue abaissée par la bride masculine avec pseudo-vagin. Ce sont des *hypospades périnéo-scrotaux* très souvent pris pour des individus du sexe féminin.

§ 3. — MALFORMATIONS DE L'UTÉRUS ET DU VAGIN

Nous avons vu, dans les quelques notions d'embryologie placées en tête de ce chapitre, que l'utérus et le vagin se développaient à peu près exclusivement aux dépens des conduits de Müller. En effet, tandis que la plupart des auteurs admettent que le conduit vaginal est tout entier d'origine mullérienne,

[1] NEUGEBAUER, *Revue de Gynécologie et de Chirurgie abd.*, 1890, p. 195 et 1900, p. 133.

certains autres avec Pozzi, Tourneux et Legay pensent que le canal de Wolff prendrait part à la formation de sa partie inférieure.

Il est, cependant, généralement admis que le canal de Wolff s'atrophie, que ses vestiges forment le tube horizontal auquel

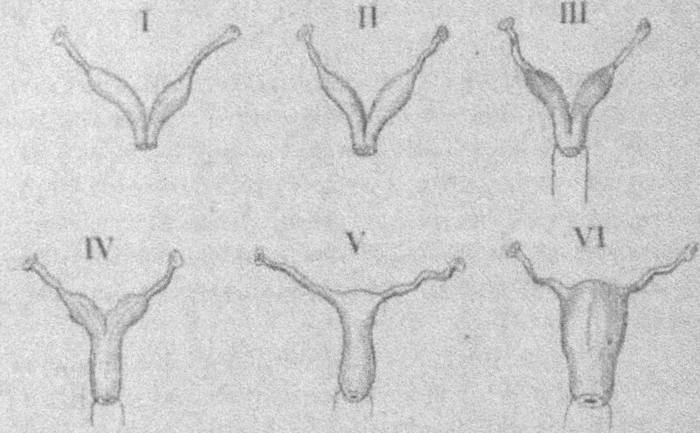

Fig. 299.

Développement de l'utérus (Debierre).

De I à IV afusion progressive des deux canaux de Müller donnant successivement naissance à : 1°, deux utérus et deux vagins (type des marsupiaux) ; 2°, deux utérus et un vagin (type des rongeurs) ; 3° un utérus bicorne (type des carnassiers) ; 4° à deux oviductes mais à un utérus et un seul vagin (forme simienne et hominienne).

aboutissent les canaux de l'organe de Rosenmuller situé dans l'épaisseur du ligament large.

Mais, exceptionnellement, le canal de Wolff peut former un conduit cylindrique qui, après avoir longé les bords latéraux de l'utérus, vient se perdre dans les parties antéro-latérales du vagin inférieur : c'est le canal de Gærtner qui existe normalement chez certaines femelles de mammifères, et qui, chez les femmes, peut être, comme nous l'avons vu, l'origine de certains kystes wolfiens du vagin et de la vulve.

Nous savons déjà que les canaux de Müller, restés indépendants dans leur partie supérieure, jusqu'à l'insertion du ligament de Hunter qui sera plus tard le ligament rond, se rapprochent et se fusionnent sur la ligne médiane constituant un canal unique, canal utéro-vaginal de Lusckardt, aux dépens duquel se formeront l'utérus et le vagin.

La fusion des canaux de Müller, qui, pour Kölliker, débute par la partie moyenne, se ferait, d'après Pozzi et la plupart des auteurs, de bas en haut.

La fusion complète n'est pas terminée, au moins dans ses parties supérieures, au quatrième mois de la vie intra-utérine. La différenciation du conduit génital en utérus et en vagin, commence vers la fin du troisième mois, par l'apparition du col utérin, dont la saillie est constituée un mois plus tard.

Ces quelques notions nous indiquent, qu'en vertu de leur développement commun, les malformations du vagin et de l'utérus, peuvent souvent être solidaires et simultanées. Cependant, comme elles peuvent exister séparément, nous les décrirons successivement.

A) Malformations du vagin

1° Absence complète et développement rudimentaire du vagin. — L'absence du vagin peut être totale ou partielle :

A. Absence totale. — Dans le premier cas, l'organe fait totalement défaut. En présence d'une vulve ordinairement normale et régulièrement conformée, avec des petites lèvres atrophiées ou adhérentes, au-dessous d'un urètre souvent un peu élargi, qu'il y ait ou non un hymen, on trouve entre les petites lèvres écartées, une membrane rose, muqueuse, lisse et souple, peu tendue, et au niveau de laquelle on ne voit aucun orifice. Puis, à la place ordinaire du vagin, il n'existe rien qui rappelle sa forme et sa situation. Le rectum et la vessie sont accolés, sans interposition d'aucun organe ou tissu rappelant le vagin, ainsi qu'il est facile de s'en rendre compte à l'aide du toucher rectal combiné avec le cathétérisme vésical.

Le plus souvent, les organes génitaux internes, l'utérus surtout, sont plus ou moins rudimentaires, et atrophiés : ils peuvent exceptionnellement être normaux.

B. Absence partielle. — Dans les cas d'absence partielle, il peut y avoir *développement rudimentaire*; c'est-à-dire persistance de quelques tractus fibreux situés entre la vessie et le vagin. Ce cas se confond avec le précédent.

Ou bien, au contraire, il existe une partie du canal vaginal dont le reste manque. Ce sont les cas d'*imperforation du vagin*.

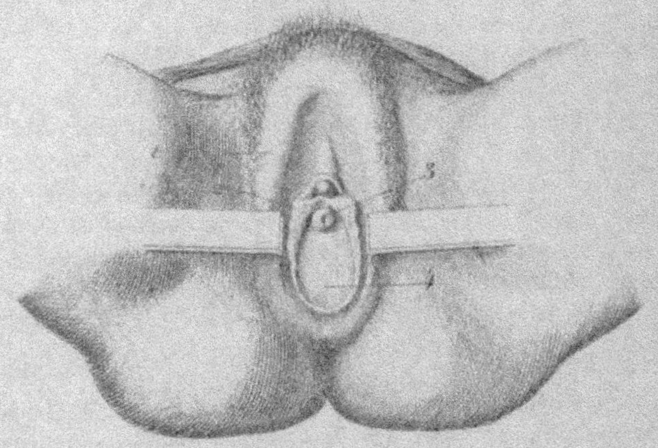

Fig. 300.

Absence congénitale du vagin (A. Bouisson).

1, grandes lèvres. — 2, petites lèvres. — 3, méat urinaire. — 4, membrane muqueuse continue remplaçant l'hymen et l'orifice vaginal.

Ces cas d'absence partielle peuvent présenter trois variétés : l'absence *partielle antérieure* dans laquelle il manque seulement l'extrémité inférieure du vagin; l'absence *partielle postérieure* où seule la partie supérieure voisine du col est oblitérée; l'absence partielle *intermédiaire*, où la portion intermédiaire seule manquerait entre deux cavités existantes supérieure et inférieure.

Mlle Dumetrescu qui a rassemblé dans son excellente thèse (Paris, 1896), la plupart des faits connus, n'a trouvé aucun exemple de cette dernière variété.

Le plus souvent, c'est la partie supérieure qui fait défaut, alors que l'inférieure est bien conformée. On invoque, pour expliquer ce fait, l'allongement extraordinaire et anormal du canal vestibulaire qui ne serait plus refoulé en bas par le développement du canal müllérien (Pozzi).

Dans ce cas, la partie conservée a à peine quelques centimètres de profondeur; elle est étroite, mais souvent dilatable par le coït. La partie supérieure est représentée par un cordon fibreux qui aboutit à l'utérus.

C. Accidents provoqués par l'absence du vagin. — Les accidents provoqués par l'absence complète ou partielle du vagin varient suivant l'état de développement des organes génitaux internes, et ne se manifestent qu'au moment de la puberté.

S'ils sont sains, il se produit, à ce moment, une rétention du sang menstruel avec toutes ses conséquences.

Si l'utérus est atrophié, avec des ovaires fonctionnant plus ou moins normalement, les phénomènes locaux et généraux du molimen menstruel, souvent très douloureux, sollicitent l'attention de la malade. C'est grâce à ces symptômes ou bien à cause de leur impossibilité de pratiquer le coït que, d'ordinaire, les malades s'aperçoivent de leurs malformations et viennent consulter le médecin.

C'est à l'aide du palper abdominal, combiné surtout avec le toucher rectal et le cathétérisme vésical, que l'on arrivera à faire le diagnostic de la lésion et à rechercher l'état de développement des organes internes, si important au point de vue thérapeutique.

D. Traitement. — En effet, les indications chirurgicales varient avec la forme et l'intensité des symptômes fonctionnels que présente la malade. Elles seront les mêmes dans l'absence partielle ou totale du vagin.

La *restauration du vagin* ou la *création du vagin artificiel* constituent les opérations de choix. Nous ne ferons, en effet, que signaler, en passant, le succès obtenu par Le Fort à l'aide de l'électrolyse pour refaire la cavité vaginale, ou la pâte de Canquoin employée par Richard.

La création du vagin peut s'obtenir par plusieurs procédés opératoires qui sont : *l'incision*, le *refoulement*, *l'incision aidée du refoulement* et *l'autoplastie*.

L'*incision simple* est ordinairement insuffisante. Elle consiste à inciser directement, au bistouri, les tissus entre le rectum et la vessie, jusqu'à ce qu'on ait atteint l'utérus où le sang retenu. C'est un procédé dangereux qui expose à blesser les viscères, et qui, en admettant un succès comme l'a obtenu HUGUIER, est fatalement voué à la reproduction de la lésion, par cicatrisation de l'incision.

Le procédé employé, le plus communément, est *l'incision combinée au refoulement* qui met en œuvre l'incision simple de DUPUYTREN et le refoulement d'AMUSSAT. Après avoir incisé transversalement la région vulvaire entre l'urètre et le rectum, une fois arrivé dans le tissu cellulaire qui sépare le rectum de la vessie, le doigt introduit crée, par le refoulement et la déchirure, une cavité profonde que l'on poursuit peu à peu jusqu'à ce que l'on ait atteint soit le col, soit la cavité où le sang est amassé. On arrive, ainsi, à reconnaître le col, si c'est possible, et à l'aboucher dans la nouvelle cavité. Cette recherche du col, assez facile quand l'utérus est dilaté par le sang, est, au contraire, souvent délicate et difficile si l'utérus n'est pas distendu et, surtout, s'il est plus ou moins rudimentaire. Souvent alors, il faut se borner à créer la nouvelle cavité sans atteindre le col, sans réunir le col et le vagin.

D'ailleurs, quel que soit le résultat obtenu, surtout quand on ne peut aboucher un col suffisamment développé avec le nouveau vagin, la récidive est presque fatale, malgré toutes les précautions, malgré le port plus ou moins constant d'appareils, de pessaires, de cylindres en verre ou en bois, gradués, etc., malgré des séances répétées de dilatation temporaire. La plaie simple, créée par le refoulement, tend à se cicatriser, à se rétracter et le trajet est fatalement rétréci par une cicatrice souvent inévitable.

Il n'existe guère, dans la littérature, qu'une observation de DOLBEAU et une de DEMONS, où ce rétrécissement ait pu être évité.

C'est pour cela que certains chirurgiens ont cru devoir faire usage des *procédés autoplastiques* pour arriver à la conservation du nouveau vagin.

Picque, Schwartz, Delagénière, Roux, Villar (de Bordeaux)
Credé, Lancelongue et Faguet ont essayé ces autoplasties dont
l'idée première appartient à Heppner (1872). Les uns ont essayé
de fixer au fond de la nouvelle cavité des lambeaux de muqueuse vulvaire, amenés par dissection et glissement, le plus
profondément possible et en les y maintenant à l'aide de points
de suture. Ces procédés sont d'une exécution très difficile et il est
rare que l'on amène et surtout que l'on fixe efficacement ces
lambeaux muqueux, d'ordinaire assez exigus. D'autres, à l'imitation de Mackenrodt, ont fait une véritable greffe, en insérant
dans la cavité créée un lambeau de muqueuse vaginale em-
prunté à une autre femme opérée d'un prolapsus. On éprouve
toujours la même difficulté à fixer la muqueuse au fond du nouveau vagin.

Robert Abbe a introduit dans la plaie du refoulement un ballon en caoutchouc dont la surface était recouverte de greffes de
Thiersh prises sur la cuisse et dont la partie cruentée était en
rapport avec la paroi de la plaie. Cette tentative unique a été
suivie de succès. Kushner greffé un morceau de muqueuse intestinale, Héliodore de Swiecicky, la muqueuse intestinale d'un
lapin.

Blondel s'est servi, pour pratiquer la greffe, de pellicules obtenues par l'application de vésicatoires sur les cuisses.

Enfin, dans certains cas où l'utérus paraît tout à fait rudimentaire, et où la malade présente surtout des troubles douloureux au moment des époques de règles, certains chirurgiens
ont cru pouvoir supprimer les ovaires et pratiquer la castration.
Tauffer, Langenbeck, Peaslée, Kleinchwater, Strauch, Martin, ont ainsi obtenu des succès complets. Par ce même moyen,
j'ai obtenu un succès incomplet et peu durable, en 1892 (Congrès de Bruxelles). Je ne parlerai pas ici d'une opération compliquée et bizarre, imaginée par Sneguireff, qui a essayé de
remplacer le vagin par la partie inférieure du rectum, et qui
doit être absolument rejetée.

E. Indications et contre-indications. — Le choix de l'opération, les indications de telle ou telle méthode sont absolument

subordonnées à la présence et à l'intégrité relative de l'utérus ou des annexes. Si la restitution intégrale de l'appareil génital est le but idéal, elle ne peut pas toujours être recherchée utilement, quand l'utérus est trop incomplètement développé. Aussi, Mlle Dumitrescu en a divisé les cas en trois groupes : 1° il y a rétention menstruelle ; 2° il existe des douleurs ; 3° il n'existe aucun trouble fonctionnel.

a. *Il y a rétention.* — Il faut intervenir de suite, car la rétention suppose l'intégrité des organes profonds. La réfection du vagin est absolument indiquée. La ponction par le rectum de Dubosc et Scanzoni doit être rejetée, ainsi que la salpingectomie préliminaire de Decio et Riedinger.

b. *Il y a des douleurs sans rétention.* — Cette douleur prouve l'intégrité ovarienne qui peut exister avec un utérus parfois absolument rudimentaire.

Si l'utérus est trop peu développé, on peut avoir recours à la castration qui, nous l'avons vu, a donné des succès. Mais, certains auteurs, et en particulier Legueu, croient qu'il faut toujours essayer préalablement la réfection du vagin et l'abouchement à l'utérus quel qu'il soit, en réservant la castration comme une ressource ultérieure. Cette doctrine paraît préférable et doit être recommandée.

c. *Il n'y a aucun trouble fonctionnel.* — Le malade ne souffre pas, et réclame la réfection du vagin pour le coït seul, l'absence ou l'insuffisance des organes profonds étant à peu près démontrée.

Certains auteurs, Tillaux, Duplay, Lawson Tait refusent, dans ce cas, toute intervention, à cause du danger et de l'inutilité de l'intervention.

Le danger n'existe pour ainsi dire pas ; quant à l'inutilité de l'opération, elle est tout à fait subordonnée à l'état réel de l'utérus. S'il existe, même très incomplet, il faut opérer, car on a des chances de le voir se développer. Dans le cas contraire, le vagin ne doit être qu'un organe pour le coït ; mais le chirurgien a le droit et le devoir de le créer, si la malade le demande, car on lui restitue ainsi une fonction dont on n'a pas le droit de la priver, même sans espoir de fécondation.

2° Cloisonnement du vagin. — Le cloisonnement longitudinal du vagin est le résultat du manque de fusion des deux conduits de Müller. Il est *complet* ou *incomplet*.

Le cloisonnement *complet* va de l'utérus à la vulve. Le vagin est double mais une des deux cavités, la gauche, le plus souvent, est beaucoup plus développée que l'autre. Fréquemment, ces deux vagins aboutissent à des utérus doubles. La cavité atrophiée peut, parfois, être oblitérée par en bas et ouverte en haut : on a alors un *vagin borgne unilatéral*. Cette cavité borgne peut être le siège d'épanchements sanguins et même de suppuration : de là, un *hématocolpos* ou un *pyocolpos* latéral.

Si le cloisonnement est incomplet, c'est ordinairement la partie supérieure de la cloison qui fait défaut. Cependant, dans les cas d'utérus double, le cloisonnement peut être complet en haut, et, en bas, les deux cavités sont fusionnées.

La cloison est ordinairement épaisse, charnue ; elle peut être perforée sur plusieurs points.

Ordinairement, ces cloisons n'empêchent ni le coït, ni la fécondation. Au moment de l'accouchement, cette cloison peut être une cause de dystocie. Alors, elle peut se déchirer entraînant souvent la déchirure du périnée, ou bien elle résiste, ce qui amène parfois la mort de l'enfant.

Lorsqu'elle gêne, cette cloison peut être facilement excisée entre deux pinces.

3° Rétrécissement et sténose congénitales, brides transversales. — Le rétrécissement partiel du vagin est souvent dû à la persistance partielle de la soudure qui unit les parois vaginales pendant la vie embryonnaire (GEIGEL, POZZI).

Ce rétrécissement peut exister sur une grande hauteur. Dans d'autres cas, au contraire, il se présente sous forme de brides transversales, de croissants, de diaphragme incomplet que l'on a pris pour des hymens supplémentaires.

Ces brides ont été diversement interprétées. Les uns y voient un reste du cloisonnement longitudinal en partie disparu (POZZI) ; d'autres, des accidents pathologiques de la vie embryonnaire. On doit, peut-être, les considérer, avec DEBIERRE, comme la réversion d'une disposition qui existe normalement chez certains animaux (cétacés, brebis, etc.).

Ces sténoses peuvent amener la rétention des règles, gêner le coït, la fécondation et l'accouchement.

Elles doivent être traitées par la dilatation progressive longtemps continuée et, en cas d'échec, par l'excision.

B) Malformations de l'utérus

Les malformations utérines résultent soit de l'atrophie ou de la disparition des canaux de Muller, soit d'irrégularités dans la fusion en un seul trajet de ces deux conduits primitifs.

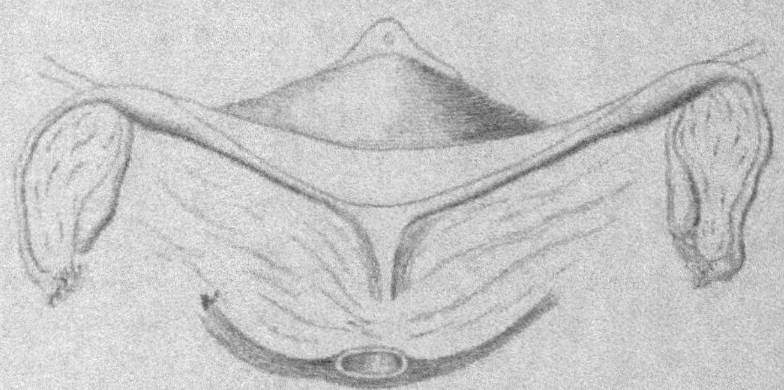

Fig. 301.
Utérus rudimentaire (J. Veit).

1° Anomalie par défaut, absence de l'utérus, état rudimentaire. — Qu'il y ait absence totale ou état rudimentaire, dans les deux cas, l'organe n'existe pas au point de vue fonctionnel. On n'en constate aucune trace anatomique, ou bien, au contraire, on en a retrouvé un vestige insignifiant.

a. *L'absence totale* de l'utérus était regardée, autrefois, comme assez fréquente.

Il est démontré, aujourd'hui, que cette anomalie est extrêmement rare. Rossignol, dans son excellente thèse (*De l'absence de l'utérus*, Paris, 1894), fait voir que la plupart des observations considérées comme des cas d'absence totale sont des erreurs qui résultent de ce fait que la recherche de l'utérus rudimentaire, ou des débris qui le représentent, est chose très difficile.

Dans les cas d'absence complète, le rectum et la vessie se touchent et les ligaments ronds se perdent dans le tissu conjonctif. Les ovaires sont ordinairement absents.

D'habitude, l'absence de l'utérus coïncide avec d'autres mal

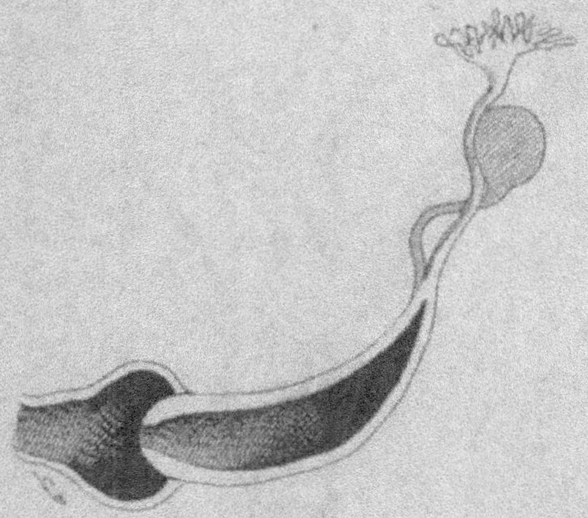

Fig. 302
Utérus unicorne.

formations viscérales, spina bifida énorme, anencéphalie, développement incomplet du cœur, etc., incompatibles avec l'existence.

b. L'*utérus rudimentaire* constitue une anomalie qui s'observe très rarement. Dans ces cas, l'organe reste petit, mal constitué, imperforé. Il peut être réduit à un simple épaississement du ligament large, à quelques trousseaux de fibres musculaires, à une bandelette ou à un noyau fibreux épaissi d'où partent les deux trompes. Quelquefois, l'organe se réduit à deux trompes imperforées rudimentaires se joignant à un col pour former une sorte de T (utérus bipartitus).

Le plus souvent, le vagin manque totalement, ou, du moins, fait défaut dans toute la partie supérieure, le vestibule seul per sistant. Quelquefois, cependant, le vagin peut être complètement développé (Pozzi, Munde, Léopold).

Les ovaires peuvent exister et fonctionner normalement. Parfois, ils sont atrophiés, aplatis, insuffisants. Ils peuvent même manquer.

Les organes génitaux externes sont d'ordinaire bien confor-

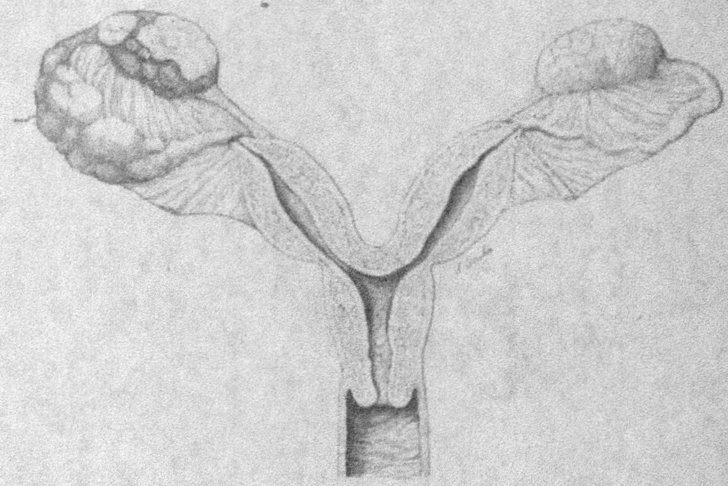

Fig. 303.
Utérus bicorne uni-cervical.

més et la femme présente tous les attributs apparents de son sexe.

L'absence de règles attire, d'ordinaire, l'attention et l'examen direct permet de constater, le plus souvent, que l'utérus manque au point de vue fonctionnel.

Le palper bimanuel attentif, vagino-abdominal s'il existe un vagin réel, recto-abdominal dans les cas d'absence de ce conduit, permet de reconnaître l'existence de l'anomalie, son degré, la forme et les dimensions de l'organe rudimentaire. Ce diagnostic est souvent fort difficile.

Quand les ovaires sont bien conformés, on voit survenir les

phénomènes du molimen hémorragique menstruel avec de fortes douleurs, et l'on est parfois obligé, pour les calmer, d'avoir recours à la castration. Quand le vagin existe et que les ovaires fonctionnent, la fécondation peut être exception-

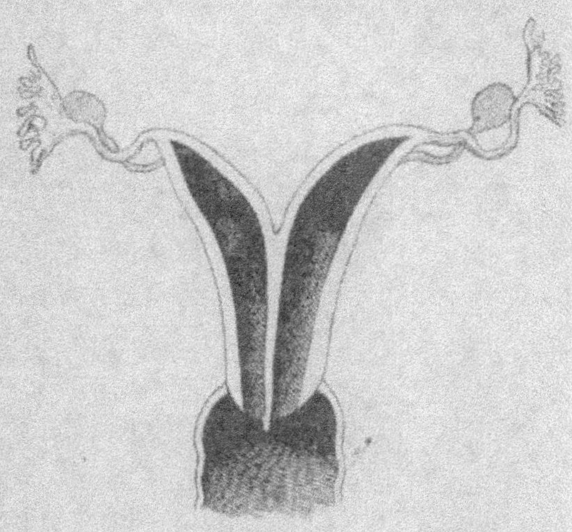

Fig. 301.
Utérus bicorne double.

nellement possible, mais alors on voit survenir une grossesse tubaire.

c. Breisky a décrit une *absence ou atrophie du col* qui coexiste souvent avec l'absence de la partie supérieure du vagin.

2° **Anomalies de forme** — Lorsqu'un des canaux de Muller s'est totalement atrophié et a disparu, on a affaire à un *utérus unicorne*. L'organe s'effile, se continue avec une seule trompe et se courbe avec cette trompe : il n'existe alors qu'une moitié d'utérus. L'organe est effilé et le vagin, très étroit, demeure parfois imperforé.

On trouve quelquefois une *corne supplémentaire* implantée au voisinage de l'orifice utérin du col. Elle peut être constituée par une bandelette fibreuse pleine ou creuse, avec une petite cavité communiquant avec la cavité utérine, ordinairement allongée et étirée. L'utérus, ainsi déformé, peut fonctionner, et cette corne supplémentaire peut être le siége d'une grossesse que l'on prend, d'habitude, pour une grossesse tubaire. Comme cette dernière, elle se rompt, d'ordinaire, au cours de son évolution.

On peut observer l'atrésie croisée des canaux de MULLER : la

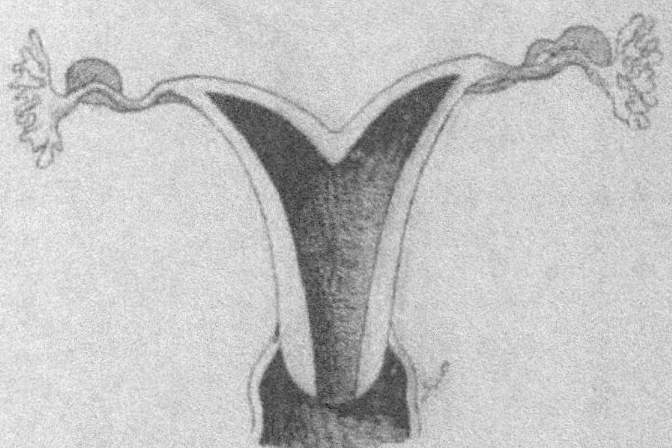

Fig. 305.
Utérus bicorne arqué.

corne utérine droite peut exister avec un col siégeant à gauche et réciproquement (LEGUEU).

A. UTÉRUS DOUBLE. — L'utérus est double ou dédoublé, quand les canaux de MULLER ne sont pas fusionnés ou restent incomplétement fusionnés. Il en existe plusieurs variétés :

a. *Utérus bicorne.* — L'utérus est bicorne quand les deux moitiés s'écartent l'une de l'autre. Si le col reste commun, gros et unique, on a l'*utérus bicorne unicervical.* Si le col est cloisonné avec une cavité double, l'organe prend le nom d'*utérus bicorne double* proprement dit. Enfin, il est *bicorne arqué* lorsque la bifidité ne se manifeste que par une dépression du fond de l'organe, alors très étalé.

Ces anomalies s'accompagnent d'un vagin simple ou double :

mais, avec des organes génitaux externes parfaitement normaux. Il est rare que les deux moitiés de l'utérus soient absolument égales. Dans les cas d'utérus bicorne, cet organe subit, d'ordinaire, une sorte de rotation sur son axe qui porte la corne gauche en avant.

Enfin, il existe souvent une bride fibreuse qui passe entre les deux moitiés de l'utérus et unit la vessie au rectum. Cette bride, dont l'importance a été établie par HENDERSON, est souvent une cause de gêne dans la grossesse et peut occasionner de la dystocie.

L'écoulement menstruel est possible par les deux cornes. Souvent il existe, dans ce cas, un vagin borgne qui peut être le siège d'un hématocolpos latéral.

Quand une grossesse siège dans une corne, l'autre s'hypertrophie d'ordinaire. SEEGELBERG a signalé un cas de grossesse double, une dans chaque corne.

D'ailleurs, ces grossesses provoquent de nombreux accidents : avortements, ruptures utérines, insertions vicieuses du placenta, positions vicieuses, etc.

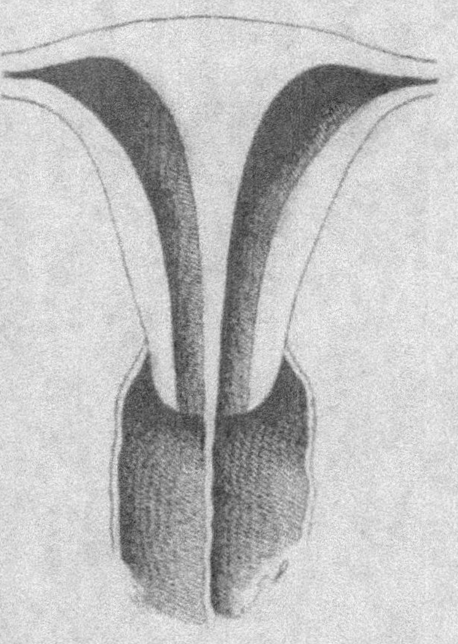

Fig. 306.
Utérus biloculaire.

b. *Utérus biloculaire* — L'utérus est biloculaire quand il porte une cloison médiane complète ou incomplète qui divise en deux sa cavité, alors que sa configuration extérieure paraît absolument normale. Cette cloison, parfois perforée de nombreux trous, peut être réduite à de simples brides. Le vagin est simple ou cloisonné. La menstruation, la grossesse évoluent ici comme dans l'utérus bicorne.

c. *Utérus didelphe.* — L'utérus didelphe est formé par deux utérus indépendants et accolés. Ce sont deux utérus unicornes, également développés et juxtaposés.

Cette malformation, que l'on a cru longtemps coexister seu-

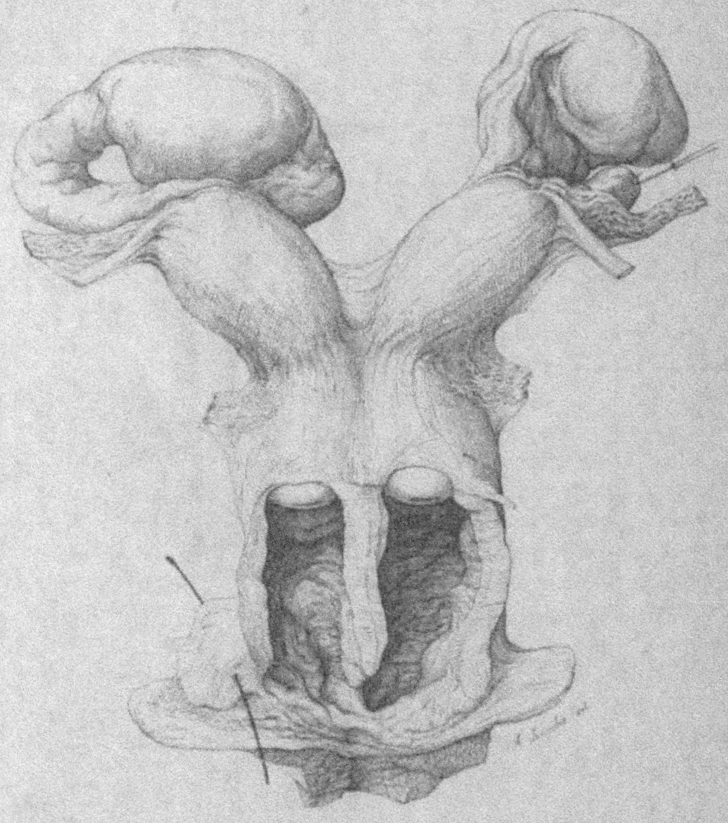

Fig. 307.
Utérus didelphe.

lement avec des monstruosités incompatibles avec l'existence, peut s'observer chez l'adulte (cas d'Ollivier, d'Heitzmann). Il est très difficile de bien distinguer un utérus didelphe avec un utérus bicorne complet.

Quénu et Le Sourd (*Revue de chirurgie*, 1906), les divisent en :

1° Utérus didelphes à corps et à cols indépendants ou utérus entièrement indépendants ;

2° Utérus à corps indépendants et à cols accolés.

Il peut y avoir deux vagins dont l'un est souvent oblitéré.

La grossesse est possible dans ces cas ; elle est simple ou multiple.

Elle donne souvent lieu à des accidents qui surviennent soit au cours de la gravidité, soit au moment de l'accouchement.

Dans les cas simples, l'accouchement a lieu à terme souvent ; dans les grossesses doubles, l'avortement est la règle (Thèse Bouquet 1902). Il existe aussi fréquemment des troubles de la menstruation.

Enfin, dans l'utérus didelphe, on n'a pas signalé la présence du ligament vésico-rectal qui existe dans l'utérus bicorne.

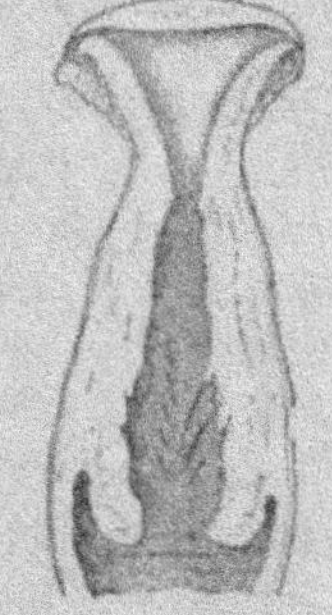

Fig. 308.
Utérus infantile
(Schroeder).

B. Utérus fœtal ou infantile. — L'utérus fœtal ou infantile constitue plutôt un arrêt de développement qu'une véritable malformation. L'utérus *fœtal* représente le dernier stade d'évolution de la vie embryonnaire ; il est caractérisé par la persistance des plis de la muqueuse du corps. L'utérus *infantile* est celui qui offre le type de l'utérus de l'enfant nouveau-né ; le col reste deux ou trois fois plus long que le corps, le museau de tanche est petit, à orifice étroit, conique, souvent tapiroïde. Le corps a des parois minces, il est très court. La longueur totale de la cavité utérine n'excède pas 4 centimètres. Le vagin est long et étroit. Les règles manquent ou apparaissent tardivement, elles sont irrégulières. Le plus souvent les malades restent stériles. Il peut exister quelques degrés dans cet utérus infantile. Il est à remarquer que l'on rencontre, assez souvent, ces utérus incomplètement développés chez des femmes très grandes, très bien faites, d'un développement général remarquable, mais qui, à cause de leur état utérin, demeurent, le plus souvent, tout à fait stériles.

3° Autres difformités moins importantes. — Il suffit, enfin, de signaler quelques petites difformités peu importantes telles que l'*obliquité et la latéro-position congénitale de l'utérus*, la *duplicité de l'orifice externe du col* et le *cloisonnement transversal incomplet du col*. Cette dernière anomalie, signalée par MÜLLER, consiste dans l'existence d'un repli transversal faisant saillie dans la cavité cervicale ; elle paraît due à un vice de développement localisé du canal de Müller. Elle peut être cause d'accidents de dystocie. Elle disparaît après l'accouchement, mais elle a aussi, quelquefois, nécessité une excision pour faire cesser les hémorragies qu'elle occasionnait.

C) Anomalies des annexes

L'*absence congénitale* des ovaires est très rare, elle coïncide avec les malformations utérines et surtout avec les utérus rudimentaires. Elle est unilatérale ou bilatérale (cas de VOLTNEAU, 1904).

Les *ovaires rudimentaires* insignifiants se rencontrent plus souvent. Ce développement incomplet des ovaires est une des principales causes de ces troubles de règles que, faute d'un meilleur mot, on désigne sous le nom d'*insuffisance ovarienne*.

Les *ovaires supplémentaires* ou *surnuméraires* ont été fréquemment observés (KOEBERLÉ, SPENCER WELLS, OLSHAUSEN, OTTO, ENGSTRÖM, etc.). Ils siègent sur le bord de l'ovaire normal ou dans le ligament large. Ils sont petits, ne dépassent guère un grain de chènevis, et portent, dans leur intérieur, des ovules. Ils fonctionnent comme des ovaires normaux. Leur présence peut expliquer, pour quelques rares cas, la persistance des règles après la castration.

Les ectopies ovariennes accompagnent souvent les malformations de ces organes. Parmi les anomalies de la trompe, étu-

diées autrefois par Richard, il faut signaler : l'*atrophie*, l'*absence*,
l'*oblitération des pavillons*, les *pavillons accessoires*.

ARTICLE II

ACCIDENTS COMMUNS AUX GYNATRÉSIES
CONGÉNITALES OU ACQUISES

Les accidents causés par les atrésies du canal génital sont les
mêmes, qu'elles soient congénitales ou acquises. Ils varient seulement suivant le point du canal génital sur lequel porte le
rétrécissement.

1° Étiologie. — Tous ces accidents résultent d'un même fait,
de ce que l'oblitération d'un point quelconque du canal génital
amène la *rétention* absolue du sang menstruel et des sécrétions
de ce canal muqueux. Il est donc nécessaire, pour qu'ils se
montrent, que les ovaires soient normaux et fonctionnent. Ce
n'est que rarement que l'infection s'ajoute à la rétention.

Aussi, le plus souvent, ces accidents apparaissent seulement
à la puberté, c'est-à-dire au moment de l'établissement des
règles. Il existe, cependant, quelques cas de rétention des produits de sécrétion avant l'apparition des règles. Veit, Breisky,
Godefroy ont signalé des cas d'accumulation de mucus derrière
un hymen imperforé. Rheinstädter une rétention de sang avant
l'établissement des règles.

Les accidents de rétention sont causés par l'imperforation de
l'hymen ; l'atrésie, l'absence, le développement rudimentaire du
vagin ; dans les cas de vagin double, par l'imperforation d'un
des deux vagins ; du côté de l'utérus, par l'imperforation,
l'absence du col, ou bien l'atrésie d'une corne ou d'une des
deux cavités utérines dans les cas d'utérus bicorne, biloculaire
ou didelphe ; et, enfin, par toutes les atrésies cicatricielles
acquises pouvant porter sur un point quelconque du canal
génital.

2° Anatomie pathologique. — Suivant le siège de l'oblitération, le sang s'accumule dans le vagin, dans l'utérus ou dans les trompes, ou bien dans les trois organes à la fois. Nous aurons donc de l'*hématocolpos*, de l'*hématométrie* et de l'*hémato-salpinx*.

a. *Hématocolpos*. — Le vagin est distendu, il refoule les

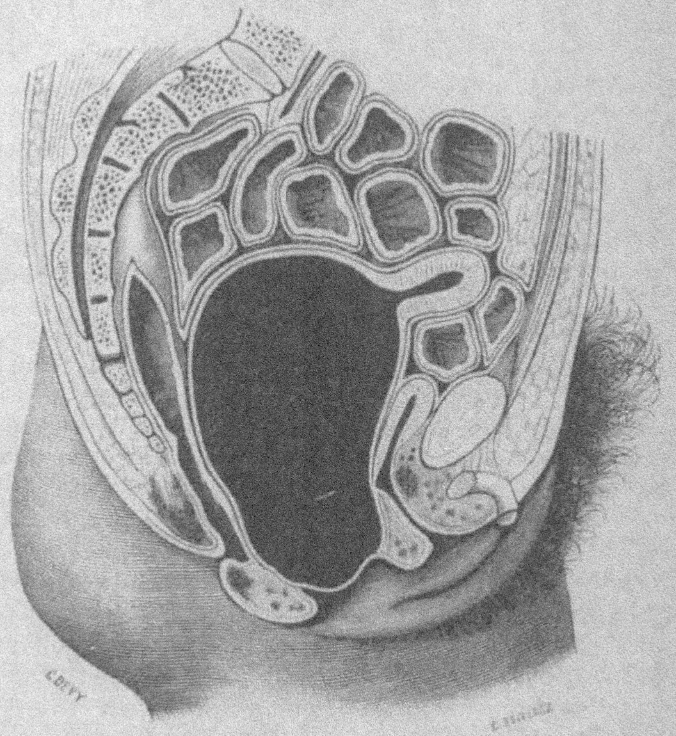

Fig. 309.
Hématocolpos.

organes voisins. Son volume s'accroît à chaque époque menstruelle, il peut former une tumeur qui arrive à dépasser l'ombilic.

La vessie est refoulée en avant, le rectum aplati en arrière.

l'utérus soulevé occupe la partie supérieure de la tumeur. Souvent la cavité du col est distendue et le corps seul résiste. La membrane qui obture le canal génital par en bas est fortement distendue et bombée. D'ordinaire, les parois vaginales sont très amincies. Dans les cas de distension lente, elles peuvent, exceptionnellement, être hypertrophiées.

Lorsque la partie inférieure du vagin est atrésiée, l'hémato-

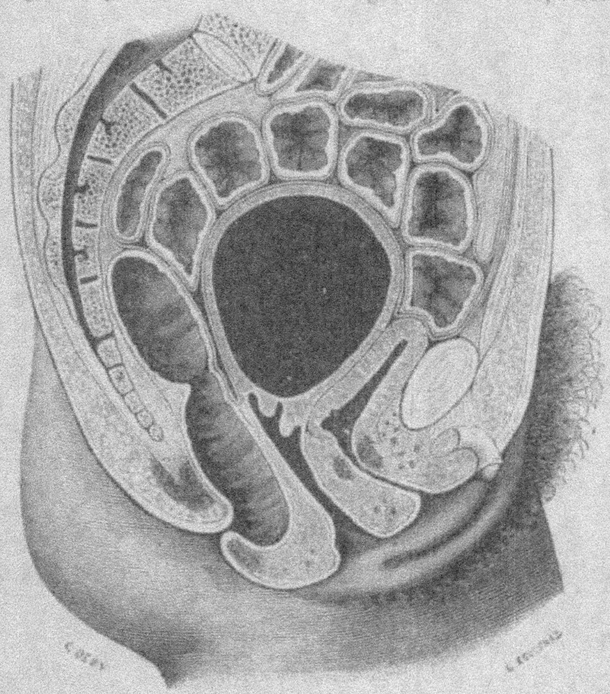

Fig 310.
Hématométrie.

colpos est limité à la partie supérieure seule existante et au col très dilaté. Ce n'est que tardivement que, même dans ce cas, l'utérus se laisse distendre.

Lorsqu'il y a deux vagins et un hématocolpos unilatéral, les deux vagins peuvent s'enrouler l'un autour de l'autre et affecter des rapports très variables entre eux.

b. *Hématométrie*. — La distension de l'utérus peut être secondaire et survenir à la suite de l'hématocolpos, ainsi que nous venons de le dire. Elle peut être primitive et isolée, dans les

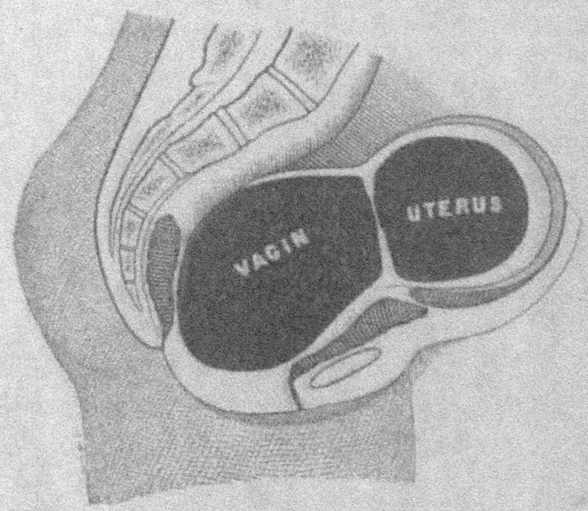

Fig. 311.
Hématocolpos avec hématométrie.

cas d'absence totale du vagin, ou quand l'orifice du col est atrésié. C'est alors la seule cavité où le sang puisse s'accumuler. Si l'atrésie réside au niveau de l'isthme, la cavité corporéale est seule distendue.

Dans les cas où l'hématométrie coïncide avec l'hématocolpos, on trouve un étranglement, un rétrécissement, au niveau du point où la cavité vaginale communique avec la cavité utérine.

Au début, les parois utérines sont nettement hypertrophiées, et l'utérus très contracté ; plus tard, à la suite de la distension exagérée, elles peuvent s'amincir ; mais, en général, la paroi reste épaissie.

Dans les cas d'utérus double, l'hématométrie peut être unilatérale seulement.

c. *Hématosalpinx*. — La dilatation tubaire est plus rare. Elle est d'autant plus fréquente que l'obstacle siège plus haut, elle se rencontre plutôt dans les cas d'absence du vagin et d'oblitération du col utérin que si l'obstacle siège à l'hymen.

La trompe qui se laisse facilement dilater peut acquérir parfois un volume considérable.

La tumeur tubaire est ordinairement bosselée, contournée, irrégulière; elle s'enroule sur elle-même comme dans la salpingite.

Bernutz et Duncan croyaient que l'hématosalpinx était toujours dû au reflux du sang utérin dans la trompe. Ce fait a été reconnu vrai dans quelques cas (Duncan, Spath, Guyon, Routier, etc). Mais il existe souvent des cas d'hématosalpinx sans hématométrie. Aussi, l'on admet que, le plus ordinairement, l'épanchement tubaire est dû à l'*exhalaison sanguine* de la muqueuse pendant une période cataméniale. A la longue, la collection tubaire peut arriver à forcer l'ostium uterinum et à s'écouler par l'utérus (Gendre, Puech, Lawson Tait).

La rupture de la trompe vers l'orifice abdominal peut produire de la pelvipéritonite et, si l'hémorragie est abondante, de l'*hématocèle péri-utérine*, ou même, quelquefois, de la *péritonite généralisée*.

Le liquide contenu dans ces poches hématiques est du sang plus ou moins ancien et altéré, plus ou moins mélangé de mucus. C'est un liquide ordinairement épais, sirupeux, brunâtre, noirâtre, couleur chocolat, comparable parfois à du goudron ou à la gelée de groseille.

Quelquefois spontanément, souvent après une ponction, le contenu peut s'altérer, s'infecter, et se transformer en collection purulente. On a alors du *pyocolpos*, du *pyomètre* ou du *pyosalpinx*.

3° Symptômes et diagnostic. — Comme nous l'avons déjà dit, c'est au moment de l'établissement des règles qu'apparaissent les premiers symptômes. Les malades éprouvent des phénomènes qui annoncent, d'ordinaire, l'apparition des règles : pesanteurs dans le bas-ventre, tiraillements, coliques, parfois même de grosses et véritables crises douloureuses accompagnées de nausées et de vomissements : puis, tout se calme et rentre dans l'ordre jusqu'à la prochaine époque, où les mêmes phénomènes se reproduisent. A la longue, les douleurs deviennent continues, persistent dans l'intervalle des règles, sous forme de coliques expulsives, avec des troubles de la miction et de la défécation ; on peut voir aussi survenir des phénomènes péritonéaux (fièvre, sensibilité du ventre, vomissements). En même temps, apparaît à l'hypogastre et sur la ligne médiane, une tumeur plus ou moins développée : elle peut être aussi latérale et bosselée.

Dans certains cas, au moment de ces crises douloureuses mensuelles, il survient des hémorragies supplémentaires, hémoptysies, hématémèses, épistaxis, hématuries etc., qui retardent la formation de la collection hématique génitale.

La tumeur, lorsqu'elle est développée, déborde le pubis et remonte plus ou moins haut dans l'abdomen. Il est facile de voir, par le cathétérisme, qu'elle n'est pas produite par la vessie distendue. Cette tumeur est facile à examiner par le toucher combiné abdomino-rectal : elle est, ordinairement, fluctuante, souvent rénitente et résistante, avec des caractères variables suivant son siège.

Dans l'hématocolpos, la vulve est bosselée, tendue, on sent la fluctuation à travers l'oblitération vulvaire. La tumeur occupe le bassin et remonte dans l'abdomen plus ou moins haut. A son sommet, on peut sentir l'utérus qui surmonte son dôme. Si le vagin est atrésié, la vulve paraît bien conformée.

Dans les cas d'hématocolpos unilatéral avec vagin double, le diagnostic est rendu plus difficile par la disposition bizarre de la tumeur et par la conservation partielle des règles dans l'autre vagin. On peut la confondre avec une hématocèle, une entérocèle vaginale, un thrombus.

L'hématomètre isolé est souvent malaisé à reconnaître : la tumeur est haut située, la fluctuation y est peu perceptible à cause de l'épaisseur des parois utérines. Elle peut être confondue avec la plupart des tumeurs abdomino-pelviennes, un kyste ovarien, une grossesse, un fibrome, etc. Les anamnestiques, les signes particuliers permettront, parfois, de faire le diagnostic.

Dans les cas d'utérus et de vagin doubles ou cloisonnés, le diagnostic sera particulièrement difficile. L'examen attentif des signes physiques pourra permettre de reconnaître la difformité existante, ce qui facilitera le diagnostic de la localisation de l'épanchement sanguin.

Quant à l'*hématosalpinx*, son diagnostic est celui des affections annexielles et en particulier celui des salpingites kystiques auquel nous renvoyons (voy. p. 830).

Ces collections hématiques abandonnées à elles-mêmes peuvent à la longue s'ouvrir spontanément, soit à l'extérieur, soit à l'intérieur.

A l'extérieur, le sang peut se faire jour à travers la membrane qui oblitère la vulve, ou bien à la base des grandes lèvres. Il se produit alors une évacuation de la poche hématique qui procure une grosse amélioration momentanée. Exceptionnellement, la guérison peut suivre cette évacuation (DESPRÈS, un cas). Le plus souvent, l'ouverture est insuffisante, la poche s'infecte et suppure et la mort peut survenir par septicémie lente.

Si le kyste sanguin s'ouvre à l'intérieur, l'ouverture se fait soit dans le péritoine, où elle détermine une hématocèle, ou bien une péritonite mortelle, soit dans un organe creux, vessie, intestin, estomac, etc. La rupture viscérale est plus fréquente dans les hématosalpinx. Ces ruptures sont graves et entraînent souvent la mort.

4° **Complications**. — Les complications sont surtout l'*infection* et la *rupture*. Elles ne surviennent pas toujours spontanément et peuvent être, souvent, consécutives à l'intervention chirurgicale.

L'*infection* est fréquente après l'intervention. Les accidents sont rapides, aigus, et emportent les malades comme dans l'infection puerpérale aiguë. Il faudra donc maintenir, et c'est là le difficile, l'écoulement du contenu de la poche après son ouverture.

La *rupture* tubaire peut être signalée après l'ouverture des collections vaginales et utérines, dont l'évacuation ne modifie en rien les conditions de la distension tubaire, souvent indépendante. La rupture se produit alors, peu à peu, après l'opération et amène une péritonite à marche rapide ou lente, mais souvent mortelle. Legeu fait observer, avec raison, la différence qu'il y a au point de vue de la gravité, entre l'épanchement de ce sang menstruel ancien qui est très infectant, et celui qui provient de la rupture de la grossesse tubaire qui ne produit ordinairement qu'une hématocèle.

Ces ruptures tubaires sont produites, ordinairement, par des contractions utérines, un effort, un mouvement intempestif ou exagéré un examen un peu brusque.

Ces complications aggravent singulièrement le pronostic des gynatrésies, qui doit toujours être considéré comme très sérieux.

5° Traitement. — Le traitement des gynatrésies varie beaucoup suivant le siège de l'atrésie et la nature de la collection. Il doit toujours obéir à deux indications de premier d'ordre : assurer l'évacuation du liquide retenu, et l'asepsie de la cavité, pendant le temps que dure cette évacuation.

a. *Atrésie de l'hymen, hématocolpos avec ou sans hématométrie et hématosalpinx.* — Le plus souvent le vagin seul est dilaté, ainsi que la cavité cervicale. Dans ces cas, la *ponction* simple, qui paraît une opération prudente, doit être absolument rejetée car elle expose à la suppuration du contenu vaginal et aux accidents infectieux les plus graves. L'*incision* doit lui être préférée. Elle peut se faire de deux manières. Certains auteurs pratiquent une toute petite incision au centre de la membrane hyménéale, pour avoir une évacuation très lente du contenu, qui permette d'éviter une rupture des trompes, quand elles sont distendues et adhérent aux parties voisines. Cette crainte de rupture est, peut-être, un peu théorique, ainsi que le démontrent les succès dus à l'incision large et à l'évacuation rapide. Certains auteurs, en effet, Hegar et Kaltenbach, Breisky, Segond, Pozzi, ont évacué la collection par une simple ponction au bistouri, puis, au bout d'une demi-heure, ils agrandissent l'incision, font de grands lavages avec des solutions antiseptiques faibles, puis le bourrage peu serré de la cavité avec de la gaze iodoformée ou simplement aseptique.

b. *Atrésie du vagin, hématocolpos partiel supérieur avec hématométrie plus ou moins complète.* — Ce cas rentre dans le traitement déjà décrit de l'absence partielle ou totale du vagin. La ponction par le rectum, préconisée par DUBOIS, BOYER, SCANZONI, doit être absolument proscrite. Il en est de même de la ponction et de l'incision par la vessie proposées par SIMON et SPIEGELBERG, car la pénétration de l'urine dans la poche en amènerait sûrement l'infection.

Il faut avoir recours à la réfection du vagin par le procédé d'Amussat, *incision et refoulement*, tel que nous l'avons déjà décrit. Lorsqu'il existe de l'hématométrie, la tumeur sert de guide pour diriger la dissection. On peut, lorsqu'on en approche, l'ouvrir d'un coup de trocart ; on agrandit ensuite la ponction au bistouri. Il sera nécessaire, dans la suite, d'assurer la permanence de l'ouverture à l'aide de bougies en gomme durcie, ou mieux des bougies d'Hégar.

Dans certains cas, où la tumeur est trop difficile à atteindre, ou bien lorsqu'elle ne peut être évacuée à cause de la solidification de son contenu (cas de JEANNEL 1887), il peut être indiqué, d'après Pozzi, d'avoir recours à l'hystérectomie, soit d'emblée, soit après l'échec d'une tentative d'évacuation par le vagin.

c. *Atrésie du col, hématométrie souvent totale et parfois hématosalpinx.* — Si l'on ne peut ouvrir le col à l'aide d'applications successives de laminaire, il sera nécessaire, ainsi que le recommande Pozzi, de le ponctionner avec un trocart, et d'agrandir ensuite l'orifice de la ponction au bistouri ou aux ciseaux. On fera un nettoyage complet de la cavité utérine avec une solution antiseptique faible introduite à l'aide d'une sonde utérine. On pratiquera ensuite un bourrage un peu serré de la cavité avec de la gaze stérilisée, afin de maintenir, pendant quelque temps, si possible, la dilatation de l'utérus.

S'il y avait une grosse lésion des trompes, ou que l'utérus ne parût pas capable de reprendre ses fonctions, il ne faudrait pas hésiter à tenter une laparotomie qui permettrait d'enlever tous les organes malades.

d. Atrésie d'une partie du canal génital dédoublé, hématocolpos ou hématomètre unilatéral. — Quand il existe un hématocolpos unilatéral il paraît indiqué de réséquer largement la cloison, pour transformer un vagin double en un canal unique. Dans les cas d'hématomètre latéral avec hématosalpinx, il ne faut pas hésiter à pratiquer la laparotomie pour enlever à la fois la corne rudimentaire et la trompe malade. En présence d'un hématomètre unilatéral, on pourra aussi, à l'exemple de John Homans, faire l'hystérectomie abdominale totale, si l'ablation de la tumeur isolée ou l'évacuation de son contenu offraient trop de difficultés. La conservation d'un utérus anormal peut, en effet, souvent exposer la malade à des accidents ultérieurs.

e. Hématosalpinx. — Dans beaucoup de cas, l'hématosalpinx qui accompagne les gynatrésies peut disparaître si on a pu assez largement évacuer le sang retenu dans le reste de l'appareil génital. Mais, quelquefois alors, l'hématosalpinx peut se reproduire, et demande un traitement spécial. La ponction par le cul-de-sac du vagin (Kaltenbach, Alberti, F. Muller), ou la ponction par la paroi abdominale (Hausmann), doivent être absolument rejetées, elles risquent de produire l'infection de la poche et l'effusion du sang dans le péritoine.

Le traitement de choix est la *laparotomie* pour enlever la trompe malade. La même opération est encore indiquée, dans les cas de rupture intra-péritonéale de la collection tubaire. On pourra y joindre l'*hystérectomie* « lorsque l'utérus est atteint de malformations ou de lésions qui *en rendent* la conservation inutile ou dangereuse » (Pozzi).

TABLE DES MATIÈRES

PRÉFACE   i

LIVRE PREMIER

PRÉLIMINAIRES. TECHNIQUE GYNÉCOLOGIQUE

CHAPITRE PREMIER. — **INTERROGATOIRE**   1
  1° Antécédents héréditaires   1
  2° Antécédents personnels   2
  3° Histoire de la maladie actuelle   3

CHAPITRE II. — **EXPLORATION PHYSIQUE**   5

ARTICLE I. — **De la position en gynécologie**   5

ARTICLE II. — **Examen de l'abdomen**   9
  1° Inspection   9
  2° Palpation 10
  3° Percussion 12
  4° Mensuration et auscultation 12

ARTICLE III. — **Examen des organes génitaux** 13
  § 1. Examen par le toucher 13
    A) Toucher vaginal 14
      1° Technique 14
      2° Obstacle au toucher vaginal 16
      3° Renseignements fournis par le toucher vaginal . 17
    B) Toucher rectal 21
    C) Toucher vésical 22
    D) Des touchers combinés 24
      1° Double toucher 24
      2° Palpation bi-manuelle 25

1134 TABLE DES MATIÈRES

§ 2. Examen par la vue : spéculums. 34
    1° Spéculum en général, mode d'application 32
    2° Diverses formes de spéculum 34
    3° Mode d'introduction des spéculums pleins et bivalves. 37
    4° Mode d'introduction du spéculum univalve 38
    5° Obstacles à l'introduction du spéculum 39
    6° Résultats fournis par l'emploi du spéculum 40

§ 3. Manœuvres accessoires 44
    A) Du cathétérisme utérin 44
        1° Cathétérisme explorateur 44
        2° Cathétérisme thérapeutique 52
        3° Accidents du cathétérisme. 53
    B) De la dilatation utérine. 56
        1° Pratique de la dilatation utérine. 57
        2° But de la dilatation utérine 65
    C) De l'abaissement artificiel de l'utérus. 66
        1° Pratique de l'abaissement. 68
        2° But de l'abaissement artificiel. 70

LIVRE II

MALADIES DES ORGANES GÉNITAUX EXTERNES

SECTION PREMIÈRE

MALADIES DE LA VULVE

CHAPITRE PREMIER. — LÉSIONS INFLAMMATOIRES DE LA VULVE 73

ARTICLE I. — Vulvites 73
    1° Étiologie 74
    2° Symptômes. 75
    3° Formes spéciales 76
    4° Marche 76
    5° Diagnostic 77
    6° Traitement 77

ARTICLE II — Abcès de la glande de Bartholin, bartholinite 78
    1° Étiologie 78
    2° Symptômes 79
    3° Diagnostic. 80
    4° Traitement 81

Article III. — Erysipèle de la vulve 81
Article IV. — Eczéma vulvaire 82
Article V. — Herpès de la vulve 82
Article VI. — Diabétides vulvaires 84
Article VII — Leucoplasie vulvaire 85

    1° Historique 85
    2° Etiologie et pathologie 85
    3° Anatomie pathologique 86
    4° Symptômes 88
    5° Marche 89
    6° Diagnostic 90
    7° Pronostic 91
    8° Traitement 91

Article VIII. — Kraurosis de la vulve 91

    1° Etiologie 92
    2° Symptômes 92
    3° Anatomie pathologique 94
    4° Marche et complications 96
    5° Diagnostic 96
    6° Pronostic 97
    7° Traitement 97

CHAPITRE II. — LÉSIONS NERVEUSES ET TROPHIQUES DE
LA VULVE 98

Article I. — Prurit vulvaire 98

    1° Etiologie 98
    2° Symptômes 99
    3° Diagnostic 99
    4° Traitement 99

Article II. — Coccygodynie 100

    1° Etiologie 101
    2° Symptômes 101
    3° Traitement 102

Article III. — Esthiomène de la vulve 102

    1° Historique 102
    2° Etiologie 103
    3° Symptômes 103
    4° Anatomie pathologique 104
    5° Diagnostic 105
    6° Traitement 105

CHAPITRE III. — **TUMEURS DE LA VULVE**.   106

ARTICLE I. — **Tumeurs variqueuses de la vulve**   106

ARTICLE II. — **Papillomes de la vulve**.   107

ARTICLE III. — **Éléphantiasis de la vulve**   110
    1° Anatomie pathologique   110
    2° Symptômes   111
    3° Diagnostic   112
    4° Étiologie   112
    5° Traitement   113

ARTICLE IV. — **Cancer de la vulve**   113
    1° Anatomie pathologique   113
    2° Étiologie   116
    3° Symptômes   116
    4° Diagnostic   118
    5° Traitement   119

ARTICLE V. — **Lipomes de la vulve**   120

ARTICLE VI. — **Tumeurs de la grande lèvre**   120
    § 1. Tumeurs liquides   120
      A) Hydrocèle enkystée de la grande lèvre   120
        1° Anatomie pathologique   121
        2° Pathogénie   121
        3° Symptômes   123
        4° Pronostic   124
        5° Traitement   124
      B) Kyste de la glande de Bartholin   124

        1° Anatomie pathologique   125
        2° Étiologie   126
        3° Symptômes   127
        4° Pronostic   127
        5° Traitement   128
      C) Kystes sébacés   128
      D) Kystes congénitaux   128
      E) Diagnostic des tumeurs liquides   129

    § 2. Tumeurs solides de la grande lèvre   131
      A) Molluscum   131
      B) Fibromes et fibro-myomes   133

ARTICLE VII. — **Tumeurs des petites lèvres**.   134

ARTICLE VIII. — **Tumeurs de l'hymen**   135

ARTICLE IX. — **Tumeurs du clitoris**   136

ARTICLE X. — Tumeurs de la région uréthrale 136
  § 1. Tumeurs péri-urétrales 138
    1° Kystes 138
    2° Tumeurs solides 139
  § 2. Tumeurs polypoïdes du méat et de l'urèthre . . 139
    1° Etiologie 140
    2° Anatomie pathologique 141
    3° Symptômes 142
    4° Diagnostic 143
    5° Traitement 143
  § 3. Prolapsus de la muqueuse urétrale 144
    1° Symptômes 144
    2° Diagnostic 145
    3° Traitement 146

SECTION II

LÉSIONS COMMUNES A LA VULVE ET AU VAGIN

ARTICLE I. — Traumatismes de la vulve et du vagin . . 147
  1° Etiologie 147
  2° Anatomie pathologique 149
  3° Symptômes 150
  4° Diagnostic 151
  5° Pronostic 151
  6° Traitement 152

ARTICLE II. — Thrombus de la vulve et du vagin . . . 152
  1° Etiologie 152
  2° Anatomie pathologique 153
  3° Symptômes 154
  4° Marche, terminaison 155
  5° Diagnostic 156
  6° Pronostic 156
  7° Traitement 156

ARTICLE III. — Lésions consécutives aux traumatismes . 157
  § 1. Déchirures du périnée 157
    1° Etiologie 158
    2° Anatomie pathologique 159
    3° Symptômes 161
    4° Diagnostic 161
    5° Pronostic 162
    6° Traitement 162

§ 2. Rétrécissement acquis de la vulve et du vagin 174
   1° Etiologie 174
   2° Anatomie et physiologie pathologiques 175
   3° Symptômes 176
   4° Pronostic 177
   5° Traitement 177

SECTION III

MALADIES DU VAGIN

CHAPITRE PREMIER. — LÉSIONS TRAUMATIQUES ET IN-
FLAMMATOIRES DU VAGIN 179

ARTICLE I. — Corps étrangers du vagin 179
   1° Etiologie 179
   2° Symptômes 180
   3° Diagnostic 181
   3° Traitement 182

ARTICLE II. — Du vaginisme 182
   1° Historique 183
   2° Etiologie 183
   3° Symptômes 183
   4° Diagnostic 185
   5° Pronostic 186
   6° Traitement 186

ARTICLE III. — Ulcère rond simple du vagin 188
   1° Historique 188
   2° Symptômes 189
   3° Etiologie 189
   4° Pathogénie 189
   5° Diagnostic 190
   6° Traitement 190

ARTICLE IV. — Vaginites 190
   1° Etiologie et pathogénie 191
   2° Variétés 195
   3° Anatomie pathologique 196
   4° Symptômes 198
   5° Complications 200
   6° Diagnostic 201
   7° Pronostic 201
   8° Traitement 202

ARTICLE V. — **Des fistules vaginales** 204

§ 1. Fistules urinaires 204

  A) Fistules vésico-vaginales (vésico-vaginales et vésico-
    utérines) 205
    1° Anatomie pathologique 205
    2° Symptômes 208
    3° Diagnostic 209
    4° Pronostic 211
    5° Traitement des fistules vésico-vaginales 212
    6° Traitement des fistules vésico-utérines 223
  B) Fistules de l'uretère (urétéro-vaginales et urétéro-uté-
    rines) 225
    1° Étiologie 225
    2° Anatomie pathologique 225
    3° Symptômes 226
    4° Diagnostic 226
    5° Pronostic 227
    6° Traitement 227
  C) Fistules urétro-vaginales 231
    1° Anatomie pathologique 231
    2° Symptômes 232
    3° Pronostic 232
    4° Traitement 232

§ 2. Fistules stercorales 233

  A) Fistules recto-vaginales 233
    1° Étiologie 233
    2° Anatomie pathologique 234
    3° Symptômes et diagnostic 234
    4° Pronostic 235
    5° Traitement 235
  B) Fistules entéro-vaginales 242
    1° Étiologie 243
    2° Anatomie pathologique 243
    3° Symptômes 244
    4° Pronostic 244
    5° Traitement 245

CHAPITRE II. — **TUMEURS DU VAGIN** 247

ARTICLE I. — **Tumeurs bénignes** 247

§ 1. Urétrocèle vaginale 247
    1° Historique 247
    2° Anatomie pathologique 248
    3° Étiologie et pathogénie 249

4° Symptômes 249
5° Diagnostic 251
6° Pronostic 252
7° Traitement 252

§ 2. Des kystes du vagin 252

1° Anatomie pathologique 253
2° Étiologie et pathogénie 255
3° Symptômes 258
4° Diagnostic 258
5° Pronostic 259
6° Traitement 260

§ 3. Fibromes et fibro-myomes du vagin 260

1° Étiologie 260
2° Anatomie pathologique 261
3° Symptômes 263
4° Diagnostic 264
5° Pronostic 264
6° Traitement 264

§ 4. Lipomes du vagin 265

ARTICLE II. — **Tumeurs malignes** 265

§ 1. Épithélioma primitif du vagin 266
1° Étiologie 266
2° Anatomie pathologique 268
3° Symptômes 269
4° Pronostic 270

§ 2. Sarcome du vagin 270
A) Sarcome primitif du vagin chez l'enfant 271
1° Anatomie pathologique 272
2° Symptomatologie 272
3° Pronostic 273

B) Sarcome primitif du vagin chez l'adulte 273
1° Étiologie 273
2° Anatomie pathologique 273
3° Symptomatologie 274

§ 3. Endothéliome primitif du vagin 275

§ 4. Chorio-épithéliome primitif du vagin 275
1° Étiologie 275
2° Anatomie pathologique et mécanisme 276
3° Symptômes 277

A) Diagnostic des tumeurs malignes du vagin 278
B) Traitement des tumeurs malignes 280

LIVRE III

MALADIES DE L'UTÉRUS

SECTION PREMIÈRE

DES MÉTRITES

§ 1. Étiologie et pathogénie   285
    1° Nature microbienne des métrites.   285
    2° Mécanisme de l'infection.   288
    3° Causes occasionnelles des métrites.   290
§ 2. Anatomie pathologique   293
    1° Lésions de la muqueuse utérine.   294
      A) Histologie de la muqueuse du corps.   294
      B) Histologie de la muqueuse du col.   299
        a. Œufs de Naboth   299
        b. Ulcérations du col.   300
        c. Déchirures du col.   303
        d. Polypes muqueux du col.   305
    2° Lésions du parenchyme musculaire   306
    3° Types divers.   309
§ 3. Symptômes.   312
    1° Symptômes fonctionnels.   312
    2° Symptômes de voisinage.   315
    3° Troubles réflexes à distance.   315
    4° Signes physiques.   317
    5° Formes cliniques les plus communes   319
    6° Formes cliniques spéciales.   323
§ 5. Marche, complication, pronostic   326
§ 6. Diagnostic   327
§ 7. Traitement.   330
    1° Indications thérapeutiques communes à toutes les
       métrites.   331
    2° Traitement vaginal   335
    3° Traitements intra-utérins   337
    4° Traitement chirurgical.   345
    5° Traitement des complications   358
    6° Traitement général   359

SECTION II

DIFFORMITÉS ACQUISES, DÉVIATIONS
ET DÉPLACEMENTS UTÉRINS

CHAPITRE PREMIER. — **DIFFORMITÉS ACQUISES**   361

ARTICLE I. — **Atrésie du col de l'utérus**   361
    Traitement   362

ARTICLE II. — **Sténose du col de l'utérus**   362
    1° Étiologie   363
    2° Symptômes   363
    3° Diagnostic   364
    4° Pronostic   365
    5° Traitement   365

ARTICLE III. — **Atrophie de l'utérus**   368
    1° Atrophie congénitale   368
    2° Atrophie acquise   369

ARTICLE IV. — **Hypertrophie utérine**   370
    1° Hypertrophie sus-vaginale   371
    2° Hypertrophie sous-vaginale   371

CHAPITRE II. — **DÉVIATIONS ET DÉPLACEMENTS**   373
    1° Statique utérine   373
    2° Déplacements utérins   376

ARTICLE I. — **Déviations de l'utérus**   377

ARTICLE II. — **Déplacements de l'utérus en totalité**   378
    § 1. Élévation de l'utérus   378
    § 2. Antéposition et rétroposition   379
    § 3. Latéroposition, latéroversion, latéroflexion, torsion   381

ARTICLE III. — **Déplacements partiels**   382
    § 1. Antéversion   382
      1° Anatomie pathologique   382
      2° Étiologie   384
      3° Symptômes   384
      4° Diagnostic   385
      5° Pronostic   386
      6° Traitement   386
    § 2. Antéflexion   388
      1° Anatomie pathologique   389

2° Etiologie et pathogénie 390
3° Symptômes 393
4° Diagnostic 395
5° Pronostic 396
6° Traitement 397
§ 3. Rétrodéviations 401
1° Anatomie pathologique 401
2° Etiologie et pathogénie 407
3° Symptômes 410
4° Diagnostic 415
5° Pronostic 417
6° Traitement 417
   A) Réduction de la rétro-déviation 418
   B) Fixation de l'utérus réduit 422
    α. Fixations par pessaires 423
    b. Fixations opératoires 425
1° Fixations indirectes ou ligamentaires 426
  1° Raccourcissement extra-péritonéal des ligaments
    ronds 426
  2° Raccourcissement intra-péritonéal des ligaments
    ronds 431
  3° Raccourcissement des autres ligaments 434
2° Fixations directes ou hystéropexies 434
  1° Hystéropexies vaginales 434
  2° Hystéropexies abdominales 438
3° Opérations de raccourcissements utérins 446
4° Hystérectomie vaginale 448

ARTICLE IV. — **Prolapsus génitaux** 448
  1° Etiologie 449
  2° Pathogénie 453
  3° Anatomie pathologique 458
  4° Symptômes des prolapsus 470
  5° Marche et pronostic 473
  6° Diagnostic 474
  7° Traitement 477
1° Traitement médical 477
  1° Réduction 477
  2° Maintien de la réduction 477
2° Traitement chirurgical 480
  1° Opérations qui ont pour but la reconstitution du
    soutien inférieur 481
  2° Reconstitution des moyens de suspension 495
  3° Les hystérectomies appliquées à la cure des prolapsus 497
  4° Des indications dans les cas de prolapsus génital 503

ARTICLE V. — **Inversion utérine** 505

1° Étiologie et pathogénie 505
2° Anatomie pathologique 507
3° Symptomatologie 510
4° Diagnostic 512
5° Pronostic 513
6° Traitement 513

SECTION III

DES TUMEURS DE L'UTÉRUS

CHAPITRE PREMIER — TUMEURS BÉNIGNES 518

ARTICLE I. — **Fibro-myomes de l'utérus** 518

§ 1. Anatomie pathologique 519
1° Caractères macroscopiques 519
2° Caractères histologiques 522
3° Histogenèse 524
4° Transformations et dégénérescences 527
5° Rapports des fibromes avec l'utérus 542
6° Lésions concomitantes ou secondaires 550

§ 2. Étiologie 555

§ 3. Symptômes 555
1° Signes fonctionnels 556
2° Troubles de compression 559
3° Signes physiques 561

§ 4. Marche 563

§ 5. Terminaison 566

§ 6. Diagnostic 568
1° Fibromes à type métritique 568
2° Fibromes à type vaginal 569
3° Fibromes à type pelvien 570
4° Fibromes abdominaux et pelvi-abdominaux 574

§ 7. Pronostic 579

§ 8. Traitement 580
A) Traitement médical 580
B) Traitement chirurgical 585
1° Indications et contre-indications opératoires . . 585
2° Opérations palliatives 589
3° Opérations curatives 594
A) Résection ou myomectomie 594
B) Énucléation 597
C) Hystérectomie 607
D) Accidents et complications de l'hystérectomie
abdominale 630

§ 9. Fibromes et grossesses 634
    1° Interventions pendant la grossesse 635
    2° Interventions au moment du travail 638

ARTICLE II. — **Adéno-myomes de l'utérus** 641

CHAPITRE II. — TUMEURS MALIGNES DE L'UTÉRUS . . . 645

ARTICLE I. — **Cancer du col utérin** 645

§ 1. Epithélioma du col de l'utérus 645
    1° Anatomie pathologique 645
    2° Etiologie 660
    3° Symptomatologie 662
    4° Diagnostic 671
    5° Pronostic 677

§ 2. Sarcomes du col de l'utérus 677
    1° Anatomie pathologique 679
    2° Symptômes 680

§ 3. Traitement du cancer du col 681
    A) Traitement curatif 681
    1° Hystérectomie partielle, amputation du col . . . 681
    2° Hystérectomies totales 684
        1° Hystérectomie par voie sacrée 684
        2° Hystérectomie vaginale 684
        3° Hystérectomie abdominale totale 703
    B) Traitements palliatifs 716
    1° Traitements médicaux 716
    2° Traitements chirurgicaux 718
    3° Traitement de l'anurie cancéreuse 722
    4° Cancer du col et grossesses 722

ARTICLE II. — **Cancers du corps utérin** 725

§ 1. Epithélioma du corps de l'utérus 726
    1° Anatomie pathologique 728
    2° Etiologie 733
    3° Symptômes 733
    4° Marche, terminaisons 735
    5° Diagnostic 736
    6° Pronostic 737

§ 2. Sarcomes du corps utérin 737
    A) Sarcomes du parenchyme utérin 738
    1° Anatomie pathologique 738
    2° Symptômes 739
    3° Diagnostic 740
    4° Etiologie 740
    5° Pronostic 740

B) Sarcomes de la muqueuse utérine 744
  1° Division 744
  2° Symptômes 744
  3° Diagnostic 745
  4° Pronostic 746

§ 3. Déciduome malin 747
  1° Étiologie 748
  2° Anatomie pathologique 748
  3° Pathogénie 752
  4° Symptômes et marche 753
  5° Diagnostic 753

§ 4. Endothéliome de l'utérus 755
  1° Anatomie pathologique 755
  2° Symptômes 756
  3° Diagnostic 756
  4° Traitement 756

§ 5. Traitement des cancers du corps de l'utérus . . . 756
  1° Hystérectomie vaginale 757
  2° Hystérectomie abdominale 757

LIVRE IV

MALADIES DES ANNEXES

SECTION PREMIÈRE

LÉSIONS INFLAMMATOIRES DES ANNEXES

CHAPITRE PREMIER. — OVARO-SALPINGITES 763

§ 1. Étiologie et pathogénie 765
  1° Causes déterminantes 766
  2° Voies de l'infection 774

§ 2. Anatomie pathologique 775
  A) Lésions de la trompe 775
    1° Salpingites non kystiques 775
    2° Salpingites kystiques 781
    3° Lésions histologiques des salpingites . . . 793
  B) Lésions de l'ovaire 796
    1° Ovarites non kystiques 796
    2° Ovarites kystiques 798
  C) Rapports des ovaro-salpingites avec les organes voisins 807
    1° Lésions de voisinage 807
    2° Évolutions et accidents 809

§ 3. Symptômes des salpingites 813
    1° Début 813
    2° Signes fonctionnels 814
    3° Signes physiques 819

§ 4. Marche et accidents des salpingites 822

§ 5. Diagnostic 828
    1° Diagnostic différentiel 828
    2° Diagnostic des variétés 832

§ 6. Pronostic 834

§ 7. Traitement 834
    A) Traitement médical 834
    B) Traitement chirurgical 839
    1° Salpingectomie 841
    2° Hystérectomie 849
    3° Opérations conservatrices 861

CHAPITRE II. — DES INFLAMMATIONS PELVIENNES 873

ARTICLE I. — Phlegmons pelviens 874
    1° Étiologie et pathogénie 875
    2° Anatomie pathologique 877
    3° Symptômes 880
    4° Marche, terminaisons 882
    5° Diagnostic 884
    6° Pronostic 885
    7° Traitement 885

ARTICLE II. — Pelvi-péritonite 885
    1° Étiologie et pathogénie 886
    2° Anatomie pathologique 887
    3° Symptômes et marche 889
    4° Terminaisons 891
    5° Pronostic 892
    6° Diagnostic 892
    7° Traitement des inflammations pelviennes 893

SECTION II

NÉOPLASMES DES ANNEXES

CHAPITRE PREMIER. — TUMEURS DE L'OVAIRE 896

ARTICLE I. — Kystes de l'ovaire 896

§ 1. Anatomie pathologique 897
    1° Variétés 898

1148 TABLE DES MATIÈRES

  A) Kystes proligères ou mucoïdes 899
  B) Kystes dermoïdes 908
  C) Kystes mixtes 912
  D) Kystes para-ovariens 914
  E) Kystes tubo-ovariens 916
 2° Rapports et connexions des kystes 918
 3° Lésions concomitantes et consécutives 922

§ 2. Pathogénie et développement des kystes de l'ovaire . . 930
 1° Kystes prolifères ou mucoïdes 930
 2° Kystes dermoïdes 932
 3° Kystes para-ovariens 935
 4° Kystes tubo-ovariens 935

§ 3. Étiologie 937

§ 4. Symptômes 938
 1° Signes physiques 938
 2° Signes fonctionnels 942

§ 5. Marche, terminaisons, complications 944
 1° Marche et modes de terminaison 944
 2° Durée 946
 3° Complications 946
 4° Ruptures du kyste 949
 5° Coexistence avec la grossesse 950

§ 6. Diagnostic 951
 1° Diagnostic différentiel 951
 2° Diagnostic de la variété des kystes 959
 3° Diagnostic des accidents et des complications 960

§ 7. Pronostic 963

§ 8. Traitement, ovariotomie 964
 1° Historique de l'ovariotomie 965
 2° Indications et contre-indications 967
 3° Technique de l'ovariotomie 969
 4° Complications opératoires 972
 5° Accidents de l'ovariotomie 977
 6° Ovariotomie vaginale 978
 7° Gravité de l'ovariotomie 978
 8° Suites éloignées de l'opération 979

ARTICLE II. — **Tumeurs végétantes de l'ovaire** 980
 1° Anatomie pathologique 980
 2° Signes et diagnostic 982
 3° Marche et pronostic 982
 4° Traitement 982

ARTICLE III. — Tumeurs solides de l'ovaire 983

    1° Étiologie et anatomie pathologique. 983
    2° Symptômes. 990
    3° Diagnostic 992
    4° Pronostic 993
    5° Traitement 993

CHAPITRE II. — TUMEURS DU LIGAMENT LARGE 994

ARTICLE I. — Tumeurs liquides du ligament large 994

    1° Varicocèle pelvien 994
    2° Kystes hydatiques 995

ARTICLE II. — Tumeurs solides du ligament large 997

    1° Pathogénie 998
    2° Anatomie pathologique 998
    3° Symptômes 999
    4° Diagnostic 1000
    5° Pronostic 1001
    6° Traitement 1001

CHAPITRE III. — TUMEURS DES TROMPES 1003

ARTICLE I. — Tumeurs bénignes 1003

    1° Fibromes 1003
    2° Papillomes 1004

ARTICLE II. — Tumeurs malignes 1005

    1° Anatomie pathologique 1005
    2° Étiologie 1006
    3° Anatomie pathologique 1006
    4° Symptômes 1007
    5° Diagnostic 1007
    6° Pronostic et traitement 1009

ARTICLE III. — Déciduome malin 1009

CHAPITRE IV. — TUMEURS DU LIGAMENT ROND 1011

    1° Anatomie pathologique 1011
    2° Symptômes 1012
    3° Diagnostic 1012
    4° Pronostic 1014
    5° Traitement 1014

SECTION III

GROSSESSE EXTRA-UTÉRINE, HÉMORRAGIES ET HÉMATOCÈLE PELVIENNE

CHAPITRE PREMIER. — GROSSESSE EXTRA-UTÉRINE 1015

  1° Étiologie. 1015
  2° Anatomie pathologique. 1016
  3° Symptomatologie 1030
  4° Marche, complications, pronostic. 1033
  5° Diagnostic. 1034
  6° Traitement. 1035

CHAPITRE II. — HÉMORRAGIES ET HÉMATOCÈLE PEL-VIENNES 1040

  Article I. — **Hématocèle intra-péritonéale**. 1041

    1° Pathogénie. 1041
    2° Étiologie. 1044
    3° Anatomie pathologique 1044
    4° Symptomatologie. 1047
    5° Marche et complications 1048
    6° Diagnostic. 1049
    7° Pronostic 1050
    8° Traitement. 1050

  Article II. — **Hématocèle extra-péritonéale** 1052

    1° Étiologie. 1053
    2° Anatomie pathologique. 1053
    3° Symptomatologie 1054
    4° Diagnostic 1054
    5° Pronostic 1055
    6° Traitement. 1055

LIVRE V

TUBERCULOSE GÉNITALE, TROUBLES FONCTIONNELS, MALFORMATIONS

CHAPITRE PREMIER. — TUBERCULOSE GÉNITALE. 1057

  1° Étiologie. 1058
  2° Pathogénie. 1059
  § 1. Tuberculose de la vulve et du vagin 1060
    1° Anatomie pathologique. 1061

2° Symptômes et diagnostic 1062
3° Traitement 1064

§ 2. Tuberculose de l'utérus 1064
1° Division 1064
2° Anatomie pathologique 1065
3° Symptômes 1067
4° Diagnostic 1069
5° Pronostic 1069
6° Traitement 1069

§ 3. Tuberculose de la trompe 1070
1° Etiologie 1070
2° Anatomie pathologique 1071
3° Signes et diagnostic 1073
4° Pronostic 1074
5° Traitement 1074

§ 4. Tuberculose de l'ovaire 1075
1° Etiologie 1075
2° Anatomie pathologique 1075
3° Symptômes, diagnostic, traitement 1076

CHAPITRE II. — **DES TROUBLES DE LA MENSTRUATION** 1077

§ 1. Aménorrhée 1077
1° Etiologie 1078
2° Symptômes 1079
3° Diagnostic 1080
4° Traitement 1080

§ 2. Dysménorrhée 1082
1° Etiologie 1082
2° Symptômes 1083
3° Diagnostic 1084
4° Traitement 1085

§ 3. Ménorrhagies et métrorrhagies 1088
1° Etiologie 1088
2° Symptômes 1089
3° Traitement 1089

§ 4. Troubles de la ménopause 1090
1° Age critique 1090
2° Troubles divers de la ménopause 1090
3° Grossesses après la ménopause 1092

CHAPITRE III. — **VICES DE CONFORMATION** 1093
ARTICLE I. — **Malformations congénitales** 1093

§ 1. Considérations embryogéniques 1093
§ 2. Malformations des organes génitaux externes 1098
  1° Atrésie complète de la vulve et de l'urètre 1098
  2° Absence du cloisonnement du cloaque 1098
  3° Hypospadias de la femme 1100
  4° Épispadias 1100
  5° Abouchement de l'uretère dans le vagin ou à la
     vulve 1101
  6° Absence totale de la vulve 1101
  7° Malformation des grandes et petites lèvres . . . 1101
  8° Malformations de l'hymen 1102
  9° Hermaphrodisme 1104
§ 3. Malformations de l'utérus et du vagin 1105
  A) Malformations du vagin 1107
    1° Absence complète et développement rudimentaire
      du vagin 1107
    2° Cloisonnement du vagin 1113
    3° Rétrécissement et sténose congénitales, brides trans-
      versales 1113
  B) Malformations de l'utérus 1114
    1° Anomalie par défaut, absence de l'utérus, état rudi-
      mentaire 1114
    2° Anomalies de forme 1117
    3° Autres difformités moins importantes 1122
  C) Anomalies des annexes 1122

ARTICLE II. — **Accidents communs aux gynatrésies congénitales ou acquises** 1123
  1° Étiologie 1123
  2° Anatomie pathologiques 1123
  3° Symptômes et diagnostic 1127
  4° Complications 1129
  5° Traitement 1130